U0289666

手术室护理操作指南

第2版

主　编　孙育红
副主编　孙积慧　张　颖　王　菲

科学出版社
北　京

内 容 简 介

本书共18章，分别对手术室基础护理、仪器使用、消毒、感染、职业防护、麻醉及普外科、肝胆外科、血管外科、骨科、泌尿外科、妇产科、胸科、心外科、神经外科、耳鼻喉科、眼科、整形外科等手术的护理配合进行了系统介绍。全书集手术室基础知识、护理操作、手术配合于一体，重点围绕手术室基本护理和手术的护理配合编写。基础知识部分配有数百幅图片，使读者更直观理解和学习护理知识。手术步骤与护理配合采用表格形式说明，步骤清晰明了、层次清楚、操作规范，对临床手术室护理工作具有较强的指导性。

本书可供手术室护士日常工作和培训考核参考使用。

图书在版编目（CIP）数据

手术室护理操作指南 / 孙育红主编. —2版. —北京：科学出版社，2019.6
ISBN 978-7-03-061515-2

Ⅰ.①手… Ⅱ.①孙… Ⅲ.①手术室－护理－指南 Ⅳ.①R472.3-62

中国版本图书馆CIP数据核字（2019）第109797号

责任编辑：郝文娜 / 责任校对：郭瑞芝
责任印制：赵 博 / 封面设计：龙 岩

版权所有，违者必究。未经本社许可，数字图书馆不得使用

科学出版社 出版
北京东黄城根北街16号
邮政编码：100717
http://www.sciencep.com
北京建宏印刷有限公司印刷
科学出版社发行 各地新华书店经销
*
2019年 6 月第 二 版 开本：787×1092 1/16
2025年 5 月第七次印刷 印张：36
字数：779 000
定价：169.00元
（如有印装质量问题，我社负责调换）

编著者名单

主　编　孙育红　中日友好医院

副主编　孙积慧　首都医科大学附属北京朝阳医院
　　　　　张　颖　首都医科大学附属北京朝阳医院
　　　　　王　菲　首都医科大学附属北京友谊医院

编　者（以姓氏笔画为序）
　　　　　王　薇　首都医科大学附属北京同仁医院
　　　　　刘秋秋　中南大学湘雅医院
　　　　　齐　欣　首都医科大学附属北京朝阳医院
　　　　　李　辉　首都医科大学附属北京朝阳医院
　　　　　李　湛　首都医科大学附属北京朝阳医院
　　　　　张震宇　首都医科大学附属北京朝阳医院
　　　　　段丽静　首都医科大学附属北京友谊医院
　　　　　钱蒨健　上海交通大学医学院附属瑞金医院
　　　　　黄智慧　四川大学华西医院
　　　　　龚仁蓉　四川大学华西医院
　　　　　傅毅立　首都医科大学附属北京朝阳医院
　　　　　廖安鹊　四川大学华西医院

序

随着科学技术的飞速发展和医学科学的不断进步，护理学科发生了巨大变化。护理工作要坚持“以患者为中心，以患者安全为重点，护理服务让患者满意、让社会满意”的目标，为实现这一目标，护理人员要掌握扎实的医学护理基础知识、熟练的专业技能、规范的技术操作，做到默契的医护配合，这是保证患者安全和医疗护理质量的关键。手术室是为患者解除病痛的场所，是外科医生施展才华的舞台，每一台手术的完美呈现无不凝结着手术团队的智慧与绝妙配合，每一台手术的成功不仅依赖于精湛的技术，更离不开护理工作的密切配合。当今新的手术技术层出不穷，与之相适应的手术室护理技术也在日益进步。为适应医学发展形势的需要编写的《手术室护理操作指南》，深受读者的喜爱。为此，手术室广大护理同仁在第1版内容的基础上，不断改进，进一步总结工作经验并结合国内外的最新发展信息及医院的实际工作要求，再次编写了这本《手术室护理操作指南》(第2版)。

本书不仅内容翔实、逻辑严谨，而且图文并茂，对最新术式、仪器设备、消毒感控等内容做了全面的阐述，适合于广大手术室护理同仁尤其是年轻护士阅读。本书反映了各类手术的配合要点，是手术室护士提高护理技能、指导临床工作的重要参考用书。本书让我们更深刻的理解手术室护理是一门实用技能科学，操作技术的正确与规范至关重要。我相信随着本书的出版必将促进手术室护理工作迈上新台阶。

鸟欲高飞先振翅，人求上进先读书。衷心祝愿手术室护理人员精读此书，不断提升护理质量，精细配合每一台手术，做好外科医生的助手，为我国医疗护理事业的发展贡献自己的力量。

中日友好医院党委书记 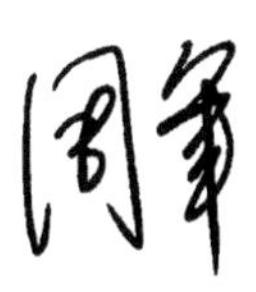

2019年3月

前　言

手术室是外科及相关专科患者进行手术的场所，是医院非常重视和关注的重要科室。手术室管理水平、手术护理配合及相关业务水准都直接影响着手术的成效。所以，提高手术室护理人员的综合素质势在必行。在这种形势下，需要一套全面、系统介绍手术室管理及专科手术配合的书籍。我们于 2011 年编写出版了《手术室护理操作指南》，很快得到了广大读者的认可和喜爱。几年来多次重印，受众群体越来越大。但随着现代医学的发展，新业务、新器械、新仪器不断推出，本书内容也需进一步调整和完善。为此，我们决定再版。

本版继续保持上一版的特点，将基础手术与新开展的手术紧密结合，详细阐述了手术配合要点，做到手术护理配合层次清楚、操作规范。编写内容重点围绕手术室基本护理和手术配合两方面，新增 26 节内容，附有介绍相关知识的大量图片，图文并茂，突出直观性和实用性，便于读者理解和掌握。

本书虽经多次审改，但由于我们的知识水平有限，书中存在的不妥之处，希望大家批评指正。

中日友好医院　孙育红

2019 年 3 月

目　　录

第1章
基础护理

第一节　手术野皮肤消毒

一、皮肤消毒的原则

1. *皮肤消毒的目的*　杀灭切口处及周围皮肤上的微生物。消毒前需检查消毒区是否清洁，如皮肤上有胶布粘贴的残迹，则用汽油拭去。皮肤有破口或疖肿者，应停止手术。

2. *消毒范围*　包括切口四周15～20cm的区域，一般皮肤消毒应由手术切口开始向四周涂擦。

二、皮肤消毒方法

1. 消毒擦皮钳2把、治疗碗2个，一个治疗碗内放1块碘酒小纱布用于皮肤消毒，另一治疗碗内放2块乙醇小纱布用于皮肤脱碘。

2. 自手术切口处向外消毒至切口周围15～20cm或以上，碘酒消毒后需要等待1～2min，再用75%乙醇脱碘。消毒中碘酒不要过多，以免烧伤皮肤。

3. 面部、口腔及小儿皮肤，用75%乙醇消毒，也可用0.5%碘伏消毒，内耳手术用1%碘酒和75%乙醇消毒。

4. 消毒过程中若有污染，必须听从手术室护士的安排重新消毒。

5. 消毒后用过的擦皮钳交巡回护士收取。

三、手术野皮肤消毒范围

1. *头部手术皮肤消毒范围*　头及前额（图1-1-1）。

2. *口唇部手术皮肤消毒范围*　面唇、颈及上胸部。

3. *颈部手术皮肤消毒范围*　上至下唇，下至乳头，两侧至斜方肌前缘（图1-1-2）。

4. *锁骨部手术皮肤消毒范围*　上至颈部上缘，下至上臂上1/3处和乳头上缘，两侧过腋中线。

5. *胸部手术皮肤消毒范围*　（侧卧位）前后过中线，上至锁骨及上臂上1/3处，下过肋缘（图1-1-3）。

6. *乳腺手术皮肤消毒范围*　前至对侧锁骨中线，后至腋后线，上过锁骨及上臂，下过肚脐平行线（图1-1-4）。

7. *上腹部手术皮肤消毒范围*　上至乳头，下至耻骨联合，两侧至腋中线（图1-1-5）。

8. *下腹部手术皮肤消毒范围*　上至剑突，下至大腿上1/3处，两侧至腋中线。

9. 腹股沟及阴囊部手术皮肤消毒范围　上平脐，下至大腿上1/3处，两侧至腋中线（图1-1-6）。

10. 颈椎后路手术皮肤消毒范围　上至颅顶，下至两腋窝连线（图1-1-7）。

11. 胸椎手术皮肤消毒范围　上至肩，下至髂嵴连线，两侧至腋中线（图1-1-8）。

12. 腰椎手术皮肤消毒范围　上至两腋窝连线，下过臀区，两侧至腋中线（图1-1-9）。

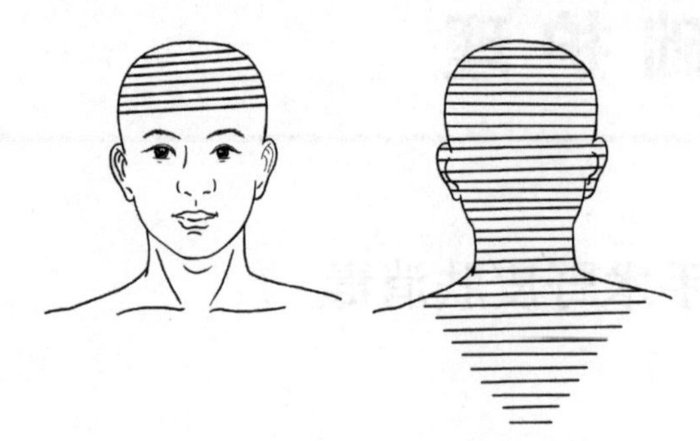

图1-1-1　头部手术皮肤消毒范围

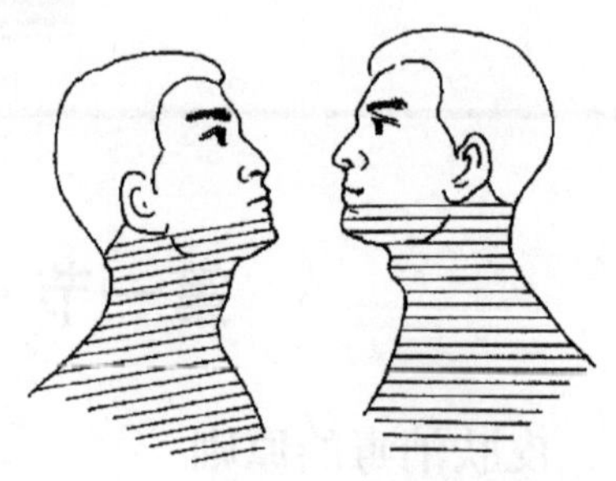

图1-1-2　颈部手术皮肤消毒范围

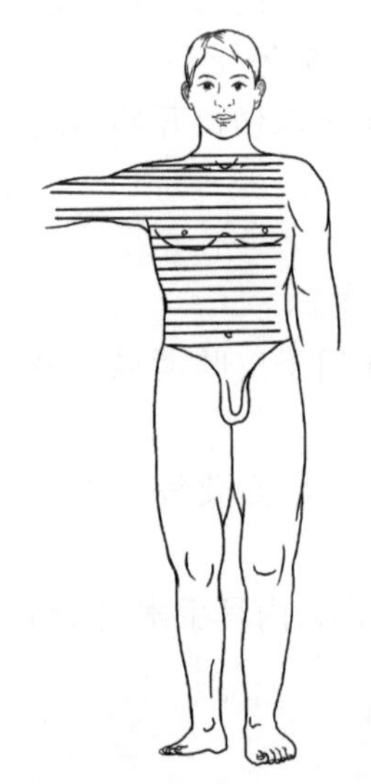

图1-1-3　胸部手术皮肤消毒范围

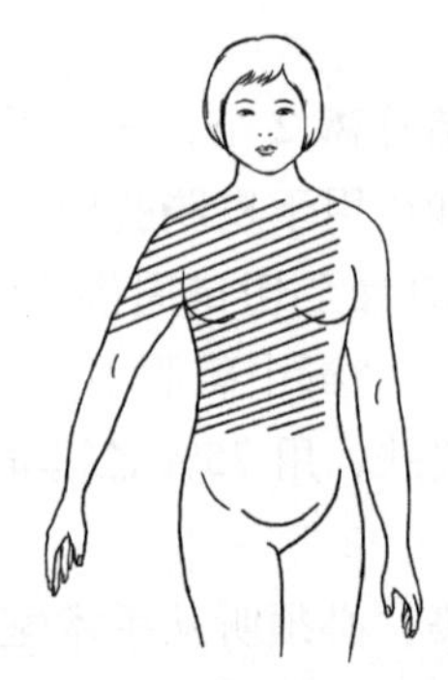

图1-1-4　乳腺手术皮肤消毒范围

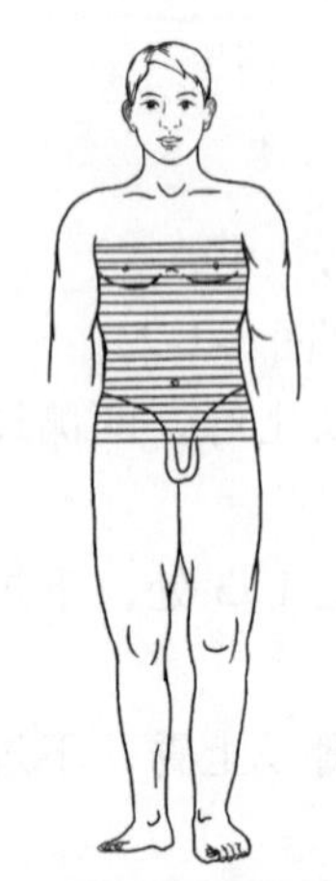

图1-1-5　上腹部手术皮肤消毒范围

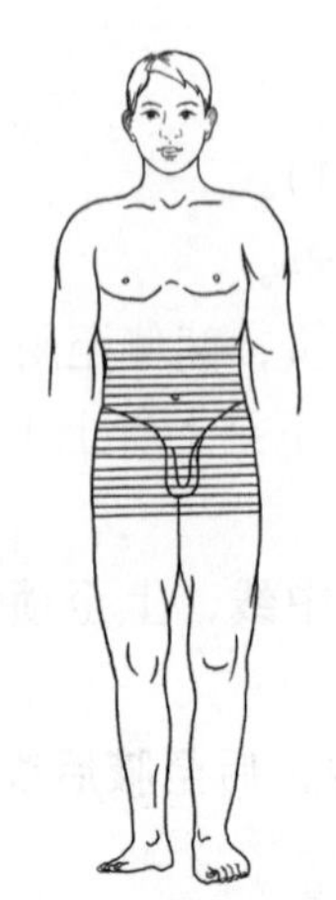

图1-1-6　腹股沟及阴囊部手术皮肤消毒范围

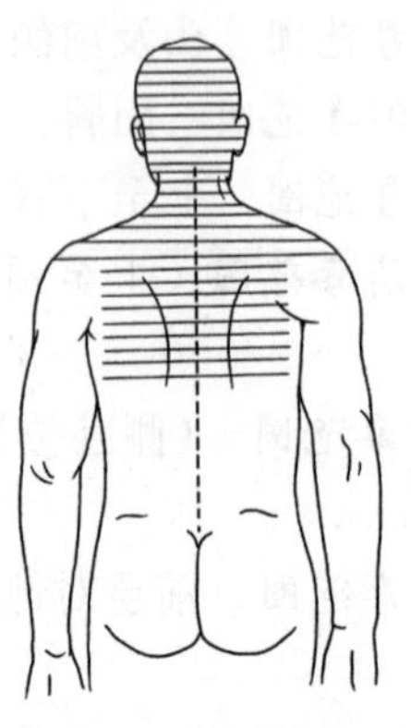

图1-1-7　颈椎后路手术皮肤消毒范围

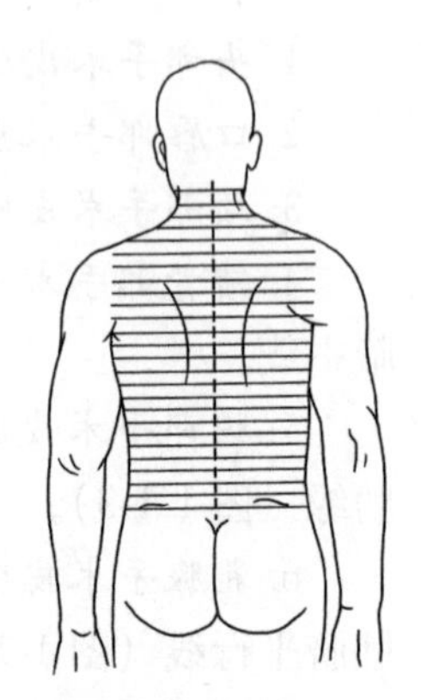

图1-1-8　胸椎手术皮肤消毒范围

13. 肾脏手术皮肤消毒范围　前后过中线，上至腋窝，下至腹股沟（图 1-1-10）。
14. 会阴部手术皮肤消毒范围　耻骨联合、肛门周围及臀、大腿上 1/3 内侧（图 1-1-11）。
15. 四肢手术皮肤消毒范围　周围消毒，上下各超过 1 个关节（图 1-1-12）。

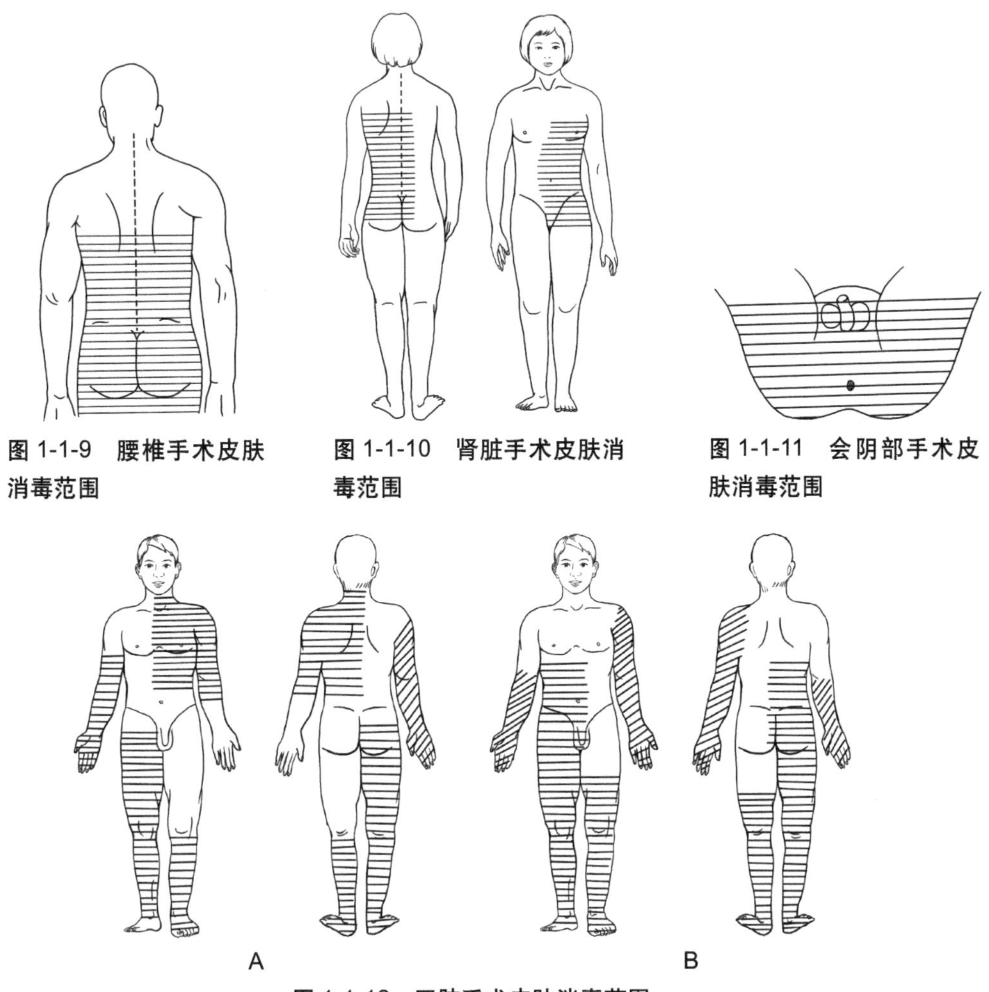

图 1-1-9　腰椎手术皮肤消毒范围

图 1-1-10　肾脏手术皮肤消毒范围

图 1-1-11　会阴部手术皮肤消毒范围

A　B

图 1-1-12　四肢手术皮肤消毒范围

第二节　铺无菌巾

手术野铺无菌巾的目的是防止细菌进入切口。因此，应保持无菌巾干燥。

一、铺巾原则

1. 铺无菌巾由器械护士和手术医生共同完成。
2. 铺巾前，器械护士应穿手术衣、戴手套。
手术医生操作分两步：
(1) 未穿手术衣、未戴手套，直接铺第 1 层治疗巾。
(2) 穿好手术衣、戴手套，方可铺其他层单。
3. 铺无菌单时，距离切口 2 ～ 3cm，悬垂至床缘 30cm 以上，至少 4 层。

4. 无菌巾一旦放下，不要移动。必须移动时，只能由内向外移动，不得由外向内移动。

5. 严格遵循铺巾顺序。

方法视手术切口而定，原则上第 1 层治疗巾是从相对干净到较干净、先远侧后近侧的方向进行铺置。如腹部治疗巾的铺巾顺序为：先下方，再对侧，后头侧，最后同侧。

二、常见手术铺巾

1. 腹部手术无菌单的铺置（图 1-2-1）

（1）器械护士递治疗巾，第 1 块对折，第 2 块折边朝向助手，第 3 块对折，第 4 块折边朝向自己。依次铺盖切口的下方、对侧、上方和己侧。

（2）贴手术膜覆盖。

（3）铺大单 2 块，于切口处向上外翻遮盖上身及头架、向下外翻遮盖下身及托盘，保护双手不被污染。

（4）两侧铺置中单，艾利斯钳固定。

（5）托盘上铺置 1 个大单。或者（3）（4）舍去，铺置腹口单，托盘上铺置 1 个大单。

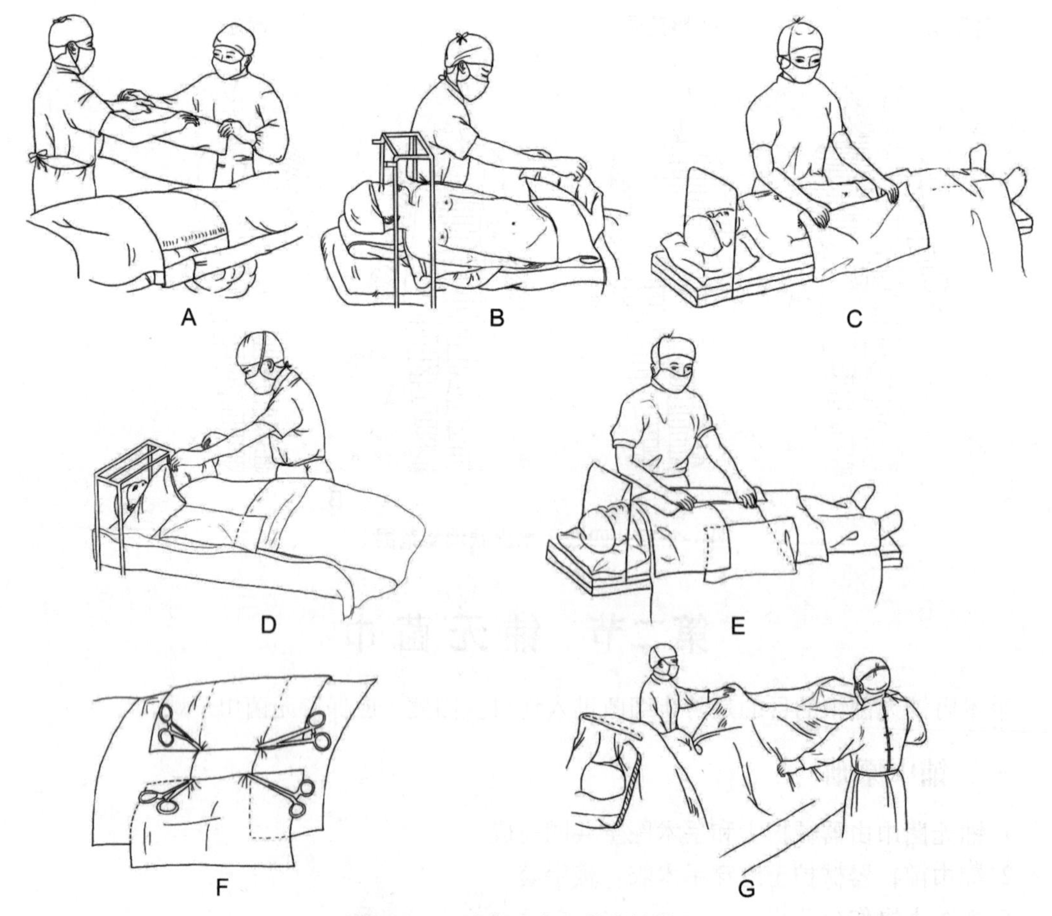

图 1-2-1　腹部手术无菌单的铺置

2. 甲状腺手术无菌单的铺置（图 1-2-2）

（1）将治疗巾 2 块揉成球形，填塞颈部两侧空隙。

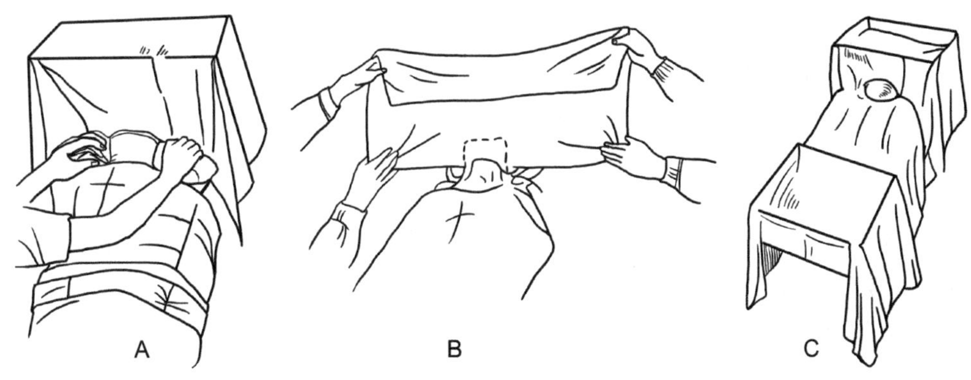

图1-2-2 甲状腺手术无菌单的铺置

（2）铺治疗巾3块及切口上方铺中单1块。

（3）铺置甲状腺单，托盘上再铺置一盖单。

3. 胸部（侧卧位）、脊椎（胸段以下）、腰部手术无菌单的铺置

（1）对折中单2块，分别铺盖切口两侧身体下方。

（2）中单4块铺盖胸部切口周围，贴术前膜。

（3）铺胸单，遮盖全身、头架及托盘，托盘上铺大单1块。若为脊椎（胸段以下）、腰部手术，2把布巾钳分别将胸单近端固定于手术床左右两侧输液架上，形成无菌障帘。

4. 冠状动脉旁路移植手术无菌单的铺置

（1）双腿下铺对折中单及大单1块。

（2）于患者左右足部各递一全打开双层治疗巾包足，袜套固定。

（3）会阴部遮盖1块4折治疗巾。

（4）递2个球状治疗巾塞于颈部左右两侧。

（5）递对折中单分别铺于切口的左右两侧。

（6）递2块大单分别铺于切口的左右两侧，递给巡回护士1把艾利斯钳，固定双侧大单于患者头侧，远端大单置于患者腿下。

（7）递对折中单及大单铺于切口上方。

（8）递对折中单铺于切口下方，覆盖至大腿上1/3。

（9）贴术前膜。

（10）递2块全打开的单层中单分别置于切口上方头架两侧，递巡回护士2把布巾钳，分别将中单尾端固定于手术床左右两侧输液架上，形成无菌障帘。

5. 直肠癌根治手术无菌单的铺置（截石位）

（1）递对折中单垫于患者臀下。

（2）递2条长条对折中单分别铺置于切口左右两侧。

（3）递1块对折治疗巾齐切口上铺置。

（4）递1块对折治疗巾铺置于耻骨联合处。

（5）贴术前膜。

（6）递2块大单分别铺置于切口左右两侧，覆盖患者的双腿。

（7）递1块大单铺置于切口上侧。

（8）递1块双折中单铺置于切口下方，4把艾利斯钳固定。

（9）请巡回护士协助于托盘上套盘套，再覆盖对折中单 1 块。

6. 头部（额、颞、顶）手术无菌单的铺置（图 1-2-3）

（1）递对折中单 1 块铺于头、颈下方。

（2）顺序递横折 1/3 朝自己、横折 1/3 朝助手、竖折 1/3 朝助手的治疗巾 3 块，铺盖于切口周围。

（3）递全打开的治疗巾 1 块，请巡回护士放托盘在托盘架上压住治疗巾，将剩余的 2/3 布单外翻盖住托盘。

（4）递对折治疗巾 1 块，布巾钳 4 把。

（5）铺甲状腺单，铺盖头部、胸前托盘及上身，贴 60cm×45cm 手术膜。

（6）托盘铺大单。

（7）递治疗巾 1 块，艾利斯钳 2 把固定于托盘下方与切口之间布单上，形成器械袋。

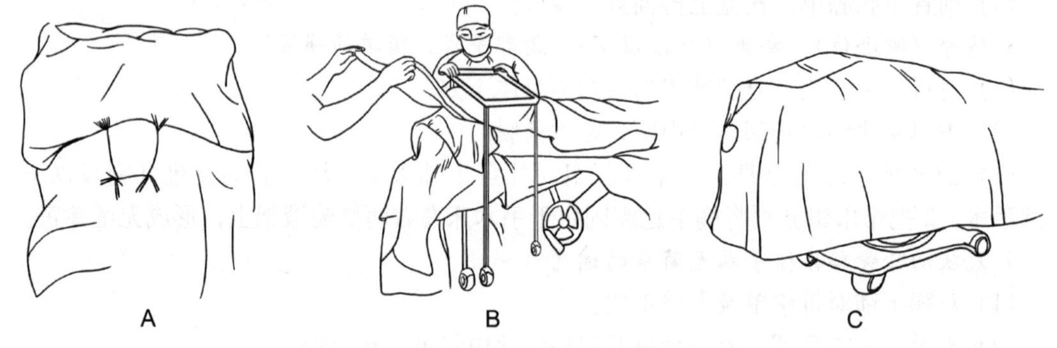

图 1-2-3 头部手术无菌单的铺置

7. 眼部手术无菌单的铺置

（1）双层治疗巾铺于头下，巡回护士协助患者抬头。

（2）上层治疗巾包裹头部及健眼，1 把布巾钳固定。

（3）铺眼部孔巾，盖住头部、胸部及托盘。

（4）托盘上铺对折中单 1 块。

8. 耳部手术无菌单的铺置

（1）治疗巾 3 块，前 2 块折边朝向助手、第 3 块朝向自己，3 把布巾钳固定。

（2）治疗巾 1 块，1/3 搭于托盘架上、巡回护士放回托盘压住，2/3 布单外翻铺盖托盘，托盘置于面部、平行于下颌角。

（3）铺耳孔单，铺盖头部、托盘及上身。

（4）托盘上铺大单 1 块。

9. 乳腺癌根治术无菌单的铺置（图 1-2-4）

（1）递对折中单 1 块，横铺于患侧腋下及上肢。

（2）递大单 1 块，铺于患侧胸部下方及身侧。

（3）递双折中单 1 块，包裹前臂，绷带包扎固定。

（4）递 1 个球状治疗巾塞在颈部。

（5）递对折治疗巾 4 块，交叉铺盖切口周围，4 把布巾钳固定。

（6）递大单 2 块，分别向上铺盖身体上部、头架，向下铺盖肋缘以下、托盘及下肢。

(7) 递对折中单2块，铺于切口左右侧。

(8) 托盘上铺大单1块。

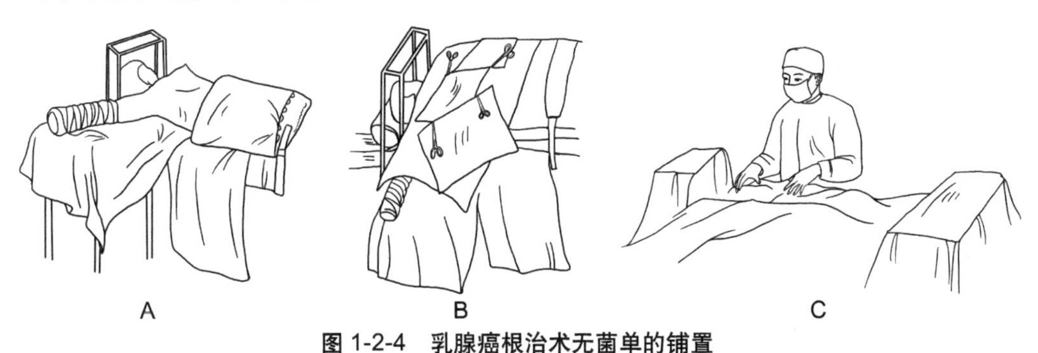

图 1-2-4 乳腺癌根治术无菌单的铺置

10. 会阴部手术无菌单的铺置

(1) 递对折中单1块，铺于臀下，巡回护士协助抬高患者臀部。

(2) 递对折治疗巾4块，铺盖切口周围。

(3) 双下肢各铺置1个大单，身体铺置1个耻单或腹口单。

(4) 请巡回护士协助托盘套盘套，托盘置于患者右膝上方，托盘上铺置对折中单1块。

11. 四肢手术无菌单的铺置（图 1-2-5，图 1-2-6）

(1) 递对折中单1块，铺于术侧肢体下方（覆盖健侧肢体）。

(2) 递大单1块，铺盖于中单上。

(3) 递双折治疗巾1块，由下至上覆盖上臂或大腿根部包住止血带，递1把布巾钳固定。

(4) 递对折中单1块，包裹术侧肢体末端，无菌绷带包扎固定。

(5) 递大单1块，铺盖上身及头架，递袜套1个，包裹术侧肢体，2块大单及袜套连接处递2把艾利斯钳固定。

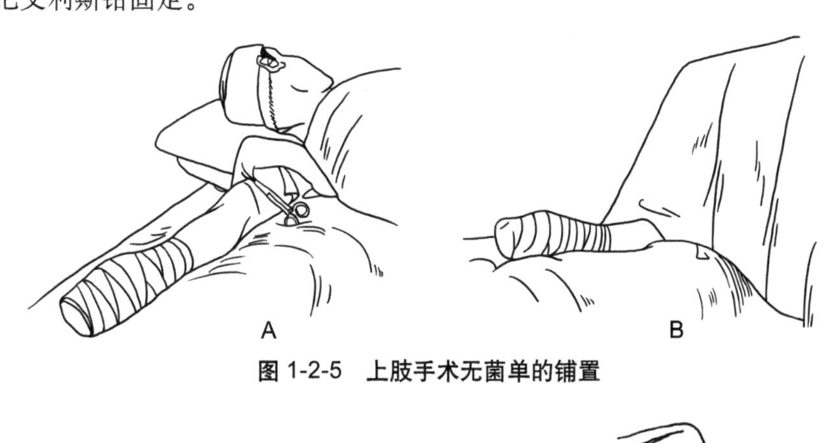

图 1-2-5 上肢手术无菌单的铺置

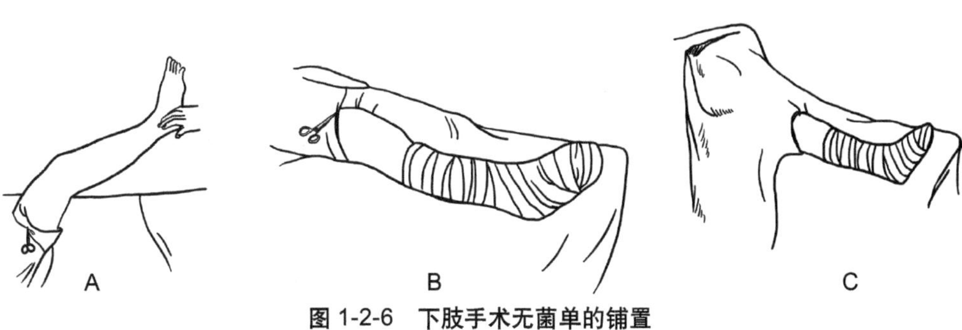

图 1-2-6 下肢手术无菌单的铺置

12. 髋关节手术无菌单的铺置

（1）递对折中单 2 块，分别铺于术侧髋部两侧。

（2）递对折中单 1 块铺于术侧下肢下方。

（3）递对折中单 3 块，第 1 块铺于切口上方，第 2 块铺于切口对侧，第 3 块铺于同侧，递 3 把布巾钳固定。

（4）铺中单，包裹术侧肢体末端，无菌绷带包扎固定，递袜套一个，包裹术侧肢体，铺腹口单，同“下肢手术”无菌单铺置方法。

13. 肩部手术无菌单的铺置

（1）对折中单 1 块，铺于患者术侧肩下方。

（2）大单 1 块，横铺于胸前。

（3）大单 1 块，铺盖中单上。

（4）对折治疗巾 2 块，一块由腋下向上绕至肩，另一块由肩向下与之汇合并交叉，2 把布巾钳固定。

（5）折合中单 1 块包裹上肢，绷带包扎固定。

（6）套托盘套。

（7）大单 1 块，铺盖头部及托盘。

（8）铺孔巾，术侧肢体从孔中穿出。

第三节 无菌桌的铺置方法

一、穿手术衣铺置无菌桌法

1. 选择范围较宽敞的区域铺置无菌桌。

2. 检查无菌敷料、器械、物品有效期及包布有无破损、潮湿。

3. 将大敷料包、器械包、手术衣分别打开 2 层包布，并将无菌手套搭在无菌台上。

4. 穿手术衣、戴手套后，洗手护士将主包桌巾打开，先近侧后对侧，检查指示卡是否符合标准。

5. 将敷料移至无菌台的右角上，手术衣放于无菌桌右上角，器械放于无菌桌的右下角。

6. 将所有一次性用品等放于敷料桌左侧，无菌桌的铺置完成。

二、持无菌钳铺置无菌桌法

1. 选择范围较宽敞的区域铺置无菌桌。

2. 检查无菌敷料、器械、物品有效期及包布有无破损、潮湿。

3. 将大敷料包放于器械桌上并打开第 1 层包布。

4. 用 2 把无菌持物钳打开第 2 层包布，检查指示卡是否符合标准。

5. 将敷料移至无菌台的右角上，手术衣放于无菌桌右上角，器械放于无菌桌的右下角。

6. 将所有一次性用品放在无菌桌上，并置于敷料桌左侧；无菌桌的铺置完成。

第四节 常用小敷料的制作及其用途

一、纱垫

1. 规格 45cm×45cm，由4层纱布制成，其中一角有1条长约30cm的蓝色布带，并有1条蓝色显影线，4块为1包，便于清点。

2. 用途 用于胸腹部等大手术，可保护切口、深部拭血及保护术中显露的内脏，防止损伤和干燥；也可作纱布卷填塞阻挡术野周围组织，充分暴露手术野。

二、小纱布

1. 规格 用纱布折叠成6cm×4cm大小。

2. 用途 用于导尿消毒皮肤及覆盖穿刺针眼。

三、纱条

1. 规格 用长40cm宽6cm的纱布折成4折卷成条而成。

2. 用途 用于五官科手术拭血。

四、脑棉片

1. 规格 用特级棉，顺棉纤维剪成长7cm宽2cm的棉片，穿以20cm长的蓝色显影线。

2. 用途 用于脑外科、脊柱手术拭血、保护脑组织及脊髓。

五、大棉球

1. 规格 直径为3cm的棉花球。

2. 用途 用于扁桃体手术拭血。

六、棉签

1. 规格 将5cm长的木棍、竹签缠好棉花而成。

2. 用途 用于输液消毒、眼科手术消毒及拭血。

第五节 手术室护士基本技术操作

手术室护士的基本技术操作是手术配合的基础，是质量与效率的基本保证。常用的基本技术操作有穿针引线、器械传递、敷料传递、无菌器械台的准备等。

一、安、取刀片法

刀片安装宜采用持针器夹持，避免割伤手指。安装时，用持针器夹持刀片前端背侧，将刀片与刀柄槽对合，向下嵌入；取下时，再以持针器夹持刀片尾端背侧，稍稍提起刀片，向上顺势推下（图1-5-1）。

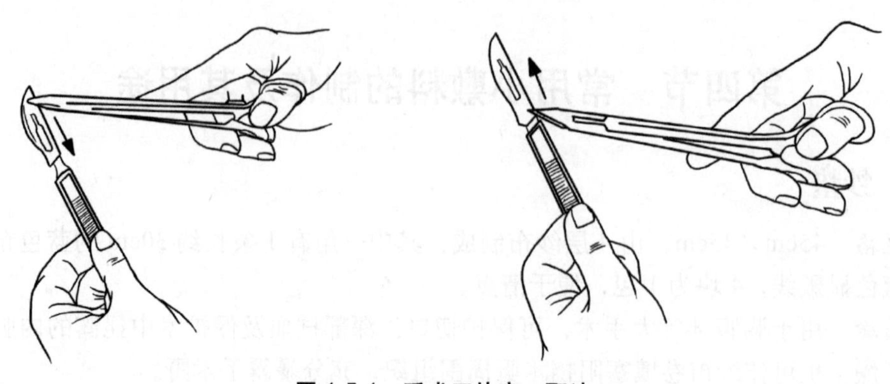

图 1-5-1 手术刀片安、取法

二、穿针引线法

术中对血管破裂出血或预防性止血常常需要进行组织结扎或缝扎。按不同部位的血管大小，可采用不同的缝针、缝线，但穿针引线的技巧是相同的。常用的穿针引线法有 3 种：穿针带线法、血管钳带线法、徒手递线法（图 1-5-2）。

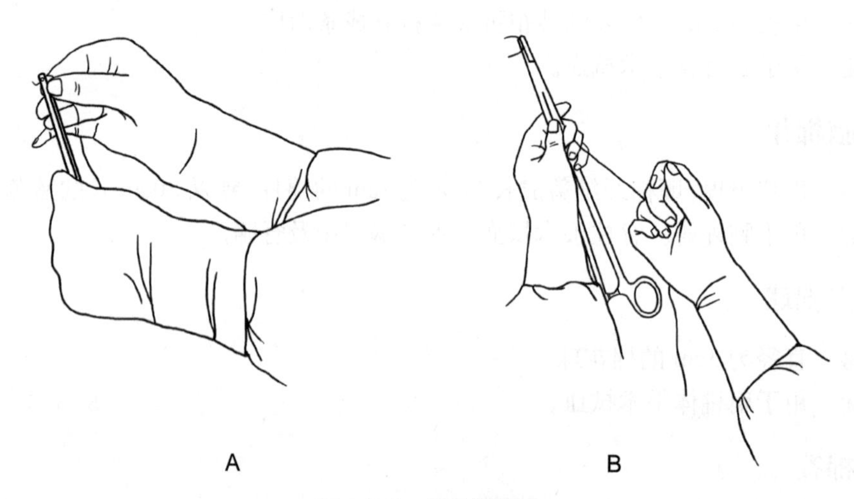

图 1-5-2 穿针带线法

（一）穿针带线法

1. *标准* 穿针带线过程中要求做到 3 个 1/3，即缝线的返回线占有总线长的 1/3；持针器夹持缝针在针尾的后 1/3 处，并稍向外上；持针器开口前端的 1/3 夹持缝针。这样，术者在缝扎时有利进针、不易掉线。传递时，将缝线绕到手背或用环指、小指将缝线夹住，使术者接钳时不至抓住缝线影响操作。常用于血管组织结扎。

2. *方法*（图 1-5-3）

（1）右手拿持针器，用持针器开口端的前 1/3 夹住缝针的后 1/3 处。

（2）左手接过持针器，握住中部，右手拇指、示指或中指捏住缝线前端穿入针孔。

（3）线头穿过针孔后，右手拇指顶住针尾孔，示指顺势将线头拉出针孔。

（4）拉线过针孔 1/3 后，右手拇指、示指将线反折，合并缝线后卡入持针器的头部。

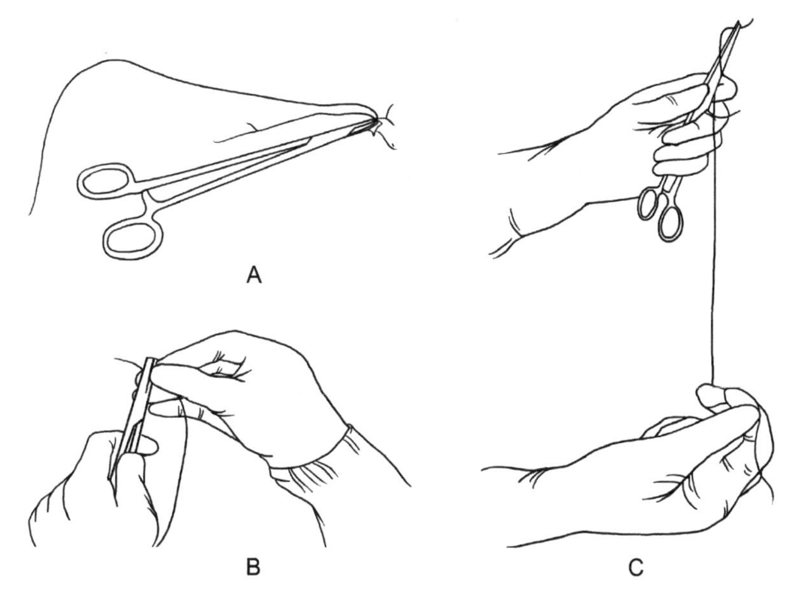

图 1-5-3　穿针带线法

A. 穿针带线标准；B. 穿针引线；C. 弹线法

（二）血管钳带线法

1. 标准　血管钳尖端夹持缝线要紧，以结扎时不滑脱、不移位为准。一般以钳尖端夹持缝线 2mm 为宜，过多则较易造成钳端的线移位，缝线挂不住组织而失去带线作用。传递方法同穿针带线法。常用于深部组织的结扎。

2. 方法（图 1-5-4）

（1）右手握 18cm 血管钳，左手拇指、示指持缝线一端。

（2）张开钳端，夹住线头约 2mm。

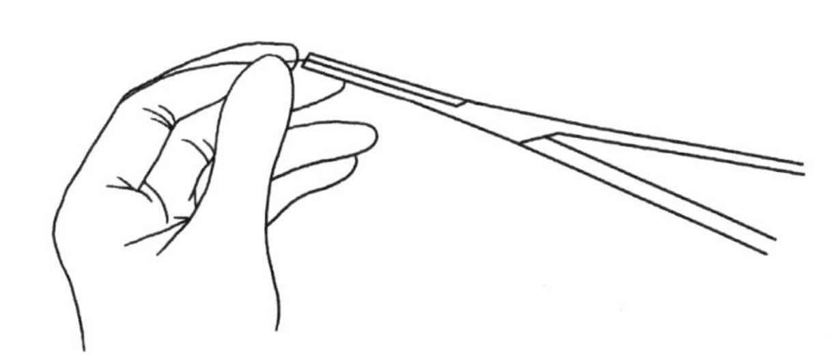

图 1-5-4　血管钳带线法

（三）徒手递线法

1. 标准　术者接线的手持缝线的中后 1/3 交界处，轻甩线尾后恰好留出线的前端给对侧手握持。尽量避免术者在线的中前部位接线，否则结扎时前端的缝线不够长，术者需倒手一次，增加操作步骤。

2. 方法（图 1-5-5）

（1）拉出缝线，护士右手握住线的前 1/3 处、左手持线中后 1/3 处。

（2）术者的手在中后 1/3 交界处接线。

（3）当术者接线时，双手稍用力绷线，以增加术者的手感。

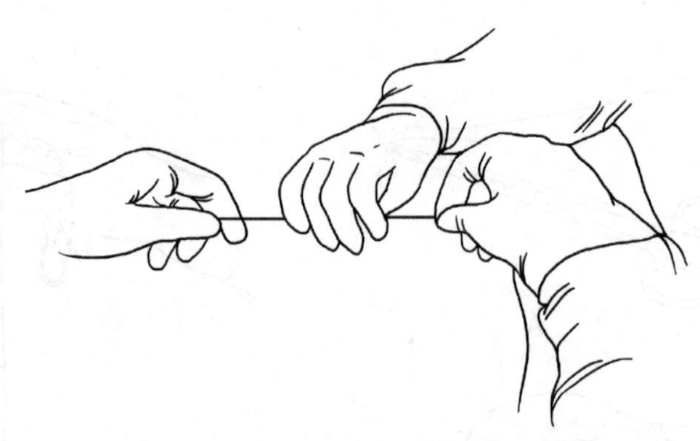

图 1-5-5 徒手递线法

三、器械传递法

（一）器械传递的原则

1. 速度快、方法准、器械对，术者接过后无须调整方向即可使用。

2. 力度适当，以达到提醒术者的注意力为宜。

3. 根据手术部位，及时调整手术器械（一般而言，切皮前、缝合皮下时递乙醇小纱布消毒皮肤；切开、提夹皮肤，切除瘢痕、粘连组织时递有齿镊，其他情况均递无齿镊；提夹血管壁、神经递无损伤镊；手术部位浅递短器械、徒手递结扎线，反之递长器械、血管钳带线结扎；夹持牵引线递小直钳）。

4. 及时收回切口周围的器械，避免堆积，防止掉地。

5. 把持器械时，有弧度的弯侧向上；有手柄的朝向术者；单面器械垂直递；锐利器械的刃口向下水平递。

6. 切开或切除腔道组织前，递长镊、湿纱垫数块保护周围组织，切口下方铺治疗巾一块放置污染器械；切除后，递酒精棉球或碘伏棉球消毒创面，接触创缘的器械视为污染，放入指定盛器；残端缝合完毕，递长镊撤除切口周围保护纱垫，不宜徒手拿取，否则应更换手套；处理阑尾、窦道创缘或残端时，应依次递石炭酸、酒精、盐水棉签消毒。

（二）传递方法

1. *手术刀传递法* 注意勿伤及自己或术者，递刀方法有两种，同侧、对侧传递法。传递时手持刀背，刀刃面向下、尖端向后呈水平传递（图 1-5-6）。

现在要求手术刀放置在弯盘中传递。

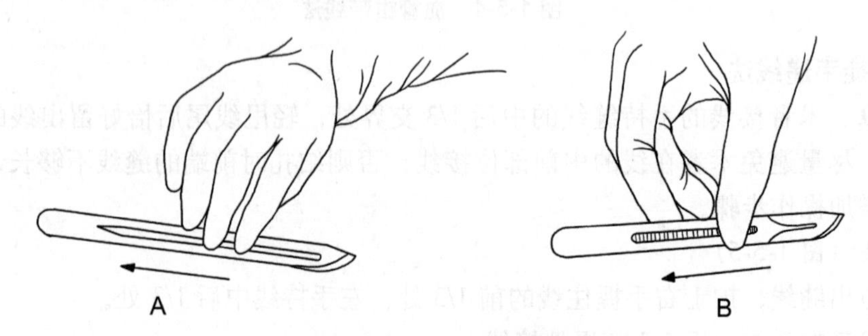

图 1-5-6 手术刀传递法

A. 同侧传递法；B. 对侧传递法

2. 镊子的传递法（图 1-5-7）

（1）手握镊尖端、闭合开口，直立式传递。

（2）术中紧急时，可用拇指、示指、中指握镊尾部，以三指的合力关闭镊开口端，让术者持住镊的中部。

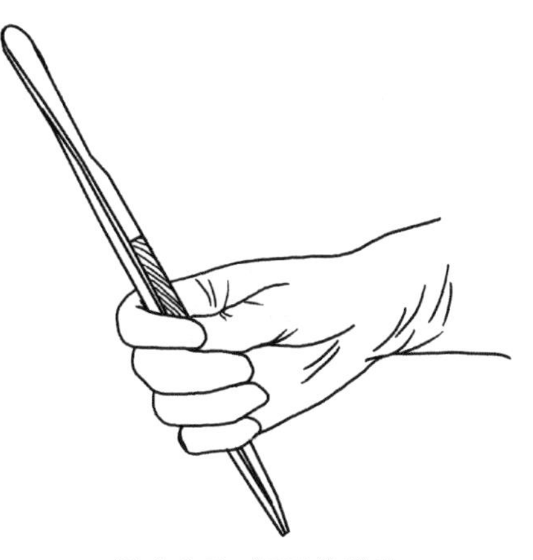

图 1-5-7 镊子传递法

3. 弯剪刀、血管钳传递法 传递器械常用拇指和四指的合力来完成，若为小器械，也可以通过拇指、示指和中指的合力来传递。传递过程应灵活应用，以快、准为前提。常用的传递法有 3 种（图 1-5-8）。

（1）对侧传递法：右手拇指握凸侧上 1/3 处，四指握凹侧中部，通过腕部的适力运动，将器械柄环部拍打在术者掌心上。

（2）同侧传递法：右手拇指、环指握凹侧，示指、中指握凸侧上 1/3 处，通过腕下传递。左手则相反。

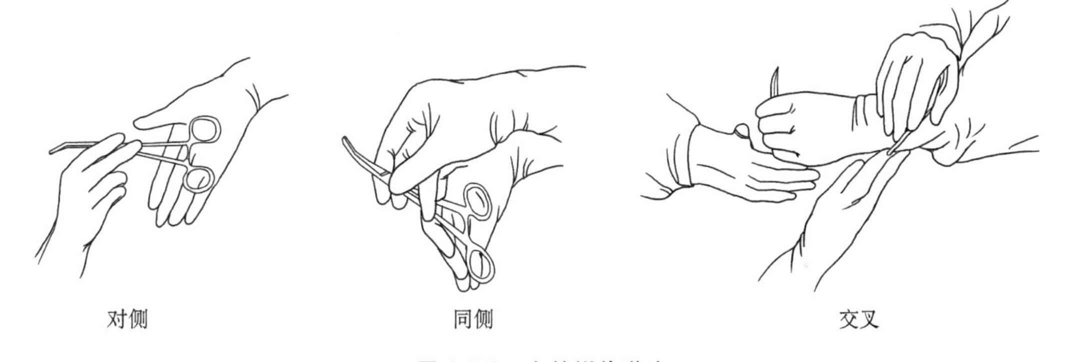

图 1-5-8 血管钳传递法

（3）交叉传递法：同时递两把器械时，递对侧器械的手在上，同侧的手在下，不可从术者肩或背后传递。

4. 持针器传递法 传递时要避免术者同时将持针器和缝线握住。缝针的尖端朝向手心、针弧朝手背、缝线搭在手背或用手夹持（图 1-5-9）。

5. 拉钩传递法 递拉钩前应用盐水浸湿。握住拉钩前端，将柄端平行传递（图 1-5-10）。

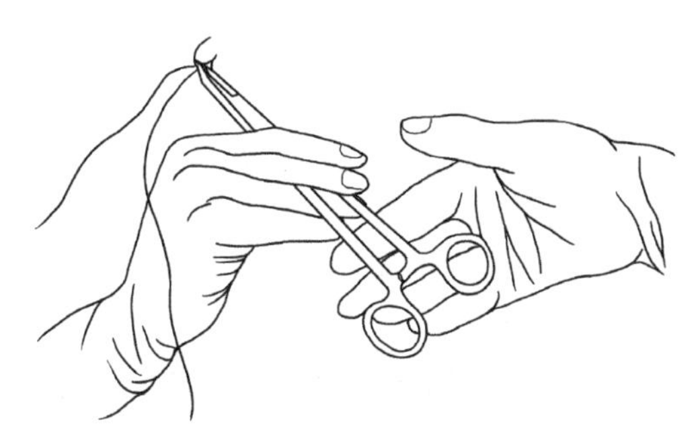

图 1-5-9 持针器传递法

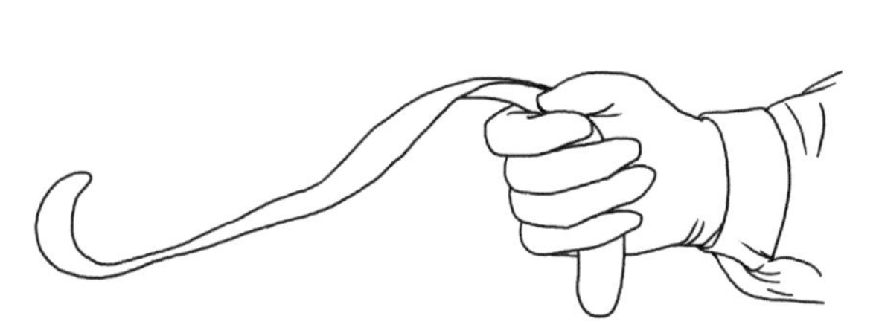

图 1-5-10 拉钩传递法

6. *咬骨钳传递法* 枪状咬骨钳握轴部传递，手接柄；双关节咬骨钳传递，握头端，手接柄（图 1-5-11）。

7. *锤、凿传递法* 左手握凿端，柄递给术者左手；右手握锤，手柄水平递术者右手（图 1-5-12）。

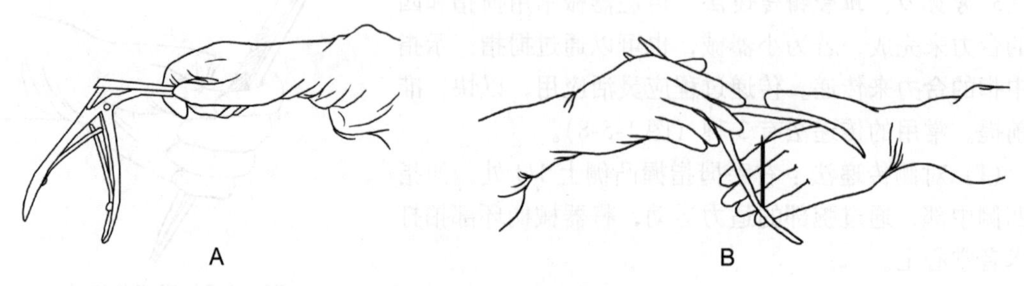

图 1-5-11 咬骨钳传递法

A. 枪状咬骨钳；B. 双关节咬骨钳

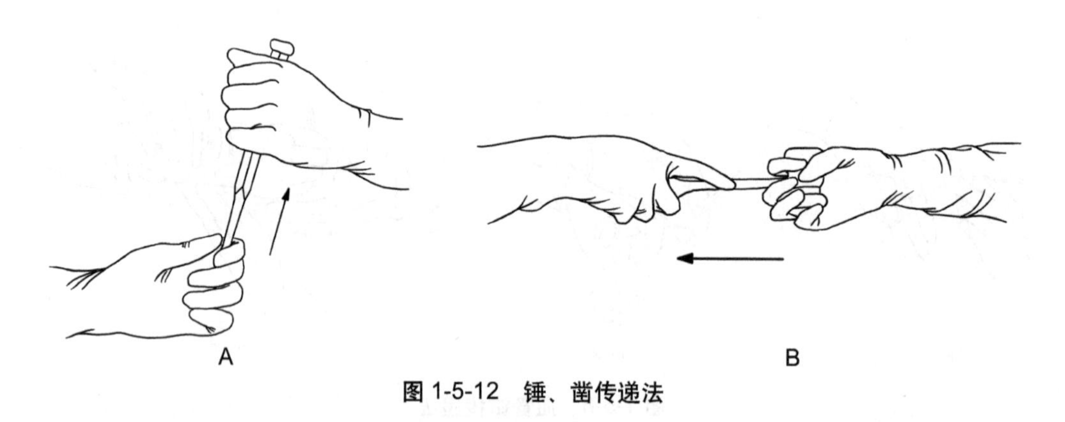

图 1-5-12 锤、凿传递法

四、敷料传递法

（一）敷料传递的原则

1. 速度快、方法准、物品对，不带碎屑、杂物。

2. 及时更换切口敷料，避免堆积。

3. 纱布类敷料应打开、浸湿、成角传递，固定带或纱布应留有一端在切口处，不可全部塞入体腔，以免遗留在组织中。

（二）传递方法

1. *纱布传递* 打开纱布，成角传递。由于纱布被血迹浸湿后体积小而不易发现，不主张在切口深、视野窄、体腔或深部手术时拭血。若必须使用时，应特别注意进出的数目，做到心中有数。目前有用致密纱编织的显影纱布，可透过 X 线，增加了体腔手术敷料使用的安全性。

2. *纱垫传递* 成角传递。纱垫要求缝有 20cm 长的布带，使用时将其留在切口外，防止误入体腔。有条件时应使用显影纱垫。

3. *其他敷料传递法* 用前必须浸湿。

（1）带子传递：传递同“血管钳带线法”。常用于结扎残端组织或对组织进行悬吊、牵引。

(2) 引流管传递：常用于组织保护性牵引。弯血管钳夹住头端递给术者，反折引流管后，用小直钳固定。

(3) 橡皮筋传递：手指撑开胶圈，套在术者右手上。用于多把血管钳的集束固定或组织牵引（图 1-5-13）。

(4) KD 粒（“花生米”）传递：常用于深部组织的钝性分离。用弯血管钳夹持递给术者（图 1-5-14）。

(5) 脑棉片传递：多用于开颅手术时，将棉片贴放于组织表面进行保护性吸引。脑棉片一端要求带有显影线，以免遗留。稍用力拉，检查脑棉片质量。浸湿后以示指依托、术者用枪状镊夹持棉片的一端（图 1-5-15）。

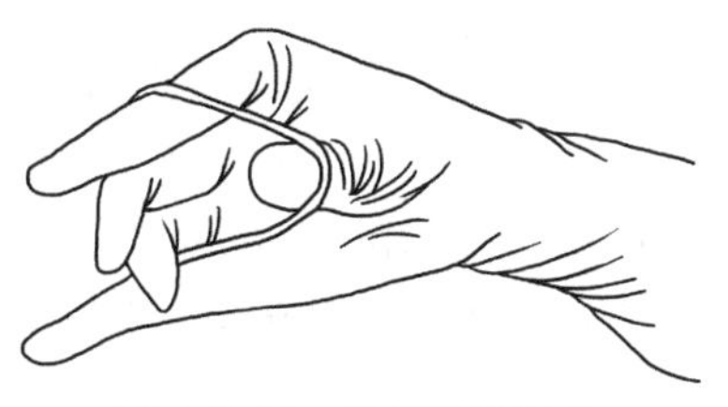

图 1-5-13　橡皮筋传递法

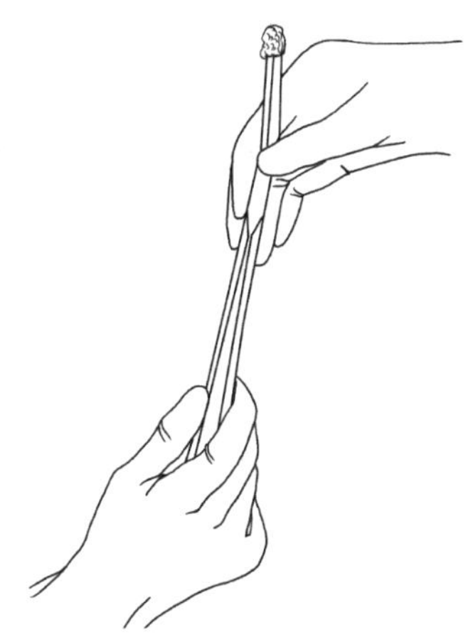

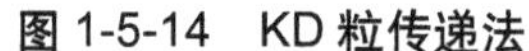

图 1-5-14　KD 粒传递法

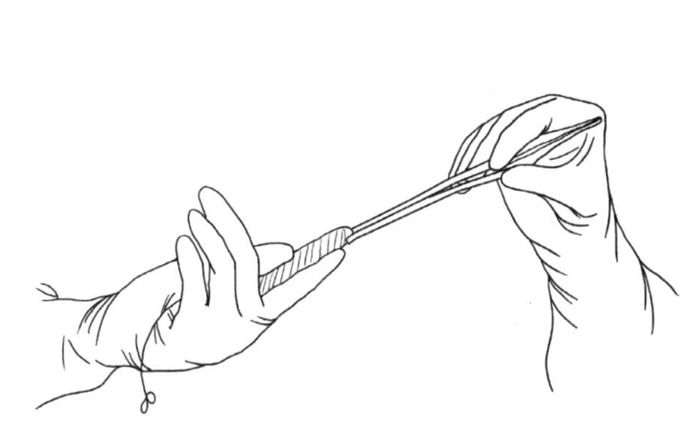

图 1-5-15　脑棉片传递法

第六节　手术体位

手术体位是指术中患者的位式，由患者的卧姿、体位垫的使用、手术床的操纵三部分组成。正确的手术体位，可获得良好的术野显露（尤其是深部手术），防止神经、肢体等意外损伤的发生，缩短手术时间；反之，则可造成手术操作困难，可能导致重要器官的损伤、大出血或严重后果。手术体位摆放的关键是设法减轻或消除机体各着力点在体位变化后所承受的异常压力，以及体位垫、约束带等对大血管、神经等组织可能造成的压迫。安全合理的手术体位是手术成功和患者安全的基本保证。手术体位具有不易更改、持续时间长的特点，这就要求手术护士在护理中，根据患者手术的需要及其个体差异（年龄、性别、身体况状等），给患者安置一个较为舒适的体位，为患者营造一个安全舒适的环境、让患者平安地度过手术期。因此，必须熟练掌握手术体位的摆放。

手术体位的安置要以既符合手术操作需要，又不过分妨碍患者生理功能为原则。安置体位的操作务必做到轻柔缓慢、协调一致，切实注意负重点和支点是否正确合理，已安置的体位是否能保持固定不移位，安置体位务必讲究各种垫物或支撑物的安放位置、着力点和固定点，使之既不妨碍呼吸动作，也不影响静脉回流，更无软组织受异常压迫或牵拉。

一、 体位变化对机体的影响

（一）体位变化对心血管系统的影响

体位变化对心血管系统的影响取决于平均动脉压和脑血管阻力的变化。使颅内压升高的体位：除仰卧位以外的其他任何体位头低30°并向左向右转、仰卧头屈时。正常脑组织血流量的维持主要依靠平均动脉压和脑血管阻力等两项因素。脑血管阻力在直立位时最小，在水平仰卧位时有所增高，头低位时则显著增高，不利于脑血流灌注。

患者在麻醉后循环系统代偿能力减弱，肌肉松弛，外周血管扩张，心血管系统自身调节能力明显下降。保护性反射作用已大部分消失或减弱，患者已基本失去自身调节能力，因此改变体位所产生的各种生理功能变化较明显。如果突然改变体位或搬动患者，可诱发急性循环功能不全和一过性低血压，严重时会出现猝死。截石位时，双腿抬高，回心血量会显著增加，心肺功能不佳的患者可能因心脏负荷过重而引起急性心力衰竭或肺水肿；反之，下肢复位时，有效循环血量减少，进而出现低血压；俯卧位时因患者胸部及腹部受压易引起通气不足，特别是腹腔内容物对横膈膜的挤压，可进一步加重呼吸困难。腹部受压还可致下腔静脉回流受阻，出现血压下降及脊髓手术区域失血增多。上肢过度外展可使锁骨下血管和腋部血管牵拉受压，进一步致回流受阻而造成肢体肿胀；腹腔巨大肿瘤的患者，仰卧位时可能因肿物压迫腹主动脉而引起血压急剧升高；妊娠末期者仰卧位时，子宫压迫下腔静脉致回心血量不足，引起血压下降。

（二）体位变化对呼吸系统的影响

手术体位对呼吸系统的影响主要来自地心引力和机械性干涉两方面因素。某些外界干扰，如胸腹腔的脏器或巨大肿物可随体位改变而产生相应的引力作用、对胸腹腔或膈肌施加额外的压力，或者腹腔深部牵开器压迫肝区或脾区、胸腹腔内填塞纱布等均可导致胸廓或膈肌的活动受到限制、胸廓容积减少、肺内血容量改变，进一步导致肺通气和灌流比例变化。俯卧位时患者胸部及腹部受压易引起通气不足、膈肌上升、胸廓容积缩小、肺泡受压萎缩，导致肺顺应性下降，加重呼吸做功，同时可压迫下腔静脉导致手术渗血增多、血压下降。摆置侧卧位手术体位，如各种头低位时，由于腹腔脏器压迫膈肌使其下移受阻，或在安置侧卧位时，卡板位置过高、过紧，安置俯卧位时，胸部受压，腹部未悬空等，这些均可致呼吸减弱而引起呼吸困难。在侧卧、仰卧或坐位姿势中，如果头颈前屈过深，容易导致上呼吸道梗阻。气管内插管全身麻醉的患者，也有导管折屈梗阻的可能。一些肺部疾病，如痰多、咯血或肺部其他分泌物较多的患者，当取健侧卧位时，这些液体会浸入健侧而引起疾病播散，甚至会阻塞气道而致急性窒息。

（三）体位变化对神经系统的影响

手术中外周神经损伤的主要原因是牵拉、压迫、缺血、机体代谢功能紊乱及外科手术损伤。

当压力和压迫时间达到一定阈值时有可能导致神经损伤并伴有临床症状。在全身麻醉后，患者的肌肉松弛、生理反应减弱，组织、神经、血管所受的压力和牵张力超过其代偿程度易造成损伤，也可因神经生理位置表浅、手术床的边缘、不平整的敷料直接压迫或因手术操作、麻醉过浅而使术中体位改变等诸多因素，造成神经损伤。

（四）常见体位并发症及预防

常见的体位并发症为压疮。

1. *压疮的定义* 压疮曾经被称为褥疮、压力性坏死和缺血性溃疡，2007年美国国家压疮咨询委员会（NPUAP）将压疮定义更新为：由于压力、剪切力和（或）摩擦力而导致皮肤、皮下组织和肌肉及骨骼的局限性损伤，常发生在骨隆突处。由于持续长时间的手术固定体位和组织压迫，压疮成为一个主要的风险因素。压力的增加和软组织压迫引起血管闭塞，同时微循环减少，导致压疮形成。其结果是，组织不能代谢移除受压部位产生的任何多余液体或毒素物质。在组织内部和压力扭曲受影响区域的微小变化，可在几个小时内发生坏死。

2. *压疮的分期* 如图1-6-1所示。

3. *压疮易发因素*

（1）压力未被分散开。

（2）压力持续时间长。

（3）患者个体对手术应激的耐受性。

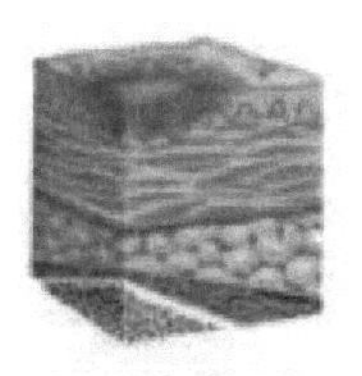

Ⅰ期——完整的皮肤存在着和邻近组织不同的与压力有关的变化。皮肤组织可变热或变冷，在组织的一致性上也存在硬或软的变化和（或）痛感。对浅肤色的人，在完整的皮肤上会出现明显的不可变白的红斑区域；然而，对于深色皮肤的人，检视可能难以察觉

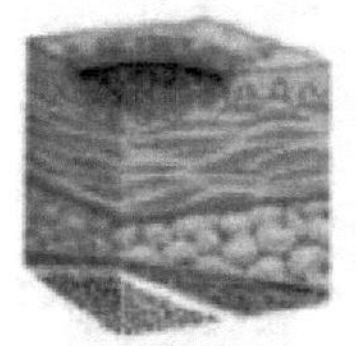

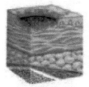

Ⅱ期——部分厚度的组织缺损并涉及真皮，表现为一个浅表开放的溃疡或为一个完整的或破裂的充满浆液的水疱

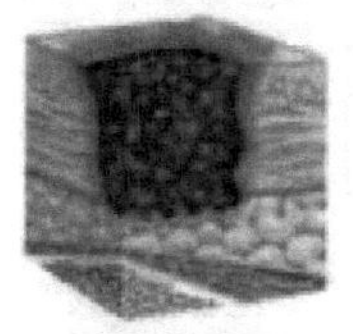

Ⅲ期——全层组织缺损并损伤皮下组织。可能有暴露的皮下脂肪或坏死组织；然而，肌肉、肌腱和骨骼尚不可见。压疮可表现为一个深火山口状；压疮深度基于解剖位置而有所不同

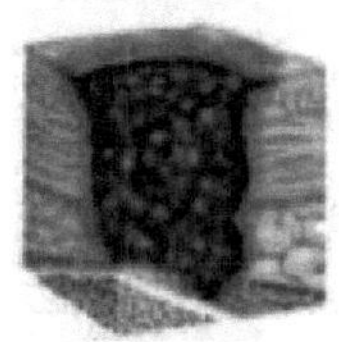

Ⅳ期——全层组织缺损伴发广泛破坏，组织坏死或损伤肌肉、骨骼或支撑结构。经常出现窦道，并且可见肌肉、肌腱或骨骼。压疮深度基于解剖位置而不同

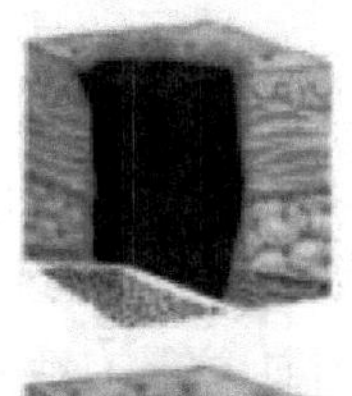

不明确分期——全层皮肤缺损表现为伤口底部被腐肉或焦痂覆盖。深度不能确定

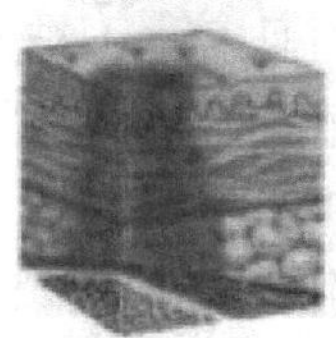

疑似深层组织损伤——完整的皮肤局部出现一个紫色或栗色的区域，或由于下层软组织损伤出现血疱。这些变化可能会由于剪切力或压力相关的皮肤完整性与邻近组织的不同而改变。皮肤温度有可能会变热或变冷，组织性状变硬或变泥沼样，或有痛感

图1-6-1 NPUAP压疮分期

4. 压疮好发高风险患者

（1）年龄大于 70 周岁者。

（2）进行血管或耗时＞4h 的手术者。

（3）体型瘦小或术前营养状况不良者。

（4）糖尿病或血管病变者。

（5）术前 Braden 评分＜20 分者。

（6）脊髓损伤患者。

5. 压疮好发部位　头部、骶尾部、上臀部、肘部、足跟部、下臀部、膝部、踝部、耳部、脊椎、肩部等突出的部位。主要压迫点如图 1-6-2 所示。

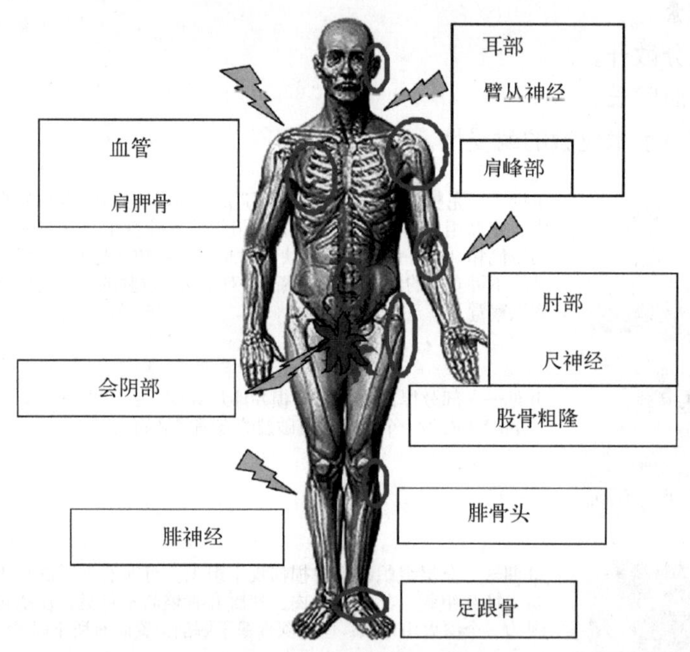

图 1-6-2　主要压迫点

6. 压疮的预防措施

（1）选择合适的体位装置（图 1-6-3～图 1-6-6），护士应当核实使用的体位装置是为外科手术体位特定设计的。使用特定设计体位装置的目的是重新分配压力并且减少体位性损伤的风险。

（2）注意床单位保持平整、无碎屑。在手术中使用多个垫子、毯子和具有加温作用的毯子，这些装置共同形成的皱褶已经成为压疮发生的风险因素。

（3）分散手术体位带来的重力，减轻接触面压力。泡沫垫子是无效的，因为当患者身体较重时会很快把泡沫垫子压缩，无法有效起到保护作用。

（4）旋转叠加型泡沫床垫（如鸡蛋箱内垫），如果材料厚而且密集不被压缩则可能有较好分散压力的效果。这类垫子的效果取决于患者的体重，对肥胖患者不能实现减压。

（5）枕头、毯子和塑形泡沫装置可以分散很小的压力，对时间长的手术效果不好。毛巾和卷起来的手术巾不能减少压力，反而可能会增加摩擦性损伤。

（6）保持血液的正常循环，应当选择能够减少骨隆突部位过度压力的表面支撑体。

（7）保持受压部位干燥，避免潮湿。

（8）安置手术体位时避免拖、拉、推，动作要轻柔。

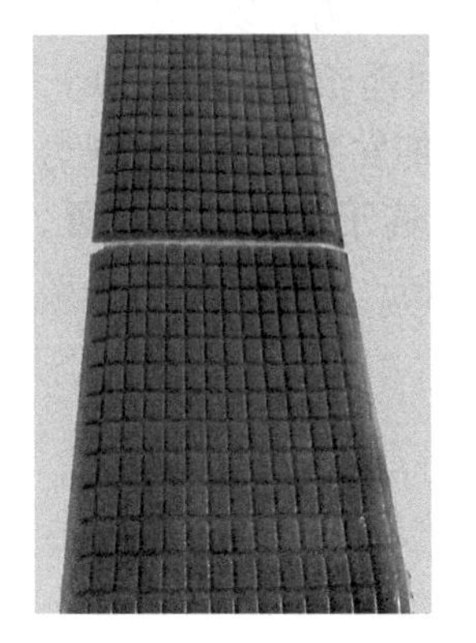
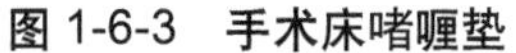
图 1-6-3　手术床啫喱垫

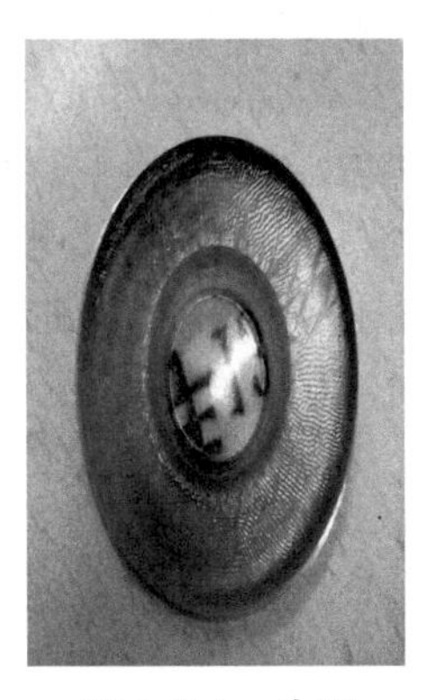
图 1-6-4　头圈

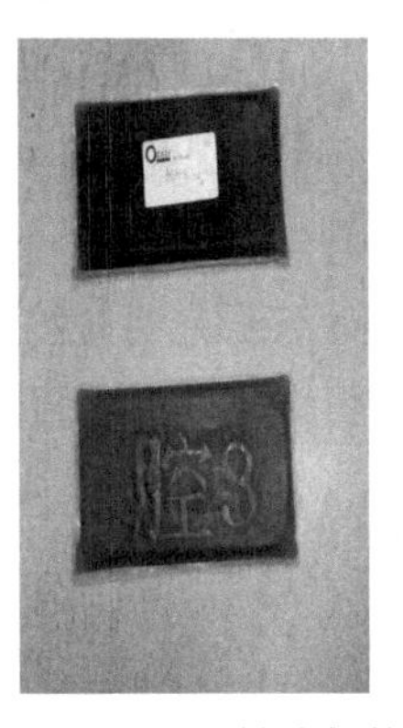
图 1-6-5　腔镜肩托垫

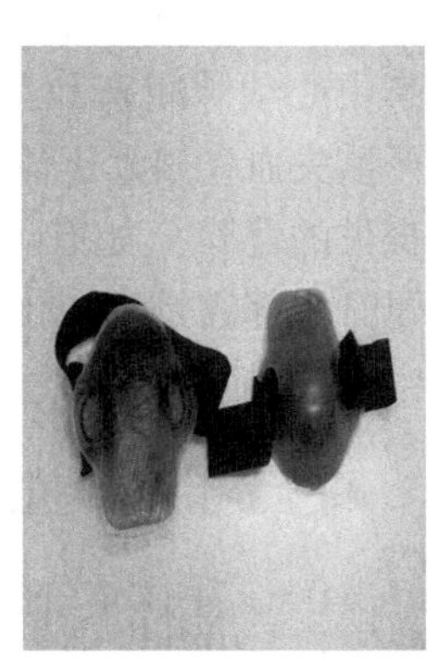
图 1-6-6　足跟垫

二、神经损伤

1. *周围神经损伤的定义*　由于牵拉、切割、摩擦、火器伤等机械性原因或缺血造成的脑神经、脊神经和自主神经系统的神经传导功能障碍（neurapraxia）、神经轴突断裂（axonotmesis）和神经断裂（neurotmesis）。

2. *原因*

（1）全身麻醉的患者会由于患者的体位而增加神经损伤的危险。

（2）创伤会导致神经的压迫或拉伸，较多出现在尺神经和臂丛神经的损伤。

（3）大隐静脉、坐骨神经和腓总神经在患者安置截石位时易受损伤。腓总神经在侧卧位时也存在危险。

（4）使用骨折牵引手术台时，柱垫的不正确放置会造成会阴部神经的损伤。

3. *神经损伤的预防措施*

（1）患者肩部的外展和外旋应保持最小限度，仰卧位时上臂垫板附加在手术台上，外展角度应＜ 90°。

（2）患者的手臂放在臂板上时手掌及掌心向上，臂板远端应适当抬高并且手指应伸展。

（3）当患者的手臂放在身体侧面，手臂应是自然位置（如肘微曲、腕自然位置、掌心向内侧）。

（4）要防止患者的四肢垂落于手术台水平之下。

（5）如果没有手术操作的禁忌或患者身体限制，患者的头部应自然摆放。

（6）大隐静脉、坐骨和腓总神经要有足够的护垫，特别是截石位或侧卧位时。

（7）当患者在骨折牵引手术台上时应放置一个好的会阴部柱垫以保护外生殖器。

（8）每一次体位改变后，均应检查评估患者，以维护患者处于安全的体位状态。

4. *手臂的安全放置措施*　除非必要的手术理由，患者的手臂在仰卧体位时不应放于身体两侧。如果是手术理由，应在患者的手臂侧使用中单固定，中单应长过肘并卷好放在身体和手术台床垫之间。当患者的手臂被卷紧放在身体侧边时，可能会在手臂上增加不必要的压力而导致组织损伤或局部缺血；也可能影响生理监护仪（如血压监测仪、动脉导管监测仪）的监测，被卷住的手臂可能会出现静脉穿刺渗出而导致在急救时复苏失败；也会增加上肢筋膜室综合征发生的风险。

5. 眼部损伤的预防措施　安置手术体位时应避免直接作用于眼部的压力，以减少视网膜中心动脉闭塞和其他眼睛损伤，包括角膜上皮擦伤。对于手术时间延长（如＞6.5h），严重失血（如大于估计血容量的44.7%），或是俯卧体位的患者，有增加发展为手术后视力丧失的危险。如有可能，存在眼损伤的患者摆放体位时，头部平于或高于心脏水平位置。同时头部应是中前位置，而不要有明显的颈部屈曲、伸展、侧曲或旋转。使用马蹄形头架会增加眼睛压迫的危险。患者的眼睛在俯卧位时应定期做评估。

三、手术体位的安置

（一）手术体位的组成

1. 患者的卧势。
2. 体位垫的使用。
3. 手术床的操作。

（二）手术体位安置原则

1. 体位装置应用于保护、支撑和维持患者的体位；保证患者舒适、安全。
2. 在尽量减少对患者生理功能影响的前提下，充分暴露手术野，便于医生操作。
3. 尽量保持人体正常的生理弯曲及生理轴线，不影响患者呼吸、不影响患者血液循环。
4. 患者的任何身体部位均应安置妥当，避免与手术台金属部分、床的连接处或其他危险位置接触。
5. 维持人体各肢体、各关节的生理功能体位，避免压迫患者外周神经，避免过度牵拉、扭曲；保护及避免神经挤压性损伤和血供不良。
6. 正确约束，保证体位稳定；如果患者带有假体，在移动患者或假体前要十分注意。
7. 尽量注意分散压力，防止局部长时间受压，避免发生体位并发症。
8. 如果患者处于妊娠期，将一楔形物插入患者右侧身下，把子宫推向左方，可防止由妊娠子宫压迫动静脉所致的仰卧低血压综合征。

（三）标准体位的定义及安置意义

1. 标准体位定义　根据生理学和解剖学知识，以确保患者安全与舒适为原则，选择正确的体位附件，满足手术野显露所安置的体位。标准手术体位包括仰卧位、侧卧位、俯卧位，其他手术体位都在标准体位基础上演变而来。

2. 标准体位的安置意义

（1）标准体位为正常手术提供保障。

（2）在摆体位时，标准体位更安全。

（3）培训新人，标准体位更加容易学习和接受。

（4）在摆相同体位时，标准体位更容易。

（5）在变换体位时，标准体位会更快实现。

（四）常见手术体位安置方法

1. 仰卧位　是最常见的手术体位，包括水平仰卧位、垂头仰卧位、斜仰卧位、侧头仰卧位、上肢外展仰卧位等。适用于头部手术、颈部手术、胸部手术、腹部手术、四肢手术、食管中段癌切除手术等体位的安置。

(1) 水平仰卧位：适用于胸腹部、下肢等手术（图 1-6-7）。

1）物品准备：软垫 1 个、约束带 1 条、头圈、中单、托手板。

2）摆置方法及步骤：①患者仰卧于手术床上；②双上肢自然放于身体两侧，中单固定肘关节部位；或外展于托手板上，外展角度应＜ 90°；③双下肢伸直，双膝下放一软垫，以免双下肢伸直时间过长引起神经损伤，双足垫足跟垫；④约束带轻轻固定膝部。

3）注意事项：①肝、胆、脾手术，术侧垫一小软垫，摇手术床使患侧抬高 15°，使术野显露更充分；②前列腺摘除术，在骶尾部下面垫一软垫，将臀部稍抬高，利于手术操作；③子宫癌广泛切除术，臀下垫一软垫，摇低手术床头背板 20°、腿部下垂 30°，肩部置托并用软垫垫好，防止滑动，充分显露术野。

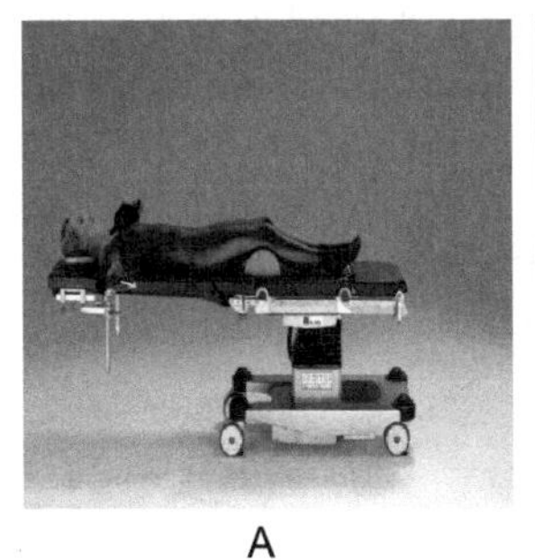
A

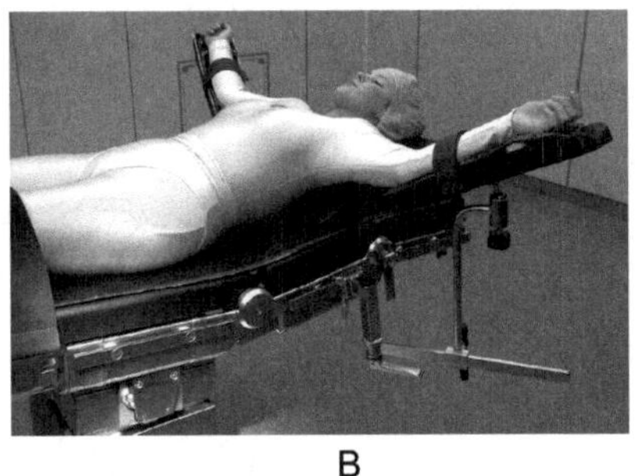
B

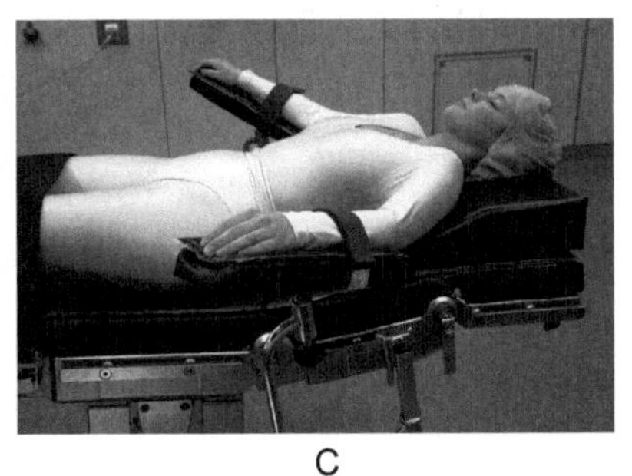
C

图 1-6-7 仰卧位

(2) 垂头仰卧位：适用于甲状腺、颈前路、腭裂修补、全麻扁桃体摘除、气管异物取出、食管异物取出等手术（图 1-6-8）。

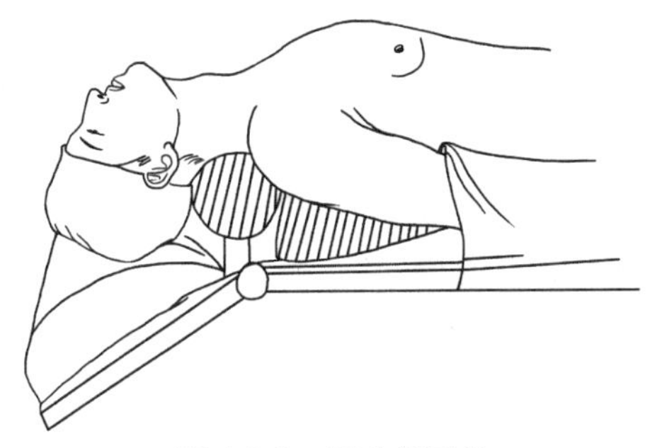
图 1-6-8 垂头仰卧位

1）物品准备：肩垫 1 个、圆枕 1 个、小沙袋 2 个或头圈 1 个、约束带 1 条。

2）摆置方法及步骤：①双肩下垫一肩垫（平肩峰），抬高肩部 20°，头后仰；②颈下垫 1 个圆枕，防止颈部悬空；③头两侧置小沙袋或头圈，固定头部，避免晃动，术中保持头颈部正中过伸位，利用手术操作；④放置器械升降托盘（代替头架），其余同“水平仰卧位”。

3）注意事项：①颈椎前路手术，头稍偏向手术对侧，以便手术操作；②全麻扁桃体摘除，手术床头摇低 5°～ 10°。

(3) 斜仰卧位（45°）：适用于前外侧入路、侧胸前壁、腋窝等部位手术（图 1-6-9）。

1）物品准备：小软垫 1 个、棉垫 2 个、托手板 1 个、束臂带 1 条、绷带 1 卷、约束带 1 条。

2）摆置方法及步骤：①手术部位下垫一软垫，抬高患侧胸部，利于术野显露；②患侧手臂自然屈肘、上举，棉垫包好，用绷带将患侧上肢悬吊固定在麻醉头架上（注意绷带不要缠绕过紧，不要将肢体裸露在麻醉头架上，以免在使用电刀时灼伤皮肤）；③健侧根据手术需要手臂外展或内收，其余同“水平仰卧位”。

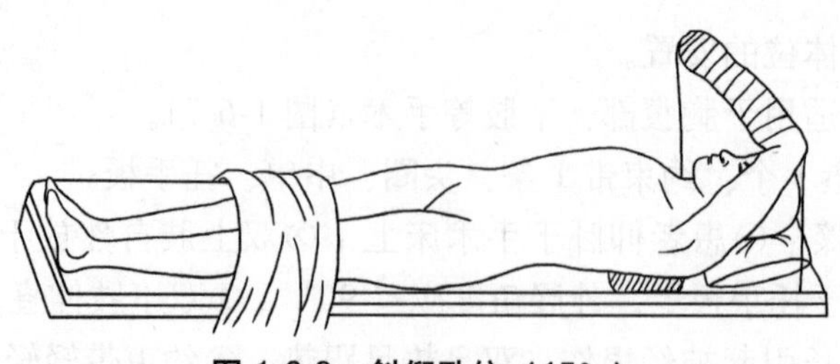

图 1-6-9 斜仰卧位（45°）

(4) 侧头仰卧位：适用于耳部、颌面部、侧颈部、头部等手术（图 1-6-10）。

1）物品准备：软垫 1 个、头圈 1 个或头架 1 个、约束带 1 条。

2）摆置方法及步骤：①患者仰卧，患侧在上，健侧头下垫 1 个头圈，避免压伤耳郭；②肩下垫一软垫，头转向对侧（侧偏程度视手术部位而定），其余同“水平仰卧位”。

颅脑翼点入路、凸面肿瘤摘除术上头架，将头架各螺丝旋紧，防止头架零件滑脱、影响固定效果。同时，抬高手术床头 10°～ 15°。

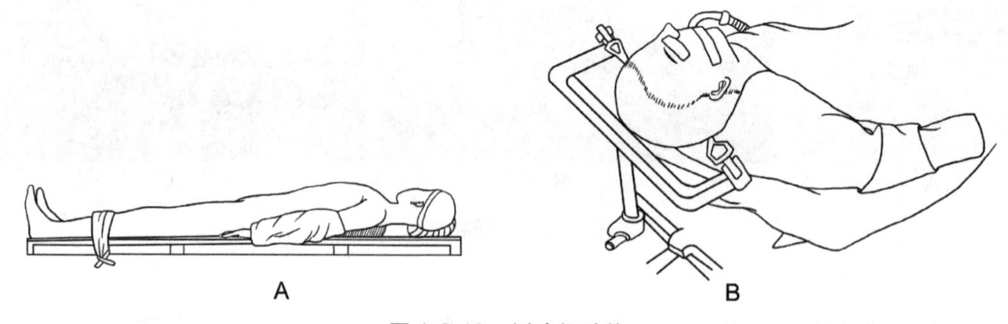

图 1-6-10 侧头仰卧位

A. 侧头仰卧位；B. 头架固定

(5) 上肢外展仰卧位：适用于上肢、乳房手术（图 1-6-11）。

1）物品准备：托手器械台 1 个或托手板，并调整其高度与手术床高度一致。

2）摆置方法及步骤：患侧上肢外展置于托手器械台上，外展不得超过 90°，以免拉伤臂丛神经，其余同“水平仰卧位”。

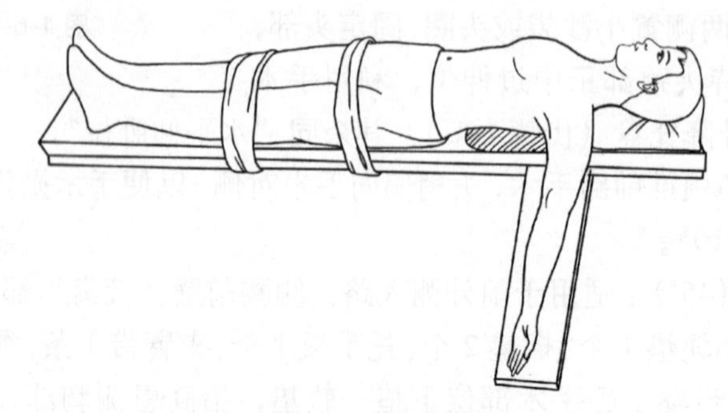

图 1-6-11 上肢外展卧位

(6) 骨科牵引床的应用：适用于股骨粗隆间骨折、对位困难的股骨干骨折、髋关节镜手术等（图 1-6-12）。

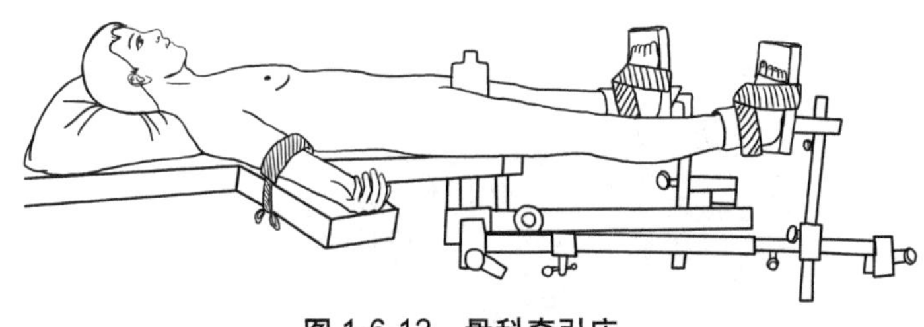

图 1-6-12 骨科牵引床

1）物品准备：棉垫4块，布套1个，牵引床有关配件（会阴柱、牵引臂、延长臂或缩短臂、牵引架、腿架、双侧足托架等）。

2）摆置方法及步骤：①将患者向床尾方向移动至会阴柱（柱上包裹一棉垫）；②将附着于骨科床两侧的牵引臂拉出，分开约45°；③根据患者身高安装长或短可活动的牵引臂，必要时可装延长或缩短臂；④在术侧牵引臂上装牵引架，对侧安装足托架；⑤将患者双足用棉垫包裹后置于足托架上，妥善固定；⑥卸去手术床腿板，调整患者双足及牵引架位置，保持踝关节（又称距小腿关节）的自然生理位置，不过于跖屈或背屈；⑦手术侧上肢用棉垫包裹后固定于头架上，绷带固定，不宜过紧，皮肤避免与头架金属部位接触。

3）注意事项：①此操作须待患者麻醉满意后方可进行。②应注意保护患者会阴部。会阴柱上加棉垫进行保护，与患者会阴部皮肤隔开，同时会阴部与会阴柱之间需留少许间隙，以免过度牵引时压伤患者会阴部。③保护足跟及踝关节，于患者足跟部垫足跟垫，足背、踝关节与足托之间垫棉垫，防止压伤皮肤。④熟悉牵引架的紧与松的调节方向，避免弄错，影响手术进行。⑤牵引床各个关节要牢靠固定，避免手术过程中松动造成不良后果。

2. 侧卧位 适用于肺、食管、侧胸壁、侧腰部（肾及输尿管中、上段）手术等。

（1）胸科手术侧卧位

1）物品准备：大体位垫2个，小体位垫2个，大约束带1个，束臂带2个，托手架2个，头圈1个，尼龙搭扣约束带1对，头架1个，床锁3个，手术床接按头板。

2）摆置方法及步骤：①患者健侧卧90°。②两手臂向前伸展于双层托手架上；腋下垫一软垫，距腋窝约10cm，防止手臂、腋神经、血管受压；束臂带固定双上肢，保持患侧上肢功能位，下肢健侧外展小于90°。③头下枕一25cm高的枕垫，使下臂三角肌群下留有空隙，防止三角肌受压引起挤压综合征。④两侧各垫一个进口挡板或沙袋固定，挡板与患者之间各置一个小软垫，缓冲挡板对患者身体的压力，女性患者应考虑勿压伤乳房。⑤下侧下肢屈曲、上侧下肢伸直，有利于固定和放松腹部。两腿之间夹一大软垫，保护膝部骨隆突处。⑥约束带固定髋部。

（2）肾及输尿管中上段手术侧卧位（图1-6-13）

1）物品准备：大体位垫2个，小体位垫2个，大约束带1个，束臂带2个，手架2个，头圈1个，尼龙搭扣约束带1对，头架1个，床锁3个，手术床按头板。

2）摆置方法及步骤：①将患者健侧卧90°于手术床上，患者肾区（肋缘下3cm）对准腰桥关节。②腋下垫大体位垫，距腋窝约10cm，以腋窝不受压为宜，防止上臂受压损伤腋神经。③双臂置于双层手托架上，下臂伸直，上臂功能位。垫中单，以束臂带固定。④尼龙搭扣固定于髋关节部，前后各放小体位垫一个，固定牢靠。⑤下腿弯曲，上腿伸直，

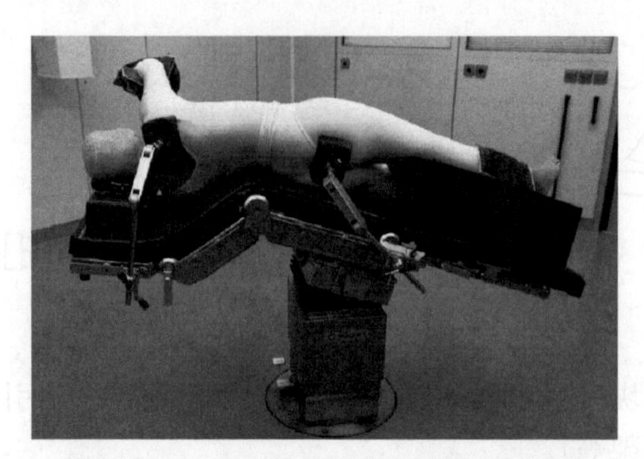

图 1-6-13 肾及输尿管中上段手术侧卧位

使腰部平直舒展，充分显露术野。⑥两腿之间垫大体位垫，保护膝部骨隆突处，避免下腿踝关节受压和上侧足着床。⑦大腿上 3 ～ 5cm 以大约束带固定。⑧头下垫头圈或头下枕一 25cm 高的枕垫，使下臂三角肌群下留有空隙，防止三角肌受压引起挤压综合征。

（3）髋部手术侧卧位：适用于髋臼骨折合并髋关节后脱位、人工髋关节置换术、股方肌骨瓣转位治疗股骨头无菌性坏死，股骨干骨折切开复位内固定、股骨肿瘤切除、股骨颈骨折或股骨粗隆间骨折固定和股骨上端截骨术等（图 1-6-14）。

1）物品准备：腋垫 1 个，方垫 2 个，头圈 1 个，挡板（肩板）2 个，骨盆挡板 2 个，侧卧位托手架或截石位腿架 1 个，约束带 1 条，束臂带 2 条。

2）摆置方法及步骤：①侧卧 90°，患侧向上；②腋下垫一腋垫；③束臂带固定双上肢于托手架上；④骨盆两侧上骨盆挡板或各垫一长沙袋，固定牢靠，以免术中体位变动，影响复位效果；⑤头下垫一软枕；⑥两腿之间夹一大软垫，约束带将大软垫与下侧下肢一并固定（切口在髋部，上侧下肢不约束）。

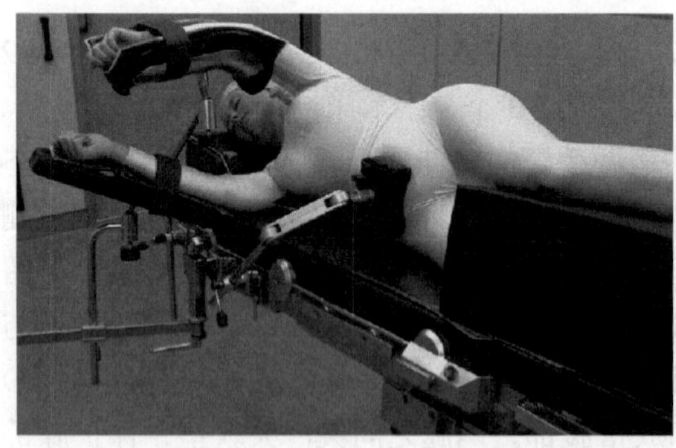

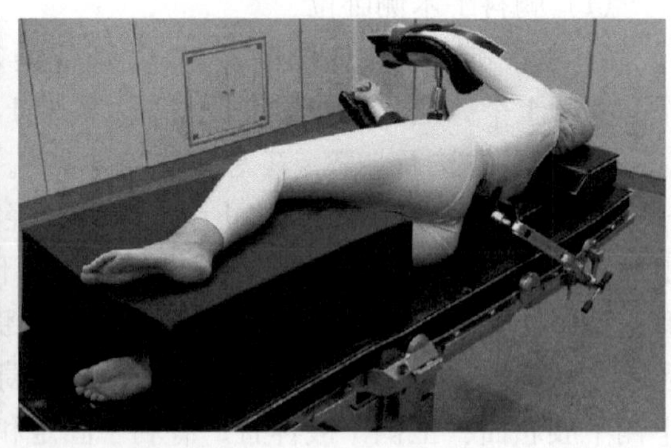

图 1-6-14 髋部手术侧卧位

3. 俯卧位 适用于颅后窝、颈椎后路、脊柱后入路、骶尾部、背部、痔等手术（图 1-6-15）。

1）物品准备：大软垫 2 个、方垫 2 个、小软圈 2 个、约束带 1 条、束臂带 2 条。

2）摆置方法及步骤：①患者俯卧，头转向一侧或支撑于头架上（颅后窝、颈椎后路手术）；②胸部垫 1 个大软垫、尽量靠上，髂嵴两侧各垫 1 个方垫，使胸腹部呈悬空状，保持胸腹部呼吸运动不受限制，同时避免因压迫下腔静脉致回流不畅而引起低血压；③双上肢平放；置于身体两侧，中单固定，或自然弯曲置于头两侧，用束臂带固定；④双足部垫 1 个大软垫，使踝关节自然弯曲下垂，防止足背过伸，引起足背神经拉伤；⑤较瘦弱的患者，双膝

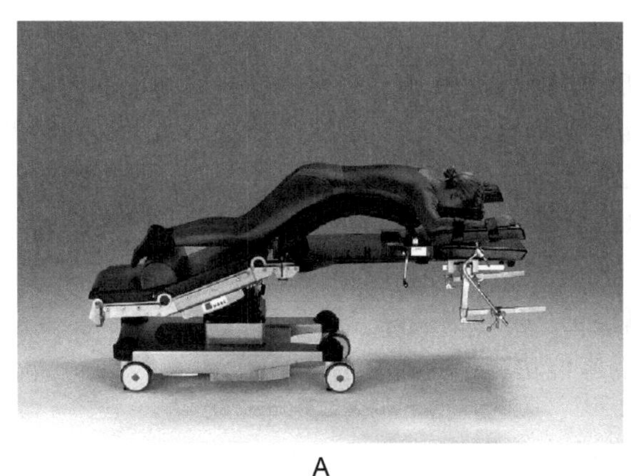
A

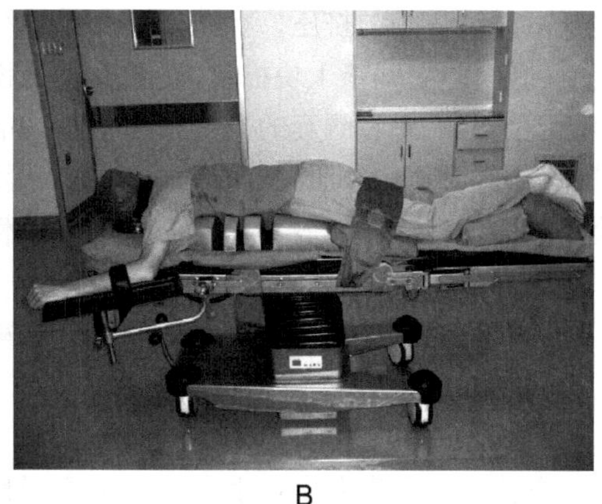
B

图 1-6-15 俯卧位

下各垫1小软圈，防止压伤膝关节部皮肤；⑥骶尾部手术、痔手术，摇低手术床尾约60°，分开两腿，以便充分显露术野；男性患者，防止阴茎、阴囊受压。

3）注意事项：①双髋双膝关节屈曲20°。②双上肢远端关节低于近端关节。③膝关节及小腿下垫软垫。④头部置于有槽啫喱头垫上，踝部背曲，足趾悬空。⑤女性患者将双侧乳房护送至体位垫中空处，并展平胸下中单，使双侧乳房不受任何挤压；男性患者要注意外生殖器的保护，使其不与体位垫接触，避免阴茎受压发生水肿。

4. *截石位* 适用于肛门、尿道会阴部、经腹会阴联合切口、阴道手术、经阴道子宫切除、膀胱镜检查、经尿道前列腺电切割手术等（图1-6-16）。

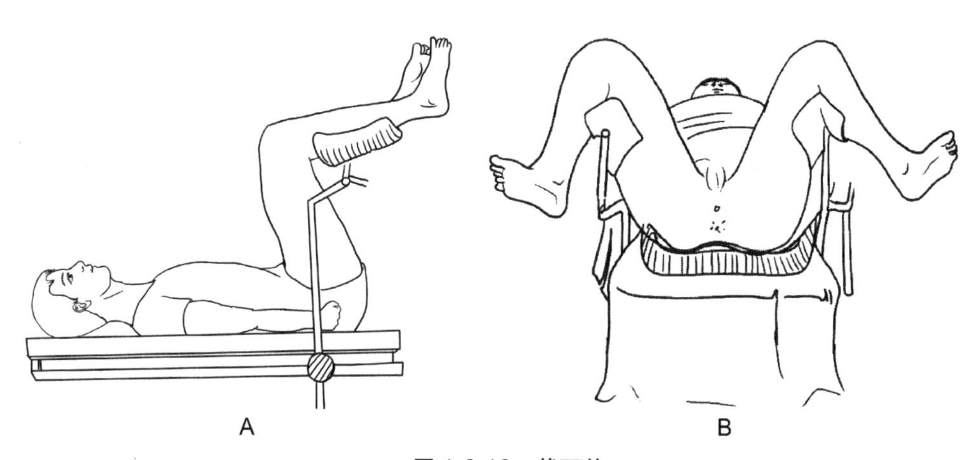

图 1-6-16 截石位

A. 侧面；B. 正面

1）物品准备：腿架2个，棉垫2块，固定带2个，小软垫2个，托手板1个，床锁3个。

2）摆置方法及步骤：①患者仰卧，一侧手臂置于身旁，中单固定于床垫下，另一侧手臂可固定于托手板上供静脉输液。②将长腿板卸下，臀部与床边缘平齐。③腿架固定于床两侧，将双腿架于腿架上，在摆置截石卧位时，支腿架外侧要垫上软垫，支腿架不宜过高，应与大腿在仰卧屈髋时的高度相等，大腿与躯干纵轴成90°～100°。腿托应托在小腿肌肉丰满的部位，与小腿平行，膝关节弯曲90°～100°。双下肢分开80°～90°，可避免对腘窝的直接压迫，从而防止血管内皮损伤导致血栓形成和小腿筋膜高压综合征的发生，同时避开了对腓骨头的挤压，有利于避免腓总神经及肌肉韧带的损伤。④两腿屈髋、膝放于腿架上，腿与腿之间垫1块棉垫，防止皮肤压伤，固定带固定，不宜过紧（以双腿不下滑为度）。⑤两腿高度以患者腘窝的自然弯曲下垂为准，两腿宽度为生理跨度（45°），大于生理跨度时，可引起大腿内收肌拉伤。⑥将膝关节摆正，不要压迫腓骨小头，以免引起腓骨神经损伤，致足下垂。⑦腰臀下垫1个小软垫或将手术床后仰15°，以利于手术操作。

5. 坐位

（1）局部麻醉坐位手术：适用于鼻中隔矫正、鼻息肉摘除、局麻扁桃体手术等。

1）物品准备：手术座椅或使用手术床的座位功能、立式手术灯。

2）方法及步骤

方法一：①患者坐在手术椅上；②调整好头架位置，头置于头架上，保持固定；③两手扶住手术椅把手。

方法二：①患者坐在手术床上；②将手术床头端摇高75°，床尾摇低45°，整个手术床后仰15°，使患者屈膝半坐在手术床上；③双上肢自然下垂，中单固定。

（2）全身麻醉坐位手术：适用于肩关节手术。

1）物品准备：骨科专用手术床及专用头架或手术床专用头盔，弹性绷带2卷、绷带2卷、棉垫数个、腹带1条（宽20cm，长200cm，腹带正中内置一条宽18cm、长45cm、厚3cm的海绵）。膝下软垫、托手架。

2）方法及步骤：①于患者上肢建立静脉通道，连接延长管。②于肋缘下方缚腹带，并缚于手术床背板上，松紧以勉强伸进4个手指为宜，可防止摆放体位时左右摇动、减少内脏血液流动，保证患者坐起后回心血量的供应。③弹性绷带缠绕双下肢或穿弹力袜，以减少双下肢血流，防止因回流不畅致肿胀；同时增加回心血量，维持患者的血压。④双耳塞棉花，双眼涂眼药膏，并用纱布遮盖。⑤缓慢升起手术床背板70°～80°。⑥肩关节手术患者使用手术床专用头盔固定头部，并使用肩关节专用手术床背板，以更好暴露手术野，便于术者操作。⑦双上肢向前自然弯曲，用棉垫、绷带固定或放于托手架上固定。

3）注意事项：升手术床背板，每升起15°注意监护生命体征变化，随时调整手术床角度；安装头架，注意避免气管、颈部血管受压或扭曲，头部前屈及旋转程度根据具体部位而定。

第2章

仪 器 使 用

第一节 手 术 灯

一、概念

手术灯是具有特殊功能的灯，我们一般将具有能够满足手术室照明亮度、手术照明安全、无阴影、冷光及可拆卸消毒等功能的照明系统称为手术灯。为了满足术者区分不同组织及结构，手术区域需高度照亮，因此在手术时手术灯是必不可少的一种工具。

自 1809 年英国化学家戴维发明电弧灯，1906 年爱迪生发明钨丝灯泡开始，手术灯也随之应运而生。1940 年第一代卤素无影灯产生，直到现今一直沿用，2000 年短暂出现氙气灯，直到 2005 年 TRUMPF 研发生产的 LED 无影灯才逐步取代了卤素无影灯在手术室中的应用。

未来的手术灯除了能够满足手术室照明亮度、安全的手术照明、无阴影、冷光、可拆卸消毒的要求等，还将会有区分肿瘤细胞及异体组织等作用，为我们手术过程提供更加方便的功能。

二、手术灯类型

1. *按照手术灯光源的不同分类* 手术灯可分为卤素灯、氙气灯及 LED 灯（图 2-1-1 ～图 2-1-3）。LED 灯是目前的主流，以其优越的性能给临床带来革命性的变化。

2. *按照手术灯的使用方式分类* 手术灯可分为移动式、壁挂式和吊顶式三种，而其中吊顶式最常用。

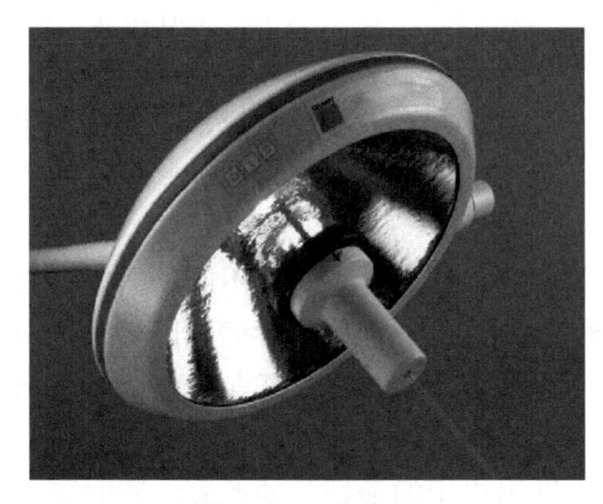

图 2-1-1 卤素灯

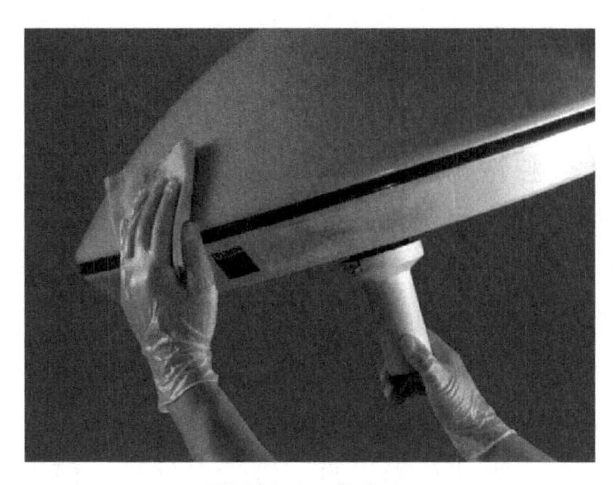

图 2-1-2 氙气灯

3. 按照手术室的灯头配置数量分类　手术灯分为单灯、双灯及三灯等多种组合（图 2-1-4 ～图 2-1-6），双灯是目前手术室的主流选择。

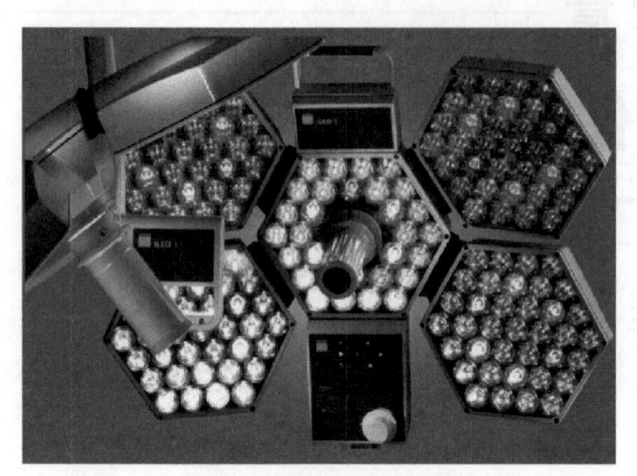

图 2-1-3　LED 灯

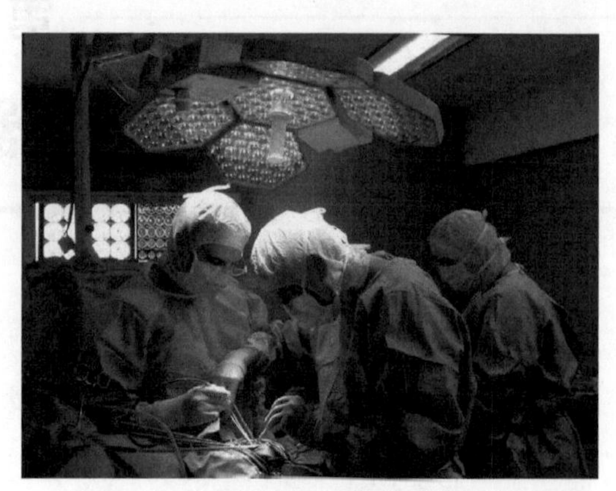

图 2-1-4　单灯

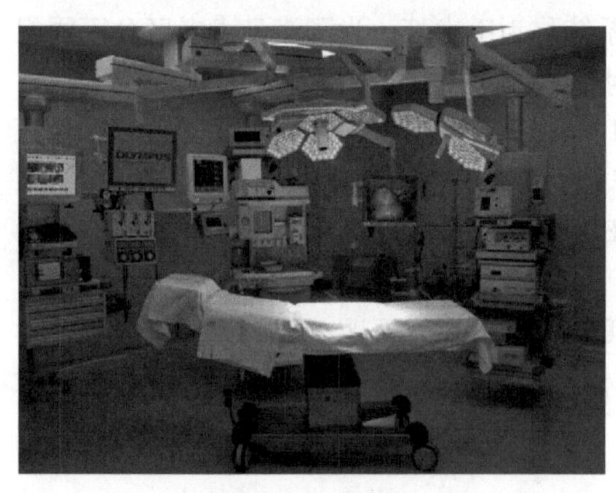

图 2-1-5　双灯

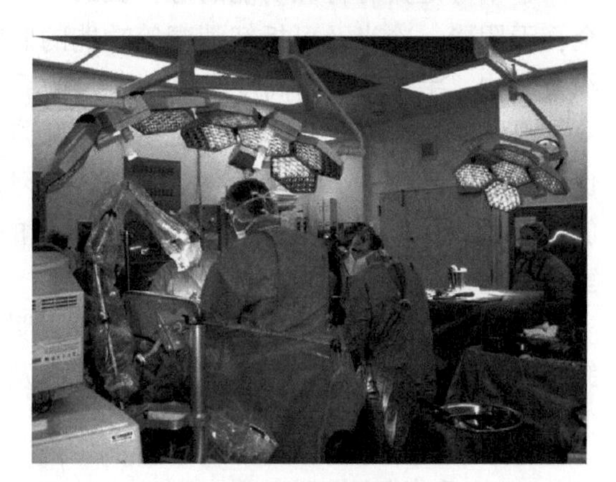

图 2-1-6　三灯

三、临床特点及实际应用

1. 临床特点

（1）提供照明是手术灯基本功能之一，手术灯亮度的可调节能适合临床的实际需求，如内镜模式下的低亮度需求等，德国标准化学会（Deutsches Institut für Normung，DIN）中规定的最大亮度为 16 万 lux。

（2）手术灯真正无影是理想中的手术无影灯。手术灯的无影率越高对术中的帮助也将越大。独特的无影设计可以提高手术灯的无影率，目前手术灯通过独特的控制模式使得无影率已可达到 98%，这对术者来说是福音。

（3）在同一个手术间，对不同类型的手术，照明区域的范围也有着不同的需求，如在神经外科等小切口手术中需要手术灯的光斑直径约为 200mm，而腹部肿瘤切除等大切口手术则又需要光照范围约为 300mm 或更大的光斑，因此，手术灯的光斑直径可调在临床实际应用中具有非常重要的意义。

（4）光线色彩逼真，接近自然光，使人容易辨别出组织的最细微的差异，同时可减少手术人员的眼睛疲劳。可变色温将会增加组织间的对比，有利于手术的顺利进行，并且不同术者对色温的需求也不尽相同，术中色温的变换将会给手术带来便利，随着手术进程而逐步提高色温可提高术者注意力和避免视觉疲劳（图 2-1-7）。

（5）深腔手术如仰卧位肾脏切除术等，手术灯的照明深度越大对手术越有利。在实际工作中浅表手术和深腔手术这两者在同一手术间并存，手术灯的光源聚焦深度越大越对我们临床工作有帮助。

（6）随着信息化的高速发展，手术中情况不仅局限在手术室中的工作人员，我们也还承担着繁杂教学及科研任务，手术室中的摄像系统在术中的应用也越来越多，360° 旋转全高清逐行扫描的摄像系统给现代化的手术室教学科研管理提供了充足的保障，为手术室的教学减轻了负担。手术室内部显示器的成像及悬吊系统也对临床工作带来了便利。

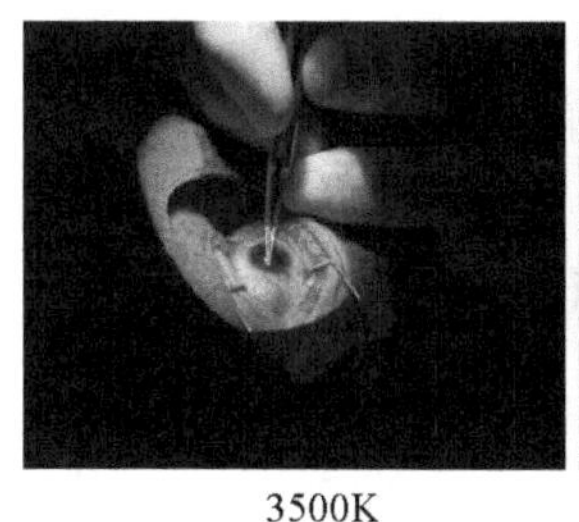

3500K

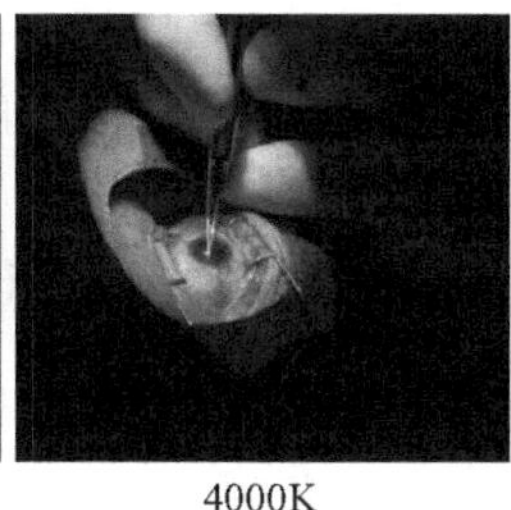

4000K

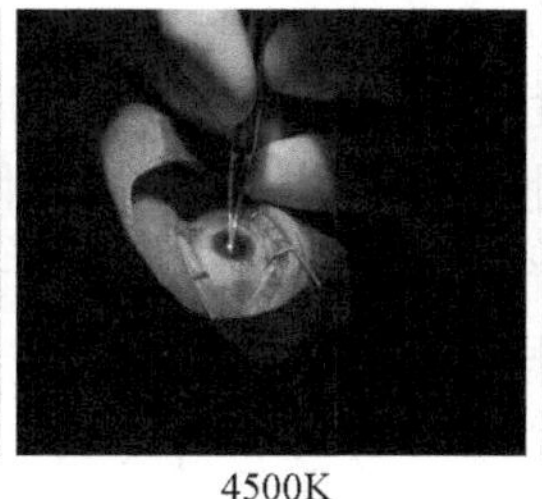

4500K

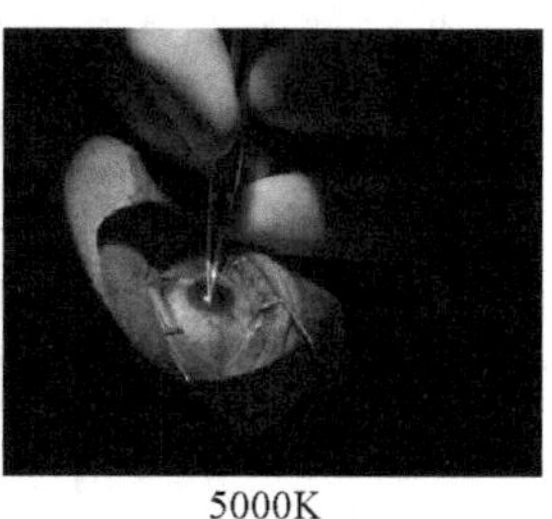

5000K

图 2-1-7　可变色温效果图

2. 实际应用

（1）设备的结构轻巧且调节范围广、稳定性好、功耗低，并有可拆装的调节灯柄，方便手术者在术中的随意调节，给临床工作带来了便利，我们可以通过调节灯柄及中央控制板面调整手术所需的照明亮度、色温、光斑直径及摄像系统等。

（2）手术室中的各种设备对层流净化的影响将无法避免，而手术灯的外形设计一定符合层流净化手术室要求，最好为多灯头镂空设计，以确保手术间的净化空气能顺利地进行对流循环，使手术区域保持无菌状态（图 2-1-8）。

（3）术者的头部高温及切口的头部温升给手术带来困扰，良好的温升控制在实际应用中至关重要（图 2-1-9），目前手术灯的术者头部温升控制在 5℃可耐受范围，而术野温升可忽略不计（小于 1℃）。

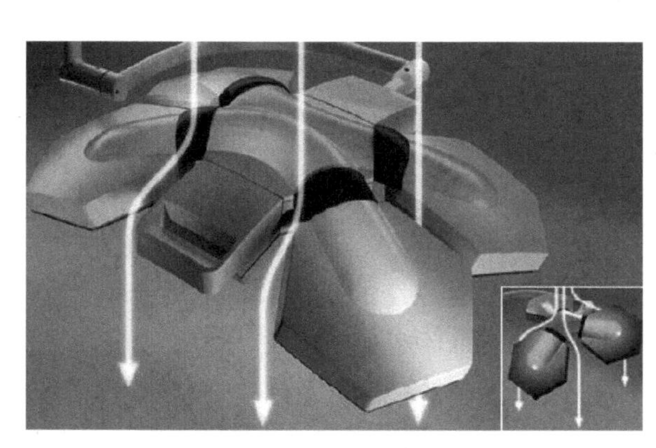

图 2-1-8　层流净化

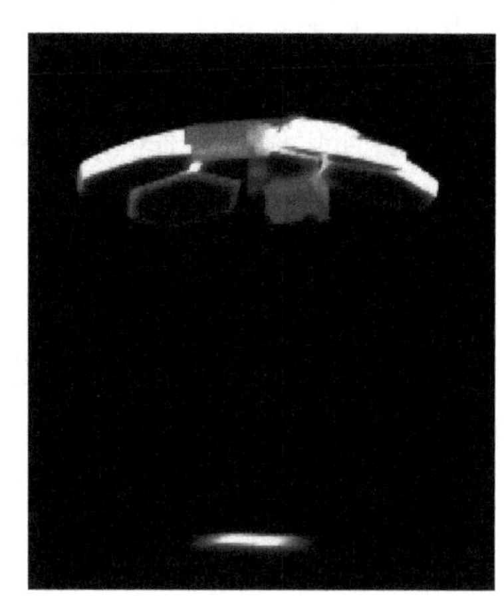

图 2-1-9　头部及术野温升图

四、手术灯使用注意事项

1. 开关手术灯

(1) 开灯，首先打开总电源（AC 220V）然后打开灯头电源。

(2) 关灯，首先关闭灯头电源，再关闭总电源。

(3) 术中灯头位置及角度调节：一般情况下，在手术开始之前灯头已经调至手术床正上方范围内，如在手术中需要较大范围移动灯头，则要用灯头上移动把手进行大范围移动而非用消毒手柄，消毒手柄只是外科医生在需要微调时使用，如长期使用消毒手柄进行灯头的大范围移动会造成手柄载杆的断裂。

2. 手术灯的清洁、消毒及保养

(1) 手术灯的清洁包括悬挂系统的清洁和灯头的清洁。清洁之前，一定要关闭手术灯、关闭总电源。使用弱碱性液体，如肥皂水，对悬挂系统进行清洁。具体操作：用软的布料在弱碱性液体中浸湿，拧干，然后擦拭手术灯悬挂系统，完成后将布料在清水中清洗干净，拧干，再擦拭手术灯悬挂系统，直至悬挂系统擦拭干净。

(2) 在对灯头清洁前，一定要待灯头完全冷却后才可进行清洁。对灯头的消毒可用含有少量乙醇的液体进行消毒，消毒完成后要用清水再对灯头进行反复的清洁，以防止乙醇对漆面或塑料的腐蚀。使用的清洁剂不能用汽油、强酸或强碱液体、含高浓度乙醇或含氯液体，清洁方法与悬挂系统的清洁相同。

(3) 在对悬挂系统和灯头进行清洁和消毒时，一定要将布料拧干再进行擦拭，否则布料中液体很容易进入手术灯里，轻则腐蚀设备，重则造成设备短路，从而影响使用。

3. 消毒手柄的使用及清洁、消毒、灭菌

(1) 最常用的消毒手柄是由耐高温、耐磨损的塑料制成的（即 PPSU）。消毒手柄的安装相对比较简单，各个厂家大体相同。手柄的清洁可用弱碱性不含活性氯的液体，最后用清水彻底清洗干净。手柄的消毒可用酒精或是含有醛基的液体。

(2) 手柄的灭菌可用高压蒸汽法灭菌。温度与压力不同，消毒时间也不尽相同。在温度 121℃、压力 1.3bar（1bar=100kPa）的蒸汽中灭菌需要 20min；在温度 132.2℃、压力 1.89bar 的蒸汽中灭菌仅需要 4min；在温度 134℃、压力 2.3bar 的蒸汽中灭菌也需要 4min，但是有一点需注意的是温度一定不能超过 134℃。

(3) 消毒手柄由于所用材料的不同，不能用高温高压进行灭菌的材料，可用环氧乙烷进行熏蒸，所以医院工作人员在对消毒手柄进行清洁、消毒、灭菌时一定要咨询厂家，以免由于处理方法不当而造成手柄的损坏。

4. 手术灯漂移问题及解决方案　在手术过程中，手术灯灯头不能固定在医生所需位置或者角度，即是手术灯漂移。

解决此问题，最好由该医院设备科工程师或是手术灯厂家工程师对阻尼螺丝进行调节。如果上述方法还是不能解决漂移问题，那么手术灯悬挂系统的整体水平在安装时就没有调整合格，这样的话必须由厂家的工程师对悬挂系统的整体水平重新进行调整。

第二节 医用吊塔

一、概念

吊塔是医院现代化手术室必不可少的供气及供电医疗设备，主要用于手术室供氧气、负压吸引、二氧化碳、压缩空气、氮气等医用气体的终端转接及各类手术室设备的电源供应。它是由天顶系统、悬臂系统及塔身系统三部分组成。

二、医用吊塔类型

1. 按照医用吊塔应用功能不同分类　医用吊塔可分为麻醉吊塔、外科吊塔及腔镜吊塔等（图 2-2-1）。

2. 按照医用吊塔使用范围不同分类　医用吊塔可分为单臂吊塔、双臂吊塔及三臂吊塔等（图 2-2-2）。

3. 按照医用吊塔驱动方式不同分类　医用吊塔可分为机械吊塔、电动吊塔（电动吊塔又可分为垂直电动及臂电动两种）。

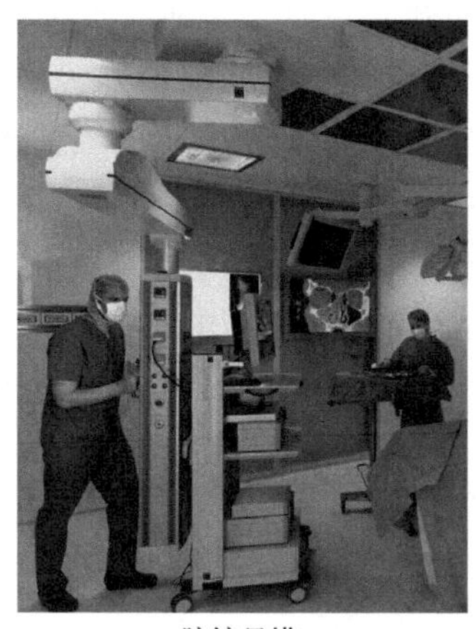

腔镜吊塔

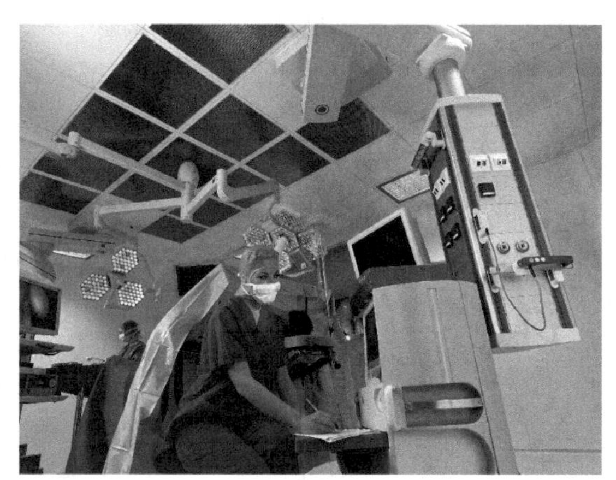

麻醉吊塔

图 2-2-1　不同应用功能的医用吊塔

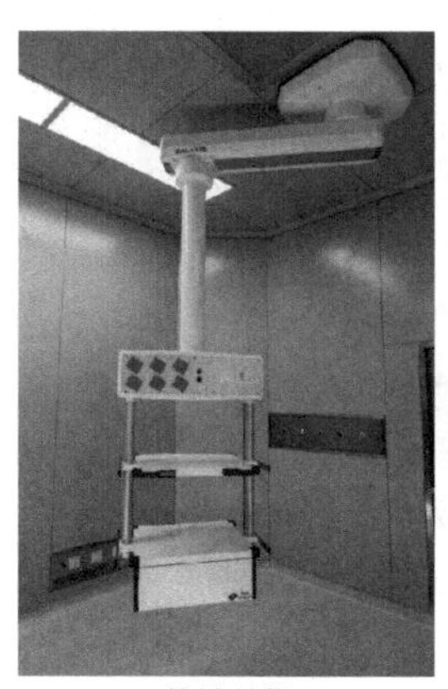

单臂吊搭

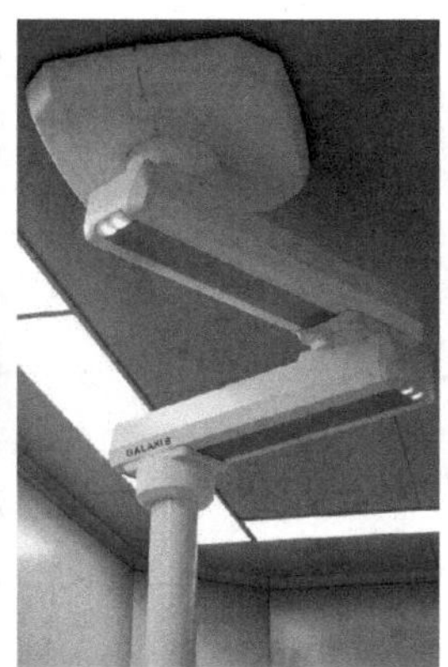

双臂吊桥

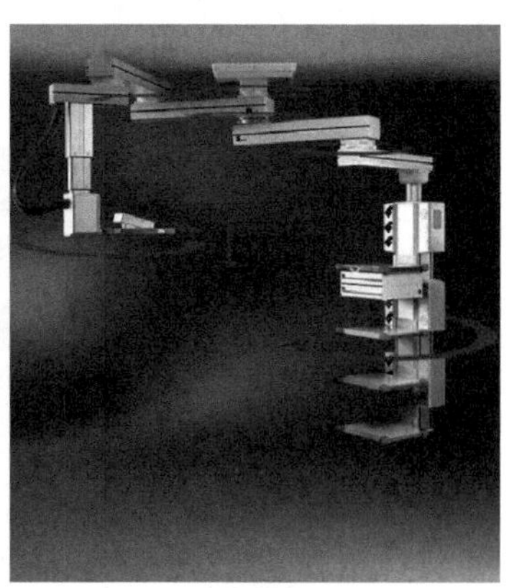

三臂吊塔

图 2-2-2　不同使用范围的医用吊塔

三、临床应用特点

1. *麻醉吊塔* 是满足麻醉机使用的需求，需整合足够的医用气电。净化空气回风口一般设在手术的头端，而麻醉机悬吊可增大其与地面的距离，避免其对净化空气回风的干扰，从而保证手术室洁净度。根据手术室面积和专科手术特点，麻醉吊塔也可考虑使用悬臂式麻醉辅助吊塔。

2. *外科吊塔* 是满足外科设备使用的需求，在个别手术室需配有特殊气电接口。升降吊塔可为医护人员留出足够的头部空间，根据手术种类不同，电刀等设备位置不固定，外科吊塔应覆盖整个手术区域，所以更加灵活的双旋臂可满足临床使用。

3. *腔镜吊塔* 可满足腔镜手术使用需求，内镜设备悬吊可达到最佳的手术室空间管理，从而满足手术室洁净度要求；足够长度的悬臂及足够承重的内镜吊塔是手术室使用的保障；灵活的双旋臂可满足不同种类手术需求。

四、吊塔使用注意事项

1. *注意吊塔本身、仪器平台、输液架等设备及附件的额定载重* 超出其本身的额定载重，轻则损坏设备，重则有可能造成医疗事故。

2. *吊塔的基本操作方法* 吊塔主要分成两种，一种是机械吊塔；一种是电动吊塔。

(1) 机械吊塔：每个吊塔上必须配有操作把手，把手的主要功能是移动或旋转吊塔。我们在操作吊塔时掌握的一个基本原则是作用于把手的力可以是拉力、推力、切力而非剪切力（图 2-2-3，图 2-2-4）。

在操作单臂吊塔横臂时将把手调至与横臂平行，这时推拉把手即可实现横臂的旋转；操作双臂吊塔上横臂时首先将下横臂调至与上横臂垂直方向，同时把手与下横臂也处于垂直位置，这时推拉把手即可实现上横臂的旋转，旋转下横臂的操作方法与单臂吊塔的操作类同。

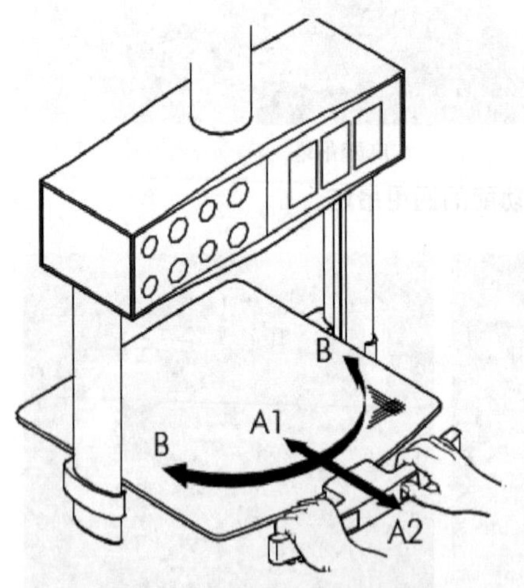

图 2-2-3 机械吊塔操作方法

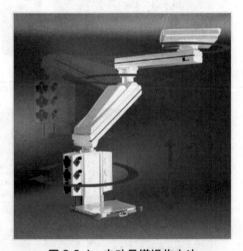

图 2-2-4 电动吊塔操作方法

(2) 电动吊塔：旋转操作方法与机械吊塔一样，只是我们在操作吊塔上升下降时应注意马达声音，是否有异常声音，吊塔的正下方不能搁置其他医疗设备，以免吊塔在下降时挤压下方医疗设备，造成两种设备的损毁。吊塔使用完成后请将吊塔升至最高处（图 2-2-5）。

3. 吊塔箱体上的强弱电接口，各种气体接口　操作时注意轻柔插拔，不能用蛮力。特别是气体接口的插拔，各个厂家气体接口的插拔方式会有所不同，以 TRUMPF 公司气体接口为例，该公司的气体接口分两个位置，第一位置是安全位置，第二位置是使用位置。我们在插接气体插口（二次接头）时，直接连续插接或是分级插接都是可以的，只是在拔下气体插口（二次接头）时注意，按下解锁环时气体插口（二次接头）会自动从使用位置弹卸到安全位置，再次按下解锁环时，就可以轻松将气体插口（二次接头）取下。

4. 吊塔清洁　可用绵软的布料在弱碱性液体中浸湿后拧干，擦拭吊塔，禁止用腐蚀的含卤素元素液体清洁吊塔，以防止腐蚀吊塔的漆面和不锈钢部件。

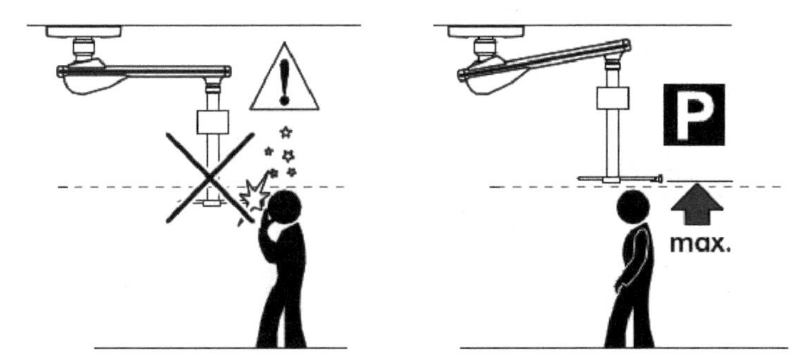

图 2-2-5　电动吊塔的使用方法

第三节　手　术　床

手术床是安置患者和医生进行手术的最重要的工具。从 1838 年第一台木质手术床的诞生到今天全功能手术床系统的临床应用，其发展史已有百余年，功能从最基本的支撑平台，到现在可以完成各种体位的手术需求。手术床的发展伴随着现代手术医学的进步，不断为手术医学提供新的支撑平台（图 2-3-1）。

一、手术床的分类

手术床根据其操作的特性可分为手动手术床、电动手术床、全功能手术床系统。

1. 手动手术床　手术床为人工驱动，纯粹依靠医务人员手摇进行体位的调节，操作烦琐，缺乏方便性和灵活性。

2. 电动手术床　手术床为电动驱动各种体位的调节，大大减轻了医务人员的工作量和操作复杂度。电动手术床又分为机械电动驱动和液压电动驱动，机械驱动为电动机械传动马达，非液压缸原理，无漏油隐患，具有定位准确、故障率低、使用寿命长等特点。

3. 全功能手术床系统　具有可转运的手术台面和专用的转运推车，在手术室内具有转运床和专业化手术床的功能，一体化的使用可最大限度地减少患者的搬运次数、降低手术患者的交叉感染率、提高手术室的利用率和工作效率。多功能和专业化是手术床发展的一个重要方向，全功能手术床系统的临床应用将是未来的发展趋势。

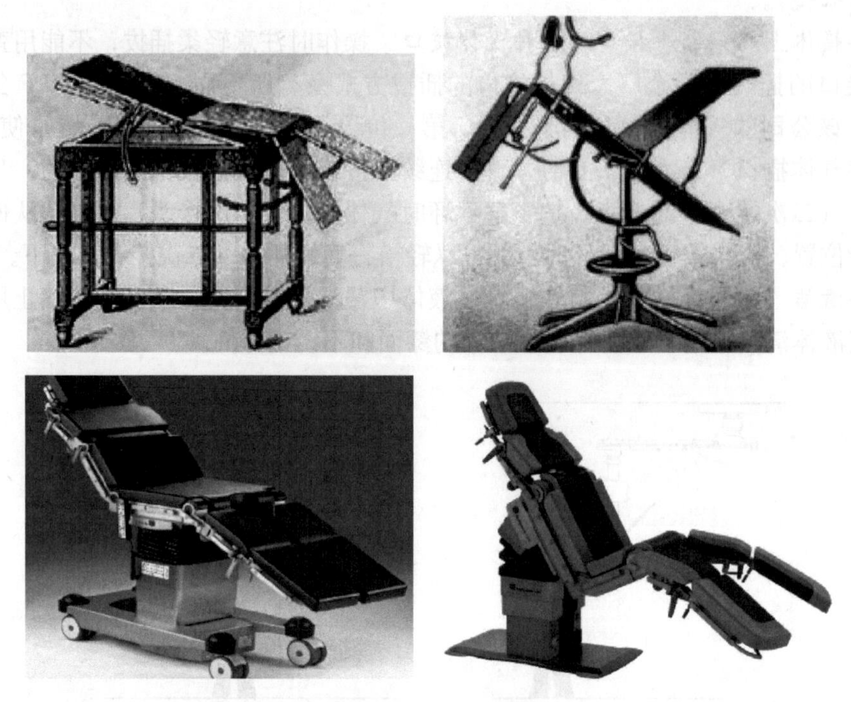

图 2-3-1 手术床

二、手术床的临床应用

手术床的基本作用是调节手术体位、暴露手术视野，结合专科配件的使用，满足各种手术的临床需求。安全合理的手术体位是手术成功的基本保证，是预防术后并发症的重要措施，因此手术床的功能及专科配件的选择尤为重要。

三、手术床的使用注意事项

1. 规范化操作

（1）定期组织手术床及附件使用培训，严格按照厂家要求进行使用与操作。

（2）每次手术完成后，将手术床降到最低位，床面调整为水平位置。

（3）各种附件拆下后放到固定的位置，以方便下台手术使用（切记保存好小的附件如夹头等）。

（4）严格按照厂家的要求进行充电，可延长电池的使用寿命。

（5）严禁在手术中对手术床进行充电。紧急情况下可术中临时接上外部电源。

2. 手术床清洁消毒及保养　每台手术完成后对手术床进行清洁，定期对手术床全面清洗消毒。定期进行保养，会大大提高手术床的使用寿命。

3. 常见问题及解决方案

（1）专人进行管理，定期检查手术床及附件。

（2）在调整手术床时没有任何反应，机械和液压手术床出现这种情况可能性不大，主要是电动液压和电动手术床。如出现此类故障，首先观察手术床是否有电，遥控板是否正常，如排除上述两种情况，请将手术床关机，过几分钟后再开机，如果手术床还是没有恢复正常，只能报厂家进行维修。

(3) 手术床不能复位（水平位）。如出现此情况，作为医护人员只能将手术床床面进行分段调节至水平位，然后报厂家进行维修。

第四节 麻 醉 机

一、麻醉机的原理及类型

自1846年朗宁首先应用乙醚麻醉以来，吸入麻醉已日臻完善。现代药理学的发展、科学技术的进步，特别是电子计算机技术的应用，更使现代吸入麻醉的水平大大提高。吸入麻醉易于控制、安全、有效，是当前医院进行手术时的首选。

所谓麻醉是指使有机体全部或局部暂时失去知觉，以便进行外科手术治疗的方法。麻醉的方法有多种，如针刺麻醉、注射麻醉及吸入麻醉等。目前医院使用全身麻醉的方法仍是以吸入麻醉为主。麻醉机就是利用吸入麻醉方法进行全身麻醉的仪器（图2-4-1）。

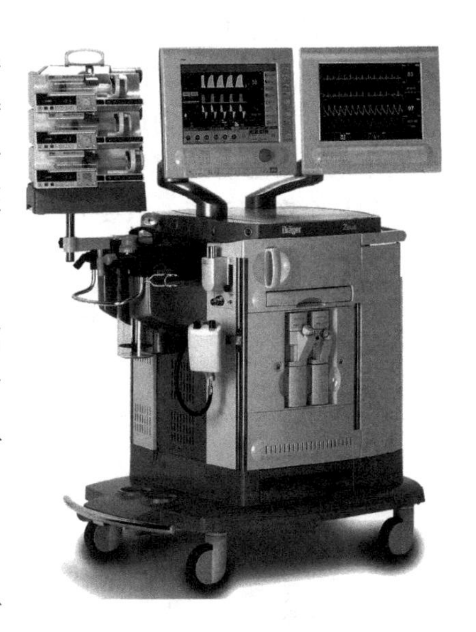

图2-4-1 麻醉机

二、吸入麻醉机的原理

吸入麻醉是通过机械回路将麻醉药（剂）送入患者的肺泡，形成麻醉药气体分压，弥散到血液后，对中枢神经系统直接发生抑制作用，从而产生全身麻醉的效果。

三、吸入麻醉机的类型

1. 空气麻醉机　属于半开放式麻醉装置。它主要由药液罐、麻醉气体调节开关、折叠式风箱及吸、呼气单向活瓣和螺纹管组成。该装置轻便适用，可直接利用空气和氧气作为载气，能进行辅助呼吸和控制呼吸、满足各种手术要求。

工作原理：患者在完成麻醉诱导后，将空气麻醉机与密闭式面罩或气管导管连接。吸气时，麻醉混合气体经开启的吸气活瓣进入患者体内；呼气时，呼气活瓣开启，同时吸气活瓣关闭，排出呼出的气体。当使用辅助或控制呼吸时，可利用折叠式风箱，吸气时压下，呼气时拉起，保证患者有足够的通气量。同时根据实际需要，调整乙醚开关以维持稳定的麻醉水平。

这种装置的不足之处是乙醚浓度较低，只能作为麻醉的维持，而且乙醚的消耗量较大，易造成环境污染。

2. 直流式麻醉机　由高压氧气、减压器、流量计、麻醉药液蒸发器组成。

3. 循环紧闭式麻醉机　该装置以低流量的麻醉混合气体，经逸气活瓣（门）单向流动供给患者。呼出的气体经呼气活瓣进入CO_2吸收器重复使用。其结构主要由供氧和氧化亚氮装置、气体流量计、蒸发器、CO_2吸收器、单向活瓣、呼吸管路、逸气活瓣、储气囊等组成，现代的麻醉机还配有通气机气道内压、呼气流量、呼气末CO_2浓度、吸入麻醉药浓度、氧浓度监视仪、低氧报警及低氧 - 氧化亚氮自动保护装置。

四、Zeus 麻醉机

Zeus 麻醉机是循环紧闭式麻醉机的代表。

（1）Zeus 麻醉工作站：一种麻醉工作站同时具有静脉给药的系统，能够注射目前所有使用的麻醉药物，从平衡麻醉剂到全静脉麻醉药。

（2）综合了所有的临床麻醉方式、患者监护及归档功能。

（3）在通气性能方面，Zeus 麻醉机采用涡轮增压呼吸机“Turbo-Vent”，全面支持自主呼吸能力，具有所有的通气模式，包括以往在 ICU 呼吸机才具有的通气模式和功能，可以在围术期保持患者的通气治疗。

（4）全电脑系统，只要开机时顺利通过自检程序，可以很精确、安全地完成麻醉。

第五节 过氧化氢等离子体灭菌法

一、定义及灭菌原理

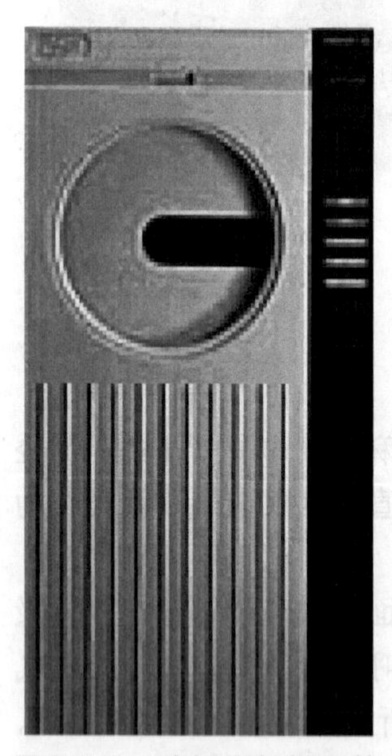

图 2-5-1 过氧化氢低温等离子体灭菌器

过氧化氢等离子体灭菌属于低温灭菌技术。等离子体为物质的第四种形态，是由气体分子发生电离反应，部分或全部被电离成正离子和电子，这些具有高流动性和高导电性的离子、电子和中性的分子、原子混合在一起构成了等离子体。

过氧化氢低温等离子体灭菌器通过过氧化氢在灭菌舱内的有效挥发，扩散到整个灭菌舱体，并在低温环境下通过等离子发生器使气化的过氧化氢形成过氧化氢等离子态，结合过氧化氢气体及过氧化氢等离子体对舱内灭菌物品进行灭菌(图 2-5-1)。等离子过程的另一个作用是加快和充分、有效解离物品、包装材料上的残余过氧化氢。

目前常用的过氧化氢低温等离子体灭菌器，工作温度为 45 ～ 55℃；灭菌周期为 28 ～ 75min，灭菌结束后终产物为水和氧气，物品可以直接使用。其灭菌过程基本分为 5 个阶段：真空期、注射期、扩散期、等离子期和排风期，以上 5 个阶段根据程序设计可以重复和交叉。根据 GB27955-2011 要求，过氧化氢低温等离子灭菌器应包含对以上灭菌过程监测的报警装置。

二、灭菌适用范围

过氧化氢低温等离子灭菌适用于不耐热、不耐湿手术器械，如精密手术器械、腔镜手术器械、电子仪器、光学仪器、电池等的灭菌。

过氧化氢等离子灭菌对于灭菌物品材质的要求和范围，应参照过氧化氢等离子低温灭菌器的厂家使用说明书执行。不建议灭菌的材质主要有：①植物纤维素类材质，如布、纸张等；②液体，如水、油；③粉剂。根据 GB27955 要求，过氧化氢等离子低温灭菌器应对灭菌物品材质和器械的相容性、对灭菌物品的生物相容性进行安全性检测并符合要求。

对于管腔类物品的灭菌要求和范围，应参照过氧化氢等离子低温灭菌器的厂家使用说明书执行，并根据使用说明及灭菌物品的种类选择匹配的灭菌模式。

三、灭菌监测

过氧化氢等离子灭菌的灭菌监测包括物理监测、化学监测和生物监测。

1. 物理监测　每次灭菌应连续监测灭菌过程的关键灭菌参数，如灭菌舱压力、时间、温度、过氧化氢浓度等，灭菌结束后打印灭菌过程参数记录和运行结果，记录可追溯。

2. 化学监测　每个灭菌包外应使用灭菌包外指示物、每个灭菌包内应放置包内指示卡，通过观察化学指示物灭菌前后的颜色变化，判断是否经过了合格的灭菌过程。

3. 生物监测　过氧化氢等离子体灭菌的生物监测应选用与其匹配的专用嗜热脂肪杆菌芽孢生物指示剂，每天至少进行一次监测，遵循厂家操作说明将生物指示剂放置于灭菌舱最难达到灭菌要求处（一般为灭菌舱下层器械搁架的右 / 左后方）。灭菌结束后进行培养，记录结果。

四、注意事项

1. 所有物品必须经过正确的清洗和干燥。器械清洗不彻底、有机物存在时会影响灭菌效果。

2. 注意选择使用兼容的灭菌包装材料，如杜邦医用特卫强包装袋、无纺布；应选择兼容的器械盒、器械盒垫，不应选择吸附性的泡沫材料垫等。

3. 根据灭菌物品种类和厂家使用说明选择相应的灭菌模式。

4. 注意应用于兼容的灭菌物品，不适用的诊疗器械用品主要有以下几种。

（1）不兼容材质的物品：液体及粉末；吸收液体的物品或材料；由含有纤维素，如棉、纸或纸板、麻布巾、纱布、棉等材料制成的物品；纸质器械计数表或批次标签。

（2）任何内部构件无法承受真空并且标记为仅适用于重力蒸汽灭菌法的器械。

（3）置入物。

（4）灭菌物品的装载应遵循灭菌器厂家操作指引，物品不叠放、不接触灭菌器的内壁、舱门、等离子电极网，装载容量应＜ 80%（图 2-5-2）。

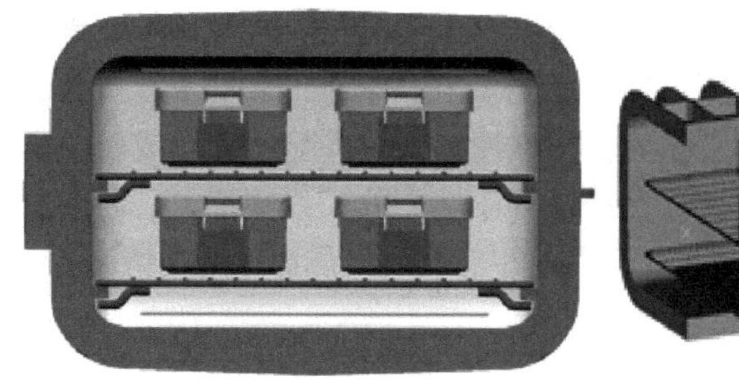
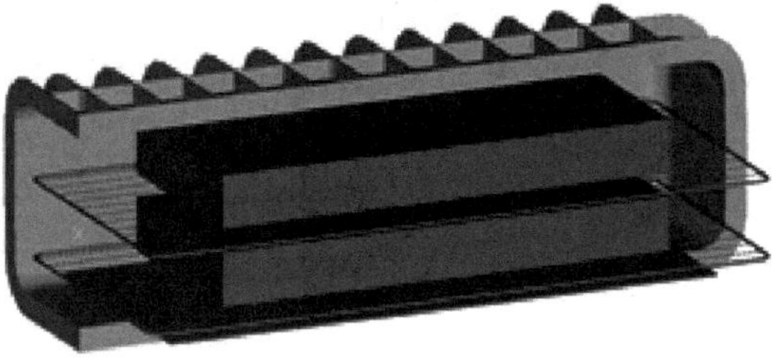

图 2-5-2　矩形舱体装载

（5）过氧化氢直接接触皮肤可能造成严重刺激，如不慎接触，请用大量清水冲洗，并根据情况就医。

第六节　快速灭菌器

快速灭菌器为台式高压灭菌器，分为2层，隔层内盛水，有盖，可以旋紧，加热后产生蒸汽。锅外有电脑自控数字显示窗口。该灭菌器体积小，操作简便、灭菌迅速、效果可靠（图2-6-1）。

一、操作方法

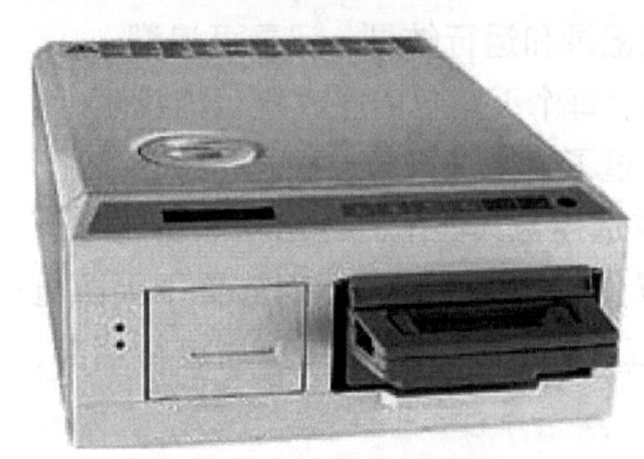

图2-6-1　快速灭菌器

1. 外层中盛水3000ml，一般选用灭菌注射用水或纯净水。

2. 将待灭菌的物品装入锅屉，再将锅屉轻轻推入灭菌器内。

3. 打开电源开关，选择消毒方式，再按“START”，准备开始消毒。当温度和压力达到灭菌要求时，自动进入灭菌状态，最短灭菌时间为3min。

4. 灭菌结束后进入烘干阶段，此时如急需器械，可按“STOP”停止干燥程序，待给予指示后，即可取出物品，检查合格后备用。

5. 关闭电源开关，擦拭锅屉并放入灭菌器内，锅屉外留3cm。

二、注意事项

1. 消毒屉内放灭菌指示卡。

2. 每日补充水量，定期检查水质，每月清洗更换。

3. 根据物品轻重选择不同的消毒方式，小量轻型物品、较重物品及带有包装的物品，消毒方式不同，灭菌时间长短不一。

4. 快速灭菌器的效果监测同高压蒸汽灭菌器。

第七节　C形臂X线机

C形臂X线机（简称C-臂机）是一种可移动式的X线机，有可推动式和固定吊天花式两种，常应用于手术室配合外科手术做定位使用（图2-7-1）。它的结构较简单，将全机机件装在活动车架上，移动方便，并且可通过影响影像增强器在监视器的荧屏上直接显示被检查部位的X线图像。一般由高压发生器、X线管、操纵控制系统、显示器组成。较好的C形臂X线机还可自动保留数份图像，供反复观看，需要时翻录到X线软片上。近年发展的C形臂X线机在其基础上多了一个X线接收器，可同时观看到正、侧面的透视情况。

一、操作步骤

1. 松开脚刹，将操作机（主机）推至床边，显示器放于易观看的位置。

2. 连接显示器与主机之间的高压电缆。

3. 插上电源，在确保电源接触良好的情况下，按下操作盘上的电源开关。

4. 松开C形臂X线机上的制动开关，将球管接收器调至拍摄位置，然后锁紧各制动开关。

5. 在操作盘上按下需要的功能按钮，即透视或拍片功能，能量大小的调节可选择手动或自动程序调节，如手动程序可根据实际需要进行。

6. 待工作人员做好防护措施后，选择手控或脚控开关进行放电拍摄。

7. 显示器上的图像可根据需要调节清晰度及方位。

8. 拍摄完毕，按下操作盘上的电源开关按钮（红色），将电源插头拔下，并盘好电源线。

9. 把C形臂X线机推出术野，分离主机与显示器之间的高压电缆，然后将主机及显示器推回原处，锁紧所有制动开关。

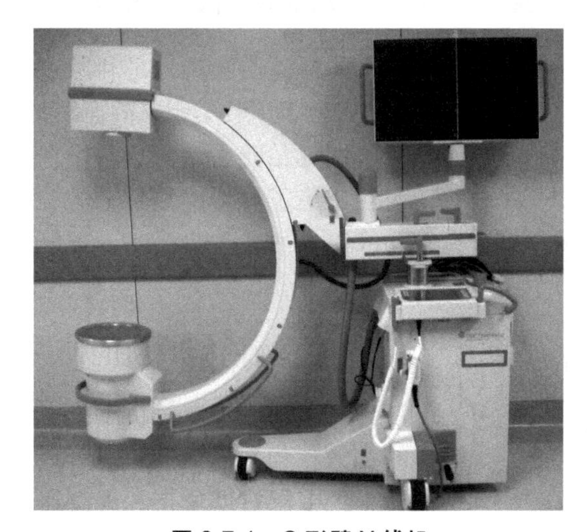

图 2-7-1 C形臂X线机

二、仪器保养

1. 经常保持清洁，保证机器在使用时无尘，以防机器靠近手术部位时，尘埃落在手术野内，同时也可防止灰尘引起X线管面放电而致球管破裂。

2. 勿使高压电缆过度弯曲或经常摩擦受损。

3. 操纵人员须经培训后方能使用，非专业人员勿随意摆弄或拆开机器。

4. 推动式C形臂X线机体积大，移动不太方便，故应放置在靠近经常使用的手术间附近，移动时需注意控制好方向，防止臂部撞击而破坏球管。

三、X线的防护措施

手术室内应设有防X线的专用手术间，手术室四壁及天花板需用防X线透视的材料制造。备有可移动的铅挡板及供手术人员穿用的铅橡皮裙、铅橡皮手术衣及铅颈围（保护甲状腺）等。室内人员尽量离开球管和患者2m以上，任何与患者距离必须在0.91m(3英尺)内的人员应穿铅制防护用品，避免放射线的照射，拍摄期间，打开手术间门口红色警示灯，以免其他人员误入。

四、无菌操作

在手术中操作使用时，要注意无菌操作，可预先在手术区域面上另铺设无菌单，待照射完毕后揭去，或在C形臂X线机两头套上灭菌布套，以免污染手术区域，在拍摄时，手术组人员若暂离手术间，在恢复手术时，必须重新更换手术衣和手套。

另外，为能满足不同手术部位的定位照射，最好能配备方便C形臂X线机操作的手术床。

C形臂X线机的最大特点是双侧面同时定位，一次成像可获得正、侧位的立体定位效果，不用重复移动机器。

第八节　自体血液回收机

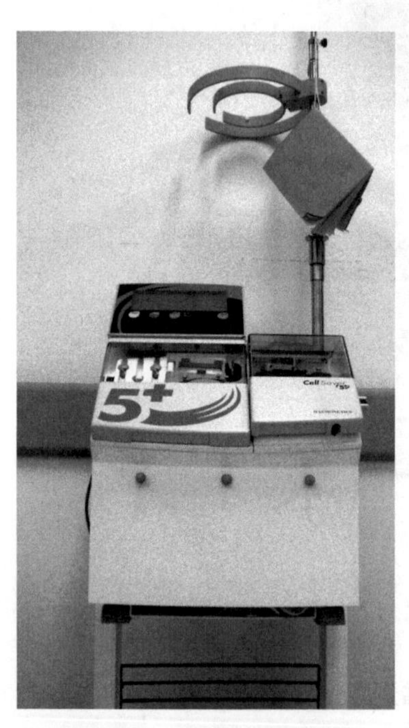

图 2-8-1　自体血液回收机

自体血液回收机，是利用现代化医学成果和高科技手段，把患者术中收集起来的血液，进行过滤、分离、清洗、净化后再回输给患者（图 2-8-1）。这不但可以解决血源问题，而且避免了异体输血带来的各种危害。其可用于出血在400ml以上的各种大手术，被严重污染的血及败血症禁忌者使用。

一、自体血液回收机的使用原理

自体血液回收机通过负压吸引装置将患者创口或术中流出的血液收集到储血器中，在吸引过程中与适当的抗凝剂混合，经多层过滤后再利用高速离心的血液回收罐把血细胞分离出来，把废液、破碎细胞及有害成分分流到废液袋中，用生理盐水对血细胞进行清洗、净化和浓缩，并保存在血液袋中，再回输给患者。

二、自体血液回收机的构造

1. 控制面板。
2. 离心系统，包括离心井、离心进盖、离心电机等部分组成。
3. 显示器。
4. 管道夹，共有3个，即进血夹、进液夹和回血夹。
5. 滚柱式调速泵。
6. 气泡探头。
7. 血层探测装置等。

三、用物准备

1. 自体血液回收机1台。
2. 一次性使用的配套物品1套，包括抗凝吸引管、抗凝药袋、储血器、血液回收罐、清洗液袋、浓缩血袋、废液袋、抗凝溶液。

3. 生理盐水。

4. 肝素钠。

5. 负压吸引装置1套。

四、使用方法

1. *安装* 把一次性使用的配套物品安装好，并检查各管道安装是否正确。

2. *失血的收集与抗凝* 利用负压吸引使储血器形成持续负压，通过吸引头和吸血管把患者创口内的血液吸入储血器中，并经多层滤网过滤，在吸引的同时，通过连接在吸血管上的抗凝药滴管，逐滴将抗凝药滴入吸血管与血液混合，使血液不凝固。收集的血液和抗凝剂暂时储存在储血器内备用。抗凝药一般配500ml，常用配方有3种：500ml生理盐水加肝素2000U；ACD保养液500ml加肝素15 000U；ACD保养液500ml。

3. *操作* 接通电源开关，当“欢迎自体血液回收机”界面出现时，按手动或电动键，机器就能按所选择的程序分别进行进血、清洗、排空、浓缩、回血等过程。

（1）进血：进血夹打开，滚柱调速泵正转使液体流向离心罐，使储血器内的抗凝原血进入回收罐，离心式回收血罐高速旋转，在高速离心作用下，血细胞留在血液回收罐内，破碎细胞、抗凝剂、血浆等被排到废液袋，当原血不断进入血罐，血细胞累积到一定厚度时，被血层探头感知，进血夹关闭，进血停止。

（2）清洗：进血停止后，清洗液夹打开，滚柱调速泵正转，生理盐水进入回收罐，对血细胞进行清洗，清洗后液体进入废液袋，洗涤血细胞留在血液回收罐中，一般清洗液为3000ml。

（3）排空：当血液回收罐停止后，排空夹打开，调速泵反转，血液回收罐内浓缩细胞被注入血液袋中，可供患者随时输用。一般情况下，一次回收血250ml，若储血罐内仍有血液，可重复进血、清洗、排空操作，直至储血器内血液全部清洗完。

（4）浓缩：只在特殊情况下使用，即当储血器内原血全部进入血液回收罐内，血层较薄，血细胞比容很低，无法使血层探头感知，而血液袋内存放有浓缩红细胞时。可按浓缩键，使血液袋中的浓缩红细胞进入血液回收罐，原来较薄的血层迅速增厚，被血层探头感知，进血停止，再进入清洗。

（5）回血：也是在特殊情况下使用，当储血器内原血全部进入血液回收罐，血细胞少，血层较薄，血袋中又无浓缩血细胞，可用回血的方式，把血液重新排到储血器中，等收集到更多的血液时，再重新进行回收处理。

（6）总结：回收结束后，按总结键，显示器上出现总结界面，此时自体血液回收机会将各种数据自动显示出来。

五、注意事项

1. 安装一次性无菌用品前，必须详细检查包装袋消毒日期有无破损，打开包装注意无菌操作技术，保证使用管道内，接口端绝对无菌。

2. 回收的浓缩血红细胞均可用普通输血器直接回输给患者。在常温下，处理后的浓缩红细胞须在6h内回输给患者，在4℃冰箱内可保存24h，但原则上回收后应及时回输给患者。

3. 为使回收功能长期在正常状态稳定工作，建议定期由专业人员进行检查保养，一般

3个月1次，血液回收机工作时严禁频繁开关机，关机后应至少等待15s后再开机，防止液体从显示器散热孔进入显示器内。

第九节 多功能电动气囊止血带机

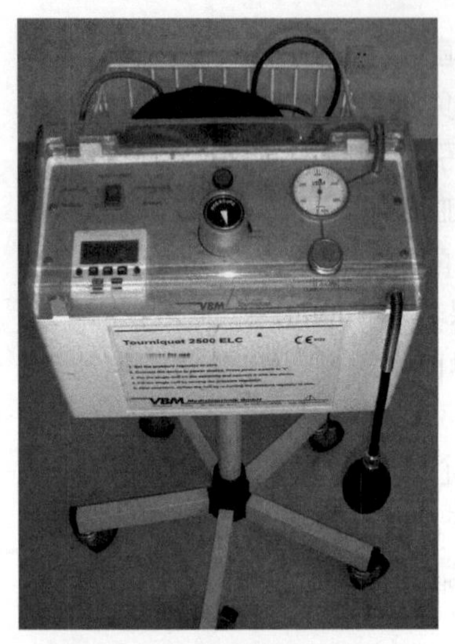

图 2-9-1 电动止血带

在施行四肢手术时，应用多功能电动气囊止血带机，可最大限度地制止创面出血，达到止血、暴露术野的目的，可缩短手术时间，减少或避免输血（图 2-9-1）。

一、应用范围及适应证

1. 应用范围　骨科四肢手术及肝胆外科肝移植手术。

2. 适应证

（1）股骨、肱骨远端、胫骨、腓骨、尺骨、桡骨骨折切开复位内固定术。

（2）手、足部的手术。

（3）尺神经、桡神经、腓肠神经探查松解术。

（4）膝、踝、肘、腕、指关节置换术。

（5）肝移植手术休克裤的使用。

二、原理

带有泵的主机。

三、操作方法

1. 选择、安放止血带　止血带分成年人、儿童两种规格。根据患者的情况选择合适的止血带，松紧适度，缚于患者手术肢体的适当部位，一般距手术部位10～15cm。止血带的蓝色连接口向上，以免接触无菌区。将止血带上的蓝色连接口与止血主机上的蓝色螺旋管的接口拧紧。

2. 开机　接通电源，红灯亮自动程序启动，经5s的自检后红灯熄灭，自检正常，电源指示灯显示绿色。

3. 工作压力的选择　压力止血的最低期望值，即一般体型患者超过其收缩压100～150mmHg（1mmHg=0.133kPa）即可达到止血效果，通常下肢压力不超过500mmHg，上肢不超过350mmHg，止血时间不超过1h。

4. 设定工作时间　时间设定为60min，设置正计时或倒计时。在工作至设定时间时，仪器自动报警，有蜂鸣声提示。

5. 选择驱血套、充气、驱血　用彩色标尺紧贴患者皮肤测量其手术部位周长，确定后选择与标尺同色的驱血套。驱血套与蓝色充气管连接，手动充气表与蓝色充气管相连，手动充气至130mmHg。充气后自患者肢体末端向上滚动驱血套至缠好的止血带。

6. 充气　根据所需的压力，旋转压力调节钮充气。

7. 调整止血压力　手术中可在任何时候调整止血压力。

8. *瞬间放气* 术中如需要可做瞬时放气。按下瞬时放气钮，止血带压力回到“0”，手指抬起，驱血带马上恢复到原设定的压力。

9. *手动充气* 发生断电或无电源时，可用手动充气球为止血带充气。

10. *加压驱血服放气* 拨开驱血服的上、下两只放气塞，断开驱血服与肢体的连接，压力阀回“0”，拉开驱血服的拉锁，从肢体上取下。

11. *输血、输液与加压冲洗* 配备容量为5000～10 000ml的加压冲洗带，加压带与止血带机器上的黑色螺旋口相接。可根据所要吊挂的血袋、输液袋、水袋的容量选择不同规格的加压带。

四、仪器特点

电动多功能止血带有自动加压驱血、自动计时、瞬时放气、加压输液（输血）和加压冲洗的功能，特别是硅胶驱血带的使用，使用滚动驱血带省时省力，使用十分方便。

五、仪器保养

1. 止血带扎在肢体上才能充气，否则会爆裂。止血带扎紧后应另加绷带固定，防止在打气后因压力过大而挣脱开。

2. 避免按键压力过大、过快，以免操作键失灵。

3. 在使用过程中如发生漏气，应及时给予更换，否则会导致气泵持续工作而减少其使用寿命。

4. 在高压消毒后，应待驱血带内的气体完全放掉后再行充气。

5. 止血带应保持经常检修，注意驱血带的使用寿命。使用前必须检查所有的阀门和袖带，才能保证驱血带正常的工作。

第十节 高频电刀

高频电刀是利用高频电流对人体组织进行切割、止血的一种高频、大功率的电器设备（图2-10-1）。

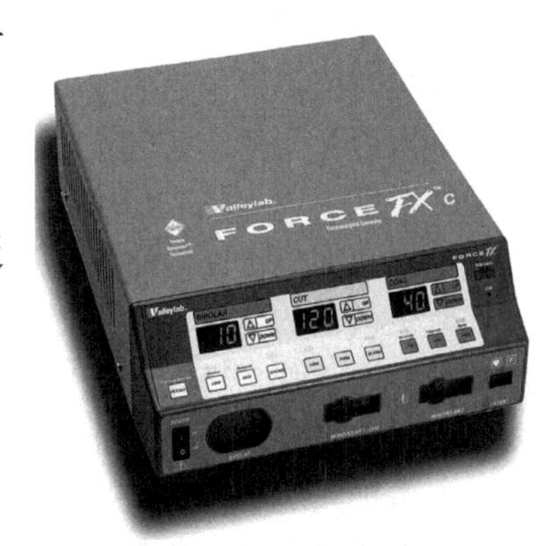

图2-10-1 高频电刀

一、范围

在所有外科手术和皮肤及牙科等各方面都得到了广泛的应用。

二、原理和性能

由于高频电刀的刀尖与生物体组织的接触面积很小，故电流密度很高，结果在接触处因放电和热能而切开组织，而且因热能使血液凝固，可同时达到止血的作用。高频电刀所用的频率可达几兆赫。但由于频率太高容易引起寄生电容的静电反应，并使电流流至切口部位以外处的可能性增大。因此，就功耗和安全性而言是不适宜的。但是频率太低也会对生物体造成不良影响，所以目前一般所用的频率为300～500kHz。高频电刀的切开作用本身并不随频率变化而变化。

三、操作方法

1. 接通电源，打开电刀背面总电源开关。

2. 打开机器自检开关，所有显示屏均显示“8”，所有指示灯均亮过 1 遍，同时伴有“嘟”的声音，负极板接口显示为黄色方可使用。

3. 将电刀、电凝的输出功率调节至所需的量。前面板中间黄色显示部分为切割功率显示，LOW 为低压切割模式，主要用于腹腔镜外科或精细组织的切割。PURE 为纯切割，主要用于对任何组织的清晰、精确、无损伤的切割；BLEND 用于对任何组织的切割，同时具有很好的凝血作用。前面板蓝色显示部分为凝血功率大小，DESICATE/LOW 为低压接触式凝血，适用于腹腔镜手术和精细组织；FULGURATE/MED 用于大部分组织的有效非接触式凝血；SPRAY/IIIGH 为喷射式凝血，适用于大面积组织渗血，并形成非常薄浅的组织焦痂层。

4. 将负极板贴在患者肌肉丰富处。

5. 将电刀笔的插头，插入电刀机器上插口上，即可使用。

6. 关机时，拔下电刀笔插头，关机器自检开关。

7. 关电刀背面电源开关，拔掉电源线。

8. 整理机器，在登记本上记录。

四、仪器特点

1. 高频电刀有电切、电凝功能，还可通过脚踏、使用双极电凝。

2. 高频电刀笔有可以高压消毒反复使用及一次性使用两种。

3. 高频电刀还可以与 CASU 手柄相连，与 CASU 同时使用，达到止血作用。

4. 高频电刀的输出功率高达 100 ～ 700W，会产生烫伤，并对其他医用电子设备产生干扰。

五、仪器保养注意事项

1. 电刀笔不得用水冲洗，应顺势缠绕，不要打死折。

2. 电刀头上的结痂应及时清理，以免影响使用。

3. 手术中电刀笔应配放安全套装置，在不用时存放电刀，以免电刀笔烧伤患者。

4. 电刀笔每次使用后应进行电源测试，以保证术中操作安全。

5. 负极板的位置，应选择患者肌肉丰富且汗毛少的部位，放置位置应注意避免与切口的连线穿过心脏。15kg 以下的小儿，应选择婴幼儿负极板。

6. 固定患者时，要保证肢体不接触金属物，以免发生旁路电灼伤。

7. 医护人员应戴好绝缘手套及干燥鞋袜，以免灼伤自己。

8. 仪器应有专人负责，定期检查测试和维修。

9. 安装心脏起搏器的患者，不得使用高频单极电刀。

六、双极电凝

双极电凝是通过双极镊子的两个尖端向机体组织提供高频电能，使双极镊子两端之间的血管脱水而凝固，达到止血的效果。它的作用范围只限于镊子两端之间，最大程度上降低了由于弥散的能量所造成副损伤的危险性。其止血效果优于单极电凝，能封闭直径＜4mm的小血管。

1. *应用范围* 适用于神经外科的各类手术、耳鼻喉科手术和骨科的颈椎、腰椎、脊髓手术，并适用于安装心脏起搏器的患者。

2. *原理与性能* 双极电凝器品种很多，国内外均有，双极电凝器采用微电脑处理技术，电源接通后，即能对所有的信号、功能和附件发挥自动检验和监测作用。能自动调控以适应不同的组织阻抗水平，在广泛的阻抗范围内，其高频电能保持恒定。在干燥或湿润的术区，均能获得良好的电凝效果。

3. *操作方法*

(1) 接通电凝器电源，接好脚踏板线路。

(2) 检查电凝旋钮是否在“0”位。

(3) 打开电器开关，接好台上递下的电凝线接头。

(4) 按术者要求调好输出功率即可使用。

(5) 使用完毕后，先将旋钮调回至“0”位，再关上电源，拔下脚踏及电凝线接头。

(6) 最后拔下电源插销，在记录本上记录。

4. *仪器保养*

(1) 发射频率以 1MHz 左右最为合适，频率过高会产生切割作用，过低则组织焦痂易粘连在电凝镊上。

(2) 不断地用生理盐水冲洗，以保持术野洁净，并避免温度过高影响周围主要结构，同时还可减轻组织焦痂与电凝镊尖的粘连。

(3) 在重要结构（如脑干、下丘脑等）附近电凝时，功率要尽量小。

(4) 粘结在电凝镊尖（银铜合金）的组织焦痂不要用锐器刮除，可用湿纱布擦去。

(5) 不可随意掰动电凝镊头上的接头，以免损坏。

(6) 使用完毕后，要用清水冲洗干净并上油后，将镊尖上好保护套，在专用盒内摆放好，包好消毒备用。

(7) 双极电凝线用清水擦洗干净，盘好置于盒内，注意与镊子的接头处不要打死折，以免线路折断。

(8) 电凝器要先关电源，再拔除电源线。

(9) 专人负责，定期检查、测试和维修。

第十一节 结扎束血管闭合系统

Liga Sure 系统（结扎束血管闭合系统）是由美国威利公司（Valleylab TM）于 1999 年推出的一种新型止血设备（图 2-11-1）。腹腔镜手术中常用的有 5mm 和 10mm 两种，文献报道可以封闭直径小于 7mm 的血管与组织束。其形成的闭合带可以抵御 3 倍于正常动脉收缩压的冲击。发生器设备产生持续的低电压、低电流，形成脉冲式电能传导至被器械钳夹的组织。主机可以自动识别组织阻抗，调整输出的电压与时间，并自动辨别血管闭合是否结束，以决定何时停止能量的输出。血管壁的胶原与弹性蛋白融合形成永久性的闭塞，从而使管腔消失。待听到凝结完毕的信号，按压弹出刀片切断组织（或用剪刀剪断）。它在处理大血管方面，有明显的优越性，减少操作，节省手术时间。但它不能做精细的解剖；作用时间较长，闭合一个血管约需要 20s，而超声刀只需 4 ～ 8s（图 2-11-1）。

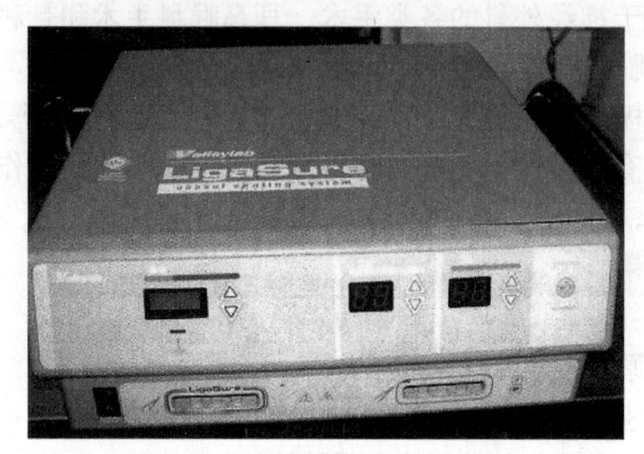

图 2-11-1　结扎束血管闭合系统

一、适应证

Liga Sure 系统适用于 7mm 以下的任何静脉、动脉和组织束。

二、特点

1. 安全和永久性地闭合直径在 7mm 以下的血管。
2. 直接闭合组织束，无须切开或剥离。闭合效果优于超声刀和双极电凝。
3. 精确作用于组织血管，有极小的热扩散和副损伤。
4. 无组织粘连和焦痂。
5. 体内无异物存留。
6. 减少出血，大大缩短手术时间。
7. Liga Sure 系统不适用于输卵管、胆管、输尿管。

三、常用手术器械选配件

1. LS2070　LigaSure™Std　重复用标准钳，长 18cm 开放手术用。
2. LS2071　LigaSure™Std snap-in electrode　一次性闭合电极，配合 LS2070 使用。
3. LS3090　LigaSure™Max　重复用大号钳，长 23cm，开放手术用。
4. LS3091　LigaSure™Mar snap-in electrode　一次性闭合电极，配合 LS3090 使用。
5. LS3110　LigaSure™Xtd　重复用加长钳，长 28cm，开放深部手术用。
6. LS3111　LigaSure™Std snap-in electrode　一次性闭合电极，配合 LS3110 使用。
7. LS1000　LigaSure™Lap　一次性腔镜手术器械，长 35cm，直径为 5mm。
8. LS1100　LigaSure Atlas™　可切割一次性腔镜手术器械，长 37cm，直径为 10mm。

四、手柄电极安装步骤

1. 将 LigaSure™ 结扎束重复用血管钳手柄突起部插入一次性电极的手柄部。
2. 将一次性电极套于 LigaSure™ 结扎束重复用血管钳上。

3. 将一次性电极头端的两片电极分别插入 LigaSure™ 接扎束重复用血管钳头端的小孔内。

五、使用步骤

1. 接通电源。
2. 待主机自检结束后，插入手柄电极。
3. 将 LigaSure™ 结扎束能量输出调至 2 个能量棒（常用能量输出）。
4. 用血管钳钳夹组织，脚踩脚踏开关输出能量。当组织透明带形成后，主机报警，同时切断能量输出。

六、注意事项

1. 安装时注意事项

（1）注意颜色配对。

（2）电源插好后，再开主机电源。

2. 使用时注意事项

（1）只踏紫色踏板。

（2）针对不同厚度，夹持器械的力度应有所不同。

（3）输出功率的设定应根据应用组织的不同而调整。

（4）当主机发出连续两声短音时，提示闭合带已完全形成，此时脚应离开脚踏板。

3. 使用后注意事项

（1）先关开关，再拔插头。

（2）检查器械消耗品，如果出现损坏，必须丢弃。

（3）及时、迅速、彻底地清洁器械。

第十二节 超声止血刀

超声止血刀是一种用于软组织切开及止血，并具有最少热损伤的仪器。超声止血刀可用来代替电刀、激光刀等（图 2-12-1）。

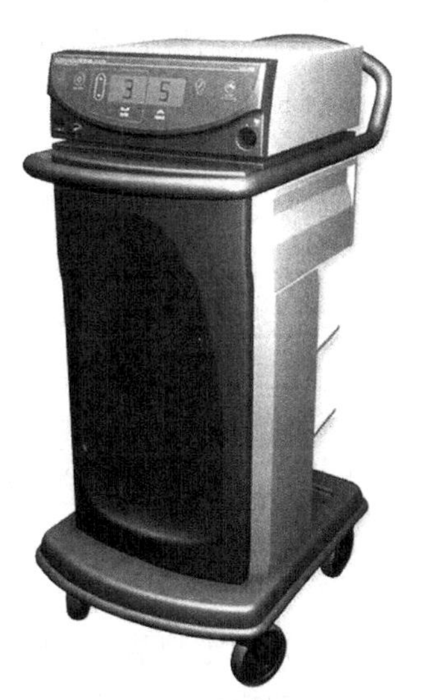

图 2-12-1 超声止血刀

一、应用范围及适应证

超声止血刀广泛应用于胃肠手术、肝胆胰腺手术、妇产科手术等内镜外科手术的各个手术科室。

二、原理与性能

超声止血刀的基本原理：是超声频率发生器使金属探头（刀头）以超声频率 55Hz 进行机械振荡，促使组织内的水分气化、蛋白氢键断裂、细胞崩解，从而使组织被切开或凝固。

三、仪器组成

1. 主机：输出功率为 55.5kHz，重量约 20lb（1lb=0.453 592kg）。

2. 脚控开关及电缆线：电压在 0.010A 下约为 12V。

3. 超声止血刀手柄和刀头扳手：手柄和刀头扳手可重复使用且使用前消毒（图 2-12-2）。长度：手柄，7in（1in=0.0254m）；电线，除去手柄外长 10ft（1ft=0.3048m）。

4. 5mm 刀与保护鞘、10mm 刀与保护鞘、凝血剪刀与把持鞘，适用于腹腔镜手术。

5. HS2 刀头和手柄转接帽，凝血剪刀和抓持套管，开腹手术用。

6. 5mm 刀头转换帽、10mm 刀头转换帽。

7. 各种型号的刀头，如 5mm 的分离钩、锐形钩、球形止血刀、弯形玻璃刀、直径 10mm 的多用剪刀等。

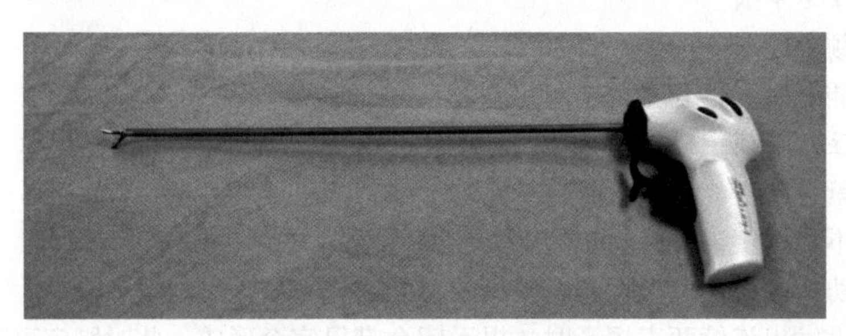

图 2-12-2 超声止血刀刀头

四、操作方法

1. 器材准备与手柄连接

（1）确定在器械准备过程中，超声止血刀的电源是关闭的。

（2）将插座电源线正确接地线。

（3）将脚踏开关与主机背面相连，将脚踏开关 4 针的阳极电插头的红点与主机背面左下方 4 针的阴极电插头的红点连接。

（4）将无菌的超声止血刀的 2 个接头（冷风源与电源）连接在主机的前面。

2. 手柄的连接

（1）连接手柄和转换帽，可重复消毒。

（2）连接手柄和接刀头，用手顺时针将刀头与手柄旋紧（感到紧即可）。用扭力扳手扭紧刀头，听到“喀喀”两声，这表明扭矩已经足够，可以安心使用刀头了。将刀头扳手从刀头上取下。

（3）部分刀头需要接刀鞘，将保护鞘套到刀头上的适当位置，保护鞘在移动刀头进入适当位置时可用来保护刀头。

（4）手柄接超声止血刀主机（2 个插口，1 个能量转换接口，另 1 个为冷却排气孔）。

3. 开机

（1）确定脚踏板、电源连线及手柄连接无误后，开机。机器自检开始，之后屏幕上显示已存的能量级别（1 ～ 5 级）。

(2) 根据需要在主机面板上，按箭头方向调节能量大小（1 ～ 5 级），并可按保存键保存。

(3) 超声止血刀脚踏板，控制输出能量的大小。踩下左侧踏板，输出能量为主机面板显示的已设定的能量大小；踩下右侧踏板，能量输出为最高档能量。

(4) 音量旋钮，调节指示音的音量；亮度调节钮，调节显示屏的亮度。

(5) 正常情况下，踏下右侧踏板，主机发出间断的“嘀嘀”提示声。

4. 刀头系统的拆卸

(1) 压下存档钮保存已选定的能力级别。

(2) 按下主机电开关的“OFF”键或进入预关闭方式。

(3) 将扳手套在手柄底部的刀头上，使刀头的平面与扳手的平面相连。逆时针旋松刀头，继续用手旋直到扳手或刀头完全松开。

(4) 将扳手直接从刀头推出。

(5) 将刀头放在合适的容器中处理。

五、仪器特点

1. 精确的切割与可控制的凝血，可在重要脏器附近进行分离。

2. 超声止血刀的止血作用，刀头振幅在 60 ～ 100μm，是通过蛋白变性和凝固而完成的，极少会出现烟雾和焦痂，可使手术野清晰。当作用时间较长时，可深度凝固血管。

3. 无电流通过患者机体，无传导性组织损伤。超声止血刀技术对组织的损伤是可控制的，因为损伤是随时间延长而逐渐线形发生的。

4. 具有多种功能，一器多用，被广泛应用于胃肠科、肝胆科、肛肠科、妇产科及内镜外科等各个手术科室。

六、仪器保养

1. 踏下脚踏板，主机发出持续的“嘀嘀”提示声，说明超声止血刀工作不正常。这时应检查刀头是否拧紧，如果没有拧紧，则重新拧紧后再次测试。如果仍持续报警，则卸下刀头，换上测试棒，扭紧测试棒后再次测试。如果声音提示正常，则问题出在刀头上，更换刀头；如果报警声仍持续，则提示问题出在刀柄上，更换刀柄。

2. 手术完毕，或术中需要更换刀头时，关机或按备机状态键，将主机置于备机状态；用扭力扳手反方向卸下刀头。

3. 在超声止血刀使用过程中，应利用手术操作间隙，清洁刀头，去除刀头组织及血液积聚物，延长刀头使用寿命，并保证超声止血刀能有效地切割止血。

4. 使用较长一段时间后，刀锋会变热。当停止使用时，刀锋不可触及患者、悬挂物或易燃物品，以免灼伤或致燃。

5. 手术完毕后，应轻柔地清洁刀头、刀鞘，以延长其使用寿命。手术刀头精细、贵重，应轻拿轻放，尤其在清洗时避免撞击或用力抛掷，以防刀头损坏。

6. 手柄的电线和套鞘需要进行功能 - 安全检测。功能检测可以根据所有系统的检测部分来完成。安全检测则检查套壳、电线有无裂缝或其他危险，若有问题则及时更换。不要将手柄浸入任何液体中。避免在对手柄进行无菌处理前用研磨剂清洗。

7. 使用后的输出连线可用湿布擦拭干净，不宜用水冲洗；电线虽可缠绕，但也应顺其弧度盘绕，不宜过度扭曲、打折，以延长使用寿命。

8. 主机需要定期进行功能 - 安全检测。功能检测可以根据所有系统检测部分的说明来完成。安全检测包括生物工程部现行的问题检测。主机套壳可应用温和的清洁剂和湿海绵清洁，不要将水溅在主机上。

9. 脚踏开关和电线需要定期进行功能 - 安全检测，功能检测可以根据所有系统检测部分的说明来完成。安全检测包括证实脚踏板上没有黏着的残渣，检查电线有无裂缝或其他问题，如有问题则及时更换。

第十三节　超脉冲等离子电刀

超脉冲等离子电刀（PK 刀）是新一代的外科手术器械，采用超脉冲等离子输出系统，这种脉冲电流可以减少热损伤，使组织和器械不易粘连，所产生的烟雾很少。手术器械凝、切功能为一体化的设计，适合不同手术的需求，此外，主机可连接两把器械同时操作，减少器械更换次数，节约手术时间。腹腔镜手术热损伤＜ 0.5mm。腹腔镜手术器械可以闭合、切割 0 ～ 7mm 的血管，开放手术器械可以闭合、切割 0 ～ 10mm 的血管（图 2-13-1）。

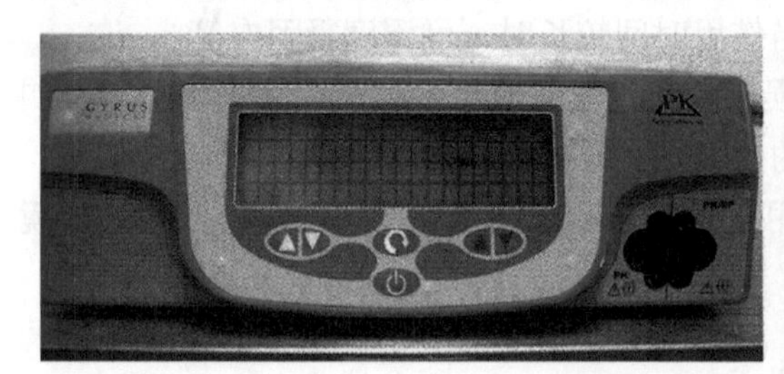

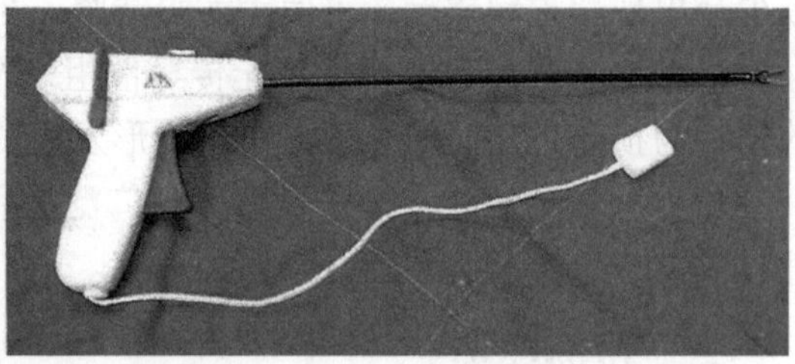

图 2-13-1　超脉冲等离子电刀

第十四节　心脏除颤器

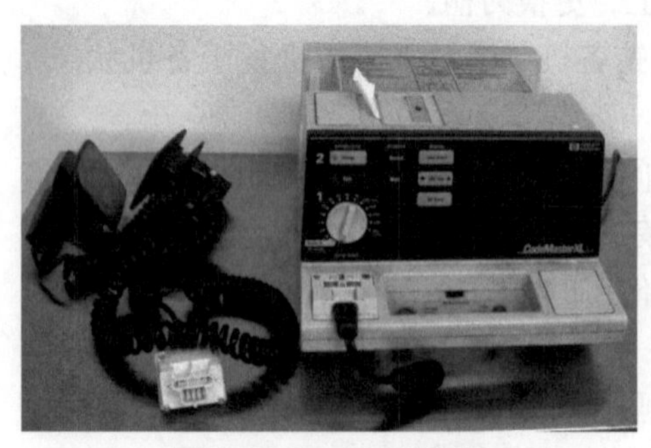

图 2-14-1　心脏除颤器

心脏除颤器是由心电放大器、心电示波器和储能电路组成，是采用电脉冲对患者进行心脏转复、除颤。在极短促的时间内将高能直流电，通过除颤的电极板对心脏放电，使整个心肌同时除极化，中断各种折返途径，消除各种异位兴奋，使患者恢复窦性心律。目前多采用直流电除颤，因直流电击持续时间短暂，能按需释放能量，对胸外除颤的效果更为可靠（图 2-14-1）。

一、应用范围

心室扑动、心室颤动、持续性室性心动过速、Ⅱ型心房扑动、持续性心房颤动等。

二、原理

电除颤是用瞬间高能电脉冲使整个心脏同时除极，以消除全部异位节奏点及边界电流，打断全部折返，从而终止快速性心律失常，让心脏起搏传导系统中具有最高自律性的窦房结重新控制心脏的活动。

（一）操作方法

电除颤必须争分夺秒，检测除颤器的同步性能，建立静脉通道，充分给氧，备好呼吸机和急救药品，移除义齿、解开衣领。

1. 设定电能　电击除颤分胸外、胸内两种方法。

（1）胸外放电：电除颤用 300 ～ 360J；电复率转心房颤动用 100 ～ 200J，转室上性心动过速用 75 ～ 150J，转心房扑动、室性心动过速用 50 ～ 100J。

（2）胸内放电：因电流避开了阻抗较大的心外组织，故所需电能可降至胸外放电时的 1/10 以下。

2. 安置电极板

（1）胸外除颤：将两个电极板各放在左前胸、后壁；或 1 个放在心尖区，另 1 个放在右侧第 2 肋间。电极接触皮肤处应涂以导电糊或盐水，并用力紧压，按照医嘱调好除颤器所需的能量，一般成年人用 150 ～ 400J，小儿用 50 ～ 200J，然后电击。

（2）胸内除颤：两电极板蘸盐水后，分别置于心脏前、后壁，并紧贴心脏，按照医嘱调好除颤器上所需的能量，一般成人用 10 ～ 50J，小儿用 5 ～ 40J，进行电击除颤。

3. 电击放电　电除颤必须采用非同步放电。心室颤动发生时间超过 2s 者，应先行复苏再予电击，无效或心室颤动反复发作者，应迅速查明缺氧、酸中毒、电解质紊乱、休克等可能原因并及时处理。

（1）接通除颤器电源，看显示灯是否亮。

（2）根据需要选择体内、体外除颤极板。

（3）将极板与除颤器连接，根据医嘱调节所需输出量，打开电源开关。

（4）按“充电”钮，待显示屏上显示数字后，按“放电”钮。

（5）观察心电波形，如须再次除颤，可重复以上步骤。

（6）使用完毕，先关闭电源开关，再拔除电源。

（7）整理完后，在记录本上登记。

（二）仪器特点

1. 此仪器可进行直流电复律和电除颤。

2. 可进行胸内和胸外电除颤。同时备有成人、小儿及婴儿使用的除颤极板。

3. 可与心电图连接，进行同步除颤。

三、仪器保养

1. 除颤器的电池持续充电，以保证除颤时的能量供应。

2. 胸内除颤极板消毒时，需环氧乙烷灭菌而不能高压消毒。

3. 极板线不能熏蒸，而要套电钻套，以防线路氧化、断裂。

4. 备电极板时，应根据患者年龄情况，选择成年人或小儿极板。

5. 定期保养、检查、调试，保持性能良好。

四、注意事项

1. 为患者行电除颤时，必须建立静脉通道，充分给氧，备好急救物品。
2. 在确认任何人没有接触患者后，方可按下手柄上的“放电”钮放电。
3. 体外除颤时，极板需涂抹导电糊或盐水。体内除颤时，极板需蘸生理盐水。

第十五节　充气升温机

充气升温机是一种充气式升温装置，即通过升温机将加热的空气持续吹进盖在患者身上的一次性充气毯内，达到主动升温的目的。充气式升温毯能替代水垫和红外灯，不必提高室内温度，可防止烫伤患者，是一种安全有效的升温装置，适用于手术室、ICU和急诊室，能预防和治疗低温症（图 2-15-1）。

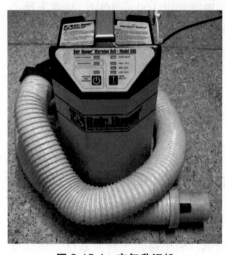

图 2-15-1　充气升温机

一、使用方法及操作程序

1. *选择合适的升温毯*　按部位分，有上身毯、下身毯、全身毯、外周毯；按大小分，有成人毯、儿童毯、婴儿毯；按类型分有消毒毯、普通毯。普通护理毯可在术前开始盖在患者身上；消毒心脏毯则用于搭桥手术，在消毒铺巾时将升温毯提前固定在患者腰部，待取完大隐静脉缝合切口后，再铺开充气。

2. *接通电源*　选择温度标准，由下往上依次为32℃、38℃、43℃，一般选择38℃。

3. *接管固定*　将升温机的螺旋软管与升温毯充气口连接，并用固定夹将软管固定在手术床缘，使之不下坠，然后开始充气、升温。

4. *关闭电源*　手术结束后，断开连接软管，整理升温机。升温毯可随患者带回ICU或病房继续使用。

二、使用注意事项

1. 每6个月或500h后，更换升温装置过滤器。
2. 不要重复使用升温毯，避免增加感染机会，或导致烫伤的可能。
3. 没有升温毯时，不要直接用软管向棉毯下吹热气，以免烫伤患者。

第十六节　超声乳化仪

一、超声乳化仪的结构与使用原理

1. 超声乳化仪是利用超声波的高频振动将晶状体乳化吸出，具有对组织损伤小、愈合快、住院时间短、术后散光小及视力恢复快而稳定等优点，成为当今世界白内障手术的先进设备。超声乳化仪的种类较多，但基本结构相似，其主要部分包括①换能器；②手柄；③乳化头；④泵系统；⑤控制系统（包括脚控踏板和控制面板）；⑥电源。

2. 手柄内藏换能器，可将电源转换为超声振动，并通过细棒传至乳化头，被乳化的晶状体物质经手柄内的注-吸管通过吸泵产生的吸引力将其排出至眼外的受水器。脚踏板具有调控超声乳化仪各项功能的作用，脚控板不同位置有不同的功能。轻压脚板原始位1挡为灌注液流出，再加压为2挡，可同时灌注与吸出，将脚踏压低为3挡，具有灌注、吸出和乳化功能。

二、使用操作程序

接通电源后，先打开主机总开关，连接好脚踏控制板并放置在医生右脚合适的位置，备好灌注液，调整好灌注液袋的高度，一般高于床头60cm。正确连接好灌注和吸引管、超声手柄等，排尽管道内的空气，预设操作的各种数值，然后对仪器超声动能进行检测，正常后再进行脚踏控制板的测试，确定一切正常后就可以开始使用仪器了。

三、清洁

手术完毕，乳化头、注-吸头、手柄、灌注管、吸出管在超声状态下，把灌注液换成蒸馏水，踩脚踏板2挡或3挡，用蒸馏水彻底清洗残留内部的晶状体碎片1min，或用20ml注射器抽取20ml蒸馏水，分别于各管腔内反复冲洗各3次，冲洗要注意是否通畅，如果不通畅时应当使用热的蒸馏水冲洗到通畅为止，玻璃体切割头的清洗应将操作方式切换到玻璃体切割模式下进行，把玻璃体切割头置于蒸馏水内，踩脚踏板至2挡或3挡位置，反复进行玻璃体切割操作，清洗干净玻璃体切割头，切记不可用毛刷或其他器械取出其中残留物，也不能在空气中启动玻璃体切割的操作，切防损伤玻璃体切割头。以上各种用物清洗完毕，可用大的注射器抽取空气、冲干管中水分，反复数次直至无液体；利用吸引机或压缩空气气枪吹干的效果更佳。硅胶套用蒸馏水清洗干净即可灭菌备用，把积液盒内的液体倒掉，用蒸馏水清洗干净后消毒备用。

四、灭菌

超声手柄和乳化头、注-吸手柄和注-吸头、可反复使用的灌注和吸引管道、玻璃体切割头均可采用低温灭菌如环氧乙烷气体灭菌和高压蒸汽灭菌。

五、使用注意事项

1. 由于仪器管腔较细小，在环氧乙烷气体灭菌前必须完全干燥，以免灭菌过程环氧乙烷气体溶解于水中影响灭菌效果及增加毒性。

2. 超声乳化手柄经高温灭菌后，应当放在空气中自然冷却约15min后方可使用，不能用水或其他溶液冷却，以尽可能延长使用寿命。

3. 超声乳化手柄是精密器械，禁止摔、碰、磕，以免损坏压电晶体。

4. 超声乳化仪控制版面显示的是英文提示，应使手术室护士具备较好的英语水平，以便能及时理解显示器上的内容，主动地配合医生完成手术。

第十七节　电子胆道镜

一、电子胆道镜使用原理及结构

电子胆道镜是利用机器发出红、绿、蓝三种闪烁光，顺次从软镜前端射出，并照射到胆道内的物体。

电子胆道镜由主机（控制器）、光源（带气泵）、软镜等组成。软镜前端内置摄像晶片，收集胆道反射信号；同时还设有工作通道和通气通道，术中可通过工作通道向胆道注水、吸水和伸入操作器械；术后，还可通过通气通道对软镜进行测漏。

二、操作步骤

连接软镜与主机的电源插头→将导管束接头插入光源→打开监视器→打开主机→打开光源→对“白平衡”→连接冲水管、吸引管→检查胆道情况→伸入器械操作。

三、使用注意事项

1. 操作时，不要使软镜过度弯曲，并防止利器刺伤外皮。

2. 器械伸入软镜或从软镜中抽出，必须确保器械处于闭合状态。如果操作器械上夹持物品（如套石篮套着石头），必须将软镜和操作器械一同抽出胆道，将操作器械上的物体彻底清理干净后，方可将器械从软镜内抽出。

3. 浸泡灭菌时必须盖上防水帽，气体灭菌时必须打开防水帽。

如果发现软镜有漏气现象，则不能对软镜进行浸泡灭菌或使用。

四、保养与清洁

1. 使用后应对软镜进行测漏，检查外皮是否完好，防止漏水损坏内部的电子元件。

2. 清洗前必须盖好防水帽。清洗软镜表面和工作通道时，应使用专用的擦布、清洗刷，保持干净，防止损伤镜面。

3. 使用压缩空气吹干工作通道的水分、抹干软镜表面的水迹，垂吊放置于干燥仪器柜内。

4. 清洗套石篮时，用 10ml 注射器抽吸清水注入套石篮的清洗通道，将其内部的血渍冲洗干净，用软布擦干表面及头端的钢丝，并仔细检查，如发现钢丝有起毛刺断裂时，此套石篮应作废。最后，用压缩空气吹干清洗通道内的水分。

5. 清洗干净的活检钳、异物钳等器械的表面、头端及关节部位有污渍时，最好用超声清洗 15min，再用清水冲干净烘干。

6. 清洗干净的器械表面和关节部位，应喷洒润滑油保护。

第十八节　输　液　泵

输液泵是电子度量液体输入血管速度的一种电子机械装置，目前应用的输液泵的结构及样式很多，但总的目的是按要求以恒定的速度输注定量的液体（图 2-18-1）。

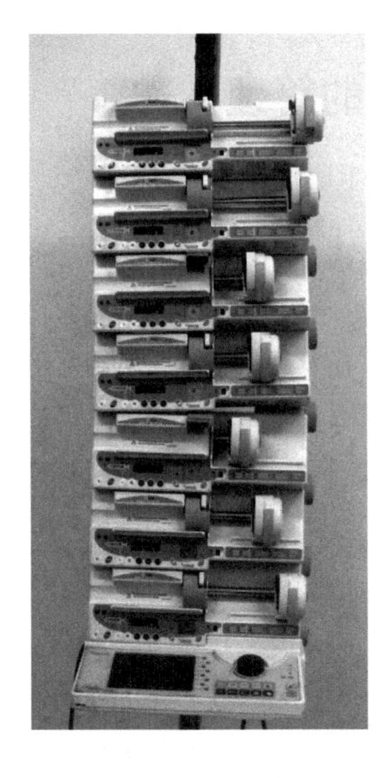

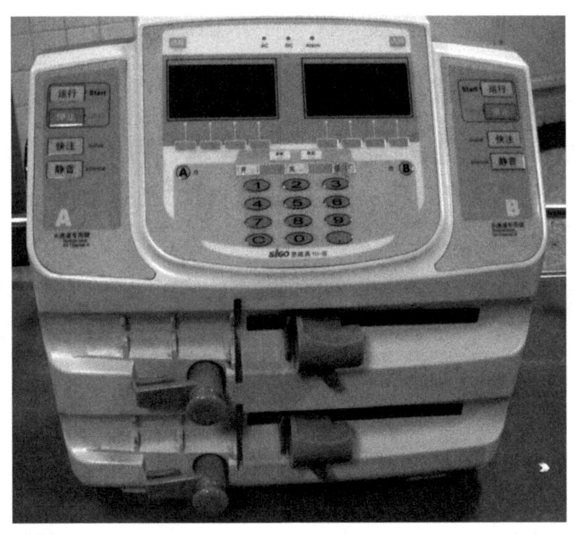

图 2-18-1 输液泵

一、分类

输液泵有推注式注射器输液泵和常规输液泵两种，前者只接受注射器输注，一般用60ml 或 20ml 注射器，速度控制范围为 0.1 ～ 360ml/L；后者可接受注射器、袋装及瓶装液体的输注，输液速度预设定范围一般是 1 ～ 1000ml/L。除最早的单通道输液泵外，目前还有双通道及多通道输液泵（一个特定的卡盒输入独立的液体，每一个通道由一个单独的程序加以控制，计算机程序允许多组液体各自以不同的速度输入）。

二、使用特点及用途

输液泵可使用外接电源或蓄电池，有灵敏的报警装置，管路有气泡、管路阻塞、开门、输液完成及电池欠压时，均能发出警报。在手术室内使用输液泵主要用于持续麻醉用药、小儿输液输血控制、危重手术患者使用抢救药物的连续微量注射及体外循环时注射抗凝药等。

三、使用注意事项

1. 输液泵一般可以固定在输液架上，必须注意把固定螺丝旋紧，防止掉地；使用交流电源时电线插头要放置好，避免电源中断。输液泵发出警报时，及时查找原因。

2. 在接上输液泵前，必须排尽输液管道内的空气，否则将会引起输液泵报警并停止输液。

3. 在输液过程中，应加强观察和随时注意导管是否确实在原插入的血管内和及时发现导管阻塞、药液外渗等情况，防止刺激性药物外溢引起组织损害。

4. 输液泵使用完毕，应擦净可能滴在机器上的药液，放在固定的位置，避免受压。

第十九节　腹腔镜器械的管理

随着医学科学的发展，微创手术正以它突出的优势逐渐取代了传统的手术方式。

一、仪器设备的组成及管理

1. 腹腔镜系统包括监视器、摄像主机、录像设备、冷光源、气腹机、超声刀（图 2-19-1 ～图 2-19-3）。根据工作方便及实际需要，将上述各台设备摆放在专用吊塔或仪器台车的合理位置，并固定。

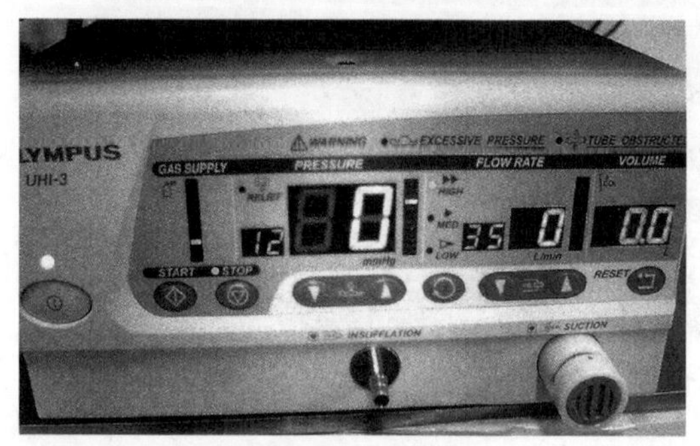

图 2-19-1　气腹机

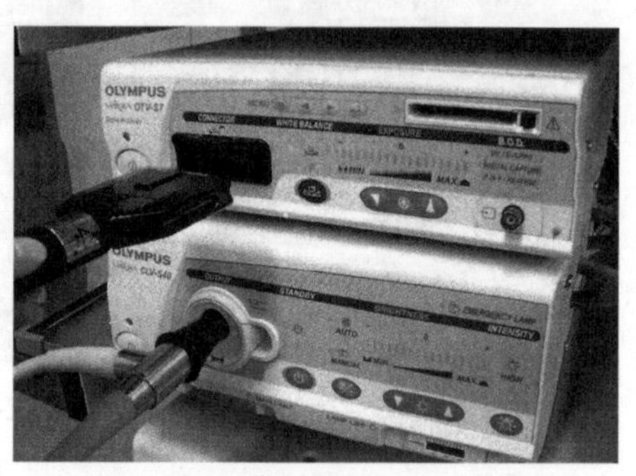

图 2-19-2　摄像主机及冷光源

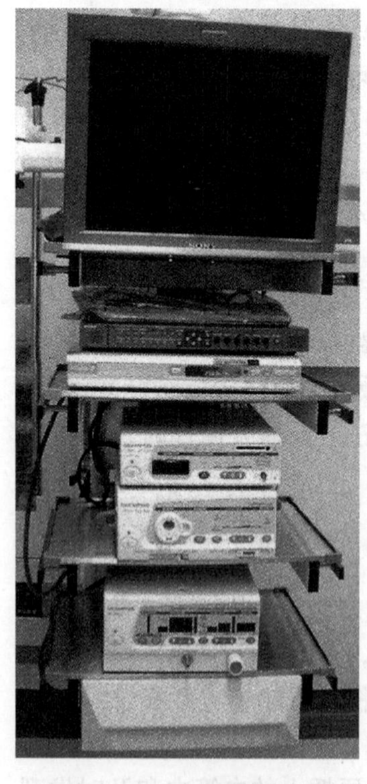
图 2-19-3　腹腔镜系统

2. 术前根据手术要求将仪器车摆放在合理位置以满足术者的视觉需要，连接各个设备的电源，并打开设备的开关检查设备是否运转正常。在连接电子腹腔镜时应检查电气接头，在确保电气接头干燥无污物的情况下与摄像主机连接，电气接头在与主机连接与拔除时应在摄像主机关机状态下进行。摄像电缆线成环绕状态需伸开时，切忌生拉硬拽，应把弯曲环绕部分逐渐拉直后固定。

术中观察手术的进展情况，根据手术医师的要求，对仪器的参数及冷光源数进行调节。

术后应先关闭各仪器开关，再撤去连接在仪器上的电子腹腔镜、气腹管、超声刀，最后切断电源。待仪器冷却后，用浸过 75% 乙醇溶液的湿纱布擦拭仪器表面，去除灰尘及污物，并将仪器台车放在专用仪器间保存备用。

二、电子腹腔镜的清洗消毒

1. 作为一名器械管理者，首先要观察电子镜的外观，检查外观是否完好，查看使用说明书，掌握适合腹腔镜的消毒方式及注意事项。

2. 电子腹腔镜是所有手术器械中价格最昂贵、最易损坏的物品，所以在手术完毕后应首先进行清洁处理，以保证安全（图 2-19-4）。

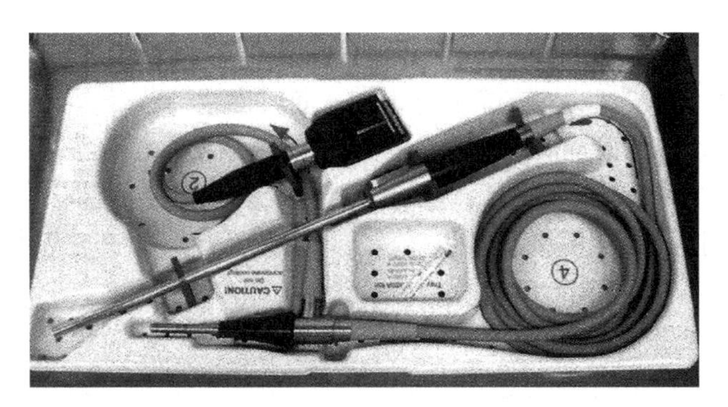

图 2-19-4 电子腹腔镜

首先用湿纱布反复擦拭镜头、镜身、光缆线，去除表面的血液及其他组织碎屑，然后用干纱布擦拭整个镜体，去除镜体表面水分，尤其重点检查电气接头处，如此处因有水分生锈或因残留血液变干，在与摄像主机连接时，会因接触不良而发生图像模糊等异常现象。镜体擦干后把电子镜放在专用镜盒里，放置时注意光缆线应盘曲成直径为 10cm 左右的线圈，防止光导纤维折断。

三、腔镜手术器械的清洗、保养、消毒

1. 清洗　彻底的清洗是保证消毒灭菌的必要条件。内镜及器械的清洗在专用内镜清洗中心进行（图 2-19-5）。用过的手术器械能拆卸的部分应全部打开，将分离钳、剪刀的外鞘卸下，用高压水枪反复冲洗，用软毛刷反复刷洗分离的关节及咬合面至表面无污物。取下穿刺器和转换器上的橡皮帽、橡皮瓣，冲洗干净。穿刺器完全拆卸，轴节打开，用高压水枪反复冲洗。将所有清洗过的器械擦干，浸泡在 1∶270 快速酶洗液中 2 ～ 5min，手工彻底清洗。多酶洗液 pH 中性，性质温和，对内镜等器械无腐蚀性。能有效地分解残留在器械上的脂肪、血液、黏液等污染物，具有去污、除垢、清洁等多重功效。放入超声清洗机中振荡 40min。用流动水、压力水枪、毛刷彻底刷洗干净。然后用干纱布擦干或压力气枪吹干。最后将所有器械浸泡在 1∶15 的润滑剂内 30s 以上。

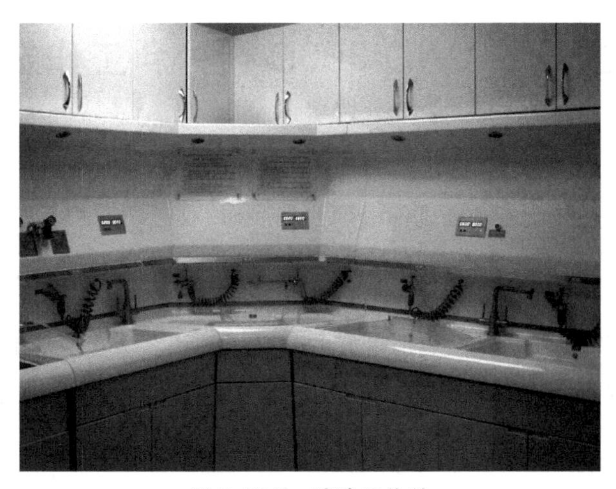

图 2-19-5 清洗工作站

2. 保养　擦干后的器械应按原样组装好，检查穿刺针上的橡皮帽，橡皮瓣有无破损，如有破损应及时更换，有轴节的地方涂上润滑油，同时检查轴节是否灵活，咬合是否紧密，螺丝有无松动、缺失，以便及时维修、补充。上了润滑油的器械应该把多余的油擦干，避免因润滑油过多影响消毒效果。保养后的器械应按一定的顺序装入器械盒内码放整齐，并清点无误后放入消毒指示卡，用双层包布打包、贴上指示胶带，并注明物品名称及消毒有效日期。

3. 消毒　2004年卫生部（2018年3月有更名为国家卫生健康委员会）下发的《内镜清洗消毒技术操作规范》中明确规定：凡进入人体无菌组织、器官或经外科切口进入人体无菌腔室的内镜及附件，如腹腔镜、关节镜、脑室镜、膀胱镜、宫腔镜等，必须灭菌。

目前多采用的消毒灭菌方式有以下3种。

（1）环氧乙烷灭菌：环氧乙烷是一种广谱、高效、穿透力强、对物体损伤小的消毒灭菌剂，可杀灭各种微生物，适用于各种内镜及附件的灭菌，但此种方法的灭菌时间较长。

（2）等离子低温灭菌：能有效对内镜及附件达到灭菌的要求，对内镜无损伤，整个消毒过程仅需55min，既能实现对内镜灭菌又不影响连台手术衔接，是目前较常使用的消毒方式。

（3）高温高压灭菌：高效、环保，但对物品尤其是内镜的损害比较大，目前很少用此种方式对内镜及附件进行灭菌。

4. 器械管理者应具备的基本要求

（1）作为一名器械管理者，应具有高度的责任心，良好的职业道德，扎实的消毒灭菌知识。

（2）掌握每把器械的构造、原理、性能和用途，这样才能正确地拆卸、清洗、安装，以及很好地根据不同的腹腔镜手术准确及时地提供腹腔镜器械，避免因器械准备不充分或不会使用等原因影响手术。

（3）应掌握每种内镜及其附件所适用的消毒方式，并结合当时的手术情况、器械的拥有情况，选择合适的消毒方式。既要满足手术的需要，又要保证所用器械均达到灭菌的效果；既要避免因手术器械消毒不彻底而造成的院内交叉感染，给医院和患者带来无法弥补的伤害，又要避免因消毒方式选择不当，给医院造成不必要的经济损失。

第二十节　VIO 300D 电外科工作站

一、基本功能

1. 具备高智能输出高频电刀功能。单极切割和凝血；双极切割和凝血，多种单双极模式。

2. 具备百克钳（BiClamp）大血管闭合系统功能。可永久闭合7mm以下动、静脉血管，获得美国食品药品管理局（FDA）认证。

3. 具备百克剪（BiSect）功能。实现良好的双极切割和双极止血功能。

4. 具备盐水下双极等离子电切功能。可适用于盐水下妇科宫内膜电切、膀胱镜电切。

5. 具备氩气刀功能。

6. 具备水刀功能。

7. 具备烟雾清除功能。

8. 具备LEEP刀功能。

二、技术特点

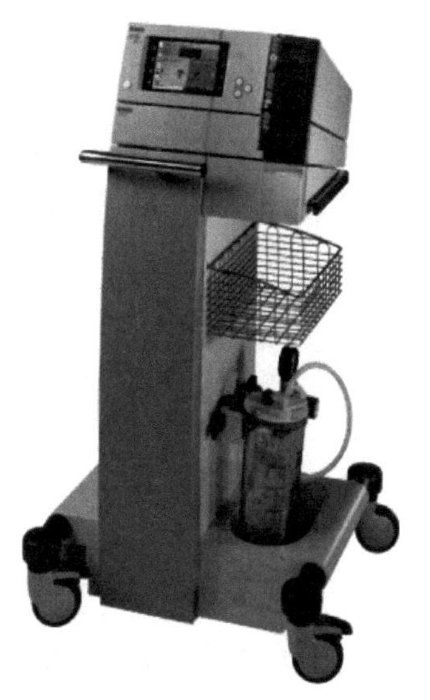

图2-20-1 电外科工作站

1. **开放式模块化设计** 医院可根据自己医院的特点配置电外科工作站的功能，为今后电外科发展留有升级空间，确保新技术更新，可不断升级新功能（图2-20-1）。

2. **可升级百克钳——智能大血管闭合技术** 经过实践的安全的电外科技术，可闭合7mm以下动、静脉血管，并获得美国FDA认证。此升级功能国产无设备能实现。

3. **具备百克剪功能** 百克剪具备优良的止血效果，切割精确、快速，具有广泛的临床适应证，为术者提供全新手术方式。可重复使用、高温高压消毒，较一次性使用器械性价比显著提高。

4. **具备百克钳功能** 可永久性闭合7mm以下动、静脉血管和组织束，具有FDA认证证书，无须结扎，器械可高温高压灭菌重复使用，节约手术成本。

5. **具备盐水下双极等离子电切功能** 可在盐水下进行泌尿外科经尿道前列腺汽化电切，妇科宫内膜电切，减少水中毒、闭孔神经反射的发生。

6. **具备烟雾过滤功能** 配备烟雾过滤器，可吸取手术中产生的有害、烟雾及颗粒等，经过过滤后排放到手术室的是合格的空气。

7. **具备氩气刀功能** 可配合APC2氩气系统升级为氩气刀，可进行组织灭活和大面积渗血的止血，最大损伤深度3mm，可用于开放、腔镜及内镜手术。多用于肝胆外科及消化内科等科室。

8. **具备水刀功能** ERBE JET2使用无菌生理盐水作为介质，利用高压水柱进行组织分离，根据实质脏器和血管、神经的韧性不同，水柱可通过压力调节以保留血管、神经组织，无负损伤，无热效应。可进行开放、腔镜下的水刀手术。

9. **具备LEEP刀功能** 可配合LEEP电极进行妇科宫颈环形切除术。

10. **配件可高温高压灭菌** 电外科工作站所有手术器械均为高温高压消毒重复使用产品，可大大降低手术使用成本。

第二十一节 输液加热器

一、工作原理

输液加热器是一种间接式加温装置（图2-21-1）。它的加热原理是在输液时，使输液液体流经足够长的输液管道，输液加热器的加热器对其进行充分的热传导，从而使输液液体稳定在设定温度上。

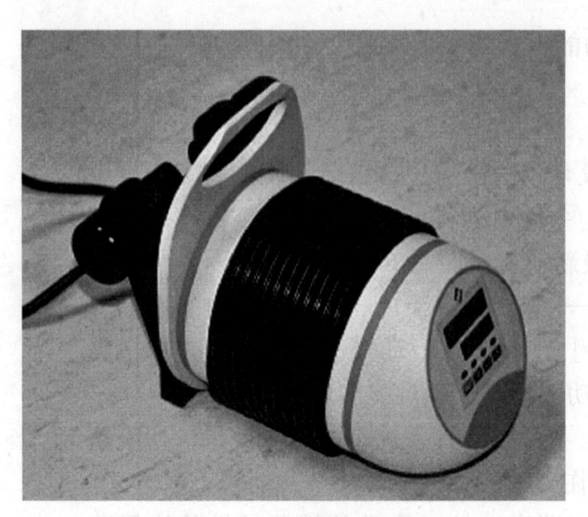

图 2-21-1 输液加热器

二、适应证和禁忌证

1. 适应证　主要用于对输入人体的液体进行加热。

2. 禁忌证　不适用于对热敏感的药物。

三、操作步骤

1. 对加热器表面进行消毒、清洁处理。

2. 将输液加热器固定在输液架上。

3. 把输液管缠绕在输液加热器的加温槽内并确保输液管落在加温槽的底部。

4. 通电将输液加热器的交流插头插入适应本产品的交流电源插座上。

5. 设定温度调整。

(1) 按"<"键一次，设定温度区变为可调，再按"温度值加键"和"温度值减键"即可调整设定温度。

(2) 调整好设定温度，按"SET"键，温度即调整好。

6. 使用后将电源插头拔下。

7. 用干净棉布蘸取酒精，对加热器表面进行消毒、清洁处理。

四、使用时注意事项

1. 使用中随着环境温度的不同，流入人体的实际液体温度比显示温度要低。

2. 使用中输液液体的流速突然变化较大，或是输液管长度的不同，流入人体的实际液化温度与显示温度会有差距。

第3章
消　毒

一、常用化学消毒灭菌方法

根据消毒灭菌水平高低，目前临床使用的化学消毒剂大致分为4类：

1. 灭菌剂　可杀灭一切微生物（包括芽孢）的化学制剂，属于此类的有醛类、过氧乙酸、环氧乙烷。

2. 高效消毒剂　可杀灭一切致病微生物，包括结核菌、致病性芽孢菌、病毒、真菌及其孢子，对细菌芽孢也有一定的杀灭作用，此类消毒剂包括含氯制剂、甲基乙内酰脲类化合物、二氧化氯及一些复合消毒剂。

3. 中效消毒剂　可杀灭除芽孢以外的一切致病微生物，醇类、酚类、碘类消毒剂均属此类。

4. 低效消毒剂　能杀灭除结核菌以外的细菌繁殖体，如季铵盐类、氯已定等。

化学消毒剂的选择应根据被消毒物品的用途来决定。原则上，凡穿过皮肤或黏膜而进入无菌组织或器官内部的器材，与破损的组织、皮肤黏膜密切接触的器材和用品，如不能使用高压蒸汽等物理灭菌方法消毒的器材，必须选择使用灭菌剂进行消毒灭菌；与皮肤黏膜密切接触而不进入无菌组织内的器材，应选择使用高、中效消毒剂；低效消毒剂只能用于直接或间接地与健康无损的皮肤黏膜相接触的物品和器材的消毒。

二、常用物理消毒灭菌方法

（一）高压蒸汽灭菌

高压蒸汽灭菌（又称压力蒸汽灭菌）用于耐高温、耐湿的医用器械和物品的灭菌，根据排放冷空气的方式和程度不同，分为下排气式高压蒸汽灭菌器和预真空高压蒸汽灭菌器两大类。

1. 下排气式高压蒸汽灭菌器

（1）灭菌原理：利用重力置换原理，使热蒸汽在灭菌器中从上而下，将冷空气由下排气孔排出，全部由饱和蒸汽取代，利用蒸汽释放的潜热使物品达到灭菌。

（2）灭菌方法：下排式高压蒸汽灭菌器，可分为手提式和卧式两种。

1）手提式高压蒸汽灭菌器灭菌方法

A. 在主体内加入适量的清水，将灭菌的物品放入灭菌器。

B. 将排气软管插入内壁的方管中，盖好并拧紧顶盖。

C. 将灭菌器的热源打开，开启排气阀排完空气后，（在水沸腾后10～15min）关闭排气阀。

D. 压力升至102.9kPa，温度达到121℃时，维持到规定时间（根据物品性质及有关情况确定，一般 20 ～ 30min）。

E. 需要干燥的物品，打开排气阀，慢慢放气，待压力恢复到零位后开盖取物。

F. 液体类物品，待压力恢复到零位，自然冷却到 60℃以下，再开盖取物。

2）卧式高压蒸汽灭菌器灭菌方法

A. 将待灭菌物品放入灭菌柜室内，关闭柜门并扣紧。

B. 打开进气阀，将蒸汽通入夹层预热。

C. 夹层压力达 102.9kPa 时，调整控制阀到“灭菌”位置，蒸汽通入灭菌室内，柜内冷空气和冷凝水经柜室阻气器自动排出。

D. 柜内压力达 102.9kPa，温度达 121℃，维持 20 ～ 30min。

E. 需要干燥的物品，灭菌后调整控制阀至“干燥“位置，蒸汽被抽出，柜室内呈负压，维持一定时间物品即达干燥要求。

F. 对液体类物品，自然冷却到 60℃以下，再开门取物，不得使用快速排出蒸汽法，以防突然减压，液体剧烈沸腾或容器爆炸。

2. *预真空高压蒸汽灭菌器*　是将锅内冷空气抽出 98% 以上，锅内温度达 132℃，压力达 2.67kPa，一般灭菌时间为 4min。灭菌过程由程控和电脑控制两种。

（1）操作方法

1）一次抽真空法：一次将锅内抽真空到 2.67kPa。此种方法灭菌周期比较短，对密封条要求极高，很难保持，抽真空比较难。

2）脉动真空法

A. 脉动真空法是首次抽真空到 8kPa，然后通入蒸汽再抽真空，如此反复 3 ～ 9 次，亦可达到一次抽真空 2.67kPa 排除 98% 冷空气的效果。

B. 输入蒸汽使压力达到 184.4 ～ 199.1kPa，相当于温度 132 ～ 134℃，保持恒定，维持 4min。

C. 启动抽气机，抽去锅内蒸汽，使压力降至负压（93.3 ～ 90.7kPa），打开进气阀，使经过除菌的空气进入锅内，达到内外锅压力平衡。重复抽气 1 ～ 2 次，温度降至 60℃即完成了整个灭菌过程。

（2）注意事项

1）冷空气排除要彻底，灭菌器的密封性要好，排气管道通畅，排气时间充足，以保证蒸汽的穿透性和升温。

2）预真空高压锅不能灭菌液体。

3）灭菌器在工作时应确保蒸汽压力在 $3kg/cm^2$ 以上，水压在 1.5kg 以上。

（二）干热灭菌法

干热灭菌适用于高温下不损坏、不变质、不蒸发的物品，主要用于不耐湿热器械的灭菌、蒸汽或气体不能穿透物品（如玻璃、油脂、粉剂和金属等）的灭菌。常用的方法有烧灼、干烤两种。

（三）紫外线消毒法

紫外线消毒法适用于室内空气、物体表面和水及其他液体的消毒。

1. *紫外线消毒灯*　要求辐射 253.7nm 紫外线的强度（在灯管中心垂直距离 1m 处测定）为：功率 30W，辐射强度＞ $170\mu W/cm^2$；功率 11W，辐射强度＞ $40\mu W/cm^2$。

2. 注意事项

（1）使用过程中其辐射强度逐渐降低，应定期测定消毒紫外线的强度。当降低到原来新灯强度的 70%（应不低于 1000h）时，给予更换。

（2）保持紫外线灯表面的清洁，每周用酒精棉擦拭表面灰尘、油污 1 次。

（3）紫外线辐照能量低、穿透力弱，仅能杀灭直接照射到的微生物。因此，紫外线消毒物品表面时，应充分暴露消毒部位，并达到足够的照射剂量。若为消毒纸张、织物等粗糙表面，应适当延长照射时间，且两面均应受到照射。

（4）紫外线强度计至少 1 年标定 1 次。

三、小型高压蒸汽灭菌器灭菌效果监测方法和评价要求

（一）定义

1. 小型高压蒸汽灭菌器（small steam sterilizer） 容积不超过 60L 的高压蒸汽灭菌器。

2. B 类灭菌周期（type B of sterilization cycles） 适用于灭菌有包装或无包装负载（实心负载、中空负载和多孔负载等）的周期。

3. N 类灭菌周期（type N of sterilization cycles） 仅用于灭菌无包装实心固体负载的周期。

4. S 类灭菌周期（type S of sterilization cycles） 用于灭菌生产厂家规定的特殊负载的周期，包括无包装的实心固体负载和至少以下一种负载：多孔负载、小量多孔条状物、中空负载、单包装物品和多层包装负载。

5. 满载（fully loaded） 按生产厂家说明书规定方式摆放的最高装载量。

6. B-D 测试物（bowie-dick test system） 将 B-D 测试纸与负载整合在一起可直接用于 B-D 测试的指示装置或产品。

7. 灭菌过程验证装置（process challenge device，PCD） 对灭菌过程有预定抗力的模拟装置，用于评价灭菌过程的有效性。其内部放置化学指示物时称化学 PCD，放置生物指示物时称生物 PCD。

8. 管腔型灭菌过程验证装置（process challenge device for hollow instrument load） 管腔内直径≥ 2mm，内部无连接点，且其腔体中的任何一点距其与外界相通的开口处的距离≤其内直径 1500 倍用于监测管腔型器械的灭菌过程验证装置。

（二）分类与用途

1. 下排气式高压蒸汽灭菌器 利用重力置换的原理，使热蒸汽在灭菌器中从上而下，将冷空气由下排气孔排出，排出的冷空气由饱和蒸汽取代，利用蒸汽释放的潜热使物品达到灭菌。适用于耐高温高湿物品的灭菌，首选用于微生物培养物、液体、药品、实验室废物和无孔物品的处理，不能用于油类和粉剂的灭菌。

2. 预排气式高压蒸汽灭菌器 利用机械抽真空的原理，使灭菌器内形成负压，蒸汽得以迅速穿透到物品内部，利用蒸汽释放的潜热使物品达到灭菌。适用管腔物品、多孔物品和纺织品等耐高温高湿物品的灭菌，不能用于液体、油类和粉剂的灭菌。

3. 正压脉动排气式高压蒸汽灭菌器 利用脉动蒸汽冲压置换的原理，在大气压以上，用饱和蒸汽反复交替冲压，通过压力差将冷空气排出，利用蒸汽释放的潜热使物品达到灭菌。适用于不含管腔的固体物品及特定管腔、多孔物品的灭菌。用于特定管腔、多孔物品灭菌时，需进行等同物品灭菌效果的检验；不能用于纺织品、医疗废物、液体、油类和粉

剂的灭菌。

（三）验证

1. 验证原则　每年应对小型高压蒸汽灭菌器的灭菌参数、灭菌效果和排气口生物安全性进行验证。针对不同类型灭菌周期，选择相应灭菌负载类型进行验证。B类灭菌周期用相应的管腔型PCD进行验证；N类灭菌周期用裸露实体进行验证；S类灭菌周期，根据其灭菌负载类型选择相对应的负载进行验证。

2. 灭菌参数的验证

（1）验证方法：将温度测定仪放入灭菌器，每层设定3个点，各层间按对角线布点；将一个压力测定仪放入灭菌器底部中心；再放入模拟的常规处理物品至满载。经一个灭菌周期后，取出温度测定仪和压力测定仪，读取温度、压力和时间等参数的实测值。

（2）评价指标

1）整个灭菌循环中，灭菌温度范围的实测值不低于设定值，且不高于设定值3℃，灭菌室内任意2点差值不得超过2℃。

2）实测压力范围应与实测温度范围相对应。

3）灭菌时间实测值不低于设定值，且不超过设定值的10%。

符合1）～3）项要求，则为合格；3项中任意1项不符合要求，则为不合格。

3. 生物验证

（1）生物测试包的制备：生物验证用指示菌为嗜热脂肪杆菌芽孢。生物测试包根据不同灭菌负载分别制备，制备方法如下：

1）灭菌无包装裸露物品时，将生物指示物装入高压蒸汽灭菌专用纸塑包装袋中，即为生物测试包。

2）灭菌有包装物品时，选取该灭菌程序下，常规处理物品包中最难灭菌的物品包，将生物指示物放入包中心，即为生物测试包。

3）灭菌管腔型物品时，选择相应管腔型PCD将其制备成生物PCD，即为生物测试包。

4）灭菌特殊物品时，按照不同负载类型选择相对应的负载制备生物测试包。

（2）生物验证方法：灭菌器每层中间、排气口和近灭菌器门处各放置一个生物测试包，在灭菌器内放入模拟的常规处理物品至满载。经一个灭菌周期后，取出生物测试包中的生物指示物，经56℃ ±2℃培养7d，观察培养基颜色变化，同时设阳性对照和阴性对照；自含式生物指示物按说明书执行，并设阳性对照。

（3）生物评价指标

1）自含式生物指示物：自含式生物指示物按产品说明书的要求进行评价，按要求培养至规定时间后，实验组、阳性对照组和阴性对照组颜色变化均符合产品说明书规定，则本次灭菌合格；反之则不合格。

2）菌片：菌片培养7d后，阳性对照组由紫色变成黄色，实验组和阴性对照组不变色，则本次灭菌合格；反之则不合格。

4. 排气口生物安全性验证　在以下情况中，需检查小型高压蒸汽灭菌器排气口处是否有防止病原微生物排入环境的措施，并对其效果进行验证，确保排出的空气中没有相应的病原微生物：①用于生物安全Ⅲ级实验室（BSL-3）；②用于生物安全Ⅳ级实验室（BSL-4）；③灭菌的物品可能带有经呼吸道传播的病原微生物。

验证结果评价：验证灭菌器时，验证结果符合生物验证与化学生物监测的要求，则灭菌器合格；3 项中任意 1 项不符合要求，则灭菌器不合格，应重新验证或对灭菌器进行检修后再验证。

（四）日常监测

1. 化学监测

（1）B-D 试验

1）监测方法：小型高压蒸汽灭菌器一般不必进行 B-D 试验，如进行 B-D 试验，可按下列方法进行，在空载条件下，将 B-D 测试物放于灭菌器内前底层，靠近柜门与排气口，柜内除测试物外无任何物品，经过 B-D 测试循环后，取出 B-D 测试纸观察颜色变化。

2）评价指标：B-D 测试纸均匀一致（完全均匀）变色，则为合格；B-D 测试纸变色不均匀，则为不合格，应检查 B-D 试验失败原因，直至 B-D 试验通过后，该灭菌器方能再次使用。

（2）化学指示胶带

1）监测方法：每一待灭菌物品表面均应粘贴化学指示胶带（包装袋有化学指示色块的除外），经一个灭菌周期后，观察其颜色变化；实验室在灭菌物品时可不采用化学指示胶带。

2）评价指标：化学指示胶带均变色达标，则为合格；变色不达标，则为不合格，本批灭菌物品不能使用，应重新灭菌，且重新检测或对灭菌器进行检修。

（3）化学指示卡（剂）

1）监测方法：将化学指示卡（剂）放入每一待灭菌包中心，若无物品包则放入灭菌器较难灭菌部位，经一个灭菌周期后，取出指示卡（剂），观察其颜色及性状的变化。

实验室在灭菌物品时可不采用化学指示卡（剂），若使用化学指示卡（剂），则将化学指示卡（剂）放入灭菌器最难灭菌的部位，经一个灭菌周期后，取出指示卡（剂），观察其颜色及性状的变化。

2）评价指标：化学指示卡（剂）均变色达标，则为合格；变色不达标，则为不合格，本批灭菌物品不能使用，应重新灭菌，且重新检测或对灭菌器进行检修。

2. 生物监测

（1）监测方法：根据灭菌对象的性质确定监测频率，可参照相关标准规范执行。具体监测方法如下：

1）B 类灭菌周期将生物指示物放入最难灭菌的物品包中央，物品包放入灭菌器最难灭菌部位，经一个灭菌周期后，取出生物指示物，培养后观察其颜色变化。

2）N 类灭菌周期宜采用自含式生物指示物，将自含式生物指示物放入灭菌器最难灭菌部位；若使用菌片，则应采用高压蒸汽灭菌专用纸塑包装袋进行包装后放入灭菌器最难灭菌部位。经一个灭菌周期后，取出生物指示物，培养后观察其颜色变化。

3）S 类灭菌周期根据其灭菌负载类型，将生物指示物放入相应的负载中，然后放入灭菌器最难灭菌部位，经一个灭菌周期后，取出生物指示物，培养后观察其颜色变化。

（2）评价指标：自含式生物指示物按产品说明书的要求进行评价，按要求培养至规定时间后，实验组、阳性对照组和阴性对照组颜色变化均符合产品说明书规定，则本次灭菌合格；反之则不合格。

菌片培养 7d 后，阳性对照组由紫色变成黄色，实验组和阴性对照组不变色，则本次灭菌合格；反之则不合格。

四、低温灭菌的质量监测方法与要求

低温灭菌方法包括环氧乙烷（EO）灭菌法、过氧化氢等离子体灭菌法和低温甲醛蒸汽灭菌法，对灭菌质量应采用物理监测法、化学监测法和生物监测法进行，监测结果应符合 WS/T310.3 的标准要求。在新安装、移位、大修、灭菌失败、包装材料或被灭菌物品改变时，应对灭菌效果进行重新评价（重复 3 次）。

（一）环氧乙烷灭菌质量监测方法与要求

1. *物理监测法与要求* 每次灭菌均应进行程序监测，灭菌程序包括预热、预湿、抽真空、通入气化环氧乙烷达到预定浓度、维持灭菌时间、清除灭菌柜内环氧乙烷气体、解析以去除灭菌物品内环氧乙烷的残留，查看环氧乙烷灭菌器上仪表指示，连续监测并记录灭菌时的温度、压力和时间等参数，灭菌参数应符合灭菌器的使用说明或操作手册的要求。

2. *化学监测法与要求* 选择合适的包装材料包裹待灭菌的物品；每个灭菌物品包外应使用化学指示物作为灭菌过程的标志；包内最难灭菌位置放置化学指示卡，作为灭菌效果的参考，观察其颜色的变化符合使用的指示物灭菌合格颜色要求。

3. *生物监测法与要求* EO 灭菌器每灭菌批次应进行生物监测。

准备 EO 生物测试包：自含式生物指示物和常规生物测试包。常规生物测试包制备：取一副 20ml 注射器，去掉针头和针头套，拔出针栓，将生物指示剂 [枯草杆菌黑色变种芽孢（ATCC 9372）] 放入针筒内，带孔的塑料帽朝注射器针头处，再将注射器针栓插回针筒（注意不要碰及生物指示物），之后用一条全棉小毛巾两层包裹，置于纸塑包装袋内封装。

每批次物品灭菌时将生物测试包放在灭菌器最难灭菌的部位（整个装载灭菌包的中心部位）；灭菌周期完成后应立即将生物指示物从被灭菌物品中取出，36℃ ±1℃培养，常规测试包培养 7d，自含式生物指示物培养时间应遵循说明，观察培养管颜色变化。同时设阳性对照和阴性对照；观察并记录监测结果。

生物监测结果判断：阳性对照组培养阳性，阴性对照组培养阴性，试验组培养阴性，判断为灭菌合格。阳性对照组培养阳性，阴性对照组培养阴性，试验组培养阳性，则灭菌不合格；同时应进一步鉴定试验组阳性的细菌是否为指示菌或是污染所致。

（二）过氧化氢等离子体灭菌质量监测方法与要求

1. *物理监测法与要求* 在灭菌过程中观察电脑自动绘图记录灭菌过程的各个环节，包括灭菌器的型号、灭菌日期、运行次数、灭菌运行起止时间、两次等离子、预等离子、注入过氧化氢气浆的时间、抽真空时间及注入过氧化氢的量等参数是否正常；记录每个灭菌周期的灭菌参数；灭菌参数应符合灭菌器的使用说明或操作手册的要求。

2. *化学监测法与要求* 选择适合于过氧化氢等离子体灭菌器的专用包装材料和容器包裹待灭菌的物品；每个灭菌物品包外应使用化学指示物作为灭菌过程的标志；包内最难灭菌位置放置化学指示卡，观察其颜色的变化符合使用的指示物灭菌合格颜色要求。

3. *生物监测法与要求* 过氧化氢等离子体灭菌应每天至少进行一次灭菌循环的生物监测。

取一支自含式生物指示物用适合于过氧化氢等离子体灭菌的纸塑袋独立包装，指示菌种为嗜热脂肪杆菌芽孢（ATCC7953、含菌量 $5\times10^5\sim1\times10^6$cfu/片）；将自含式生物指示物放置于灭菌舱下层左或右内角，正常装载待灭菌物品；按照厂家操作说明进行全周期灭菌循环，灭菌循环结束后立即取出生物指示物，检查指示物盖上化学指示物颜色变化，其颜色改变符合使用说明；循环结束后的5min内激活生物指示剂：打开纸塑包装，取出指示物，立即按下指示物盖封闭过氧化氢渗侧入孔，以杜绝环境中的杂菌进入；保持生物指示剂垂直，然后使用试管夹将测试剂内部的培养基小瓶压碎，使培养液和芽孢充分混合。同时准备对照管的生物指示物；将两个生物指示管置入56℃ ±1℃培养的恒温培养箱内，培养48h；观察其颜色变化符合灭菌合格标准要求并记录监测结果。

生物监测结果判断：阳性对照组培养阳性，阴性对照组培养阴性，试验组培养阴性，判断为灭菌合格。阳性对照组培养阳性，阴性对照组培养阴性，试验组培养阳性，则灭菌不合格；同时应进一步鉴定试验组阳性的细菌是否为指示菌或是污染所致。

（三）甲醛蒸汽灭菌器灭菌质量监测方法与要求

1. *物理监测法与要求*　每灭菌批次应进行物理监测。记录灭菌过程中的灭菌温度、湿度、压力、时间参数，灭菌参数符合灭菌器生物使用说明或操作手册的要求。

2. *化学监测法与要求*　选择适合于低温甲醛蒸汽灭菌的专用化学指示物，每个灭菌包外应使用包外化学指示物作为灭菌过程的标志，包内最难灭菌位置放置包内化学指示物，完成灭菌周期后观察其颜色变化符合该化学指示物的灭菌合格标准颜色。

3. *生物监测法与要求*　甲醛蒸汽灭菌器生物监测应每周进行一次。将自含式嗜热脂肪杆菌芽孢（ATCC7953）生物指示剂，用符合甲醛蒸汽灭菌器包装材料要求的纸塑袋包好。灭菌时在灭菌器的下前、下中、下后、上中、正中5个点放置生物测试包，经过一个灭菌周期后，迅速把生物指示剂从实验袋中取出，用试管夹将测试剂内部的培养基小瓶压碎，使培养液和芽孢充分混合。 置于56℃ ±1℃中培养48h，观察培养基颜色变化。同时设阳性对照和阴性对照。记录监测结果。

生物监测结果判断：阳性对照组培养阳性，阴性对照组培养阴性，试验组培养阴性，判断为灭菌合格。阳性对照组培养阳性，阴性对照组培养阴性，试验组培养阳性，则灭菌不合格；同时应进一步鉴定试验组阳性的细菌是否为指示菌或是污染所致。

附录1　内镜与微创器械消毒灭菌质量评价指南（试行）

为规范医疗机构内镜消毒灭菌工作，保障内镜与微创技术医疗质量和医疗安全，根据卫生部《消毒管理办法》《医院感染管理办法》及《内镜清洗消毒技术操作规范》，制定本指南。本指南适用于开展内镜诊疗工作的各类医疗机构。开展内镜诊疗工作的医疗机构，应当将内镜与微创器械的消毒灭菌工作纳入医疗质量管理，加强监测和监督。各级地方卫生行政部门负责辖区内医疗机构内镜消毒灭菌工作的监督管理。

第一章　基本要求

一、开展内镜诊疗工作的医疗机构应当制定和完善内镜室管理的各项规章制度，并认真落实。

二、从事内镜诊疗和内镜消毒灭菌工作的医务人员，应当具备内镜消毒灭菌方面的知识，定期参加相关的医院感染管理知识培训，严格遵守有关规章制度。

三、内镜的消毒灭菌应当与内镜的诊疗工作分开进行，分设单独的消毒灭菌室和内镜诊疗室，消毒灭菌室应当保证通风良好。内镜诊疗室应当设有诊疗床、吸引器、治疗车等基本设施。

四、不同部位内镜的诊疗工作应当分室进行；上消化道、下消化道内镜的诊疗工作不能分室进行的，应当分时间段进行；不同部位内镜的消毒灭菌工作的设备应当分开。

五、灭菌内镜的诊疗应当在达到手术标准的区域内进行，并按照手术区域的要求进行管理。

六、工作人员消毒灭菌内镜时，应当穿戴必要的防护用品，包括工作服、防渗透围裙、口罩、帽子、手套等。

七、根据工作需要，按照以下要求配备相应内镜及消毒灭菌设备：

（一）内镜及附件：其数量应当与医院规模和接诊病人数相适应，以保证所用器械在使用前能达到相应的消毒、灭菌合格的要求，保障病人安全。

（二）基本消毒灭菌设备：包括专用流动水消毒灭菌槽（四槽或五槽）、负压吸引器、超声清洗器、高压水枪、干燥设备、计时器、通风设施，与所采用的消毒、灭菌方法相适应的必备的消毒、灭菌器械，50 毫升注射器、各种刷子、纱布、棉棒等消耗品。

（三）消毒灭菌剂：多酶洗液、适用于内镜的消毒剂、75% 乙醇。

八、内镜及附件的清洗、消毒或者灭菌必须遵照以下原则：

（一）凡进入人体无菌组织、器官或者经外科切口进入人体无菌腔室的内镜及附件，如腹腔镜、关节镜、脑室镜、膀胱镜、宫腔镜等，必须灭菌。

（二）凡穿破黏膜的内镜附件，如活检钳、高频电刀等，必须灭菌。

（三）凡进入人体消化道、呼吸道等与黏膜接触的内镜，如喉镜、气管镜、支气管镜、胃镜、肠镜、乙状结肠镜、直肠镜等，应当按照《内镜清洗消毒技术操作规范》的要求进行高水平消毒。

（四）内镜及附件用后应当立即清洗、消毒或者灭菌。

（五）医疗机构使用的消毒剂、消毒器械或者其他消毒设备，必须符合《消毒管理办法》的规定。

（六）内镜及附件的清洗、消毒或者灭菌时间应当使用计时器控制。

（七）禁止使用非流动水对内镜进行清洗。

九、内镜室应当做好内镜消毒灭菌的登记工作，登记内容应当包括，就诊病人姓名、使用内镜的编号、清洗时间、消毒时间以及操作人员姓名等事项。

十、医院感染管理部门应当按照本指南，负责对本机构内镜使用和消毒灭菌质量的监督管理。

第二章　软式内镜的清洗与消毒

十一、软式内镜使用后应当立即用湿纱布擦去外表面污物，并反复送气与送水至少 10 秒钟，取下内镜并装好防水盖，置合适的容器中送消毒灭菌室。

清洗步骤、方法及要点包括：

（一）水洗

1. 将内镜放入清洗槽内：

（1）在流动水下彻底冲洗，用纱布反复擦洗镜身，同时将操作部清洗干净；

（2）取下活检入口阀门、吸引器按钮和送气送水按钮，用清洁毛刷彻底刷洗活检孔道和导光软管的吸引器管道，刷洗时必须两头见刷头，并洗净刷头上的污物；

（3）安装全管道灌流器、管道插塞、防水帽和吸引器，用吸引器反复抽吸活检孔道；

（4）全管道灌流器接 50 毫升注射器，吸清水注入送气送水管道；

（5）用吸引器吸干活检孔道的水分并擦干镜身。

2. 将取下的吸引器按钮、送水送气按钮和活检入口阀用清水冲洗干净并擦干。

3. 内镜附件如活检钳、细胞刷、切开刀、导丝、碎石器、网篮、造影导管、异物钳等使用后，先放入清水中，用小刷刷洗钳瓣内面和关节处，清洗后并擦干。

4. 清洗纱布应当采用一次性使用的方式，清洗刷应当一用一消毒。

（二）酶洗

1. 多酶洗液的配制和浸泡时间按照产品说明书。

2. 将擦干后的内镜置于酶洗槽中，用注射器抽吸多酶洗液100毫升，冲洗送气送水管道，用吸引器将含酶洗液吸入活检孔道，操作部用多酶洗液擦拭。

3. 擦干后的附件、各类按钮和阀门用多酶洗液浸泡，附件还需在超声清洗器内清洗10分钟。

4. 多酶洗液应当每清洗1条内镜后更换。

（三）清洗

1. 多酶洗液浸泡后的内镜，用水枪或者注射器彻底冲洗各管道，以去除管道内的多酶洗液及松脱的污物，同时冲洗内镜的外表面。

2. 用50毫升的注射器向各管道冲气，排出管道内的水分，以免稀释消毒剂。

十二、软式内镜采用化学消毒剂进行消毒或者灭菌时，应当按照使用说明进行，并进行化学监测和生物学监测。

十三、采用2%碱性戊二醛浸泡消毒或者灭菌时，应当将清洗擦干后的内镜置于消毒槽并全部浸没消毒液中，各孔道用注射器灌满消毒液。

非全浸式内镜的操作部，必须用清水擦拭后再用75%乙醇擦拭消毒。

十四、需要消毒的内镜采用2%碱性戊二醛灭菌时，浸泡时间为：

（一）胃镜、肠镜、十二指肠镜浸泡不少于10分钟。

（二）支气管镜浸泡不少于20分钟。

（三）结核杆菌、其他分枝杆菌等特殊感染患者使用后的内镜浸泡不少于45分钟。

十五、需要灭菌的内镜采用2%碱性戊二醛灭菌时，必须浸泡10小时。

十六、当日不再继续使用的胃镜、肠镜、十二指肠镜、支气管镜等需要消毒的内镜采用2%碱性戊二醛消毒时，应当延长消毒时间至30分钟。

十七、采用其他消毒剂、自动消毒灭菌器械或者其他消毒器械时，必须符合本指南第八条第五款的规定，并严格按照使用说明进行操作。

在使用器械进行消毒灭菌之前，必须先按照第十一条的规定对内镜进行清洗。

十八、软式内镜消毒后，应当按照以下方法、步骤进行冲洗和干燥：

（一）内镜从消毒槽取出前，消毒灭菌人员应当更换手套，用注射器向各管腔注入空气，以去除消毒液。

（二）将内镜置入冲洗槽，流动水下用纱布清洗内镜的外表面，反复抽吸清水冲洗各孔道。

（三）用纱布擦干内镜外表面，将各孔道的水分抽吸干净。取下清洗时的各种专用管道和按钮，换上诊疗用的各种附件，方可用于下一病人的诊疗。

（四）支气管镜经上述操作后，还需用75%的乙醇或者洁净压缩空气等方法进行干燥。

十九、采用化学消毒剂浸泡灭菌的内镜，使用前必须用无菌水彻底冲洗，去除残留消毒剂。

二十、内镜附件的消毒与灭菌方法及要点包括：

（一）活检钳、细胞刷、切开刀、导丝、碎石器、网篮、造影导管、异物钳等内镜附件必须一用一灭菌。首选方法是压力蒸汽灭菌，也可用环氧乙烷、2%碱性戊二醛浸泡10小时灭菌，或者选用符合本指南第八条第五款规定的适用于内镜消毒的消毒剂、消毒器械进行灭菌，具体操作方法遵照使用说明。

（二）弯盘、敷料缸等应当采用压力蒸汽灭菌；非一次性使用的口圈可采用高水平化学消毒剂消毒，如用有效氯含量为500毫克/升的含氯消毒剂或者2000毫克/升的过氧乙酸浸泡消毒30分钟。消毒后，用水彻底冲净残留消毒液，干燥备用；注水瓶及连接管采用高水平以上无腐蚀性化学消毒剂浸泡消毒，消毒后用无菌水彻底冲净残留消毒液，干燥备用。注水瓶内的用水应为无菌水，每天更换。

二十一、灭菌后的附件应当按无菌物品储存要求进行储存。

二十二、每日诊疗工作结束，用75%的乙醇对消毒后的内镜各管道进行冲洗、干燥，储存于专用洁净柜或镜房内。镜体应悬挂，弯角固定钮应置于自由位。

储柜内表面或者镜房墙壁内表面应光滑、无缝隙、便于清洁，每周清洁消毒一次。

二十三、每日诊疗工作结束，必须对吸引瓶、吸引管、清洗槽、酶洗槽、冲洗槽进行消毒灭菌，具体方法及要点包括：

（一）吸引瓶、吸引管经清洗后，用有效氯含量为500毫克/升的含氯消毒剂或者2000毫克/升的过氧乙酸浸泡消毒30分钟，刷洗干净，干燥备用。

（二）清洗槽、酶洗槽、冲洗槽经充分刷洗后，用有效氯含量为500毫克/升的含氯消毒剂或者2000毫克/升过氧乙酸擦拭。

消毒槽在更换消毒剂时必须彻底刷洗。

二十四、每日诊疗工作开始前，必须对当日拟使用的消毒类内镜进行再次消毒。如采用2%碱性戊二醛浸泡，消毒时间不少于20分钟，冲洗、干燥后，方可用于病人诊疗。

第三章 硬式内镜的消毒灭菌

二十五、硬式内镜的清洗步骤、方法及要点包括：

（一）使用后立即用流动水彻底清洗，除去血液、粘液等残留物质，并擦干。

（二）将擦干后的内镜置于多酶洗液中浸泡，时间按使用说明。

（三）彻底清洗内镜各部件，管腔应当用高压水枪彻底冲洗，可拆卸部分必须拆开清洗，并用超声清洗器清洗10分钟。

（四）器械的轴节部、弯曲部、管腔内用软毛刷彻底刷洗，刷洗时注意避免划伤镜面。

二十六、硬式内镜的消毒或者灭菌方法及要点包括：

（一）适于压力蒸汽灭菌的内镜或者内镜部件应当采用压力蒸汽灭菌，注意按内镜说明书要求选择温度和时间。

（二）环氧乙烷灭菌方法适于各种内镜及附件的灭菌。

（三）不能采用压力蒸汽灭菌的内镜及附件可以使用2%碱性戊二醛浸泡10小时灭菌。

（四）达到消毒要求的硬式内镜，如喉镜、阴道镜等，可采用煮沸消毒20分钟的方法。

（五）用消毒液进行消毒、灭菌时，有轴节的器械应当充分打开轴节，带管腔的器械腔内应充分注入消毒液。

（六）采用其他消毒剂、消毒器械必须符合本指南第八条第五款的规定，具体操作方法按使用说明。

二十七、采用化学消毒剂浸泡消毒的硬式内镜，消毒后应当用流动水冲洗干净，再用无菌纱布擦干。

采用化学消毒剂浸泡灭菌的硬式内镜，灭菌后应当用无菌水彻底冲洗，再用无菌纱布擦干。

二十八、灭菌后的内镜及附件应当按照无菌物品储存要求进行储存。

第四章 内镜消毒灭菌效果的监测

二十九、消毒剂浓度必须每日定时监测并做好记录，保证消毒效果。

消毒剂使用的时间不得超过产品说明书规定的使用期限。

三十、消毒后的内镜应当每季度进行生物学监测并做好监测记录。

灭菌后的内镜应当每月进行生物学监测并做好监测记录。

消毒后的内镜合格标准为：细菌总数＜20cfu（菌落数）/件，不能检出致病菌；灭菌后内镜合格标准为：无菌检测合格。

三十一、内镜的消毒效果监测采用以下方法：

（一）采样方法：监测采样部位为内镜的内腔面。用无菌注射器抽取10毫升含相应中和剂的缓冲液，从待检内镜活检口注入，用15毫升无菌试管从活检出口收集，及时送检，2小时内检测。

（二）菌落计数：将送检液用旋涡器充分震荡，取0.5毫升，加入2只直径90毫米无菌平皿，每个平皿分别加入已经熔化的45℃营养琼脂15毫升，边倾注边摇匀，待琼脂凝固，于35℃培养48小时后计数。

结果判断：菌落数/镜=2个平皿菌落数平均值×20。

（三）致病菌检测：将送检液用旋涡器充分震荡，取0.2毫升分别接种90毫米血平皿、中国兰平皿和SS平皿，均匀涂布，35℃培养48小时，观察有无致病菌生长。

第五章 其他

三十二、医疗机构设有内镜诊疗中心的，其建筑面积应当与医疗机构的规模和功能相匹配，设立病人候诊室（区）、诊疗室、消毒灭菌室、内镜贮藏室等。

诊疗室内的每个诊疗单位应当包括：诊疗床1张、主机（含显示器）、吸引器、治疗车等。每个诊疗单位的净使用面积不得少于20平方米。手术室应设置内镜手术间、清洗室、器械准备室、消毒灭菌室。

三十三、配置有自动清洗消毒机的医疗机构或内镜诊疗中心，应严格按照使用说明正确操作，在放入自动清洗消毒机消毒前，应行人工彻底清洗。

附录2 医疗机构环境表面清洁与消毒管理规范

1 范围

本标准规定了医疗机构建筑物内部表面与医疗器械设备表面的清洁与消毒的管理要求、清洁与消毒原则、日常清洁与消毒、强化清洁与消毒、清洁工具复用处理要求等。

本标准适用于各级各类医疗机构。承担环境清洁服务的机构可参照执行。

2 规范性引用文件

下列文件对于本文件的应用是必不可少的。凡是注日期的引用文件，仅注日期的版本适用于本文 件。凡是不注日期的引用文件，其最新版本(包括所有的修改单)适用于本文件。

GB 15982 医院消毒卫生标准

WS/T 311 医院隔离技术规范

WS/T313 医务人员手卫生规范

WS/T 367 医疗机构消毒技术规范

3 术语和定义

下列术语和定义适用于本文件。

3.1 环境表面 environmental surface

医疗机构建筑物内部表面和医疗器械设备表面，前者如墙面、地面、玻璃窗、门、卫生间台面等，后者如监护仪、呼吸机、透析机、新生儿暖箱的表面等。

3.2 环境表面清洁 environmental surface cleaning

消除环境表面污物的过程。

3.3 清洁工具 cleaning products

用于清洁和消毒的工具，如擦拭布巾、地巾和地巾杆、盛水容器、手套(乳胶或塑胶)、洁具车等。

3.4 清洁单元 cleaning untt

邻近某一患者的相关高频接触表面为一个清洁单元，如该患者使用的病床、床边桌、监护仪、呼吸机、微泵等视为一个清洁单元。

3.5 高频接触表面 high-touch surface

患者和医务人员手频繁接触的环境表面，如床栏、床边桌、呼叫按钮、监护仪、微泵、床帘、门把手、计算机等。

3.6 污点清洁与消毒 spot cleaning and disinfection

对被患者的少量体液、血液、排泄物、分泌物等感染性物质小范围污染的环境表面进行的清洁与消毒处理。

3.7 消毒湿巾 disinfection wet wipes

以非织造布、织物、无尘纸或其他原料为载体，纯化水为生产用水，适量添加消毒剂等原材料，制成的具有清洁与消毒作用的产品，适用于人体、一般物体表面、医疗器械表面及其他物体表面。

3.8 A_0值 A_0 value

评价湿热消毒效果的指标，指当以Z值表示的微生物杀灭效果为10K时，温度相当于80℃的时间

(秒)。A_0 值 600 是复用清洁工具消毒的最低要求。

3.9 隔断防护 barrier containment

医疗机构内部改建、修缮、装修等工程实施过程中，采用塑料、装饰板等建筑材料作为围挡，以完全封闭施工区域，防止施工区域内的尘埃、微生物等污染非施工区域内环境表面的措施。

3.10 员卫生处理 personnel decontamination

对被污染或可能被污染的人员进行人体、着装、随身物品等方面的清洁与消毒过程。

3.11 清洁工具的复用处理 reprocessing of cleaning-product

对使用过或污染后的复用清洁工具进行清洗与消毒的处理过程。

3.12 低度风险区域 low-riskarea

基本没有患者或患者只作短暂停留的区域。如行政管理部门、图书馆、会议室、病案室等。

3.13 中度风险区域 medium-risk area

有普通患者居住，患者体液、血液、排泄物、分泌物对环境表面存在潜在污染可能性的区域。如普通住院病房、门诊科室、功能检查室等。

3.14 高度风险区域 high-risk area

有感染或定植患者居住的区域以及对高度易感患者采取保护性隔离措施的区域，如感染性疾病科、手术室、产房、重症监护病区、移植病房、烧伤病房、早产儿室等。

4 管理要求

4.1 医疗机构应建立健全环境清洁工作的组织管理体系和规章制度，明确各部门和人员的职责。

4.2 医疗机构应参与环境清洁质量监督，并对环境清洁服务机构的人员开展业务指导。医疗机构指定的管理部门负责对环境清洁服务机构的监管，并协调本单位日常清洁与突发应急事件的消毒。

4.3 医务人员应负责使用中诊疗设备与仪器的日常清洁与消毒工作；应指导环境清洁人员对诊疗设备与仪器等进行清洁与消毒。

4.4 医疗机构开展内部建筑修缮与装饰时，应建立有医院感染控制人员参与的综合小组，对施工相关区域环境污染风险进行评估，提出有效、可行的干预措施，指导施工单位做好施工区域的隔断防护，并监督措施落实的全过程。

4.5 医疗机构应对清洁与消毒质量进行审核，并将结果及时反馈给相关部门与人员，促进清洁与消毒质量的持续改进。审核方法见附件 A。

4.6 承担医疗机构环境清洁服务的机构或部门，应符合以下要求：

a) 建立完善的环境清洁质量管理体系，在环境清洁服务的合同中充分体现环境清洁对医院感染预防与控制的重要性。

b) 基于医疗机构的诊疗服务特点和环境污染的风险等级，建立健全质量管理文件、程序性文件和作业指导书。开展清洁与消毒质量审核，并将结果及时报告至院方。

c) 应对所有环境清洁服务人员开展上岗培训和定期培训。培训内容应包括医院感染预防的基本知识与基本技能。

5 清洁与消毒原则

5.1 应遵循先清洁再消毒的原则，采取湿式卫生的清洁方式。

5.2 根据风险等级和清洁等级要求制定标准化操作规程，内容应包括清洁与消毒的工作流程、作业时间和频率、使用的清洁剂与消毒剂名称、配制浓度、作用时间以及更换频率等。

5.3 应根据环境表面和污染程度选择适宜的清洁剂。

5.4 有明确病原体污染的环境表面，应根据病原体抗力选择有效的消毒剂，消毒剂的选择参考 WS/T 367 执行。消毒产品的使用按照其使用说明书执行。

5.5 无明显污染时可采用消毒湿巾进行清洁与消毒。

5.6 清洁病房或诊疗区域时，应有序进行，由上而下，由里到外，由轻度污染到重度污染；有多名患者共同居住的病房，应遵循清洁单元化操作。

5.7 实施清洁与消毒时应做好个人防护，不同区域环境清洁人员个人防护应符合附件 B 的规定。工作结束时应做好手卫生与人员卫生处理，手卫生应执行 WS/T313 的要求。

5.8 对高频接触、易污染、难清洁与消毒的表面，可采取屏障保护措施，用于屏障保护的覆盖物（如塑料薄膜、铝箔等）实行一用一更换。

5.9 清洁工具应分区使用，实行颜色标记。

5.10 宜使用微细纤维材料的擦拭布巾和地巾。

5.11 对精密仪器设备表面进行清洁与消毒时，应参考仪器设备说明书，关注清洁剂与消毒剂的兼容性，选择适合的清洁与消毒产品。

5.12 在诊疗过程中发生患者体液、血液等污染时，应随时进行污点清洁与消毒。

5.13 环境表面不宜采用高水平消毒剂进行日常消毒。使用中的新生儿床和暖箱内表面，日常清洁应以清水为主，不应使用任何消毒剂。

5.14 不应将使用后或污染的擦拭布巾或地巾重复浸泡至清洁用水、使用中清洁剂和消毒剂内。

6 日常清洁与消毒

6.1 医疗机构应将所有部门与科室按风险等级，划分为低度风险区域、中度风险区域和高度风险区域。

6.2 不同风险区域应实施不同等级的环境清洁与消毒管理，具体要求见表 1。

表 1 不同等级的风险区域的日常清洁与消毒管理

风险等级	环境清洁等级分类	方式	频率 /（次 / 日）	标准
低度风险区域	清洁级	湿式卫生	1 ～ 2	要求达到区域内环境干净、干燥、无尘、无污垢、无碎屑、无异味等
中度风险区域	卫生级	湿式卫生，可采用清洁剂辅助清洁	2	要求达到区域内环境表面菌落总数＜ 10cfu/cm^2，或自然菌减少 1 个对数值以上
高度风险区域	消毒级	湿式卫生，可采用清洁剂辅助清洁	＞ 2	要求达到区域内环境表面菌落总数符合 GB 15982 要求
		高频接触的环境表面，实施中、低水平消毒	＞ 2	

注 1：各类风险区域的环境表面一旦发生患者体液、血液、排泄物、分泌物等污染时应立即实施污点清洁与消毒。
注 2：凡开展侵入性操作、吸痰等高度危险诊疗活动结束后，应立即实施环境清洁与消毒。
注 3：在明确病原体污染时，可参考 WS/T 367 提供的方法进行消毒。

6.3 应遵守清洁与消毒原则。

6.4 被患者体液、血液、排泄物、分泌物等污染的环境表面，应先采用可吸附的材料将其清除，再根据污染的病原体特点选用适宜的消毒剂进行消毒。

6.5 常用环境表面消毒方法见附件 C。

6.6 在实施清洁与消毒时，应设有醒目的警示标志。

7 强化清洁与消毒

7.1 下列情况应强化清洁与消毒：

a）发生感染暴发时，如不动杆菌属、艰难梭菌、诺如病毒等感染暴发；

b）环境表面检出多重耐药菌，如耐甲氧西林金黄色葡萄球菌（MRSA）、产超广谱 β- 内酰胺酶（ESBLs）细菌以及耐碳青霉烯类肠杆菌科细菌（CRE）等耐药菌。

7.2　强化清洁与消毒时，应落实接触传播、飞沫传播和空气传播的隔离措施，具体参照 WS/T311 执行。

7.3　强化清洁与消毒时，应增加清洁与消毒频率，并根据病原体类型选择消毒剂，消毒剂的选择和消毒方法见附件 C。

7.4　对感染朊病毒、气性坏疽、不明原因病原体的患者周围环境的清洁与消毒措施应参照 WS/T367 执行。

7.5　应开展环境清洁与消毒质量评估工作，并关注引发感染暴发的病原体在环境表面的污染情况。

8　清洁工具复用处理要求

8.1　医疗机构宜按病区或科室的规模设立清洁工具复用处理的房间，房间应具备相应的处理设施和储存条件，并保持环境干燥、通风换气。

8.2　清洁工具的数量、复用处理设施应满足病区或科室规模的需要。

8.3　清洁工具使用后应及时清洁与消毒，干燥保存，其复用处理方式包括手工清洗和机械清洗。

8.3.1　清洁工具的手工清洗与消毒应执行 WS/T 367 的要求。

8.3.2　有条件的医疗机构宜采用机械清洗、热力消毒、机械干燥、装箱备用的处理流程。热力消毒要求 A0 值达到 600 及以上，相当于 80℃持续时间 10min，90℃持续时间 lmin, 或 93℃持续时间 30s。

8.4　当需要对清洁工具复用处理质量进行考核时，可参照 GB 15982 执行。

附　件　A
（规范性附件）
医疗机构环境清洁卫生质量审核方法与标准

A.1　医疗机构环境清洁卫生审核方法

A.1.1　目测法

采用格式化的现场检查表格，培训考核人员，统一考核评判方法与标准，以目测检查环境是否干净、干燥、无尘、无污垢、无碎屑、无异味等。

A.1.2　化学法

A.1.2.1　荧光标记法

将荧光标记在邻近患者诊疗区域内高频接触的环境表面。在环境清洁服务人员实施清洁工作前预先标记，清洁后借助紫外线灯检查荧光标记是否被有效清除，计算有效的荧光标记清除率，考核环境清洁工作质量。

A.1.2.2　荧光粉迹法

将荧光粉撒在邻近患者诊疗区域内高频接触的环境表面。在环境清洁服务人员实施清洁工作前预先标记，清洁后借助紫外线灯检查荧光粉是否被扩散，统计荧光粉扩散的处数，考核环境清洁工作“清洁 单元”的依从性。

A.1.2.3　ATP 法

按照 ATP 监测产品的使用说明书执行。记录监测表面的相对光单位值（RLU），考核环境表面清洁工作质量。

A.1.3　微生物法

A.1.3.1　环境微生物考核方法参考 GB 15982。

A.1.3.2　清洁工具复用处理后的微生物考核指标，采样方法和评价方法应参考 GB 15982 的相关规定。

A.2　医疗机构环境清洁卫生质量审核标准

医疗机构环境清洁卫生质量审核标准见表 A.1。

表 A.1　医疗机构环境清洁卫生质量审核标准

风险等级	清洁卫生管理等级	审核标准				
		目测法	化学法			微生物法
			荧光标记法	荧光粉迹法	ATP	
低度风险区域	清洁级	整洁卫生、无尘、无碎屑、无异味等	无要求	无要求	无要求	无要求
中度风险区域	卫生级	整洁卫生、无污垢、无污迹、无异味等	质量抽查使用，无荧光痕迹	质量抽查使用，无荧光粉扩散	质量抽查使用，合格标准按产品说明书规定	细菌菌落总数 $< 10cfu/cm^2$，或自然菌减少1个对数值以上
高度风险区域	消毒级	整洁卫生、无污垢、无污迹、无异味等	定期质量抽查使用，无荧光痕迹	定期质量抽查使用，无荧光粉扩散	定期质量抽查使用，合格标准按产品说明书规定	参考GB 15982，按不同环境类别评判

附　件　B
（规范性附件）
环境清洁人员个人防护用品选择

环境清洁人员个人防护用品的选择见表 B.1。

表 B.1　环境清洁人员个人防护用品选择

风险等级	工作服	手套	专用鞋 / 鞋套	口罩	隔离衣 / 防水围裙	护目镜 / 面罩	帽子
低度风险区域	+	±	±	−	−	−	−
中度风险区域	+	+	±	+	±	−	−
高度风险区域	+	+	+ / ±	+ + / +	+	±	±

注 1："++" 表示应使用 N95 口罩，"＋" 表示应使用，土" 表示可使用或按该区域的个人防护要求使用，—" 表示可以不使用。

注 2：处理患者体液、血液、排泄物、分泌物等污染物、医疗废物和消毒液配制时，应佩戴上述所有个人防护物 0 品。

附 件 C
（规范性附件）
环境表面常用消毒方法

环境表面常用消毒剂杀灭微生物效果见表C.1。

表C.1 环境表面常用消毒剂杀灭微生物效果

消毒剂	消毒水平	细菌			真菌	病毒	
		繁殖体	结核杆菌	芽孢		亲脂类（有包膜）	亲水类（无包膜）
含氯消毒剂	高水平	+	+	+	+	+	+
二氧化氯	高水平	+	+	+	+	+	+
过氧乙酸	高水平	+	+	+	+	+	+
过氧化氢	高水平	+	+	+	+	+	+
碘类	中水平	+	+	－	+	+	+
醇类	中水平	+	+	－	+	+	－
季胺盐类[a]	低水平	+	－	－	+	+	－

注："+"表示正确使用时，正常浓度的化学消毒剂可以达到杀灭微生物的效果。
"－"表示较弱的杀灭作用或没有杀灭效果。
[a] 部分双长链季铵盐类为中效消毒效。

环境表面常用的消毒方法见表C.2。

表C.2 环境表面常用消毒方法

消毒产品	使用浓度（有效成分）	作用时间	使用方法	适用范围	注意事项
含氯消毒剂	400～700mg/L	＞10min	擦拭、拖地	细菌繁殖体、结核杆菌、真菌、亲脂类病毒	对人体有刺激作用；对金属有腐蚀作用；对织物、皮草类有漂白作用；有机物污染对其杀菌效果影响很大
	2000～5000mg/L	＞30min	擦拭、拖地	所有细菌（含芽孢）、真菌、病毒	
二氧化氯	100～250mg/L	30min	擦拭、拖地	细菌繁殖体、结核杆菌、真菌、亲脂类病毒	对金属有腐蚀作用；有机物污染对其杀菌效果影响很大
	500～1000mg/L	30min	擦拭、拖地	所有细菌（含芽孢）、真菌、病毒	
过氧乙酸	1000～2000mg/L	30min	擦拭	所有细菌（含芽孢）、真菌、病毒	对人体有刺激作用；对金属有腐蚀作用；对织物、皮草类有漂白作用
过氧化氢	3%	30min	擦拭	所有细菌（含芽孢）、真菌、病毒	对人体有刺激作用；对金属有腐蚀作用；对织物、皮草类有漂白作用

续表

消毒产品	使用浓度（有效成分）	作用时间	使用方法	适用范围	注意事项
碘伏	0.2% ～ 0.5%	5 min	擦拭	除芽孢外的细菌、真菌、病毒	主要用于采样瓶和部分医疗器械表面消毒；对二价金属制品有腐蚀性；不能用于硅胶导尿管消毒
醇类	70% ～ 80%	3 min	擦拭	细菌繁殖体、结核杆菌、真菌、亲脂类病毒	易挥发、易燃，不宜大面积使用
季胺盐类	1000 ~ 2000mg/L	15 ～ 30min	擦拭、拖地	细菌繁殖体、真菌、亲脂类病毒	不宜与阴离子表面活性剂如肥皂、洗衣粉等合用
自动化过氧化氢喷雾消毒器	按产品说明使用	按产品说明使用	喷雾	环境表面耐药菌等病原微生物的污染	有人情况下不得使用
紫外线辐照	按产品说明使用	按产品说明使用	照射	环境表面耐药菌等病原微生物的污染	有人情况下不得使用
消毒湿巾	按产品说明使用	按产品说明使用	擦拭	依据病原微生物特点选择消毒剂，按产品说明使用	日常消毒；湿巾遇污染或擦拭时无水迹应丢弃

第4章

感　染

第一节　手术部位感染的危险因素

引起手术部位感染的危险因素大致可分为下述三类：

一、与操作者有关的因素

1. *操作技巧*　手术操作过程中，手术医生应尽量彻底地清除坏死组织；仔细轻柔的操作，尽量减少对健康组织的损害；消除手术中的无效腔，减少细菌滋生的场所；适当安置引流物，保持引流通畅。

2. *手术持续时间*　手术时间越长，术后感染风险越大。

3. *急诊手术*　通常急诊手术的患者比常规手术的患者更容易发生手术部位感染。

二、与手术患者有关的因素

1. *年龄*　婴幼儿免疫系统发育不完善，老年人免疫功能衰退，均易造成术后感染。

2. *肥胖*　患者过度肥胖，体壁脂肪组织过多，使手术切口过大；或组织暴露困难，手术难度增大，手术时间延长；另外脂肪组织的血液供应较肌层大为减少，因而肥胖者术后感染的危险性较高。

3. *疾病的影响*　基础疾病严重，如患有糖尿病、恶性肿瘤等，术后易发生感染。这可能与疾病造成患者免疫能力下降有关。

4. *接受对免疫功能产生影响的治疗*　患者使用肾上腺糖皮质激素、放疗、化疗，均能使术后感染率增高。

5. *术前皮肤准备*　建议术前不常规清除毛发，除非在切口周围影响操作。手术前一天晚上，患者应用皂液或抗菌皂液沐浴。如需皮肤准备，应在手术开始前进行，采用剪毛或用脱毛剂去除毛发，不应刮除毛发。

三、其他

1. *术前住院时间*　术前住院时间越长，术后感染的风险越大。主要是由于住院时间越长，医院内的耐药菌株在患者体内定植的概率越大，从而增加了术后感染的危险性。

2. *患者远隔感染灶*　术前治愈原有的感染灶，对降低术后感染的发生有很大的意义。

3. *置入物*　由于微生物通过吸引、黏附于置入物表面引起感染。各种内置入物（如人工心脏瓣膜、人工关节、内固定材料、疝修补材料等），都可能加重手术部位的炎症反应，增加手术部位感染的可能性。通常情况下，微生物带负电，当遇到带正电的聚合物时即产生吸附，通过产生黏液，微生物黏附于聚合物并很快繁殖，进而形成稳定的微菌落并定植，当条件合适时即导致感染。

第二节 感染监控

1. 手术室应保持环境安静、清洁，每天手术开始前及结束后对环境、物体表面湿式清扫，每周固定卫生日，对室内所有物品、墙面、门窗等进行彻底的清扫。

2. 手术室的布局应合理，手术区最外侧为非限制区、中间为半限制区、最内侧为限制区。区与区之间应有明确的分隔。手术区根据手术的不同无菌要求分为无菌手术间、一般手术间和感染手术间等，以减少交叉感染。

3. 手术室感染监控小组由麻醉科主任、感染监控医生、护士长和感染监控护士组成，负责监测本科室工作过程中可能存在的与感染发生有关的各个环节。如对手术人员外科手消毒情况、手术过程中无菌操作规范化程度、本室工作人员着装、有无带菌者等情况进行监测。一旦发现违反操作规范或存在感染的危险因素，应立即采取控制措施。

4. 手术室各种物品的清洗、消毒、灭菌应按照卫生部颁发的《医院消毒供应中心规范》执行。使用后的无菌器械的清洗、灭菌及灭菌后的存放，均应严格按照卫生部2009年颁布的《消毒技术规范》执行。灭菌物品包装的标识应注明物品名称、包装者、灭菌器编号、灭菌批次、灭菌日期和失效日期。标识应具有追溯性。凡超过有效期或虽未超过有效期，但有可能已污染的无菌包，要重新进行灭菌处理。无菌物品的灭菌应尽量采用高压蒸汽灭菌的方法。

5. 手术过程中患者使用的一次性物品均不能反复使用。对不常用的抢救器械要定期消毒，以备紧急状态时使用得安全。

6. 根据各类消毒剂使用要求定期测试化学消毒剂的浓度，定期更换消毒液，确保消毒剂有效成分含量。尽量现用现配。

7. 进行必要的环境、物品的微生物监测，对外科手术消毒效果、空气含菌量、物体表面的带菌量等情况进行监测，每月1次。特殊情况下，可根据监测目的不同随时采样。

8. 做好对外来人员及物品的管理，严格限制手术室内人员数量，尽量避免非手术人员进入。对进入手术室参观的外来人员必须经过医务处、手术室护士长同意后方可进入。进入时应按手术室要求更换衣裤、鞋帽、口罩，并由手术室人员带入。参观者与手术医生保持距离应≥30cm，不可在室内来回走动或随意出入手术间，参观感染手术者不得再至其他手术间参观。

9. 隔离患者手术通知单上应注明感染情况，严格隔离管理。术后器械及物品严格消毒，标本按隔离要求处理，手术间严格终末消毒。

10. 接送患者的平车定期消毒，车轮定期清洁保养，车上物品保持清洁。接送隔离患者的平车应专车专用。用后严格消毒。

11. 手术废弃物品应按《医疗废物管理条例》要求，分类收集、封闭运送，无害化处理。

第三节　监测方法及评价标准

一、空气的微生物学监测

1. 采样时间　空气采样应在室内经空气消毒后，尚未进行各种活动前进行。

2. 采样方法　大体有以下两种。

（1）沉降法：普通手术室依室内面积安放培养皿，取 9cm 的普通营养琼脂营养平皿，面积≤ $30m^2$，安放 3 个点。在室内设一条对角线，取两端及中心 3 个点，两个顶端各距墙壁 1m 处。离地面垂直高度为 80 ～ 150cm；面积＞ $30m^2$，安放 5 个点，取东、西、南、北、中 5 个点，四角的安放点均在距墙壁 1m 处，在采样点暴露 5min 后盖好并立即送检；洁净手术室按照不同洁净度级别放置培养皿：取 9cm 的普通营养琼脂培养平皿，在手术室层流罩下离地面不高于 0.8cm 任何高度处安放培养皿。100 级室内应均匀安放 13 个点，1000 级室内至少测 5 个点，10 000 级及 100 000 级室内至少测 3 个点，放置时间为 30min。

沉降法不需要特殊采样设备，简便易行，故一般医院空气微生物采样常用此法。

（2）空气采样器：空气微生物采样器有多种，常用的有固体撞击式和离心式空气采样器，其使用方法按产品说明书操作。空气采样器对微生物的捕获率高，可捕获到用沉降法不能采集到的小粒子（空气中活微生物一般均依附于尘埃粒子而形成生物活性粒子）。在洁净室空气监测中，由于经过过滤器作用后进入洁净室，尘埃粒子均＜ 100μm。如无人为污染和在洁净装置无故障的情况下，100 级洁净室内＞ 5μm 微尘埃子数应为 0，对于这些含微生物的小粒子的捕获，采样器的捕获率要远远高于沉降法。因此，采样器空气采样在洁净室的空气监察中备受重视。

根据国家建设部 2002 年 11 月 6 日《医院洁净手术部建筑技术规范》要求，无论用任何方法检测细菌浓度，都必须有两次空白对照，第一次对用于检测的培养皿做对比试验，每批一个对照皿，第二次是在检测时，每室或每区一个对照皿，对操作过程做对照试验：模拟操作过程，但培养皿打开后应立即封盖。两次对照结果都必须为阴性。整个操作应符合无菌操作的要求。

3. 合格标准　沉降法：层流洁净手术室≤ $10cfu/m^3$；普通手术室≤ $200cfu/m^3$。

说明：评价标准中除菌落生长单位（cfu）数不得超标外，细菌中不得检出有致病性微生物，如沙门菌、乙型溶血性链球菌、金黄色葡萄球菌。

二、物品和环境表面消毒效果监测

1. 采样时间　物品采样应在物品和环境表面消毒处理后 4h 内进行。

2. 采样方法　采样物品表面积＜ $100cm^2$，取全部面积，采用棉拭子直接涂擦物体的方法采样；≥ $100cm^2$ 的物品，取 $100cm^2$ 采样。用 5cm×5cm 的标准灭菌规格板放在被检物体表面，用浸有含相应中和剂的无菌洗脱液的棉拭子在规格板内往返涂抹各 5 次并随之转动棉拭子，连续采样 4 个规格板面积。用无菌剪刀剪去手接触部位后，将棉拭子投入含有 10ml 相应中和剂的无菌洗脱液试管内，立即送检；门把手等不规则物体表面用棉拭子直接涂擦采样。

3. *合格标准* 监测的细菌菌落总数应≤ $5cfu/cm^2$，并未检出致病菌。

三、手、皮肤黏膜消毒效果监测

手的采样应在接触患者、从事医疗或护理活动前进行。手的消毒又分为卫生洗手消毒和外科手术前消毒两种。前者要求洗手消毒后达到消除清洗部位暂住菌的水平；后者洗手消毒后要求达到消除暂住菌和常住菌的水平。皮肤、黏膜消毒主要指手术部位皮肤、黏膜的消毒。

1. *手采样方法* 被检者五指并拢，用浸有含相应中和剂的无菌洗脱液浸湿的棉拭子在双手指曲面从指跟到指端往返涂擦2次，涂擦过程中同时转动采样棉拭子，剪去手接触部分，将棉拭子投入10ml含相应中和剂的无菌洗脱液试管内，立即送检。

2. *皮肤黏膜采样方法* 用5cm×5cm的标准灭菌规格板，放在被检皮肤处，用浸有含相应中和剂和无菌洗脱液的棉拭子，在规格板内横竖往返均匀涂抹各5次，并随之转动棉拭子，用无菌剪刀剪去手接触部分，将棉拭子投入10ml相应中和剂的无菌洗脱液试管内送检。不规则的黏膜皮肤处可用棉拭子直接涂擦采样。

3. *合格标准*

（1）卫生手消毒，监测的细菌菌落总数应≤ $10cfu/cm^2$。

（2）外科手消毒，监测的细菌菌落总数应≤ $5cfu/cm^2$。

（3）皮肤黏膜：参照手的卫生学标准执行。

四、消毒液的监测

消毒液的监测包括消毒液浓度的监测和消毒液微生物的监测。

1. *采样时间* 使用后至更换新消毒液前。

2. *监测方法*

（1）消毒液有效成分测定。

1）使用市售的相应简易浓度试纸进行含量测定，如含氯制剂和戊二醛试纸。

2）无浓度测试纸的消毒液可通过药物检测的手段定期对消毒液进行含量测定。

监测用试纸或试剂需经卫生行政部门认可。

（2）消毒液染菌量测定：用无菌注射器或吸管取消毒液1ml，注入含相应中和剂9ml的采样管中混匀，立即送检。

3. *合格标准* 消毒液有效成分达到规定要求；使用中消毒液染菌量≤ 100cfu/ml，并未检出致病菌为合格。

五、无菌物品的监测

无菌物品有经热力灭菌物品和使用化学灭菌剂或消毒剂浸泡灭菌物品两种。除对无菌物品进行采样外，前者的监测还包括无菌物品包的内、外指示卡，指示胶带颜色变化情况。

1. *采样时间* 经灭菌处理后、存放有效期内采样。目前尚有部分地区使用的化学消毒剂浸泡处理的无菌物品，采样前须经无菌生理盐水充分冲洗后采样。

2. *采样方法* 手术钳、镊子等大件医疗器械取2份以上用沾有无菌洗脱液的棉拭子在被检物体表面反复涂擦采样，用无菌剪刀剪去棉拭子与手接触部分后投入5ml无菌洗脱液中；小件医疗器械如缝针、刀片等，每管取5件直接投入5ml无菌洗脱液中；无菌注射器采样时应取5支被检注射器在5ml无菌洗脱液中各抽取5次；可用破坏性方法取样的医疗用品如硅胶输液、输血装置与无菌敷料、引流条、棉球、纱布等，用无菌剪刀剪取适量样本并直接投入5ml无菌洗脱液中送检。

3. 合格标准 经热力灭菌后的化学指示胶带、指示卡均变至规定的条件；无菌物品不得检出任何活的微生物。

第四节 感染手术的护理要求

一、感染手术的概念

感染手术主要是指手术部位已受到病原微生物感染或直接暴露于感染区中的手术，包括有急性感染灶的手术、各空腔脏器破裂和穿孔的手术及有严重污染伤口的手术。手术过程中，患者的血液、引流液、组织液、排泄物、分泌物等对周围环境及手术者均造成污染，如果处理不当，可引起交叉感染，甚至引起某一菌种所致疾病的暴发和流行。

常见的感染手术：各部位脓肿切开或切除（皮肤、阑尾、膈下、胰及各体腔等），胃、肠、阑尾穿孔，皮肤蜂窝织炎，感染性创伤，烧伤感染，气性坏疽，破伤风，各种经血传染性疾病等。

甲类及按甲类管理的乙类传染病、气性坏疽及朊毒体患者无论进行何种手术，由于其血液、分泌物、排泄物均具有极强的传染性，所以其手术过程也必须参照感染手术的要求进行，应采取一系列的消毒隔离措施。

二、感染手术的护理

（一）术前护理要求

手术室应设有无菌手术间、急诊手术间和隔离手术间。特殊情况不能在隔离手术间进行手术时，应将感染手术安排在非感染手术之后进行。

手术间的设置应有利于环境和物品消毒，物品放置不可过分拥挤。如需在手术室进行特殊感染手术时，应将手术间内暂不用的物品、器械搬到室外，不能移动的物品、器械用大单覆盖，以减少污染范围。

准备好术中需要的各种器械物品及擦拭物品的消毒液，备物应尽量齐全，以尽最大可能减少手术过程中与室外的接触、交流，或手术结束后禁止未经消毒处理人员外出，以免造成周围环境的污染。

（二）术中护理注意点

1. 手术间门口应放置“感染手术标志”，严格限制手术间人数，感染手术一般不安排人员参观。手术过程中，手术间人员不能任意外出，如必须外出时需按术后处置方法经特殊处置后方可外出。手术过程中需要临时借用其他手术间的物品器械时，应由室外专人向室内人员传送，进入室内的器械物品必须经相应处置后方可拿出。

2. 特殊感染手术（朊毒体、气性坏疽等），室内工作人员要戴手套、穿隔离衣。手术者应穿双层手术衣、戴双层手套。

3. 根据卫生部2004年6月1日起实施的《医务人员艾滋病病毒职业暴露防护工作指导原则》(试行)，在对艾滋病患者或艾滋病病毒携带者进行手术时，若血液、体液飞溅到医务人员的面部，医务人员应戴具有防渗透性能的口罩和防护眼镜；若血液、体液大面积飞溅和污染医务人员身体，还应穿戴具有防渗透性能的隔离衣或者围裙；若皮肤破损者参加手术工作，应戴双层手套。

4. 手术过程中要特别注意防止被针头、缝针、刀片等锐器刺伤。为此，手术中应强调：使用持针器装卸刀片，禁止用手装卸刀片；传递锐器时不能将锐利面直接放到术者手中；禁止将使用过的针头重新戴上针头套；禁止用手直接接触使用过的针头、刀片等锐器。

5. 术中使用过的敷料、引流袋及冲洗液、切除的组织和脏器等，应集中放置于无渗漏的袋或容器中；污染液体的抽取和放出动作均应轻柔，尽量减少污染。

（三）术后处置

1. *工作人员的处理* 一般化脓性感染手术，手术人员于手术结束后，脱去手术衣、手套后即可外出；特殊感染手术结束后，手术人员脱去手术衣、手套或隔离衣，在手术间门口更换清洁鞋后方能外出，并经沐浴、更换口罩和帽子后方可参加其他工作。

2. *手术器械、物品的处理* 通常情况下应遵循先清洗后消毒的处理程序。被朊毒体、气性坏疽及突发原因不明的传染病病原体污染的手术器械、物品均应先经有效消毒后再清洗；无菌物品实行双消毒制度，即先消毒、后清洗，再送灭菌。

疑似或确诊朊毒体感染的患者宜选用一次性诊疗器械、器具和物品，使用后应进行双层密闭封装焚烧处理。可重复使用的污染器械、器具和物品，应先浸泡于1mol/L氢氧化钠溶液内作用60min，再进行清洗灭菌。高压蒸汽灭菌应选用134～138℃、18min，或132℃、30min，或121℃、60min。

气性坏疽污染的处理流程应符合《消毒技术规范》的规定和要求。应先采用含氯或含溴消毒剂1000～2000mg/L浸泡30～45min后，有明显污染物时应采用含氯消毒剂5000～10 000mg/L浸泡至少60min后，再进行清洗灭菌。

突发原因不明的传染病病原体污染的处理应符合国家当时发布的规定要求。

3. *污染布类的处理*

(1) 一般感染手术中使用过的布类物品包括手术床单、治疗巾、手术孔巾、手术衣等，于手术结束后撤下单独包装外贴感染标签并送洗衣房处理。

(2) 特殊感染手术（如朊毒体、气性坏疽等）在条件允许情况下应使用一次性敷料包，手术结束后送焚烧。手术中使用过的布类物品，必须经有效浸泡消毒后或用清洁单严密包裹后送高压蒸汽处理后送洗衣房洗涤。

4. *污染环境的处理* 地面受到致病性芽孢菌污染时，用500mg/L的含氯消毒液擦拭；对结核病患者污染的表面，可用2000mg/L的含氯消毒液擦洗；对霍乱、炭疽等患者污染的表面，可用2000mg/L的含氯消毒液作用30min消毒。

墙面消毒一般为2.0～2.5m高即可。对细菌繁殖体、肝炎病毒、芽孢污染者，分别用含有效氯250～500mg/L、2000mg/L、2000～3000mg/L的消毒剂溶液喷雾和擦洗处理。喷雾量根据墙面结构不同，用量不同，一般为50～200ml/m^2。

5. *污物的处理*

(1) 引流液、冲洗液等污染液体内（量较多时），加入1/5量的漂白粉，搅匀后作用2～

6h 后排放。或用含有效氯 2000 ～ 5000mg/L 的消毒液作用 30 ～ 60min 后倒入下水道。有污水处理系统的医院可直接倒入下水道。

（2）敷料、清除的病残组织及少量液体，可用不渗漏袋严密包裹后送焚烧炉焚烧，无焚烧炉的地方，可将上述污染物品送指定地点深埋。送病理检查的组织标本，应立即用 10% 甲醛固定后送检，防止污染周围环境。

（3）消毒地面、物体表面时使用地拖布、抹布，并经有效消毒后方能再次使用。

6. 严重急性呼吸综合征 / 传染性非典型肺炎（severe acute respiratory syndrome，SARS）患者使用的器械物品管理要求

（1）应按照《医院预防与控制传染性非典型肺炎（SARS）医院感染的技术指南》执行。SARS 的传播链尚无十分明确的定论，但 SARS 患者血液、体液、排泄物、分泌物均具有极强的传染性勿须质疑。因此，SARS 患者使用后的器械、物品，应严格进行消毒、灭菌处理。

（2）SARS 患者及疑似者应在负压手术间进行手术操作，并尽量使用一次性医疗器械和物品，如一次性刀片、缝针、导管、敷料、吸水巾、孔巾及无菌巾等。一次性物品使用后应弃置黄色塑料袋中，封紧袋口后，再套上一层黄色塑料袋。经密封、外加明确标志后集中送到指定地点统一处理。

（3）术后处理

1）物体表面和地面：手术间的物体表面和地面应用 500 ～ 1000mg/L 的含氯消毒剂擦拭和拖地，作用 15 ～ 30min。

2）敷料：应尽量使用一次性敷料包，需回收的布类撤下后用双层包装封扎，高压蒸汽灭菌后送洗衣房清洗消毒，也可使用 500 ～ 1000mg/L 的含氯消毒剂浸泡 30min，送洗衣房清洗消毒。

3）器械：使用后的器械用 1000mg/L 的含氯消毒剂浸泡 30min，进行高压灭菌后存放备用。

4）空气消毒：1% 过氧乙酸喷雾消毒后密闭 2h。

5）呼吸机：SARS 患者使用呼吸机应尽量使用一次性管道。除此之外，其他反复使用后的装置，可拆可卸部分用 2000mg/L 的含氯消毒剂浸泡消毒 30min 后再进行清洗灭菌处理；呼吸机主机表面清洁后，用 500mg/L 的含氯消毒剂擦拭消毒。

第5章

职业防护

手术室护理人员常暴露于多种职业危害之中，严重地威胁着护理人员的身心健康。现代医院手术室的设备逐渐现代化，高新技术的应用，化学药物的不断推新、使用，在护理操作过程中若不注意个人自我防护，容易造成身体上的伤害；工作繁重，节奏紧张，生活缺乏规律性，容易造成精神上的压力；法律知识的贫乏，缺少了自我保护的意识，不但造成自我伤害，同时也损害了患者的利益。因此，应充分认识到各种危害因素，提高自我保护意识。

一、生物性因素对人体的危害及预防

（一）通过皮肤破损处感染

传染源为病毒携带患者的血液、体液通过皮肤损伤（针刺、刀伤、锐利器械划伤等）渠道感染，如乙肝、丙肝、获得性免疫缺陷综合征等，属于直接接触血液感染；肿瘤，属于种植感染；性病，可通过被污染的工作环境而感染。

（二）通过接触后消化道感染

传染源来自于患者自身携带的包囊囊蚴。受感染后囊蚴穿入小肠肠壁后经门静脉系统进入肝脏并形成包囊，囊虫病是由猪肉绦虫的囊尾蚴寄生于人体组织引起的疾病。也可通过被污染的工作环境而感染疾病。

（三）预防措施

1. 手的保护

（1）术前做好自检。手部皮肤有破损时，暂不参加上述感染疾病的手术配合。

（2）勤洗手。操作前后要洗手；当接触污染物品或可疑污染物品时，应用肥皂、流动水反复清洗手臂，然后用消毒剂擦拭。

（3）接触患者的血液、分泌液、排泄物等，应戴手套，必要时应穿隔离衣、戴防护眼镜。若不慎被污染的血液或体液溅入眼睛，立即用大量生理盐水或清水冲洗眼部。

（4）严格执行手术操作规程。传递锐利器械给手术医师时，应将器械尾端向前传递（或使用弯盘进行无接触传递），并做提醒，防止术中意外的刺伤、刀割伤；不要用手直接接触锐器部或按压废弃物，以免误伤；手术结束后应首先处理锐利器械，刀片应及时卸下，放入安全容器内避免操作中造成误伤。使用后的针头不回套，直接放入锐器盒中。如遇刺伤，应及时在流动水中挤出伤口的血液，并用3%碘酊消毒损伤部位的皮肤，更换双层无菌手套。必要时，抽血检测，做药物预防。

2. 污染器械的处理原则

（1）先消毒后清洗：先将污染器械浸泡在含氯消毒液中30min，再用清水冲洗干净。

（2）采用双人打包法包扎器械：巡回护士铺好包布，器械护士将器械擦干、上油，交由巡回护士打包，然后送消毒，严格区分污染与清洁。

3. *污染敷料的处理* 采取双人打包法包扎敷料。手术结束后，巡回护士铺好清洁大单，器械护士将污染的手术布类敷料清点后放在大单上，由巡回护士严密包裹，标明“感染”，送洗衣房做特殊处理。

4. *废弃物的处理* 符合《医疗废物专用包装物、容器标准和警示标识规定》。一般而言，感染性废物置于黄色垃圾袋，并在垃圾袋外面注明“污染”；隔离的传染病患者或疑似传染病患者产生的医疗废物，应当使用双层包装物，并及时密封。

5. *污染的工作鞋的处理* 术前将消毒鞋放在手术间门前，术后手术人员在手术间门前更换消毒鞋；污染工作鞋用含有效氯 1000mg/L 的消毒液浸泡 30min 后刷洗，备用。

6. *污染手术间的处理* 术中手术间门口挂“隔离”标志，限制参观人员进出；术后手术间物品表面用含有效氯 500mg/L 的消毒液擦拭，手术间用过氧乙酸溶液空气消毒，然后通风。

二、空气污染对人体的危害及预防

（一）化学消毒剂的蒸发对空气的污染

1. *戊二醛* 是一种醛类强效、速效、广谱、低毒灭菌剂，对革兰阳性菌、革兰阴性菌、耐酸菌、芽孢及病毒均有杀菌作用。手直接接触到液体，发生皮疹、皮肤红肿、瘙痒等现象。

2. *过氧乙酸* 是一种强氧化剂和高效、广谱灭菌剂，病原体与之接触后可因其氧化作用而死亡，对细菌的繁殖体、芽孢和病毒均有迅速杀灭作用。但对黏膜有刺激性，对皮肤有损坏，手直接接触后，局部皮肤发白、有刺痛感。

3. *环氧乙烷* 具有高效、广谱杀菌的能力，杀灭细菌芽孢和细菌繁殖体，对酵母菌和真菌均有作用。经常接触可以导致机体免疫力下降，损伤人体肝、肾、血液等器官，还能诱发细胞突变，有致敏、致畸及致癌的作用。

（二）臭氧对空气的污染

臭氧发生器的工作原理是利用高压电磁场，使空气中的氧电离并迅速合成 O_3，作用于空气中的微生物使其氧化而死亡，达到消毒作用。O_3 没有还原时对人体有害，对眼、黏膜和肺组织都有刺激作用，能破坏肺表面活性物质，并能引起肺水肿和哮喘等疾病。

（三）挥发性麻醉气体对空气的污染

1. *氧化亚氮* 能氧化维生素 B_{12}，使蛋氨酸合成失活，降低并能抑制骨髓功能。

2. *安氟醚、异氟醚* 使用安氟醚、异氟醚麻醉，若麻醉机呼吸回路漏气及手术结束后拔除气管导管患者自然呼吸时，可将麻醉气体排放到手术间，造成手术间空气污染。对手术工作人员的尿中进行麻醉剂采样，可作为检验空气中麻醉药污染的生物指标。

（四）预防措施

1. *提高防污意识* 当手术室内空气污染已达到较严重程度的时候，仍有相当一部分人员对危害性认识不够。应加强防护知识的教育，充分认识到空气污染的危害性，提高防污的自觉性，减少污染源的产生。

2. *改善手术室通风换气条件* 空气流动能增加化学污染的自然清除率，减少蓄积；麻醉机应增加排污管道，管道出口应加装过滤装置，减少排出气体的毒害性；尽量使患者体内的气体麻醉剂交换完毕，再拔除气管导管，以便减少手术间的污染。

3. 正确使用化学消毒剂

（1）掌握正确的消毒方法。化学消毒剂对宿主都有不同的毒性，甚至有的产生全身性吸收毒性。消毒灭菌、清洁卫生时，能不用则不用，减少污染。

（2）配制消毒剂时，避免直接接触或粉末误吸造成皮肤、黏膜的局部毒性，应戴口罩、手套（必要时戴眼罩、穿防护服），防止发生喷溅；避免浓度过高或滥用消毒剂。

（3）避免环氧乙烷残留，灭菌后的物品必须彻底解析后才能使用。有些内置物（如起搏器）灭菌后有残留，应延长解析时间 7d；灭菌物品残留环氧乙烷应 $< 15.2mg/m^3$，灭菌环境中环氧乙烷应 $< 2mg/m^3$。

（4）臭氧消毒机消毒室内空气时，工作人员应离开现场，并在关机 60min，O_3 浓度降至正常允许范围后，人员方可进入室内。

三、物理因素对人体的危害及预防

（一）X 射线对人体的危害

X 射线波长很短，具有很强的穿透力，能穿透一般可见光不能穿透的各种不同密度的物质，并在穿透过程中受到一定程度的吸收。

（二）紫外线对人体的危害

紫外线直接照射人体，可造成皮肤红斑、眼结膜损害，使人体出现疲劳等不良反应。

（三）激光对人体的危害

激光对人眼损伤的机制有热效应、光化学效应、冲击波效应等。

（四）预防措施

1. X 射线的防护　术中遇有照片或透视时，必须穿戴好防护衣，尽量使用铅屏风遮挡。

2. 紫外线的防护　开启紫外线照射时，人员应离开；检查紫外线灯管强度，应戴防护眼睛。

3. 激光的防护　不能用眼直接观看功率超过安全阈值的激光束；配戴激光防护眼镜；定时检查维修、检测激光的防护系统。

四、噪声对人体的影响及预防

噪声是指任何不需要、令人厌烦或在干扰的同时造成生理、心理上紧张的声音。

当声音超过一定的分贝量，可致血中 17- 羟皮质胆固醇水平增高，可使尿中肾上腺素和去甲肾上腺素排泄量增加，还影响人心血管和听觉的生理变化，可使人的注意力分散，因此，应尽量降低噪声。

预防措施：

1. 正确认识噪声对人体的危害。在手术间限制不必要的交谈，做到三轻：说话轻、走路轻、动作轻。

2. 及时淘汰陈旧的设备，引进性能好、声音小的仪器设备。

3. 使用中的仪器应尽量调低音量，暂不用的仪器应该及时关闭，较少噪声。

五、加强法律知识的教育，提高自我保护的能力

我国正处于社会转型时期，各种医疗、护理法规很不完善，医务人员的法律意识仍然较薄弱，而患者的自我保护意识在逐渐增强，与护理有关的医疗纠纷也在逐年增加，因此要通过护理法律、法规来规范护理人员的行为，保障人民的健康。

预防措施：

1. 正确地执行各种规章制度。各种规章制度、法律、法规，都是人们在长久的工作实践中总结出来的，有些甚至是用生命换来的，是科学的，如果违背了这一规律，就会发生差错事故。

2. 提高自我保护意识。学习法律知识，避免在工作中触犯法律。

第6章
麻　　醉

第一节　局部麻醉

一、表面麻醉

表面麻醉是将渗透性强的局麻药与局部黏膜接触，作用于神经末梢而产生的无痛状态。

（一）常用表面麻醉手术

1. 眼科手术

（1）准备2ml注射器2支，5#球后注射针头1个，6#注射针头1个。

（2）术前10min将1%丁卡因滴入眼球表面。右手横持注射器，左手轻翻开患者眼皮，每次滴入2滴，每隔2min滴1次，重复3～5次。

2. 鼻腔手术

（1）准备棉片数个 。

（2）将棉片浸入2%利多卡因+肾上腺素数滴混合液中，挤去多余药液，将浸药棉片敷于鼻甲与鼻中隔之间3min，重复2～3次，10min后取出棉片，即可手术。

3. 咽喉腔手术

（1）准备喉喷雾器1个，压舌板1块 。

（2）用压舌板将患者舌头压向口底，将1%丁卡因喷雾到咽喉部，3min喷雾1次，重复喷雾3次，即可手术。

4. 尿道手术

（1）准备20ml注射器1支，止血钳1把。

（2）用注射器吸取20ml利多卡因，去除针头，从尿道外口注入尿道内，并用止血钳后部夹住尿道口，防止麻醉药漏出，15min后方可手术。

（二）护理配合

（1）麻醉前，护士将无菌注射器，球后注射针头（5#细长注射针头）放到手术器械台上。

（2）开启麻醉药，将安瓿上的标签向上。

（3）配合术者抽吸麻药。

（4）与术者一同再次查对药名，无误后方可使用。

二、局部浸润麻醉

局部浸润麻醉是沿手术切口线分层注射局部麻醉药，阻滞组织中的神经末梢，简称局麻。常用局麻药：2%利多卡因。

1. *物品准备* 10ml 注射器、7# 短注射针头、9# 长注射针头。

2. *麻醉方式* 沿手术切口分层注射局麻药，浸润面为皮下、肌肉、筋膜和浆膜层及阻滞组织中的神经末梢。针刺入皮肤后注射皮丘，经皮丘逐层注入局麻药。

3. *注意事项* 每次注药前都要回抽，以防局麻药注入血管内，每次注药量不要超过极量，以防局麻药毒性反应。

4. *特殊护理配合* ①协助摆放麻醉体位；②其余同表面麻醉。

三、区域阻滞麻醉

区域阻滞麻醉是指围绕手术区，在其四周和底部注射局麻药，以阻滞进入手术区的神经干或神经末梢。常用的局麻药：2% 利多卡因、麻黄碱、肾上腺素。

1. *用物准备* 20ml 注射器、7# 长注射针头、抢救物品（同气管插管术）。

2. *麻醉方法* 围绕手术区，在其四周和底部注射局麻药，以阻滞进入手术区的神经干和神经末梢。

3. *注意事项* 每次注药前要回抽，以防局麻药注入血管内，每次注药量不要超过极量，以防局麻药毒性反应。

四、神经干及神经丛阻滞麻醉

神经干及神经丛阻滞麻醉是将局麻药注射至神经干（丛）旁，暂时地阻滞神经的传导功能，达到手术无痛的方法。

（一）臂丛神经阻滞

1. *局麻用药* 2% 利多卡因、0.75% 布比卡因。

2. *麻醉方法*

（1）20ml 注射器，7# 注射针头，抢救物品（同气管插管术）。

（2）麻醉入路

1）颈入路：患者仰卧、头偏向对侧，上肢靠胸。

2）腋入路：患者仰卧、头偏向对侧，被阻滞的上肢外展 90°，肘弯曲，前臂外旋，手背贴床。

（3）逐层穿刺患者肢体获异感，或松开持针手指，针头随动脉搏动而摆动，回抽无血或液体即可注药。

3. *注意事项*

（1）每次注药前要回抽，以防局麻药注入血管内。

（2）每次注药量不要超过极量，以防局麻药毒性反应。

（二）颈丛神经阻滞

1. *局麻用药* 2% 利多卡因。

2. *麻醉方法*

（1）20ml 注射器、7# 长注射针头、抢救物品（同气管插管术）。

（2）麻醉体位：患者仰卧，用一小枕垫在上背部，头转向对侧，这样可使胸锁乳突肌和血管向前移位，使颈椎横突暴露明显。

（3）在颈部侧面平第 4 颈椎横突处穿刺，沿中斜肌的肌沟向上移，若有骨性感，表示针尖已触及横突，注射药液宜缓慢，并反复回抽。在穿刺第2、3颈椎横突处，注药方法相同。

3. 注意事项

（1）药物误注入硬膜外腔或蛛网膜下隙，可引起高位硬膜外阻滞或全脊髓麻醉。

（2）每次注药前要回抽，以防局麻药注入血管内。

（3）每次注药量不要超过极量，以防局麻药毒性反应。

（三）特殊护理配合

（1）麻醉前建立静脉通道，以备麻药误入血管内引起局麻药毒性反应的急救。

（2）准备好急救用具及药物，如面罩、口咽通气道、咽喉镜及气管导管，阿托品、肾上腺素及麻黄碱等。

（3）遇有麻药毒性反应时，应快速配合麻醉医生，保证呼吸道通畅，维持血压的稳定，按医嘱给药。

五、椎管内麻醉

（一）蛛网膜下隙阻滞

将局部麻醉药注射于蛛网膜下隙，使脊神经根、背根神经及脊髓表面部分产生不同程度的阻滞，其主要作用部位在脊神经根和后根，简称脊麻。

1. 用药　2% 利多卡因、麻黄碱、罗哌卡因。

2. 麻醉方法

（1）准备蛛网膜下隙穿刺包1个。

（2）穿刺点用2% 利多卡因做皮内、皮下和棘间韧带逐层浸润。

（3）将穿刺针在棘突间隙中点、与患者背部垂直、针尖稍向头侧做缓慢刺入，当针尖穿过黄韧带时，有阻力突然消失“落空”的感觉，继续推进时常有第二“落空”感，提示已穿破硬膜与蛛网膜下隙，见脑脊液流出，即可注药。

3. 麻醉体位

（1）高位穿刺：取侧卧位，护士站在患者腹侧面，协助患者屈躯、两手抱膝，大腿贴近腹壁，头尽量向胸部屈曲，腰背部向后弓成弧形，使脊突间隙张开，便于穿刺；背部与床面垂直，并平齐手术台边沿，避免前俯或后倾，以利于穿刺操作（图6-1-1）。

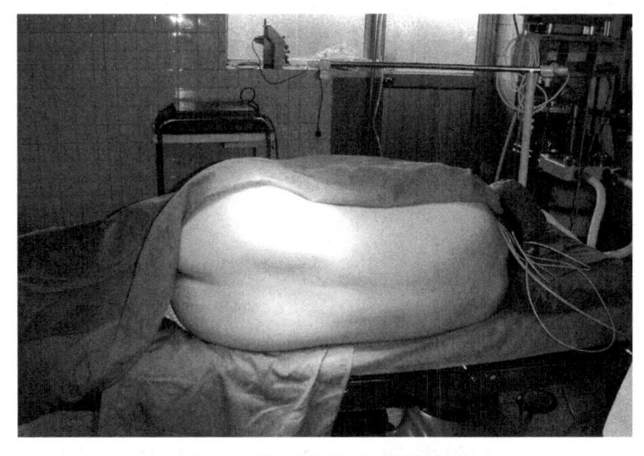

图6-1-1　椎管内麻醉体位

(2) 坐位穿刺：坐靠于手术床边，双手搭在手术托盘上，护士站于前侧方，以防意外情况发生。

(3) 采用重比重溶液时，术侧置于下位；采用轻比重溶液时，术侧置于上方。

(4) 鞍区麻醉取坐位，因蛛网膜下隙麻醉阻滞脊神经后，可引起一系列生理紊乱，其程度与阻滞平面有密切的关系，平面越高，紊乱越明显。因此，必须特别注意平面的调节，配合麻醉医生密切观察病情变化，注意呼吸、血压变化，并及时处理。

4. 并发症

(1) 血压下降：为最常见的并发症。与麻醉平面升高、交感神经阻滞、血管扩张回心血量减少、心排血量降低有关。预防及处理：术前快速静脉给予 500 ～ 800ml 液体；调整体位，制止麻醉平面过度升高；给予血管收缩药；抬高双下肢以增加回心血量。

(2) 呼吸抑制：常因麻醉平面过高，肋间神经甚至膈神经受到不同程度阻滞所致。立即抬高床头、给予吸氧，如通气量不足应以面罩进行辅助呼吸，必要时给予气管插管机械通气。

(3) 恶心呕吐：因交感神经阻断、迷走神经亢进及牵拉内脏所致，亦常与血压下降有关。预防及处理：维持血压稳定；给予止吐药；暂停牵拉内脏。

(4) 头痛：发生率为 3.5% ～ 11%，好发于女性。可在注药后立即出现或发生在 6 ～ 12h 之后。表现为前额跳动性头痛或顶骨痛，持续数天或数周，可伴耳鸣、恶心、畏光，在直立位更明显。主要由脑脊液渗漏，压力改变所致。预防及处理：使用管径较细的腰椎穿刺针；术前大量静脉补液；术后平卧 6 ～ 8h。若头痛发生，平卧休息 24 ～ 48h，镇静、镇痛，大量静脉补液，可自行缓解。

(5) 背痛：由于腰椎穿刺损伤或长时间仰卧，造成背部过度负荷所致，可自行缓解。注意穿刺操作轻柔，术中随时提醒刷手护士或手术医师勿将手术器械置于患者身体上。

(6) 尿潴留：麻醉剂阻滞感觉及交感神经，导致膀胱张力减弱，引起尿潴留。术中术后监测尿量，若患者无法自行排尿，就导尿。

(7) 下肢麻痹或肌肉无力：原因有神经损伤，穿刺部位污染。注意严格无菌操作，穿刺轻柔，注药缓慢。

5. 注意事项　脊麻的麻醉作用起效快，麻醉部位血管扩张，影响有效循环量，加之术前禁食患者有一定量的体液不足，尤其是老年及儿童患者，因此麻醉后患者病情变化较快，应首先做好静脉穿刺，保证液体的输入，保证抢救通路。

（二）硬膜外间隙阻滞

将局部麻醉药注射于硬膜外间隙，阻滞脊神经根，使其支配的区域产生暂时性麻痹，简称硬膜外麻醉。

1. 局麻用药　2% 利多卡因。

2. 麻醉方法

(1) 准备硬脊膜外穿刺包。

(2) 穿刺点用 2% 利多卡因；做皮内、皮下和棘间韧带逐层浸润。

(3) 用 15# 锐针刺破皮肤和韧带，再将硬膜外穿刺针沿针眼刺入，穿刺针到达黄韧带时，阻力增大，并有韧感。这时可将针芯取下，接上盛有生理盐水的玻璃管，继续缓慢进针。一旦突破黄韧带，有阻力顿时消失的“落空感”，同时玻璃管内的液体一般会因为硬膜外腔的负压而被吸入，回吸无脑脊液，推药注射毫无阻力，即表示针尖已进入硬膜外间隙。

3. *麻醉体位* 同蛛网膜下隙阻滞麻醉。

4. *并发症*

（1）全脊髓麻醉：为最严重的麻醉意外事件，因大量局麻药误入蛛网膜下隙所致。表现为呼吸困难甚至呼吸停止，血压剧降甚至心跳停止。必须争分夺秒地进行有效的人工呼吸，维持循环，大量输液，给予适量升压药，如抢救及时多能缓解。

（2）血压下降：最常见，多发生于老年、体弱、血容量不足等患者行阻滞胸段脊神经根时。处理方法为控制药量、合理使用升压药、给氧和辅助呼吸等。

（3）呼吸抑制：常发生于颈段和上胸段神经根阻滞麻醉。预防措施为严密观察呼吸，做好辅助呼吸的准备。

（4）其他：硬膜外导管折断或扭结、脊神经根损伤等。

（三）护理配合

1. 协助摆放麻醉体位，并在床旁照看，防止坠床。

2. 穿刺时应观察患者的面色、表情、呼吸及脉搏等变化，发现异常，及时告知麻醉医生。

3. 穿刺完毕，协助患者恢复仰卧。

4. 用约束带固定患者四肢，防止坠床。

5. 药物注入蛛网膜下隙，可引起全脊髓麻醉；穿刺误入血管内可引起局麻药毒性反应，出现并发症。

因此，应树立麻醉前先建立静脉通道、后穿刺的概念，以保证意外情况下液体能及时输入、保证抢救用药通路，能快速配合麻醉医生，保持呼吸道顺畅、维持血压的变化等。

第二节 全身麻醉

一、气管插管全身麻醉的护理配合

气管插管全身麻醉成功的关键在于物品准备充分、体位摆放合适、用药选择合理及医护人员默契配合。

1. 协助医生准备麻醉用品，如吸引器、心电监护仪、抢救药品及胶布等；去枕，协助患者头向后仰，肩部抬高。

2. 全身麻醉诱导时，由于患者最后丧失的知觉是听觉，所以当开始实施麻醉时，应关闭手术间的门，维持正压，停止谈话，室内保持安静；行气管插管时，患者可能会有咳嗽和“强烈反抗”，护士应床旁看护，给予适当约束和精神支持，避免发生意外伤；外科麻醉期，护士应再次检查患者卧位，注意遮挡和保护患者身体暴露部位。

3. 急诊手术患者可能在急性发病前或事故发生前刚进食、进饮，应仔细询问，以供麻醉方式的选择；若必须立即行全身麻醉手术，应先插胃管将胃内容物排空，此时巡回护士应备好插管用物，协助麻醉医生插管。

4. 若只有一位医生实施全麻操作，巡回护士应协助医生工作，面罩给氧、患者口咽部局麻药喷雾，快速插管时静脉推注肌松剂，插管时协助显露声门、固定导管等。

5. 插管过程中注意事项

(1) 保证喉镜片明亮，特别是在快速诱导致呼吸肌松弛时，需迅速插入气管导管接通氧气。

(2) 固定气管插管时，应先安置牙垫再退出喉镜，防止患者咬瘪导管致通气障碍。

(3) 正确判断气管插管位置，护士可在患者胸前按压 1 ～ 2 下，辅助麻醉医生用面部感触气流或用听诊器试听双肺呼吸音，确保导管在气管中，避免导管插入过深进入支气管而妨碍肺通气。

(4) 注入气管导管套囊内空气 5 ～ 8ml。气压过大，可压迫气管导管使管腔通气变小，也可压迫气管黏膜导致坏死。

6. 气管拔管时，麻醉变浅，气管导管机械性刺激，切口疼痛、吸痰操作等，使患者肾上腺素能神经过度兴奋、血管紧张素 - 醛固酮系统失衡致血浆肾上腺素浓度明显升高。因此，拔管过程中要注意监测血氧饱和度，血压、心率变化，给予相应的拮抗药物；吸痰动作要轻柔，减少刺激，保持患者略带俯倾的侧卧位以使分泌物排出，防止误吸；苏醒期患者烦躁不安，护士要守在床旁，上好约束带，将患者卧位固定稳妥，防止因烦躁而坠床、输液管道脱出、引流管拔出等意外情况发生。如患者未能彻底清醒，应在复苏室观察，待生命体征平稳后方可送回病房。

7. 护送患者回病房时，仍应交代护士监测呼吸、血压情况，防止由于麻醉药和肌松药的残余作用，复苏后下颌松弛造成的上呼吸道梗阻或由于腹部手术后切口疼痛、腹部膨胀、腹带过紧造成的呼吸困难致呼吸停止。

8. 若为浅全身麻醉复合硬膜外阻滞麻醉，体位变动多，应向患者做必要解释，以取得配合；同时，加强体位护理，防止摔伤。

二、常用静脉麻醉药

1. 咪达唑仑　为苯二氮䓬类药物。

优点：化学性质稳定，药效强，诱导迅速，作用时间快，可产生剂量依赖性遗忘，抗焦虑、催眠、镇静。

缺点：无镇痛，对呼吸循环有轻度的抑制，是目前临床中最常使用的镇静药。

2. 异丙酚　是一种新型超短效静脉麻醉药。

优点：起效迅速（30 ～ 40s），时效短（1 ～ 2min），苏醒完全，有遗忘作用，无蓄积。

缺点：产生呼吸循环剂量依赖性的抑制，无镇痛作用，静脉刺激强，注射疼痛，易导致脂代谢紊乱。主要与芬太尼等进行复合维持麻醉，因作用时间短，通常采用静脉持续泵入。

3. 氯氨酮　属非巴比妥酸盐药物。

优点：该药诱导迅速（静脉注射 30s 起效，可维持 6 ～ 10min）；肌内注射 2 ～ 4min 起效，可维持 12 ～ 25min），镇痛效果好，有遗忘作用和支气管扩张作用。

缺点：无肌肉松弛作用，可增加唾液分泌，因交感神经兴奋作用而致血压升高、心率增快、颅内压增加。

在麻醉恢复期，可出现精神异常、噩梦、幻觉、谵妄及精神狂乱等现象。临床中常用于小儿基础麻醉，短小手术。麻醉前使用地西泮或咪达唑仑可减少精神上不良反应的发生。在麻醉恢复期，尽量减少对患者的刺激，保持安静，同时注意保护患者，防止坠落、损伤。

4. 芬太尼　为阿片类镇痛药，镇痛作用强，起效快（1 ～ 2min），作用时间短（20 ～

40min)，对心血管功能影响小。但有剂量依赖性的呼吸抑制作用，可引起心动过缓。其在临床麻醉中广泛使用，也是术后镇痛的主要药物之一。

5. *神经肌肉阻滞药* 又称肌松剂，诱导时使用能减少气管插管时的反射以利于气管内插管，术中使用可产生理想的肌肉松弛作用，以利手术顺利进行。临床上常使用的有除极和非除极肌松弛剂两大类。

(1) 除极肌松剂：首次注射后在肌肉松弛作用出现前一般有肌纤维成束收缩。作用快(1min)，维持时间短（3 ～ 5min)。常用的有琥珀胆碱。其副作用较多，如肌痛，一过性血清钾、眼内压、颅内压升高，反复使用可引起二相阻滞，肌松作用难以恢复等。故烧伤、神经肌肉有病变或高血钾的患者禁用。临床中常用于急诊手术或饱胃患者需快速诱导插管时。一般不用于麻醉维持期。

(2) 非除极肌松剂：阻断冲动自神经传达至肌肉，肌松前无肌颤发生。作用较快(3 ～ 5min)，维持时间长，安全性高。手术中能维持良好的肌肉松弛程度，可缩短手术所需时间及减少其他全身麻醉剂的用量。常用的有阿曲库铵、维库溴铵等。

第三节 合理摆放手术体位

不同体位对椎管内麻醉效果有不同影响，根据需要调节体位有利于麻醉药的扩散、增加麻醉平面。因此，正确摆放体位，可充分暴露手术野、让患者舒适、防止意外伤，又可减少药物用量，避免麻药中毒。

一、麻醉侧卧位

侧卧穿刺插管麻醉时，协助患者摆放体位，尽量显露椎间隙；穿刺过程，护士站在患者腹侧进行床旁照顾，并协助固定穿刺体位，嘱患者若有不适可立即说明但不要移动身体，防止断针；穿刺中，注意观察患者面部表情，必要时与患者交谈，分散其注意力。

二、升腰桥（或折床）侧卧位

据报道，患者行硬膜外麻醉后知觉丧失，肌肉处于松弛状态，机体的保护性反射及自身调节能力下降，此时给予侧卧位升腰桥，可导致回心血量减少，心排血量下降。体位摆放不舒适，随着手术时间延长，患者耐受能力下降，出现躁动、不配合等。因此，摆放体位时，动作轻柔，准确迅速，一次到位，减少重复移动。侧卧前，应准备好体位垫、托手板、床沿挡板、肢体约束带等物品；翻身侧卧时，注意头部、肩部、髂部的着力点均匀受力，平移患者身体，避免压迫神经和血管；肾及肾区手术升高腰桥（或折床)，应正对肋缘下3cm，使患者腰部皮肤有轻微的张力，髂嵴抬高，腰部平展；腋下、髂嵴前后、双腿之间放置体位垫固定，必要时上骨盆挡板，四肢上约束带，防止术中因患者烦躁发生身体移位，造成意外损伤和增加出血机会。

三、剖宫产仰卧位

硬膜外阻滞麻醉下剖宫产术，由于产妇巨大的子宫压迫下腔静脉，可造成一时性回心血量减少、心排血量下降，出现血压下降；同时，硬膜外阻滞麻醉给药后，阻滞了腰以下的感觉运动及交感神经，腹部及下腔静脉扩张，血管容量增加，血液存留于腹部及下肢，造成血容量相对不足，出现血压下降，常常发生低血压。因此，麻醉后取水平的仰卧位时，应将手术床左倾 15° ～ 30°，将产妇子宫推向左侧，减少下腔静脉的压迫。同时，选择左上肢静脉穿刺，左侧卧位麻醉穿刺，麻醉后仰卧，适当加快输液速度，积极配合医生进行补液，预防低血压。

第四节 紧急抢救原则

1. 迅速解除呼吸道梗阻，保持呼吸道通畅，给氧、吸痰。

2. 迅速建立静脉通道，若穿刺困难，立即协助医生做深静脉穿刺静脉切开，需要输血者，立即准备输血器材。迅速备齐急救药品和器材，包括盐酸肾上腺素、阿托品、多巴胺、地塞米松、利多卡因、氯化钙、盐酸异丙肾上腺素、呋塞米、5% 碳酸氢钠及除颤器、心电图机、心脏监护仪、血液加温仪、心脏按压包等，除颤器应处于备用状态，并置于手术间便于取用的位置上。

3. 严格按医嘱服药，严格执行“三查八对”制度，及时记录用药、治疗、复苏的全过程。使用中的注射器、液体袋，必须贴有药名、浓度、剂量标志。使用后的药袋或瓶，全部保留至抢救结束。

4. 固定患者，上好约束带，防止坠床，并注意保暖。

5. 保持良好照明，协助安装人工呼吸机、除颤器等。

6. 密切观察体温、脉搏、呼吸及血压变化，并详细记录。

7. 严格执行无菌技术操作规程，及时、准确留取各种标本，随时配合手术、麻醉医生工作。

8. 具有防受伤观念，一切操作应轻、稳，防止粗暴，避免在抢救中并发其他损伤。

9. 抢救完毕，及时清洁、整理、补充急救药品和器材，保持基数齐备，器材性能良好。

第五节 静脉输液

一、静脉输液

静脉输液是将一定量的无菌溶液或药液通过输液装置直接输入静脉血管内的方法。

二、静脉输液的原理与目的

1. 静脉输液的原理是利用大气压和液体静压或输液泵驱动将药液直接输入静脉血管内。

2. 输液的目的是纠正水、电解质和酸碱平衡失调；补充营养，供给能量；输入药物，治疗疾病；增加循环血量，维持血压。

三、输液反应及护理

（一）发热反应

1. 原因 ①输入致热物质；②药液；③未严格执行无菌操作；④输液器。

2. 症状 患者有寒战、发冷的感觉，继而发热，体温高于38℃，甚至超过40℃，出现脉率增快、呼吸增快、头晕乏力。

3. 护理 反应重者，应立即停止输液，严重时注射抗过敏药物，并保留剩余溶液和输液器进行检测，查找反应原因。

（二）急性肺水肿

1. 原因 ①短时间之内输液速度快输液量大；②患者原有心肺功能不良。

2. 症状 ①患者呼吸困难、胸闷、咳嗽、咳粉红色泡沫样痰，严重时痰液可从口、鼻涌出；②听诊两肺布满湿啰音，心率快且节律不齐。

3. 护理 ①立即停止输液，取端坐位，两腿下垂，必要时可给予利尿剂等；②安慰患者，解除患者的紧张情绪；③加压给氧可使肺泡内压力升高→减少肺泡内毛细血管渗出液的产生；④酒精可降低肺泡内泡沫表面张力，使泡沫破裂、消散，可改善气体交换，缓解缺氧情况。

（三）静脉炎

1. 原因 违反无菌操作，药液刺激性大，输液导管留置时间长。

2. 表现 沿静脉的走向出现条索状红线，可有红、肿、热、痛、畏寒、发热等全身症状。

3. 护理 如合并感染，遵医嘱给予全身或局部抗生素治疗。

（四）空气栓塞

1. 原因

（1）输液导管内空气未排尽，导管连接不紧，有漏气。

（2）加压输液、输血时无人守护，液体输完未及时更换药液或拔针。

（3）空气进入静脉→右心房→右心室→肺动脉 { 小量→分散入肺小动脉→毛细血管吸收；大量→阻塞肺动脉口→缺氧、窒息 }

2. 症状 ①感觉胸部异常不适或胸骨后疼痛，出现呼吸困难、发绀，濒死感；②听诊心前区持续、响亮的水泡音，心电图呈现心肌缺血和急性肺源性心脏病的改变。

3. 护理 ①立即让患者取左侧卧位并头低足高位；②给予高流量氧气吸入，有条件时可通过中心静脉导管抽出空气；③严密观察患者病情变化，如有异常及时对症处理。

（五）输液微粒污染

输液微粒是指输入液体中的非代谢性颗粒杂质，其直径一般为1～15μm，少数可达50～300μm。

输液微粒污染指在输液过程中，将输液微粒带入人体，对人体造成严重危害的过程。

1. 来源 ①药物制作过程中混入异物；②盛装药液容器不洁净；③输液容器与注射器不洁净；④在准备工作中的污染。

2. 防护措施

（1）制剂生产。

（2）输液操作：①采用密闭式一次性医用塑料输液器；②注意输液操作中的空气净化；③严格无菌技术操作；④认真检查药液；⑤输液药液不要放置过久。

第六节　静 脉 输 血

一、静脉输血

静脉输血是将血液通过静脉输入体内的方法。

二、血液制品的种类

1. 全血（新鲜血、库存血）。
2. 成分血（血浆、红细胞、白细胞浓缩悬液、血小板浓缩悬液、各种凝血制剂）。
3. 其他血液制品（白蛋白液、纤维蛋白原、抗血友病球蛋白浓缩剂）。

三、目的

1. 纠正贫血，增进血液携氧能力，改善机体缺氧状态，如贫血。
2. 供给血小板和各种凝血因子，如血友病、血小板减少。
3. 输入抗体、补体，如严重感染的患者。
4. 增加白蛋白，如低蛋白血症患者。

四、常见输血反应与护理

（一）发热反应

1. 原因　①外来性致热源：与输血用具、血液保存液、血液本身内有致热物质有关；②与多次输血后患者产生的白细胞抗体或血小板抗体、供血者的白细胞或血小板发生反应有关；③违反操作原则，造成污染。

2. 症状　①患者一般先有寒战、发冷；②继而体温升高至40℃；③患者伴有头痛、恶心、呕吐、皮肤潮红等症状。

3. 预防　严格管理血库保养液和输血用具，严格执行无菌操作。

4. 处理　①反应轻者，减慢滴数；②反应重者停止输血，给予0.9%氯化钠溶液输入；③密切观察，对症处理，通知医生，遵医嘱给予解热镇痛药和抗过敏药。

（二）过敏反应

1. 原因　①患者是过敏体质；②血液中含致敏物质。

2. 症状　①轻者出现皮肤瘙痒、荨麻疹、轻度血管性水肿；②重者因喉头水肿出现呼吸困难，两肺闻及哮鸣音，甚至发生过敏性休克。

3. 预防　①勿选用有过敏史的献血员；②献血前4h，食清淡食物、饮糖水，禁忌高脂肪、高蛋白食物。

4. 处理　①轻者减慢输血速度，重者停止输血，保留静脉通畅；②呼吸困难者给予吸氧，严重喉头水肿者行气管切开，循环衰竭者给予抗休克治疗；③遵医嘱给药保留余血送检。

（三）溶血反应

溶血反应是输入的红细胞和受血者红细胞都发生异常破坏，而引起一系列临床表现；

是输血反应中最严重的反应，输入10～15ml即可出现症状。

1. 原因 ①输入血型不合的血液；②输入Rh因子不合的血液；③输入变质血；④输血的同时加入高渗或低渗溶液，或加入不合适的药物。

2. 预防 ①做好血型鉴定和交叉配血试验，输血前仔细查对，杜绝差错；②严格血液保存。

3. 处理 ①停止输血，通知医生，保留余血；②维持静脉输液通道，静脉注射碳酸氢钠；③双侧腰部封闭或热水袋热敷；④严密观察生命体征，抗休克治疗。

（四）与大量输血有关的反应

大量输血指在24h内紧急输血量大于或相当于患者总血容量。大量输血可出现循环负荷过重；出血倾向；枸橼酸钠中毒反应。

1. 出血倾向

（1）原因：可能与输入库存血，凝血因子减少有关。

（2）护理：通过输入新鲜血或血小板可以预防。

2. 枸橼酸钠中毒反应

（1）原因：与大量输血后血钙下降有关。

（2）症状：手足搐搦、出血倾向、血压下降、心率缓慢甚至心搏骤停。

（3）护理：当输入1000ml库存血后，应遵医嘱静脉注射10%葡萄糖酸钙或氯化钙10ml以补充钙离子。

第七节 手术室常用急救药品

一、抗休克血管活性药

1. 盐酸肾上腺素

（1）作用与用途：本药对α和β受体均有强烈的直接兴奋作用。能增加心肌需氧量，兴奋心肌，加强心肌收缩力，加快心率，增加心排血量，从而升高血压，并可收缩皮肤黏膜及内脏小血管，扩张支气管及肠道平滑肌。主要用于过敏性休克、心搏骤停、支气管痉挛等，配合局部麻醉时，可使血管收缩以减慢局部麻醉药的吸收，从而延长麻醉时间，预防局部麻醉药中毒，利于止血。

（2）注意事项：有面色苍白、头痛、心悸、心律失常等副作用。因此，心脏器质性病变、高血压、甲状腺功能亢进患者及妊娠妇女均忌用，并不得与氯仿、氟烷等合用。

（3）剂量与用法：针剂，1mg/ml，每次0.5～1.0mg，皮下或肌内注射，小儿每次0.02～0.03mg。

2. 重酒石酸去甲肾上腺素

（1）作用与用途：本药主要兴奋α受体，对β受体作用很弱。其收缩血管及升压作用较肾上腺素略强，而兴奋心脏、扩张支气管作用较肾上腺素弱，使肾脏血流灌注量减少。适用于手术、创伤、出血等引起的休克，静脉注射后10～30min可使血压升高，维持15～25min。

（2）注意事项：静脉注射时如漏入皮下组织，可引起局部组织坏死，应及时更换部位，并用 2% 利多卡因局部浸润、热敷，以减轻症状。静脉滴注时浓度不宜过大，时间不宜过久，以免因肾缺血引起肾衰竭。用药期间，每小时尿量不得低于 25ml。停药时可能出现血压突然下降，故应逐渐减低剂量和滴速。高血压、动脉硬化症及无尿症患者忌用。

(3) 剂量与用法：针剂，2mg/ml，2mg 稀释至 100ml 或 250ml 生理盐水中。

3. 盐酸麻黄碱

(1) 作用与用途：是从中药麻黄中提取出的生物制剂，具有 α 和 β 受体兴奋作用，可使血管收缩，但无后扩张作用，升压作用较弱但较持久，能增快心率并使支气管平滑肌松弛，常出现快速耐药性。主要用于各种原因引起的低血压，尤其是腰椎麻醉及硬膜外麻醉引起的低血压，也常作为血管黏膜收缩剂。

(2) 剂量与用法：针剂，30mg/ml，30mg 抽吸生理盐水至 3ml，遵医嘱静脉推注。

4. 异丙肾上腺素

(1) 作用与用途：本药能增强心排血量，降低静脉压，改善微循环及组织缺氧状态，从而纠正休克。对血管有扩张作用，能解除休克时小血管的痉挛，增加微循环血流量。主要用于中毒性休克和失血性休克。

(2) 注意事项：有胸闷、胸痛、心律失常等副作用。用于休克时应及时补充血容量，否则会使低血压进一步加剧。心肌梗死、甲状腺功能亢进及肾病患者忌用。

(3) 剂量与用法：针剂，1mg/2ml，心内注射，每次 0.2 ～ 1mg。静脉滴注，一次 1 ～ 2mg。使用过程中经常检查心率及血压，一般应使心率不超过每次 120 次。

5. 盐酸去氧肾上腺素（新福林）

(1) 作用与用途：本药与去甲肾上腺素相似，为较强的 α 受体兴奋剂，作用较弱而持久，毒性较小。可通过周围血管收缩达到目的，连续使用不产生耐药性。主要用于手术或麻醉时的低血压、虚脱、直立性低血压及室上性心动过速等。

(2) 注意事项：有头重、四肢疼痛、心律失常等副作用。高血压、心肌梗死患者忌用。

(3) 剂量与用法：针剂，10mg/ml，皮下或肌内注射，每次 5 ～ 10mg，静脉注射，每次 0.25 ～ 0.5mg，缓慢注射；静脉滴注，10mg 稀释于 5% 葡萄糖 500ml 中，缓慢滴入。

6. 重酒石酸间羟胺（阿拉明）

(1) 作用与用途：本药直接兴奋 α 受体及血管平滑肌，有较强的持久的血管收缩作用和中等度增加心肌收缩力的作用，对心率影响小，对肾血管收缩作用较去甲肾上腺素弱。对休克并发尿闭、心功能不全、脑水肿、心搏骤停、复苏后的休克患者具有较好的疗效，可增进脑、肾及冠状动脉血流量。主要用于过敏性休克、心源性休克、感染性休克、脑创伤性休克及心肌梗死性休克等。

(2) 注意事项：大剂量时可引起头痛、头晕、血压骤增、反射性心动过缓等副作用。在用氟仿、氟烷、环丙烷等全身麻醉时，可诱发室性心律失常。已用单胺氧化酶抑制剂的患者忌用。不能做皮下注射，以防引起坏死或脱皮。

(3) 剂量与用法：针剂，10mg/ml；肌内注射，每次 2 ～ 10mg；静脉注射，每次 0.5 ～ 5mg；静脉滴注，15 ～ 100mg 加于 5% 葡萄糖溶液或生理盐水 500ml 中，滴速为 20 ～ 30 滴 / 分。

7. 盐酸多巴胺

(1) 作用与用途：具有 β 受体兴奋作用，在低浓度时还具有 α 受体兴奋作用。能增强心肌收缩力，增加心排血量，但对心率无显著影响。对皮肤、肌肉及内脏血管都有扩张作用，使血流量增加，尤其能使肾血流量增加，肾小球滤过率增加，尿钠排泄增加，肾功能获得改善。主要用于感染性、出血性及心源性休克，特别对心排血量低、肾功能不全、周围血管阻力增高而血容量已补充的患者，也适用于心脏手术后或心脏复苏时的升压。

(2) 注意事项：可有恶心、呕吐、呼吸困难、头痛等副作用。心动过速或心室颤动患者忌用。

(3) 剂量与用法：针剂，20mg/2ml，静脉滴注，20mg 溶于 5% 葡萄糖 200 ～ 400ml 中，缓慢点滴，从每分钟 1mg/kg 开始，每 5 ～ 10min 调整 1 次，一般为 75 ～ 100μg/min。

8. 多巴酚丁胺

(1) 作用与用途：本品为选择心肌兴奋剂，主要兴奋 β 受体，能增强心肌收缩力，增加心排血量，但对心率的影响较小（小于异丙肾上腺素），较少引起心律失常，对周围血管的作用较小。据认为，本品对心肌梗死后或心脏外科手术时心排血量低的休克患者有治疗价值。其疗效介于多巴胺与异丙肾上腺素之间。在同时采用卤烷麻醉剂时，本品较其他升压药安全。

(2) 剂量与用法：针剂，20mg/ 支，静脉滴注，每分钟 2.5 ～ 10μg/kg。

9. 硫酸阿托品

(1) 作用与用途：为抗胆碱药，可使心脏兴奋、脉搏加快、血压上升、平滑肌松弛、腺体分泌受抑制，并对中枢神经有兴奋作用。大剂量使用时能解除小血管痉挛，使血管扩张，改善微循环，因此具有抗休克作用。主要用于迷走神经兴奋性增加所致的心动过缓、心绞痛、感染性休克、有机磷中毒的解救及麻醉前给药。

(2) 注意事项：有口干、面红、头晕等副作用。剂量过大时可发生中毒症状，如急躁、幻觉、惊厥、昏迷等。前列腺肥大及青光眼患者忌用。

(3) 剂量与用法：针剂，1mg/ml，可皮下、肌内或静脉注射。麻醉前用药时，皮下注射 0.5mg，可减少呼吸道分泌物，预防术后引起肺炎；感染性休克时用 5% 葡萄糖溶液 20ml 稀释后静脉注射，成人每次 1 ～ 2mg/kg，儿童每次 0.03 ～ 0.05mg/kg，10 ～ 20 分钟 / 次。

10. 山莨菪碱

(1) 作用与用途：本药为由人工合成品制成的注射液。有较强的平滑肌松弛作用，能解除血管痉挛，改善微循环，并有镇痛及抑制分泌物作用。主要用于感染性休克、脑血管痉挛、有机磷中毒的解救及麻醉前用药。

(2) 注意事项：有口干、面红、视物不清、排尿困难等副作用，过量时有高热、抽搐、呼吸加快等中毒症状。急性脑出血及青光眼患者忌用。

(3) 剂量与用法：针剂，10mg/ml，肌内注射每次 5 ～ 10mg；静脉注射，成人每次 5 ～ 20mg，儿童每次 0.2 ～ 1mg/kg。

二、强心剂和抗心律失常药

1. 去乙酰毛花苷（西地兰）

(1) 作用与用途：能加强心肌收缩力，增加心排血量，减慢心率，有积蓄作用。用于充血性心力衰竭、心房颤动、室上性阵发性心动过速等。

(2) 注意事项：有厌食、恶心、呕吐、头晕、头痛及心律失常等副作用。

(3) 剂量与用法：0.4mg/2ml，静脉注射，每次 0.2 ～ 0.4mg，1 ～ 2 次 / 日。

2. 毒毛花苷 K（毒毛旋花子苷 K）

(1) 作用与用途：作用与毛花苷 C（西地兰）相同，但作用更快更短，无蓄积作用。用于充血性心力衰竭、心房颤动等。

(2) 注意事项：严重心血管病、急性心肌炎、细菌性心内膜炎患者禁用。

(3) 剂量与用法：0.25mg/ml，静脉注射，首次量为 0.25mg，2h 后再用 0.125 ～ 0.25mg。

3. 氨茶碱

(1)作用与用途:可兴奋心脏,使心肌收缩力加强,并有中枢兴奋作用。用于支气管哮喘、心性和肾性水肿患者。

(2) 剂量与用法：25mg/10ml、50mg/20ml，静脉注射，加于 20% ～ 50% 葡萄糖 20 ～ 40ml 中，每次 20 ～ 50mg。

4. 利多卡因

(1) 作用与用途:酰胺类局部麻醉药,较普鲁卡因作用强 2 倍,穿透力强,维持时间较长,并具有迅速而安全的抗室性心律失常作用。用于阻滞、浸润麻醉等。

(2) 注意事项：可出现过敏反应及嗜睡等副作用。与肾上腺素合用可减轻其毒性反应，延长其作用时间。与脂类局部麻醉药无交叉过敏现象。

(3) 剂量与用法：局部浸润用 0.5% ～ 1%；阻滞麻醉用 1% ～ 2%；硬膜外麻醉用 2%。1 次用量不得超过 0.4g。

三、周围血管扩张药

盐酸罂粟碱：

(1) 作用与用途：本品为非特异性平滑肌解痉剂，对周围血管、脑血管、冠状血管及支气管、胃肠道等平滑肌均有松弛作用，因而产生血管扩张作用，使外周阻力及脑血管阻力降低。其冠状动脉扩张作用比黄嘌呤强。临床可用于肢端动脉痉挛症、脑血管痉挛、脑血栓形成、动脉内膜炎、肺栓塞、高血压及幽门痉挛、胆道痉挛、胆绞痛、尿道痉挛等。但普通剂量疗效不满意，剂量加大时，不良反应增加。据研究，本品治疗动脉血栓形成或肺栓塞是有价值的。对心绞痛的疗效尚有不同的看法。此外还可用于室性心动过速、期前收缩等心律失常，也可用于支气管哮喘等。

(2) 注意事项：可有恶心、呕吐、食欲缺乏、嗜睡、头痛、便秘等。过量或注射过快可致房室传导阻滞、心室颤动等不良反应。一般不做静脉注射，必须静脉注射时，应充分稀释后缓慢注射。本品长期使用会产生成瘾性，故不宜久用。

(3) 剂量与用法：针剂，30mg/ml，皮下注射、肌内注射、静脉注射，每次 30 ～ 60mg。极量为每次 100mg，300mg/d。

四、止血药、抗凝血药及利尿药

1. 吸收性明胶海绵

(1) 作用与用途：为 1 种氨基酸不全的蛋白质，无抗原性。对软组织和实质性脏器创面渗血有较好的止血作用。

（2）用法：手术创面渗血时，先将创面渗血拭净，立即将其贴敷创面，用纱布稍加压迫，即可止血。用后可留置体内，不必取出。

2. 呋塞米

（1）作用与用途：能抑制髓袢升支的髓质部和皮质部对钠和水的再吸收，作用快，维持时间短。有温和的降血压作用。用于严重创伤后、术中脑水肿等。

（2）注意事项：副作用小，偶有视物模糊、暂时性耳聋、急性肾衰竭、低钾血症，孕妇忌用。

（3）剂量与用途：针剂，20mg/2ml，肌内注射，每次 20 ～ 40mg。

3. 甘露醇

（1）作用与用途：为渗透性利尿药，能迅速提高血液渗透压，使组织脱水，用以降低颅内压。作用强，排泄快，注射后 10min 发生利尿作用，20min 颅内压下降，可维持 3 ～ 6h。大剂量久用可发生血尿。

（2）剂量与用法：25%、250ml，静脉滴注，1 ～ 2g/kg，15 ～ 20min 滴完。日用 100 ～ 200g。

五、调节水、电解质、酸碱平衡药和血浆代用品

1. 氯化钠

（1）作用与用途：钠离子和氯离子是体液的主要成分，钠离子是维持细胞外渗透压和容量的主要成分。0.9% 溶液静脉注射可补充血容量和钠离子。主要用于各种缺盐性失水，如大面积烧伤、大出血、严重呕吐及腹泻等。可口服、皮下注射及静脉滴注。

（2）注意事项：过量输入可致组织水肿。

（3）剂量与用法：0.9%，100ml、250ml、500ml、1000ml。按病情确定剂量。

2. 氯化钾

（1）作用与用途：钾离子是维持细胞内渗透压、酸碱平衡、新陈代谢、神经传导、肌肉收缩及心肌收缩所必需的。用于各种缺钾症。

（2）注意事项：静滴过量可抑制心肌及出现高血压，可引起反射消失、心率减慢、心脏停搏、周围循环衰竭等。

（3）剂量与用法：1.5g/10ml，静脉滴注，剂量视病情而定，一般不超过 0.2g/（kg·d），缓慢滴入。

3. 氯化钙

（1）作用与用途：钙离子是维持神经肌肉兴奋所需的，并可降低毛细血管通透性。用于低血钙患者。

（2）注意事项：有较强刺激性，可产生全身发热，注射应缓慢。

（3）剂量与用途：1g/20ml，静脉注射或静脉滴注，用 5% ～ 10% 葡萄糖溶液稀释，0.5 ～ 1g/d。

4. 葡萄糖酸钙

（1）作用与用途：同氯化钙。

（2）剂量与用法：1g/10ml。用葡萄糖稀释后缓慢静脉注射，每次 0.5 ～ 1g。

5. 碳酸氢钠

（1）作用与用途：为常用的弱碱性药物。用于急性酸中毒。

（2）注意事项：输入过多可引起水肿。常用 5%/250ml。

（3）剂量与用法：常用 0.2g/10ml、1g/20ml、3g/200ml、12.5g/500ml。静脉滴注，一般 800 ～ 1000ml/d。

6. 葡萄糖溶液

（1）作用与用途：为机体主要能量来源之一。目的在于供给能源、补充体液、提高肝脏解毒能力。高渗溶液则作为脱水剂。

（2）剂量与用法：有 5%、10%、25%；按病情确定剂量。

第八节　手术监护保温技术

人体通过精确控制来维持核心体温处于 37℃，以便完成理想的代谢过程。手术期间，由于麻醉的抑制作用、人体核心至体表热量的重新分布，以及暴露于手术室低温环境中，患者会出现体温下降——核心体温为 36℃或低于 36℃。研究表明，全身麻醉的第 1 小时即开始出现低温。麻醉和手术过程中造成体温下降的因素较多：手术室环境温度低、未注意给患者保温、皮肤消毒液及体腔冲洗液过凉及大量输液、输血，加上麻醉本身抑制了机体对温度改变的调节反应，使皮肤血管扩张等都是引起患者体温下降的原因。

虽然麻醉和手术引起的体温下降已被人们所认识，但它给患者带来的影响至今未受到重视。术后早期的观察表明，出现体温下降的患者，特别是老年患者，经常由并发症产生，如发绀、呼吸窘迫、心率减慢和低血压。临床观察显示，低温可导致手术患者的苏醒时间和拔管时间延长。低温时，肝脏代谢率及肝功能降低，使肌松药物的作用延长，拔管时间延迟。此外，手术期间低温，可以引起可逆行的血小板功能障碍、凝血功能降低，导致出血倾向。低温使心肌缺血发生率增加，免疫功能降低，术后伤口感染增多。低温患者在全麻恢复期，易出现皮肤血管收缩和寒战，同时耗氧量增加。耗氧量增加对术前就有呼吸和循环疾病的患者来说是较严重的问题。

防止术中温度下降有利于避免上述情况的发生。温暖的手术室、麻醉期间减少患者的暴露时间、使用保温毯、输入加温的血和液体、不用过凉的液体冲洗体腔，都是保持体温的有效措施。

一、正常体温调节

体温调节由温度感觉传入、体温调节中枢、传出神经产生反应 3 部分组成，可保持正常核心体温。核心体温可在肺动脉、鼓膜、食管远端或鼻咽部测得。

在正常生理状态下，机体核心体温为 37℃。而体表温度受环境影响发生变化，但核心体温可在体温调节系统的调控下保持相对恒定，一般不超过 37℃ ±0.5℃。体内广泛分布着温觉和冷觉感受器，来自冷觉感受器、温觉感受器的信号经纤维传入，经过脊髓、中枢神经系统多层次整合，最终到达下丘脑，即体温调节中枢。体温调节通过大脑的正反馈与负馈来减少“正常值”的波动。机体对热干扰（体温偏离适当阈值）的反应通过激活效应器，即增加代谢产热或改变环境散热而实现。

出汗是由节后胆碱能神经介导的。多数人最大速度为0.5L/h。主动温度调节性血管扩张是人类独有的反应，可增加皮肤血，促进机体核心热量向皮肤转移以利散热。如体温低于该阈值，则激动冷反应机制，即血管收缩、非寒战性产热和寒战产热。血管收缩可防止循环血管将热量从深部组织带到体表散发，温度调节性血管收缩主要产生于手指和足趾的动静脉短路，开放的短路直径约100μm，使其携带的血流是相同长度毛细血管（直径10μm）的1万倍。寒战是一种不自主肌肉活动和最迅速而有效地纠正低温的方式，但寒战增加的耗氧量可达200%～800%，致使患者代谢消耗量大为增加，对机体产生有害的作用。

二、影响体温的因素

1. 自身因素和外界因素

（1）自身因素：年龄是影响体温的因素，青春期正值发育旺盛期，体温控制不太稳定；老年人因皮下脂肪少，血液循环慢，新陈代谢低，导致体温偏低，对温度变化敏感度差。

（2）外界因素：长时间手术，使患者与冷环境接触时间增加，机体辐射散热增加；液体输入量的不同，对患者“冷稀释”作用的强度不同，患者的体温变化亦不同。患者年龄、手术时间、输入液体量对患者均有一定的影响。加温输液可有效排除年龄、手术时间、输入液体量等因素对体温的影响。但不能单纯依靠加温输液来维持患者的体温，也应考虑其他因素对体温的影响，如手术间的温度一般可控制在22℃；患者入手术室后注意保温等。

2. 全身麻醉对手术患者的影响　全身麻醉下患者机体只能通过自主防御反应调节温度的变化，而丧失了通过行为调节体温的能力。全身麻醉药抑制体温调节，抑制血管收缩，同时可增加热反应阈值，其程度与剂量呈线性关系，核心体温变动范围约在4℃以内。静脉麻醉药及阿片类药呈线性抑制而挥发性麻醉药呈非线性抑制，使动静脉短路效应降至为正常的1/3。麻醉期间非人为性低体温是围术期普遍存在的体温失衡现象，是体温调节功能抑制和手术室环境温度共同作用的结果。在正常生理情况下，体内的热量并非平均分布。温度调节性血管收缩维持机体核心温度和外周温度梯度，一般为2～4℃。全身麻醉降低血管收缩阈值至正常体温以下才开放动静脉短路。全身麻醉1h后，核心体温呈缓慢下降，并呈直线性降低，这是热丢失超过代谢产热的缘故。

三、热量丢失方式

1. 辐射。

2. 对流。

3. 传导。

4. 蒸发。

四、低体温对机体的影响

1. 有益的作用

（1）对脑外科手术或脑血管意外手术有脑保护作用。

（2）对器官移植手术有器官保护作用。

(3) 对易感染患者可预防恶性高热。

2. 不利因素

(1) 伤口感染。

(2) 心功能障碍。

(3) 凝血障碍。

(4) 药效改变。

(5) 低温增加病死率。

(6) 寒战及不适。

(7) 麻醉恢复期及住院时间延长。

第7章
普　外　科

第一节　腹直肌切口

【手术步骤及手术配合】

手术步骤	手术配合
1. 消毒手术野皮肤	递擦皮钳夹小纱布蘸碘酒、酒精消毒手术野。以切口为中心，上至双侧乳头，下至耻骨联合水平，双侧至腋中线，待皮肤消毒剂干燥后，最后一块干纱布拭净脐孔内皮肤消毒剂
2. 铺无菌单	递第一块治疗巾，助手接过盖住切口下方，第二块治疗巾盖住切口对侧，第三块治疗巾盖住切口上方，第四块铺近侧，递术前膜协助贴膜，覆盖腹口单
3. 切开皮肤、皮下组织	切口边缘各置一干纱布，递 22# 刀、有齿镊，切开皮肤，递弯血管钳止血。干纱布拭血，1# 丝线结扎或电凝止血
4. 切开腹直肌前鞘	递甲状腺拉钩上下牵开，湿纱布拭血，更换手术刀片，递 22# 刀在腹直肌中间切一小口，组织剪扩大切口
5. 分离腹直肌，结扎血管	递 4# 刀柄做钝性分离，递中弯血管钳止血，22# 刀切开。4# 丝线结扎或电凝止血
6. 切开后鞘及腹膜	递有齿镊在切口中间夹住后鞘。递 10# 刀切开后鞘，递中弯血管钳 2 把提起腹膜，递刀切开。递组织剪上、下扩大切口。递适宜的切口保护器保护切口
7. 探查腹腔	递腹部拉钩牵开，递生理盐水湿手探查，更换深部手术器械及湿纱垫。递腹腔自动拉钩牵开显露术野
8. 关闭腹腔	递温盐水冲洗腹腔，清点器械、敷料、缝针等。递中弯血管钳钳夹腹膜上下角及两侧缘。13×34 圆针、7# 丝线间断缝合或 0# 可吸收线连续缝合
9. 缝合腹膜及后鞘	递无齿镊、13×34 圆针、7# 丝线间断缝合，马蹄拉钩牵开
10. 冲洗切口，缝合腹直肌前鞘	递生理盐水冲洗，吸引器吸引，更换干纱布，递有齿镊、13×34 圆针、7# 丝线间断缝合。再次清点器械、纱布、纱垫、缝针
11. 缝合皮下组织、皮肤。覆盖切口	递有齿镊，9×28 圆针、1# 丝线间断缝合皮下组织。去除术前膜，递酒精棉球擦拭周围皮肤。递有齿镊、9×28 角针、1# 丝线间断缝合皮肤或 4-0# 可吸收线行皮内缝合。递酒精棉球再次消毒切口皮肤。2 把有齿镊对合皮肤切缘。纱布棉垫覆盖，包扎切口

第二节 旁正中切口

【手术步骤及手术配合】

手术步骤	手术配合
1. 常规消毒皮肤及铺单	递擦皮钳夹小纱布蘸碘酒、酒精消毒手术野。以切口为中心，上至双侧乳头，下至耻骨联合水平，双侧至腋中线，待皮肤消毒剂干燥后，最后一块干纱布拭净脐孔内皮肤消毒剂。助手站在患者右侧，递第一块治疗巾，助手接过盖住切口下方，第二块治疗巾盖住切口对侧，第三块治疗巾盖住切口上方，第四块铺近侧，递术前膜协助贴膜，覆盖腹口单
2. 切开皮肤、皮下组织	切口边缘各置一干纱布，递 22# 刀、有齿镊，切开皮肤，递中弯血管钳止血。干纱布拭血，1# 丝线结扎或电凝止血
3. 切开腹直肌前鞘	递甲状腺拉钩上下牵开，湿纱布拭血，更换刀片，递 22# 刀在腹直肌中间切一小口，组织剪扩大切口
4. 分离腹直肌，显露后鞘	递有齿镊提起前鞘的内侧缘，用 4# 刀柄将腹直肌由内向外分离。显露后鞘，用甲状腺拉钩牵开
5. 切开腹直肌后鞘及腹膜	递有齿镊在切口中间夹住后鞘。递 10# 刀切开后鞘，递中弯血管钳 2 把提起腹膜，递刀切开。递组织剪上、下扩大切口。递切口保护器保护切口
6. 探查腹腔	递腹部拉钩牵开，递生理盐水湿手探查，更换深部手术器械及湿纱垫。递腹腔自动拉钩牵开显露术野
7. 关闭腹腔	递温盐水冲洗腹腔，清点器械、纱布、纱垫、缝针等。递中弯血管钳钳夹腹膜上下角及两侧缘。13×34 圆针、7# 丝线间断缝合或 0# 可吸收线连续缝合
8. 缝合腹直肌后鞘及腹膜	递无齿镊、13×34 圆针、7# 丝线间断缝合，马蹄拉钩牵开
9. 冲洗切口，缝合前鞘	递生理盐水冲洗，吸引器吸引，更换干纱布，递有齿镊、13×34 圆针、7# 丝线间断缝合。再次清点器械、纱布、纱垫、缝针
10. 缝合皮下组织和皮肤，覆盖切口	递有齿镊，9×28 角针、1# 丝线间断缝合皮下组织。去除术前膜，递酒精棉球擦拭周围皮肤。递有齿镊，9×28 角针、1# 丝线间断缝合皮肤或 4-0# 可吸收线行皮内缝合。递酒精棉球再次消毒切口皮肤。2 把有齿镊对合皮肤切缘。递纱布棉垫覆盖，包扎切口

第三节 腹正中切口

【手术步骤及手术配合】

手术步骤	手术配合
1. 消毒手术野皮肤	递擦皮钳夹小纱布蘸碘酒、酒精消毒手术野。以切口为中心，上至双侧乳头，下至耻骨联合水平，双侧至腋中线，待皮肤消毒剂干燥后，最后一块干纱布拭净脐孔内皮肤消毒剂

续表

手术步骤	手术配合
2. 铺无菌单	助手站在患者右侧，递第一块治疗巾，助手接过盖住切口下方，第二块治疗巾盖住切口对侧，第三块治疗巾盖住切口上方，第四块铺近侧，递术前膜协助贴膜，覆盖腹口单
3. 切开皮肤、皮下组织	切口边缘各置一干纱布，递 22# 刀、有齿镊，切开皮肤，弯血管钳止血。干纱布拭血，1# 丝线结扎或电凝止血
4. 切开腹白线，显露腹膜	更换手术刀片，递 22# 刀、有齿镊，切开腹白线，组织剪扩大切口。更换湿纱布。递甲状腺拉钩牵开手术野，递 4# 刀柄将腹膜外脂肪推开，显露腹膜
5. 切开腹膜，保护切口	递有齿镊在切口中部夹起腹膜并切开，递 2 把中弯血管钳钳夹，提起腹膜，递组织剪扩大切口。递切口保护器保护切口
6. 探查腹腔	递腹部拉钩暴露手术野。递生理盐水湿手探查。更换深部手术器械及湿纱垫。递腹腔自动拉钩牵开显露术野
7. 关闭腹腔	递温盐水冲洗腹腔，清点器械、纱布、纱垫、缝针等。递中弯血管钳钳夹腹膜上下角及两侧缘。13×34 圆针、7# 丝线间断缝合或 0# 可吸收线连续缝合
8. 缝合腹白线	递无齿镊、13×34 圆针、7# 丝线间断缝合，甲状腺拉钩牵开
9. 冲洗切口	递生理盐水冲洗，吸引器吸引，更换干纱布，再次清点器械、纱布、纱垫、缝针
10. 缝合皮下组织	递有齿镊、9×28 圆针、1# 丝线间断缝合皮下组织。去除术前膜，递酒精棉球擦拭周围皮肤
11. 缝合皮肤、覆盖切口	递有齿镊、9×28 角针、1# 丝线间断缝合皮肤或 4-0# 可吸收线行皮内缝合。递酒精棉球再次消毒切口皮肤。2 把有齿镊对合皮肤切缘。递纱布棉垫覆盖，包扎伤口

第四节 甲状腺腺瘤切除术

【适应证】 孤立性甲状腺结节，包括甲状腺腺瘤和甲状腺囊肿。

【麻醉方式】 可用颈丛阻滞麻醉或全身麻醉、局部麻醉加强化。

【手术切口】 胸骨颈静脉切迹上两横指相应的皮肤横纹做横行切口。切口宜靠近腺瘤，长度视腺瘤大小而定。

【手术体位】 仰卧，采用肩部垫高、头后仰（避免后仰过度），置头圈，减轻患者术后头颈不适或头痛。

【手术步骤及手术配合】

手术步骤	手术配合
1. 手术野皮肤常规消毒铺单	递擦皮钳夹小纱布蘸碘酒、酒精消毒手术野皮肤后，颈两侧各置一球状治疗巾，常规三块治疗巾铺切口，铺领单，领单带子固定于患者头颈，铺中单，贴术前膜保护切口，铺置甲状腺单，盖单覆盖托盘

续表

手术步骤	手术配合
2. 切口，一般取胸骨柄切迹上 1.5 ～ 2 横指。切口长度一般为 4 ～ 6cm，呈弧形	切口两边各置一干纱布，递 22# 刀、2 把有齿镊切开皮肤，递小弯血管钳、电凝止血
3. 游离皮瓣，上皮瓣分离到甲状软骨切迹，下皮瓣分离到胸骨柄切迹	递艾利斯钳提起皮缘，递电刀分离两侧皮瓣，递 9×28 角针、4# 丝线缝吊皮瓣，小直钳固定，显露手术野
4. 切开颈白线，显露甲状腺峡部	递 10# 刀，中弯血管钳 2 把提夹
5. 分离颈前肌群，游离胸骨舌骨肌、胸骨甲状肌与甲状腺之间的疏松组织。如果肿瘤体积较大，可尽量靠肌肉上部离断颈前肌群	递甲状腺拉钩牵开一侧肌肉，递扣扣钳钳夹颈前肌，用 10# 刀离断，9×28 圆针、4# 丝线缝扎肌肉断端，上、下各 2 针
6. 分离，切除腺瘤	递小弯血管钳钳夹肿瘤周围血管，10# 刀切开包膜，由浅入深分离至基底部，递中弯血管钳钳夹蒂部，10# 刀切断，钳带 1# 丝线结扎止血
7. 冲洗手术野，缝合甲状腺残腔或包膜	递生理盐水冲洗，电凝止血，更换干纱布。递 6×17 圆针 1# 丝线缝合
8. 放置引流管，分层缝合切口	递 11# 刀、中弯血管钳放置引流管。巡回护士将肩后的垫枕去除。递 9×28 皮针、4# 丝线固定引流管。清点器械、纱布、纱垫、缝针。递 6×17 圆针、1# 丝线间断缝合颈白线、颈阔肌、皮下组织。清点器械、纱布、纱垫、缝针。递酒精棉球擦拭周围皮肤，递 6×17 角针、1# 丝线缝合皮肤。或递 4-0# 可吸收线皮内缝合皮肤。清点器械、纱布、纱垫、缝针。递酒精棉球消毒皮肤。递有齿镊 2 把对合皮肤切缘，递纱布棉垫包扎伤口

【相关解剖知识】 见图 7-4-1 ～图 7-4-5。

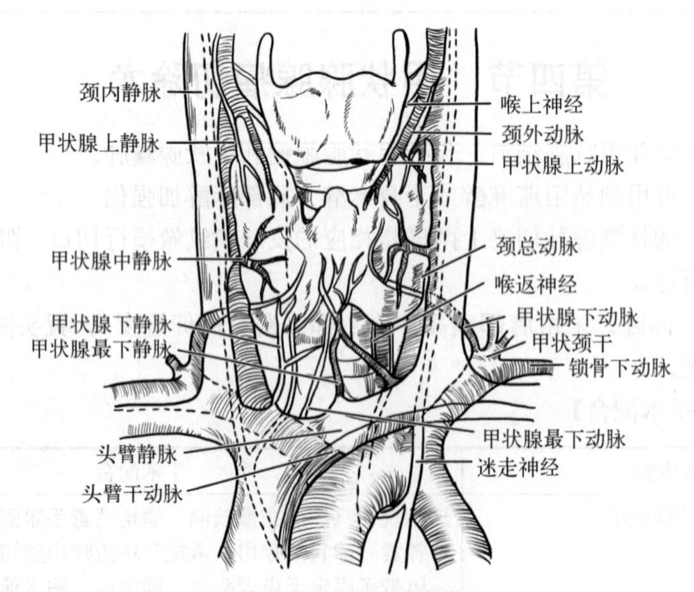

图 7-4-1 甲状腺血供

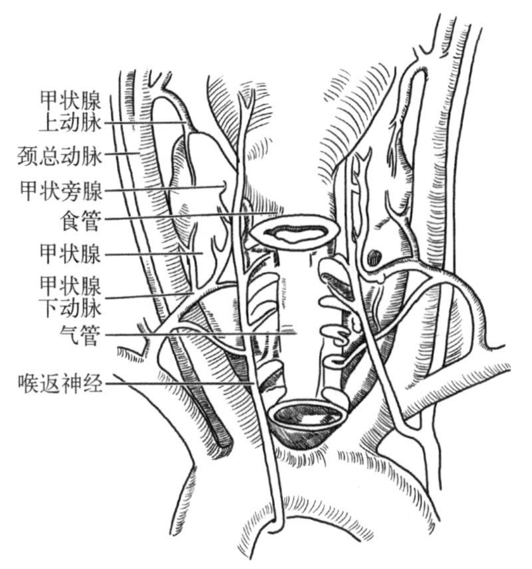

图 7-4-2 从后侧看甲状腺下动脉和喉返神经

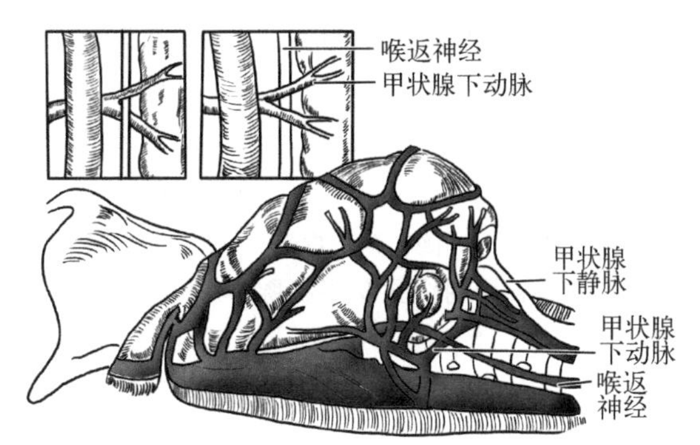

图 7-4-3 甲状腺下动脉和喉返神经的关系

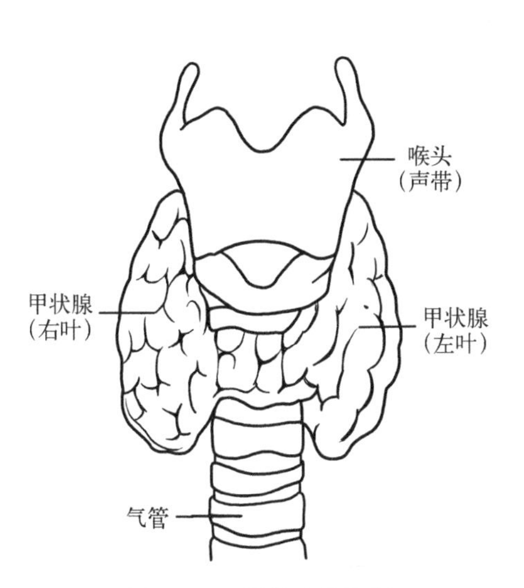

图 7-4-4 甲状腺的解剖

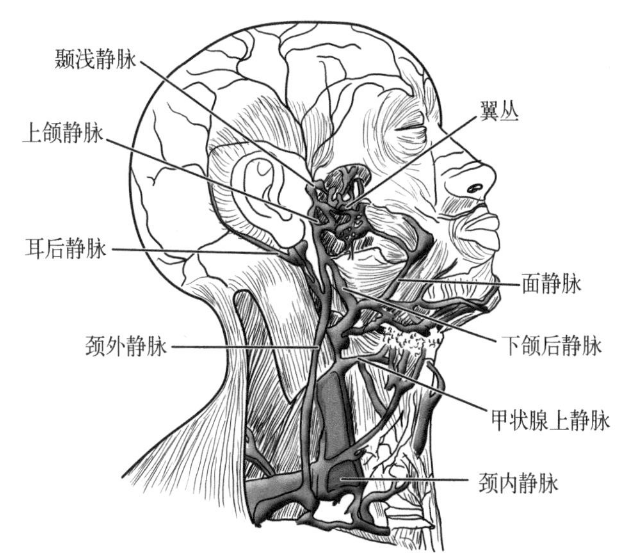

图 7-4-5 头颈部静脉

第五节 甲状腺大部切除术

【适应证】

1. 甲状腺功能亢进（包括原发性和继发性甲状腺功能亢进）。

2. 单纯性甲状腺肿，肿块较大，产生压迫症状者。

3. 多发性甲状腺瘤，巨大甲状腺腺瘤或巨大囊肿。

【麻醉方式】 颈丛神经阻滞或全身麻醉。

【手术切口】 胸骨切迹上 1 ～ 2 横指，沿皮纹方向做横行切口，两端达胸锁乳突肌外缘。

【手术体位】 仰卧，采用肩部垫高、头后仰（避免后仰过度），置头圈，减轻患者术后头颈不适或头痛。

【手术步骤及手术配合】

手术步骤	手术配合
1. 手术野皮肤常规消毒、铺巾	递擦皮钳夹小纱布蘸碘酒、酒精消毒手术野皮肤后，于颈两侧各置一球状治疗巾，常规三块治疗巾铺切口、领单，领单带子固定于患者头颈，铺中单，贴术前膜保护切口，铺置甲状腺单，盖单覆盖托盘
2. 切开皮肤，皮下组织，游离皮瓣，依次分离各层组织显露甲状腺腺体	切口两边各置一干纱布，递 22# 刀、2 把有齿镊切开皮肤、皮下组织、颈阔肌，电凝止血。递艾利斯钳提起切口两侧皮缘，递 9×28 角针、4# 丝线缝吊皮瓣，小直钳固定，显露手术野。递 6×17 圆针、1# 丝线缝扎颈前静脉，递 10# 刀或电刀切断颈前静脉，纵行切开颈白线，用手指钝性分离颈前肌与甲状腺的包膜间隙后，递甲状腺拉钩将一侧肌肉牵开
3. 显露甲状腺侧叶	递 10# 刀切开颈白线直达甲状腺包膜，长组织剪沿正中线剪开，上至甲状软骨，下达胸骨切迹，递中弯血管钳分离舌骨下肌群与甲状腺包膜浅面的间隙至胸锁乳突肌前缘，如甲状腺较小，递甲状腺拉钩将甲状腺前肌群牵向外侧，如甲状腺较大，则递 2 把扣扣钳提夹甲状腺前肌群，递 10# 刀切断该肌群，递 9×28 圆针、4# 丝线缝扎肌肉断端，上、下各 2 针。将肌肉向上、下牵开，显露出甲状腺侧叶
4. 由上极至下极游离甲状腺组织	递甲状腺拉钩牵开甲状腺侧叶旁的组织，递长组织剪、中弯血管钳逐步分离甲状腺组织。分离甲状腺上、下动静脉及甲状腺中静脉，递“花生米”或小弯血管钳和直角钳游离甲状腺侧叶，中弯血管钳带 4# 丝线或 7# 丝线结扎，远端用中弯血管钳 2 把夹住后将血管切断 4# 丝线结扎，近端用 6×17 圆针、1# 丝线缝扎
5. 切除甲状腺峡部及甲状腺	递中弯血管钳贴气管壁前分离甲状腺峡部，递 4# 或 7# 丝线结扎，10# 刀片切断。递小弯血管钳钳夹甲状腺四周，递 10# 刀片沿钳上面切除甲状腺体，保留甲状腺后包膜。递无齿镊、6×17 圆针、1# 丝线或 4# 丝线间断缝合腺体残端止血。如施行双侧甲状腺次全切除术时，则按相似的方法完成另一侧腺叶切除术
6. 冲洗和检查切口，放置引流，分层缝合切口，覆盖敷料	递温生理盐水冲洗伤口，吸引器头吸引，更换干纱布。清点器械、纱布、纱垫、缝针。递 11# 刀、中弯血管钳放置引流管。巡回护士将肩后的垫枕去除。递 9×28 角针、4# 丝线固定引流管。递 6×17 圆针、1# 丝线间断缝合颈白线、颈阔肌、皮下组织。清点器械、纱布、纱垫、缝针。递酒精棉球擦拭周围皮肤，递 6×17 角针、1# 丝线缝合皮肤。或递 4-0 可吸收线皮内缝合皮肤。清点器械、纱布、纱垫、缝针。递酒精棉球消毒皮肤。递有齿镊 2 把对合皮肤切缘，纱布棉垫包扎伤口

【相关解剖知识】 见图 7-5-1、图 7-5-2。

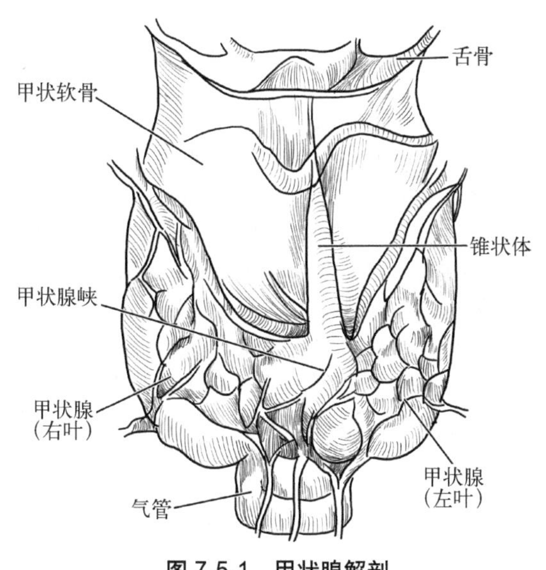

图 7-5-1 甲状腺解剖

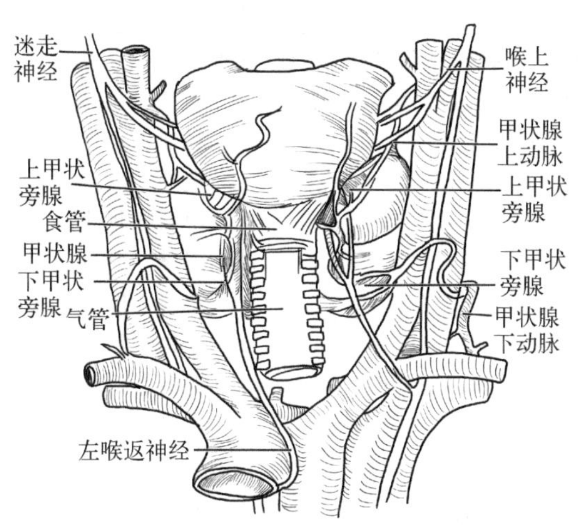

图 7-5-2 甲状腺的动脉与喉神经的关系（后面观）

第六节 甲状腺全切除术

【适应证】

1. 甲状腺乳头状癌癌灶局限于一侧，无淋巴结转移及远处转移时可行一侧腺叶加峡部切除术，原发性甲状腺乳头状癌累及双侧腺叶应行全甲状腺或近全甲状腺切除术。

2. 滤泡状癌发生远处转移，其癌灶有摄取碘的能力。

3. 中心性散发性或家族性髓样癌。

4. 甲状腺恶性淋巴瘤，局限于腺体内者。

【麻醉方式】 双侧颈丛阻滞麻醉，局部麻醉加强化或全身麻醉。

【手术切口】 胸骨切迹上方 1 ～ 2 横指，沿皮纹方向做横行切口，两端达胸锁乳突肌外缘。

【手术体位】 仰卧，采用肩部垫高、头后仰（避免后仰过度），置头圈，减轻患者术后头颈不适或头痛。

【手术步骤及手术配合】

手术步骤	手术配合
1. 手术野皮肤常规消毒，铺单	递擦皮钳夹小纱布蘸碘酒、酒精消毒手术野皮肤后，于颈两侧各置一球状治疗巾，常规三块治疗巾铺切口、领单，领单带子固定于患者头颈，铺中单，贴术前膜保护切口，铺置甲状腺单，盖单覆盖托盘
2. 切开皮肤、皮下组织，游离皮瓣，依次打开各层组织，显露出甲状腺	切口两边各置一干纱布，递22# 刀、2把有齿镊切开皮肤、皮下组织、颈阔肌，递弯血管钳、电刀点凝止血。递艾利斯钳提起切口两侧皮缘。递 9×28 角针、4# 丝线缝吊皮瓣，小直钳固定，显露手术野。递 6×17 圆针、1# 丝线缝扎颈前静脉，递 10# 刀或电刀切断颈前静脉，纵行切开颈白线直达甲状腺包膜，用手指钝性分离颈前肌与甲状腺的包膜间隙后，递甲状腺拉钩将一侧肌肉牵开。递长组织剪沿正中线剪开，上至甲状软骨，下达胸骨切迹，手指或中弯血管钳钝性分离舌骨下肌群与甲状腺包膜浅面的间隙至胸锁乳突肌前缘。如甲状腺较小，递甲状腺拉钩将甲状腺前肌群牵向外侧，如甲状腺较大，递 2 把扣扣钳提夹甲状腺前肌群，递 10# 刀切断，递 9×28 圆针、4# 丝线缝扎肌肉断端，上、下各 2 针

续表

手术步骤	手术配合
3. 游离甲状腺和峡部，做一侧甲状腺全切，同法做对侧	递甲状腺拉钩将甲状腺侧叶旁的组织牵开后，递“花生米”或小弯血管钳和直角钳游离甲状腺侧叶，当甲状腺中静脉显露出来后，递直角钳经血管穿通处引出 1 根 4# 丝线结扎近心端，递 2 把弯血管钳近甲状腺夹住并递组织剪剪断，递 4# 丝线结扎两端。将腺叶向内侧提起，游离甲状腺侧叶。沿外侧缘向上游离甲状腺上极，分离上极的甲状腺上动脉、静脉，递直角钳，在甲状腺上动脉、静脉上下方各穿通处引出 4# 或 7# 丝线一根结扎，递直角钳夹住血管远端，递 1 把弯血管钳夹住血管近端，递组织剪在靠近甲状腺上极处剪断上极血管，递 6×17 圆针、4# 丝线缝扎上极血管。松开血管钳，向内上牵引腺叶，游离甲状腺下极及其血管。递小弯血管钳或直角钳等游离，递 4# 丝线分别结扎甲状腺下静脉的分支。将甲状腺侧叶向外方向牵开，递直角钳或小弯血管钳钝性分离峡部和气管的间隙，递 2 把弯血管钳钳夹峡部，10# 刀切断。将甲状腺除甲状旁腺外做一侧完整切除
4. 检查和冲洗切口，放置引流，逐层缝合切口，覆盖敷料	递温生理盐水冲洗切口，用吸引器吸引，更换干纱布。清点器械、纱布、纱垫、缝针。递 11# 刀、中弯血管钳放置引流管。巡回护士将肩后的垫枕去除。递 9×28 角针、4# 丝线固定引流管。递 6×17 圆针、1# 丝线间断缝合颈白线、颈阔肌、皮下组织。清点器械、纱布、纱垫、缝针。递酒精棉球擦拭周围皮肤，递 6×17 角针、1# 丝线缝合皮肤。或递 4-0 可吸收线皮内缝合皮肤。清点器械、纱布、纱垫、缝针。递酒精棉球消毒皮肤。递有齿镊 2 把对合皮肤切缘，递纱布棉垫包扎切口

【相关解剖知识】 见图 7-6-1。

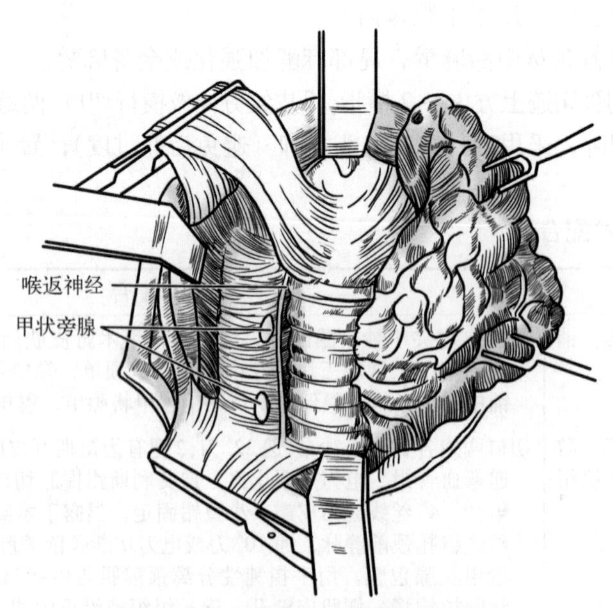

图 7-6-1 喉返神经和甲状旁腺的位置

第七节 胸骨后甲状腺腺瘤切除术

【适应证】 胸骨后甲状腺肿，压迫颈内静脉、无名静脉、锁骨下静脉或气管。

【麻醉方式】 全身麻醉。

【手术切口】 沿皮纹方向做横行切口，但位置可略低，切口要略大。

【手术体位】 仰卧，采用肩部垫高、头后仰（避免后仰过度），置头圈，减轻患者术后头颈不适或头痛。

【手术步骤及手术配合】

手术步骤	手术配合
1. 手术野皮肤常规消毒，铺单	递擦皮钳夹小纱布蘸碘酒、酒精消毒手术野皮肤后，于颈两侧各置一球状治疗巾，常规三块治疗巾铺切口、领单，领单带子固定于患者头颈，铺中单，贴术前膜保护切口，铺置甲状腺单，盖单覆盖托盘
2. 切开皮肤、皮下组织、颈阔肌，分离皮瓣	切口两边各置一干纱布，递 22# 刀、2 把有齿镊切开皮肤、皮下组织、颈阔肌，递弯血管钳、电刀点凝止血。递艾利斯钳提起切口两侧的皮缘。递 9×28 角针、4# 丝线缝吊皮瓣，小直钳固定，显露手术野
3. 游离颈前肌群与胸锁乳突肌间的界面，切开颈中线向两侧分离舌下肌群，横断该肌	递 6×17 圆针、1# 丝线缝扎颈前静脉，递 10# 刀或电刀切断颈前静脉，纵行切开颈白线，钝性分离颈前肌与甲状腺的包膜间隙，递甲状腺拉钩牵开。递长组织剪沿正中线剪开，递中弯血管钳钝性分离舌骨下肌群与甲状腺包膜浅面的间隙至胸锁乳突肌前缘
4. 显露甲状腺	如甲状腺较小，递甲状腺拉钩将甲状腺前肌群牵向外侧；如甲状腺较大，递 2 把扣扣钳提夹甲状腺前肌群，递 10# 刀切断，递 9×28 圆针、4# 丝线缝扎肌肉断端，上、下各 2 针。甲状腺拉钩牵开，显露出甲状腺侧叶
5. 探查甲状腺下极，根据需要劈开胸骨，将甲状腺下极分离后提出颈部	术者探查决定是否要劈开胸骨。若需劈开胸骨，递有齿镊、22# 刀在横切口中点将皮肤切开，直达第 2、3 肋软骨水平，电刀切开皮下组织显露整个胸骨柄及其与胸体间的关节，术者用手指或直角钳及大弯血管钳钳夹“花生米”钝性分离胸骨柄后方后，递胸骨锯将胸骨柄沿中线垂直劈开，递骨蜡封闭止血，递小撑开器将胸骨撑开。递大弯血管钳钳夹胸廓内动、静脉，组织剪剪断，4# 丝线结扎。递 6×17 圆针、4# 丝线缝置在腺体上，将腺体向上、向外侧提起，游离并提出腺体。递小弯血管钳钳夹所有下行的静脉，1# 丝线结扎、10# 刀切断
6. 切除甲状腺	在预定切线上钳夹一排小弯血管钳，在血管钳的远端递 10# 刀切断腺组织，残留的甲状腺切面上的出血点递 1# 或 4# 丝线结扎，6×17 圆针、1# 丝线将腺体边缘缝合
7. 冲洗切口，放置引流管	递温生理盐水冲洗切口，吸引器头吸引，更换干纱布。检查创口内无活动性出血后，递 11# 刀、中弯血管钳放置乳胶引流管于胸骨后及颈部残腔内。巡回护士将肩后的垫枕去除。递 9×28 角针、4# 丝线固定引流管

续表

手术步骤	手术配合
8. 分层缝合切口，覆盖敷料	清点器械、纱布、纱垫、缝针，递 7# 钢丝关闭胸腔，对合胸骨，递小钢丝剪剪断多余钢丝。递 6×17 圆针、1# 丝线间断缝合颈白线、颈阔肌、皮下组织。清点器械、纱布、纱垫、缝针。递酒精棉球擦拭周围皮肤，递 6×17 角针、1# 丝线缝合皮肤。或递 4-0 可吸收线皮内缝合皮肤。清点器械、纱布、纱垫、缝针。递酒精棉球消毒皮肤。递有齿镊 2 把对合皮肤切缘。递纱布棉垫包扎切口

【相关解剖知识】 见图 7-7-1。

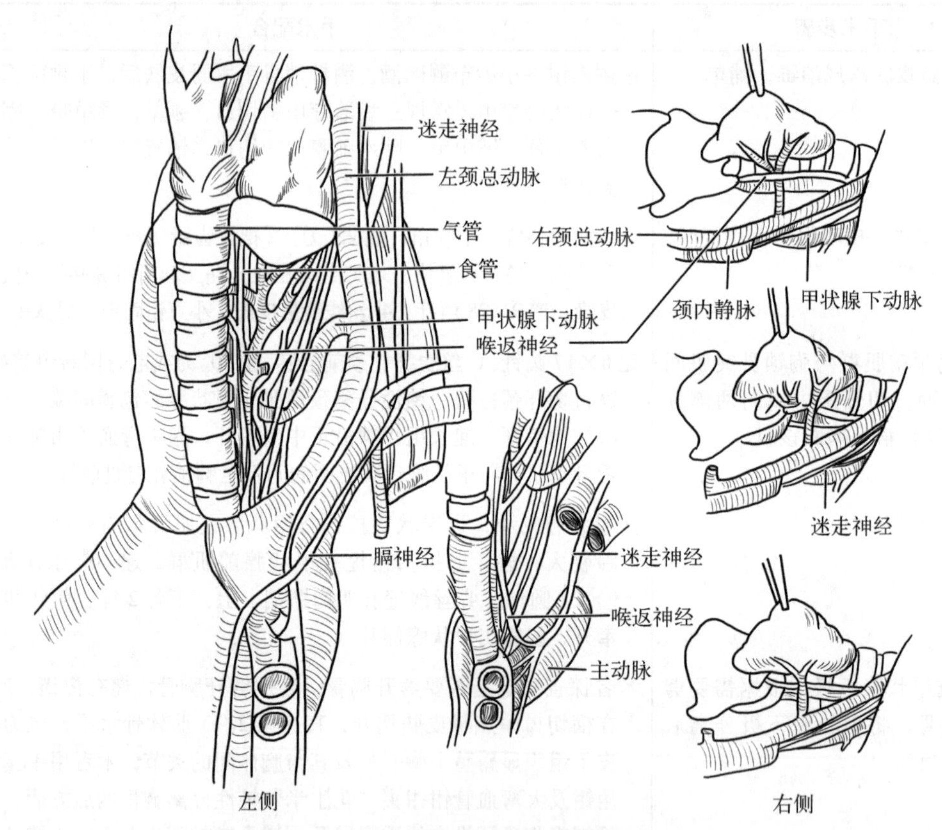

图 7-7-1 甲状腺下动脉与喉返神经的关系

第八节 单纯乳腺肿物切除术

【适应证】

1. 乳房纤维瘤。
2. 乳腺管内乳头状瘤或囊肿。

【麻醉方式】 局部麻醉。

【手术切口】 以乳晕为中心的放射状的皮肤切口，也可用与乳晕平行的弧形或以乳头为中心的半圆形切口。

【手术体位】 仰卧位，患侧上肢置于头上。

【手术步骤及手术配合】

手术步骤	手术配合
1. 手术野皮肤常规消毒，铺单	递擦皮钳夹小纱布蘸碘酒、酒精消毒手术野皮肤后，递4块治疗巾常规铺切口，盖单2块分别铺于切口上、下侧，中单2块分别铺于切口左、右侧
2. 以乳晕为中心做放射状切口，较肿块直径稍长，切开皮肤、皮下组织直达肿块	递10ml注射器将配制好的1%利多卡因沿切口皮下注射。切口两边各置一干纱布，递有齿镊、10# 刀片切开皮肤、皮下组织。递干纱布拭血，小弯血管钳止血，1# 丝线结扎
3. 切除肿块，如肿块有被膜应与肿块一并切除，如无则切至肿块周围少量的正常乳腺组织	递小弯血管钳钳夹肿块，组织剪剪除肿块周围组织，如遇出血用小弯血管钳钳夹，1# 丝线结扎
4. 缝合乳腺腺体的切面	递4-0针带线间断缝合乳腺创面
5. 缝合皮下组织及皮肤	清点器械、纱布、纱垫、缝针。递酒精棉球消毒皮肤，递3-0针带线缝合皮肤。递2把有齿镊对合皮肤切缘。清点器械、纱布、纱垫、缝针。覆盖敷料，弹性绷带加压包扎切口

【相关解剖知识】 见图7-8-1～图7-8-5。

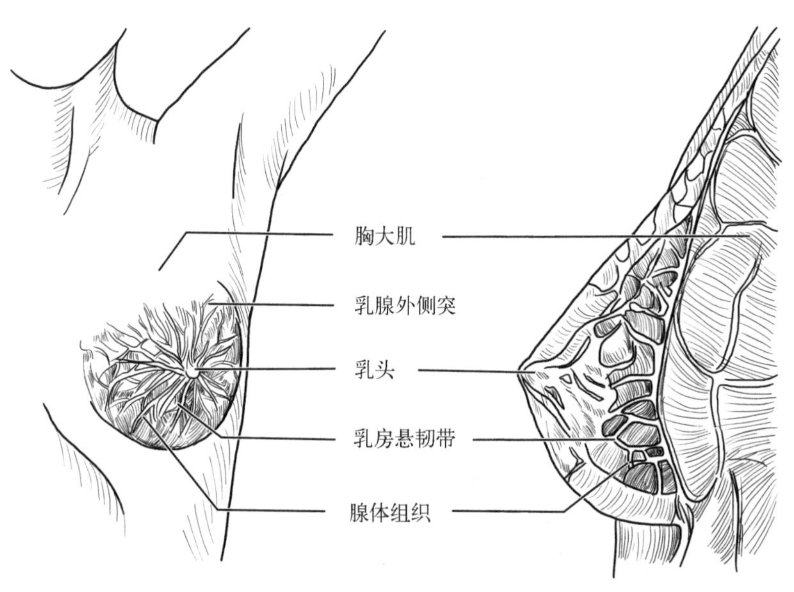

图7-8-1 乳腺

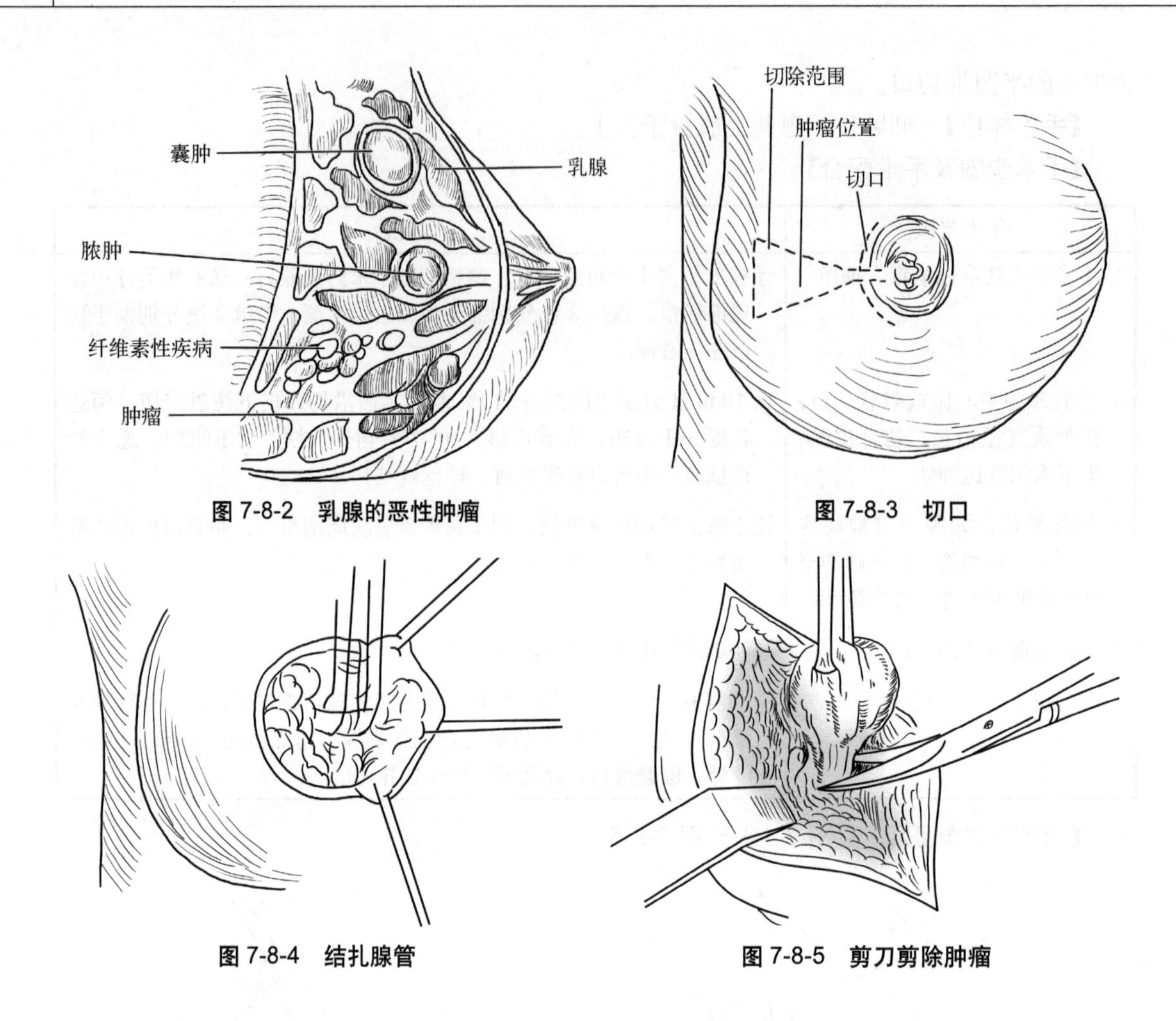

图 7-8-2　乳腺的恶性肿瘤

图 7-8-3　切口

图 7-8-4　结扎腺管

图 7-8-5　剪刀剪除肿瘤

第九节　乳腺癌改良根治术

【适应证】

1. Ⅰ、Ⅱ期乳腺癌。

2. 良性肿瘤有癌变而无远处转移者。

3. Ⅲ期乳腺癌无禁忌证者。

【麻醉方式】　全身麻醉。

【手术切口】　距肿块 3 ～ 5cm 处纵向或横向梭形切口。

【手术体位】　仰卧位，患侧腋下垫一小垫将胸部垫高 5cm 左右，上肢外展 90° 并固定在托手板上，外展时应注意避免过伸，防止臂丛神经麻痹。

【手术步骤及手术配合】

手术步骤	手术配合
1. 手术野皮肤常规消毒，铺单	递擦皮钳夹小纱布蘸碘酒、酒精消毒手术野皮肤后，递中单铺于患侧手下，递盖单铺于患侧手下，递中单包手，递无菌绷带固定包手中单，颈部塞一个球状治疗巾，常规 4 块治疗巾铺切口，盖单 2 块分别铺于切口上、下侧，中单 2 块分别铺于切口左、右侧。盖单覆盖托盘

续表

手术步骤	手术配合
2. 切口，依肿瘤所在部位及乳房的大小、形态设计。可采用横月牙形、纵梭状切口	递22#刀、有齿镊2把切开皮肤、皮下组织，干纱布2块拭血，甲状腺拉钩牵开
3. 游离皮瓣	递数把小直钳提起皮缘，递电刀游离皮瓣，递纱垫填塞
4. 切除乳腺，自下内开始向上外将乳腺连同其深面的胸大肌筋膜一并分离切除，直至胸大肌外缘下	递电刀切除，递中弯血管钳止血。递4#丝线结扎，切下的乳腺组织放于弯盘内
5. 清扫胸大肌间淋巴结（Rotter淋巴结），沿胸大肌外缘与乳腺组织分界处纵向切开，显露清除胸大、小肌间的脂肪及淋巴组织（Rotter淋巴结）	递电刀、中弯血管钳分离神经血管。递长剪刀分离或剪断，递1#丝线结扎
6. 清扫腋淋巴结，提起胸小肌，全程暴露锁骨下血管、腋血管，沿锁骨下静脉下缘解剖，结扎切断所有向下分支。清除腋静脉周围的淋巴脂肪组织及肩胛下肌群的筋膜，行Auchincloss手术，也可切除胸小肌行Patey Dyson手术。保留胸长神经和胸背神经及肩胛下血管	递L状拉钩牵开皮瓣，递长无齿镊、手术剪将腋静脉周围的脂肪和淋巴组织，由内向外，依次廓清中央组、外侧组、前组和后组。出血点递中弯血管钳钳夹、1#丝线结扎或电凝止血
7. 冲洗切口，放置引流管	递L状拉钩牵开皮瓣，仔细检查创面有无渗血。彻底止血后，依次递温蒸馏水、温生理盐水冲洗切口，递干纱布擦干。递11#刀、中弯血管钳放置引流管，递9×28角针、4#丝线固定
8. 缝合皮肤、包扎切口、固定患侧上肢	清点器械、纱布、纱垫、缝针。递有齿镊、9×28角针、1#丝线全层缝合皮下、皮肤。清点器械、纱布、纱垫、缝针。递2把有齿镊对合皮肤切缘，递纱布、小棉垫覆盖切口，弹性绷带包扎

【相关解剖知识】 见图7-9-1～图7-9-5。

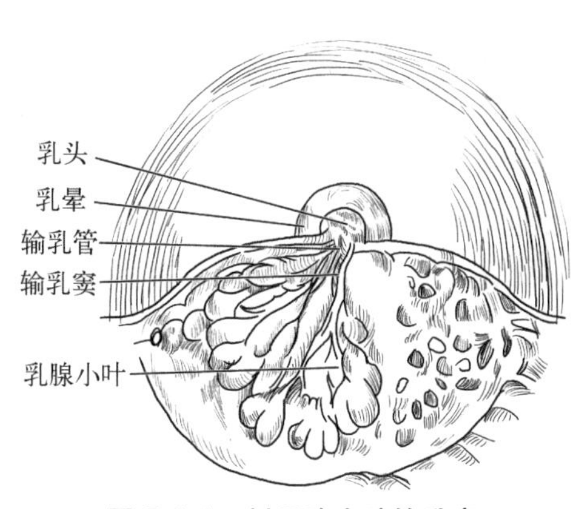

图7-9-1 剖开腺小叶的乳房

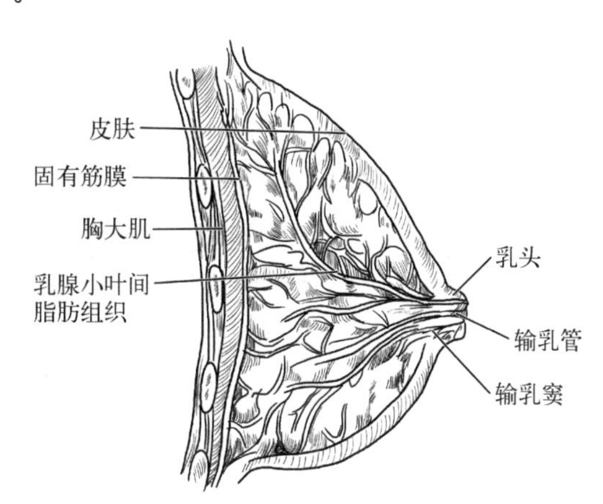

图7-9-2 女性乳房纵切面

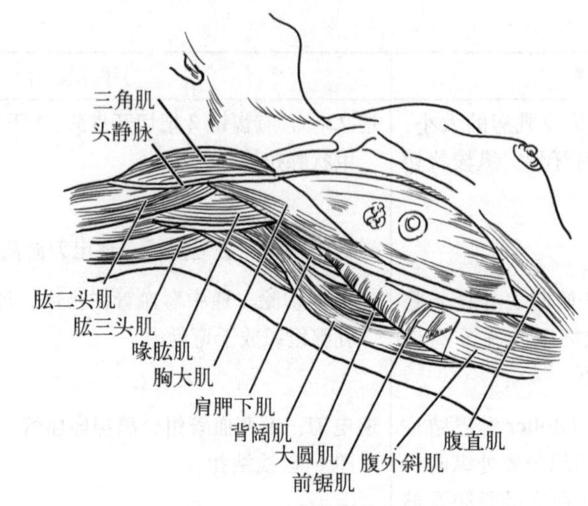

图 7-9-3 乳房周围肌肉

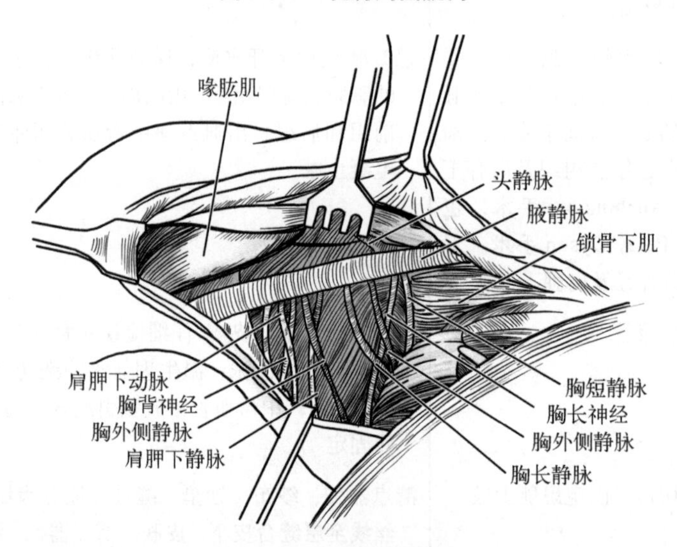

图 7-9-4 腋窝部的解剖

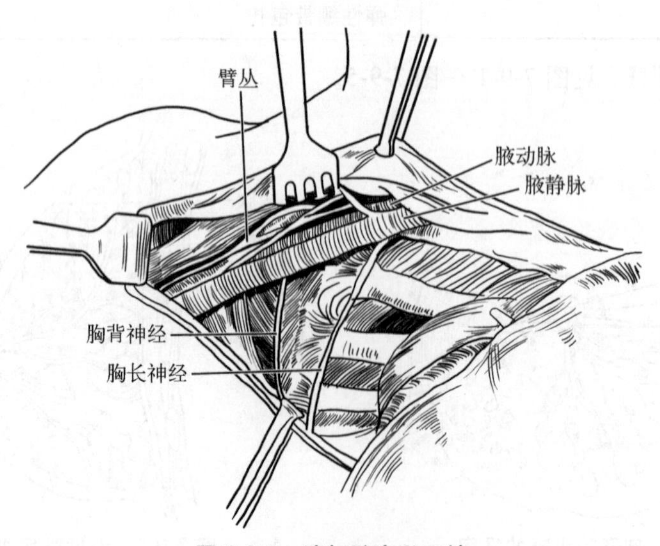

图 7-9-5 清扫腋窝淋巴结

第十节 乳腺癌根治切除术

【适应证】

1. Ⅰ、Ⅱ期乳腺癌。

2. 良性肿瘤有癌变而无远处转移者。

3. Ⅲ 期乳腺癌无禁忌证者。

【麻醉方式】 全身麻醉。

【手术切口】 按癌肿所在的位置和大小决定，一般采用距肿块 3 ～ 5cm 的纵向或横向梭形切口，横向梭形切口内侧达胸骨缘，外侧达腋中线，纵向梭形切口向上伸展至锁骨和胸大肌边缘之间，向下延伸至肋缘以下。

【手术体位】 仰卧位，患侧上肢外展 90°，肩胛部用一小软垫垫高，暴露腋窝，床稍偏向健侧。

【手术步骤及手术配合】

手术步骤	手术配合
1. 手术野皮肤常规消毒，铺单	递擦皮钳夹小纱布蘸碘酒、酒精消毒手术野皮肤。消毒范围患侧至腋后线，包括上臂和腋窝部，对侧达腋前线，上界从颈根部平面开始，下界达脐平面。铺中单于患侧腋后线及患肢托架上，其上铺盖单，之后用一对折中单包患侧上肢前臂，绷带包绕固定，铺治疗巾 4 块，盖单、中单铺切口
2. 切开皮肤，游离皮瓣（上至锁骨，下至肋弓下缘，内到胸骨中线，外达背阔肌前缘）	切口两侧各置 1 块干纱布，递有齿镊，22# 刀切开皮肤后，递电刀切开皮下组织，电凝或 1# 丝线结扎止血。皮瓣游离范围上至锁骨，下至肋弓下缘，内到胸骨中线，外达背阔肌前缘
3. 切断胸大肌、胸小肌	递中号拉钩牵开外侧皮瓣，递长无齿镊、组织剪或电刀沿锁骨下切开胸大肌浅面脂肪组织，显露胸大肌，递手术剪或电刀在靠近肱骨大结节嵴处切断其肌腱，递“花生米”、直角钳等将肩峰动脉，静脉分离出来，递 2 把小弯血管钳钳夹，10# 刀切断，4# 或 1# 丝线分别结扎，用“花生米”沿胸大肌纤维方向分离至锁骨的附着部位并将其切断，电凝或 1# 丝线结扎止血，递艾利斯钳或中弯血管钳提起胸大肌断腱向下牵拉，显露胸小肌
4. 解剖腋窝和清除腋静脉周围脂肪及淋巴组织	递拉钩牵开皮瓣，递长无齿镊，手术剪剪开腋窝部筋膜，将胸大肌，胸小肌用组织钳钳夹一起向下牵引。递直角钳、组织剪、“花生米”等游离腋窝部及锁骨上、下的脂肪和淋巴组织，将腋动脉、静脉各分支递小弯血管钳钳住后切断，1# 或 4# 丝线结扎，递小弯血管钳分离并钳住胸外侧血管及肩胛下血管、切断、4# 或 1# 丝线结扎
5. 切除标本	递弯血管钳或艾利斯提起胸大肌、胸小肌、乳房与腋窝处分离的组织，依次从上、内、外、下用电刀或 10# 刀将胸大肌、胸小肌纤维自胸骨缘和肋骨上面切断，使乳房连同胸大肌、胸小肌、腋窝处分离的组织整块切除。边切边止血。出血点递小弯血管钳钳夹、电凝止血或 1# 丝线结扎或 6×17 圆针、1# 丝线缝扎止血

续表

手术步骤	手术配合
6. 冲洗切口、隔离。放置引流管，缝合皮肤，覆盖无菌敷料，接引流袋	递拉钩牵开皮瓣，仔细检查创面有无渗血。彻底止血后，依次递温蒸馏水、温生理盐水冲洗切口，递干纱布擦干。递酒精棉球、尖刀于腋窝下戳一小口，递11#刀、中弯血管钳放置乳胶引流管，递9×28角针、4#丝线固定引流管
7. 加压包扎切口，固定患侧上肢	递有齿镊、9×28角针、1#丝线全层缝合皮下、皮肤。递负压吸引器接引流管抽出切口内残余液体后，递纱布、小棉垫覆盖切口，弹性绷带包扎

第十一节　阑尾切除术

【适应证】

1. 化脓性或坏疽性阑尾炎。
2. 阑尾炎穿孔伴弥漫性腹膜炎。
3. 慢性阑尾炎、复发性阑尾炎。
4. 多数急性单纯性阑尾炎。
5. 蛔虫性阑尾炎。
6. 老年、小儿、妊娠期阑尾炎。
7. 阑尾脓肿、阑尾周围脓肿非手术治疗无效者。

【麻醉方式】 联合麻醉或全身麻醉。

【手术切口】 右下腹斜切口（麦氏切口），或右下腹经腹直肌切口。

【手术体位】 仰卧位。

【手术步骤及手术配合】

手术步骤	手术配合
1. 常规手术野消毒，铺单	递擦皮钳夹小纱布蘸碘酒、酒精消毒皮肤，常规铺单
2. 切开皮肤，皮下组织	递22#刀、有齿镊2把切开皮肤、皮下组织，干纱布拭血，甲状腺拉钩牵开
3. 切开腹外肌腱膜，分离腹内斜肌及腹横肌，打开腹膜	递10#刀切开，手指协助分离。递中弯血管钳提夹切口，10#刀切开，组织剪延长切口。递纱垫2块、布巾钳2把保护切口
4. 隔开小肠、寻找阑尾	递长平镊夹湿纱布推开小肠，寻找并显露盲肠及阑尾
5. 夹持阑尾并提出	递卵圆钳钳夹提出阑尾于切口，递2把艾利斯钳分别夹住阑尾根部及阑尾末端，周围垫以纱布
6. 处理系膜	递中弯血管钳钳夹，组织剪剪断，4#丝线结扎，或用6×17圆针、4#丝线缝扎
7. 切除阑尾	递6×17圆针、4#丝线围绕阑尾根部做一荷包缝合，递10#刀切断阑尾，处理残端，依次递3把尖端夹有小棉球的小直钳，将棉球分别蘸上碘酊、酒精、生理盐水，依次涂擦阑尾残端黏膜面，收紧荷包并包裹残端，也可在内翻区域用6×17圆针、4#丝线间断或“8”字缝合

续表

手术步骤	手术配合
8. 关腹	递无齿卵圆钳夹湿纱布蘸拭右髂窝和盆腔内积液。清点器械、纱布、纱垫、缝针。递中弯血管钳钳夹腹膜，9×28 圆针、4# 丝线间断缝合，递 9×28 圆针、4# 线缝合腱膜。清点器械、纱布、纱垫、缝针。递生理盐水冲洗，干纱布 1 块。更换手术器械，递酒精棉球消毒，递 9×28 圆针、1# 丝线缝合皮下组织，递酒精棉球消毒，递有齿镊、9×28 角针、1# 丝线缝合皮肤，递酒精棉球消毒，递 2 把有齿镊对合皮肤切缘。递纱布覆盖切口

【相关解剖知识】 见图 7-11-1 ～图 7-11-7。

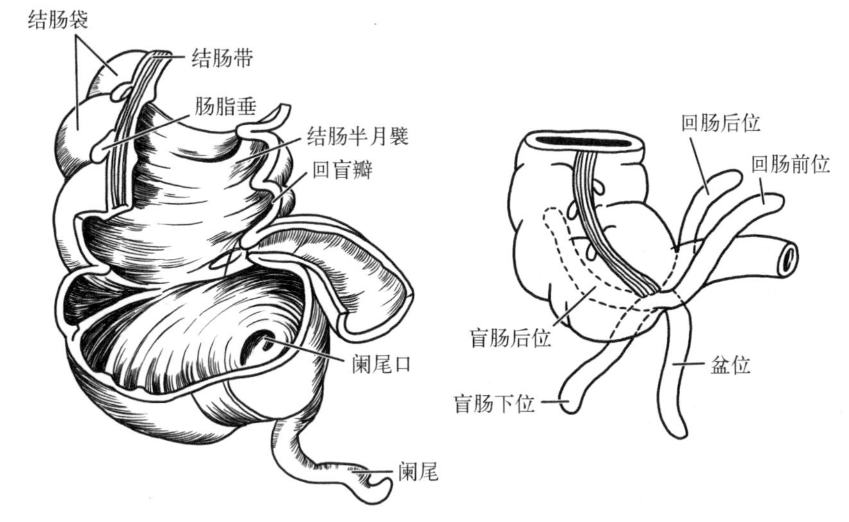

图 7-11-1 盲肠和阑尾的常见位置

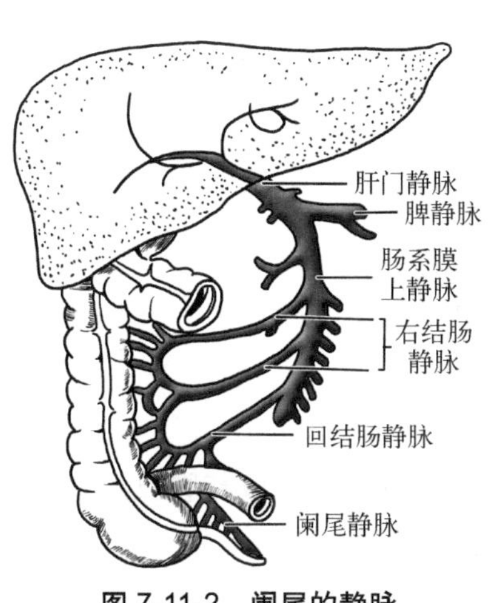

图 7-11-2 阑尾的静脉

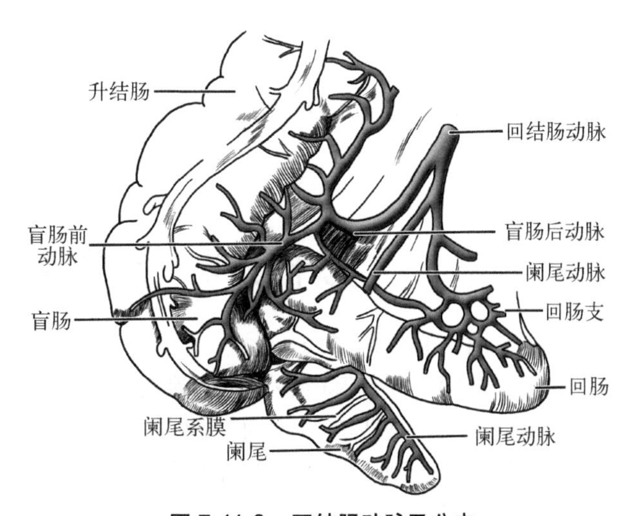

图 7-11-3 回结肠动脉及分支

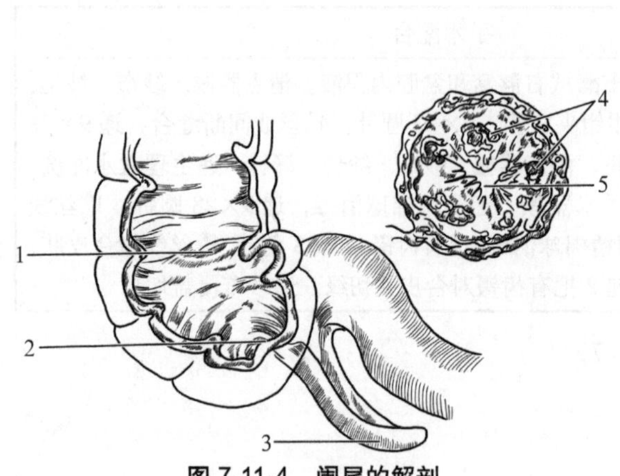

图 7-11-4 阑尾的解剖

1. 回盲瓣；2. 阑尾开口；3. 阑尾；4. 淋巴组织；5. 阑尾腔

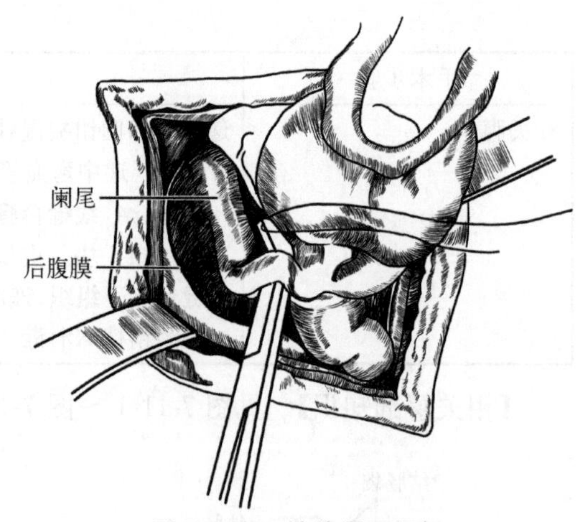

图 7-11-5 结扎阑尾根部

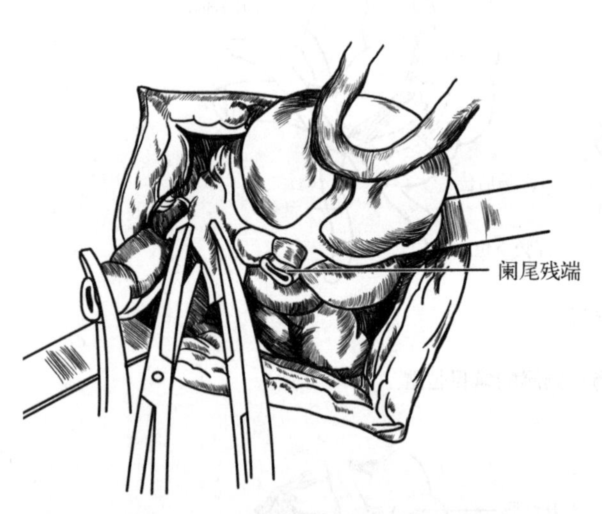

图 7-11-6 盲肠后阑尾逆行切除术

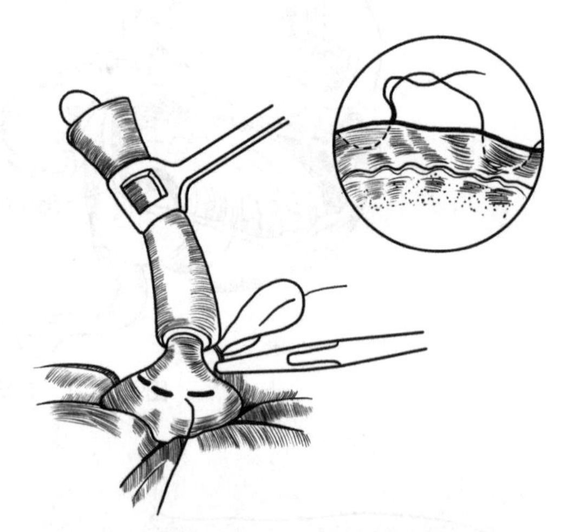
图 7-11-7 保护阑尾和盲肠后，做浆肌层荷包缝合

第十二节 腹股沟斜疝修补术

【适应证】 腹股沟斜疝。

【麻醉方式】 局部麻醉、硬膜外麻醉或全身麻醉。

【手术切口】 成人在腹股沟韧带中点上方约 2.0cm 处至耻骨结节，做与腹股沟韧带平行的斜切口，儿童则于内环下方沿下腹部皮肤横纹切开至耻骨结节上方。

【手术体位】 仰卧位。

【手术步骤及手术配合】

手术步骤	手术配合
1. 消毒，铺单	递擦皮钳夹小纱布蘸碘酒、酒精消毒皮肤，擦皮钳夹小纱布蘸碘伏消毒会阴部，递1块球状治疗巾置阴囊下，常规铺4块治疗巾，贴术前膜，铺腹口单
2. 切开皮肤组织	递22#刀、2把有齿镊切开皮肤，干纱布拭血，电刀切开皮下组织及浅筋膜，显露出腹外斜肌腱膜及外环，递甲状腺拉钩牵开切口
3. 显露腹股沟管	递中弯血管钳提起腹外斜肌腱膜，递10#刀在腹外斜肌腱膜内环和外环连线上做一小切口，递弯血管钳提起两侧腱膜，递组织剪沿腹外斜肌腱膜纤维方向剪开腱膜和外环。湿纱布包裹手指将腱膜向两侧钝性剥离，充分显露腹股沟韧带的内面和联合腱
4. 游离精索	递一湿布带或橡皮管提起游离的精索（在耻骨结节游离精索），将精索游离至内环口处
5. 游离疝囊	递2把中弯血管钳近内环口处分离提睾肌，递电刀纵行切开提睾肌及精索内筋膜，显露疝囊
6. 处理疝囊	递2把中弯血管钳提起疝囊壁，递10#手术刀在两钳间切开疝囊壁，递组织剪扩大切口，用弯血管钳止血，4#丝线结扎，递无齿卵圆钳将内容物还纳至腹腔，递中弯血管钳夹住疝囊壁，湿纱布包裹手指在疝囊中部钝性剥离疝囊外面的精索和周围组织，使中部完全游离，递组织剪横行剪断疝囊，1#丝线结扎止血，继续钝性剥离近侧疝囊壁至囊颈部，递11×24圆针、7#丝线在疝囊颈处做内荷包缝合，并利用原线再绕颈部结扎一次，递组织剪剪去多余的疝囊
7. 修补内环	递湿布带提起牵引精索，小腹部拉钩钩起腹内斜肌，递血管钳、组织剪分离组织后，显露内环裂孔，递6×17圆针、4#丝线缝合腹横筋膜1～2针，以修补内环
8. 修补腹股沟管	
（1）Bassini法	游离并提起精索后，递11×24圆针、7#丝线在精索后方将腹内斜肌下缘及联合腱间断缝合于腹股沟韧带上，加强腹股沟管后壁，在精索前缝合腹外斜肌腱膜，适用于腹股沟管后壁薄弱者
（2）Mcvay法	与Bassini法基本相同，只是将联合腱缝于耻骨韧带上，一般适用于腹壁肌肉很薄弱的成人、老年人和复发性斜疝者
（3）Ferguson法	不游离精索，在精索前面将腹内斜肌下缘及联合腱用11×24圆针、7#丝线间断缝合于腹股沟韧带上，再将腹外斜肌腱膜对边或重叠缝合，一般用于年轻人
（4）Halsted法	提起精索后，递6×17圆针、7#丝线将腹内斜肌及联合腱与腹股沟韧带缝合，再缝合腹外斜肌腱膜，然后放下精索，此法将精索移在腹外斜肌腱膜浅面，使腹股沟管后壁得到加强，适用于复发性疝和巨大斜疝
9. 缝合切口	去除一切牵引物，递温盐水冲洗切口，出血处用电刀止血。清点器械、纱布、纱垫、缝针。递2-0可吸收线线缝合腹外斜肌腱膜、皮下组织。清点器械、纱布、纱垫、缝针。递酒精棉球消毒。递4-0可吸收线皮内缝合皮肤。递酒精棉球消毒，递2把有齿镊对合皮肤切缘。递纱布、棉垫包扎切口

【相关解剖知识】 见图7-12-1～图7-12-4。

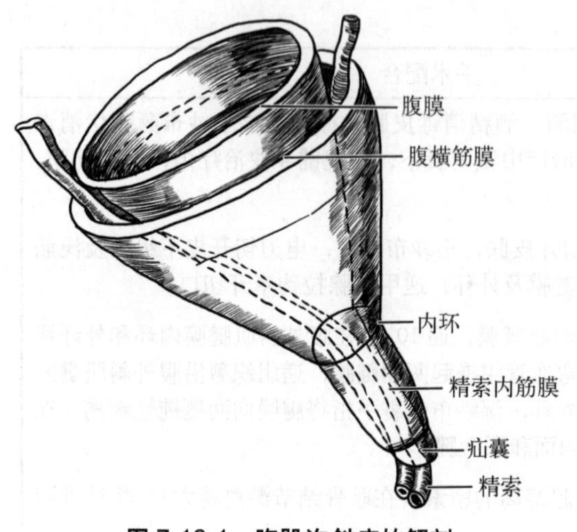

图 7-12-1 腹股沟斜疝的解剖

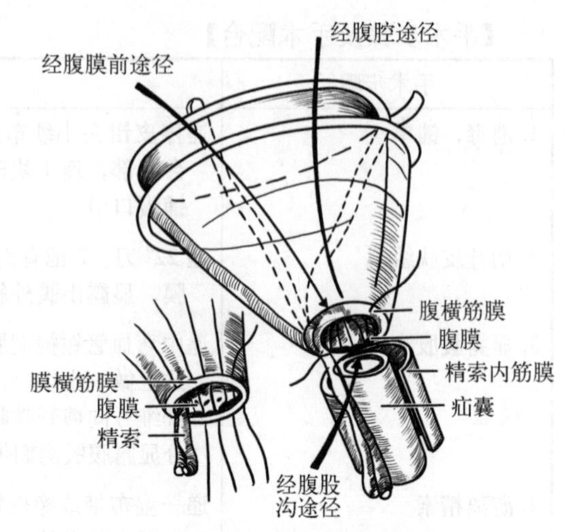

图 7-12-2 修复腹膜及腹横筋膜的手术途径

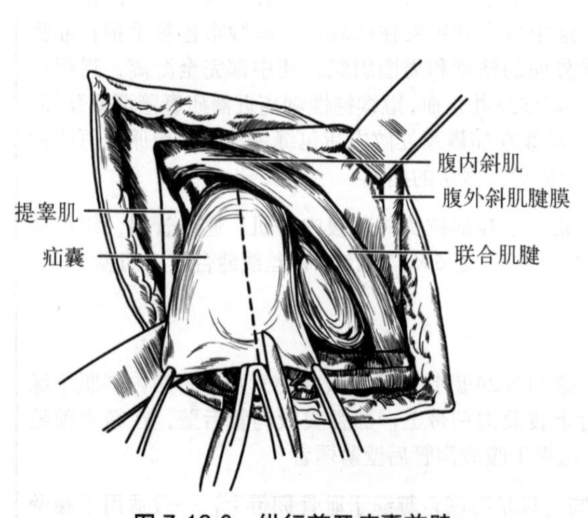

图 7-12-3 纵行剪开疝囊前壁

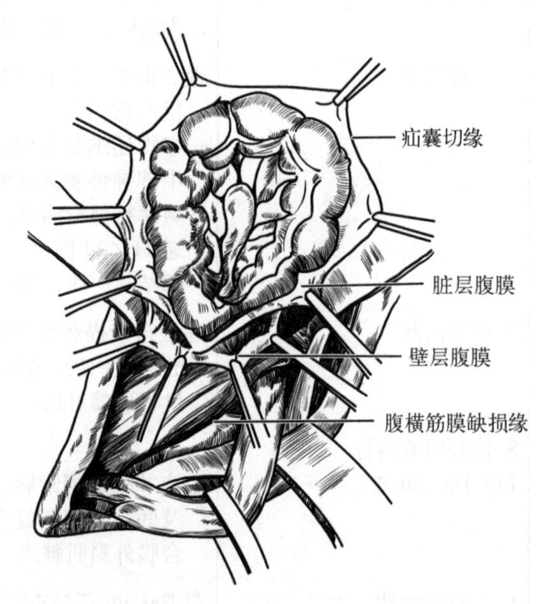

图 7-12-4 完全提出疝内容物

第十三节 腹股沟直疝修补术

【适应证】 腹股沟直疝。

【麻醉方式】 局部麻醉、硬膜外麻醉或全身麻醉。

【手术切口】 在腹股沟韧带中点上方约 2.0cm 处至耻骨结节，做与腹股沟韧带平行的斜切口，儿童则于内环下方沿下腹部皮肤横纹切开至耻骨结节上方。

【手术体位】 仰卧位。

【手术步骤及手术配合】

手术步骤	手术配合
1. 消毒，铺单，切开皮肤	递擦皮钳夹小纱布蘸碘酒、酒精消毒皮肤，擦皮钳夹小纱布蘸碘伏消毒会阴部，递 1 块球状治疗巾置阴囊下，常规铺 4 块治疗巾，贴术前膜，铺腹口单。递 22# 刀、2 把有齿镊切开皮肤，干纱布拭血，电刀切开皮下组织及浅筋膜，显露出腹外斜肌腱膜及外环，递甲状腺拉钩牵开切口
2. 显露疝囊	递 10# 刀切开腹外斜肌腱膜，递弯血管钳，组织剪游离精索，并递湿布带将其向外侧牵开，湿纱布包裹手指钝性游离疝囊
3. 高位结扎	递中弯血管钳 2 把牵引疝囊底部，递 10# 刀于两钳间切开，递无齿卵圆钳将疝内容物还纳入腹腔，递 11×24 圆针、7# 丝线间断或连续缝合疝囊颈，递组织剪切除多余疝囊
4. 修补腹股沟区	
（1）Bassini 法	游离并提起精索后，递 11×24 圆针、7# 丝线在精索后方将腹内斜肌下缘及联合腱间断缝合于腹股沟韧带上，加强腹股沟管后壁，在精索前缝合腹外斜肌腱膜，适用于腹股沟管后壁薄弱者
（2）Mcvay 法	与 Bassini 法基本相同，是将联合腱缝于耻骨韧带上，一般适用于腹壁肌肉很薄弱的成人、老年人和复发性斜疝者
5. 缝合切口	去除一切牵引物，递温盐水冲洗切口，电凝止血。清点器械、纱布、纱垫、缝针。递 2-0 可吸收线缝合腹外斜肌腱膜、皮下组织。清点器械、纱布、纱垫、缝针。递酒精棉球消毒。递 4-0 可吸收线皮内缝合皮肤。递酒精棉球消毒，递 2 把有齿镊对合皮肤切缘。递纱布、棉垫包扎切口

【相关解剖知识】 见图 7-13-1 ～图 7-13-3。

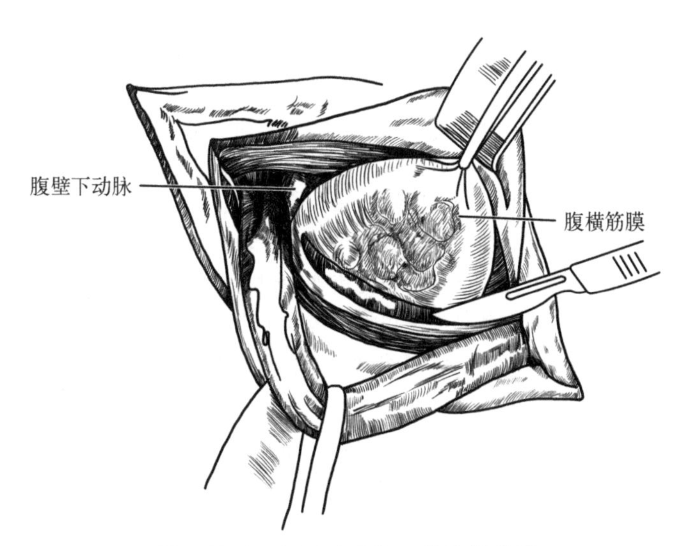

图 7-13-1　切开疝底部下缘腹横筋膜

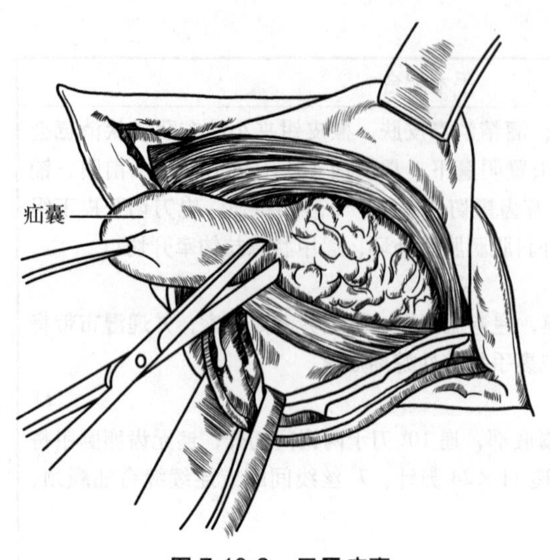

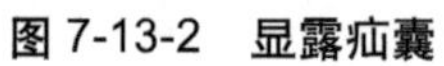
图 7-13-2 显露疝囊

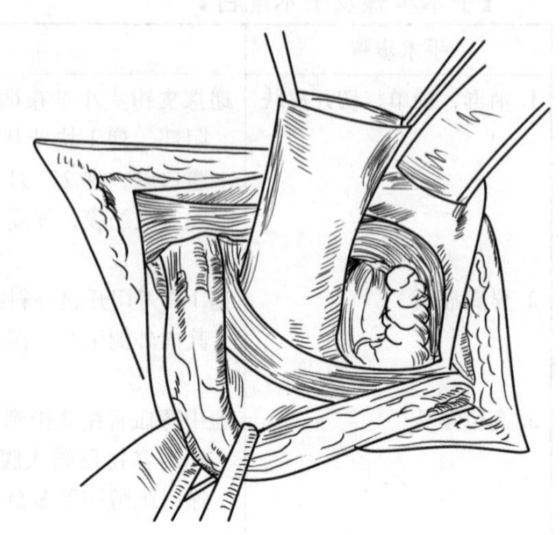
图 7-13-3 切开疝囊

第十四节 股疝修补术

【适应证】 股疝。

【麻醉方式】 局部麻醉、硬膜外麻醉或全身麻醉。

【手术切口】 在腹股沟韧带中点上方约 2cm 处至耻骨结节，做与腹股沟韧带平行的斜切口，长约 6cm，儿童则于内环下方沿下腹部皮肤横纹切开至耻骨结节上方。

【手术体位】 仰卧位。

【手术步骤及手术配合】

手术步骤	手术配合
1. 消毒，铺单，切开皮肤	递擦皮钳夹小纱布蘸碘酒、酒精消毒皮肤，擦皮钳夹小纱布蘸碘伏消毒会阴部，递 1 块球状治疗巾置阴囊下，常规铺 4 块治疗巾，贴术前膜，铺腹口单。递 22# 刀、2 把有齿镊切开皮肤，干纱布拭血，电刀切开皮下组织及浅筋膜，显露出腹外斜肌腱膜及外环，递甲状腺拉钩牵开切口
2. 显露疝囊颈	湿纱布包裹手指钝性分离腹外斜肌筋膜，显露联合腱和腹股沟韧带，递湿布带将精索或圆韧带向内上方牵开，递组织剪剪开腹横筋膜，分离腹膜外脂肪组织，即露出疝囊颈
3. 处理疝囊	递中弯血管钳将疝囊往上提起，递湿纱布钝性分离其周围组织，递组织剪切开疝囊前壁，递无齿卵圆钳将疝内容物还纳至腹腔，递 11×24 圆针、7# 丝线在颈部用作高位缝合并结扎，切除多余疝囊
4. 封闭股环	用 11×24 圆针、7# 丝线将耻骨梳韧带、耻骨肌筋膜及腹股沟韧带一并缝合，封闭股环
5. 缝合切口	去除一切牵引物，递温盐水冲洗切口，出血处用电刀止血。清点器械、纱布、纱垫、缝针。递 2-0 可吸收线缝合腹外斜肌腱膜、皮下组织。清点器械、纱布、纱垫、缝针。递酒精棉球消毒。递 4-0 可吸收线皮内缝合皮肤。递酒精棉球消毒，递 2 把有齿镊对合皮肤切缘。递纱布、棉垫包扎切口

【相应解剖知识】 见图 7-14-1、图 7-14-2。

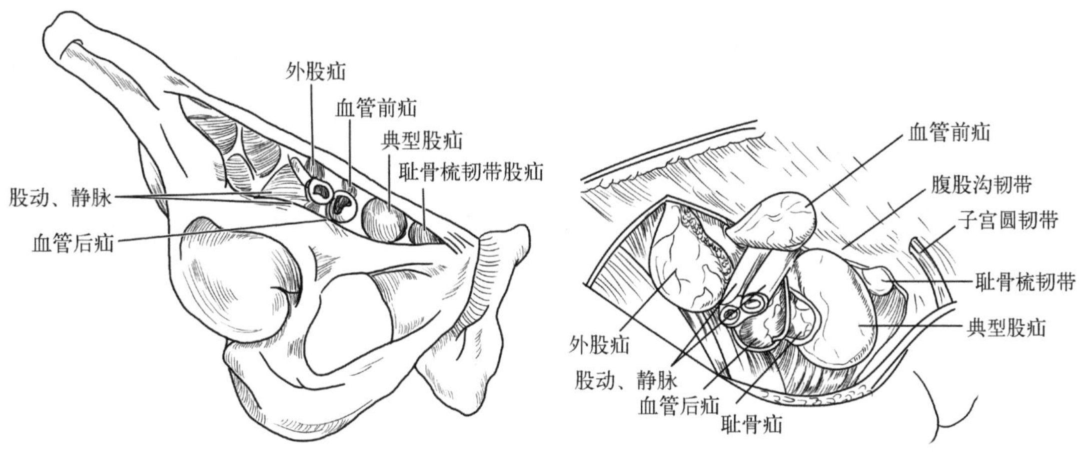

图 7-14-1 股疝疝出位置及类型

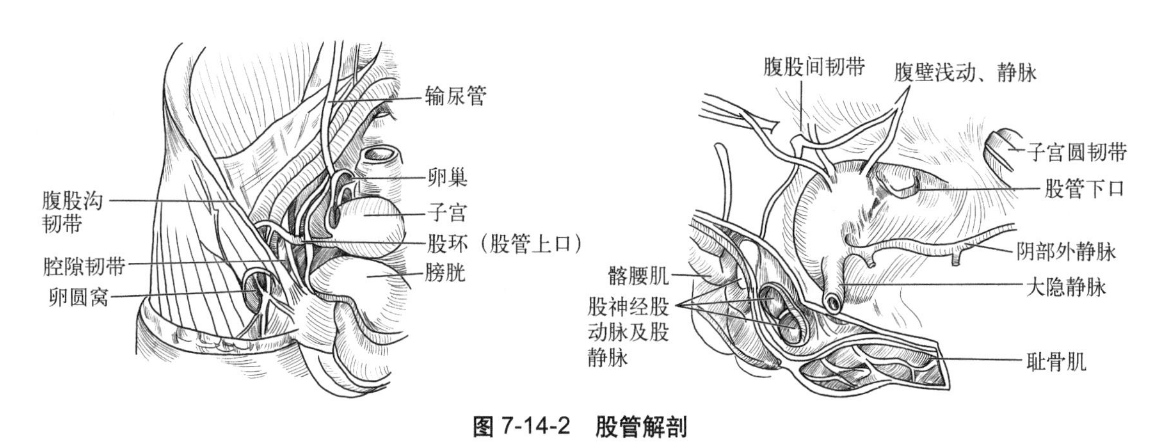

图 7-14-2 股管解剖

第十五节 腹壁切口疝修补术

【适应证】 腹壁小切口疝，大切口疝应行成形术。

【麻醉方式】 联合麻醉或全身麻醉。

【手术切口】 沿原切口做一梭形切口，切除原切口瘢痕。

【手术体位】 仰卧位。

【手术步骤及手术配合】

手术步骤	手术配合
1. 消毒，铺单	递擦皮钳夹小纱布蘸碘酒、酒精消毒皮肤，擦皮钳夹小纱布蘸碘伏消毒会阴部，常规铺 4 块治疗巾，贴术前膜，铺腹口单
2. 切开皮肤	递 22# 刀、2 把有齿镊切开皮肤，干纱布拭血，电刀切开皮下组织及浅筋膜，显露疝环，递甲状腺拉钩牵开切口
3. 分离疝囊	递组织钳牵开两侧皮缘，递组织剪，中弯血管钳分离皮下组织至腹直肌前鞘或腹外斜肌腱膜，显露疝囊及疝环部

续表

手术步骤	手术配合
4. 切除疝囊	递2把中弯血管钳牵引疝囊颈部，递10#刀于两钳间切开，递无齿卵圆钳还纳疝内容物至腹腔，递组织剪扩大腹膜切口，递弯血管钳、电刀分离粘连，显露两侧腹直肌及前后鞘，至整块切除疝被盖及周围附着的脂肪结缔组织
5. 关闭腹腔、缝合皮下组织及皮肤	递电刀切除疝环处瘢痕组织，清点器械、敷料，递11×24圆针、7#丝线缝合腹直肌后鞘和腹膜，递11×24圆针、7#丝线间断缝合腹直肌、腹直肌前鞘。递生理盐水冲洗，吸引器头吸引，更换干纱布，再次清点器械、纱布、纱垫、缝针。递有齿镊、9×28圆针、1#丝线间断缝合皮下组织。去除术前膜，递酒精棉球擦拭切口周围皮肤。递有齿镊、9×28角针、1#丝线间断缝合皮肤。递酒精棉球再次消毒切口皮肤。2把有齿镊对合皮肤切缘。纱布棉垫覆盖，包扎伤口。如切口张力大，递13×55角针、双10#线及扣子于腹膜外做减张缝合
6. 疝成形术	如腹壁缺损较大，应做疝成形术，递11×24圆针、7#丝线或用网状补片等将身体阔筋膜，与腹膜和腹直肌后鞘一起缝合修补缺损，11×24圆针、4#丝线缝合皮下组织，递细硅胶管于切口处放置引流，缝合皮肤

第十六节　无张力疝修补术

【适应证】

1. 原发性及复发性腹股沟斜疝，尤其是腹股沟管后壁缺损较大者。
2. 嵌顿疝肠管血供良好行急诊手术者。
3. 腹股沟管未发育完全的儿童。

【麻醉方式】　局部麻醉、硬膜外麻醉或全身麻醉。

【手术切口】　成人在腹股沟韧带中点上方约2.0cm处至耻骨结节，做与腹股沟韧带平行的斜切口，长约6cm，儿童则于内环下方沿下腹部皮肤横纹切开至耻骨结节上方。

【手术体位】　仰卧位。

（一）疝环充填式无张力疝修补术

【手术步骤及手术配合】

手术步骤	手术配合
1. 消毒，铺单	递擦皮钳夹小纱布蘸碘酒、酒精消毒皮肤，擦皮钳夹小纱布蘸碘伏消毒会阴部，递1块球状治疗巾置阴囊下，常规铺4块治疗巾，贴术前膜，铺腹口单
2. 切开皮肤组织	递22#刀、2把有齿镊切开皮肤，干纱布拭血，电刀切开皮下组织及浅筋膜，显露出腹外斜肌腱膜及外环，递甲状腺拉钩牵开切口

续表

手术步骤	手术配合
3. 显露腹股沟管	递中弯血管钳提起腹外斜肌腱膜，递 10# 刀在腹外斜肌腱膜内环和外环连线上做一小切口，递弯血管钳提起两侧腱膜，递组织剪沿腹外斜肌腱膜纤维方向剪开腱膜和外环。湿纱布包裹手指向两侧钝性分离腱膜，显露腹股沟韧带的内面和联合腱，范围以补片恰好置入为宜。注意保护髂腹下神经和髂腹股沟神经，勿钳夹或灼伤
4. 游离精索	递直角钳和一湿布带或橡皮管提起游离的精索（在耻骨结节游离精索），将精索游离至内环口处
5. 游离疝囊	递 2 把中弯血管钳近内环口处分离提睾肌，递电刀纵行切开提睾肌及精索内筋膜，显露疝囊
6. 处理疝囊	递 2 把中弯血管钳提起疝囊壁，递中弯血管钳锐性游离疝囊，递剪刀打开腹横筋膜，游离腹膜前间隙，递无齿卵圆钳将疝囊送回腹膜前间隙；如疝囊较大，可从疝囊中部横行切断多余疝囊，递 2-0 可吸收线连续缝合疝囊近端，再将重建后的疝囊送回腹膜前间隙
7. 无张力疝修补 （1）置入、固定锥形物	递手术镊夹持锥形填充物，由内环送入，将锥形填充物底端边缘自然张开于内环周缘的组织上，递 0# 涤纶线将其与内环周缘组织间断缝合 3 ～ 4 针
（2）置入补片	递手术镊夹持平片放置于腹股沟后壁，圆形口两侧围绕精索，递 0# 涤纶线将其与周围组织间断缝合固定
8. 缝合切口	去除一切牵引物，递温盐水冲洗切口，出血处用电刀止血。清点器械、纱布、纱垫、缝针。递 2-0 可吸收线缝合腹外斜肌腱膜、皮下组织。清点器械、纱布、纱垫、缝针。递酒精棉球消毒。递 4-0 可吸收线皮内缝合皮肤。递酒精棉球消毒，递 2 把有齿镊对合皮肤切缘。递纱布、棉垫包扎切口

（二）平片无张力疝修补术

【手术步骤及手术配合】

手术步骤	手术配合
1. 消毒，铺单	递擦皮钳夹小纱布蘸碘酒、酒精消毒腹股沟的皮肤，擦皮钳夹小纱布蘸碘伏消毒会阴部，递 1 块球状治疗巾置阴囊下，常规铺 4 块治疗巾，贴术前膜，铺腹口单
2. 切开皮肤组织	递 22# 刀、2 把有齿镊切开皮肤，干纱布拭血，电刀切开皮下组织及浅筋膜，显露出腹外斜肌腱膜及外环，递甲状腺拉钩牵开切口
3. 显露腹股沟管	递中弯血管钳提起腹外斜肌腱膜，递 10# 刀在腹外斜肌腱膜内环和外环连线上做一小切口，递弯血管钳提起两侧腱膜，递组织剪沿腹外斜肌腱膜纤维方向剪开腱膜和外环。湿纱布包裹手指向两侧钝性分离腱膜，充分显露腹股沟韧带的内面和联合腱，范围以补片恰好置入为宜

续表

手术步骤	手术配合
4. 游离精索	递直角钳从腹股沟管底面和耻骨面游离精索，至耻骨结节约 2cm 处，递 1 块湿布带或橡皮管提起游离的精索，将精索游离至内环口处
5. 游离疝囊	递电刀纵行切开精索内筋膜，显露疝囊
6. 处理疝囊	递 2 把中弯血管钳提起疝囊壁，递中弯血管钳锐性游离疝囊，递剪刀打开腹横筋膜，游离腹膜前间隙，递无齿卵圆钳将疝囊送回腹膜前间隙；如果疝囊较大，可从疝囊中部横行切断多余疝囊，保留适当大小，递 2-0 可吸收线连续缝合疝囊近端，再将重建后的疝囊送回腹膜前间隙
7. 修补内环	用 1-0 不可吸收线缝合腹横筋膜，行内环成形
8. 无张力疝修补	
（1）置入补片	递长平镊夹持补片，将补片放置于腹股沟管后壁
（2）固定补片	递 0# 涤纶线将补片圆角与距耻骨缘 1.5 ～ 2.0cm 的耻骨面腱膜组织间断缝合固定；下缘与腹股沟韧带连续缝合；递线剪剪开补片外上端，精索置于剪开的上、下叶补片之间，递长平镊将其覆盖于腹内斜肌的前面，与其下的腹内斜肌间断缝合
9. 缝合切口	去除一切牵引物，递温盐水冲洗切口。清点器械、纱布、纱垫、缝针。递 2-0 可吸收线缝合腹外斜肌腱膜、皮下组织。清点器械、纱布、纱垫、缝针。递酒精棉球消毒。递 4-0 可吸收线皮内缝合皮肤。递酒精棉球消毒，递 2 把有齿镊对合皮肤切缘。递纱布、棉垫包扎切口

第十七节 肠造口旁疝原位修补术

【适应证】

1. 肠造口处肠脱垂，引起狭窄或功能不良者。

2. 疝的存在影响佩戴造口袋造口灌洗者。

3. 疝颈过小复位困难，有急性绞窄的发生或潜在发生的危险者。

4. 造口旁疝巨大，严重影响体形外观者。

【禁忌证】

1. 肿瘤姑息切除或已发生转移者。

2. 有严重的心脏病或慢性咳嗽者。

3. 过度肥胖可为相对禁忌证，术前应尽可能控制体重。

【麻醉方式】 局部麻醉、硬膜外麻醉或全身麻醉。

【手术体位】 仰卧位。

（一）单纯腹壁筋膜缺损修补术

【手术切口】 距造口 3 ～ 5cm 做一半圆形切口。

【手术步骤及手术配合】

手术步骤	手术配合
1. 消毒，铺单	递擦皮钳夹小纱布蘸碘酒、酒精消毒皮肤，擦皮钳夹小纱布蘸碘伏消毒会阴部，常规铺4块治疗巾，贴术前膜，铺腹口单
2. 切开皮肤	递22#刀、2把有齿镊切开皮肤，干纱布拭血，电刀切开皮下组织、浅筋膜直达腹壁深筋膜
3. 分离疝囊	递甲状腺拉钩将皮瓣拉开显露疝缺损缘，递组织剪，中弯血管钳显露缺损边缘及疝囊
4. 处理疝囊	递2把中弯血管钳提起疝囊壁，递10#刀在两钳间切开疝囊壁，递组织剪扩大切口同时分离粘连，递无齿卵圆钳将疝内容物还纳至腹腔，递中弯血管钳夹住疝囊壁，组织剪横行剪除多余疝囊
5. 修补缺损	清点器械、纱布、纱垫、缝针。递0#涤纶或不可吸收线间断缝合腹膜和筋膜
6. 缝合切口	清点器械、纱布、纱垫、缝针。递2-0可吸收线缝合皮下组织。递酒精棉球消毒。递4-0可吸收线皮内缝合皮肤。递酒精棉球消毒，递2把有齿镊对合皮肤切缘。递纱布，棉垫包扎切口

（二）应用人工合成补片的造口旁疝修补术

【手术切口】 沿造口做圆形或椭圆形切口。

【手术步骤及手术配合】

手术步骤	手术配合
1. 消毒，铺单	递擦皮钳夹小纱布蘸碘酒、酒精消毒皮肤，擦皮钳夹小纱布蘸碘伏消毒会阴部，常规铺4块治疗巾，贴术前膜，铺腹口单
2. 切开皮肤	递22#刀、2把有齿镊切开皮肤，干纱布拭血，电刀切开皮下组织、浅筋膜直达腹壁深筋膜
3. 分离疝囊	递甲状腺拉钩将皮瓣向两侧牵开，递组织剪，中弯血管钳显露缺损边缘及疝囊
4. 处理疝囊	递2把中弯血管钳提起疝囊壁，递10#刀在两钳间切开疝囊壁，递组织剪扩大切口，同时分离粘连，用无齿卵圆钳将疝内容物还纳至腹腔，充分暴露疝环，测量缺损大小，递中弯血管钳夹住疝囊壁，组织剪横行剪除多余疝囊
5. 置入补片	递中弯血管钳在腹膜外钝性分离一间隙，递线剪依据缺损剪裁补片，造口肠管由补片中央剪裁孔穿出，递长无齿镊将补片置于腹膜与腹横肌之间，递0#涤纶或不可吸收线将补片与周围组织间断缝合固定
6. 缝合切口	清点器械、纱布、纱垫、缝针。如缺损筋膜边缘能对合时，可用2-0可吸收线适当缝合。递2-0可吸收线缝合皮下组织。递酒精棉球消毒。递4-0可吸收线皮内缝合皮肤。递酒精棉球消毒，递2把有齿镊对合皮肤切缘。递纱布、棉垫包扎切口

第十八节　胃、十二指肠穿孔修补术

【适应证】

1. 胃或十二指肠溃疡急性穿孔等，患者一般情况不佳，伴有休克或并有心、肺、肝、肾等重要脏器病变，而腹膜炎又渐转重者。

2. 复杂性穿孔（如癌肿、出血、梗阻）或疑有其他急腹症需立即手术者。

3. 腹膜炎严重、腹水、肠麻痹重、腹胀及中毒症状明显者。

4. 按非手术治疗适应证治疗 6 ～ 12h（一般不超过 12h）后，症状、体征不见缓解或反而加重者。

5. 年龄在 40 岁以上，病史较久的顽固性溃疡，或疑及胃溃疡有恶性病变，以及饱食后穿孔者，可考虑手术治疗。

【麻醉方式】 全身麻醉或联合麻醉。

【手术体位】 仰卧位。

【手术切口】 上腹正中切口。术前疑及胃溃疡穿孔者，可用左侧经腹直肌切口。疑及十二指肠溃疡穿孔者，可用右侧经腹直肌切口。

【手术步骤与手术配合】

手术步骤	手术配合
1. 消毒皮肤，铺单	递擦皮钳夹小纱布蘸碘酒、酒精消毒皮肤，常规铺 4 块治疗巾，贴术前膜，铺腹口单
2. 腹正中切口，切开皮肤、皮下组织	切口边缘各置 1 块干纱布，递 22# 刀、有齿镊，切开皮肤。干纱布拭血，1# 丝线结扎或电凝止血
3. 切开腹白线，显露腹膜	更换手术刀片，递 22# 刀、有齿镊切开腹白线，组织剪扩大切口。更换湿纱布。递甲状腺拉钩牵开手术野，递 4# 刀柄将腹膜外脂肪推开，显露腹膜
4. 切开腹膜，保护切口	递 10# 刀、有齿镊在切口中部夹起腹膜并切开，递 2 把中弯血管钳钳夹，提起腹膜，递组织剪扩大切口。递切口保护器保护切口
5. 探查腹腔	递腹部拉钩暴露手术野。递生理盐水湿手探查。更换深部手术器械及湿纱垫。递腹腔自动拉钩牵开显露术野
6. 吸净腹腔内渗出液	递吸引器
7. 寻找穿孔部位	递无齿卵圆钳夹持棉球寻找穿孔部位，凡接触过穿孔渗出物的器械及棉球视为污染，均应放在弯盘内
8. 沿胃或十二指肠纵轴修补穿孔，并在附近取一块大网膜组织塞于两线之间	递长镊，6×17 圆针、4# 丝线间断全层缝合穿孔部位
9. 冲洗腹腔	递温盐水冲洗腹腔，吸引器头吸净腹水
10. 关闭腹腔	清点器械、纱布、纱垫、缝针等。递中弯血管钳钳夹腹膜上下角及两侧缘。13×34 圆针、7# 丝线间断缝合或 0# 可吸收线连续缝合

续表

手术步骤	手术配合
11. 缝合腹白线	递无齿镊、13×34 圆针、7# 丝线间断缝合，甲状腺拉钩牵开
12. 冲洗切口	递生理盐水冲洗，吸引器吸引，更换干纱布，清点器械、纱布、纱垫、缝针
13. 缝合皮下组织	递有齿镊、9×28 圆针、1# 丝线间断缝合皮下组织。去除术前膜，递酒精棉球擦拭周围皮肤
14. 缝合皮肤、覆盖切口	递有齿镊、9×28 角针、1# 丝线间断缝合皮肤或用皮肤缝合器缝合。递酒精棉球再次消毒切口皮肤。2 把有齿镊对合皮肤切缘。纱布棉垫覆盖，包扎切口

【相关解剖知识】 见图 7-18-1 ～图 7-18-3。

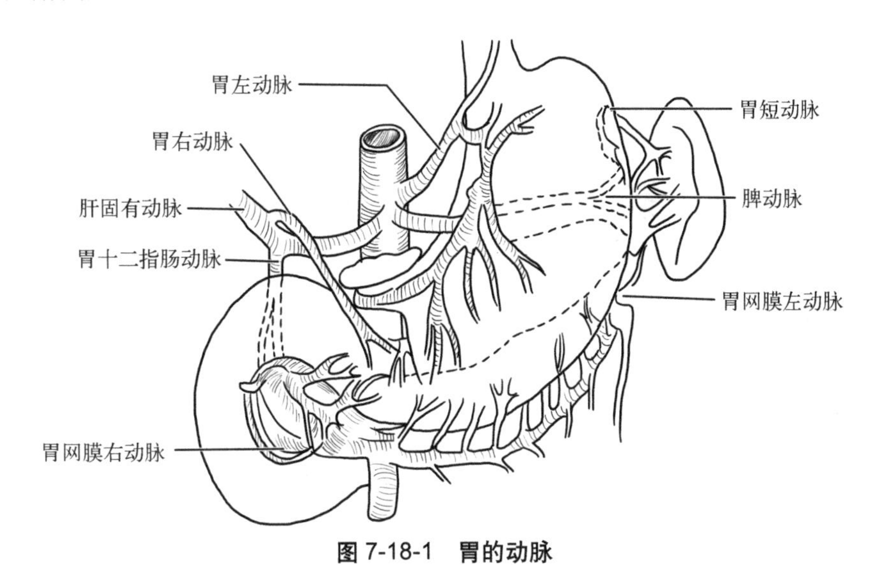

图 7-18-1 胃的动脉

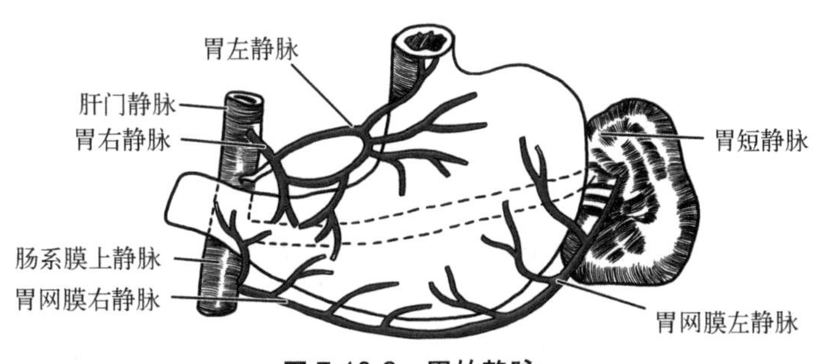

图 7-18-2 胃的静脉

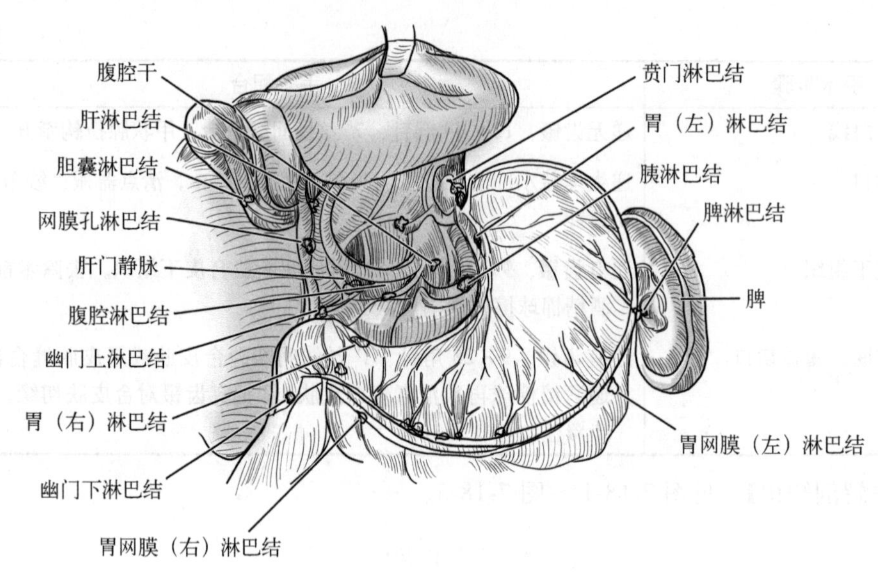

图 7-18-3 胃的淋巴管和淋巴结

第十九节 肠扭转手术

【适应证】 肠扭转。

【麻醉方式】 联合麻醉或全身麻醉。

【手术切口】 经腹直肌切口或腹部正中切口。

【手术步骤及手术配合】

手术步骤	手术配合
1. 消毒皮肤，铺单	递擦皮钳夹小纱布蘸碘酒、酒精消毒皮肤，常规铺 4 块治疗巾，贴术前膜，铺腹口单
2. 切开皮肤、皮下组织	切口边缘各置 1 块干纱布，递 22# 刀、有齿镊，切开皮肤，弯血管钳止血。干纱布拭血，1# 丝线结扎或电凝止血
3. 切开、显露腹膜	更换手术刀片，递 22# 刀、有齿镊切开，组织剪扩大切口。更换湿纱布。递甲状腺拉钩牵开手术野，递 4# 刀柄将腹膜外脂肪推开，显露腹膜
4. 切开腹膜，保护切口	递有齿镊在切口中部夹起腹膜并切开，递 2 把中弯血管钳钳夹，提起腹膜，递组织剪扩大切口。递切口保护器保护切口
5. 探查腹腔	递腹部拉钩暴露手术野。递生理盐水湿手探查。更换深部手术器械及湿纱垫。递腹腔自动拉钩牵开显露术野
6. 松解扭转的肠袢	左手提起一段肠袢，右手循系膜向系膜根部探查。从横结肠系膜根部或下腹部找到扭转的系膜根部。辨清扭转的方向，确定是顺时针方向还是逆时针方向。辨认清楚后，将整个小肠向扭转的相反方向恢复。复位后，应判断肠管是否有生机。如肠管血运障碍或已坏死，则行部分肠切除术

续表

手术步骤	手术配合
7. 冲洗腹腔	递温盐水冲洗腹腔
8. 关闭腹腔	清点器械、纱布、纱垫、缝针等。递中弯血管钳钳夹腹膜上下角及两侧缘。13×34 圆针、7# 丝线间断缝合或 0# 可吸收线连续缝合
9. 缝合腹白线	递无齿镊、13×34 圆针、7# 丝线间断缝合，甲状腺拉钩牵开
10. 冲洗切口	递生理盐水冲洗，吸引器吸引，更换干纱布，清点器械、纱布、纱垫、缝针
11. 缝合皮下组织	递有齿镊，9×28 圆针、1# 丝线间断缝合皮下组织。去除术前膜，递酒精棉球擦拭周围皮肤
12. 缝合皮肤、覆盖切口	递有齿镊、9×28 角针、1# 丝线间断缝合皮肤或 4-0# 可吸收线皮内缝合。递酒精棉球再次消毒切口皮肤。2 把有齿镊对好皮肤切缘。纱布棉垫覆盖，包扎切口

第二十节 肠 梗 阻

【适应证】 各种原因导致的机械性肠梗阻，非手术治疗失败者。

【麻醉方式】 联合麻醉或全身麻醉。

【手术切口】 经腹直肌切口或正中切口。

【手术步骤及手术配合】

手术步骤	手术配合
1. 消毒皮肤，铺单	递擦皮钳夹小纱布蘸碘酒、酒精消毒皮肤，常规铺 4 块治疗巾，贴术前膜，铺腹口单
2. 切开皮肤、皮下组织	切口边缘各置 1 块干纱布，递 22# 刀、有齿镊，切开皮肤，弯血管钳止血。干纱布拭血，1# 丝线结扎或电凝止血
3. 切开、显露腹膜	更换手术刀片，递 22# 刀、有齿镊切开，组织剪扩大切口。更换湿纱布。递甲状腺拉钩牵开手术野，递 4# 刀柄将腹膜外脂肪推开，显露腹膜
4. 切开腹膜，保护切口	递有齿镊在切口中部夹起腹膜并切开，递 2 把中弯血管钳钳夹，提起腹膜，递组织剪扩大切口。递切口保护器保护切口
5. 探查腹腔，显露肠梗阻部位	递腹部拉钩暴露手术野。递生理盐水湿手探查。如有腹水则吸尽。更换深部手术器械及湿纱垫。递腹腔自动拉钩牵开显露术野
6. 肠减压术	递 6×17 小圆针、1# 丝线，在肠壁上做荷包缝合。递肠钳控制荷包缝合部位的肠腔。周围垫以盐水纱垫防止污染腹腔。在荷包缝合的中心部切开一小口，插入带负压的双套多孔吸引管，收紧荷包缝合线。松开控制钳，逐渐吸除肠腔内的气体与液体。待减压满意后，将吸引头缓慢后退至将出肠腔时，再用肠钳控制肠管防止肠液外溢。收紧荷包线并结扎，递 6×17 小圆针、1# 丝线做荷包缝合或浆膜层间断缝合，将荷包缝合部内翻埋入。扩张的肠管减压后，继续进行梗阻部的手术

续表

手术步骤	手术配合
7. 冲洗腹腔	递温盐水冲洗腹腔
8. 关闭腹腔	清点器械、纱布、纱垫、缝针等。递中弯血管钳钳夹腹膜上下角及两侧缘。13×34 圆针、7# 丝线间断缝合或 0# 可吸收线连续缝合
9. 缝合腹白线	递无齿镊、13×34 圆针、7# 丝线间断缝合，甲状腺拉钩牵开
10. 冲洗切口	递生理盐水冲洗，吸引器吸引，更换干纱布，清点器械、纱布、纱垫、缝针
11. 缝合皮下组织	递有齿镊、9×28 圆针、1# 丝线间断缝合皮下组织。去除术前膜，递酒精棉球擦拭周围皮肤
12. 缝合皮肤、覆盖切口	递有齿镊、9×28 角针、1# 丝线间断缝合皮肤或皮肤缝合器缝合。递酒精棉球再次消毒切口皮肤。2 把有齿镊对合皮肤切缘。纱布棉垫覆盖，包扎切口

第二十一节　粘连性肠梗阻手术

粘连性肠梗阻手术，术式大致可分为：①粘连松解术；②肠切除吻合术；③肠捷径手术。

【麻醉方式】 联合麻醉或全身麻醉。

【手术切口】 中腹旁正中或原手术切口。

【手术体位】 仰卧位。

【手术步骤及手术配合】

手术步骤	手术配合
1. 常规消毒皮肤及铺单	递擦皮钳夹小纱布蘸碘酒、酒精消毒手术野。以切口为中心，上至双侧乳头，下至耻骨联合水平，双侧至腋中线，待皮肤消毒剂干燥后，最后一块干纱布拭净脐孔内皮肤消毒剂。助手站在患者右侧，递第一块治疗巾，助手接过盖住切口下方，第二块治疗巾盖住切口对侧，第三块治疗巾盖住切口上方，第四块铺近侧，递术前膜协助贴膜，覆盖腹口
2. 切开皮肤、皮下组织	切口边缘各置 1 块干纱布，递 22# 刀、有齿镊，切开皮肤弯血管钳止血。干纱布拭血，1# 丝线结扎或电凝止血
3. 切开腹直肌前鞘	递甲状腺拉钩上下牵开，湿纱布拭血，更换刀片，递 22# 刀在腹直肌中间切一小口，组织剪扩大切口
4. 分离腹直肌，显露后鞘	递有齿镊提起前鞘的内侧缘，由内向外钝性分离腹直肌，显露后鞘，甲状腺拉钩牵开
5. 切开腹直肌后鞘及腹膜	递 2 把中弯血管钳依次钳夹后鞘、腹膜，递 10# 刀切开，递组织剪上、下扩大切口。递切口保护器保护切口
6. 探查腹腔	递腹部拉钩牵开，递生理盐水湿手探查，更换深部手术器械及湿纱垫。递腹腔自动拉钩牵开显露术野

续表

手术步骤	手术配合
7. 粘连松解	递中弯血管钳，组织剪剥离粘连直至松解梗阻的部分
8. 分离肠管粗糙面	可行局部修补，也可将系膜上提覆盖
9. 关闭腹腔，缝合腹直肌后鞘及腹膜	递温盐水冲洗腹腔，清点器械、纱布、纱垫、缝针。递中弯血管钳钳夹腹膜上下角及两侧缘。13×34 圆针、7# 丝线间断缝合或 0# 可吸收线连续缝合
10. 冲洗切口，缝合前鞘	递生理盐水冲洗，吸引器吸引，更换干纱布，递有齿镊、13×34 圆针、7# 丝线间断缝合。再次清点器械、纱布、纱垫、缝针
11. 缝合皮下组织和皮肤，覆盖切口	递有齿镊、9×28 圆针、1# 丝线间断缝合皮下组织。去除术前膜，递酒精棉球擦拭周围皮肤。递有齿镊、9×28 角针、1# 丝线间断缝合皮肤或用皮肤缝合器缝合。递酒精棉球再次消毒切口皮肤。2 把有齿镊对合皮肤切缘。纱布棉垫覆盖，包扎切口

第二十二节　右半结肠切除术

【适应证】

1. 盲肠、升结肠或结肠肝曲的恶性肿瘤。
2. 回盲部结核伴有梗阻者。
3. 回盲部套叠、盲肠扭转伴有肠坏死者。
4. 回盲部慢性炎症肉芽肿、外伤、复杂粪瘘、慢性局限性肠炎等。
5. 升结肠或回盲部严重损伤，不能做单纯修补者。

【切除范围】 对盲肠及升结肠癌，应同时切除回肠末段 15cm、盲肠、升结肠、横结肠右半部及部分大网膜和胃网膜血管；切断及切除回盲动脉、右结肠动脉、中结肠动脉支，恶性肿瘤者应切除系膜淋巴结。

【麻醉方式】 全身麻醉或联合麻醉。

【手术体位】 仰卧位。

【手术切口】 右侧经腹直肌切口或右侧旁正中切口。

【特殊用物】 吻合器。

【手术步骤及手术配合】

手术步骤	手术配合
1. 消毒手术野皮肤	递擦皮钳夹小纱布蘸碘酒、酒精消毒手术野。以切口为中心，上至双侧乳头，下至耻骨联合水平，双侧至腋中线，待皮肤消毒剂干燥后，最后一块干纱布拭净脐孔内皮肤消毒剂
2. 铺无菌单	递第一块治疗巾，助手接过后盖住切口下方，第二块治疗巾盖住切口对侧，第三块治疗巾盖住切口上方，第四块铺近侧，递术前膜协助贴膜，覆盖腹口
3. 切开皮肤、皮下组织	切口边缘各置 1 块干纱布，递 22# 刀、有齿镊切开皮肤，递弯血管钳止血。干纱布拭血，1# 丝线结扎或电凝止血

续表

手术步骤	手术配合
4. 切开腹直肌前鞘	递甲状腺拉钩上下牵开，湿纱布拭血，更换手术刀片，递22#刀在腹直肌中间切一小口，组织剪扩大切口
5. 分离腹直肌，结扎血管	递4#刀柄做钝性分离，递中弯血管钳止血，手术刀切开。4#丝线结扎或电凝止血
6. 切开后鞘及腹膜	递中弯血管钳2把依次钳夹提起后鞘、腹膜，递10#刀切开，组织剪上、下扩大切口。递切口保护器保护切口
7. 探查腹腔	递腹部拉钩牵开，递生理盐水湿手探查将小肠和大网膜推向左侧，递盐水纱垫保护，更换深部手术器械。递腹腔自动拉钩牵开显露术野
8. 显露右侧结肠，结扎、切断肠系膜血管	递中弯血管钳2把钳夹，组织剪剪断，4#丝线结扎。血管近端双重结扎或加缝扎
9. 在横结肠右段和回肠末端处用细纱布条穿过肠壁边缘肠系膜无血管区，捆扎肠腔，使肿瘤段肠内容物不致上下移动造成播散	递中弯止血钳钳带湿布带，分别结扎
10. 游离右半结肠，切除肠管	递中弯血管钳2把钳夹，组织剪剪断，4#丝线结扎。递2把扣扣钳或全齿直止血钳分别钳夹上、下两侧切除端肠管，2把无损伤肠钳分别钳夹上、下两侧保留端肠管，10#刀切断。切断的肠管及手术刀一并放在弯盘内，铺治疗巾隔离。递碘伏棉球消毒残端
11. 吻合回肠 - 横结肠	递6×17圆针、1#丝线在两肠管断端的上下缘各做一针牵引线。递3-0可吸收线依次全层连续缝合吻合口后壁及前壁。递6×17圆针、1#丝线间断缝合吻合口浆肌层。或吻合器行端侧或端端吻合术
12. 关闭肠系膜间隙	递6×17圆针、1#丝线间断缝合回肠系膜与结肠系膜间隙
13. 关闭腹腔，缝合腹直肌后鞘及腹膜	递温盐水冲洗腹腔，清点器械、纱布、纱垫、缝针等。递中弯血管钳钳夹腹膜上下角及两侧缘。13×34圆针、7#丝线间断缝合或0#可吸收线连续缝合
14. 冲洗切口，缝合腹直肌前鞘	递生理盐水冲洗，吸引器吸引，更换干纱布，递有齿镊、13×34圆针、7#丝线间断缝合。再次清点器械、纱布、纱垫、缝针
15. 缝合皮下组织、皮肤。覆盖切口	递有齿镊、9×28圆针、1#丝线间断缝合皮下组织。去除术前膜，递酒精棉球擦拭周围皮肤。递有齿镊、9×28角针、1#丝线间断缝合皮肤或用皮肤缝合器缝合。递酒精棉球再次消毒切口皮肤。2把有齿镊对合皮肤切缘。纱布棉垫覆盖，包扎切口

【相关解剖知识】 见图7-22-1～图7-22-3。

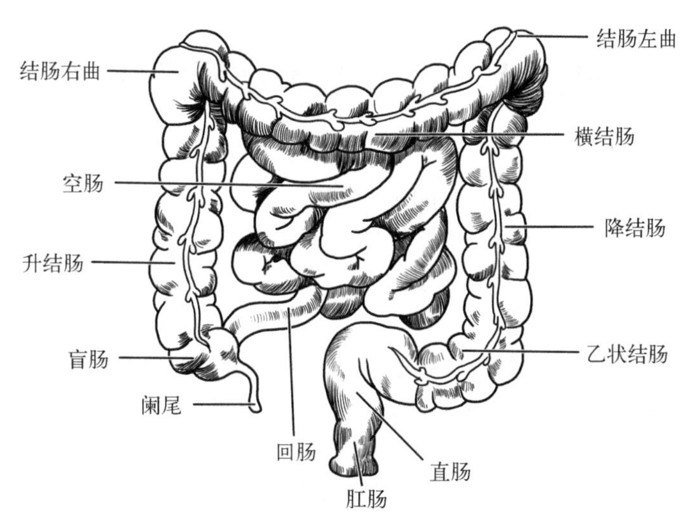

图 7-22-1 肝曲（结肠右曲）和脾曲（结肠左曲）

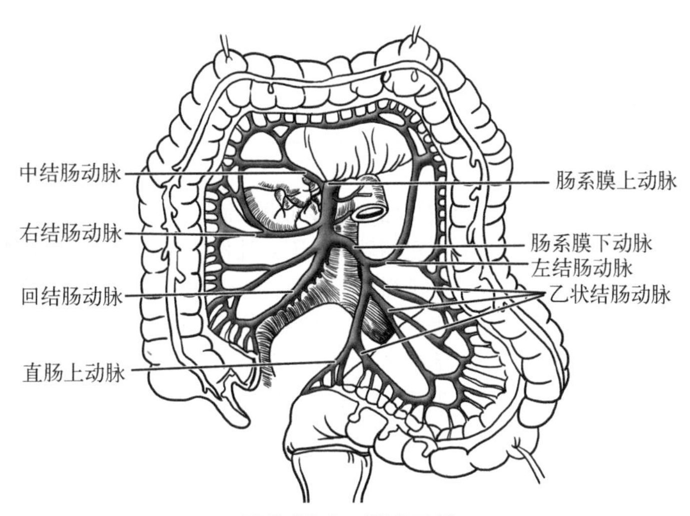

图 7-22-2 结肠动脉

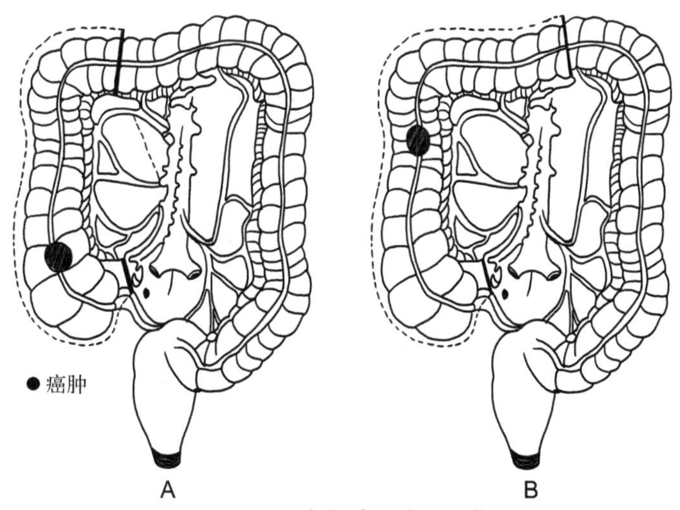

图 7-22-3 右半结肠癌切除范围

A. 盲肠及升结肠癌切除范围；B. 结肠肝区癌切除范围

第二十三节　左半结肠切除术

【适应证】

1. 降结肠、乙状结肠及结肠脾曲的恶性肿瘤。
2. 降结肠与乙状结肠严重的溃疡性结肠炎或多发性息肉。
3. 乙状结肠或降结肠憩室炎并发梗阻者。
4. 乙状结肠扭转坏死或狭窄。

【切除范围】 切除横结肠左段、结肠脾曲、降结肠，并将横结肠右段与直肠近端吻合，对降结肠或乙状结肠癌还应将肠系膜下动脉与静脉分离、结扎、切断，沿腹主动脉旁自上而下清除淋巴结。

【手术体位】 仰卧位、若从肛门吻合用截石位。

【麻醉方式】 全身麻醉和联合麻醉。

【手术切口】 左侧旁正中切口。

【特殊用物】 吻合器。

【手术步骤及手术配合】

手术步骤	手术配合
1. 常规消毒皮肤及铺单（以仰卧位为例）	递擦皮钳夹小纱布蘸碘酒、酒精消毒手术野。以切口为中心，上至双侧乳头，下至耻骨联合水平，双侧至腋中线，待皮肤消毒剂干燥后，最后一块干纱布拭净脐孔内皮肤消毒剂。助手站在患者右侧，递第一块治疗巾，助手接过盖住切口下方，第二块治疗巾盖住切口对侧，第三块治疗巾盖住切口上方，第四块铺近侧，递术前膜协助贴膜，覆盖腹口
2. 切开皮肤、皮下组织	切口边缘各置 1 块干纱布，递 22# 刀、有齿镊切开皮肤弯血管钳止血。干纱布拭血，1# 丝线结扎或电凝止血
3. 切开腹直肌前鞘	递甲状腺拉钩上下牵开，湿纱布拭血，更换刀片，递 22# 刀在腹直肌中间切一小口，组织剪扩大切口
4. 分离腹直肌，显露后鞘	递有齿镊提起前鞘的内侧缘，用 4# 刀柄将腹直肌由内向外分离。显露后鞘，用甲状腺拉钩牵开
5. 切开腹直肌后鞘及腹膜	递中弯血管钳 2 把依次钳夹提起后鞘、腹膜，递 10# 刀切开，组织剪上、下扩大切口。递切口保护器保护切口
6. 探查腹腔	递腹部拉钩牵开，递生理盐水湿手探查，更换深部手术器械及湿纱垫。递腹腔自动拉钩牵开显露术野。递湿纱垫保护小肠与大网膜
7. 显露左半结肠，结扎、切断肠系膜血管	用 S 状拉钩向中线拉开，显露左侧结肠。递中弯血管钳 2 把钳夹，组织剪剪断，4# 丝线结扎。血管近端双重结扎或加缝扎
8. 在距肿瘤上、下 5 ～ 8cm 处用细纱布条穿过肠壁边缘肠系膜无血管区，捆扎肠腔，使肿瘤段肠内容物不致上下移动，造成播散	递中弯血管钳钳带湿布带，分别结扎

续表

手术步骤	手术配合
9. 游离左半结肠，切除肠管	递中弯血管钳2把钳夹，组织剪剪断，4# 丝线结扎。血管近端双重结扎或加缝扎。递2把扣扣钳或全齿直止血钳分别钳夹上、下两侧切除端肠管，递2把无损伤肠钳分别钳夹上、下两侧保留端肠管，10# 刀切断。切断的肠管及手术刀一并放在弯盘内，铺治疗巾隔离。递碘伏棉球消毒残端
10. 吻合横结肠 - 乙状结肠或直肠	递6×17圆针、1# 丝线在两肠管断端的上下缘各做一针牵引线。递3-0可吸收线依次全层连续缝合吻合口后壁及前壁。递6×17圆针、1# 丝线间断缝合吻合口浆肌层。或用吻合器行端端吻合
11. 封闭盆腔腹膜	递6×17圆针、1# 丝线间断缝合，封闭盆腔腹膜，覆盖吻合口。递6×17圆针、1# 丝线将右侧横结肠系膜与后腹膜间断缝合。递11# 刀、中弯血管钳在盆腔内放置乳胶管引流，递有齿镊、9×28角针、4# 丝线固定
12. 关闭腹腔，缝合腹直肌后鞘及腹膜	递温盐水冲洗腹腔，清点器械、纱布、纱垫、缝针等。递中弯血管钳钳夹腹膜上下角及两侧缘。13×34圆针、7# 丝线间断缝合或0# 可吸收线连续缝合
13. 冲洗切口，缝合前鞘	递生理盐水冲洗，吸引器吸引，更换干纱布，递有齿镊、13×34圆针、7# 丝线间断缝合。再次清点器械、纱布、纱垫、缝针
14. 缝合皮下组织和皮肤，覆盖切口	递有齿镊，9×28圆针、1# 丝线间断缝合皮下组织。去除术前膜，递酒精棉球擦拭周围皮肤。递有齿镊、9×28角针、1# 丝线间断缝合皮肤或用皮肤缝合器缝合。递酒精棉球再次消毒切口皮肤。2把有齿镊对合皮肤切缘。纱布棉垫覆盖，包扎切口

【相关解剖知识】 见图7-23-1。

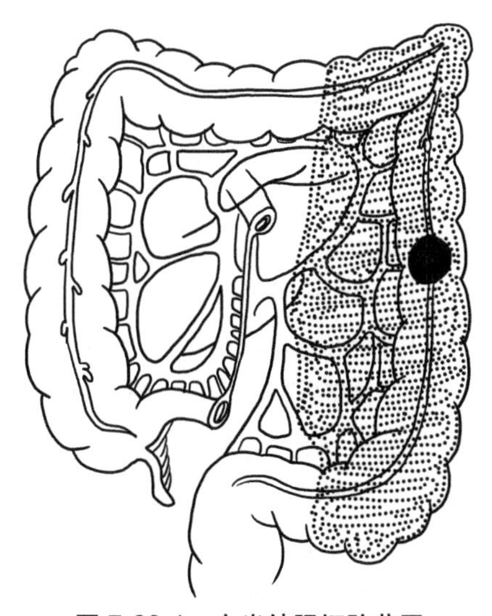

图7-23-1 左半结肠切除范围

第二十四节　经腹、会阴联合直肠切除术

经腹、会阴联合直肠切除术（Miles 手术）是治疗直肠肛管癌较常用的一种手术。切除范围较大，包括全部直肠及其固有筋膜内的淋巴组织，大部分乙状结肠及其系膜和淋巴组织，主动脉前肠系膜下血管根部以下的淋巴组织、盆腔底部腹膜、直肠侧韧带、肛提肌、肛门括约肌、坐骨直肠间隙的淋巴组织、肛管和肛门周围皮肤等。对有淋巴结转移的直肠癌，应尽量彻底切除，即将肛提肌从其骨盆壁附着处切断，同时清除坐骨直肠间隙内的组织。

【适应证】

1. 直肠、肛管经腹、会阴联合直肠切除术适用于齿线以上 7 ～ 8cm 内的直肠癌。

2. 经腹腔行直肠切除吻合术适用于作为根治性手术，距肛缘 11cm 以上的直肠癌或乙状结肠下端癌。

3. 适用于距肛门 8cm 以上的直肠癌姑息手术。

【禁忌证】 一般状况差的危重患者，或合并有急性肠梗阻者。

【麻醉方式】 全身麻醉。

【手术体位】 膀胱截石位。

【手术切口】

1. 自脐上 5cm 至耻骨联合做左下腹旁正中切口。

2. 会阴部切口。

【手术步骤及手术配合】

手术步骤	手术配合
（一）腹部手术步骤	
1. 常规消毒皮肤及铺单	递擦皮钳夹小纱布蘸碘酒、酒精消毒手术野。以切口为中心，上至双侧乳头，下至耻骨联合水平，双侧至腋中线，待皮肤消毒剂干燥后，最后一块干纱布拭净脐孔内皮肤消毒剂。助手站在患者右侧，递第一块治疗巾，助手接过盖住切口下方，第二块治疗巾盖住切口对侧，第三块治疗巾盖住切口上方，第四块铺近侧，递术前膜协助贴膜，覆盖腹口
2. 切开皮肤、皮下组织	切口边缘各置 1 块干纱布，递 22# 刀、有齿镊，切开皮肤弯血管钳止血。干纱布拭血，1# 丝线结扎或电凝止血
3. 切开腹直肌前鞘	递甲状腺拉钩上下牵开，湿纱布拭血，更换刀片，递 22# 刀在腹直肌中间切一小口，组织剪扩大切口
4. 分离腹直肌，显露后鞘	递有齿镊提起前鞘的内侧缘，用 4# 刀柄将腹直肌由内向外分离。显露后鞘，用甲状腺拉钩牵开
5. 切开腹直肌后鞘及腹膜	递中弯血管钳 2 把依次钳夹提起后鞘、腹膜，递 10# 刀切开，组织剪上、下扩大切口。递切口保护器保护切口
6. 探查腹腔	递腹部拉钩牵开，递生理盐水湿手探查，检查肝、肠系膜根部，大血管周围及盆腔。将小肠和大网膜推向左侧，递湿纱垫保护，更换深部手术器械，递腹腔自动拉钩牵开显露术野 递腹部自动拉钩撑开

续表

手术步骤	手术配合
7. 用细纱布条穿过肠壁边缘肠系膜无血管区，捆扎肠腔，使肿瘤段肠内容物不致上下移动造成播散	递长无齿镊提起乙状结肠，递中弯血管钳带湿布带在预定切除线近端扎紧肠管
8. 游离乙状结肠与降结肠	递中弯血管钳2把钳夹肠系膜，组织剪剪断，4# 丝线结扎。血管近端双重结扎或加缝扎
9. 游离直肠	递长弯血管钳，电刀分开直肠后壁，间隙内填盐水纱垫压迫止血。递电刀、长组织剪分离直肠后壁。递2把长弯血管钳夹住右侧直肠侧韧带，递电刀切断，钳带7# 丝线，同法处理左侧直肠韧带。将直肠分离至肛提肌平面
10. 切断乙状结肠	递肠钳和扣扣钳夹住预切断的近端乙状结肠，递10# 刀在两钳间切断。递盐水纱垫包裹结肠近端放于一侧，远端送入骶前凹内
11. 左下腹造永久性人工肛门	递蒸馏水由腹腔向盆腔灌注冲洗。递6×17圆针、4# 丝线连续缝合盆底腹膜。递10# 刀切开腹壁，取出乙状结肠近侧断端，用6×17圆针、1# 丝线固定于腹膜。用6×17角针、1# 丝线将断端边缘全层与周围皮肤边缘间断缝合一圈
12. 缝合切口	清点器械、纱布、纱垫、缝针。递中弯血管钳钳夹腹膜上下角及两侧缘。13×34圆针、7# 丝线间断缝合或0# 可吸收线连续缝合。递生理盐水冲洗，吸引器吸引，更换干纱布，递有齿镊，13×34圆针、7# 丝线间断缝合前鞘。再次清点器械、纱布、纱垫、缝针。递有齿镊、9×28圆针、1# 丝线间断缝合皮下组织。去除术前膜，递酒精棉球擦拭周围皮肤。递有齿镊、9×28角针、1# 丝线间断缝合皮肤或用皮肤缝合器缝合。递酒精棉球再次消毒切口皮肤
（二）会阴手术步骤	
1. 切口，以肛门为中心，后方至尾骨尖做一圆形切口。对于女性前方病变，需将部分阴道后壁，包括阴道开口后部，与肿瘤所在直肠一并切除	递22# 刀做会阴部切口
2. 切断肛提肌	递中弯血管钳、组织剪剪除肛门周围脂肪组织，弯血管钳夹住肛肌，于尾骨尖分离肛尾韧带，组织剪剪断，钳带4# 丝线结扎，取出乙状结肠和直肠
3. 游离直肠前壁	
4. 会阴部创口处理	用组织剪剪除创面的脂肪组织，用1：10碘伏溶液冲洗伤口，可与腹腔同时冲洗。吸引器吸引，更换干纱布。清点器械、纱布、纱垫、缝针。递有齿镊、9×28圆针、1# 丝线间断缝合皮下组织。递酒精棉球擦拭周围皮肤。清点器械、纱布、纱垫、缝针。递有齿镊、9×28皮针、1# 丝线间断缝合皮肤。递酒精棉球再次消毒切口皮肤。2把有齿镊对好皮肤切缘。纱布、棉垫覆盖，包扎切口

【相关解剖知识】 见图 7-24-1 ～图 7-24-4。

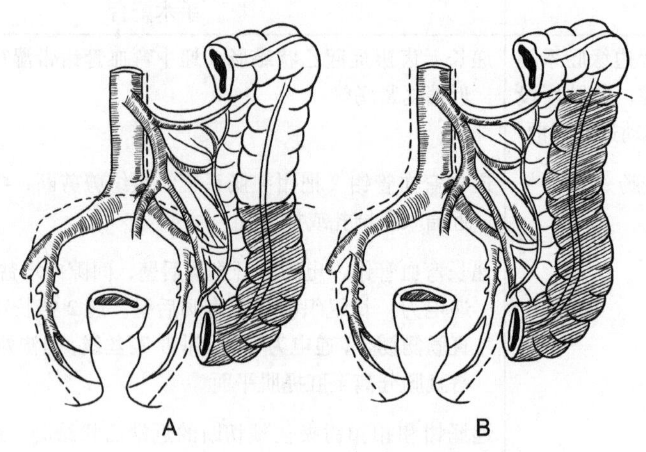

图 7-24-1 Miles 手术的切除范围

A. 一般根治切除术切除范围；B. 扩大根治切除术切除范围

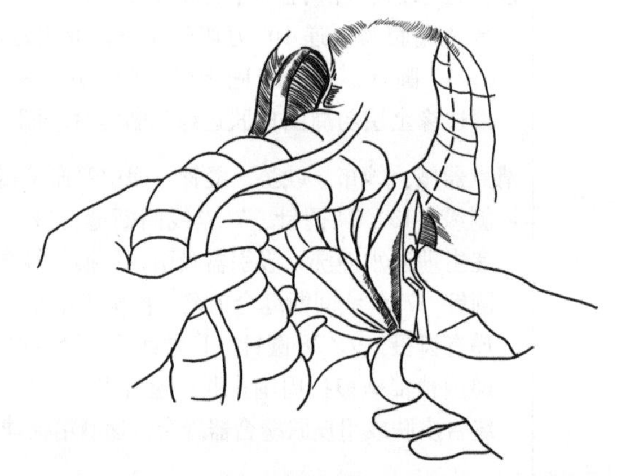

图 7-24-2 游离乙状结肠，注意避免误伤输尿管

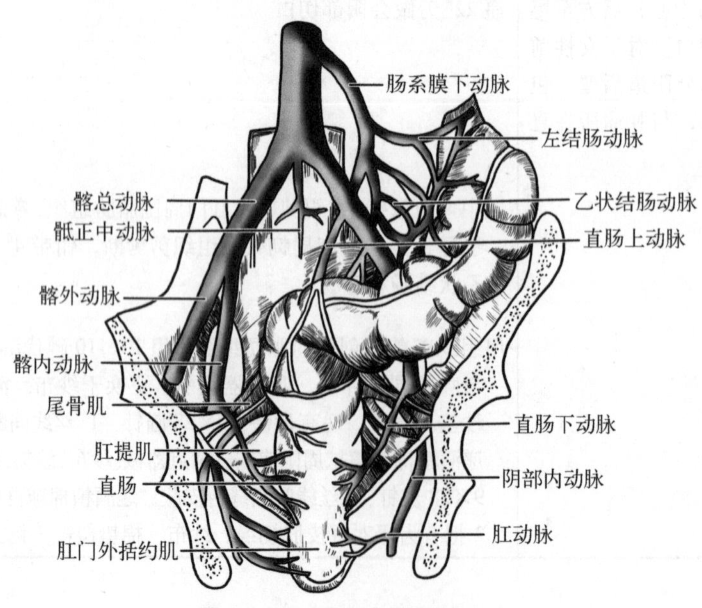

图 7-24-3 直肠和肛管的动脉

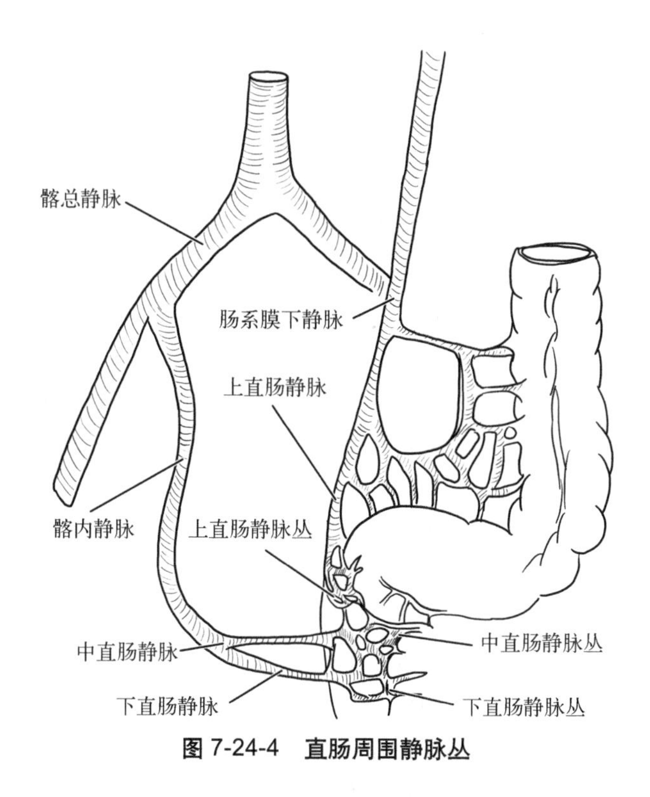

图 7-24-4 直肠周围静脉丛

第二十五节 胃大部分切除术（毕 I 式）

【适应证】

1. 溃疡并大量或反复出血者。

2. 瘢痕性幽门梗阻者。

3. 急性穿孔，不适于非手术治疗，一般情况又能耐受胃切除术者。

4. 胃溃疡并伴有恶性变者。

5. 顽固性溃疡，经内科合理治疗无效者。

【麻醉方式】 联合麻醉或全身麻醉。

【手术体位】 仰卧位，双下肢略低于头部。假若胃的位置高，可适当增加体位的直立程度。

【手术切口】 上腹正中切口。

【手术步骤及手术配合】

1. 胃和十二指肠的广泛游离是毕 I 式手术必需的要求，必须将大网膜与包括肝曲与脾曲在内的横结肠分离。

2. 十二指肠的广泛游离是实行毕 I 式手术的基础。

手术步骤	手术配合
1. 消毒手术野皮肤	递擦皮钳夹小纱布蘸碘酒、酒精消毒手术野。以切口为中心，上至双侧乳头，下至耻骨联合水平，双侧至腋中线，待皮肤消毒剂干燥后，最后用干纱布拭净脐孔内皮肤消毒剂

续表

手术步骤	手术配合
2. 铺无菌单	助手站在患者右侧，递第一块治疗巾，助手接过盖住切口下方，第二块治疗巾盖住切口对侧，第三块治疗巾盖住切口上方，第四块铺近侧，递术前膜协助贴膜，覆盖腹口
3. 切开皮肤、皮下组织	切口边缘各置 1 块干纱布，递 22# 刀、有齿镊切开皮肤，弯血管钳止血。干纱布拭血，1# 丝线结扎或电凝止血
4. 切开腹白线，显露腹膜	更换手术刀片，递 22# 刀、有齿镊切开腹白线，组织剪扩大切口。更换湿纱布。递甲状腺拉钩牵开手术野，递 4# 刀柄将腹膜外脂肪推开，显露腹膜
5. 切开腹膜，保护切口	递中弯血管钳 2 把钳夹提起腹膜，递 10# 刀切开，组织剪上、下扩大切口。递切口保护器保护切口
6. 探查腹腔	递腹部拉钩暴露手术野。递生理盐水湿手探查。更换深部手术器械及湿纱垫。递腹腔自动拉钩牵开显露术野
7. 游离胃大弯，切断胃网膜左动、静脉及胃网膜右动、静脉	递中弯血管钳钳游离，钳夹，组织剪剪开，4# 丝线结扎或 6×17 圆针、4# 丝线缝扎。胃左动脉用钳带 7# 丝线或双 4# 丝线结扎
8. 游离胃小弯，切断胃右动、静脉及胃左动脉下行支	递中弯血管钳游离、钳夹，组织剪剪开，4# 丝线结扎或 6×17 圆针、4# 丝线缝扎
9. 断胃	递 6×17 圆针、1# 丝线缝 2 针支持线，递扣扣钳、肠钳夹持胃部，递 10# 刀切开前壁浆肌层，6×17 圆针、1# 丝线缝扎黏膜下血管。同法处理胃后壁
10. 缝合部分胃残端	递长镊、6×17 圆针 1# 丝线间断、全层缝合
11. 于胃小弯侧游离、断离十二指肠	递蚊式钳、长组织剪游离，出血点递 1# 丝线结扎或缝扎。递扣扣钳 2 把，分别夹住十二指肠壶腹和幽门部，长镊夹持盐水纱布包裹十二指肠四周，递 10# 刀切断，取下的标本及刀一并置入弯盘内。递吸引器头吸尽胃内容物，卵圆钳夹持酒精棉球消毒残端，更换吸引器头及污染器械
12. 残胃和十二指肠吻合：先将胃与十二指肠拟定吻合口两侧缝牵引线，然后间断缝合后壁浆肌层，全层缝合胃与十二指肠后壁、前壁，最后加固缝合其前壁浆肌层	递长镊、6×17 圆针、1# 丝线缝合作牵引，蚊式钳钳夹线尾；再递 6×17 圆针、1# 丝线缝合浆肌层，4# 丝线缝合全层
13. 关闭腹腔	递温盐水冲洗腹腔，清点器械、纱布、纱垫、缝针等。递中弯血管钳钳夹腹膜上下角及两侧缘。13×34 圆针、7# 丝线间断缝合或 0# 可吸收线连续缝合
14. 缝合腹白线	递无齿镊、13×34 圆针、7# 丝线间断缝合，甲状腺拉钩牵开
15. 冲洗切口	递生理盐水冲洗，吸引器吸引，更换干纱布，再次清点器械、纱布、纱垫、缝针
16. 缝合皮下组织	递有齿镊，9×28 圆针、1# 丝线间断缝合皮下组织。去除术前膜，递酒精棉球擦拭周围皮肤

续表

手术步骤	手术配合
17. 缝合皮肤、覆盖切口	递有齿镊、9×28 角针、1# 丝线间断缝合皮肤或 4-0# 可吸收线皮内缝合。递酒精棉球再次消毒切口皮肤。2 把有齿镊对好皮肤切缘。纱布棉垫覆盖，包扎切口

第二十六节 胃大部分切除术（毕Ⅱ式）

【适应证】

1. 溃疡并大量或反复出血者。
2. 瘢痕性幽门梗阻者。
3. 急性穿孔，不适于非手术治疗，一般情况又能耐受胃切除术者。
4. 胃溃疡并伴有恶性变者。
5. 顽固性溃疡，经内科合理治疗无效者。

【麻醉方式】 联合麻醉或全身麻醉。

【手术切口】 上腹部正中切口。若需要做高位切除，可切除剑突并在切断三角韧带肝左叶，将其向右侧翻转。

【手术体位】 仰卧位。

【手术步骤及手术配合】

手术步骤	手术配合
1. 消毒手术野皮肤	递擦皮钳夹小纱布蘸碘酒、酒精消毒手术野。以切口为中心，上至双侧乳头，下至耻骨联合水平，双侧至腋中线，待皮肤消毒剂干燥后，最后一块干纱布拭净脐孔内皮肤消毒剂
2. 铺无菌单	助手站在患者右侧，递第一块治疗巾，助手接过盖住切口下方，第二块治疗巾盖住切口对侧，第三块治疗巾盖住切口上方，第四块铺近侧，递术前膜协助贴膜，覆盖腹口
3. 切开皮肤、皮下组织	切口边缘各置 1 块干纱布，递 22# 刀、有齿镊切开皮肤，弯血管钳止血。干纱布拭血，1# 丝线结扎或电凝止血
4. 切开腹白线，显露腹膜	更换手术刀片，递 22# 刀、有齿镊切开腹白线，组织剪扩大切口。更换湿纱布。递甲状腺拉钩牵开手术野，递 4# 刀柄将腹膜外脂肪推开，显露腹膜
5. 切开腹膜，保护切口	递中弯血管钳 2 把钳夹提起腹膜，递 10# 刀切开，组织剪上、下扩大切口。递切口保护器保护切口
6. 探查腹腔	递腹部拉钩暴露手术野。递生理盐水湿手探查。更换深部手术器械及湿纱垫。递腹腔自动拉钩牵开显露术野
7. 游离胃大弯，切断胃网膜左动、静脉及胃网膜右动、静脉	递中弯血管钳游离、钳夹，组织剪剪开，4# 丝线结扎。胃左动脉用钳带 7# 丝线或双 4# 丝线结扎
8. 游离胃小弯，切断胃右动、静脉及胃左动脉下行支	同上

续表

手术步骤	手术配合
9. 断胃	递6×17圆针、1#丝线，分层缝合部分胃残端
10. 游离十二指肠	递中弯血管钳钳夹，长剪刀游离，1#或4#丝线结扎出血点
11. 与幽门下约2cm处切断十二指肠	递扣扣钳2把钳夹断肠管处，递长镊夹持湿纱垫保护切口周围，递10#刀切断，幽门断端用纱布包裹，取下标本及刀一并放入弯盘内。递中弯血管钳钳夹酒精棉球消毒残端
12. 缝合十二指肠残端	递长镊、6×17圆针、4#丝线绕过扣扣钳行连间断缝合，除去扣扣钳，递6×17圆针、1#丝线间断缝合浆肌层。或切断十二指肠时使用切割闭合器
13. 胃空肠吻合（以Moyniban术为例）	
（1）与结肠前，距屈氏（Treitz）韧带8～12cm处取空肠与胃吻合，近端对大弯侧拟定吻合口两侧缝牵引线	递长镊、6×17圆针、1#丝线缝合，递蚊式钳夹线尾做牵引
（2）间断缝合空肠与胃吻合口、后壁浆肌层，全层缝合胃肠后壁、前壁最后间断缝合胃肠前壁浆肌层	递长镊、6×17、圆针1#丝线缝合
14. 关闭腹腔	递温盐水冲洗腹腔，清点器械、纱布、纱垫、缝针等。递中弯血管钳钳夹腹膜上下角及两侧缘。13×34圆针、7#丝线间断缝合或0#可吸收线连续缝合
15. 缝合腹白线	递无齿镊、13×34圆针、7#丝线间断缝合，甲状腺拉钩牵开
16. 冲洗切口	递生理盐水冲洗，吸引器吸引，更换干纱布，再次清点器械、纱布、纱垫、缝针
17. 缝合皮下组织	递有齿镊、9×28圆针、1#丝线间断缝合皮下组织。去除术前膜，递酒精棉球擦拭周围皮肤
18. 缝合皮肤、覆盖切口	递有齿镊、9×28角针、1#丝线间断缝合皮肤或4-0#可吸收线，皮内缝合。递酒精棉球再次消毒切口皮肤。2把有齿镊对好皮肤切缘。纱布棉垫覆盖，包扎切口

第二十七节　胃癌根治术

【适应证】

1. 经胃镜和钡剂检查后确诊为癌者。

2. 临床检查锁骨上无肿大的淋巴结，无腹水征，直肠指诊直肠膀胱（子宫）陷凹未触及肿物者。

3. 无严重心、肺、肝、肾功能不全，血清白蛋白在3.5g/L以上者。

4. 术者B超及CT检查无肝脏或肺部等远处转移者。

5. 剖腹手术探查未发现肝转移，无腹膜弥漫性种植转移，肿瘤未侵犯胰腺、肠系膜上动脉，无腹主动脉旁淋巴结转移者。

【禁忌证】

1. 临床已证实有远处转移，如锁骨上淋巴结转移，直肠指检触及直肠膀胱（子宫）陷凹有肿物，B超、CT或X线胸片证实有肝或肺转移者。

2. 开腹探查发现腹壁已有弥漫性种植转移，肝脏有转移灶，肿瘤已侵犯胰腺实质或已累及肠系膜上动脉，盆腔已有肿物种植，腹主动脉旁已有淋巴结转移者。

出现上述现象的肿瘤已属不可能行根治性切除的范围，可酌情行姑息性手术，包括姑息性胃部分切除或胃空肠吻合术。

【麻醉方式】 联合麻醉或全身麻醉。

【手术切口】 上腹部正中切口。

【手术体位】 平卧位。

【手术步骤及手术配合】

手术步骤	手术配合
1. 消毒手术野皮肤	递擦皮钳夹小纱布蘸碘酒、酒精消毒手术野。以切口为中心，上至双侧乳头，下至耻骨联合水平，双侧至腋中线，待皮肤消毒剂干燥后，最后一块干纱布拭净脐孔内皮肤消毒剂
2. 铺无菌单	助手站在患者右侧，递第一块治疗巾，助手接过盖住切口下方，第二块治疗巾盖住切口对侧，第三块治疗巾盖住切口上方，第四块铺近侧，递术前膜协助贴膜，覆盖腹口
3. 切开皮肤、皮下组织，手术切口即上自剑突向下绕脐达脐下2cm	切口边缘各置1块干纱布，递22#刀、有齿镊切开皮肤，弯血管钳止血。干纱布拭血，1#丝线结扎或电凝止血
4. 切开腹白线，显露腹膜	更换手术刀片，递22#刀、有齿镊切开腹白线，组织剪扩大切口。更换湿纱布。递甲状腺拉钩牵开手术野，递4#刀柄将腹膜外脂肪推开，显露腹膜
5. 切开腹膜，保护切口	递中弯血管钳2把钳夹提起腹膜，递10#刀切开，组织剪上、下扩大切口。递切口保护器保护切口
6. 探查腹腔	递腹部拉钩暴露手术野。递生理盐水湿手探查。更换深部手术器械及湿纱垫。递腹腔自动拉钩牵开显露术野。递无齿卵圆钳提起胃以尽量减少瘤细胞的扩散
7. 阻断胃周动、静脉血液循环。将胃向下牵引，在小网膜接近胃左右动、静脉根部缝扎，继之对胃网膜左右动、静脉亦予以结扎，同时把贲门口和幽门口以粗线阻断，以防操作中癌细胞血行扩散	递中弯血管钳带4#丝线结扎血管或6×17圆针、1#丝线缝扎
8. 切除网膜。将胃上提，横结肠向下牵引，使胃横结肠间系膜紧张，术者左手牵引大网膜显露无血管区，用电刀自横结肠缘上切开。从结肠中间部开始向左侧切至脾下极处，继而向右侧切开，直达横结肠肝曲	递电刀

续表

手术步骤	手术配合
9. 切除横结肠系膜前叶淋巴结	递中弯血管钳带 4# 丝线结扎血管或 6×17 圆针、1# 丝线缝扎
10. 切断胃网膜右动、静脉，清除淋巴结	递 11# 刀，递“花生米”在结肠系膜前后叶之间进行锐性和钝性解剖剥离，在此易找到疏松结缔组织间隙，清除结肠系膜前叶及其脂肪淋巴组织
11. 清除胰后淋巴结	递中弯血管钳带 4# 丝线结扎血管或 6×17 圆针、1# 丝线缝扎
12. 清除肝十二指肠韧带内淋巴结	同上
13. 切断十二指肠。幽门侧清除完毕后，通常在距幽门以远端 3cm 处切断十二指肠。如幽门部疑被癌浸润，可在 4 ～ 5cm 以远处切断。如拟行毕Ⅱ式吻合，可常规缝合关闭十二指肠残端	同上
14. 清除肝总动脉干淋巴结	递直角钳分离、中弯血管钳钳夹、组织剪剪断，4# 丝线结扎或 6×17 圆针、4# 丝线缝扎
15. 清除腹腔动脉周围淋巴结	同上
16. 清除胃网膜左动脉淋巴结	同上
17. 如系胃体或大弯侧胃癌，可一并提出脾脏，剥开脾肾韧带及胃膈韧带，沿腹膜后间隙完全游离胰尾体部。将脾静脉在肠系膜下静脉汇入部左侧结扎、切断。如需切胰体、尾，可在门静脉、肠系膜上静脉轴以左切断，单独缝扎胰管，将断面仔细止血	递中弯血管钳带 4# 丝结扎血管或 6×17 圆针、1# 丝线缝扎
18. 切除胃。切断肝左叶三角韧带，把肝左外叶翻向右下方，显露贲门区。切开食管裂口周围腹膜，分离食管下端，切断迷走神经前后干，可使食管拉向腹腔 6 ～ 8cm，足够在腹腔内与空肠吻合之用。胃切除的上下断端，上端至少应距病灶 6cm，下端至少距幽门下 3cm。切断食管下端可以在无创直角钳控制下切除整块标本。也可以把胃上提以牵引食管便于与空肠吻合，然后切胃	递切割器
19. 关闭腹腔	递温盐水冲洗腹腔，清点器械、纱布、纱垫、缝针等。递中弯血管钳钳夹腹膜上下角及两侧缘。13×34 圆针、7# 丝线间断缝合或 0# 可吸收线连续缝合
20. 缝合腹白线	递无齿镊、13×34 圆针、7# 丝线间断缝合，甲状腺拉钩牵开

续表

手术步骤	手术配合
21. 冲洗切口	递生理盐水冲洗，吸引器吸引，更换干纱布，再次清点器械、纱布、纱垫、缝针
22. 缝合皮下组织	递有齿镊、9×28 圆针、1# 丝线间断缝合皮下组织。去除术前膜，递酒精棉球擦拭周围皮肤
23. 缝合皮肤、覆盖切口	递有齿镊、9×28 皮针、1# 丝线间断缝合皮肤或 4-0# 可吸收线皮内缝合。递酒精棉球再次消毒切口皮肤。2 把有齿镊对好皮肤切缘。纱布棉垫覆盖，包扎切口

【相关解剖知识】 见图 7-27-1 ～图 7-27-4。

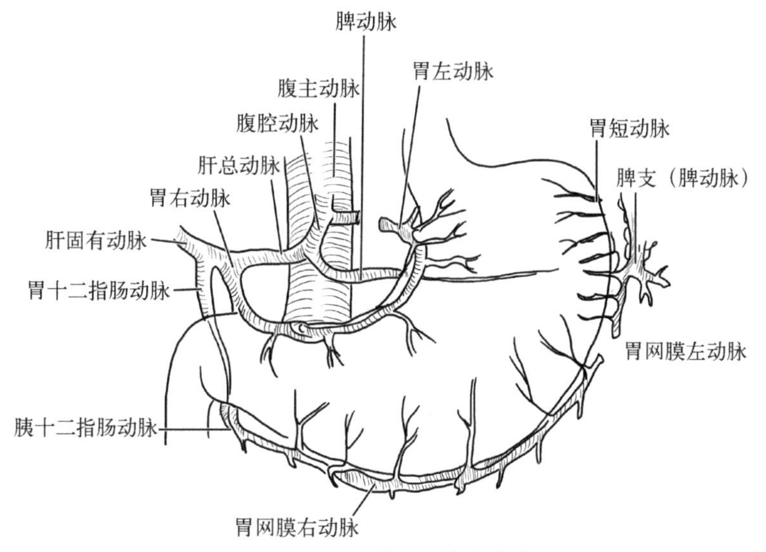

图 7-27-1 食管胃底静脉曲张

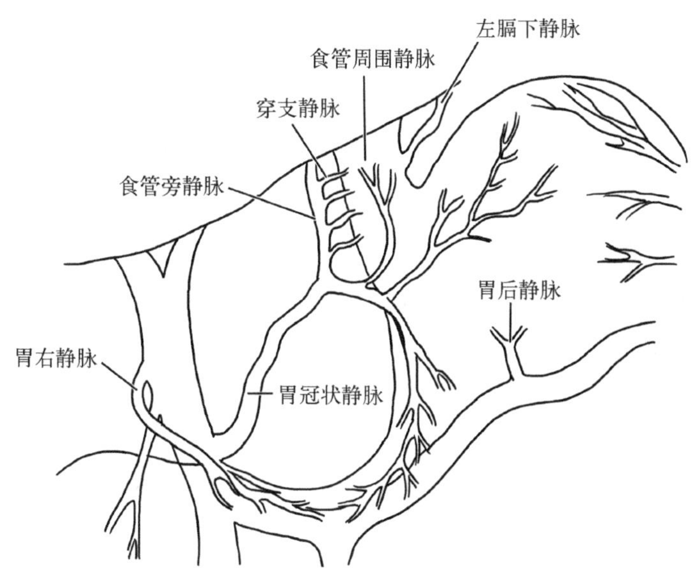

图 7-27-2 胃冠状静脉及其分支

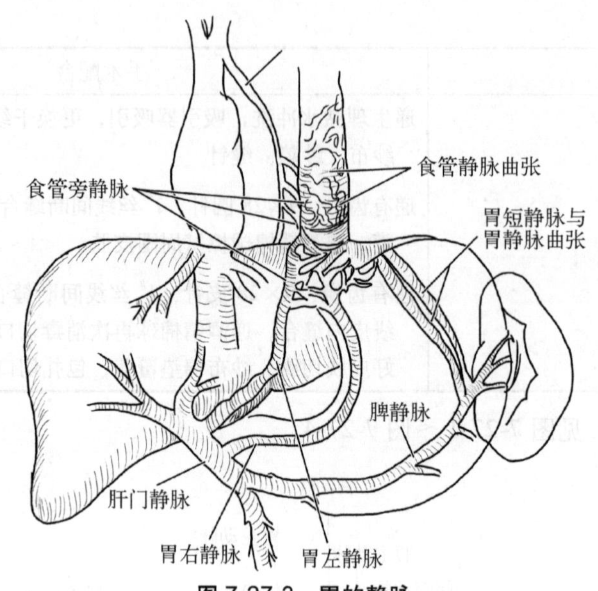

图 7-27-3 胃的静脉

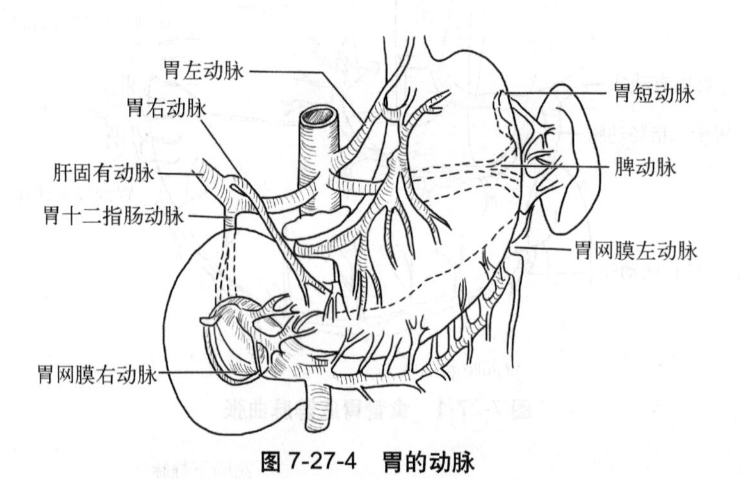

图 7-27-4 胃的动脉

第二十八节 全胃切除术

【适应证】

1. 恶性肿瘤位于胃中段、胃近段或浸润胃小弯达 2/3 者。
2. 糜烂性胃炎范围广泛，内科治疗无效者。

【麻醉方式】 全身麻醉。

【手术体位】 仰卧位。

【手术切口】 上腹正中切口或左正中旁切口或胸腹联合切口。

【手术步骤及手术配合】

手术步骤	手术配合
1. 消毒皮肤，铺单	递擦皮钳夹小纱布蘸碘酒、酒精消毒皮肤，铺治疗巾，贴手术膜，铺腹口单
2. 腹正中切口，探查腹腔	递22#刀、有齿镊切开皮肤，电刀切开皮下组织，电凝止血或止血钳钳夹，1#丝线结扎，切口两旁各置1块干纱布 递10#刀、有齿镊逐层切开组织，中弯血管钳止血，1#丝线或4#丝线结扎或电刀边切边凝，递腹腔自动牵开器显露手术野。递生理盐水湿手探查腹腔
3. 分离大网膜	递中弯血管钳分离、钳夹，组织剪剪断，4#丝线结扎
4. 游离十二指肠降部	递直角钳分离，中弯血管钳钳夹、组织剪剪断，4#丝线结扎或6×17圆针、4#丝线缝扎
5. 清除胰头后、胆总管、肝动脉周围淋巴组织	递中弯血管钳、直角钳分离钳夹，长剪剪断，4#丝线结扎或缝合
6. 处理胃右动、静脉	递长无齿镊、组织剪分离，中弯血管钳钳夹，4#丝线结扎加缝扎
7. 清除胃左动脉根部和腹腔动脉附近的淋巴组织	递中弯血管钳游离、钳夹，长剪剪断，4#丝线结扎加缝扎
8. 处理胃左动、静脉	递中弯血管钳游离、钳夹，长剪剪断，4#丝线结扎加缝扎
9. 切断结扎脾胃韧带，胃短血管	递中弯血管钳游离、钳夹，长剪剪断，4#丝线结扎加缝扎
10. 切断结扎冠状静脉	递中弯血管钳游离、钳夹，长剪剪断，4#丝线结扎加缝扎
11. 于肝脏附着处断离小网膜	递中弯血管钳游离、钳夹，长剪剪断，4#丝线结扎加缝扎
12. 分离食管下端，切断迷走神经	递中弯血管钳游离、钳夹，递“花生米”分离，长弯剪剪断，4#丝线结扎加缝扎
13. 于胰腺体部缝支持线，切断胰腺，断面“8”字缝合止血	递6×17圆针、1#丝线缝支持线，递弯蚊式钳夹线牵引，递2把组织钳夹胰体，递10#刀切断，9×28圆针、1#丝线缝扎
14. 全胃切除，以大直角钳和扣扣钳分别夹住食管贲门部和幽门部，切下胃及附着组织	递大直角钳、扣扣钳钳夹，10#刀切断，将胃及其附着组织放于弯盘内。递碘伏棉球消毒残端
15. 双腔代胃术	
（1）游离两段带系膜的空肠	递10#刀切开，弯蚊式钳止血，1#丝线结扎
（2）游离空肠上段近端与食管端端吻合	递6×17圆针、1#丝线间断缝合
（3）游离空肠下段远端，与十二指肠端端吻合	递6×17圆针、1#丝线间断缝合
（4）将两段游离空肠侧侧吻合	递6×17圆针、1#丝线间断缝合
16. 结肠系膜覆盖胰腺残端	
17. 关闭腹腔	递温盐水冲洗腹腔，清点器械、纱布、纱垫、缝针等。递中弯血管钳钳夹腹膜上下角及两侧缘。13×34圆针、7#丝线间断缝合或0#可吸收线连续缝合

续表

手术步骤	手术配合
18. 缝合腹白线	递无齿镊、13×34 圆针、7# 丝线间断缝合，甲状腺拉钩牵开
19. 冲洗切口	递生理盐水冲洗，吸引器吸引，更换干纱布，再次清点器械、纱布、纱垫、缝针
20. 缝合皮下组织	递有齿镊、9×28 圆针、1# 丝线间断缝合皮下组织。去除术前膜，递酒精棉球擦拭周围皮肤
21. 缝合皮肤、覆盖切口	递有齿镊、9×28 角针、1# 丝线间断缝合皮肤或 4-0# 可吸收线皮内缝合。递酒精棉球再次消毒切口皮肤。2 把有齿镊对合皮肤切缘。纱布棉垫覆盖，包扎切口

【相关解剖知识】 见图 7-28-1 ～图 7-28-3。

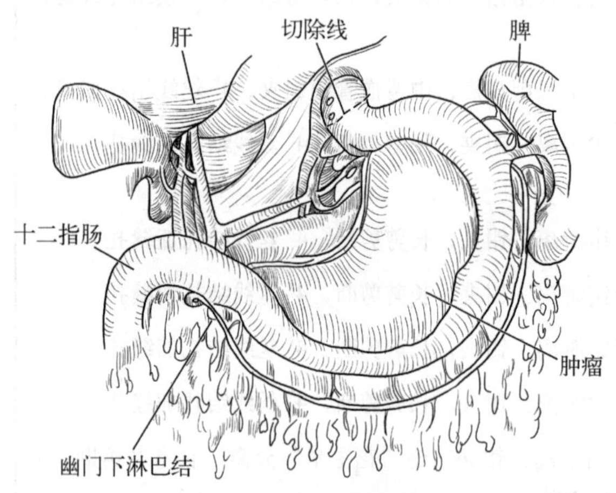

图 7-28-1　全胃切除

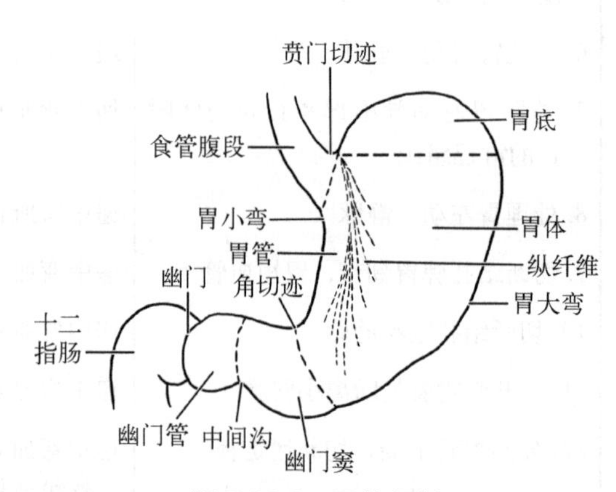

图 7-28-2　胃的解剖

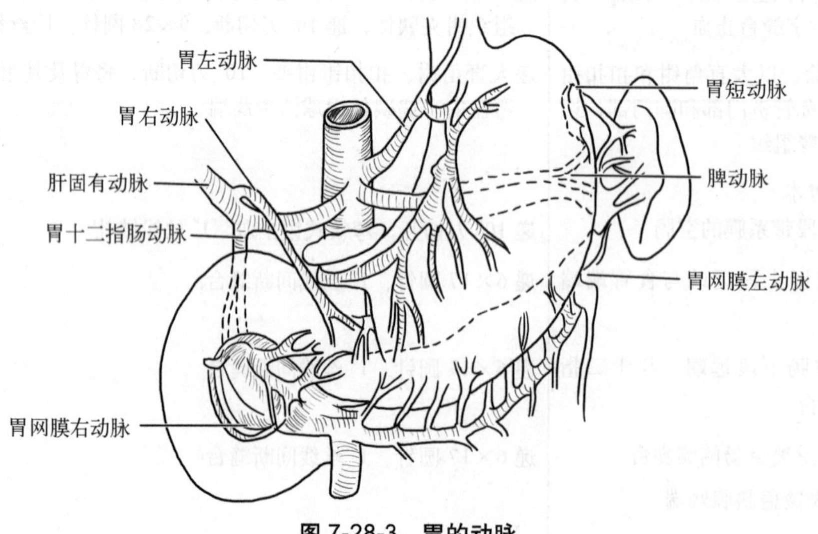

图 7-28-3　胃的动脉

第二十九节 痔上黏膜环切术

【适应证】

1. Ⅱ～Ⅳ期环形内痔、多发混合痔、嵌顿痔、以内痔为主的环形混合痔。

2. 直肠黏膜脱垂、直肠内套叠、Ⅰ度直肠前突。

【切除范围】 齿状线上方2～4cm环形直肠黏膜。

【麻醉方式】 蛛网膜下隙阻滞、联合麻醉、简化骶管麻醉或长效局麻。

【手术体位】 俯卧位、膀胱截石位或左侧卧位。

【手术切口】 经肛门齿状线上方直肠黏膜。

【特殊用物】 痔上黏膜环切（PPH）吻合器。

【手术步骤及手术配合】

手术步骤	手术配合
1. 消毒手术野皮肤	递擦皮钳夹小纱布蘸碘伏消毒手术野。以肛门为中心，距肛门15～20cm由外向内消毒会阴皮肤及肠道（女性同时消毒阴道）
2. 铺无菌单	递第一块中单，助手接过盖住肛门下方及下肢，第二块中单盖住肛门上方及躯干，第三块治疗巾盖住对侧，第四块治疗巾铺近侧。递艾利斯钳固定
3. 肛管内置入扩张器并固定	肛门边缘各置一干纱布，递9×28角针、10# 丝线、有齿镊将扩张器固定于皮肤
4. 齿状线上方2～4cm直肠黏膜置荷包缝线	递9×17圆针、10# 丝线、无齿镊缝合
5. PPH吻合器张开至最大限度，头端插入荷包缝线上方，收紧缝线并打结，用带线器经吻合器侧孔将缝线拉出肛外	递PPH吻合器、带线器、止血钳1把
6. 钳夹引出缝线末端，用力牵拉，顺时针旋转收紧吻合器（女性一定探查阴道），打开保险后击发	女性患者递碘伏棉球消毒阴道
7. 拔出吻合器，检查吻合口，如有活动出血，2-0可吸收缝线“8”字缝合	如出血递2-0可吸收线缝合止血
8. 可于吻合口创面置止血纱布或引流管，包扎切口	递止血纱布或引流管，包扎切口

【相关解剖知识】 如图 7-29-1 ～图 7-29-4。

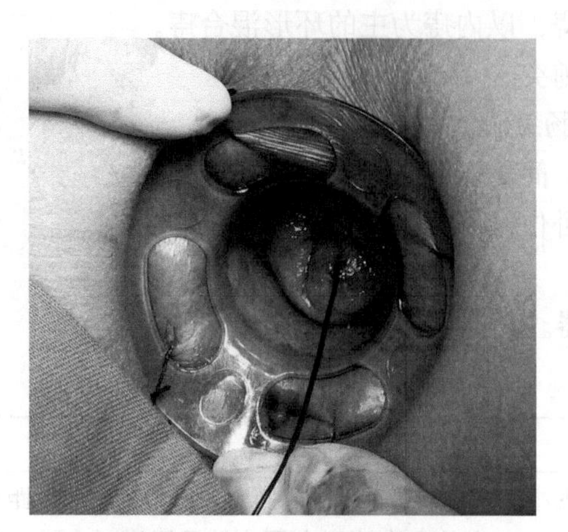

图 7-29-1 缝合直肠黏膜荷包

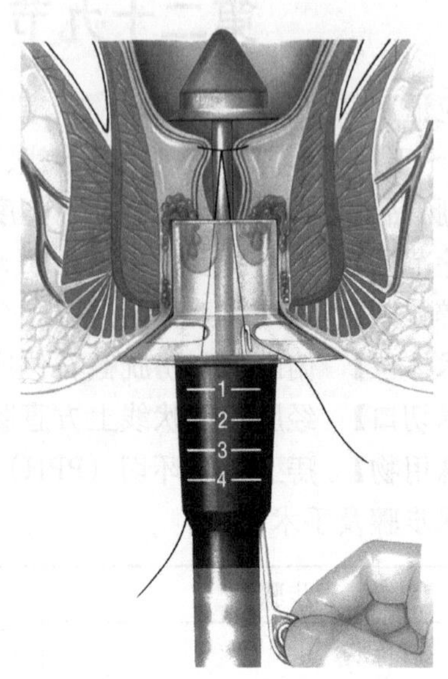

图 7-29-2 放置吻合器

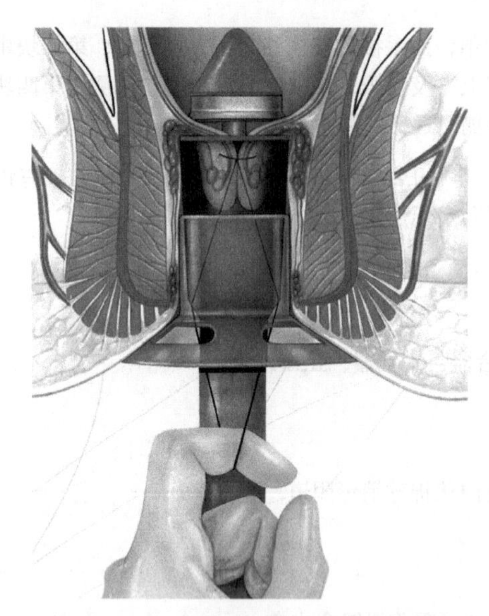

图 7-29-3 牵引缝线，旋紧吻合器

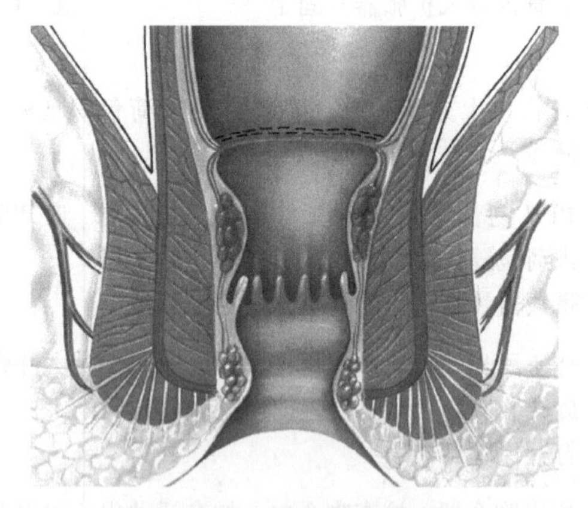

图 7-29-4 直肠黏膜吻合口

第三十节 经肛吻合器直肠切除术

【适应证】 直肠黏膜内脱垂、套叠、直肠前突致出口梗阻型便秘。

【切除范围】 齿状线上方 3 ～ 5cm 环形直肠肠管。

【麻醉方式】 蛛网膜下隙阻滞、联合麻醉、简化骶管麻醉或长效局部麻醉。

【手术体位】 俯卧位、膀胱截石位或左侧卧位。

【手术切口】 经肛门齿状线上方直肠。

【特殊用物】 PPH 吻合器。

【手术步骤及手术配合】

手术步骤	手术配合
1. 消毒手术野皮肤	递擦皮钳夹小纱布蘸碘伏消毒手术野。以肛门为中心，距肛门 15 ～ 20cm 由外向内消毒会阴皮肤及肠道（女性同时消毒阴道）
2. 铺无菌单	递第一块中单，助手接过盖住肛门下方及下肢，第二块中单盖住肛门上方及躯干，第三块治疗巾盖住对侧，第四块治疗巾铺近侧
3. 肛管内置入扩张器并固定	肛门边缘各置一干纱布，递 9×28 角针、10# 丝线、有齿镊将扩张器固定于皮肤
4. 齿状线上方 3 ～ 5cm 直肠前壁置 1 ～ 3 针荷包缝线，深达肌层	递 9×17 圆针、10# 丝线、无齿镊缝合
5. PPH 吻合器张开至最大限度，头端插入荷包缝线上方，置入脑压板，保护直肠后壁；收紧缝线并打结，用带线器经吻合器侧孔将缝线拉出肛外	递 PPH 吻合器、脑压板、带线器、止血钳 1 把
6. 钳夹引出缝线末端，用力牵拉，顺时针旋转收紧吻合器（女性一定探查阴道），打开保险后击发	女性患者递碘伏棉球消毒阴道
7. 拔出吻合器，检查吻合口，如有“桥状”连接，予以剪断；如有活动出血，电刀烧灼或 2-0 可吸收缝线“8”字缝合	递剪刀、电刀、2-0 可吸收缝线缝合止血
8. 齿状线上方 3 ～ 5cm 直肠后壁置 1 ～ 3 针荷包缝线，深达肌层	递 9×17 圆针、10# 丝线、无齿镊缝合
9. PPH 吻合器张开至最大限度，头端插入荷包缝线上方，置入脑压板，保护直肠前壁吻合口；收紧缝线并打结，用带线器经吻合器侧孔将缝线拉出肛外	递 PPH 吻合器、脑压板、带线器、止血钳 1 把
10. 拔出吻合器，检查吻合口，如有“桥状”连接，予以剪断；如有活动出血，电刀烧灼或 2-0 可吸收线“8”字缝合	递剪刀、电刀、2-0 可吸收线缝合止血
11. 可于吻合口创面置止血纱布或引流管，包扎伤口	递止血纱布或引流管，包扎切口

【相关解剖知识】 见图 7-30-1 ～图 7-30-5。

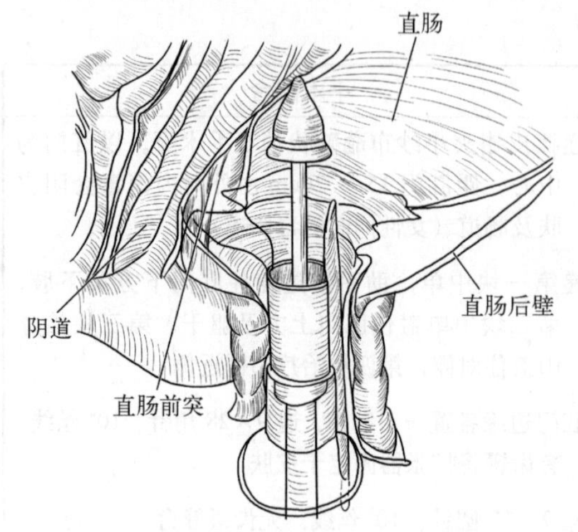

图 7-30-1 置入吻合器，保护直肠后壁

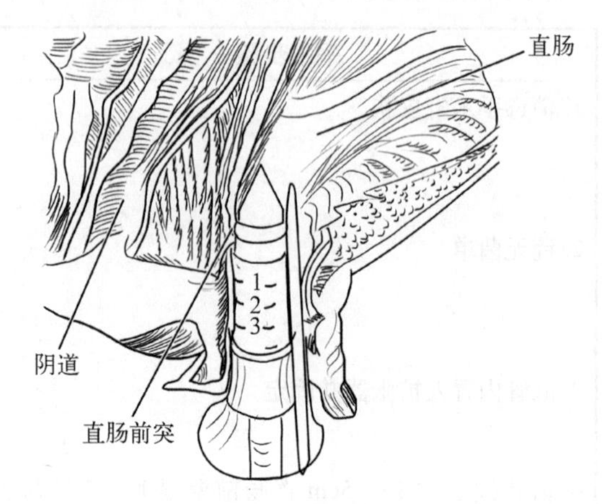

图 7-30-2 处理直肠前壁

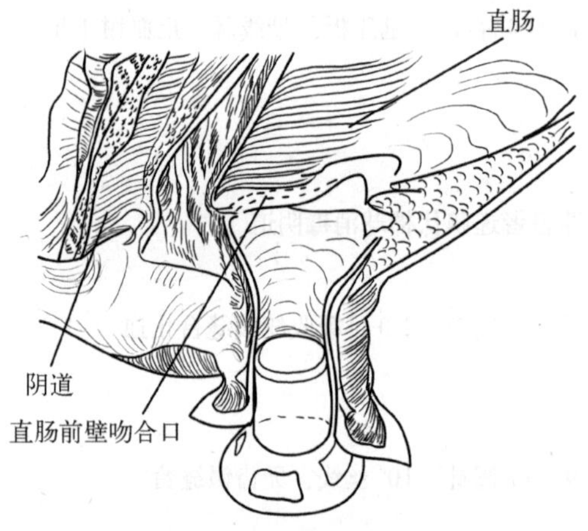

图 7-30-3 直肠前壁吻合口

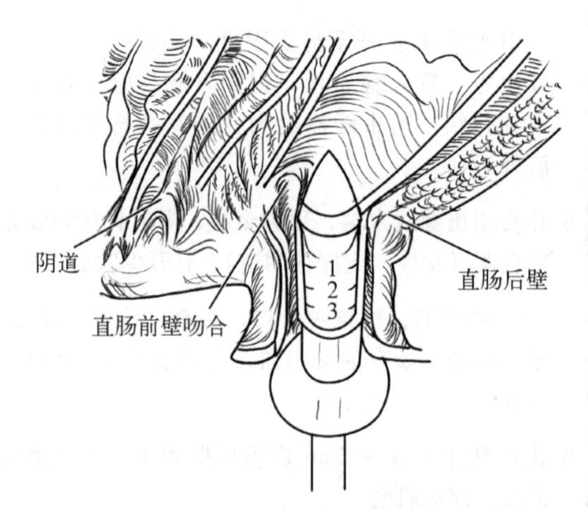

图 7-30-4 处理直肠后壁

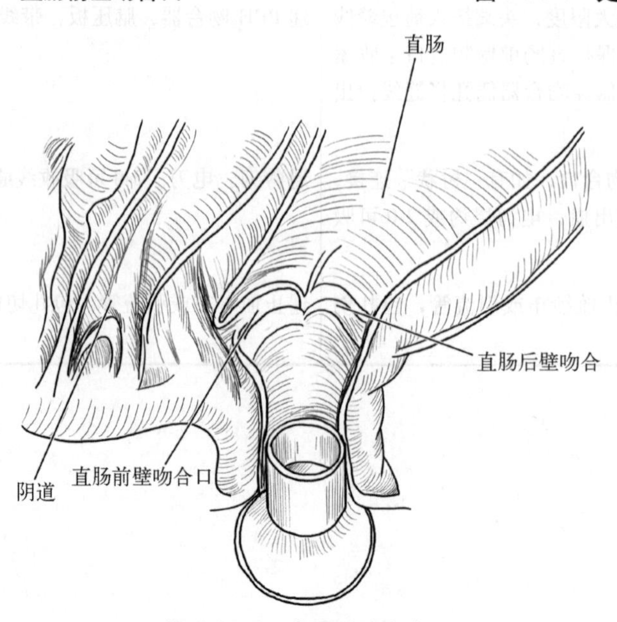

图 7-30-5 直肠后壁吻合口

第三十一节　腹腔镜阑尾切除术

【适应证】

1. 单纯性阑尾炎或亚急性阑尾炎。
2. 急性阑尾炎时间不超过24h，B超检查无包裹性肿块。
3. 部分化脓性或坏疽性阑尾炎。
4. 需排除其他疾病，以腹腔镜做出鉴别诊断及诊断，并手术切除。

【相对适应证】

1. 穿孔性或坏疽性阑尾炎伴有盆腔积液，体征局限。
2. 体征虽不局限，B超及查体未发现包块，非全腹膜炎者。

【禁忌证】

1. 阑尾炎患者查体及B超发现右下腹有包块者。
2. 弥漫性腹膜炎者。
3. 盲肠壁蜂窝织炎。
4. 阑尾类癌。
5. 阑尾变异阑尾根部不能暴露和怀疑阑尾癌者。

【麻醉方式】　全身麻醉。

【手术体位】　仰卧位，头低足高及左侧倾斜10°～15°。

【手术步骤与手术配合】

手术步骤	手术配合
1. 常规皮肤消毒、铺单。腹腔镜器械，按使用顺序排列于无菌器械桌上	递气腹管、吸引器管、冷光源线、单极线、超声刀，协助套好摄像镜头
2. 于脐水平右侧腹直肌外缘外上方1～2cm置入10mm Trocar（A孔，主操作孔）于脐与耻骨联合中点左侧1.0cm置入5mm Trocar（B孔，辅助操作孔）	递11#刀切开，递2把布巾钳提起皮肤，递气腹针，递10ml注射器，抽无菌生理盐水接气腹针检查是否进入腹腔
3. 从A、B两孔置入胃肠无创抓钳探查腹腔，确定阑尾炎症程度，排除其他病变	递肠钳
B孔的无创抓钳提起阑尾，显露回盲部，展开阑尾系膜，经A孔分别置入电凝剥离钩、施夹器等	递腔镜电刀
4. 分离阑尾系膜、阑尾动脉，于阑尾根部正对系膜游离缘上钛夹夹闭阑尾动脉、阑尾系膜，用电凝剥离钩沿阑尾切断阑尾系膜及阑尾动脉至根部	递钛夹钳
5. 于距阑尾根部0.3～0.5cm处使用圈套器于内镜下结扎阑尾，然后再于结扎线上方置一枚钛夹夹闭阑尾，距结扎远端约0.5cm先剪开阑尾横径的2/3，再将电凝剥离钩伸入阑尾残腔内电灼后，再完全剪断阑尾，用抓钳将阑尾从A孔鞘中取出，残端不包埋。或使用超声刀一次切断阑尾残端。吸除积液、积脓，冲洗术区并吸除冲洗液	递圈套器结扎阑尾，超声刀切断阑尾残端

续表

手术步骤	手术配合
6. 进一步检查术区无出血、渗血，无副损伤后，彻底排出腹腔内 CO_2，拔除手术器械，对合皮肤，腹壁创口用术后膜粘贴	清点器械、纱布，收回手术器械，递酒精棉球消毒切口皮肤。递 4-0# 可吸收线缝合切口

第三十二节　腹腔镜结、直肠癌切除概况

【适应证】 手术适应证与开腹手术相似，各部分的大肠癌均可施行腹腔镜手术。

【禁忌证】

1. 肿瘤直径＞ 6cm 和（或）与周围组织广泛浸润；腹部严重粘连、重度肥胖、结肠直肠癌的急症手术（急性梗阻、穿孔等）和心肺功能不良者为相对手术禁忌证。

2. 全身情况不良，虽经术前治疗仍不能纠正或改善者；严重心、肺、肝、肾疾病而不能耐受手术者。

【手术设备与器械】

1. *常规设备*　包括高清晰度摄像与显示系统、全自动高流量气腹机、冲洗吸引装置、录像和图像储存设备。

腹腔镜常规手术器械：主要包括气腹针、5 ～ 12mm Trocar、分离钳、无损伤肠道抓钳和持钳、剪刀、持针器、血管夹与钛夹钳、牵开器与腹腔镜拉钩、标本袋。

2. *特殊设备*　超声刀、结扎束高能电刀（LigaSure™ 血管封闭系统）、双极电凝器、各种型号的肠道切割缝合器和圆形吻合器。

【手术种类和术式】

1. *腹腔镜结、直肠癌的手术种类*

（1）全腹腔镜结直肠手术：肠段的切除与吻合均在腹腔镜下完成，技术要求甚高，手术时间较长，目前临床很少应用。

（2）腹腔镜辅助结直肠手术：肠段的切除或吻合在腹壁小切口辅助下完成，是目前应用最多的手术方式。

（3）手助腹腔镜结直肠手术：在腹腔镜手术操作过程中，通过腹壁小切口将手伸入腹腔进行辅助操作完成手术。

2. *腹腔镜结、直肠癌的手术术式*　①腹腔镜右半结肠切除术；②腹腔镜横结肠切除术；③腹腔镜左半结肠切除术；④腹腔镜乙状结肠切除术；⑤腹腔镜直肠前切除术（LAR）；⑥腹腔镜腹会阴联合切除术（APR）。

【术前准备】

1. *人员准备*　刷手巡回护士负责台上、台下的配合工作。

2. *药品的准备*　药品准备要齐全，以利于麻醉医师对患者的调控。

3. *物品准备*

（1）手术间的准备：手术间应宽敞，灯光照明设备完好，室温应调节在 21 ～ 23℃。

（2）手术间物品准备

1）备好腹腔镜机器、仪器。

2）术前在床边备好肩托、截石位。

3）大棉垫的准备：2 个大棉垫用于下肢截石位，保护患者腓总神经。

4）备好电源插座。

5）各号丝线、可吸收线、血管吻合线的准备。

6）备点滴架 1 个。

7）备普通电刀 1 台。

8）超声刀 1 台、LigaSure™ 主机一台。

9）备好微波炉 1 台。

【手术特点及护理要点】

1. 腹腔镜下结、直肠切除术应常规清点器械、纱布、纱垫、纱球、缝针等台上所有物品。

2. 患者体位是头低足高膀胱截石位，手术医生的站位（图 7-32-1）。

3. 液体选在双上肢，输液器接延长管，平放于患者的身体两侧。

4. 患者双肩上好肩托，垫好肩托垫。

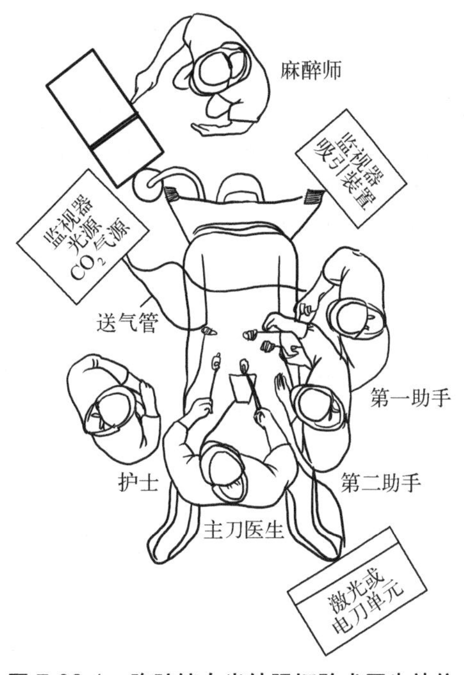

图 7-32-1 腹腔镜右半结肠切除术医生站位

第三十三节 腹腔镜乙状结肠癌切除术

【适应证】 乙状结肠中下段癌。

【麻醉方式】 采取气管内插管全身麻醉。

【患者体位】 患者取截石位或分腿位，头高足低位 15° ～ 20° ，右侧倾斜 15° ～ 20° 。

【医生站位】 术者站在手术台右侧，第一助手站在患者左侧，持镜者站在术者同侧。

【戳孔】 脐或脐上行 10mm Trocar 用于放置 30° 斜面镜头，左、右肋脐旁腹直肌外缘行 5mm Trocar 孔放置器械，右下腹行 12mm Trocar 孔作为主操作孔。左下腹行 10mm Trocar 孔，延长此切口可取出标本。

【手术步骤及手术配合】

手术步骤	手术配合
1. 探查肝脏、腹腔有无转移及腹水情况，确定癌肿位置、大小及其与周围器官的关系，了解淋巴结转移情况，确定肠管切除的范围	递肠钳，Ligasuer 钳
2. 分离乙状结肠系膜的右侧，分离过程中应注意两侧输尿管的位置及走向，解剖显露肠系膜下动脉，清除血管根部淋巴结，切断乙状结肠血管。应保留直肠上动脉及其伴行静脉和左结肠动脉，避免吻合口血供不足发生吻合口漏。亦可从乙状结肠外侧切开侧腹膜，显露并保护左侧输尿管，将乙状结肠外侧充分游离，再从乙状结肠内侧处理乙状结肠血管，最后将肠管游离至癌肿下方 5cm，用腹腔镜切割缝合器切断直肠	随时递尼龙钛夹钳结扎血管 递阻断带

续表

手术步骤	手术配合
3. 延长左下腹切口，用塑料袋保护切口将带癌肿的乙状结肠近端提出腹腔外，切除肠段。将圆形吻合器砧座放入结肠近端，重新建立气腹，使用吻合器在腹腔镜直视下做降结肠、直肠端端吻合，吻合口必须没有张力	递 $10^{\#}$ 刀切皮，递中弯血管钳结扎止血，递圆形吻合器
4. 冲洗盆腔后，吻合口附近放置引流管。经肛门放置肛管引流	清点器械、纱布、纱球、缝针等台上所有物品

【相应解剖知识】 见图 7-33-1 ～图 7-33-4。

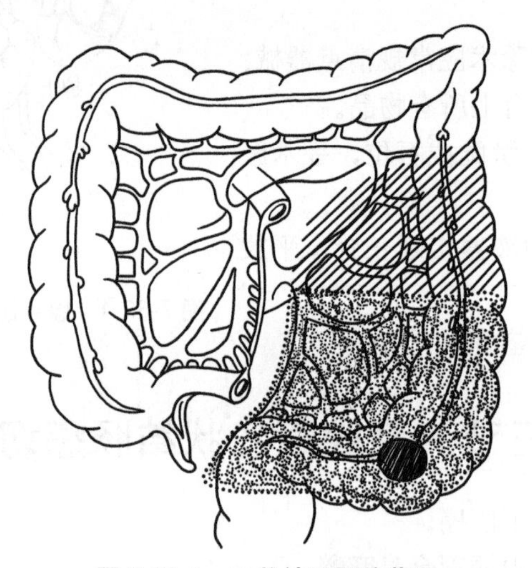

图 7-33-1　乙状结肠切除范围

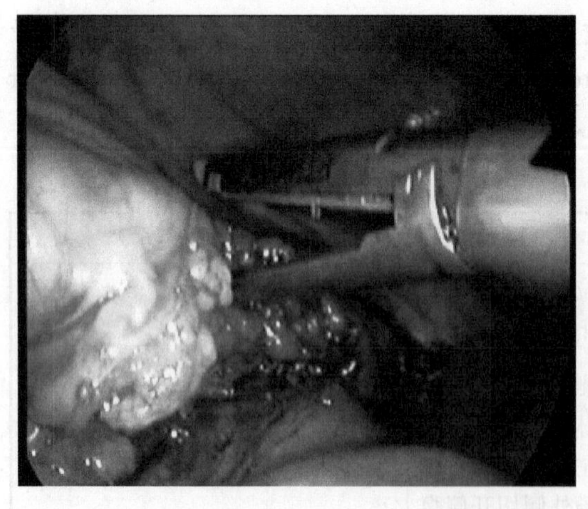

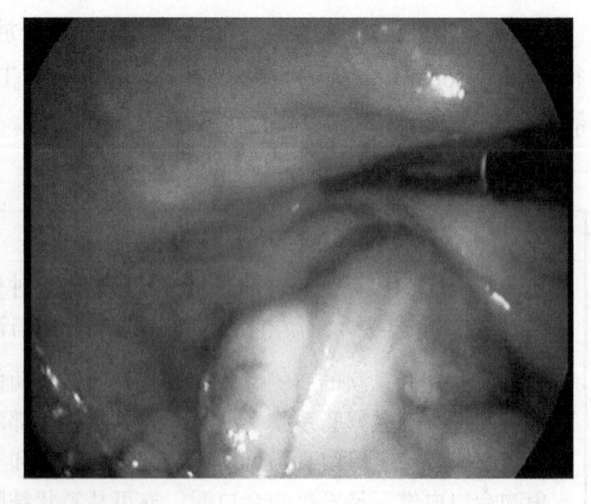

图 7-33-2　游离左侧腹膜

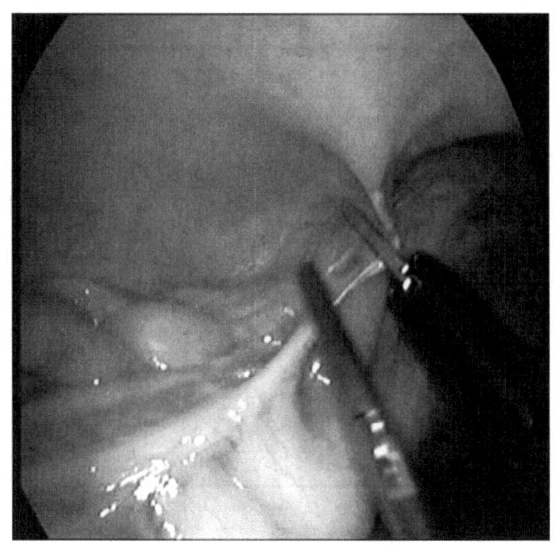

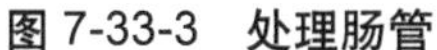

图 7-33-3 处理肠管

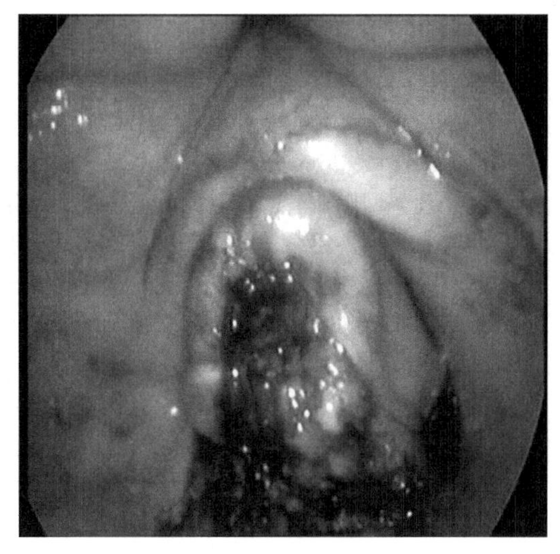

图 7-33-4 吻合肠管

第三十四节 腹腔镜右半结肠癌切除术

【适应证】 适用于治疗阑尾、盲肠和升结肠及结肠肝曲的恶性肿瘤。

【麻醉方式】 全身麻醉。

【患者体位】 患者取截石位或分腿位，头低足高位 30°，左侧倾斜 30°

【医生站位】 术者站在患者两腿中间，第一、二助手站在患者两侧，术者也可站在患者左侧。

【监视器及 Trocar 孔位置】 患者头左右侧各放置一台监视器。脐孔穿刺并建立气腹，也可采用开放式。维持腹内压 12 ～ 15mmHg。通常在脐孔处或在耻骨上行 10mm Trocar 孔放置镜头，在脐左 5cm 偏下行 12mm Trocar 孔为主操作孔，在右下腹、左右上腹锁骨中线各行 5mm Trocar 孔。

【手术步骤及手术配合】

手术步骤	手术配合
1. 腹腔探查以确定病变部位、有无淋巴结及腹腔转移等情况。必要时可有腹腔镜超声探查肝脏有无转移灶	递肠钳
2. 操作常采取由内向外、从下向上、先处理血管和非接触肿瘤地方法。提起回盲部沿肠系膜上血管投影处打开肠系膜，并解剖出回结肠血管以血管夹夹闭并剪断，同时清除血管根部淋巴结。钝性游离并显露十二指肠降部，继续游离结肠血管及中结肠血管，分离置以血管夹夹闭并剪断，同时清除血管根部淋巴结	随时递尼龙钛夹钳止血 递 Ligasure 钳分离、止血
3. 沿结肠外侧自髂窝至结肠肝曲，切开腹膜，将升结肠从腹膜后壁游离提起，注意勿损伤十二指肠、右侧输尿管、肾脏、睾丸（或卵巢）血管	递阻断带

续表

手术步骤	手术配合
4. 右上腹做与标本相应大小的切口，塑料套保护切口。将切口的回肠末端 10 ～ 15cm，盲肠、升结肠、横结肠右半部分和部分大网膜及胃网膜血管、切除的回肠血管、右结肠血管和中结肠血管右支及其淋巴结“整块”提出体外。一般做回肠横结肠吻合（端端吻合、端侧吻合或侧侧吻合均可），先以酒精或碘伏纱球涂抹两侧肠端，然后吻合。横结肠系膜与回肠系膜游离缘可缝合关闭，也可不缝合	递 10# 刀切皮，血管钳结扎止血，递圆形吻合器
5. 关闭小切口，重新建立气腹，冲洗腹腔，放置引流，再次检查有无出血，然后关腹	清点器械、腔镜小纱布、纱布、纱垫、纱球、缝针、阻断带等台上所有物品

【相关解剖知识】 见图 7-34-1 ～图 7-34-5。

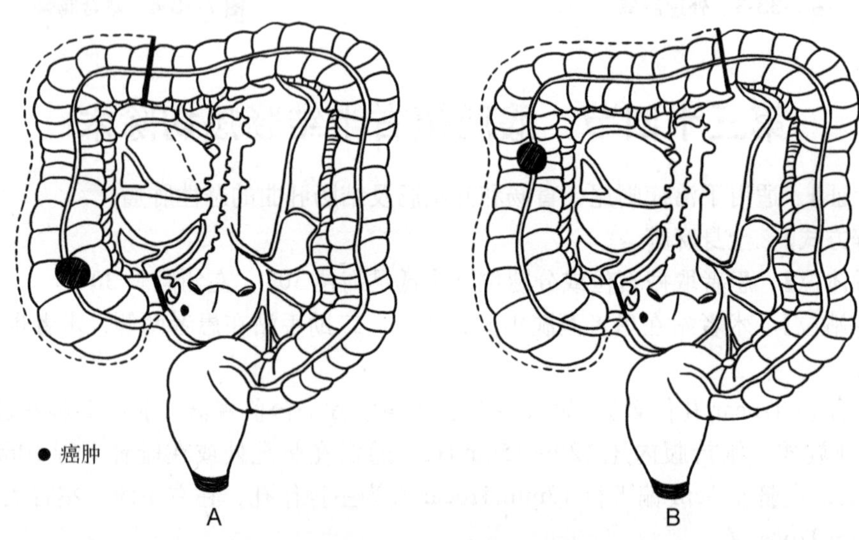

图 7-34-1 右半结肠切除范围

A. 盲肠及升结肠癌切除范围；B. 结肠肝区癌切除范围

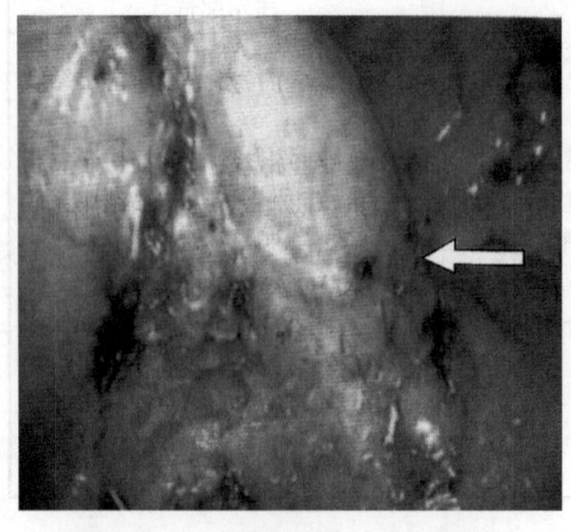

图 7-34-2 回结肠动脉（箭头所指）

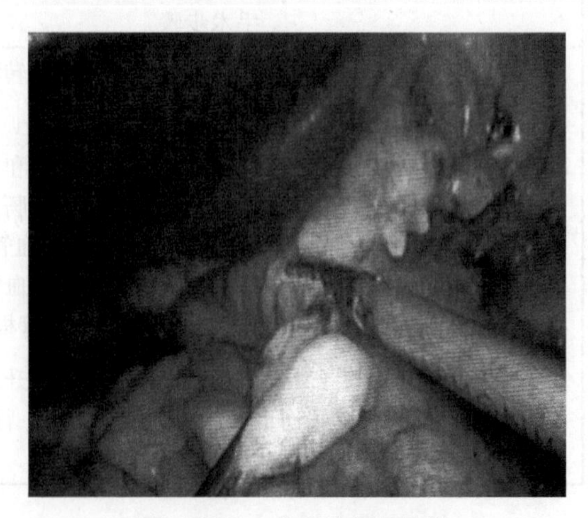

图 7-34-3 处理为结肠韧带

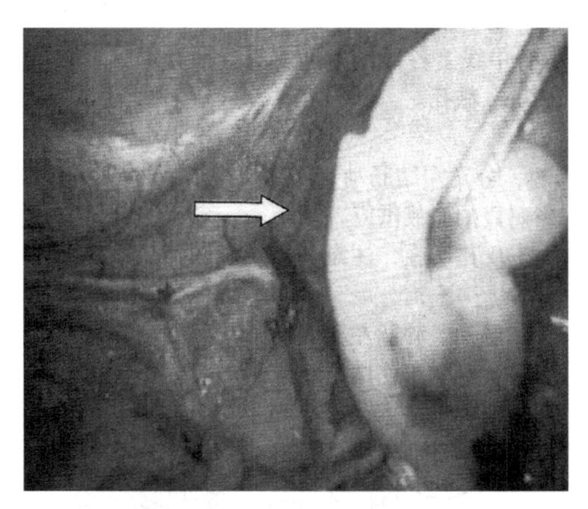
图 7-34-4 阑尾（箭头所指）

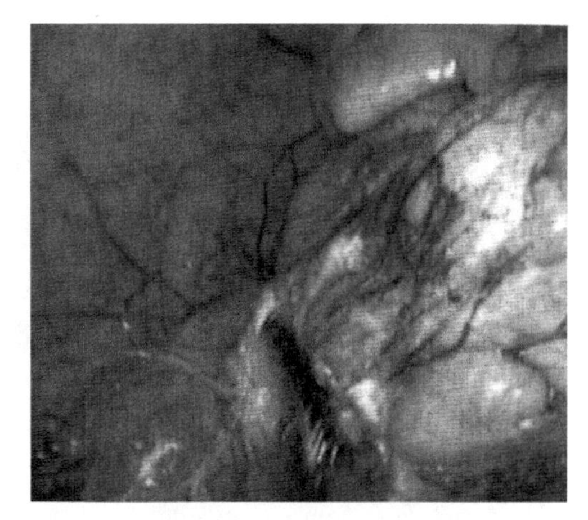
图 7-34-5 处理升结肠侧腹膜

第三十五节 腹腔镜左半结肠癌切除术

【适应证】 结肠脾曲、降结肠和乙状结肠的恶性肿瘤。

【麻醉方式】 采取气管内插管全身麻醉。

【患者体位】 患者取截石位或分腿位，头高足低位 15° ～ 20°，右侧倾斜 15° ～ 20°。

【医生站位】 术者及扶镜助手站在手术台右侧，第一助手站在患者两腿间。

【Trocar 孔】 脐孔放置镜头，左、右肋缘下 3 ～ 5cm 锁骨中线上各行一 5mm Trocar 孔，脐左侧腹直肌外缘行 12mm Trocar 孔，扩大后可经此 Trocar 孔取出标本，右下腹行 5mm Trocar 孔。

【手术步骤及手术配合】

手术步骤	手术配合
1. 探查腹腔后，从腹主动脉前打开降结肠右侧腹膜，分离左结肠动、静脉和乙状结肠动、静脉第 1 ～ 2 分支，结扎后切断。再分离降结肠系膜，注意保留肠段的血液供应	递肠钳 递尼龙钛夹钳止血 递 Ligasure 钳分离
2. 剪开降结肠和乙状结肠外侧系膜，分离左侧结肠及其系膜，注意勿损伤左侧输尿管及左侧睾丸（或卵巢）动静脉	同上
3. 打开胃结肠韧带，分离结肠脾曲。分离并切断中结肠动、静脉左支	同上
4. 切断附着于胰腺体、尾部下缘的横结肠系膜根部，注意勿损伤结肠血管	同上
5. 体外切除左半结肠，切除范围应包括横结肠左半部、脾曲、降结肠、乙状结肠及其相应的系膜和血管，做横结肠乙状结肠端端吻合或侧侧吻合。两侧系膜缘关闭与否均可	递 $10^{\#}$ 刀切皮，血管钳结扎止血，递圆形吻合器
6. 关闭下切口，重新建立气腹，检查腹腔内有无出血，冲洗腹腔，放置引流，关腹	清点器械、腔镜小纱布、纱布、纱垫、纱球、缝针、阻断带等台上所有物品

【相关解剖知识】 图 7-35-1、图 7-35-2。

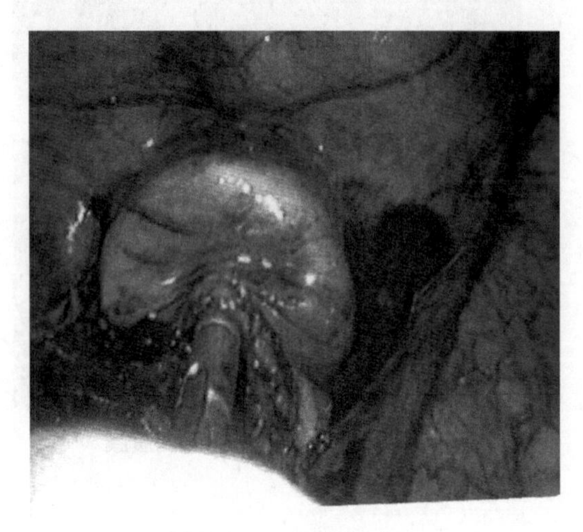

图 7-35-1 肠管的吻合

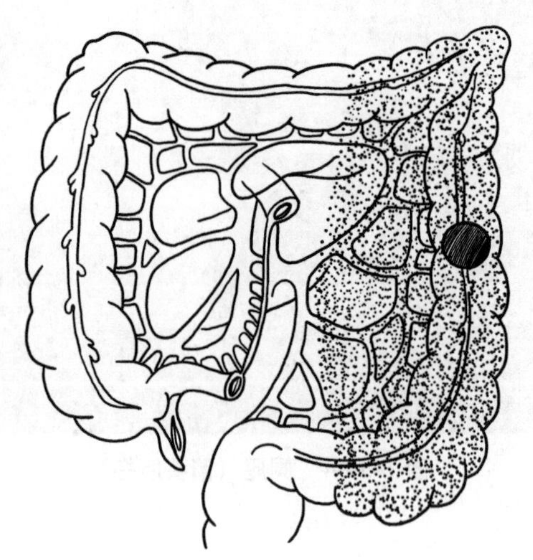

图 7-35-2 左半结肠切除范围

第三十六节 腹腔镜直肠癌切除术

【适应证】 直肠中、上段癌。

【麻醉方式】 采取气管内插管全身麻醉。

【手术体位】 截石位，臀部垫高。

【手术切口】 ①脐孔内下缘；②肛周切口。

【患者体位】 患者取截石位或分腿位，头低足高位 30°，右腿腿架应适当放低，以免手术中影响术者分离降结肠的操作。

【医生站位】 术者站在手术台右侧，第一助手站在患者左侧，持镜者站在术者同侧。

【戳孔】 脐或脐上行 10mm Trocar 用于放置 30° 斜面镜头，左、右肋脐旁腹直肌外缘行 5mm Trocar 孔放置器械，右下腹行 12mm Trocar 孔作为主操作孔。左下腹行 10mm Trocar 孔，延长此切口可取出标本。

【手术步骤及手术配合】

手术步骤	手术配合
1. 消毒会阴部和腹壁	递擦皮钳夹持碘伏小纱布消毒会阴部，更换消毒钳，夹蘸碘酊、酒精小纱布消毒腹部皮肤
2. 铺无菌单	臀下垫双层无菌中单，铺腿套，其余常规铺巾
3. 留置双腔气囊尿管	递 14F 气囊尿管，液状石蜡，递注射器抽吸盐水 10ml 充盈气囊，连接尿管
4. 腹部手术部分——腹腔镜 (1) 进入腹腔，观察有无腹水，转移灶，肿物与周围组织有无粘连，初步判断能否行腹腔镜手术；在内镜监视下，两侧腹壁 Trocar 孔 3 ～ 4 个，插入操作仪器	递 11# 刀切开一小口，递 10 ～ 12mm 穿刺套管插入 主操作孔，5 ～ 10mm 穿刺套管插入其余操作孔

续表

手术步骤	手术配合
(2) 于病灶近端结扎，阻断肠管，防止肿瘤扩散，并以此进行牵引	递长嘴无创抓钳，阻断带结扎
(3) 分离乙状结肠，直肠两侧腹壁，游离乙状结肠系膜	递抓钳夹住阻断带牵拉，递分离钳，超声刀或剪刀游离侧腹膜
(4) 切断肠系膜，清除周围疏松组织及淋巴结，切断血管及系膜	递分离钳，电分离钩，用 Ligasuer 钳直接切断血管和系膜，或用钛夹钳夹，剪刀剪断，或递打结器，7# 丝线结扎
(5) 游离直肠、骶前及直肠周围，夹闭、切断直肠侧韧带	递超声刀游离，遇血管，递钛夹夹闭，剪刀剪断
(6) 在拟做人工肛门部位，于套管周围作一 4 ～ 6cm 纵行切口，切除左下腹皮肤、腹外斜肌腱膜。在下腹做相应大小的小切口，用塑料袋保护好切口，将带癌肿的直肠、乙状结肠近端拉出腹腔外，切除肠段。将圆形吻合器砧座放入近端结肠，重新建立气腹，使用吻合器在腹腔镜直视下做乙状结肠与直肠断端吻合。吻合口必须没有张力	递 10# 刀切开，小弯血管钳止血，1# 丝线结扎或电凝止血，拔出 Trocar
(7) 拉出乙状结肠，切断肠管	递血管钳夹住结扎乙状结肠的阻断带，向外拉出肠管，递肠钳，有齿直钳夹住肠管，10# 刀切断，递碘伏纱球消毒残端，纱球及手术刀一并放入弯盘内
(8) 缝合近端肠管，做人工肛门，结扎远端，向会阴部切口中移去	递无菌塑料袋罩住远端肠管，7# 丝线结扎
(9) 待关闭盆底腹膜后，再充入少量 CO_2，检查缝合情况	递冲洗器，灌入生理盐水，清点物品数目
(10) 关闭腹部切口	冲洗盆腔后，吻合口附近放置引流管。经肛门放置肛管引流
5. 会阴部手术同“经腹、会阴联合直肠切除术”	同“经腹、会阴联合直肠切除术”

【相关解剖知识】 见图 7-36-1、图 7-36-2。

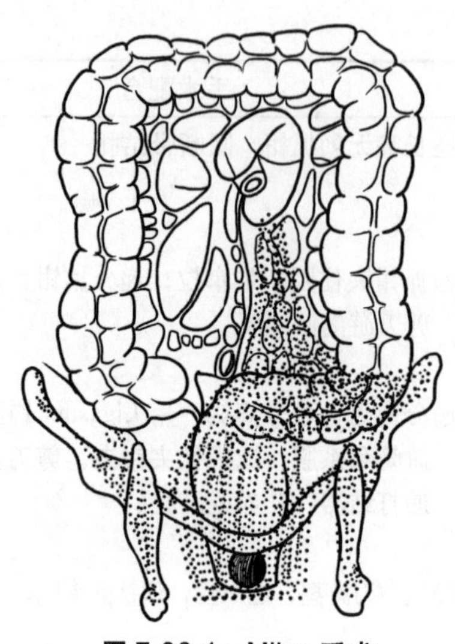

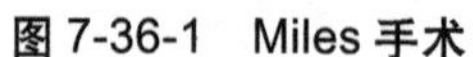

图 7-36-1 Miles 手术

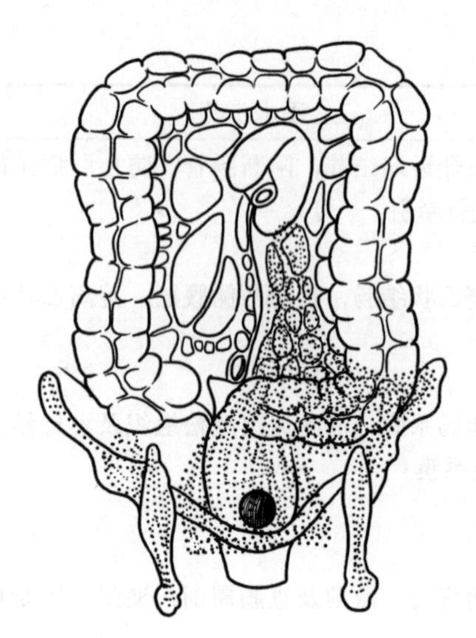

图 7-36-2 Dixon 手术

第三十七节 腹腔镜横结肠癌切除术

【适应证】 横结肠中部癌。

【麻醉】 采取气管内插管全身麻醉。

【患者体位】 患者取仰卧位，双腿分开 30° ～ 45°，头高足低位 15° ～ 20°，可根据手术需要调节手术台倾斜方向和角度。

【医生站位】 分离右半胃结肠韧带时术者站在患者左侧，分离左半胃结肠韧带时术者站在患者右侧，持腹腔镜者站在患者两腿间，另一助手站在手术者对侧。

【戳孔】 一般采用 4 孔法。脐下行 10mm Trocar 孔放置镜头，右中腹行 10mm Trocar 孔、左中腹行 10 ～ 12mm Trocar 孔、剑突与脐间行 5mm Trocar 孔。可根据肿瘤位置调整超声刀、操作钳乃至腹腔镜的位置。

【手术步骤】

1. 探查 置入 30° 腹腔镜探查腹腔，了解病变位置、大小及其与周围器官的关系，了解淋巴结转移情况及其他脏器情况，确定切除肠管的范围。

2. 游离横结肠 沿胃大弯网膜血管弓下方切开右侧胃结肠韧带，松解肝曲，注意有无损伤十二指肠及胆管。切开左侧胃结肠韧带，松解脾曲，提起横结肠，辨认横结肠系膜的血管，分离横结肠系膜根部，在结肠中动脉根部上血管夹夹闭后切断，并切断横结肠系膜。

3. 取出切除标本 扩大第 4 孔至相应大小，用塑料袋保护切口并取出切除标本以游离癌肿和肠段。

4. 切除吻合 在体外距肿瘤 10 ～ 15cm 切除肠段，行肠管端端吻合，缝合闭锁肠系膜两侧切缘。

5. 缝合 Trocar 口 将吻合后肠段还纳腹腔，缝合小切口。重新建立气腹，检查腹腔内有无出血，冲洗腹腔，放置引流，取出套管，皮下缝合 Trocar 孔。

【相关解剖知识】 见图 7-37-1、图 7-37-2。

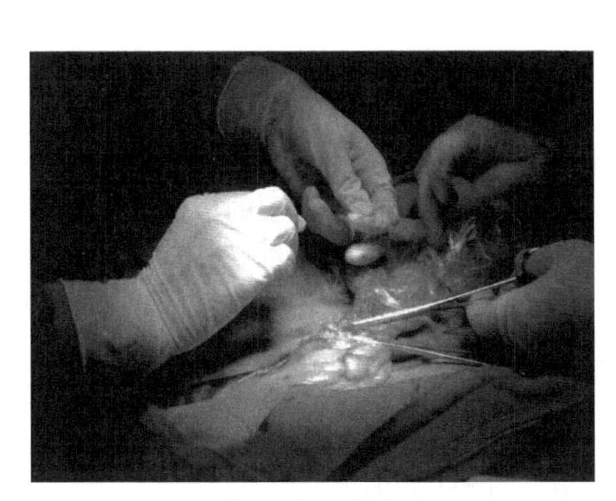

图 7-37-1 切除标本

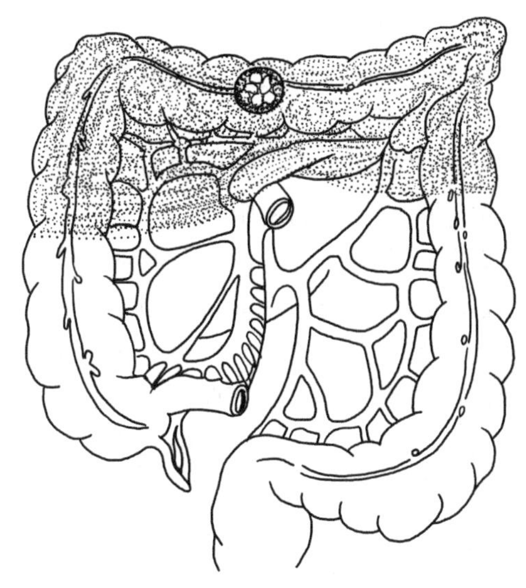

图 7-37-2 横结肠切除范围

第三十八节 小 肠 镜

双气囊电子小肠镜是目前国外研制成功的、用于小肠疾病诊治的最新技术之一。它通过两个气囊交替固定小肠管，利用内镜和外套管交替插入，从而完成整个小肠的检查。与传统推进式小肠镜仅能到达屈氏韧带下 80 ～ 120cm 相比，双气囊小肠镜在通常情况下可抵达回肠中下段，小部分可达末端回肠，检查范围明显扩展，且具有视野广、可充气、吸引、活检等基本功能，与胶囊内镜检查形成互补（图 7-38-1、图 7-38-2）。

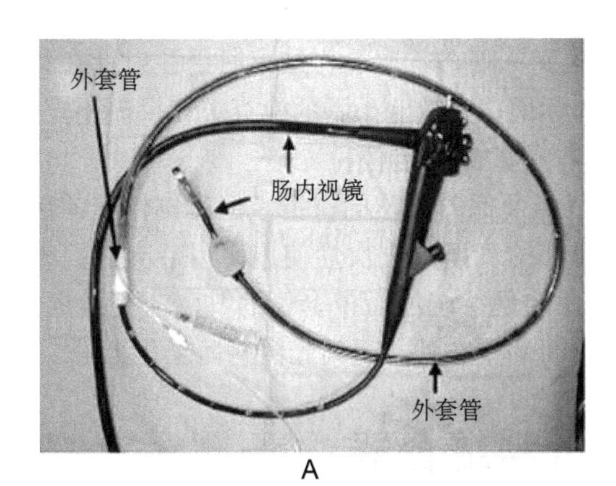

A

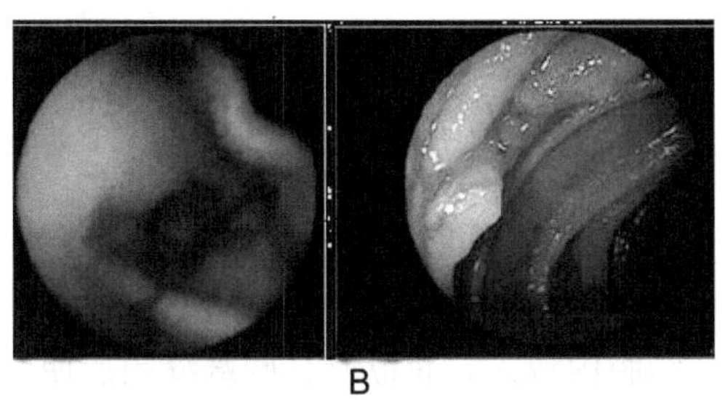

B

图 7-38-1 空肠溃疡并出血

A. 双气囊小肠镜；B. 镜下成像

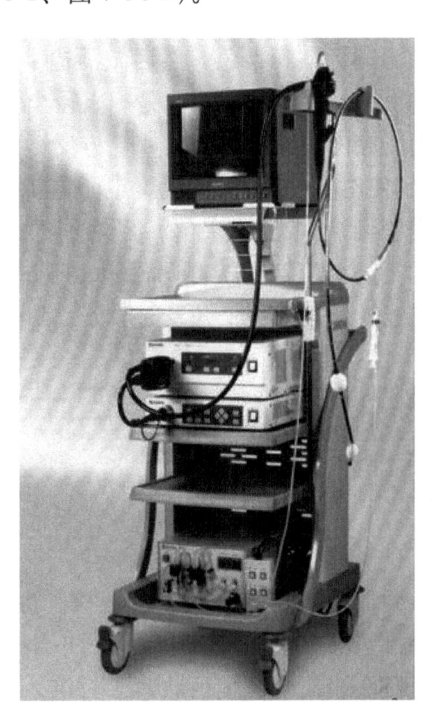

图 7-38-2 小肠镜设备系统

【适应证】

1. 不明原因小肠出血，原因不明的消化道出血者。
2. 不明原因腹泻者。
3. 不明原因腹痛、慢性腹痛、慢性腹泻、疑有小肠器质性病变者。
4. 不明原因小肠梗阻者。
5. 其他小肠疾病的诊断及鉴别诊断，多发性息肉病者。

【使用前准备】 在双气囊电子内镜的操作中，仪器准备是十分重要的，方法：先将外套管套于镜身上，然后将气囊套于内镜前端部，用绳子将气囊的两端绑好，再用橡胶圈将气囊的两端固定，注意不要将内镜先端部的注气孔覆盖，否则气囊不能充盈。之后用注射器给两个气囊注气，检查气囊是否完好无损后，将双气囊电子内镜彻底消毒，需注意每例检查前均需进行内镜消毒，消毒方法同胃镜。将消毒过的内镜连接在主机上，检查气泵注气情况，然后在外套管的注水通道注水（对多次使用过的外套管最好注入橄榄油），以减少外套管和镜身之间的摩擦。另外还要准备活检钳、注射针、标识染料等。

【术中配合】 双气囊内镜操作需由 1 名医生和 2 名护士共同完成。1 名护士负责推送外套管，另 1 名护士负责观察患者的情况及台下巡回。医生开始插镜时，两个气囊均不注气，进镜约 50cm 后，停止进镜，对镜身前端的气囊注气，然后沿镜身进入外套管约 50cm，将外套管的气囊注气并保持在原位，将镜身前端气囊的气体抽出并向前进镜，再对镜身前端的气囊注气，将外套管气囊的气体抽出并沿镜身进入外套管，如此反复进行，结合勾拉等技巧，将肠管不断地套在双气囊小肠镜镜身上，进行全小肠的直视检查。在操作过程中，护士要保持体外的镜身始终处于直线状态，这样易于医生操作，而且要始终保持外套管和镜身之间的润滑，同时要严密观察患者的情况，尤其是经肛门检查的患者术中多数会出现腹胀、腹痛，护士应适时地进行安慰，根据医嘱给予药物。术中如发现病变，可用 0.4% 靛胭脂进行黏膜染色，然后做活检；如未发现病变，则在本次操作结束时用注射针在黏膜下注射墨汁，作为下次从另一人径小肠镜检查的标记，完成全小肠的检查。如果需要定位，可向肠腔内注入造影剂（如复方泛影葡胺等），并在 X 线下定位。

【使用后处理】 双气囊电子内镜的清洗、消毒及保养方法同胃镜。但每例检查前后均需用消毒液（2%戊二醛）浸泡消毒。内镜前端部的气囊是一次性使用，用后弃之。外套管的清洗、消毒方法亦同胃镜，不过要特别注意的是，洗消后外套管的气囊应充盈起来，在避光处悬挂晾干，并及时收好，防止气囊长时间暴露在外，受阳光照射而老化。

第三十九节 外科缝合器

一、分类及作用

（一）圆形吻合器

圆形吻合器属开放手术器械，由钉砧、钉匣、切刀和器身组成（图 7-39-1），钉匣内有两排同轴、相互间隔的缝钉，并含有环形刀片。使用前，先在欲吻合肠端做一荷包缝合，将钉砧头端放入荷包后收紧、打结，将吻合器从肠腔内放入，将欲吻合肠端缝闭后使钉匣和钉砧对合，旋转尾端旋钮，夹紧两端组织，握击手柄至锁定位置，同时完成吻合与切割

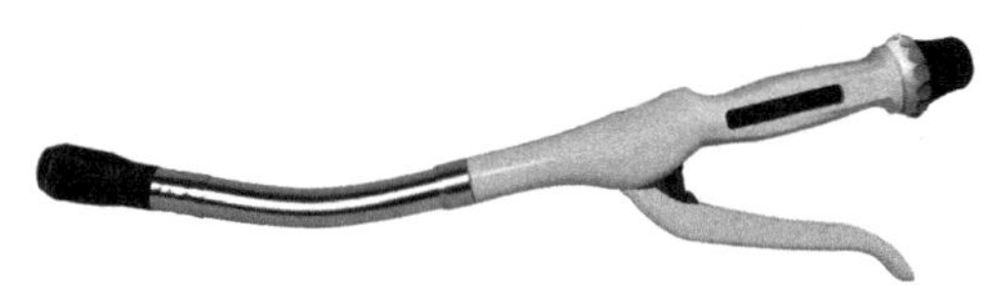

图 7-39-1 圆形吻合器

过程（即环形缝钉闭合组织，环形刀片切除多余组织）。

根据不同管腔大小，选择不同直径（21mm、25mm、29mm、33mm 等）的吻合器；根据手术部位的需要，选择不同杆形（直形和弯形）的吻合器。圆形吻合器适用于消化道重建中的端端吻合、端侧吻合和侧侧吻合。

（二）闭合器

闭合器属开放手术器械，由钉砧、钉匣和器身组成（图 7-39-2），钉匣内有两排相互交错、相互间隔的缝钉。使用时先取出保护板，将欲闭合的组织置于钉匣和钉砧之间，使钉匣和钉砧对合，夹紧组织，连续握击手柄至锁定位置，完成缝合过程。

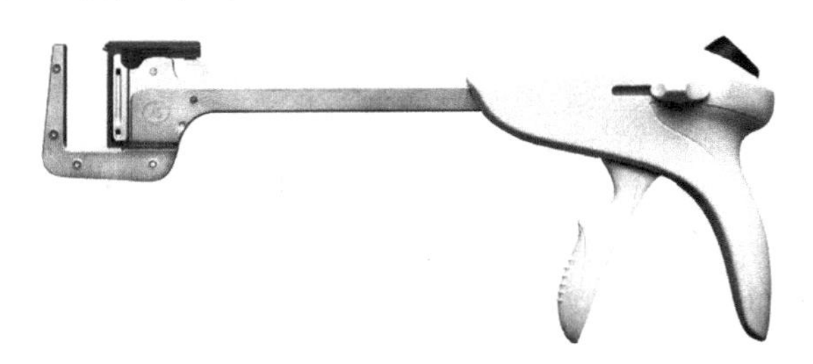

图 7-39-2 闭合器

根据组织的不同长度及厚度的需要，提供不同长度（30mm、45mm、60mm、90mm）和不同钉腿高度（2.5mm、3.5mm、4.8mm）的钉仓，适用于普外、胸外科手术的组织离断和切除。

另外，为适应某些困难手术如盆腔手术等的需要，有一种头端可旋转的闭合器，闭合器的头端可做俯仰 120° 及垂直 320° 的转动，以方便到达困难的操作部位（图 7-39-3）。

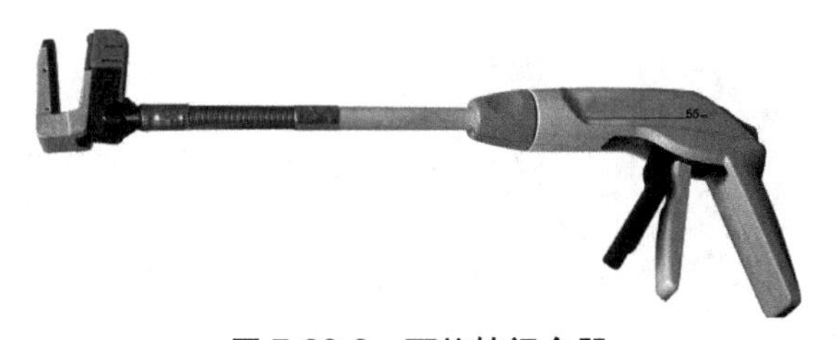

图 7-39-3 可旋转闭合器

（三）直线切割闭合器

直线切割闭合器属开放手术器械，由钉匣叉和钉砧叉组成，钉匣内有 4 排相互间隔的缝钉，2 排缝钉之间装有刀片。使用时将欲切割缝合的组织置于钉匣叉与钉砧叉之间，然后使其对合，夹紧组织，向前推动击发座，完成切割缝合过程。器械在击发时，首先闭合组织然后推动刀片切过并完成钉合，组织的两侧各留 2 排缝钉。

根据组织不同长度及厚度的需要，提供不同长度（60mm、80mm、100mm）和不同钉腿高度（2.5mm、3.8mm、4.8mm）的钉匣，适用于消化道重建及肺组织切除闭合，妇科、泌外手术的组织分离、切除和吻合。

（四）弧形切割闭合器

弧形切割闭合器属开放手术器械，由钉砧、钉匣和器身组成（图 7-39-4），钉匣内有 4 排相互间隔的缝钉，2 排缝钉之间装有刀片。使用时先取出保护板，将切割缝合的组织置于钉匣与钉砧之间，使钉匣与钉砧对合，夹紧组织，连续握击手柄至锁定位置，同时完成切割缝合过程。适用于盆底空间狭窄的手术，如低位直肠癌手术的肠道切割闭合。

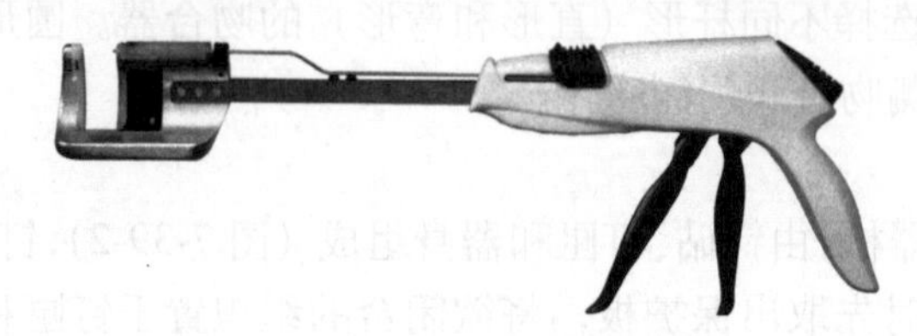

图 7-39-4 弧形切割闭合器

（五）腔镜切割闭合器

腔镜切割闭合器属腔镜手术器械，由钉砧、钉匣和器身组成，钉匣内有 6 排相互交错、相互间隔的缝钉，在 3 排缝钉之间装有刀片。使用时将欲闭合的组织置于颚口内，器械在击发时，首先闭合组织然后刀片切过，各留 3 排缝钉在组织的两侧。

另外，为方便在狭小空间内操作，有一种头端可左右旋转 22° 和 45° 的切割闭合器。根据组织不同长度及厚度的需要，提供不同长度（30mm、45mm、60mm）和不同钉腿高度（2.0mm、2.5mm、3.5mm、4.8mm）的钉匣，适用于腔镜手术中各种组织（包括血管）的横断和胃肠组织的切割闭合。

（六）荷包缝合器

荷包缝合器属开放手术器械，是一种带波形齿的夹持器（图 7-39-5），两侧的夹座上均有可穿过直针的孔道，直针引导缝线间断穿过浆肌层，完成荷包缝合。一次性荷包缝合器预装有荷包线，直接在组织上击发即可完成荷包缝合，方便快捷。

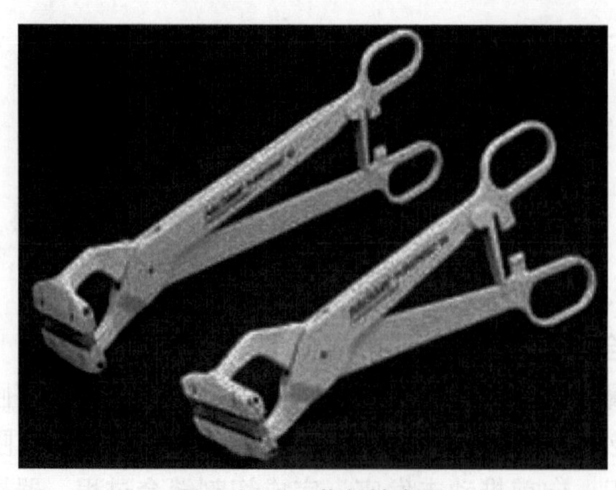

图 7-39-5 荷包缝合器

二、使用配合注意事项

1. 使用前应确认型号、规格，仔细检查器械是否在有效期内，包装有无破损，各组件是否完整。

2. 发现和（或）怀疑器械损坏，应及时告知手术医生放弃使用。

3. 内置吻合钉的器械应轻拿轻放，避免磕碰、造成吻合钉移位而影响钉合效果。

4. 手术中取下保护板或更换钉匣时应保持手套干燥，动作轻柔，禁止擦拭钉匣面，以防不慎将吻合钉带出而导致钉合不全。

5. 更换新钉匣前应用干纱布清理钉匣槽，以清除可能残留的缝钉，如残留的缝钉过多，应及时告知手术医生。钉匣可更换次数应依据各产品说明书执行。

6. 已打开包装的外科缝合器械，如发现规格不合适，但沾染患者体液，则不能重复使用。特殊情况下，如需重新灭菌，则不宜冲洗或擦拭钉匣面。

第8章

肝胆外科

【相关解剖知识】 见图 8-0-1～图 8-0-10。

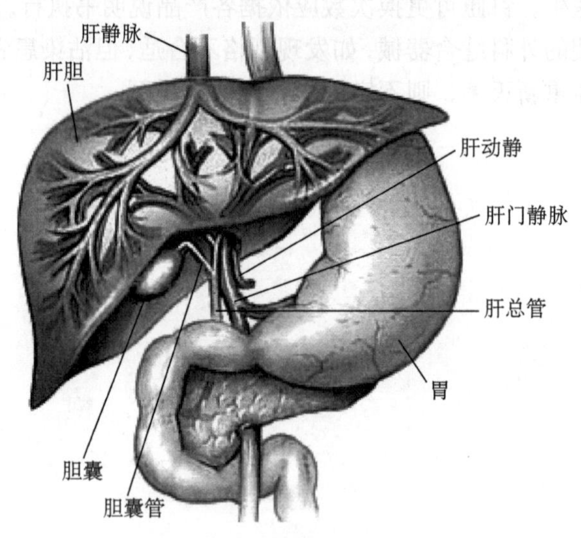

图 8-0-1 肝胆解剖

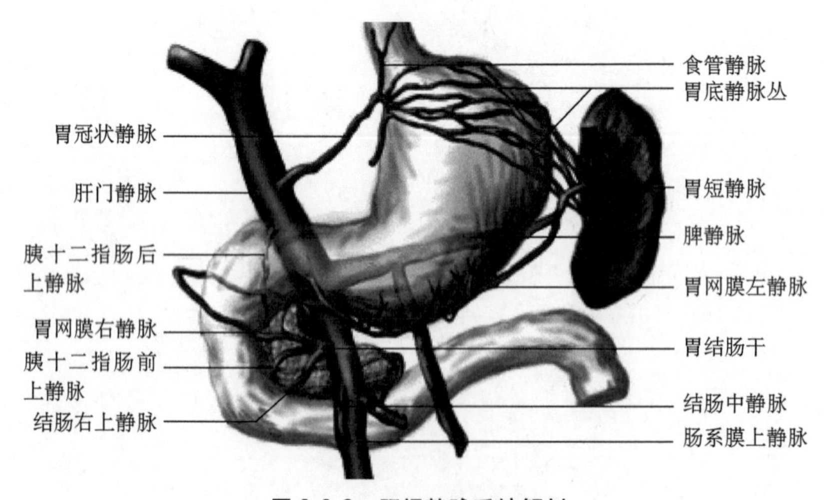

图 8-0-2 肝门静脉系统解剖

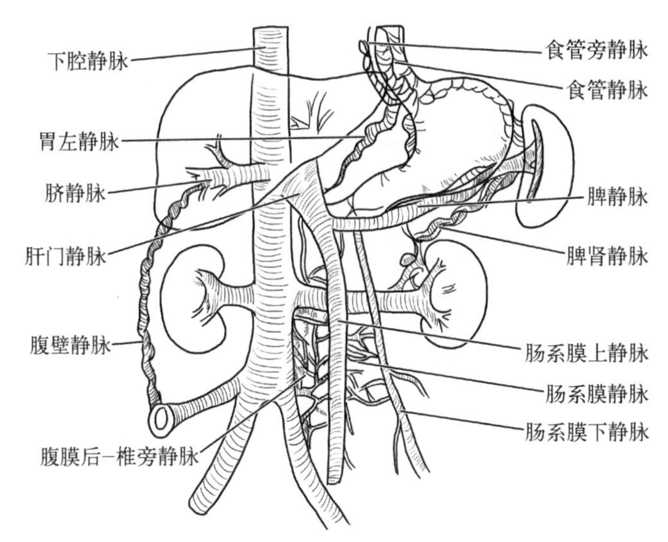

图 8-0-3 食管 - 胃底 / 腹壁 / 脾肾 / 腹膜后侧支循环通道

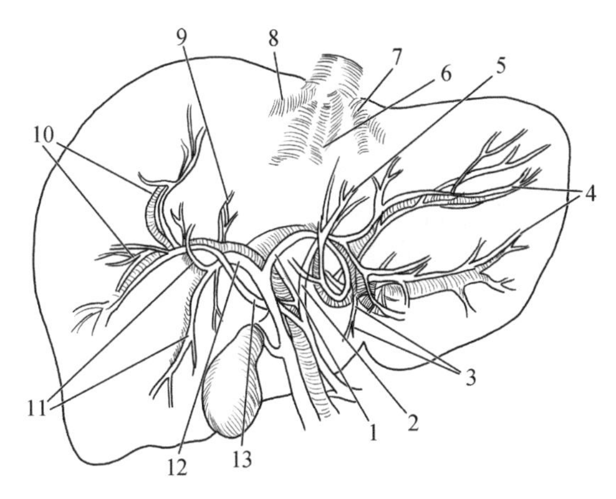

图 8-0-4 肝内 Glisson 系统及第一肝门

1. 肝左管；2. 肝左动脉；3. 左内叶支；4. 左外叶支；5. 尾状叶段支；6. 肝中静脉；7. 肝左静脉；8. 肝右静脉；9. 尾状叶右段支；10. 右后叶支；11. 右前叶支；12. 肝右管；13. 肝右动脉

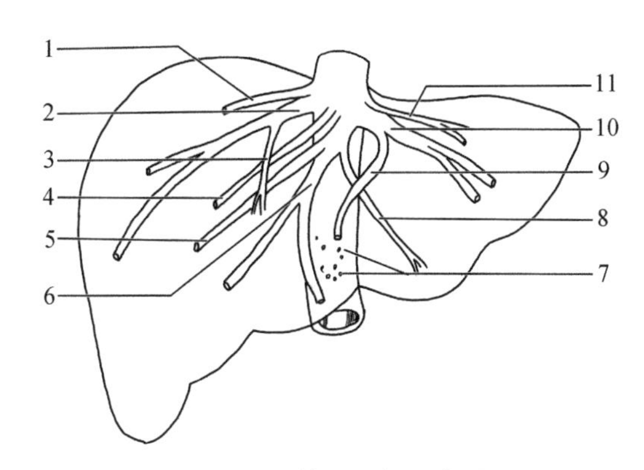

图 8-0-5 第二肝门示意图

1. 右后上缘支；2. 肝右动脉；3. 右前叶静脉支；4. 副肝中静脉；5. 右前叶静脉支；6. 肝中静脉；7. 肝短静脉；8. 左外叶静脉支；9. 左内叶静脉支；10. 肝左静脉；11. 左后上缘支

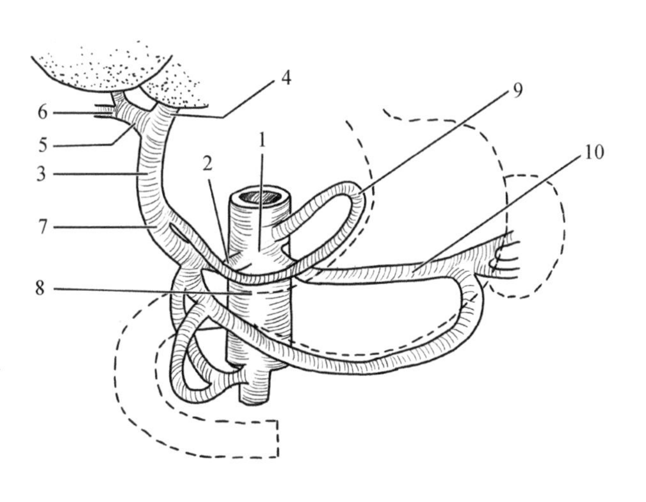

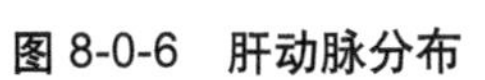

图 8-0-6 肝动脉分布

1. 腹腔动脉；2. 肝总动脉；3. 肝固有动脉；4. 肝左动脉；5. 肝右动脉；6. 胆囊动脉；7. 胃右动脉；8. 胃十二指肠动脉；9. 胃左动脉；10. 脾动脉

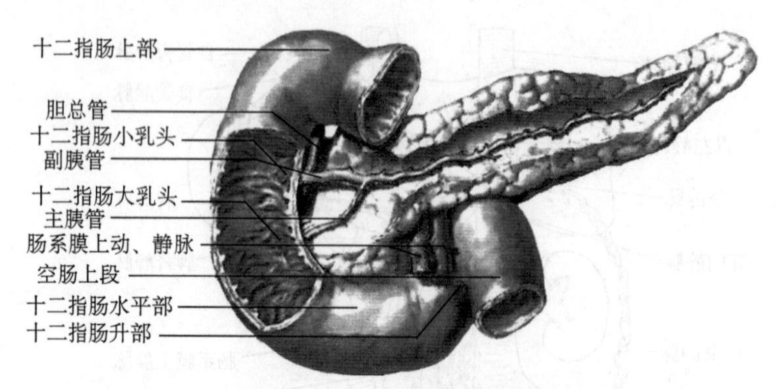

图 8-0-7　十二指肠及乳头解剖结构

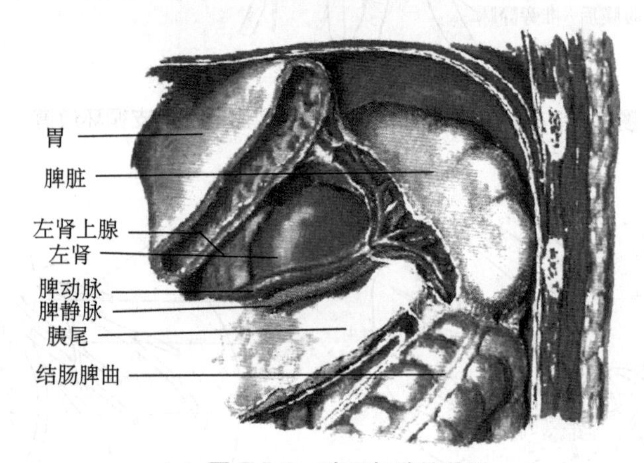

图 8-0-8　胰尾与脾的关系

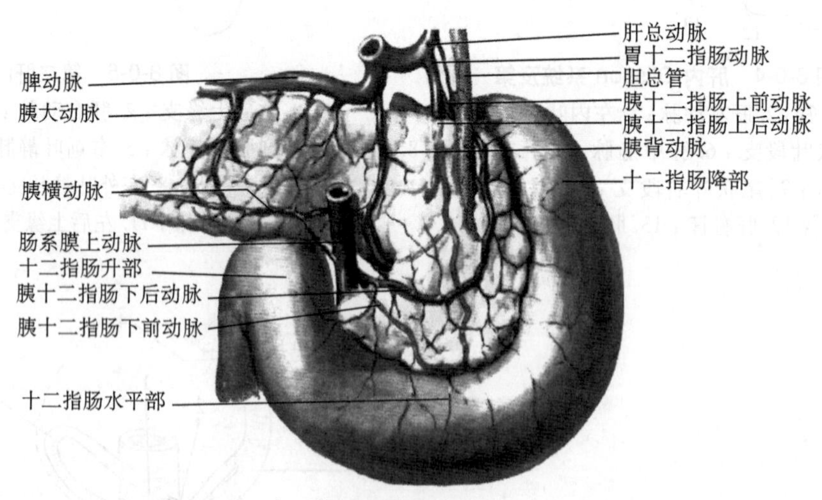

图 8-0-9　十二指肠及胰腺的血供（1）

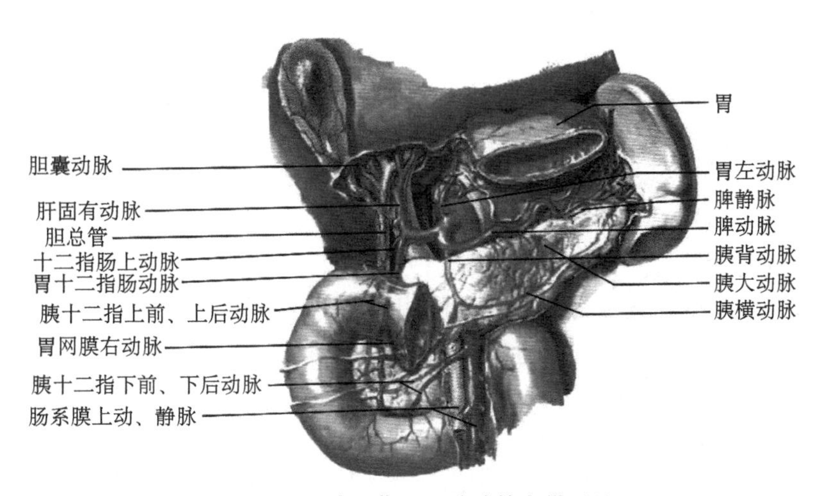

图 8-0-10 十二指肠及胰腺的血供（2）

第一节 开腹胆囊切除术

【相关解剖知识】 见图 8-1-1～图 8-1-4。

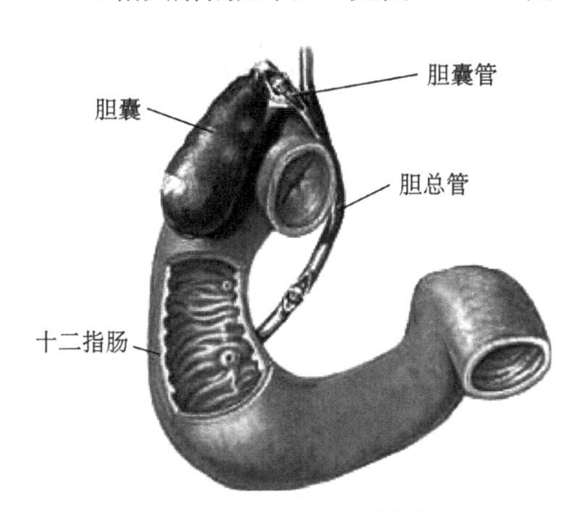

图 8-1-1 胆囊的解剖

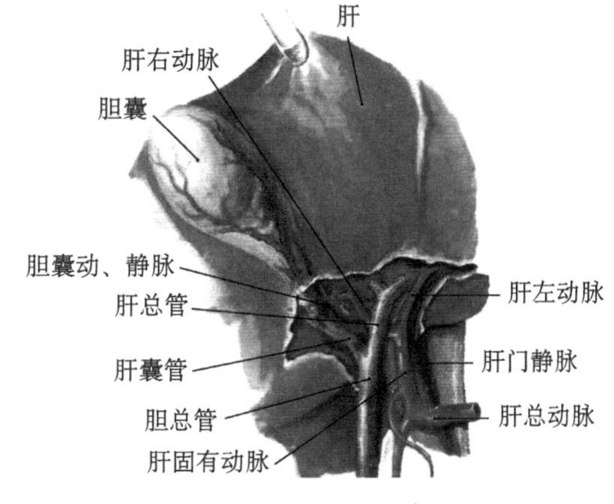

图 8-1-2 胆囊三角

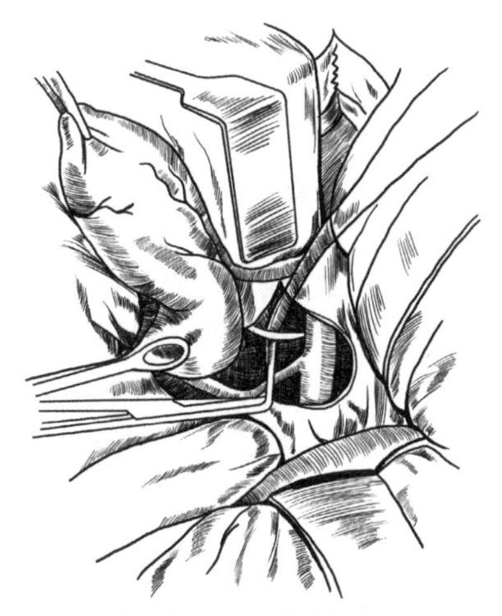

图 8-1-3 处理胆囊动脉

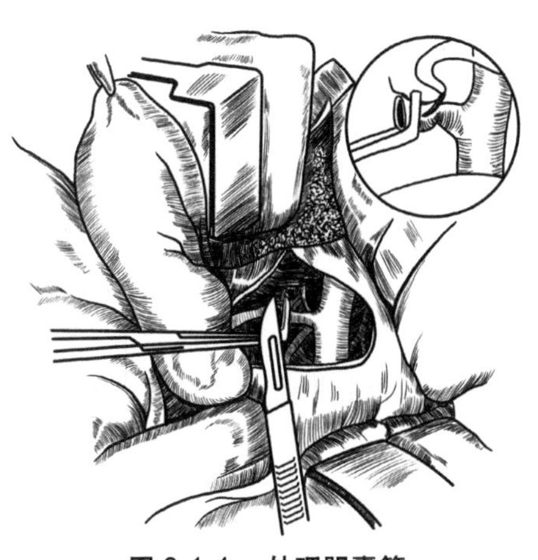

图 8-1-4 处理胆囊管

【适应证】

1. 发病 72h 以内的有明确手术指征的急性胆囊炎（包括化脓性、坏疽性、梗阻性胆囊炎）。

2. 有症状的慢性胆囊炎，经全面检查可除外能引起类似症状的其他上腹部疾病，超声提示胆囊壁增厚或胆囊造影证实已无功能；引起长期的消化不良症状或因反复发作影响日常的生活和工作者。

3. 有症状的胆囊结石。

4. 胆囊隆起性病变，直径为 1cm 以上的胆囊息肉或胆囊癌。

5. 胆囊内、外瘘，特别是胆囊造口术后的黏液性瘘。

6. 胆囊管已发生阻塞，引起胆囊积水或胆囊积脓。

7. 胆囊因外伤而发生破裂穿孔者。

【禁忌证】 年老、体弱，有严重其他疾病，不能耐受胆囊切除术者。

【麻醉方式】 联合麻醉或全身麻醉。

【手术切口】 右肋缘下切口或右上腹直肌切口。

【手术体位】 仰卧位，右后肋下部用体位垫垫高。

【手术步骤及手术配合】

手术步骤	手术配合
1. 常规消毒皮肤、铺巾	递擦皮钳夹小纱布蘸碘酒、酒精消毒皮肤，铺治疗巾，贴手术膜，铺大单、中单
2. 切皮，开腹。沿肌纤维方向切开腹直肌前鞘、腹外斜肌腱膜并牵开，分离腹直肌内外侧缘，切断腹直肌，切开肌腱膜，分离腹内斜肌及腹横肌，显露腹膜，打开腹膜并保护	递 22# 刀、有齿镊切开皮肤、皮下组织，干纱布 2 块拭血，甲状腺拉钩牵开递中弯血管钳提夹切口，10# 刀切开，组织剪延长切口
3. 分离粘连，显露胆囊	递甲状腺拉钩牵开，递电刀切开，手指协助分离，推开腹膜外脂肪组织
4. 分离胆囊管，显露其与胆总管、肝总管的关系	递湿纱垫隔开腹腔内脏器，递腹壁拉钩牵开。递大弯血管钳提夹胆囊颈前腹膜，电刀切开，递组织剪分离周围组织
5. 结扎胆囊管，胆囊动脉	递血管分离钳带 4# 丝线先从其后方穿过，于靠近颈部处结扎 A. 顺切法切除：结扎胆囊动脉，递直角钳分离，钳带 4# 丝线双重结扎 6×17 圆针、1# 丝线缝扎，剥离胆囊，递中弯血管钳钳夹上提胆囊颈部，递电刀切开胆囊浆膜层 B. 逆切法切除：先从底部剥离胆囊，递中弯血管钳提夹胆囊底部，递电刀切开胆囊浆膜层，于胆囊动脉汇入胆囊壁处切断胆囊动脉，递直角钳分离，钳带 4# 丝线结扎或 6×17 圆针、1# 丝线缝扎近端
6. 切除胆囊，充分止血	递大弯血管钳钳夹，组织剪剪断，4# 丝线结扎，线剪剪线。递电刀止血，6×17 圆针、1# 丝线间断缝合胆囊床
7. 冲洗，根据术中情况放置引流管	温生理盐水冲洗手术野或腹腔，吸引器吸净，递干纱布蘸拭胆囊床及胆囊管残端。递 11# 刀切开皮肤，中弯血管钳协助引流管放置在肝下区，递 9×28 角针、4# 丝线固定引流管

续表

手术步骤	手术配合
8. 清点无误后逐层关腹	清点手术器械、缝针、敷料。缝合腹直肌后鞘及腹膜，递中弯血管钳依次钳夹腹膜，9×28 圆针、4# 丝线间断缝合。缝合腹横肌、腹内外斜肌腱膜、腹直肌前鞘，递 9×28 圆针、7# 丝线间断缝合。再次清点器械、纱布、纱垫、缝针，缝合切口，递生理盐水冲洗，干纱布 1 块。递酒精棉球消毒。9×28 圆针、1# 丝线间断缝合皮下。递有齿镊、9×28 角针、1# 丝线间断缝合皮肤

第二节　胆总管探查 T 管引流术

【相应解知识】 见图 8-2-1 ～图 8-2-12。

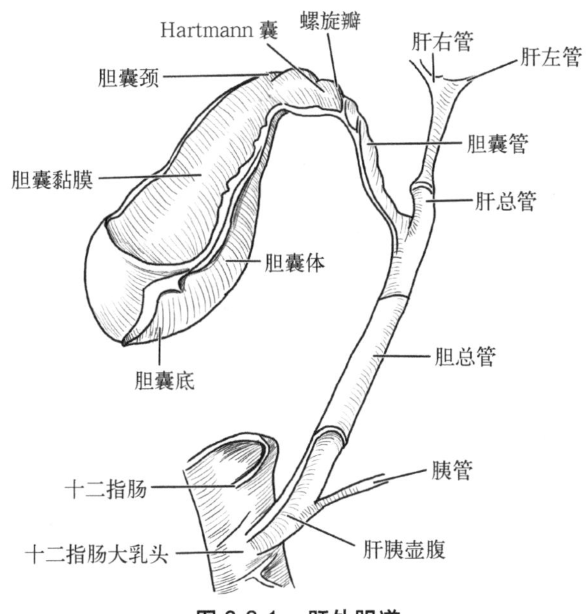

图 8-2-1　肝外胆道

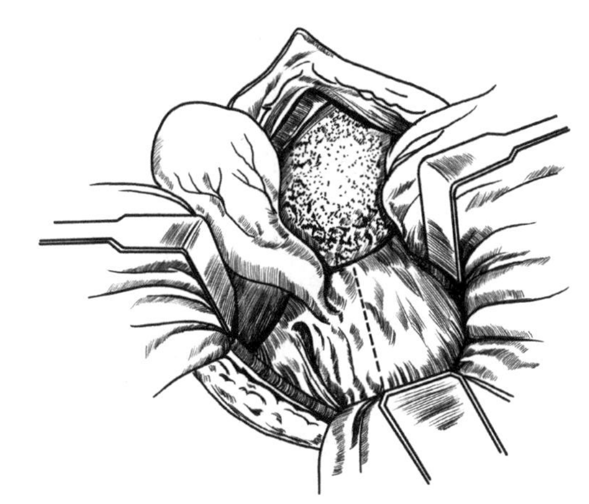

图 8-2-2　显露、切开肝十二指肠韧带

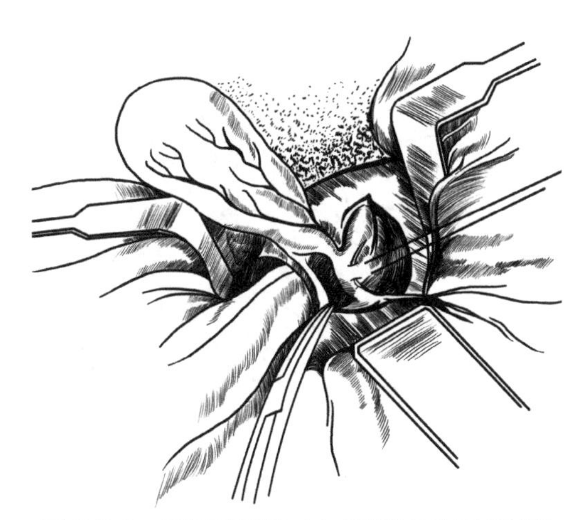

图 8-2-3　显露胆总管（在前壁缝两针牵引线）

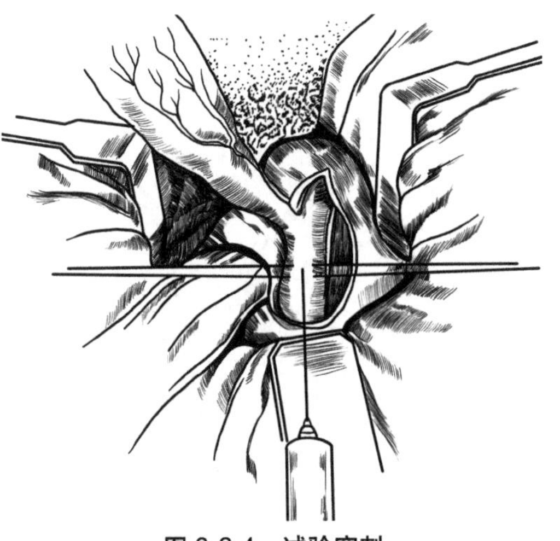

图 8-2-4　试验穿刺

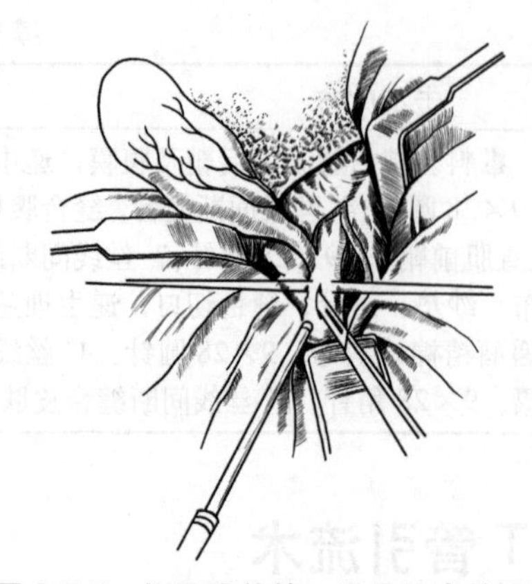

图 8-2-5 切开胆总管、吸尽流出的胆汁

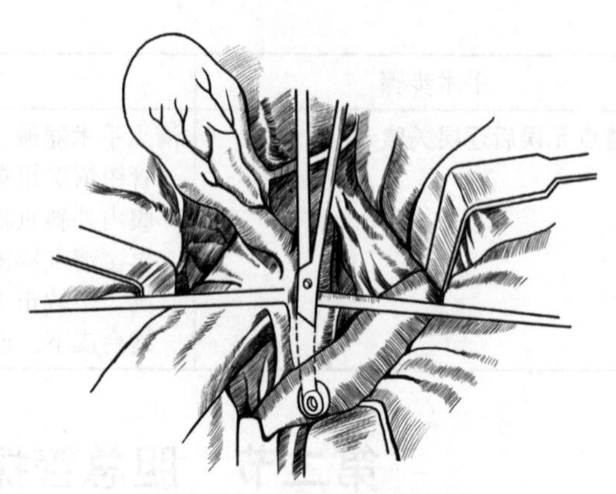

图 8-2-6 用取石钳取出胆石

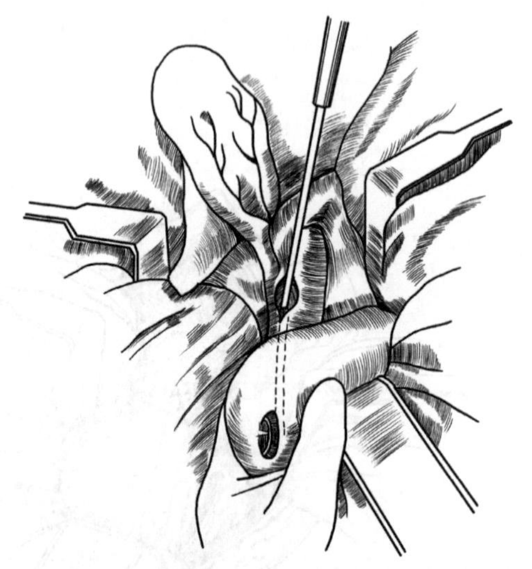

图 8-2-7 胆总管下段结石、在左手帮助下伸入刮匙取石

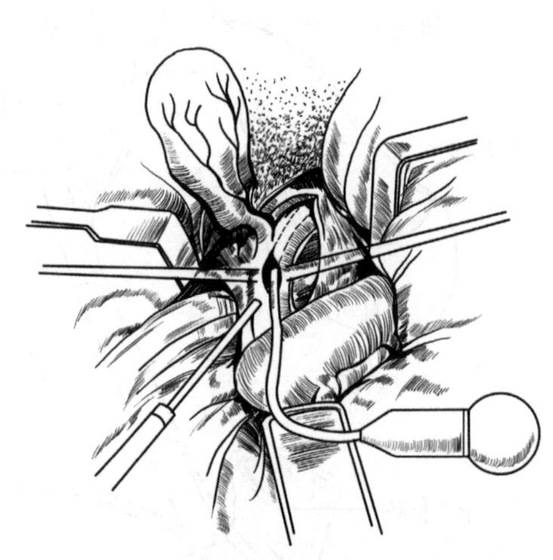

图 8-2-8 冲洗左、右肝管泥沙样结石

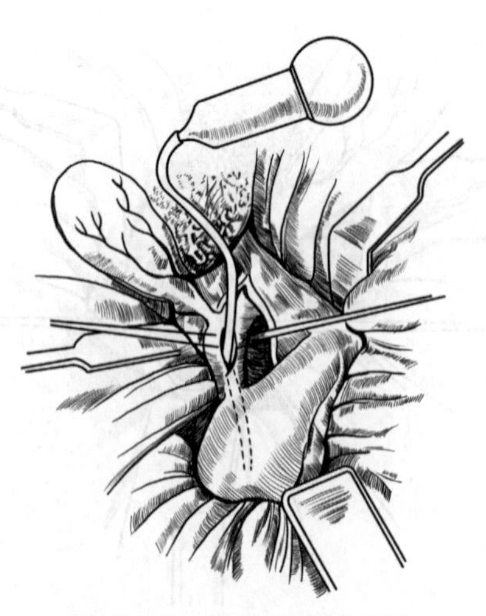

图 8-2-9 灌洗胆总管下段

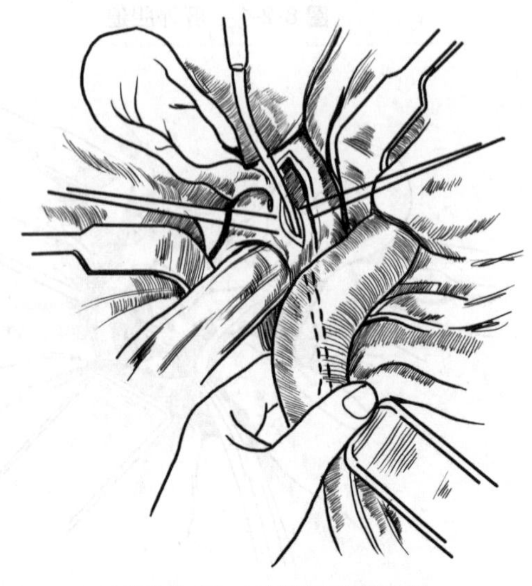

图 8-2-10 扩张胆总管下段

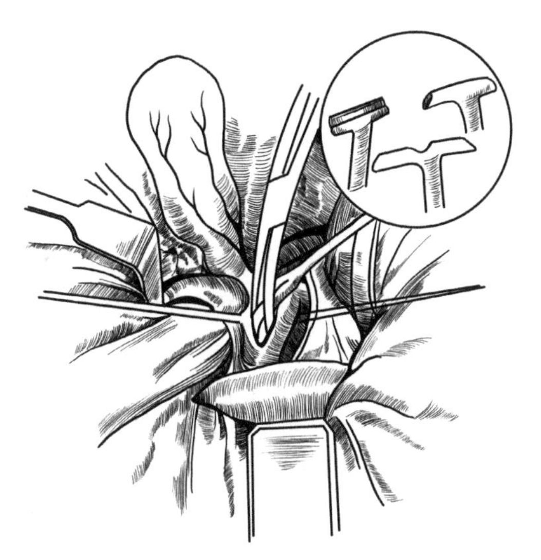

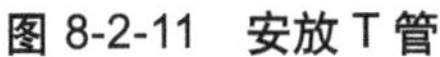
图 8-2-11 安放T管

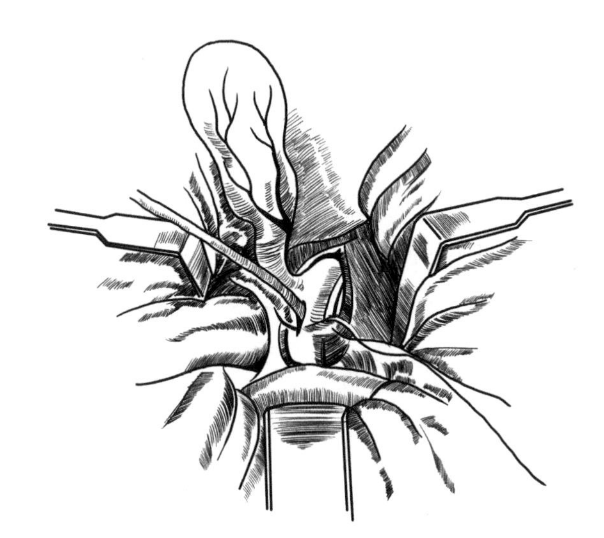

图 8-2-12 缝合胆总管切口

【适应证】

1. 急性化脓性胆管炎、慢性胆管炎、管壁增厚。

2. 胆总管内结石或异物。

3. 阻塞性黄疸。

4. 从手术探查或术中造影发现肝胆管病变。

5. 胆总管显著扩张。

6. 胆囊管显著扩张而胆囊内细小结石者。

7. 胰头肿大、胆总管明显扩张、有急性胰腺炎病史；或行胆总管穿刺抽出脓性、血性胆汁或泥沙样胆色素颗粒。

8. 有梗阻性黄疸病史。

9. 严重肝外伤缝合或切除，以及肝外胆管修复或吻合术后，应行胆总管切开引流术。

【麻醉方法】 联合麻醉或全身麻醉。

【手术切口】 右肋缘下切口或右上腹直肌切口。

【手术体位】 仰卧位，右后肋下部及上腹部用体位垫垫高。

【手术步骤及手术配合】

手术步骤	手术配合
1. 手术野皮肤常规消毒，铺单开腹	配合同“开腹胆囊切除术”（1 ～ 2）
2. 探查并显露胆总管	递 2 块湿纱垫隔开腹腔脏器，马蹄拉钩、S 状拉钩牵引，显露肝十二指肠韧带。在小网膜孔内放置湿纱布保护，递长无齿镊、长组织剪或钳夹“花生米”分离胆总管，弯血管钳止血，4# 丝线结扎
3. 确认并切开胆总管	递 5ml 注射器于胆总管前壁试穿抽取胆汁，递 6×17 圆针、1# 丝线在穿刺点内外侧各缝一针作牵引线，蚊式钳夹住线尾端。递 11# 刀在两牵引线间纵行切开胆总管壁，吸净溢出的胆汁，递组织剪扩大切口，遇有出血递 6×17 圆针、1# 丝线缝扎止血

续表

手术步骤	手术配合
4. 探查胆总管，取石	由小到大依次递胆道探条探查左右肝管及胆总管下段，如有结石，递取石钳取出结石。递 50ml 注射器抽吸温盐水，连接型号合适的普通尿管反复冲洗检查
5. 放置 T 管引流	递长镊将 T 管置入胆总管，6×17 圆针、1# 丝线间断缝合胆总管切缘，递 20ml 注射器抽吸温盐水，注入 T 管检查是否通畅及漏水
6. 放置腹腔引流管	递温盐水冲洗腹腔，递 11# 刀、中弯血管钳放置腹腔引流管，于切口下方腋前线 Trocar 孔引出，T 管于右侧腹直肌外缘引出，递 9×28 角针、4# 丝线、有齿镊固定于皮肤上
7. 清点手术用物，关腹	配合同“开腹胆囊切除术”（8）

第三节　腹腔镜胆囊切除术

【相关解剖知识】 见图 8-3-1 ～图 8-3-4。

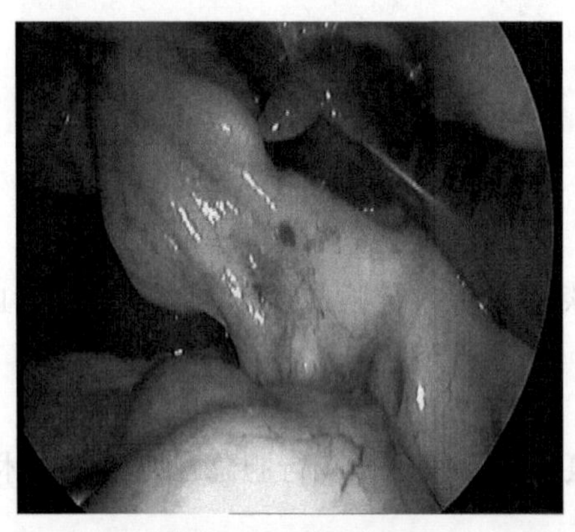

图 8-3-1　显示三角区

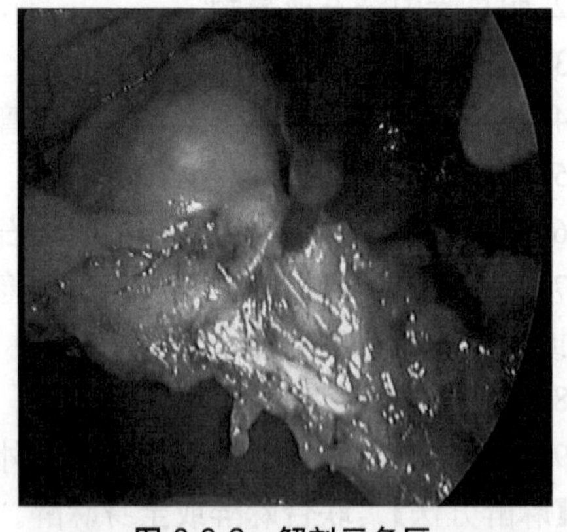

图 8-3-2　解剖三角区

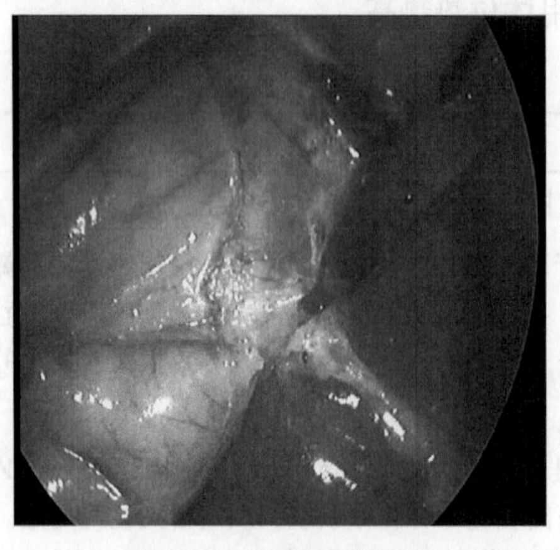

图 8-3-3　肝面分离胆囊

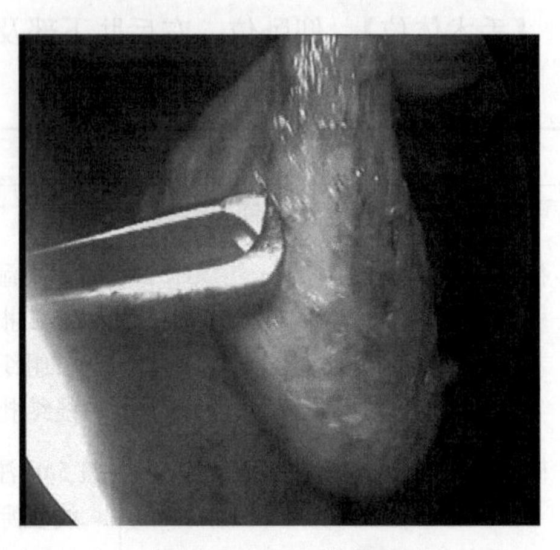

图 8-3-4　取出胆囊

【适应证】

1. 各种不同类型有明显临床症状的胆囊结石，如单纯慢性胆囊炎并结石、慢性萎缩性胆囊炎并结石、充满型胆囊结石、慢性胆囊炎结石嵌顿等。

2. 胆囊息肉样病变。

3. 无症状性单纯胆囊结石，下列患者应采取腹腔镜胆囊切除治疗：①陶瓷胆囊，因其胆囊癌发生率高达 25%；②胆囊结石超过 3cm，即使无明显症状亦应积极治疗，因结石大于 3cm 的胆囊结石患者，其胆囊癌发生率明显高于结石小于 3cm 者；③无症状性胆囊结石合并胆囊息肉者。

4. 糖尿病患者合并胆囊结石，一旦出现临床症状，应尽早手术治疗，甚至目前有观点认为即使无症状也应手术。

5. 慢性胆囊炎并结石急性发作患者，大多数经解痉、止痛、抗炎等治疗后，急性胆绞痛的临床症状和体征能迅速缓解，应抓紧手术时机，施行此手术；而另一类型为胆囊结石嵌顿，虽已对症用药处理，体征和症状均不能缓解，胆囊壁易发生坏死，甚至胆囊穿孔形成腹膜炎，这种患者应尽早手术，超过 24h 不宜做腹腔镜胆囊切除手术。

【禁忌证】

1. 相对禁忌证

（1）结石性胆囊炎急性发作期。

（2）慢性萎缩性结石性胆囊炎。

（3）有上腹部手术史。

（4）腹外疝。

2. 绝对禁忌证

（1）伴有严重并发症的急性胆囊炎，如胆囊积脓、坏疽、穿孔等。

（2）梗阻性黄疸。

（3）胆囊癌。

（4）胆囊隆起性病变疑为胆囊癌变。

（5）肝硬化门静脉高压症。

（6）中、后期妊娠。

（7）腹腔感染、腹膜炎。

（8）伴有出血性疾病、凝血功能障碍。

（9）重要脏器功能不全，难以耐受手术、麻醉和安放有起搏器者（禁用电凝、电切）。

（10）全身情况差不宜手术或高龄患者，无胆囊切除的强有力指征者。

（11）膈疝。

【麻醉方式】 全身麻醉。

【手术切口】

1. 脐孔内上缘或内下缘。

2. 上腹正中线剑突下 3cm 处。

3. 右锁骨中线右肋缘下 3cm 处。

4. 右腋前线肋缘下。

【手术体位】 平卧（头高足低位，左侧倾斜 15°～30°）。

【手术步骤与手术配合】

手术步骤	手术配合
1. 常规皮肤消毒铺单，将腹腔镜器械，按使用顺序排列于无菌器械桌上	递擦皮钳夹一块碘酒小纱布3块酒精小纱布，消毒皮肤。其中一块酒精小纱布留置于肚脐上。铺置无菌单 刷手护士递进气管、吸引器管、冷光源线、单极线，协助套好摄像镜头线；巡回护士连接冷光源线、镜头线、电视系统、气腹机、单极线、吸引器管，并将脚踏放于术者足侧
2. 建立气腹　脐上缘或下缘做一10mm弧形切口，气腹针穿刺腹壁，证实气腹针已进入腹腔后，连接 CO_2 气腹机，达气腹腹压（1.73～2.00kPa）后开始手术操作	递11# 刀在脐孔上缘或下缘做一10mm弧形切口，递2把布巾钳将脐窝两侧腹壁提起，递气腹针给术者穿刺，并用装有生理盐水的无针头的10ml注射器与气腹针相连，证实气腹针已进入腹腔后，连接 CO_2 气腹机，直至达到预定气腹腹压（1.73～2.00kPa）后取出气腹针
3. 放置穿刺套管，观察腹腔、胆囊情况	递10mm穿刺套管由切口插入，递观察镜插入套管观察，依次置入其余相应的套管，巡回护士可将患者置头高足低位，并向左侧倾斜30°，以便术者操作
4. 解剖胆囊三角区，处理胆囊管及胆囊动脉	递有齿抓钳钳夹胆囊底部，电凝分离沟游离胆囊管与胆囊动脉，递钛夹钳分别在胆囊管近端和远端各施加1枚钛夹，递电凝剪剪断，在胆囊动脉近端施加2枚钛夹，递电凝分离钩或电凝剪离断。也可用可吸收夹或尼龙夹
5. 切除胆囊，处理肝床创面	递抓钳与电凝分离钩分离胆囊床，胆囊放在肝右上方，递电凝棒或电凝板对肝床仔细止血，递冲洗吸引器连接温盐水冲洗并检查有无活动出血及胆漏，将手术床恢复水平位
6. 取出胆囊	递抓钳钳夹胆囊颈部，于脐部切口或剑突下切口连同穿刺套管一起提出，递中弯血管钳、吸引器头、剪刀备用
7. 检查腹腔内有无积血及液体后拔出腹腔镜，打开套管的阀门，排出腹腔内的 CO_2，缝合切口	清点器械、敷料，关闭气腹机及光源，递酒精棉球消毒切口皮肤，4-0# 角针可吸收线缝合切口，切口贴术后膜

第四节　脾切除术

【相关解剖知识】　见图8-4-1～图8-4-4。

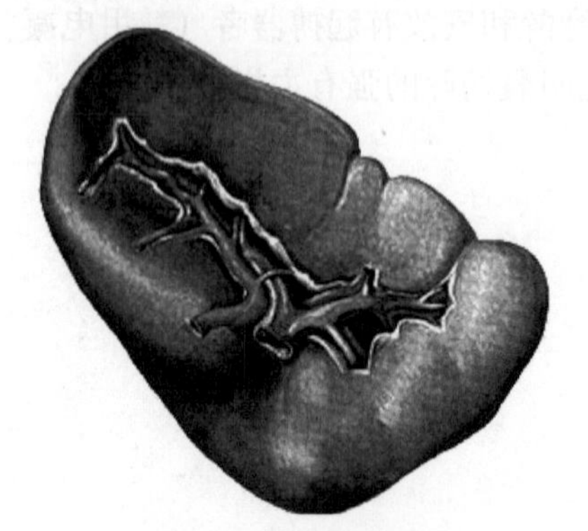

图8-4-1　脾的脏面

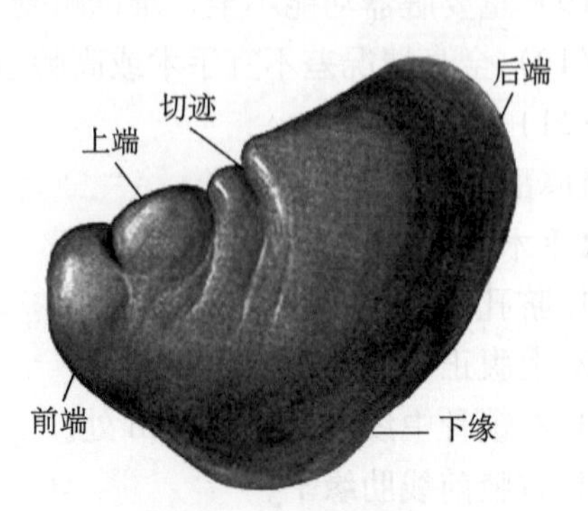

图8-4-2　脾的膈面

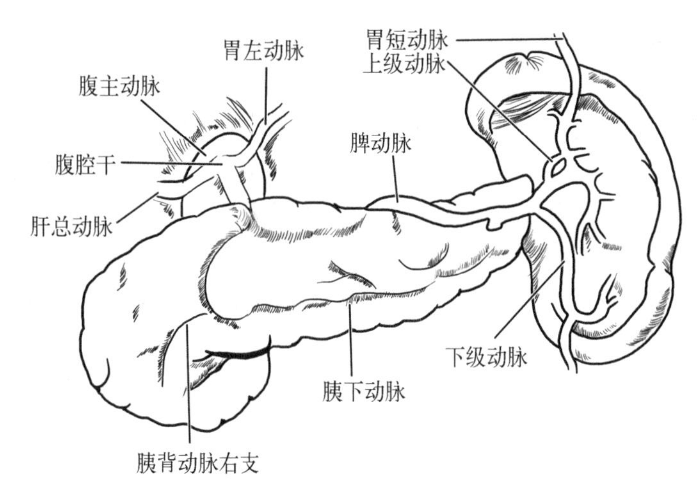

图 8-4-3 脾动脉走向

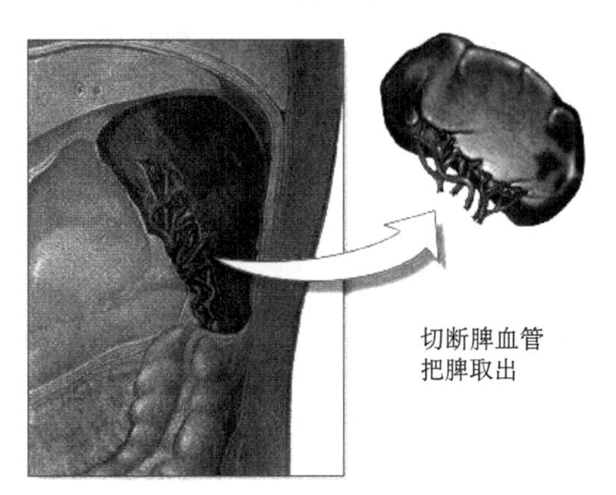

图 8-4-4 手术示意图

【适应证】

1. 脾外伤左上腹或左手肋部穿透性损伤及闭合性损伤引起的脾破裂或包膜下破裂、自发性脾破裂及手术中损伤等，均可引起致命的大出血，须立即行脾切除术止血，挽救生命。

2. 游走脾（异位脾）由于脾蒂过长，脾可过度活动而成游走脾。甚至出现脾蒂扭转，造成脾坏死。无论脾蒂扭转与否，均应行脾切除术。

3. 脾局部感染脾脓肿常发生在脓毒血症后，如脓肿局限在脾内，可行脾切除术，如脓肿周围炎症已波及脾脏四周，则仅能做引流术。局限性脾结核，也可行脾切除术。

4. 肿瘤原发性肿瘤比较少见，但不论良性的（如血管瘤）或恶性的（如淋巴肉瘤）均应行脾切除术。转移性肿瘤较多见，大多数已广泛转移不适宜手术。

5. 囊肿上皮性、内皮性和真性囊肿，非寄生虫性假性囊肿，寄生虫性囊肿（如脾包囊虫病），均易继发感染、出血、破裂，应予以切除。

6. 胃体部癌、胃底贲门癌、胰体部、尾部癌、结肠脾曲部癌行根治切除术时，无论有无脾的转移，为清除脾动脉周围或脾门部淋巴结，均应行脾切除术。特别是肿瘤与脾有粘连时，更应一并切除脾脏。

7. 肝内型门静脉高压症合并脾功能亢进者，肝外型门静脉高压症，如脾动脉瘤、脾动静脉瘘及脾静脉血栓等引起充血性脾大者，均应行脾切除术。

8. 其他脾功能亢进性疾病，①原发性血小板减少性紫癜，适于年轻患者，首次发作，经药物治疗半年不愈；慢性反复发作者；急性型，药物治疗后不能控制出血（儿童宜在 1 ～ 2 周手术）和早期妊娠的患者（4 ～ 5 个月手术）。②先天性溶血性贫血，适于药物（激素）治疗后 1 个月内不见效者；长期用药发生严重副作用，无法继续用药者。术前应行放射性 ^{51}铬肝脾区测定，表明脾为红细胞主要破坏场所者则手术；如肝为红细胞主要破坏场所时，则不宜手术。③原发性脾性中性白细胞减少症。④原发性全血球减少症。⑤再生障碍性贫血，适于药物治疗无效、骨髓检查存在代偿性增生者（周围血内网织红细胞检查多次为零者不宜手术）。⑥后天性溶血性贫血（选择性病例）。

【禁忌证】 15 岁以下的患儿或有溶血危象者，不宜行脾切除术。

【麻醉方式】

1. 全身麻醉或联合麻醉。

2. 术中麻醉存在的问题：①维持循环功能；②维护水、电解质平衡；③选择全身麻醉，术中配好去甲肾上腺素（2mg/ 支加入 250ml 0.9% 氯化钠溶液）和酚妥拉明；④术中夹脾动脉时，注入去甲肾上腺素于脾动脉，然后可在脾脏内注入去甲肾上腺素，如果血压高则用酚妥拉明，这样术中出血要少得多。

【手术体位】 平卧位。

【手术切口】 左上腹正中旁切口或经腹直肌切口，左上腹肋缘下斜切口。

【手术步骤及手术配合】

手术步骤	手术配合
1. 消毒皮肤	递擦皮钳夹小纱布蘸碘酒、酒精消毒皮肤，铺治疗巾，贴手术膜，铺大单、中单
2. 切开皮肤，开腹，腹腔探查	递 22# 刀、电刀，2 块纱布拭血，中弯血管钳止血，2 块纱垫保护皮肤切口（布巾钳 2 把固定两端），切口保护器。递腹部牵开器显露术野，更换深部手术器械
3. 处理脾胃韧带，结扎脾动脉	递直角钳分离，分次递长血管钳钳夹，剪刀剪断，递钳带 4# 或 7# 丝线结扎
4. 脾结肠韧带及脾肾韧带	递直角钳分离，分次递长血管钳钳夹，剪刀剪断，递钳带 4# 或 7# 丝线结扎
5. 游离脾脏，将脾托出切口	递长无齿镊、热盐水纱垫填塞脾床压迫止血，显露脾蒂
6. 切除脾脏	递 3 把无损伤血管钳钳夹脾动、静脉及脾蒂，递 10# 刀切断，远端递 7# 丝线结扎，近端递 6×17 圆针、4# 丝线或 5-0 涤纶线缝扎
7. 检查脾床创面，充分止血	递温盐水冲洗腹腔，递长无齿镊、纱布检查脾床创面
8. 放置引流	递 11# 刀、中弯血管钳将引流管置于膈下或脾窝处
9. 清点物品，关腹	清点器械、纱布、纱垫、缝针，常规关腹

第五节 肝脓肿切开引流术

【相关解剖知识】 见图 8-5-1 ～图 8-5-5。

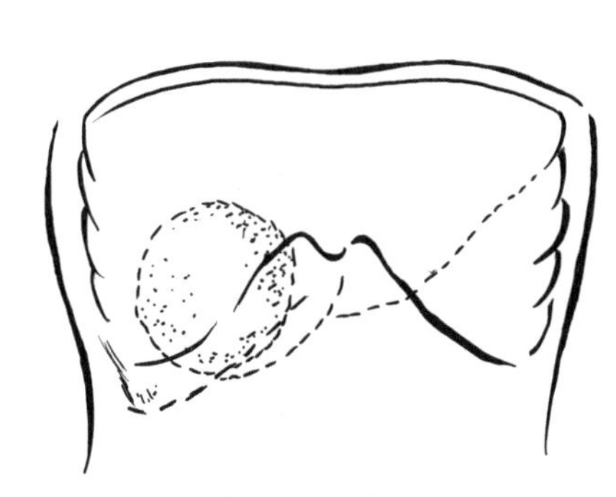

图 8-5-1 切口

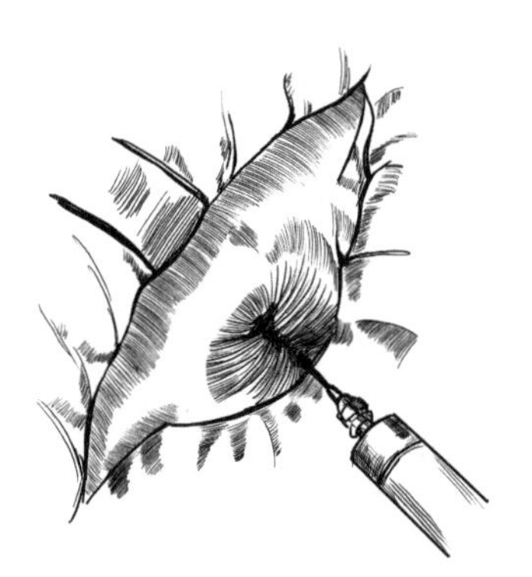

图 8-5-2 在最软处试验穿刺

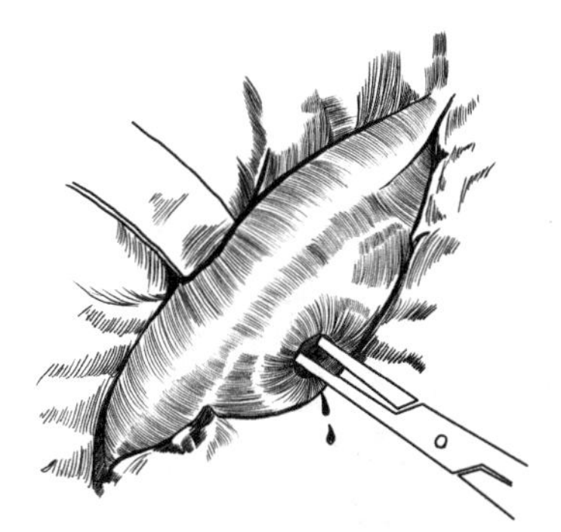

图 8-5-3 顺时针方向伸入止血钳扩创

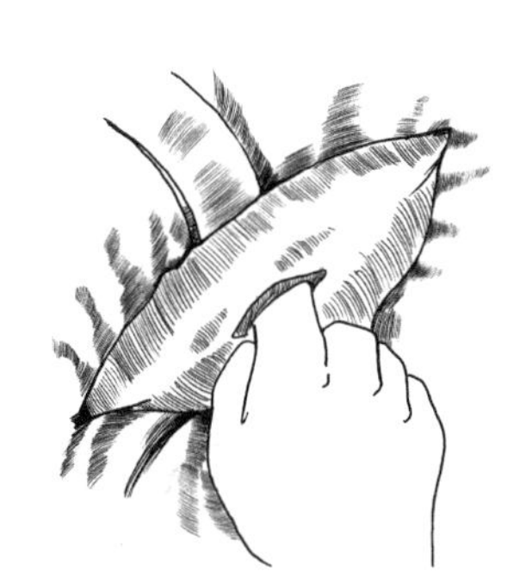

图 8-5-4 伸入手指分开间隔

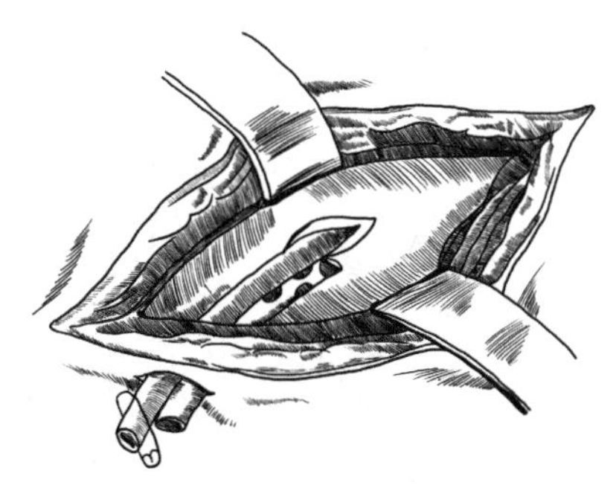

图 8-5-5 脓腔内安放引流管，脓腔外置香烟引流

【适应证】

1. 其他疗法无效，中毒症状愈加严重者。
2. 腹腔内有原发感染病灶（阑尾炎、胆道感染），需一并处理的病例。
3. 脓腔大且脓液稠厚者，脓腔分隔，脓肿部位无法穿刺置管引流者。

【麻醉体位】 全身麻醉。

【手术切口】 右腹直肌切口或肋缘下切口。

【手术体位】 左肝脓肿一般取平卧位，右肝脓肿则右肩及臀部垫以沙袋，使身体向左侧倾斜 30°。

【手术步骤及手术配合】

手术步骤	手术配合
1. 手术野皮肤常规消毒，铺单，开腹，腹腔探查	递擦皮钳夹小纱布蘸碘酒、酒精消毒皮肤，铺治疗巾，贴手术膜，铺大单、中单 递 22# 刀、有齿镊切开皮肤，电刀切开皮下组织，电凝止血或中弯血管钳钳夹 1# 丝线结扎，切口两旁各置 1 块干纱垫 递 22# 刀，有齿镊逐层切开组织，中弯血管钳止血，1# 或 4# 丝线结扎或电刀边切边凝，递腹腔自动牵开器显露手术野
2. 探查肝脏，明确脓肿部位，做肝脓肿穿刺	用盐水纱垫保护肝脓肿术野四周，递注射器吸脓液放置培养管内送检

续表

手术步骤	手术配合
3. 脓腔扩创	递 10# 刀切开脓肿或用中弯血管钳插入脓腔，术者用手指轻轻分离脓腔内间隔组织，递吸引头吸净脓液。如复发脓肿，术中超声定位
4. 置管引流	递长无齿镊、中弯血管钳将引流管置于脓腔内
5. 清点物品，逐层缝合切口	冲洗腹腔，清点器械、纱布、纱垫、缝针。常规关腹

第六节　左半肝切除术

【相关解剖知识】　见图 8-6-1 ～图 8-6-7。

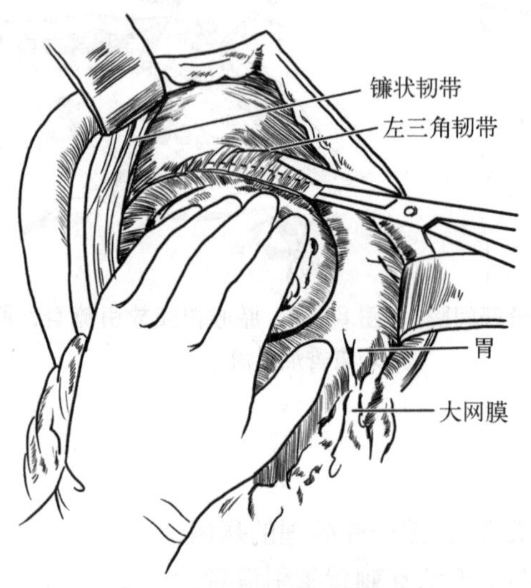

图 8-6-1　剪断左三角韧带

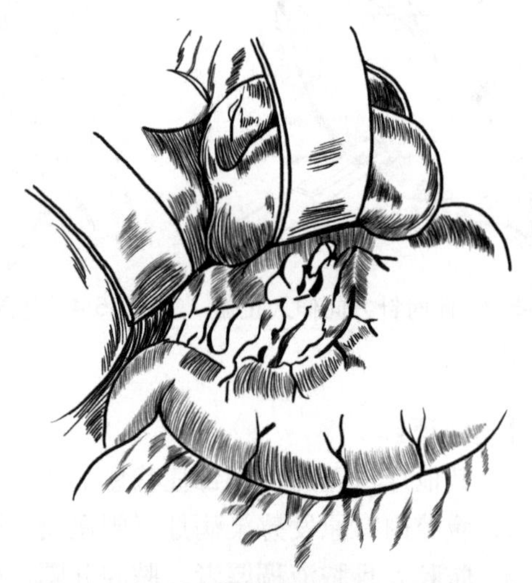

图 8-6-2　剪断肝胃韧带及肝十二指肠韧带

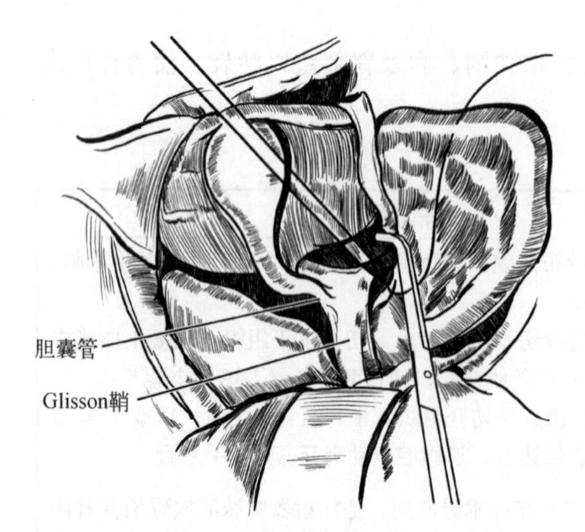

图 8-6-3　Glisson 鞘外缝扎肝左管和肝左动脉

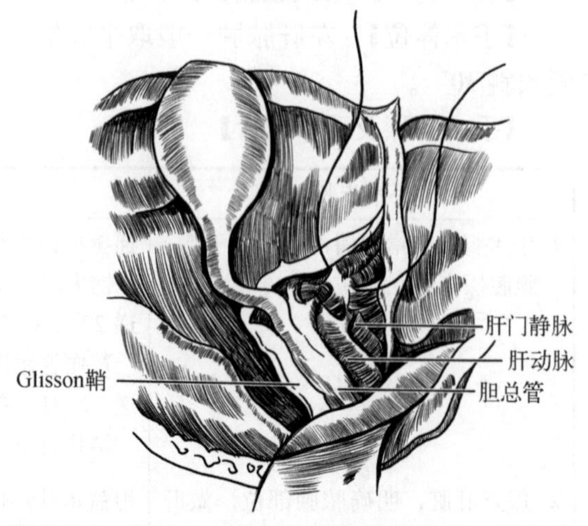

图 8-6-4　Glisson 鞘内分别结扎肝左管、肝左动脉和肝门静脉左支

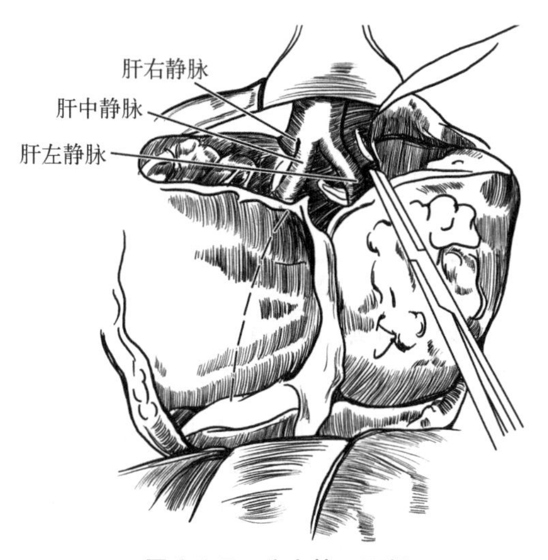

图 8-6-5　分离第二肝门

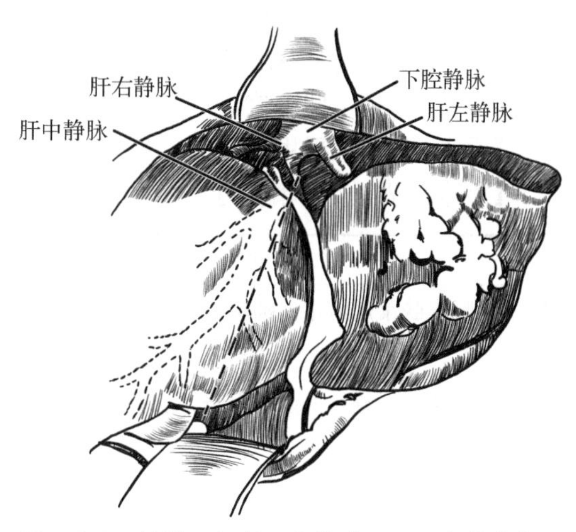

图 8-6-6　结扎、切断肝左静脉，沿肝中静脉左侧离断左半肝

左半肝切除术较常应用，特别是左叶的肝癌和肝内结石。切除界线在肝正中裂左侧 0.5cm 左右，防止损伤走行于正中裂、汇流中两个肝叶回血的肝中静脉。

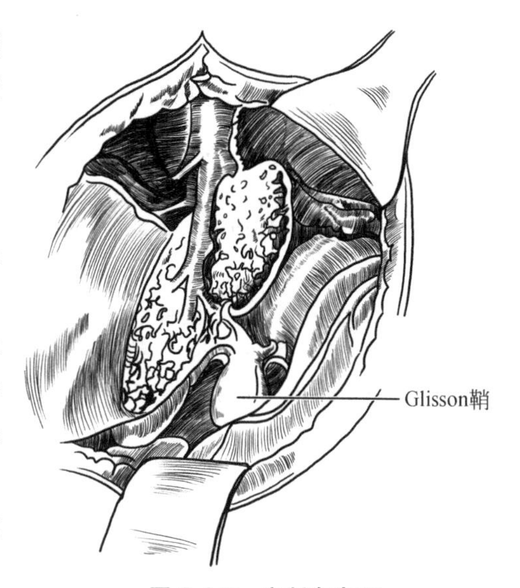

图 8-6-7　离断左半肝

【适应证】

1. 肝肿瘤：良性肿瘤（肝海绵状血管瘤、肝腺瘤、肝囊肿）和恶性肿瘤（肝癌、肝肉瘤）。

2. 肝外伤：肝内较大的血管破裂，使部分肝失去血液供应，大块组织离断、碎裂；肝组织严重挫裂伤，单纯缝合修补不能控制出血或已有严重感染者。

3. 肝脓肿：并存严重出血和长期共存治疗不愈的慢性坚壁肝脓肿。

4. 肝内胆管结石：局限于一叶的肝内结石，病变严重，造成肝叶萎缩者。

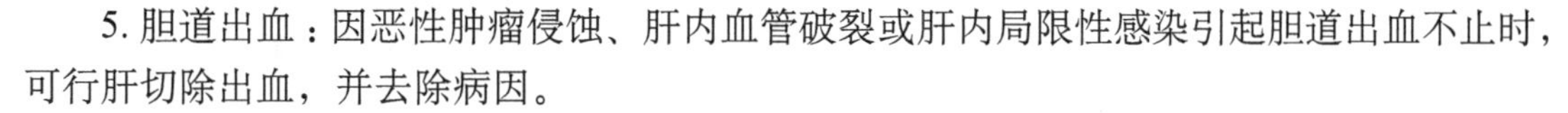

5. 胆道出血：因恶性肿瘤侵蚀、肝内血管破裂或肝内局限性感染引起胆道出血不止时，可行肝切除出血，并去除病因。

6. 肝包囊虫病。

【禁忌证】

1. 已有肺、骨、脑或腹腔淋巴结等处的转移者。

2. 病变为弥漫型或多发的癌源已累及肝的两叶以上或浸及第一、二、三肝门者。

3. 明显黄疸、腹水或恶变质者。

4. 合并明显肝硬化者；余肝无明显代偿增大者。

5. 合并有明显门脉高压症伴食管、胃底静脉曲张或腹壁静脉明显扩张，或门静脉主干有癌栓形成者。

6. 患者有严重出血倾向，凝血酶原时间低于50%，用维生素K不能纠正者。

【麻醉方式】 全身麻醉。

【手术体位】 仰卧位。

【手术切口】 采用右肋缘下斜切口，或右上腹反L形切口。

【手术步骤及手术配合】

手术步骤	手术配合
1. 手术野皮肤常规消毒、铺单	递擦皮钳夹小纱布蘸碘酒、酒精消毒皮肤，铺治疗巾，贴手术膜，铺大单、中单
2. 开腹，腹腔探查，显露手术野，保护肠管	递22#刀、电刀，2块纱布拭血，血管钳止血，2块纱垫保护皮肤切口（布巾钳2把固定两端），切口保护器保护切口。递肝脏拉钩，牵开双侧肋弓，显露出肝脏膈面。递湿纱垫保护肠管。更换深部手术器械
3. 充分游离左半肝，处理肝圆韧带、镰状韧带、左冠状韧带、左三角韧带及肝胃韧带	递直角钳分离肝周围韧带，组织剪、长弯血管钳逐一分离钳夹、剪刀剪断，递6×17圆针、4#丝线缝扎或钳带4#丝线结扎
4. 显露肝门，处理肝十二指肠韧带，分离并切断肝左动脉	拉钩将肝脏拉向上方，递长弯血管钳，直角钳分离钳夹，长弯剪剪断，钳带4#丝线结扎，肝左动脉近端6×17圆针、1#或4#丝线缝扎
5. 阻断肝门，记录阻断时间	递长无齿镊、直角钳、16#普通尿管穿过小网膜孔，缠绕肝十二指肠韧带，直血管钳提起束紧
6. 处理肝门脉管常用方法有两种： (1) 鞘外结扎法：即在Glisson鞘外一并结扎左肝管、肝左动脉和门静脉左支	递长无齿镊、直角钳及长弯血管钳分离钳夹，长弯剪剪断，钳带4#或7#丝线结扎 门静脉左支近端用5-0涤纶线缝扎
(2) 鞘内分别结扎法：肝门脉管异常走行时，将Glisson鞘分开，分别结扎左肝管、肝左动脉和门静脉左支。切断左肝管和肝左动脉，门静脉左支暂不切断，作为切除肝叶的标志	同上
7. 将肝脏拉向下方，显露第二肝门。分离肝左静脉与肝中静脉分叉处，保留肝中静脉，结扎肝左静脉	递10#刀或电刀切开肝包膜、分离肝实质，递6×17圆针、4#丝线"8"字缝扎血管和胆管。递无损伤血管钳钳夹切断肝左静脉或肝中静脉，当切断肝静脉时备5-0涤纶血管缝合线缝合近端
8. 离断左半肝	递电刀、长弯血管钳切断其余肝组织，长弯剪剪断肝左静脉及门静脉左支
9. 松开肝门阻断带	松开直血管钳，撤除尿管
10. 肝创面止血，大网膜覆盖肝创面	递6×17圆针、1#丝线缝扎或电刀止血，递6×17圆针、1#丝线固定大网膜于肝创面
11. 放置引流	递11#刀、中弯血管钳及长无齿镊将引流管置于左膈下。递9×28角针、4#丝线固定
12. 清点物品，常规关腹	清点器械、纱布、纱垫及缝针，逐层关腹

第七节　右半肝切除术

【相关解剖知识】　见图 8-7-1 ～图 8-7-9。

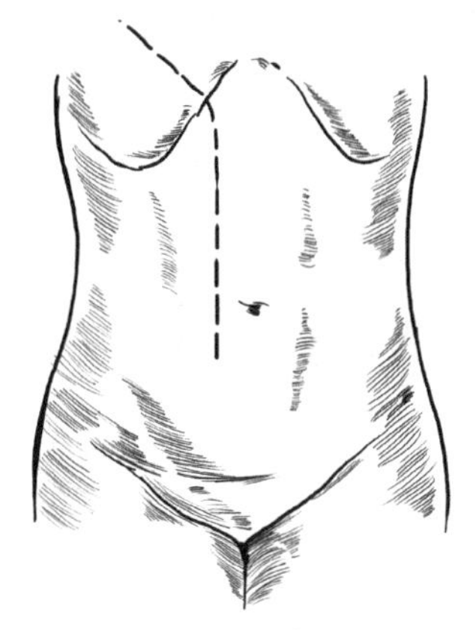

图 8-7-1　切口

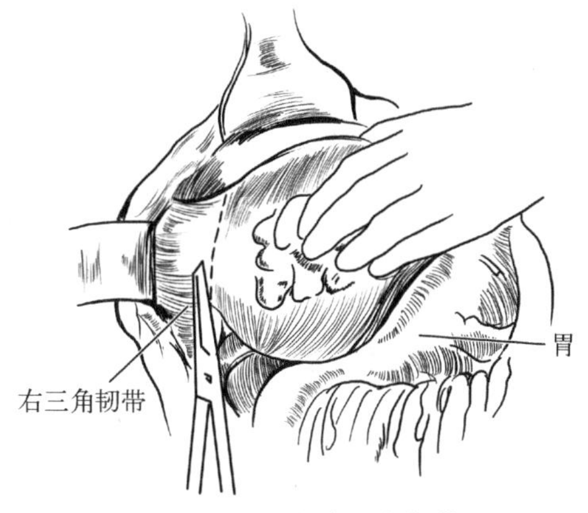

图 8-7-2　切断右三角韧带

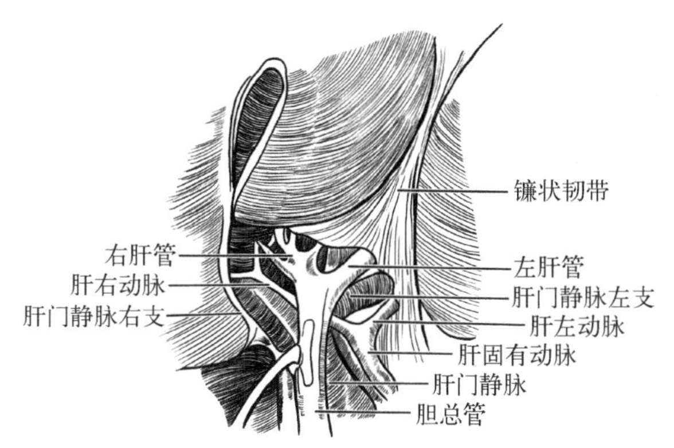

图 8-7-3　切除胆囊，显露第一肝门

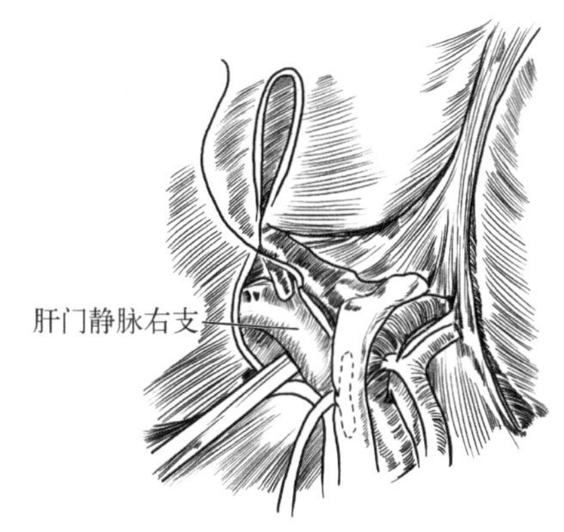

图 8-7-4　结扎、切断肝右动脉、肝右管及肝门静脉右支

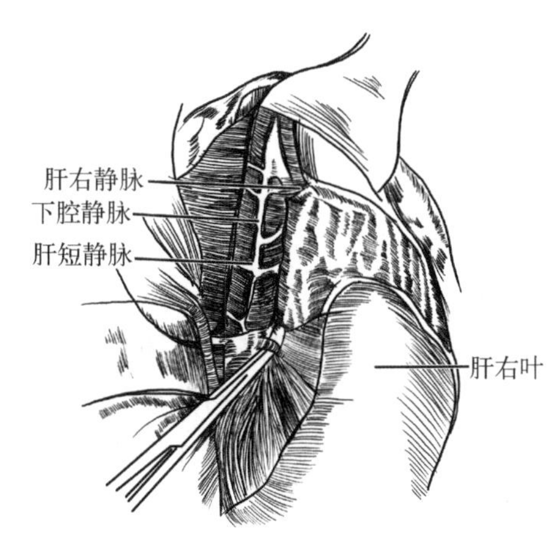

图 8-7-5　结扎、切断肝短动脉

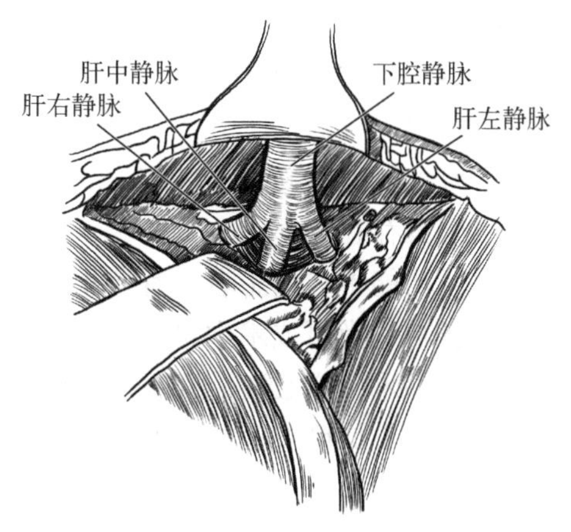

图 8-7-6　显露肝右静脉

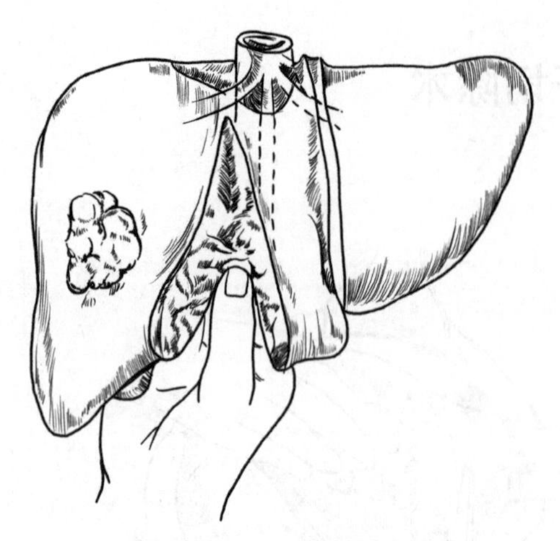

图 8-7-7 用手指钝性分离

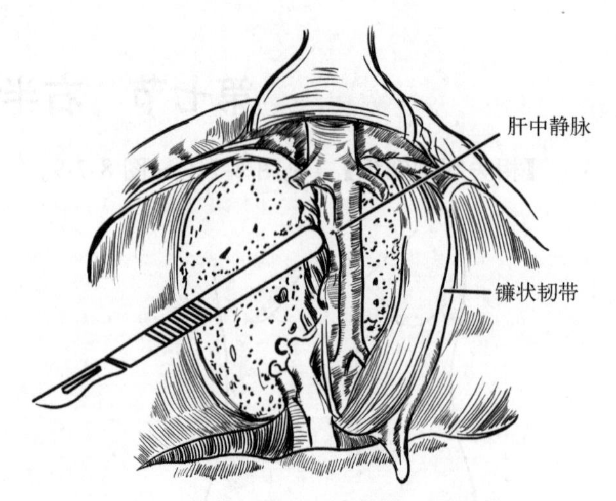

图 8-7-8 结扎、切断肝右静脉，离断右半肝

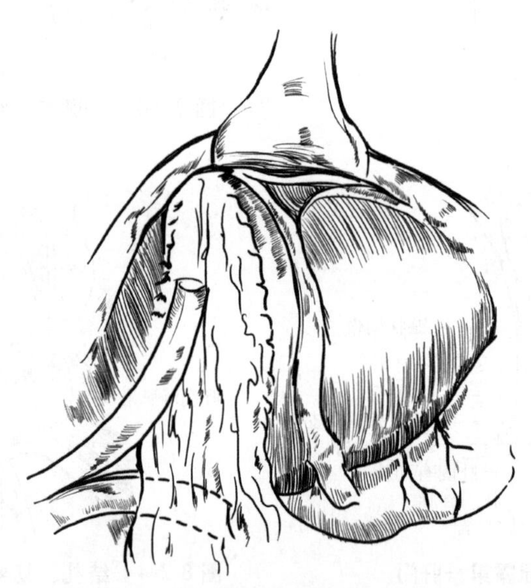

图 8-7-9 大网膜覆盖肝断面置香烟引流

【适应证】 同“左半肝切除术”。

【禁忌证】 同“左半肝切除术”。

【麻醉方式】

1. 全身麻醉或连续硬膜外麻醉。

2. 术中麻醉存在的问题

(1) 对肝功能不佳的患者，宜使用连续硬膜外麻醉。

(2) 对肝功能尚可或术中可能采用胸腹联合切口的患者，可使用气管内插管全身麻醉。

(3) 估计手术中有必要阻断肝门血流者，可根据具体条件在术中施行腹腔内降温。

【手术体位】 仰卧位，右腰背部用软垫垫高，使身体与手术台平面成 15°～30°。

【手术切口】 右肋缘下斜切口，或右上腹反 L 形切口。

【手术步骤及手术配合】

手术步骤	手术配合
1. 手术野皮肤常规消毒、铺单	递擦皮钳夹小纱布蘸碘酒、酒精消毒皮肤，铺治疗巾，贴手术膜，铺大单、中单
2. 开腹，腹腔探查，保护肠管，显露手术野	递 22# 刀、电刀，2 块纱布拭血，血管钳止血，递 2 块纱垫保护皮肤切口（巾钳 2 把固定两端），切口保护器保护切口。递肝脏拉钩牵开切口，显露右半肝和第二肝门。更换深部手术器械
3. 分离切断肝圆韧带、镰状韧带、冠状韧带、右三角韧带、肝结肠韧带和肝肾韧带	递直角钳分离肝周围韧带，组织剪、长弯血管钳逐一分离钳夹、剪刀剪断，递 6×17 圆针、4# 丝线缝扎或钳带 4# 丝线结扎
4. 分离肝裸区，处理肝短静脉及肝右静脉	递“花生米”钝性分离肝裸区直达下腔静脉
5. 切除胆囊	递艾利斯钳夹持胆囊底部向下牵拉，长无齿镊、组织剪剪开肝十二指韧带及胆囊三角区前方的腹膜，递长弯血管钳分别钳夹并切断胆囊动脉及胆囊管，近端用 4# 丝线双重结扎或 6×17 圆针、4# 丝线缝扎，递电刀分离胆囊浆膜层
6. 常温下阻断肝门	递长无齿镊、直角钳、16# 普通尿管穿过小网膜孔，缠绕肝十二指肠韧带，直血管钳提起束紧，记录阻断时间
7. 处理门静脉右支及肝右动脉、右肝管	递直角钳分离，无损伤血管钳钳夹，长弯剪剪断，钳带 4# 丝线结扎，门静脉右支近端用 5-0# 涤纶线缝扎
8. 将肝脏拉向下方，显露第二肝门。处理肝右静脉	递直角钳分离，无损伤血管钳钳夹，长弯剪剪断，递 5-0# 涤纶线缝合肝右静脉近心端。递 10# 刀切开肝包膜。刀柄钝性分开肝实质，电刀切割、电凝止血
9. 离断右半肝	递电刀、长弯血管钳切断其余肝组织及肝短静脉
10. 松开肝门阻断带	松开直血管钳，撤除尿管
11. 彻底止血，大网膜覆盖创面	递 6×17 圆针、1# 丝线缝扎或电刀止血，递 6×17 圆针、1# 丝线固定大网膜于肝创面
12. 放置引流	递 11# 刀、中弯血管钳及长无齿镊将引流管置于右膈下。递 9×28 角针、4# 丝线固定
13. 清点物品，常规关腹	清点器械、纱布、纱垫及缝针，逐层关腹

第八节 肝移植术

【相关解剖知识】 见图 8-8-1 ～图 8-8-10。

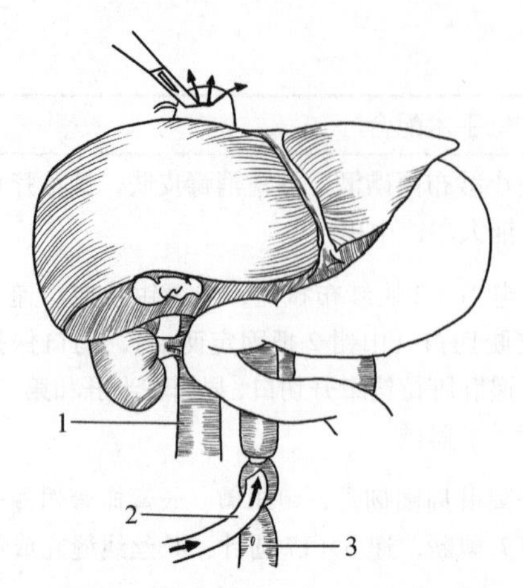

图 8-8-1　供肝获取手术过程示意图

1. 下腔静脉；2. 导管；3. 腹主动脉

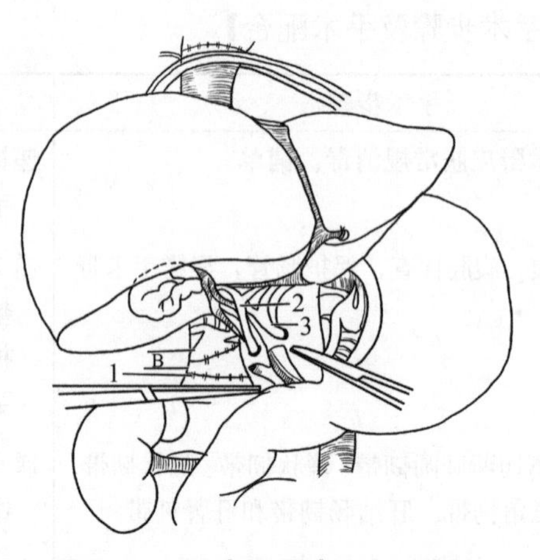

图 8-8-2　受者肝重建手术示意图

1. 下腔静脉；2. 肝管；3. 肝动脉

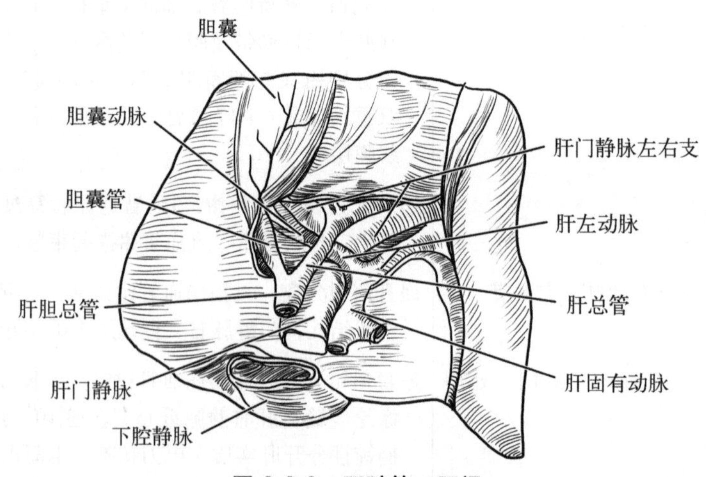

图 8-8-3　肝脏第一肝门

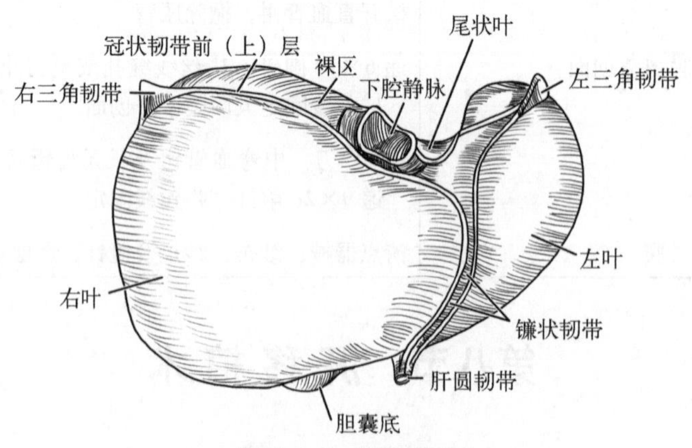

图 8-8-4　肝的膈面

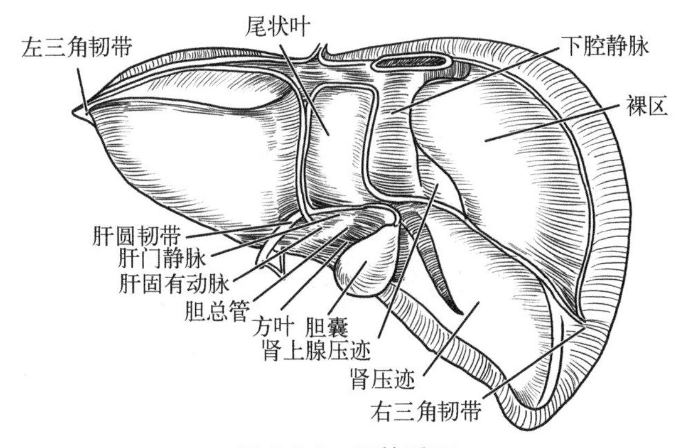

图 8-8-5 肝的后面

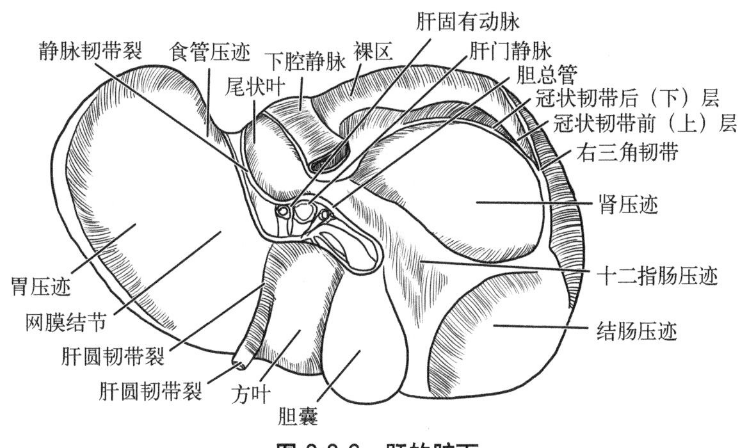

图 8-8-6 肝的脏面

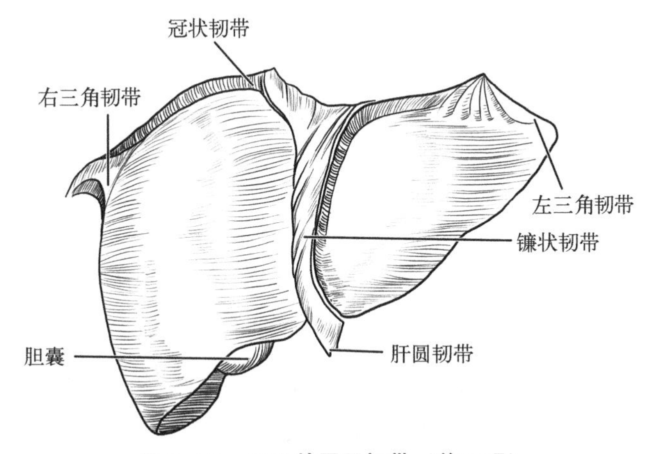

图 8-8-7 肝及其周围韧带（前面观）

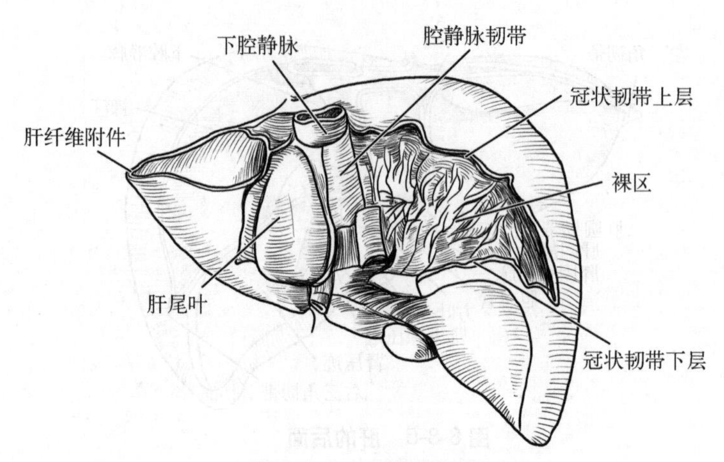

图 8-8-8　肝周围韧带

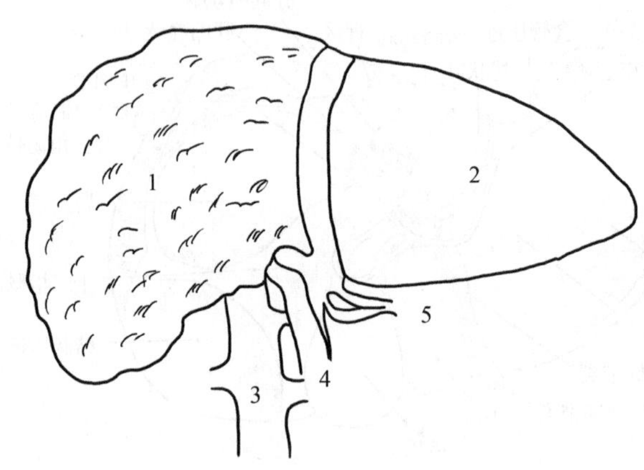

图 8-8-9　原位辅助性肝移植切除病肝左外叶，取供肝左外叶植入

1. 病肝；2. 供肝；3. 下腔静脉；4. 肝门静脉；5. 肝动脉

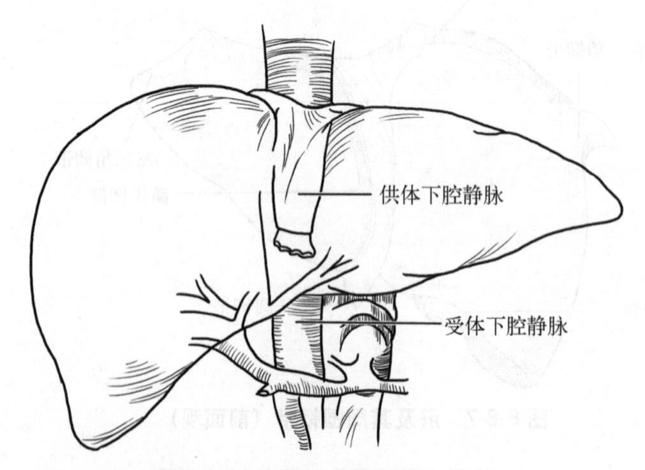

图 8-8-10　背驮式供肝植入技术

【应用解剖】 肝呈不规则楔形，分为上、下两面，前、后、左、右4缘。肝上面与膈相连，称膈面。肝下面朝向下后方，邻接一些腹腔脏器，又称脏面。膈面的前部有镰状韧带附着，以此将肝分为大而厚的右叶和小而薄的左叶。脏面中部有略呈H形的3条沟，其中位于脏面正中的横沟称肝门。肝门是肝固有动脉左右、肝左右管、门静脉左右支及神经和淋巴管进出肝的门户。肝的血供来源有2个，即肝门静脉和肝固有动脉。肝门静脉伴肝固有动脉和胆总管在肝十二指肠带内上行至肝门。

【适应证】 原则上各种慢性肝硬化和急性肝衰竭，以及其他内外科方法无法治愈，预计数月无法避免死亡者，均为肝移植的适应证。具体来讲，肝移植适应证分为肝脏良性疾病和肝脏恶性疾病两大类。

1. 肝脏良性疾病

（1）肝实质性疾病：包括肝炎后肝硬化、酒精性肝硬化、急性肝衰竭、慢性活动性肝炎、先天性肝纤维性疾病、多发性肝囊肿、布-加综合征等。

（2）先天性代谢障碍性疾病：包括 α_1-抗胰蛋白酶缺乏症、铜屑沉着病、家属性非溶血性黄疸、糖原贮积症、肝豆状核变性、血友病等。

（3）胆汁淤滞性疾病：包括先天性胆道闭锁、胆汁性肝硬化、肝硬化性胆管炎等。

（4）肝良性肿瘤：多发性肝腺瘤病、巨大肝血管瘤等。

2. 肝恶性疾病 肝细胞癌、胆管细胞癌、肝血管内皮肉瘤、平滑肌肉瘤等。

【麻醉方式】 全身麻醉。

【手术体位】 平卧位，右季肋部垫高。

【手术方式】

1. 经典式原位肝移植 切除受体肝，供肝大小和受体腹腔大小相匹配，按原血管解剖将整个供肝植入受体的原肝部位。

2. 背驮式肝移植 也称保留肝后下腔静脉的原位肝移植，即为切除受者病肝时保留其肝后下腔静脉和第二肝门处的肝左、中、右3条静脉，在移植术中将供肝的上、下腔静脉与受者的下腔静脉以一定方式吻合的原位肝移植。

3. 劈离式肝移植 是将一个供肝分割成两半，同时分别移植给两个不同的受体，可进一步缓解供肝来源的不足。一般一个供肝可分割成左、右半肝或右半肝、左外叶。通常右半肝可带有与全肝移植时一样的血管和胆管蒂，而左半肝移植时保留受体肝后下腔静脉和肝左、肝后下腔静脉和肝左、肝中静脉，用来与供体左半肝或左外叶相应的肝左、肝中静脉做端端吻合。胆道行胆管-空肠 Roux-en-Y 吻合。一般成人左半肝可移植给身材较供体小1/3的受体，左外叶可移植给身材较供体小1/10的受体。右半肝叶移植给成人或大的儿童。

4. 减体积肝移植 左受体腹腔较小而供肝体积相对较大，在受体体腔不能容纳的情况下，切除部分供肝后再原位植入。将成人的供肝切除一部分，以减少其体积，多应用于儿童肝移植或个体瘦小的移植患者，以解决供、受体肝脏体积不匹配的矛盾。取成人供肝的一个或几个肝段，移植于受体。常用的有左半肝（Ⅰ～Ⅳ）、左外叶（Ⅱ、Ⅲ段）和右半肝（Ⅴ～Ⅷ段）。

5. 原位辅助性肝移植 保留受体的部分肝脏，将减体积后的供肝植入病肝切除部分的位置。

【手术步骤及手术配合】

手术步骤	手术配合
1. 消毒、铺单、做切口	递擦皮钳夹小纱布蘸碘酒、酒精常规消毒。常用上腹弧形切口，加中点向上延伸至胸骨剑突，右侧切口可过腋中线，左侧切口过腹直肌至腋前线。应用特制的肝移植牵拉器。进入腹腔时应该常规取腹水标本做细菌与霉菌的涂片、培养及药敏 需要做 Bypass 的患者，同时应备好左腋区与左腹股沟区。应切记充分满意的止血，必要时切口以 Prolene 线连续缝合止血
2. 病肝切除	
（1）分离韧带	左侧检查有无来自胃左的副肝动脉，予以结扎
（2）解剖第一肝门	肝动脉：自肝固有动脉一直解剖到左右动脉分叉，近肝端离断；胆总管：注意周围丰富的侧支循环及静脉丛，最高可以在左右胆管汇合部离断，注意保护胆总管周围组织以保护血供；门静脉：分离胰腺上缘，注意胰背小静脉需仔细结扎，一般要求分离 3 ～ 5cm (PLT 需要 10cm)。肝切除首先始于广泛结扎巨大的侧支血管，尽可能地减少失血。冠状韧带、左侧三角韧带将依次断扎。解剖暴露肝门区在靠近病肝侧分别断离胆总管、肝动脉和门静脉。注意：以上致命管断离之前，必须得到供肝满意的报告
（3）显露肝后下腔静脉	双侧游离法，分别自左侧和右侧游离，右侧需结扎右肾上腺静脉，肝后下腔多可手指钝性推开，不能推动则说明有侧支，需予以结扎切断
（4）Bypass 法（静脉 - 静脉体外转流法）	门静脉插管通常用 28 ～ 30F 管，腋静脉和股静脉用 16 ～ 20F，注意腋静脉的扭转或静脉瓣膜的存在，插管较难进入，更换小管或改用锁骨下静脉。门静脉有困难时，可改用肠系膜上静脉，20F，深度 2 ～ 3cm 足够，避免之后门静脉上钳困难
（5）建立静脉转流	对于病肝难以切除者，可以先阻断腔静脉，再快速切肝，这样，可以保留下腔的背侧，免除腔静脉后组织的止血
（6）病肝切除后，彻底止血，线连续缝合裸区腹膜	递 0# 或 2-0# 涤纶线连续缝合
（7）修整肝上、下腔静脉	肝上下腔静脉的修整包括将左、右、中肝静脉的隔膜打开形成一个较大的肝上下腔静脉开口
3. 供体肝植入	手术在低温下进行，直到移植物血流再建。4℃林格液经供体肝门静脉滴注，总灌洗量约为 1000ml，肝脏排出的灌注液内 K^+ 浓度应低于 20mmol/L
（1）血管吻合程序	
1）吻合肝上上腔静脉	递 4-0# 涤纶线，注意避免肝上下腔过长以致折叠而引起下腔静脉高压，吻合时距离腔静脉切缘 2 ～ 3mm 外翻缝合，缝线不可过紧，避免损伤内膜，缝合完毕留有 1 ～ 1.5cm 的“增宽空间”，留待静脉充盈充分扩张。采用 Bypass 法时，下步吻合肝下腔静脉，缝合完毕前经门脉灌注冰血浆或 4℃乳酸林格液 200 ～ 300ml 或 5% 人血白蛋白 400ml，以清除移植物中的空气和保存液

续表

手术步骤	手术配合
2）吻合门静脉	停止门脉转流，继续体静脉转流，修整受体门脉至少1cm，6-0#Prolene线连续缝合，最后两针予以肝素盐水冲洗。注意静脉长度不可过长，避免扭转，口径相差大时，可以较小的门脉做“鱼口状”整形；吻合完毕时，保留直径1/3的“增宽空间”。依次放开肝上下腔（检查吻合口有无出血）、门脉、肝下的血管钳。行肝下下腹放血1000ml结扎
(2) 肝动脉重建	利用肝固有、胃十二指肠及肝总动脉的汇合部，修剪成喇叭口状袖片，用7-0#Prolene线。此时可以B超检查肝动脉、门脉、下腔静脉的通畅。胃十二指肠动脉粗大时可以直接端侧吻合。变异时，或者不能缝合时，可以在腹腔干上方与腹主动脉直接吻合
(3) 胆管重建	通常行端端吻合，6-0#涤纶线，T管
4. 放置引流	用含抗生素与抗真菌药物灌洗液灌洗腹腔。一根右膈下下腔静脉右侧，一根右肝下，一根左肝下
5. 清点手术用物，冲洗腹腔，逐层关腹	清点器械、纱布、纱垫、缝针等物品，递温生理盐水冲洗，逐层缝合

1. PLT受体手术的特殊之处

(1) 显露第一肝门。

(2) 胆总管—肝动脉—门脉（不切断）。

(3) 解剖第三肝门（最难点）：可准备Bypass。

(4) 自右侧一一处理肝短静脉，直至右肝静脉。

(5) 解剖第二肝门：右肝—左、中并干，避免留有过长静脉而引起吻合扭转。

(6) 迅速离断第一肝门。

(7) 无肝期开始，迅速修整肝静脉及其共干。

(8) 供肝植入：关键差别在于肝静脉流出道的重建。

常用：供肝的肝上、下腔静脉和受体的左、中共干对端吻合。

其他：下腔侧侧吻合、下腔端侧吻合等。

在吻合血管时，门脉缓慢滴注血浆或其他胶体溶液，经肝下下腔静脉流出，吻合完毕后结扎肝下下腔静脉。

2. PLT的特殊问题　临时的门腔分流：将阻断的门脉近端与肝下下腔静脉行端侧吻合，4-0#Prolene缝合，完成第二肝门、第三肝门处理，切除病肝，完成供肝下腔静脉吻合后，再拆除。

3. 其他血管开放程序（原位肝移植）

(1) 在门静脉吻合成功后，首先开放门静脉血流，植入肝逐渐充血，自肝下下腔静脉残端冲出带有肝内含有高钾的残留灌洗液和无氧代谢产物的血液100～200ml。或者门脉吻合不打结，注入150～200ml常温乳酸林格液，从肝下下腔静脉预留的未打结口流出，再把两者的缝合线分别打结。依次开放门脉、肝上和肝下下腔静脉。

(2) 夹闭肝下下腔静脉，开放肝上下腔静脉，结束无肝期。

(3) 开放肝下下腔静脉。

4. 体外转流

（1）股静脉和门静脉用24～26F钢丝螺旋形有侧孔的直通式插管，腋静脉用16～18F直通式动脉插管，要求转流量1～3.5L/min。泵速：1000～3500r/min。

（2）边缘肝素化：体内静脉注射1mg/kg后插管，转流中微泵控制0.04～0.06mg/(kg · min)，维持激活全血凝固时间（ACT）280～350s，转流结束拔管后鱼精蛋白1：1～1.5：1中和，ACT正常。

第九节　胰腺解剖

【相关解剖知识】 见图8-9-1～图8-9-5

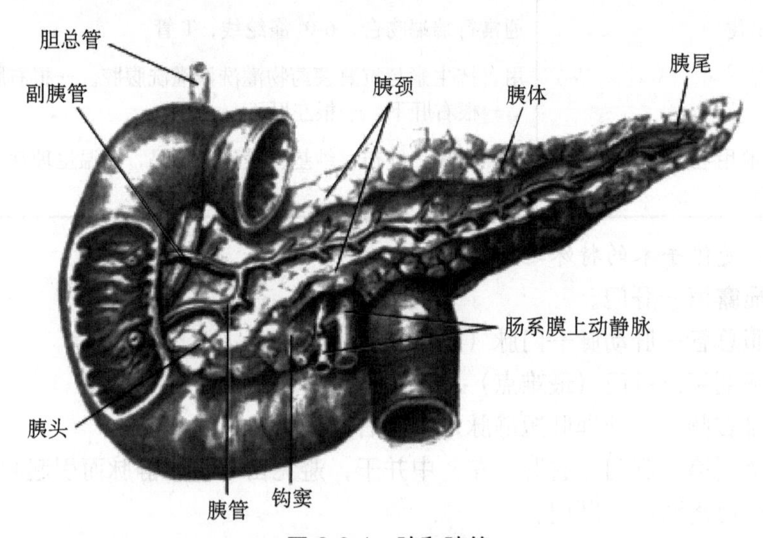

图8-9-1　胰和胰管

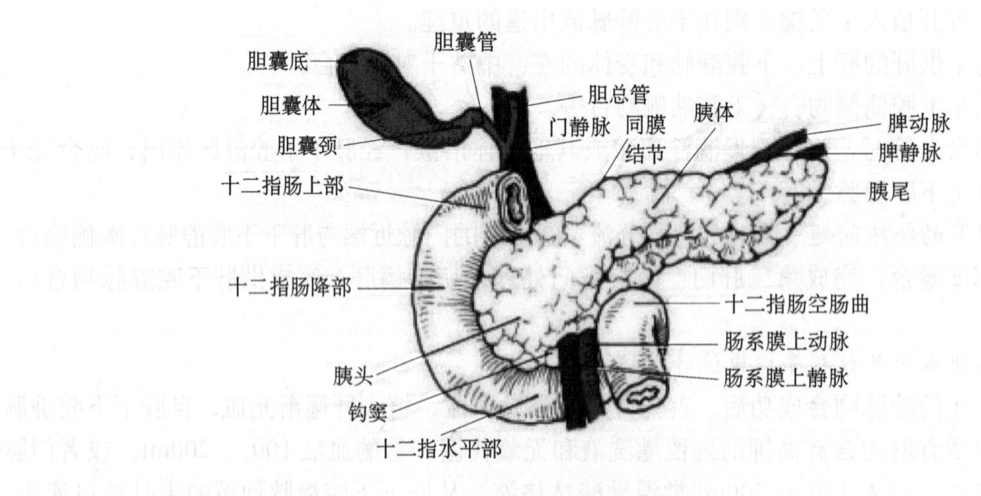

图8-9-2　胰腺（前面）

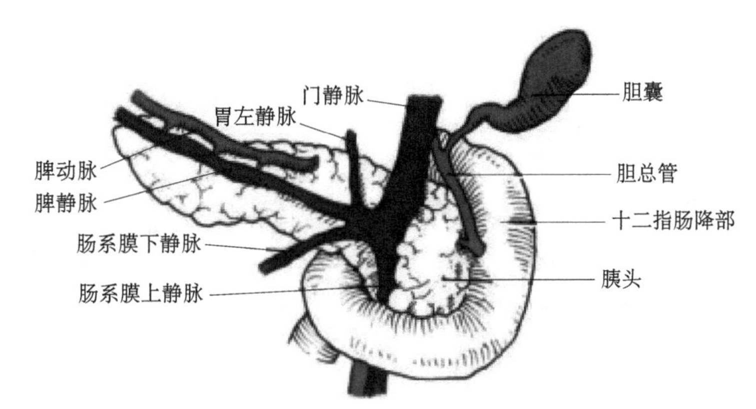

图 8-9-3　胰腺（后面）

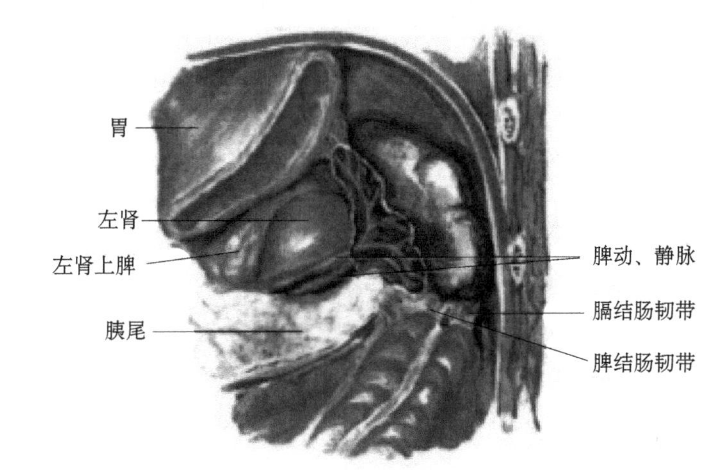

图 8-9-4　胰尾与脾

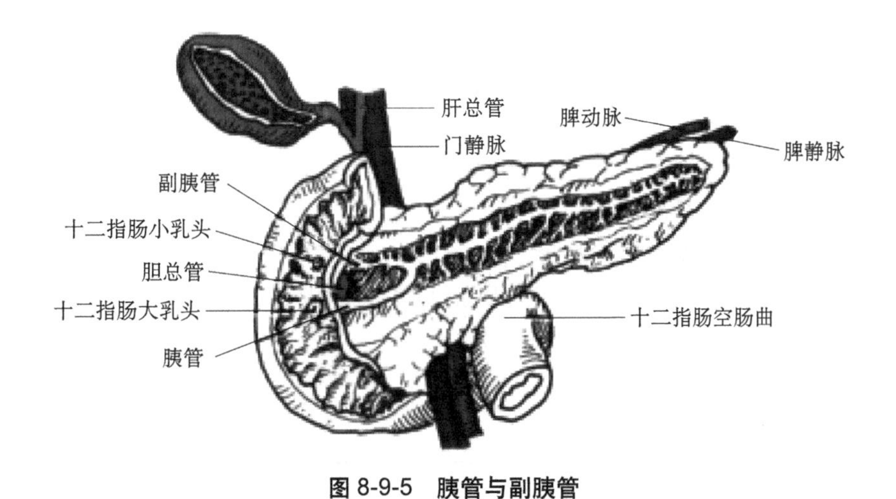

图 8-9-5　胰管与副胰管

第十节　胰腺假性囊肿手术

【相关解剖知识】　见图 8-10-1 ～图 8-10-3。

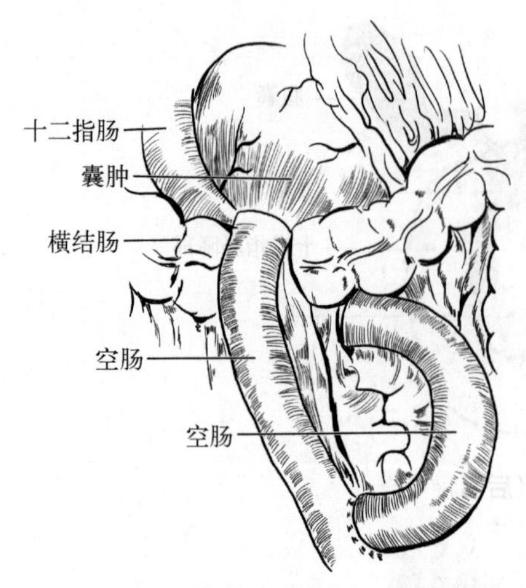

图 8-10-1 胰腺囊肿空肠 Y 形吻合术

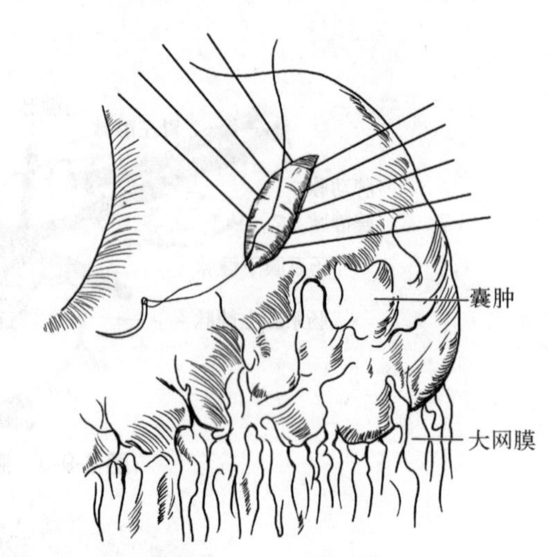

图 8-10-2 胃前壁切口

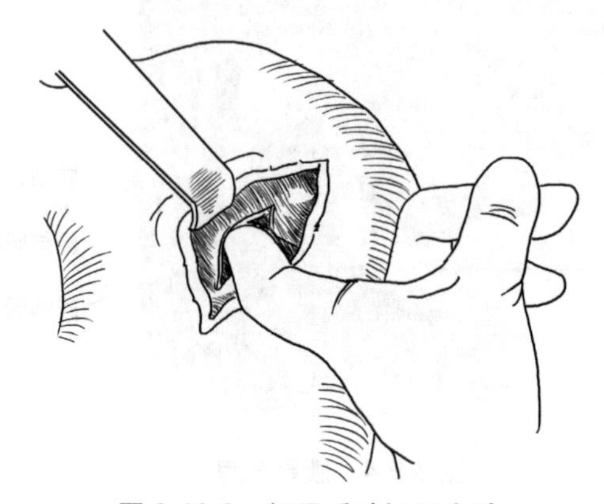

图 8-10-3 经胃后壁切开囊肿

【适应证】

1. 假性囊肿诊断明确，经非手术治疗 3 ～ 6 个月仍不能吸收者。

2. 假性囊肿较大，且有压迫十二指肠梗阻者。

3. 有恶性胰腺癌继发感染者。

【麻醉方式】 全身麻醉或联合麻醉。

【手术切口】 根据囊肿的位置，可采用左上腹直肌切口或上腹部正中切口。

【手术体位】 仰卧位。

【手术步骤及手术配合】

1. 胰腺假性囊肿空肠吻合术

手术步骤	手术配合
1. 手术野皮肤常规消毒，铺单	配合同“左上腹直肌切口”或“上腹部正中切口”
2. 探查并低位切开囊肿	递长无齿镊、弯血管钳，组织剪剪开胃结肠韧带或横结肠系膜的无血管区，钳带 4# 丝线结扎，显露囊肿，递注射器抽取囊液送细菌培养和淀粉酶测定，递 6×17 圆针、1# 丝线缝 2 针牵引线，递 11# 刀切开囊肿，吸尽囊液，递长弯剪取囊壁组织送病理检查

续表

手术步骤	手术配合
3. 囊肿空肠吻合	递弯血管钳，组织剪游离一段 Roux-en-Y 空肠袢钳带 $4^{\#}$ 丝线结扎，递扣扣钳和肠钳在距屈氏韧带 15 ～ 20cm 处切断空肠，递碘伏棉球消毒，铺治疗巾隔离，将远端空肠关闭后提至囊肿处做侧侧吻合，递 6×17 圆针、$1^{\#}$ 丝线双层侧壁吻合
4. 空肠 - 空肠端侧吻合	在囊肿空肠吻合口下，30 ～ 40cm 处做近端空肠断端与远端空肠侧壁的端侧吻合。清洗腹腔，在吻合口周围放置腹腔引流管
5. 依层缝合切口	配合同“左上腹直肌切口”或“上腹部正中切口”

2. 胰腺假性囊肿胃吻合术

手术步骤	手术配合
1. 手术术野皮肤常规消毒，铺单，开腹，腹腔探查	配合同“左上腹直肌切口”
2. 切开胃前壁	递 6×17 圆针、$4^{\#}$ 丝线在胃前壁切口两旁缝 2 针牵引线。在胃体部纵行切开胃前壁，吸尽胃内容物，递碘伏棉球消毒，胃壁切缘以 6×17 圆针、$1^{\#}$ 丝线做黏膜下缝扎止血
3. 切开胃后壁与囊壁	递 10ml 注射器在胃后壁相应于囊肿的部位穿刺抽吸，6×17 圆针、$4^{\#}$ 丝线在胃后壁切口两旁缝牵引线，$11^{\#}$ 刀切开胃后壁进入囊腔，胃后壁切缘以 6×17 圆针、$1^{\#}$ 丝线做黏膜下缝扎止血，吸尽囊腔内液体，囊壁及囊液根据医嘱送检
4. 囊肿与胃吻合	递 3-$0^{\#}$ 可吸收线连续缝合胃后壁，使囊腔与胃腔贯通，递 6×17 圆针、$1^{\#}$ 丝线缝合胃前壁切口，腹腔内放置引流管
5. 依层缝合切口	配合同“左上腹直肌切口”

第十一节 胰十二指肠切除术

【相关解剖知识】 见图 8-11-1 ～图 8-11-10。

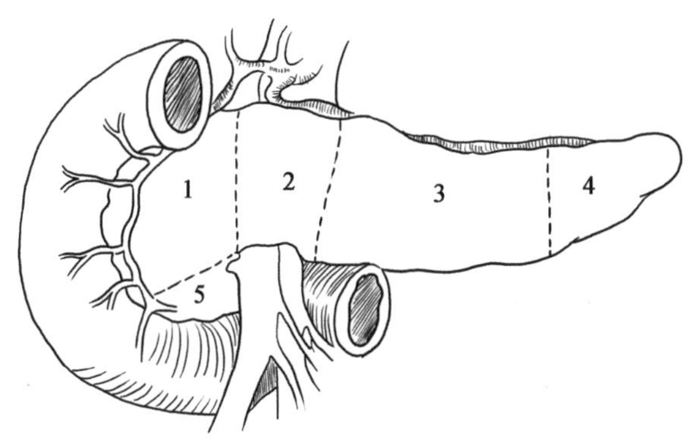

图 8-11-1 胰腺的分区

1. 头部；2. 颈部；3. 体部；4. 尾部；5. 钩突部

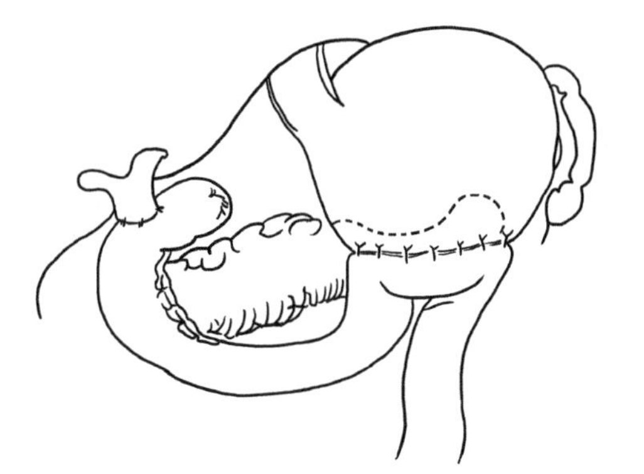

图 8-11-2 Whipple 重建法

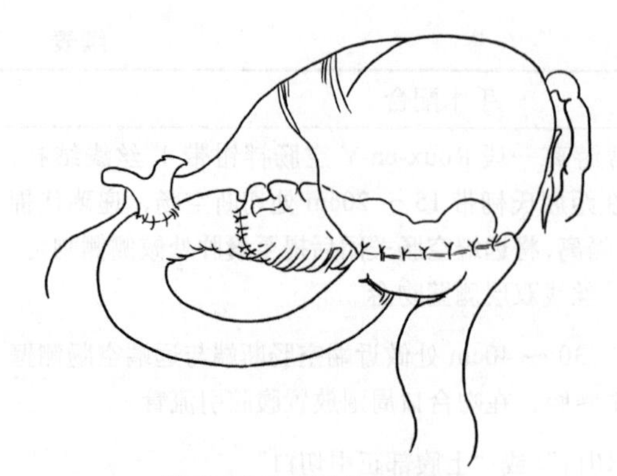

图 8-11-3 Child 重建法

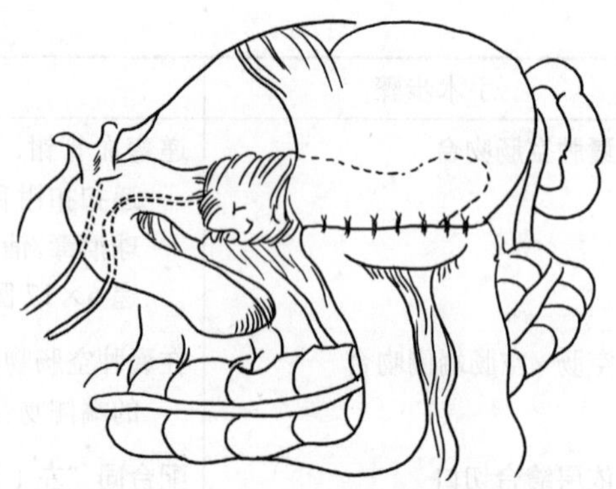

图 8-11-4 Child 法消化道重建完成图

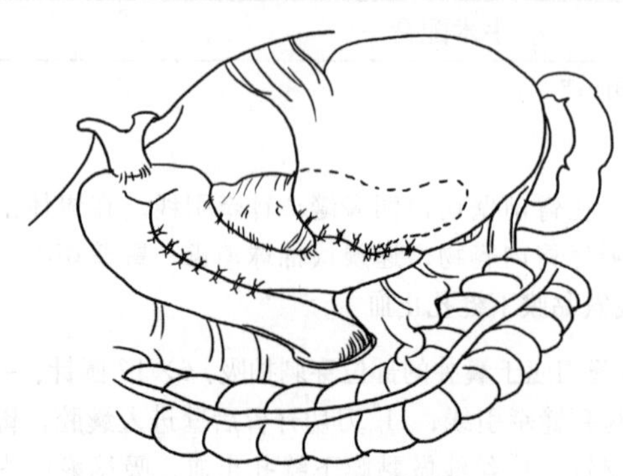

图 8-11-5 Cattell 重建法

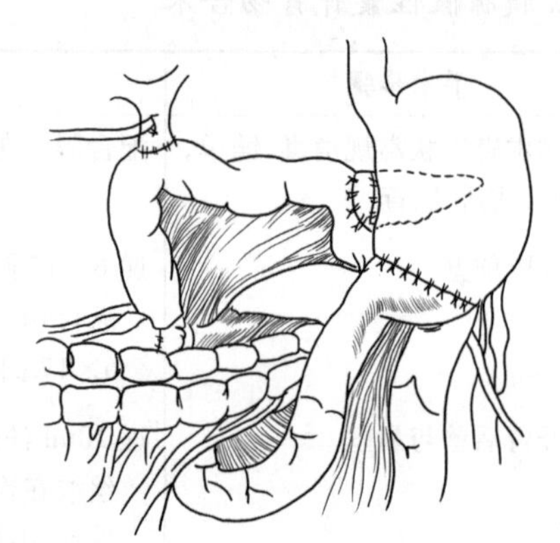

图 8-11-6 胃空肠吻合

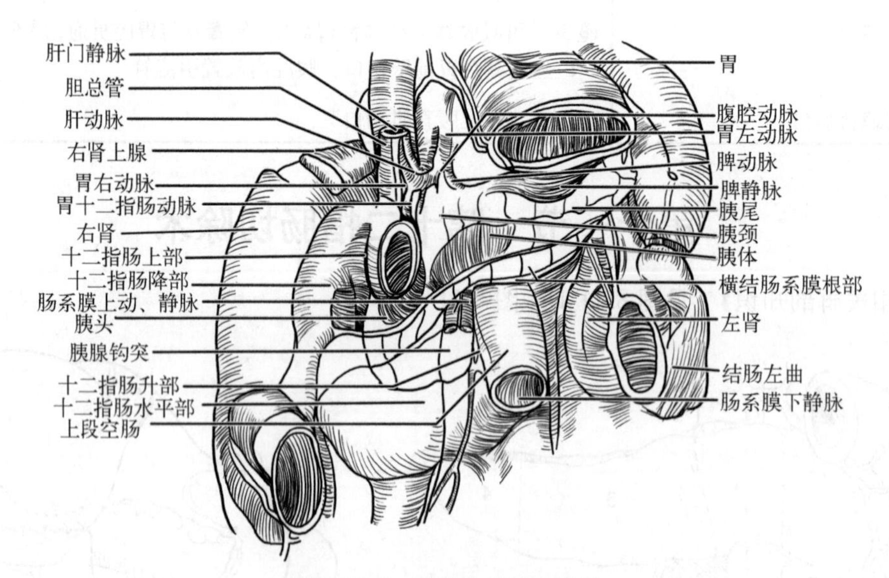

图 8-11-7 胰腺的位置及毗邻

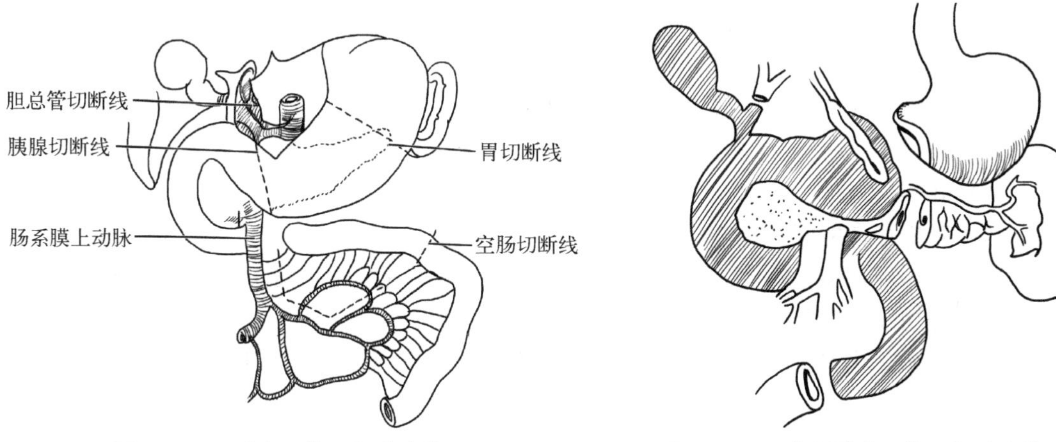

图 8-11-8 胰十二指肠切除术范围

图 8-11-9 典型胰十二指肠切除术范围

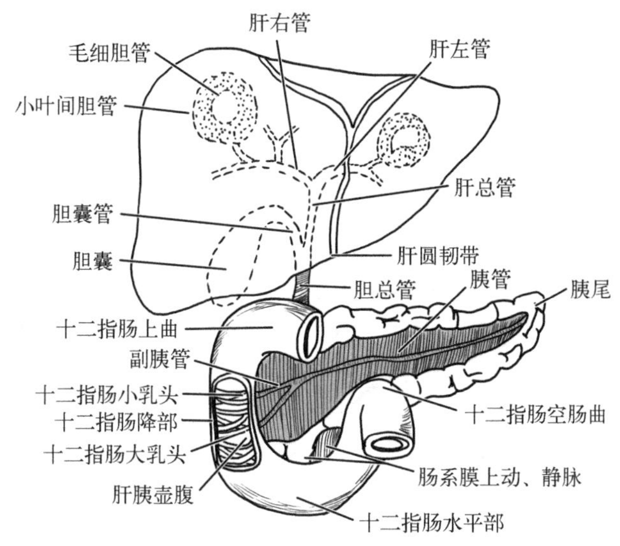

图 8-11-10 胆、十二指肠和胰

【适应证】

1. 胰头部癌、壶腹癌、胆总管下段癌、壶腹周围的十二指肠恶性肿瘤。

2. 较大侵及壶腹部的良性或恶性十二指肠绒毛状息肉或肉瘤。

3. 较大的侵及胰头部的良性或恶性胰岛细胞瘤。

4. 以右半侧胰腺病变为主的慢性钙化性胰腺炎，伴有胰头毁损，压迫胆总管引起阻塞性黄疸和剧痛者。

5. 胰头部巨大的囊腺瘤或囊腺癌、纤维肉瘤及淋巴瘤。

6. 十二指肠平滑肌肉瘤、类癌、胰腺囊腺癌等疾病，必要时可选用此术。

7. 慢性胰腺炎合并胰头肿块者。

8. 胰十二指肠严重损伤，不能修复者。

【禁忌证】

1. 肝已发生转移，腹腔广泛转移。

2. 严重营养不良；重度梗阻性黄疸脏器功能衰退不能承受大手术。

3. 肝门、胆总管淋巴结广泛转移。

4. 肿瘤已侵及肠系膜上动脉。

5. 胰头或壶腹周围已与下腔静脉或主动脉浸润。

【麻醉方式】

1. 全身麻醉。

2. 术中麻醉存在的问题

（1）维持循环功能：胰十二指肠切除患者，由于长时间胆道系统梗阻，胆汁淤积肝内，黄疸明显，肝功能损害严重。

（2）维持水、电解质平衡：①由于长期饮食不佳而致体质消瘦、脱水、电解质紊乱；②存在严重酸中毒，需给予碳酸氢钠纠酸；存在低血钾，需补充氯化钾；③应常规进行动脉血气分析和电解质检测。严重低钾血症者同时补给镁制剂，以减少肾小管排钾量，保护肾功能；④加强呼吸管理，避免出现低氧和二氧化碳潴留。维持循环稳定，对于血压难以维持者选用小剂量多巴胺静脉滴注，术中出现少尿，需给予呋塞米进行利尿。

【手术体位】 平卧位。

【手术切口】 旁正中切口。

【手术步骤及手术配合】

1. 胰十二指肠切除术包括探查、切除和消化道重建 3 个主要步骤。

2. 探查是决定可否切除的必要步骤，切除是将胰头部、胃幽门窦部、十二指肠全部和胆总管下段及区域淋巴结切除；重建是将胆总管、胰管和胃分别与空肠吻合。

手术步骤	手术配合
1. 旁正中切口，显露腹腔	配合同“旁正中切口”（1 ～ 5）
2. 探查腹腔，依次探查肝脏、胆道、胃十二指肠、盆腔和肝门部，肠系膜及腹主动脉淋巴结有无转移	递盐水纱垫，腹腔自动拉钩、直角拉钩牵开显露；递长镊、长剪、长弯血管钳分离、显露；递盐水湿手探查
3. 解剖十二指肠外侧，沿十二指肠外侧切开后腹膜，探查胰头病变范围	递长镊，长弯剪剪开、分离，4# 丝线结扎或缝扎止血，盐水纱垫保护肠管，显露胰头
4. 显露肠系膜上静脉，探查肿瘤是否侵犯肠系膜上静脉前壁，探查肿块与下腔静脉、腹主动脉关系与肠系膜血管门静脉关系	递盐水再次湿手探查
5. 切除胆囊	递艾利斯钳夹持胆囊底部向下牵拉，长无齿镊、组织剪剪开肝十二指韧带及胆囊三角区前方的腹膜，递长弯血管钳分别钳夹并切断胆囊动脉及胆囊管，近端用 4# 丝线双重结扎或 6×17 圆针、4# 丝线缝扎，递电刀分离胆囊浆膜层
6. 游离肝固有动脉、肝总动脉和胃十二指肠动脉，清扫肝门部及胰头后淋巴结，切断肝总管、胃十二指肠动脉	胃十二指肠动脉递 4# 丝线双重结扎或 6-0# 涤纶线缝扎近端。清扫第 12 组及第 8 组淋巴结时递细血管镊及血管剪，0# 或 1# 丝线结扎血管鞘上的软组织及淋巴结

续表

手术步骤	手术配合
7. 剪开肝胃韧带，结扎、切断胃右动脉	递长镊、长组织剪剪开韧带；可用超声刀或 Ligasure 钳切断大网膜，或用传统方法如血管钳钳夹切断大网膜，至胃大弯侧
8. 如有癌细胞浸润，应行胃大部切除	配合同“胃大部切除术”
9. 清除幽门淋巴结	递中弯血管钳游离钳夹，组织剪剪断，1# 或 0# 丝线结扎或缝扎
10. 游离近端空肠，于近端空肠 10 ～ 15cm 处切断空肠	递肠钳 2 把钳夹空肠，盐水纱垫保护切口周围，递闭合器闭合空肠，10# 刀或电刀切断，盐水纱布包裹残端
11. 于胰腺颈部切除胰腺，显露并保留胰管，将胰头部，胃十二指肠，空肠上和胆总管整块取下。清除第 13 组、14 组、15 组淋巴结	递长弯血管钳，无损伤血管钳各 1 把分别夹胰腺顶部，递 15# 刀或电刀切断，6×17 圆针、1# 丝线间断缝合，切除的标本置入弯盘清除淋巴结时递细血管镊及血管剪，0# 丝线备用
12. 重建消化道，按胰、胆、十二指肠的顺序进行吻合	
（1）将胰腺断面与空肠行胰空肠端侧吻合	去除空肠断端肠钳，递长无齿镊将胰腺切面置入空肠内，递 6×17 圆针、1# 丝线或 4-0# 无损伤血管缝线吻合
（2）肝总管空肠端侧吻合	递肠钳钳夹空肠，湿纱垫保护切口，吸引器头分泌液；递 10# 刀切开，碘伏棉球消毒，递长无齿镊，6×17 圆针、1# 或 4# 丝线吻合
（3）胃空肠端 - 侧吻合	同上
（4）空肠造瘘：距空肠侧侧吻合口约 50cm 处行空肠造瘘	递 4# 丝线行空肠造瘘口双重荷包缝合后，递空肠营养管，当营养管置入空肠远端后递 4# 丝线包埋营养管于空肠壁内 3 ～ 5cm
13. 放置引流管，冲洗腹腔	递 11# 刀，中弯血管钳将 2 根引流管分别置于胰肠吻合口及肝肠吻合口处。递温盐水冲洗腹腔
14. 清点物品，缝合切口	清点器械、纱布、纱垫、缝针，配合同“旁正中切口”

【消化道重建】 消化道重建的原则：①尽量符合生理功能；②防止吻合口渗漏；③不易发生上行感染。

目前比较认同的消化道重建吻合顺序：①应是胰肠、胆肠及胃肠吻合排列顺序的 Child 法；②胆肠、胰肠及胃肠吻合排列顺序的 Whipple 法，是常用的消化道重建方法；③胃肠、胰肠及胆肠吻合顺序的 Cattell 法。

第十二节 胰管空肠侧侧吻合手术

【适应证】 伴有主胰管呈串珠扩张，有胰石的慢性纤维化胰脉炎，有时并发假性胰脉囊肿。

【麻醉方式】 全身麻醉。

【手术体位】 仰卧位。

【手术切口】 体型瘦、肋弓成锐角者采用上起剑突、下达脐下的上腹正中切口，体型宽胖、肋弓成钝角者可采用右上腹L形切口。

【手术步骤及手术配合】

手术步骤	手术配合
1. 常规消毒、铺巾	递卵圆钳夹持碘伏纱球消毒皮肤，常规铺巾，贴切口保护膜
2. 划皮进腹、探查	递22# 刀片切开皮肤后，递电刀切开皮下组织，递皮肤拉钩牵开，干纱布拭血，遇出血点电凝止血或丝线结扎，探查腹腔
3. 触诊胰腺	切开小网膜囊，将胃上牵，充分显露整个胰腺 表面可发现胰腺质硬，表面不平，主胰管区的胰腺体表可触及胰石及具波动感的胰管，用注射器穿刺定位可吸出胰液。将胰液送检测定胰酶含量，并做细菌培养和药敏验
4. 沿胰管走向切开主胰管，取净胰石	切开主胰管，自小切口插入直角钳取出胰石，电刀沿直角钳引导的方向切开主胰管，将所有的环状狭管一一切开，将扩大的主胰管向右达胃十二指肠血管，向左达胰尾附近，完全切开，胰腺切缘上的出血点均贯穿结扎
5. 吻合	取距屈氏韧带15～20cm处的空肠袢与胰管做Roux-en-Y袢式侧侧吻合
（1）缝合吻合口后壁	切开空肠袢的系膜缘，使切开的肠腔与主胰管的长度相匹配；将胰管下缘的胰包膜与空肠口上缘的浆膜在结肠后用6×14圆针、4-0# 丝线行连续交锁式缝合，后改为内翻式连续缝合后壁的内膜
（2）缝合吻合口前壁	6×14圆针、4-0# 丝线行间断缝合或Vicry1-0# 线连续缝合；再用6×14圆针、4-0# 丝线将吻合口前壁的胰包膜与空肠浆膜行间断缝合以覆盖吻合口前壁
（3）关闭空肠及系膜孔	用6×14圆针、4-0# 丝线将空肠近侧断端与距吻合口40cm处的空肠行端侧吻合；关闭横结肠系膜和空肠系膜的开口
6. 冲洗腹腔	温盐水冲洗腹腔
7. 缝合腹膜及腹白线	中弯提腹膜，9×24圆针、4-0# 丝线间断缝合腹膜或Vic1# 线连续缝合
8. 缝合皮下组织	递9×24圆针、4-0# 丝线间断缝合
9. 冲洗切口	递S拉钩、生理盐水冲洗切口，纱布拭干
10. 缝合皮肤	递艾利斯钳夹持酒精纱球消毒皮肤，9×24三角针、3-0# 丝线间断缝合，有齿镊对合皮肤，酒精纱球消毒、贴敷贴

第十三节 胰腺规则性切除手术

【适应证】

1. 急性坏死性胰腺炎坏死已感染者。

2. 坏死感染病变呈大片状者。

【麻醉方式】 全身麻醉。

【手术体位】 仰卧位。

【手术切口】 以易显露病灶、减少腹腔污染为原则，可取上腹正中切口或两肋缘下倒V形切口、两腰肋部腹膜后切口。

【手术步骤及手术配合】

手术步骤	手术配合
1. 常规消毒、铺巾	递卵圆钳夹持碘伏纱球消毒皮肤，常规铺巾，贴切口保护膜
2. 划皮进腹	递22#刀片切开皮肤后，递电刀切开皮下组织，递皮肤拉钩牵开，干纱布拭血，遇出血点电凝止血或丝线结扎
3. 进腹探查	吸尽腹腔内渗出液，注意颜色、性状、量。注意腹膜及系膜上皂化斑的范围，切开胃结肠韧带，观察胰腺坏死灶的范围和程度，胰外侵犯要分区探查，包括小网膜腔、两侧结肠旁沟、左右肾周围、肠系膜血管根部周围等处是否存在坏死组织及积液
4. 游离结肠肝曲、脾曲	递有带巾保护切口，游离结肠肝曲、脾曲，给予大转弯、长组织剪刀，3-0#丝线结扎，显露胰腺下缘
5. 游离胰头	沿十二指肠外缘切开侧腹膜，在胰头、十二指肠深面分离，直达下腔静脉及腹主动脉水平
6. 显露胰腺下缘	将横结肠系膜由胰腺前面分离下来，沿胰腺下缘切开后腹膜
7. 分离胰腺深面	在胰腺下缘找到其深面与胰床的分界面，手术者以左手指尖在胰腺深面逐渐插入，向头端直到胰腺上沿，整个胰腺左侧都游离，直到胰尾，完全游离后才能看见整个胰腺的病变范围，递精细海绵钳、中弯分离，5-0#或4-0#丝线结扎
8. 游离脾脏	分离脾结肠韧带、脾肾韧带，从左向右游离脾脏直到胰体尾深面，然后将其整个向右侧翻起至接近门静脉水平
9. 处理脾脏血管	探找脾动脉与脾静脉，然后予以游离、3-0#或2-0#丝线结扎，切断动静脉，游离胰管结扎后切断
10. 胰体次全切除	在脾动脉及脾静脉切断水平，用钝性或锐性相结合的方法，由胰腺深面向浅面切断，当切到门静脉浅面水平时，切除线改向水平方向，即要切除胰头浅面一部分，直到十二指肠左侧半指左右，将胰头浅面部分及胰颈、体、尾连同脾脏整块切下，可给予5-0#或4-0#丝线结扎
11. 冲洗腹腔	过氧化氢溶液、大量温生理盐水冲洗腹腔
12. 行造瘘术	
（1）胆囊造瘘	给予28F菌状导尿管行胆囊造瘘，并用6×14圆针、3-0#丝线双荷包缝合
（2）胃造瘘（减轻病员放置胃管的不适）	在胃大弯前壁，用6×14圆针、3-0#丝线作荷包缝合，电刀切开胃壁，吸取胃液并用氯己定纱布保护造瘘口周围，将24F菌状导尿管插入胃内，收紧荷包，并间断缝合，埋6～8cm长度在胃壁内，造瘘管Trocar孔引出，周围与前腹壁固定
（3）空肠造瘘（用于输入营养液）	用6×14圆针、4-0#丝线做牵引，备氯己定毛纱于造瘘口，电刀切开肠壁，插入12～16F导尿管，将其埋入肠壁内6～8cm，并间断缝合，造瘘管戳孔引出并与腹壁固定

续表

手术步骤	手术配合
13. 小网膜腔、后腹膜腔放置引流	均需用三腔冲洗引流管（用 28F 菌状导尿管 2 根与 12F 普通导尿管 1 根制成）
14. 缝合腹膜及腹白线	中弯提腹膜，9×24 圆针、4-0# 丝线间断缝合腹膜或 Vic1# 线连续缝合
15. 缝合皮下组织	递 9×24 圆针、4-0# 丝线间断缝合
16. 冲洗切口	递 S 拉钩、生理盐水冲洗切口，纱布拭干
17. 缝合皮肤	递艾利斯钳夹持酒精纱球消毒皮肤，9×24 三角针、3-0# 丝线间断缝合，有齿镊对合皮肤，酒精纱球消毒、贴敷贴
18. 切口处置	感染严重或需行二期手术者，切口不完全关闭时需用大块数张凡士林纱布保护胃壁和横结肠

第十四节　坏死性胰腺炎清创手术

【适应证】

1. 急性坏死性胰腺炎证实坏死组织已感染者。
2. 胰腺及胰周组织坏死感染形成包裹性积液或脓肿形成者。
3. 适用于术后腹膜后残余感染需扩创者。

【麻醉方式】　全身麻醉。

【手术体位】　仰卧位，右侧或左侧抬高 15°～30°。

【手术切口】　以易显露病灶、减少腹腔污染为原则，可取上腹正中切口或两肋缘下倒V形切口、两腰肋部腹膜后切口。

【手术步骤及手术配合】

手术步骤	手术配合
1. 常规消毒、铺巾	递卵圆钳夹持碘伏纱球消毒皮肤，常规铺巾，贴切口保护膜
2. 划皮进腹	递 22# 刀片切开皮肤后，递电刀切开皮下组织，递皮肤拉钩牵开，干纱布拭血，遇出血点电凝止血或丝线结扎
3. 进腹探查	吸尽腹腔内渗出液，注意颜色、性状、量。注意腹膜及系膜上皂化斑的范围，切开胃结肠韧带，观察胰腺坏死灶的范围和程度，胰外侵犯要分区探查，包括小网膜腔、两侧结肠旁沟、左右肾周围、肠系膜血管根部周围等处是否存在坏死组织及积液
4. 清除坏死组织，根据坏死的不同程度，采用不同清除方法	需做细菌或真菌培养者，备培养管

续表

手术步骤	手术配合
（1）坏死界线不清者	不能企图一次性清除，以免大出血，一旦出现出血情况 Pro3-0# 或 4-0# 缝扎止血
（2）坏死界线清楚者	可用卵圆钳轻轻提拉，取出坏死组织
（3）胰外侵犯区，按区逐一处理	配合同“胰腺规则性切除手术”手术步骤及手术配合中 4 ～ 10 小心损伤肠系膜上动、静脉等大血管，有坏死灶者将其切除并引流
5. 冲洗腹腔	过氧化氢溶液、大量温生理盐水冲洗腹腔
6. 行造瘘术	
（1）胆囊造瘘	给予 28F 蕈状导尿管行胆囊造瘘，并用 6×14 圆针、3-0# 丝线双荷包缝合
（2）胃造瘘（减轻病员放置胃管的不适）	在胃大弯前壁，用 6×14 圆针、3-0# 丝线做荷包缝合，电刀切开胃壁，吸取胃液并用氯己定纱布保护造瘘口周围，将 24F 蕈状导尿管插入胃内，收紧荷包，并间断缝合，埋 6 ～ 8cm 长度在胃壁内，造瘘管戳孔引出，周围与前腹壁固定
（3）空肠造瘘（用于输入营养液）	用 6×14 圆针、4-0# 丝线做牵引，备氯己定毛纱于造瘘口，电刀切开肠壁，插入 12 ～ 16F 导尿管，将其埋入肠壁内 6 ～ 8cm，并间断缝合，造瘘管戳孔引出并与腹壁固定
7. 小网膜腔、后腹膜腔放置引流	均需用三腔冲洗引流管（用 28F 蕈状导尿管 2 根与 12F 普通导尿管 1 根制成）
8. 缝合腹膜及腹白线	中弯提腹膜，9×24 圆针、4-0# 丝线间断缝合腹膜或 Vic1# 线连续缝合
9. 缝合皮下组织	递 9×24 圆针、4-0# 丝线间断缝合
10. 冲洗切口	递 S 拉钩、生理盐水冲洗切口，纱布拭干
11. 缝合皮肤	递艾利斯钳夹持酒精纱球消毒皮肤，9×24 三角针、3-0# 丝线间断缝合，有齿镊对合皮肤，酒精纱球消毒、贴敷贴
12. 切口处置	感染严重或需行二期手术者，切口不完全关闭时需用大块数张凡士林纱布保护胃壁和横结肠

第十五节　胰腺假性囊肿内引流术

【适应证】

1. 浆液性囊腺瘤。
2. 黏液性囊腺瘤。
3. 原因不明的假性囊肿。
4. 分支胰管型黏液生成性胰腺肿瘤。

【麻醉方式】　全身麻醉。

【手术体位】　仰卧位。

【手术切口】　根据囊肿所在位置，做左或右上腹 L 形切口。

【手术步骤及手术配合】

手术步骤	手术配合
1. 常规消毒、铺巾	递卵圆钳夹持碘伏纱球消毒皮肤，常规铺巾，贴切口保护膜
2. 划皮进腹、探查	递 22# 刀片切开皮肤后，递电刀切开皮下组织，递皮肤拉钩牵开，干纱布拭血，遇出血点电凝止血或丝线结扎。递狄文拉钩探查腹腔
3. 切开胃结肠韧带或横结肠系膜的无血管区显露囊壁	递电刀切开横结肠系膜的无血管区或中弯及海绵钳切开胃结肠韧带，3-0# 丝线结扎
4. 在囊肿最低部位切开囊壁，吸尽囊液	电刀于囊肿最低位切开囊壁，吸引器吸尽囊液，必要时计量。切除一块囊壁做冷冻切片检查
5. 吻合	取距屈氏韧带 15 ～ 20cm 处的空肠袢与胰管做 Roux-en-Y 袢式侧 - 侧吻合
（1）缝合吻合口后壁	切开空肠袢的对系膜缘，使切开的肠腔与主胰管的长度相匹配；将胰管下缘的胰包膜与空肠口上缘的浆膜在结肠后用 6×14 圆针、4-0# 丝线行连续交锁式缝合，后改为内翻式连续缝合后壁的内膜
（2）缝合吻合口前壁	6×14 圆针、4-0# 丝线行间断缝合或 Vic3-0# 线连续缝合；再用 6×14 圆针、4-0# 丝线将吻合口前壁的胰包膜与空肠浆膜行间断缝合以覆盖吻合口前壁
（3）关闭空肠及系膜孔	用 6×14 圆针、4-0# 丝线将空肠近侧断端与距吻合口 40cm 处的空肠行端侧吻合；关闭横结肠系膜和空肠系膜的开口
6. 冲洗腹腔	温盐水冲洗腹腔
7. 放置引流	于吻合口放置引流管
8. 缝合腹膜及腹白线	中弯提腹膜，9×24 圆针、4-0# 丝线间断缝合腹膜或 Vic1# 线连续缝合
9. 缝合皮下组织	递 9×24 圆针、4-0# 丝线间断缝合
10. 冲洗切口	递 S 状拉钩、生理盐水冲洗切口，纱布拭干
11. 缝合皮肤	递艾利斯钳夹持酒精纱球消毒皮肤，9×24 三角针、3-0# 丝线间断缝合，有齿镊对合皮肤，酒精纱球消毒、贴敷贴

第十六节 胰包膜切开引流术

【适应证】

1. 原因不明的假性囊肿。
2. 分支胰管型黏液生成性胰腺囊肿。

【麻醉方式】 全身麻醉。

【手术体位】 仰卧位。

【手术切口】 根据囊肿所在位置，做左或右上腹 L 形切口。

【手术步骤及手术配合】

手术步骤	手术配合
1. 常规消毒、铺巾	递卵圆钳夹持碘伏纱球消毒皮肤，常规铺巾，贴切口保护膜
2. 划皮进腹、探查	递 22# 刀片切开皮肤后，递电刀切开皮下组织，递皮肤拉钩牵开，干纱布拭血，遇出血点电凝止血或丝线结扎。递狄文拉钩探查腹腔
3. 切开胃结肠韧带或横结肠系膜的无血管区显露囊壁	递电刀切开横结肠系膜的无血管区或转中及海绵钳切开胃结肠韧带，3-0# 丝线结扎
4. 在囊肿最低部位切开囊壁，吸尽囊液	电刀于囊肿最低位切开囊壁，吸引器吸尽囊液，必要时计量。切除一块囊壁做冷冻切片检查
5. 囊肿体积小、位置深，可行橡皮管引流	于囊腔内放置一较粗的软橡皮管引流
6. 囊肿较大、囊壁较坚韧，行囊肿袋形缝合引流术	递 Pro4-0# 或 6×14 圆针、4-0# 丝线将囊壁切缘缝合于皮肤切口边缘
7. 冲洗腹腔	温盐水冲洗腹腔
8. 缝合腹膜及腹白线	中弯提腹膜，9×24 圆针、4-0# 丝线间断缝合腹膜或 Vic1# 线连续缝合
9. 缝合皮下组织	递 9×24 圆针、4-0# 丝线间断缝合
10. 冲洗切口	递 S 状拉钩、生理盐水冲洗切口，纱布拭干
11. 缝合皮肤	递艾利斯钳夹持酒精纱球消毒皮肤，9×24 三角针、3-0# 丝线间断缝合，有齿镊对合皮肤，酒精纱球消毒、贴敷贴

第十七节　胰体尾切除手术

【相关解剖知识】 见图 8-17-1 ～图 8-17-3。

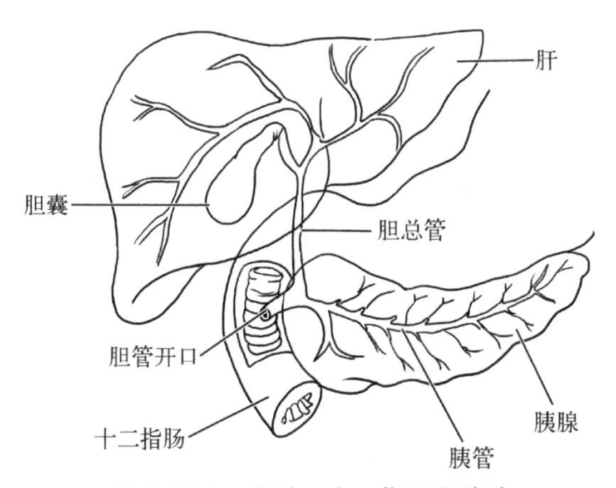

图 8-17-1　肝脏、十二指肠和胰腺

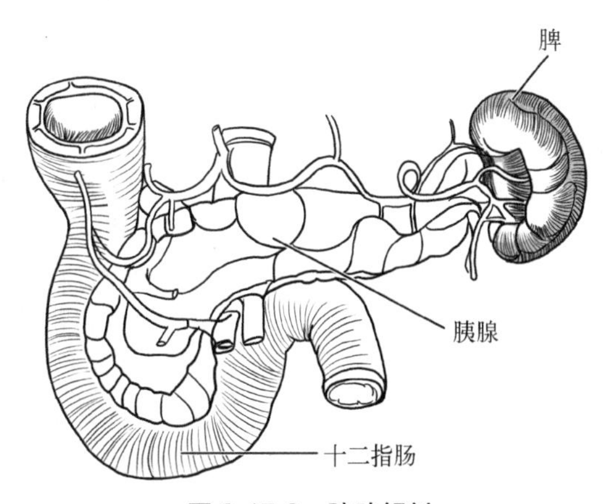

图 8-17-2　胰腺解剖

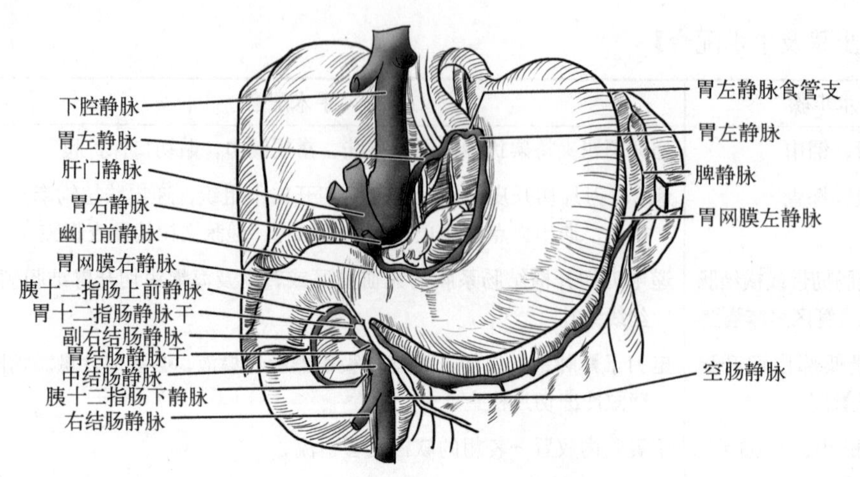

图 8-17-3 胰腺和十二指肠静脉回流

【适应证】

1. 胰体尾部良性病变。
2. 胰体尾部良、恶性交界性肿瘤。
3. 胰体尾部低度恶性病变。
4. 慢性胰腺炎。

【麻醉方式】 全身麻醉。

【手术体位】 仰卧位，左侧垫高 15°。

【手术切口】 左上腹 L 形切口 / 上腹部弧形切口进腹。

【手术步骤及手术配合】

手术步骤	手术配合
1. 常规消毒、铺巾	递卵圆钳夹持碘伏纱球消毒皮肤，常规铺巾，贴切口保护膜
2. 划皮进腹、探查	递 22# 刀片切开皮肤后，递电刀切开皮下组织，递皮肤拉钩牵开，干纱布拭血，遇出血点电凝止血或丝线结扎。递狄文拉钩探查腹腔
3. 显露胰腺	递超声刀切断胃结肠韧带、脾结肠韧带、部分脾胃韧带、胃短血管和胃后血管。递肠钳将胃向上拉起，进一步判断胰腺肿瘤与脾脏的关系
4. 分离脾动脉和脾静脉	递海绵钳分离出脾动脉，使脾动脉脱离胰腺。分离脾静脉根部，使脾静脉脱离胰腺，并向胰尾侧分离出 2 ～ 3cm
5. 离断胰腺，移除标本	递橡皮带穿过胰腺颈部或肿瘤近端，向左上方提起。用 ENDO-GIA 切割缝合器将胰腺颈部或胰体部离断或直接用电刀离断。递超声刀或海绵钳离断胰腺附近小血管，注意保留脾脏和脾动、静脉主干
6. 冲洗腹腔	温盐水冲洗腹腔
7. 放置引流管	在胰腺残端放置引流管，自腹壁 Trocar 孔引出
8. 缝合腹膜及腹白线	中弯提腹膜，9×24 圆针、4-0# 丝线间断缝合腹膜或 Vic1# 线连续缝合
9. 缝合皮下组织	递 9×24 圆针、4-0# 丝线间断缝合
10. 冲洗切口	递 S 状拉钩、生理盐水冲洗切口，纱布拭干
11. 缝合皮肤	递艾利斯钳夹持酒精纱球消毒皮肤，9×24 三角针、3-0# 丝线间断缝合，有齿镊对合皮肤，酒精纱球消毒、贴敷贴

第十八节 胰体尾癌根治术

【适应证】 未发现腹膜转移、肝转移或其他部位远处转移的胰体尾癌。

【麻醉方式】 全身麻醉。

【手术体位】 仰卧位。

【手术切口】 左上腹L形切口。

【手术步骤及手术配合】

手术步骤	手术配合
1. 常规消毒、铺巾	递卵圆钳夹持碘伏纱球消毒皮肤，常规铺巾，贴切口保护膜
2. 划皮进腹、探查	递22#刀片切开皮肤后，递电刀切开皮下组织，递皮肤拉钩牵开，干纱布拭血，遇出血点电凝止血或丝线结扎。递狄文拉钩探查腹腔
3. 显露胰腺	递超声刀切断胃结肠韧带、脾结肠韧带、部分脾胃韧带、胃短血管和胃后血管。递肠钳将胃向上拉起，进一步判断胰腺肿瘤与脾脏的关系。
4. 处理脾动脉和脾静脉	递来海钳分离脾动、静脉，2-0#丝线结扎离断，用Pro5-0#缝扎残端。清扫淋巴结
5. 离断胰腺	递橡皮带穿过胰腺颈部或肿瘤近端，向左上方提起。用ENDO-GIA切割缝合器将胰腺颈部或胰体部离断或直接用电刀离断
6. 游离胰体尾部及脾脏	将胰体尾部及脾脏自右向左分离，充分游离脾脏
7. 移除胰体尾、脾脏标本	递塑料袋移除标本
8. 冲洗腹腔	温盐水冲洗腹腔
9. 放置引流管	在胰腺残端放置引流管，自腹壁戳孔引出
10. 缝合腹膜及腹白线	中弯提腹膜，9×24圆针、4-0#丝线间断缝合腹膜或Vic1#线连续缝合
11. 缝合皮下组织	递9×24圆针、4-0#丝线间断缝合
12. 冲洗切口	递S状拉钩、生理盐水冲洗切口，纱布拭干
13. 缝合皮肤	递艾利斯钳夹持酒精纱球消毒皮肤，9×24三角针、3-0#丝线间断缝合，有齿镊对合皮肤，酒精纱球消毒、贴敷贴

第十九节 机器人辅助胰十二指肠切除手术

【适应证】

1. 符合进行胰十二指肠切除术的适应证包括：①壶腹部癌；②胆总管下段癌；③十二指肠肿瘤；④胰头癌；⑤胰头部其他肿瘤：胰岛细胞瘤、胰囊腺癌及神经内分泌肿瘤等；⑥肿块型胰头慢性胰腺炎不能除外恶变；⑦胰头和其周围淋巴结继发于邻近脏器恶性肿瘤的侵犯者；⑧患者一般情况可承受重大手术者；⑨肿瘤未侵犯重要血管且无远处转移。

2. 心血管系统和呼吸系统无重大疾病，能耐受长时间气腹及特殊体位需求。

3. 无上腹部复杂手术操作史。

4. 患者无先天性器官异位和扩大，如胃下垂等。

【麻醉方式】 全身麻醉。

【手术体位】 分腿仰卧位。双下肢分别用弹性绷带包裹，以防长时间头高足低位致下肢静脉血栓形成，穿保暖棉脚套后用四头带固定于左右腿板上，两腿分开 60°～90°；将脚板紧贴足跟部固定于腿板上，防止头高足低位后患者下滑；右侧上肢屈肘，用小单包裹低位固定于体侧，暴露腋前线，便于第三臂操作；左侧上肢以功能位水平放置于搁手板上，外展角度＜90°。Trocar 放置后将手术床摇至头高足低 25°～45°，右侧抬高 15°，以利于手术术野暴露。

【Trocar 位置】

1. 12mm 镜头孔 脐孔区域或脐孔右侧 2～3cm 处。

2. 机器人机械臂 8mm 孔 R1、R2，镜头孔偏头侧 2～3cm 近锁骨中线处；R3，右上腹肋缘下旁正中线处或左上腹肋缘下旁正中线处。

3. 12mm 辅助孔 镜头孔偏下肢侧 4～5cm 锁骨中线处。

【手术步骤及手术配合】

手术步骤	手术配合
1. 常规消毒、铺巾	递卵圆钳夹持碘伏纱球消毒皮肤，常规铺巾，暂时不铺洞巾
2. 建立气腹	递气腹针、气腹管，建立气腹至气腹压 15mmHg
3. 穿刺建立镜头孔，在监视下穿刺建立机器人机械臂孔（R1、R2、R3）及辅助孔	镜头孔递 12mm Trocar，递 up 镜头，机器人机械臂孔递 8mmTrocar，辅助孔递 12mm Trocar
4. 机器人机械臂系统定位，与腹壁 Trocar 连接，安装机器人器械	将镜头方向由 up 调至 down，R1 安装超声刀，R2 安装单孔双极电凝抓钳，R3 安装普通抓钳，协助铺洞巾，建立无菌屏障，妥善固定导线及冲洗吸引装置
5. 探查腹腔、盆腔有无淋巴结转移	
6. 离断胃结肠韧带	游离结肠肝区进入腹腔后，用超声刀离断胃结肠韧带，递吸引器或无损伤抓钳给一助
7. 门脉及胰颈的解剖	更换电钩并连接单极电凝线
8. 游离十二指肠框周围组织	做 Kocher 切口，用超声刀游离，清扫淋巴结
9. 离断胆管，切除胆囊	更换电钩或超声刀
10. 游离肝动脉，显露肝总动脉	更换电钩或者超声刀解剖，解剖显露肝动脉全程
11. 解剖出胃右动脉、胃十二指肠动脉予以结扎和离断	线结扎时递 10cm 无针缝线，同时更换持针器，并递剪刀给一助离断动脉和剪线，递分离钳取出多余线头。钛夹钳结扎时递直径合适的钛夹钳结扎
12. 游离门静脉	沿门静脉仔细游离、解剖，显露门静脉全程
13. 离断胰颈	根据原发疾病，确定离断线。更换电钩或者超声刀，注意胰腺后方门静脉汇合处小静脉，准备 12cm 长 Pro5-0# 或 6-0# 缝扎小血管，并更换持针器

续表

手术步骤	手术配合
14. 离断屈氏韧带及游离空肠	以电钩仔细离断屈氏韧带，结扎离断肠系膜上动脉左侧的胰十二指肠下动脉。游离近端空肠，递腔内切割缝合器 ENDO-GIA 60-3.5mm 蓝钉距离屈氏韧带 10cm 处横断空肠
15. 离断胰腺钩突	更换电钩，自上而下离断胰腺钩突。遇到粗大静脉，及时递钛夹钳钳夹，另备 12cm 长 Pro5-0# 或 6-0# 缝扎小血管
16. 取出标本	递腔镜用取标本袋套取标本，做小切口取出标本，注意无瘤技术
17. 胰 - 肠吻合	对胰腺残端进行双层、端侧、导管对黏膜的胰 - 空肠吻合。R1 更换持针器，递 35cm 长 Pro3-0# 缝合外层半圈；R1 更换电钩、打开空肠黏膜；根据胰管直径置入相应直径的硅胶管以支撑胰管，并将硅胶管口剪成斜面；递 25cm 长 Pro6-0# 缝合内层；最后 Pro3-0# 缝合余下外层半圈
18. 胆 - 肠吻合	R1 更换电钩打开肠管开口。R1 更换持针器，根据胆管直径决定缝合方式：胆管直径＜ 5cm，行间断缝合，递 18cm 长 PDS- Ⅱ 5-0# 或 Pro5-0# 间断缝合；胆管直径＞ 5cm，行连续缝合，递 25cm 长 PDS- Ⅱ 5-0# 或 Pro5-0# 连续缝合
19. 胃 - 肠吻合	更换超声刀分离胃大弯侧血管，递腔内切割缝合器 ENDO-GIA 60-3.5mm 蓝钉切断远端胃，R1 更换持针器，递 35cm 长 Vic3-0# 可吸收线做胃大弯侧与近端空肠吻合
20. 冲洗腹腔、放置引流管	使用内镜吸引冲洗器冲洗腹腔，检查无活动性出血及消化道漏后，于右肝下胆 - 肠吻合口下方、胰 - 肠吻合口上方各置双腔引流管 1 根，管尖置于肝尾叶与胃贲门之间，管侧孔靠近胰 - 肠吻合口上方，开来协助从 Trocar 孔引出，9×24 三角针、3-0# 丝线固定于皮肤
21. 解除气腹，移去机器人机械臂系统	清点无误
22. 逐层关闭 Trocar 孔及小切口	用 Vic1# 线关闭小切口及缝合皮下组织，用 Vic3-0# 快吸收线缝合皮肤。Trocar 孔用 Vic0# 鱼钩针关闭内层，Vic3-0# 快吸收线缝合皮肤

第二十节　机器人辅助胰中段切除手术

【适应证】

1. 胰中部肿瘤，距离胰尾至少 5cm。

2. 胰腺肿瘤大小为 2 ～ 5cm，可能侵及胰管。

3. 良性或低度恶性肿瘤，包括内分泌肿瘤、浆液性或黏液性腺瘤、非侵袭性胰腺导管内乳头状肿瘤、假乳头实体瘤等。

4. 不易局部挖出的胰腺囊性肿瘤，包括淋巴上皮囊肿、皮样囊肿、包虫囊等。

5. 患者无先天性器官异位和扩大，如胃下垂等。

【麻醉方式】　全身麻醉。

【手术体位】　分腿仰卧位。双下肢分别用弹性绷带包裹，以防长时间头高足低位致下肢静脉血栓形成，穿保暖棉脚套后用四头带固定于左右腿板上，两腿分开 60° ～ 90° ；

将脚板紧贴足跟部固定于腿板上，防止头高足低位后患者下滑；右侧上肢屈肘，用小单包裹低位固定于体侧，暴露腋前线，便于第三臂操作；左侧上肢以功能位水平放置于搁手板上，外展角度小于90°。Trocar放置后将手术床摇至头高足低25°～45°，右侧抬高15°，以利于手术术野暴露。

【Trocar位置】

1. 12mm镜头孔　脐上或脐下距肿块15cm处。

2. 机器人机械臂8mm孔　R1、R2，镜头孔两侧，距离镜头孔10cm，和镜头孔的连线与过镜头孔的胰腺长轴平行线成15°角；R3，R2的后外上侧，腋中线与肋弓下缘交界。

3. 12mm辅助孔　镜头孔与R1之间。

【手术步骤及手术配合】

手术步骤	手术配合
1. 常规消毒、铺巾	递卵圆钳夹持碘伏纱球消毒皮肤，常规铺巾，暂时不铺洞巾
2. 建立气腹	递气腹针、气腹管，建立气腹至气腹压15mmHg
3. 穿刺建立镜头孔，在监视下穿刺建立机器人机械臂孔（R1、R2、R3）及辅助孔	镜头孔递12mm Trocar，递up镜头，机器人机械臂孔递8mm Trocar，辅助孔递12mm Trocar
4. 机器人机械臂系统定位，与腹壁Trocar连接，安装机器人器械	将镜头方向由up调至down，R1安装超声刀，R2安装单孔双极电凝抓钳，R3安装普通抓钳，协助铺洞巾，建立无菌屏障，妥善固定导线及冲洗吸引装置
5. 探查腹腔、盆腔有无淋巴结转移	
6. 切除肿瘤	
（1）探查肿瘤浸润情况	递吸引器或无损伤抓钳给一助，打开胃结肠韧带，进入小网膜囊，探查肿瘤浸润情况
（2）显露胰腺中段，分离胰腺上、下缘，打通胰腺后隧道，探查肿瘤	暴露肠系膜上静脉，显露过程中如遇出血，备Pro5-0#、Pro6-0#血管缝线，需缝合时，将R1超声刀更换为持针器，递分离钳给一助以夹持缝线送入Trocar，递剪刀给一助离断血管和剪线，递分离钳取出多余线头，根据需要调节冲洗水开关。在贯通胰腺同时，探查肿瘤位置、浸润情况，以及与周围血管、组织的关系
（3）在胰头侧距离肿块约1cm处切断胰腺	使用超声刀、电钩或腔内切割缝合器切断胰腺，更换持针器，缝扎胰腺头端残面，以防胰瘘，递分离钳、剪刀给予一助，亦可使用带剪持针器
（4）于胰体尾部距肿块约1cm处切断胰腺	使用超声刀、电钩或递腔内切割缝合器切断胰腺，更换持针器，缝扎胰腺残面
（5）取出标本	严格遵循无瘤技术，使用标本袋套取标本，于辅助孔或经副操作孔另做一小切口取出
7. 消化道重建（胰-胃端侧吻合）	于胰体尾侧胰腺残面寻找主胰管，在主胰管内置硅胶管支撑，将硅胶管口剪成斜面，剪成合适长短。更换持针器或带剪持针器，于胃后壁近大弯侧行胰-胃端侧吻合，吻合时内层用Vic4-0#可吸收线行黏膜对黏膜间断缝合，外层用Vic3-0#可吸收线间断加固缝合

续表

手术步骤	手术配合
8. 冲洗腹腔、放置引流管	使用内镜吸引冲洗器冲洗腹腔，检查无活动性出血及消化道漏后，于胰-胃吻合口旁置双腔引流管1根，开来协助从Trocar孔引出，9×24三角针、3-0# 丝线固定于皮肤
9. 解除气腹，移去机器人机械臂系统	清点无误
10. 逐层关闭Trocar孔及小切口	用Vic1# 线关闭小切口及缝合皮下组织，用Vic3-0# 快吸收线缝合皮肤。Trocar孔用Vic0# 鱼钩针关闭内层，Vic3-0# 快吸收线缝合皮肤

第二十一节　机器人辅助保脾及脾血管的胰体尾切除手术

【适应证】

1. 不能行单纯摘除的良性或交界性肿瘤，如囊腺瘤、神经内分泌瘤、胰腺导管内乳头状黏液性肿瘤（IPMN）、反复发作的慢性胰腺炎或合并胰管结石梗阻、假性囊肿等，肿瘤直径＜5cm。

2. 无既往上腹部手术史，手术区域无严重粘连者。

3. 一般情况良好，无严重心肺基础疾病，能耐受全身麻醉。

4. 患者同意施行机器人辅助胰体尾切除术。

【麻醉方式】 全身麻醉。

【手术体位】 分腿仰卧位。双下肢分别用弹性绷带包裹防止长时间头高足低位致下肢静脉血栓形成，穿保暖棉脚套后用四头带固定于左右腿板上，两腿分开60°～90°；将脚板紧贴足跟部固定于腿板上，防止头高足低位后患者下滑；右侧上肢屈肘，用小单包裹低位固定于体侧，暴露腋前线，便于第三臂操作；左侧上肢以功能位水平放置于搁手板上，外展角度小于90°。Trocar放置后将手术床摇至头高足低25°～45°，左侧抬高15°，有利于手术术野暴露。

【Trocar位置】

1. 12mm镜头孔　脐上或脐下距肿块15cm处。

2. 机器人机械臂8mm孔　R1、R2，镜头孔两侧，距离镜头孔10cm，和镜头孔的连线与过镜头孔的胰腺长轴平行线成15°；R3，R2的后外上侧，腋中线与肋弓下缘交界。

3. 12mm辅助孔　镜头孔与R1之间。

【手术步骤及手术配合】

手术步骤	手术配合
1. 常规消毒、铺巾	递卵圆钳夹持碘伏纱球消毒皮肤，常规铺巾，暂时不铺洞巾
2. 建立气腹	递气腹针、气腹管，建立气腹至气腹压15mmHg
3. 穿刺建立镜头孔，在监视下穿刺建立机器人机械臂孔（R1、R2、R3）及辅助孔	镜头孔递12mm Trocar，递up镜头，机器人机械臂孔递8mm Trocar，辅助孔递12mm Trocar

续表

手术步骤	手术配合
4. 机器人机械臂系统定位，与腹壁 Trocar 连接，安装机器人器械	将镜头方向由 up 调至 down，R1 安装超声刀，R2 安装单孔双极电凝抓钳，R3 安装普通抓钳，协助铺洞巾，建立无菌屏障，妥善固定导线及冲洗吸引装置
5. 腹腔探查	显露胰腺，对腹膜和肝脏等腹腔脏器表面进行全面检查，排除肿瘤转移及手术反指征
6. 自胃小弯打开胃结肠韧带、脾结肠韧带、部分胃脾韧带、胃短血管和胃后血管	用超声刀打开胃结肠韧带、脾结肠韧带、部分胃脾韧带、胃短血管和胃后血管，并用无损伤抓钳将胃向上抬起
7. 分离脾动脉和脾静脉	打开胰腺包膜，用分离钳分离出脾动脉。用超声刀切开胰腺下缘包膜，钝性分离出肠系膜上静脉及脾静脉根部，使之脱离胰腺
8. 离断胰腺与脾动、静脉之间的各分支血管，保留脾脏和脾动、静脉主干，离断胰腺	用超声刀或血管夹结扎、离断胰腺与脾动、静脉之间的各分支血管，游离胰体尾部，保留脾脏和脾动、静脉主干。完全游离胰体尾部后，距肿块 2cm 处，用超声刀由胰腺下缘分离胰腺后壁至胰腺上缘，上下贯通，建立胰后隧道。用腔内切割缝合器（ENDA-GIA 60-2.5mm 白钉）横断胰腺，切除胰体尾部及肿块
9. 取出标本	严格遵循无瘤技术，使用标本袋套取标本，延长副操作孔做一横切口，逐层进腹，取出标本
10. 冲洗腹腔、放置引流管	使用内镜吸引冲洗器冲洗腹腔，检查无活动性出血后，于胰腺残面置双腔引流管 1 根，开来协助从 Trocar 孔引出，9×24 三角针、3-0# 丝线固定于皮肤
11. 解除气腹，移去机器人机械臂系统	清点无误
12. 逐层关闭 Trocar 孔及小切口	用 Vic1# 线关闭小切口及缝合皮下组织，用 Vic3-0# 快吸收线缝合皮肤。Trocar 孔用 Vic0# 鱼钩针关闭内层，Vic3-0# 快吸收线缝合皮肤

第二十二节　机器人辅助联合脾切除的胰体尾切除手术

【适应证】

1. 不能行单纯摘除的良性或交界性肿瘤，如囊腺瘤、神经内分泌瘤、IPMN、反复发作的慢性胰腺炎或合并胰管结石梗阻、假性囊肿等，与脾血管关系密切。

2. 低度恶性胰体尾部癌或早期胰体尾部癌经影像学检查诊断未发现远处转移，美国癌症联合委员会分期为Ⅰ、Ⅱ期，无门静脉及肠系膜上静脉侵犯。

3. 无既往上腹部复杂手术操作史。

4. 一般情况良好，无严重心肺基础疾病，能耐受全身麻醉。

【麻醉方式】 全身麻醉。

【手术体位】 分腿仰卧位。双下肢分别用弹性绷带包裹，以防长时间头高足低位致下肢静脉血栓形成，穿保暖棉脚套后用四头带固定于左右腿板上，两腿分开 60°～90°；将脚板紧贴足跟部固定于腿板上，防止头高足低位后患者下滑；右侧上肢屈肘，用小单包裹低位固定于体侧，暴露腋前线，便于第三臂操作；左侧上肢以功能位水平放置于搁手板上，外展角度小于 90°。Trocar 放置后将手术床摇至头高足低 25°～45°，左侧抬高 15°，有利于手术术野暴露。

【Trocar 位置】

1. 12mm 镜头孔　脐上或脐下距肿块 15cm 处。

2. 机器人机械臂 8mm 孔　R1、R2，镜头孔两侧，距离镜头孔 10cm，和镜头孔的连线与过镜头孔的胰腺长轴平行线成 15° 角；R3，R2 的后外上侧，腋中线与肋弓下缘交界。

3. 12mm 辅助孔　镜头孔与 R1 之间。

【手术步骤及手术配合】

手术步骤	手术配合
1. 常规消毒、铺巾	递卵圆钳夹持碘伏纱球消毒皮肤，常规铺巾，暂时不铺洞巾
2. 建立气腹	递气腹针、气腹管，建立气腹至气腹压 15mmHg
3. 穿刺建立镜头孔，在监视下穿刺建立机器人机械臂孔（R1、R2、R3）及辅助孔	镜头孔递 12mm Trocar，递 up 镜头，机器人机械臂孔递 8mm Trocar，辅助孔递 12mm Trocar
4. 机器人机械臂系统定位，与腹壁 Trocar 连接，安装机器人器械	将镜头方向由 up 调至 down，R1 安装超声刀，R2 安装单孔双极电凝抓钳，R3 安装普通抓钳，协助铺洞巾，建立无菌屏障，妥善固定导线及冲洗吸引装置
5. 腹腔探查	显露胰腺，对腹膜和肝脏等腹腔脏器表面进行全面检查，排除肿瘤转移及手术反指征
6. 打开胃结肠韧带，进入小网膜囊，探查肿瘤浸润情况	递吸引器或无损伤抓钳给一助
7. 暴露胰体尾部：游离胃后壁与胰腺上缘的间隙，由胰腺下缘分离胰腺后壁至胰腺上缘，确定肿瘤位置、大小及毗邻关系	显露过程中如遇出血，备 Pro5-0#、Pro6-0# 血管缝线，需缝合时，将 R1 超声刀更换为持针器，递分离钳给一助以夹持缝线送入 Trocar，递剪刀给一助剪线，递分离钳取出多余线头
8. 离断胰腺	切开胰腺与横结肠根部交界处的腹膜，游离胰腺下缘，显露肠系膜上静脉、脾静脉及门静脉，于胰颈部或拟定切断线处用腔内切割缝合器横断胰腺
9. 处理脾血管	用腔内切割缝合器将脾静脉同胰实质一同切断，建议单独处理脾动脉。用超声刀切断胃短血管，于腹腔干水平用钛夹夹闭、切断脾动脉，用 Pro5-0# 血管缝线缝扎脾动脉残端。肿块为恶性者，同时清扫相关淋巴结
10. 游离胰体尾部及脾脏	切断脾膈韧带、脾肾韧带及脾结肠韧带，充分游离脾脏。根据需要备生物蛋白胶用以涂布胰腺残端
11. 取出标本	严格遵循无瘤技术，使用标本袋套取标本，延长副操作孔做一横切口，逐层进腹，取出标本

续表

手术步骤	手术配合
12. 冲洗腹腔、放置引流管	使用内镜吸引冲洗器冲洗腹腔，检查无活动性出血后，于胰腺床、脾窝各置双腔引流管 1 根，开来协助从 Trocar 孔引出，9×24 三角针、3-0# 丝线固定于皮肤
13. 解除气腹，移去机器人机械臂系统	清点无误
14. 逐层关闭 Trocar 孔及小切口	用 Vic1# 线关闭小切口及缝合皮下组织，用 Vic3-0# 快吸收线缝合皮肤。Trocar 孔用 Vic0# 鱼钩针关闭内层，Vic3-0# 快吸收线缝合皮肤

第二十三节　胰腺体尾部切除术

【适应证】

1. 胰腺体尾部癌，囊性腺癌，胰岛细胞癌。

2. 胰腺体尾部的良性肿瘤；胰体尾部胰管结石；胰头侧胰管狭窄或堵塞及体尾部慢性胰腺炎。

3. 胰腺损伤，胃癌根治附加手术。

【麻醉方式】 全身麻醉或联合麻醉。

【手术切口】 多采用上腹部弧形切口进腹。

【手术体位】 仰卧位，左侧垫高 15°。

【手术步骤及手术配合】

手术步骤	手术配合
1. 术野皮肤常规消毒、铺单	递擦皮钳夹小纱布蘸碘酒、酒精消毒皮肤，铺治疗巾，贴手术膜，铺腹口单
2. 开腹，腹腔探查	递 22# 刀，有齿镊切开皮肤，电刀切开皮下组织，电凝止血或止血管钳钳夹，1# 丝线结扎，切口两旁各置一块干纱布。递刀、有齿镊逐层切开组织，中弯血管钳止血，1# 或 4# 丝线结扎或电刀边切边凝，递腹腔自动牵开器显露手术野
3. 离断胃结肠及脾胃韧带，分离切断脾结肠及脾肾韧带，游离脾脏及胰腺体尾部	递弯血管钳，组织剪切断胃结肠韧带和脾胃韧带，钳带 4# 丝线结扎。递组织剪、长无齿镊自腹膜后间隙游离胰体尾部，显露胰腺上缘，递 8# 普通尿管环绕胰腺，脾静脉和脾动脉做牵引，递直血管钳夹住尿管尾部，递长弯剪，长无齿镊分离胰腺后方，钳夹切断脾结肠韧带，将脾脏挽出至腹部切口浅面，盐水纱垫填塞脾脏后方，钳夹切断并结扎脾胃韧带的上端和脾隔韧带，递长组织剪，长无齿镊游离脾脏及胰尾
4. 钳夹切断，结扎腹膜后组织	递 6×17 圆针、4# 丝线，在胰腺上缘、胰腺预切缘右侧 0.5 ～ 1cm 处，将胰腺实质及脾动静脉一并缝扎

续表

手术步骤	手术配合
5. 切除脾脏，切除胰腺体尾部	在预定切断的胰腺体部上、下缘用6×17圆针、4[#]丝线各缝1针牵引线，将脾脏胰腺体尾部及区域淋巴结整块切除，胰腺断面用6×17圆针、1[#]丝线缝扎主胰管，距胰腺切缘1.0cm处做褥式缝合止血，另做切缘前后间断缝合，将附近的系膜或网膜组织缝合覆盖于胰腺断端。也可用切割闭合器切断胰腺
6. 引流腹腔，核对手术用物，依层缝合切口	温蒸馏水和盐水冲洗腹腔，胰脏断端及胃后壁小网膜囊内放置腹腔引流管，清点手术用物。逐层缝合

第9章 血管外科

第一节 大隐静脉高位结扎剥脱术

【适应证】

1. 下肢浅静脉曲张明显，伴有小腿胀痛和肿胀，色素沉着，慢性复发性溃疡者。
2. 大隐静脉及交通支瓣膜功能不全者。
3. 既往无深静脉血栓形成病史，且深静脉瓣膜功能良好者。

【禁忌证】

1. 年老体弱，有心、肺、肝、肾等重要器官的疾病，手术耐受力较差者。
2. 深静脉有阻塞者。
3. 合并有急性静脉炎或全身化脓性感染。

【麻醉方式】 硬膜外麻醉。

【手术体位】 仰卧位，膝部稍屈曲外旋。

【手术切口】 腹股沟韧带内下方斜切口。

【特殊用物】 浅乳突、大隐静脉附加包，无菌皮筋。

【手术步骤及手术配合】

手术步骤	手术配合
1. 常规皮肤消毒、铺巾	递擦皮钳夹小纱布蘸碘伏消毒皮肤，铺治疗巾，贴手术膜，铺大单、中单
2. 切开皮肤、皮下组织	切口两侧各置一块干纱布，递 22# 刀、有齿镊切开皮肤、皮下组织
3. 显露、游离大隐静脉，切断其分支（旋髂、腹壁、股外侧、股内侧及阴部外浅静脉）	递乳突撑开器、甲状腺拉钩显露手术野。递血管镊、直角钳分离大隐静脉主干，递血管镊、中弯血管钳分离钳夹大隐静脉主干分支，血管剪剪断，钳带 4# 丝线结扎、线剪剪线
4. 结扎大隐静脉	递中弯血管钳于汇入股静脉处钳夹、血管剪剪断。递 7# 丝线结扎、线剪剪线或递 6×17 圆针、4# 丝线缝扎近端
5. 插入剥脱器，剥脱大隐静脉	递 10# 刀、有齿镊于内踝静脉处切开皮肤、皮下组织，递蚊式钳钳夹大隐静脉，血管剪剪断，钳带 7# 丝线结扎远端血管，递剥离器自近端静脉口插入 7# 丝线结扎、向上推进自腹股沟处切口缓缓抽出大隐静脉，压迫止血
6. 切除瓣膜功能不全的交通支	递 10# 或 11# 刀切开皮肤，递血管镊、小弯血管钳分离钳夹，血管剪剪断，4# 丝线结扎

续表

手术步骤	手术配合
7. 缝合切口	清点器械、纱布、缝针，递 9×28 圆针 4# 丝线、9×28 圆针 1# 丝线依次缝合筋膜及皮下组织。再次清点器械、纱布、缝针，递酒精棉球消毒皮肤。递 9×28 角针、1# 丝线缝合皮肤。递术后膜覆盖切口。递无菌小棉垫、弹性绷带加压包扎伤口

【相关解剖知识】 见图 9-1-1 ～图 9-1-7。

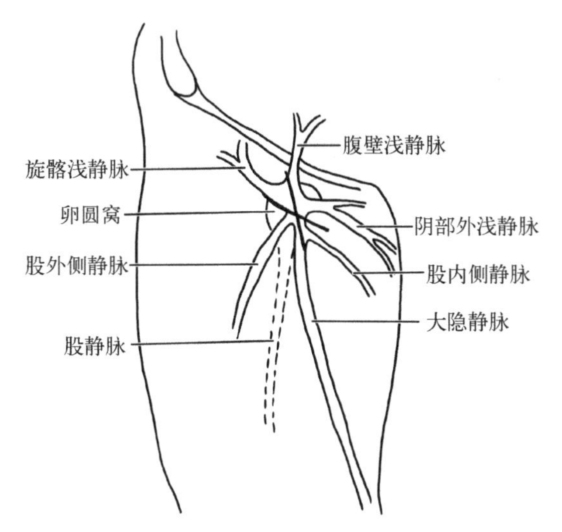

图 9-1-1 切口

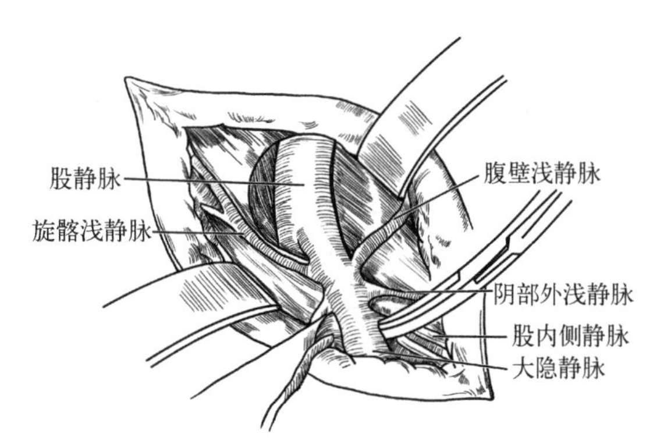

图 9-1-2 分离大隐静脉

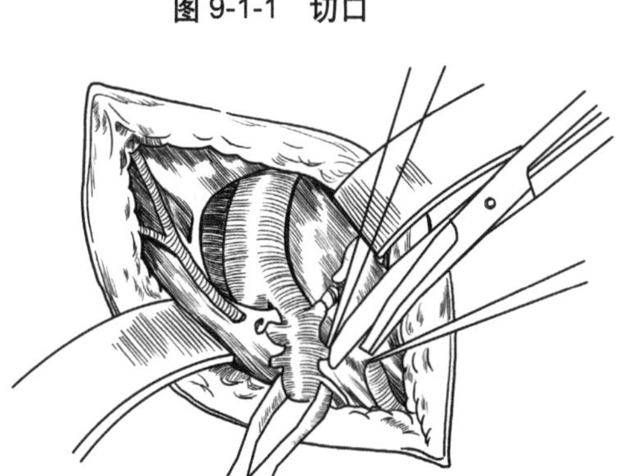

图 9-1-3 切断大隐静脉分支

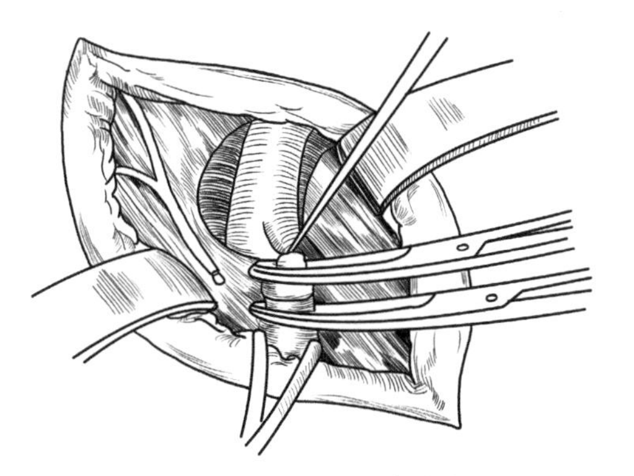

图 9-1-4 切断大隐静脉

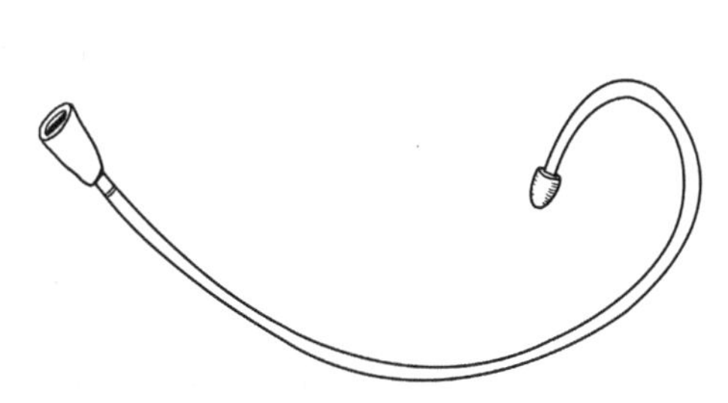

图 9-1-5 剥脱器

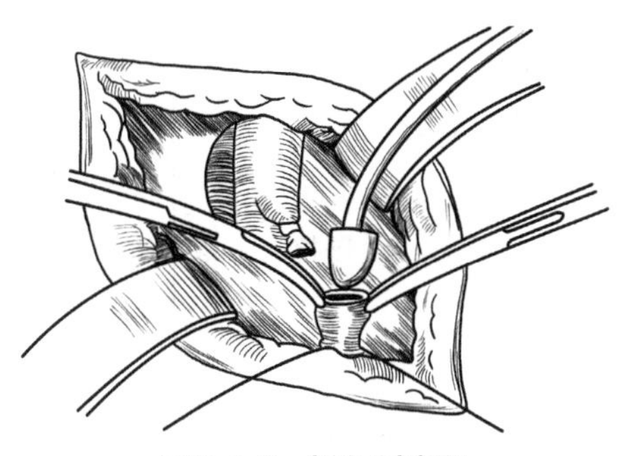

图 9-1-6 插入剥离器

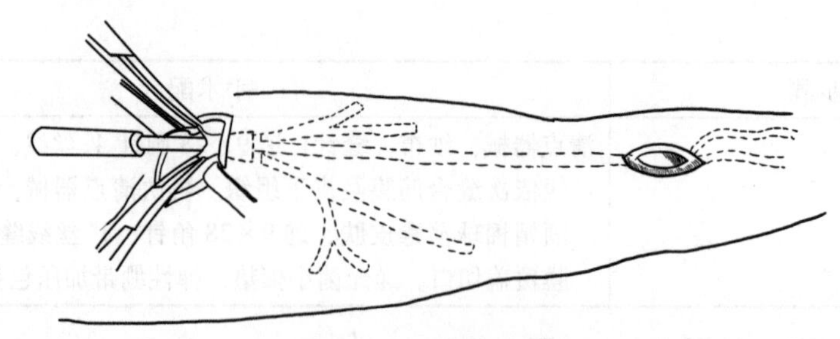

图 9-1-7 推进剥离器

第二节 动脉切开取栓术

【适应证】 动脉栓塞，临床表现为疼痛、无脉、苍白、感觉异常、麻痹者。

【麻醉方式】 硬膜外麻醉。

【手术切口】 股三角切口、膝关节内侧切口、双腹股沟切口。

【手术体位】 仰卧位。

【手术步骤及手术配合】

手术步骤	手术配合
1. 手术野皮消毒铺单	递擦皮钳夹小纱布蘸碘伏消毒皮肤，递治疗巾、中单、大单完成手术野的铺单
2. 股动脉取栓术	
（1）切开皮肤、皮下组织	递 22# 刀，有齿镊常规切开皮肤，皮下组织
（2）显露股总、股浅、股深动脉	递血管镊、直角钳游离股动脉 5 ～ 7cm，依次暴露股总、股浅和股深动脉，递小直钳钳带阻断带，控制其血流
（3）插入取栓导管，缓慢拉出，取出血栓	递 11# 刀、血管镊纵行切开股总动脉前壁，递 4F 的 Fogarty 导管插入股浅或股深动脉远端，递 1ml 或 2ml 注射器抽吸肝素盐水充盈导管球囊，递小弯血管钳夹取远端血栓。递 5F 的 Fogarty 导管向上插入，同法取出近端血栓
（4）冲洗远端血管	递冲洗导管，20ml 注射器抽吸肝素盐水插入远端血管冲洗，经此导管向远端灌注尿激酶 10U
（5）缝合股动脉切口	递血管镊，血管持针器持 5-0# 涤纶线缝合
3. 腘动脉取栓术	
（1）切开皮肤、皮下组织	递 22# 刀，有齿镊常规切开皮肤、皮下组织
（2）显露腘动脉及其分支	递血管镊、直角钳游离腘动脉及其分支，递小直钳钳带阻断带，控制其血流
（3）插入取栓导管，缓慢拉出，取出血栓	递 11# 刀纵行切开腘动脉，递 3 ～ 4F 的 Fogarty 导管插入远端，递 1ml 或 2ml 注射器抽吸肝素盐水充盈导管球囊，递小弯血管钳夹取远端血栓。递 4F 的 Fogarty 导管向上插入，同法取出近端血栓

续表

手术步骤	手术配合
(4) 冲洗远端血管	递冲洗导管，20ml注射器抽吸肝素盐水插入远端血管冲洗，经此导管向远端灌注尿激酶10U
(5) 缝合腘动脉切口	递血管镊，血管持针器持6-0# 涤纶线缝合
4. 冲洗切口，彻底止血	递生理盐水冲洗，电凝止血，清点器械、纱布、缝针
5. 缝合切口	递9×28圆针4# 丝线、9×28圆针1# 丝线依次缝合筋膜及皮下组织。再次清点器械、纱布、缝针，递酒精棉球消毒皮肤。递9×28角针、1# 丝线缝合皮肤。递术后膜覆盖切口。递无菌小棉垫、弹性绷带加压包扎切口

【相关解剖知识】 见图9-2-1、图9-2-2。

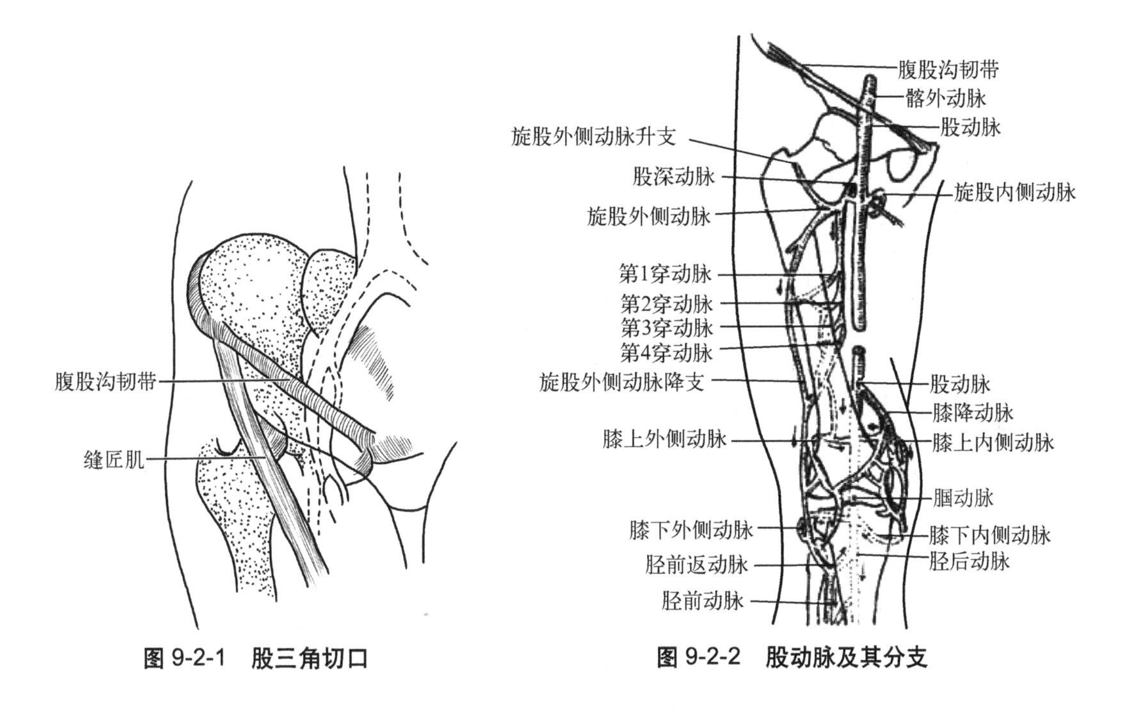

图9-2-1 股三角切口

图9-2-2 股动脉及其分支

第三节 腹主动脉瘤切除术

【应用解剖】 胸主动脉在第12胸椎水平的主动脉裂孔进入腹腔，即腹主动脉（图9-3-1）。在胸12椎体水平处，被左右膈肌脚包绕，走行于脊柱前方，腹主动脉在脊柱前方腹膜后腔向下走行，在第4腰椎水平分为左右髂总动脉。腹主动脉发出的分支：膈下动脉、腹腔动脉、肠系膜上动脉、左右肾动脉、肠系膜下动脉、性腺动脉、腰动脉、骶中动脉。

【适应证】 腹主动脉瘤的直径超过5cm或直径每年增加超过0.5cm；出现破裂或其他并发症的征象。

【麻醉方式】 气管内插管全身麻醉。

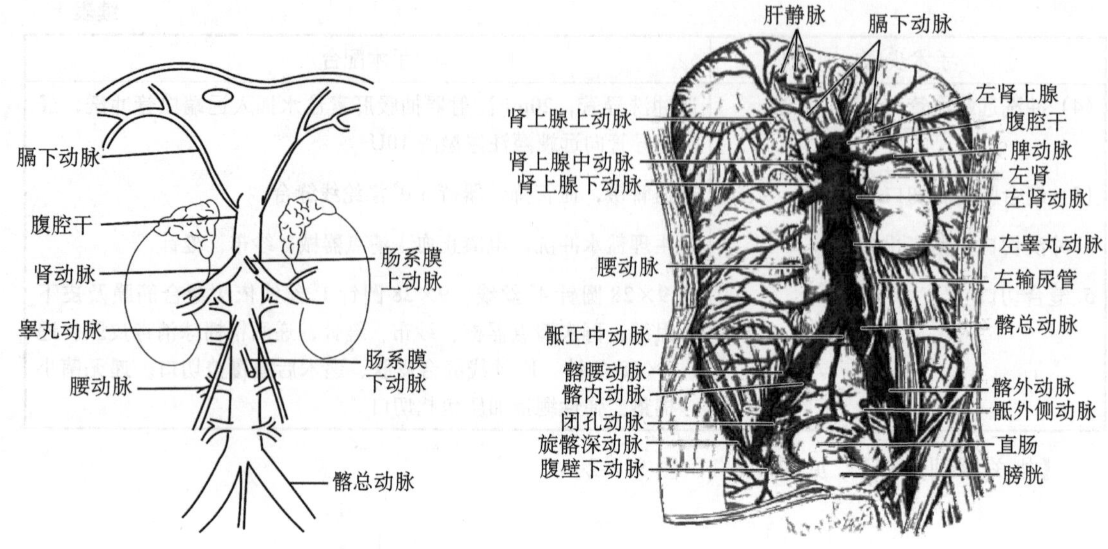

图 9-3-1 腹主动脉解剖

【手术体位】 仰卧位（经腹膜后解剖腹主动脉和血管移植，则取右侧斜卧位）。

【手术切口】 腹直肌旁切口。

【手术步骤及手术配合】

手术步骤	手术配合
1. 皮肤消毒、铺单	递消毒钳及盛装皮肤消毒剂纱布的治疗碗，消毒手术区域皮肤，递无菌手术单建立手术区无菌屏障
2. 切开皮肤、皮下组织、腹白线、腹膜	递 2 块盐水垫保护切口，20# 手术刀切开切口皮肤，电刀切开皮下组织、腹白线及腹膜
3. 探查腹腔	递生理盐水冲洗术者双手探查腹腔
4. 显露腹主动脉	递一次性切口牵开器显露腹腔，打湿盐水垫保护腹腔脏器，S 状拉钩显露腹主动脉
5. 游离腹主动脉，套阻断带	递长无齿镊、血管钳、组织剪解剖瘤体近心端腹主动脉，递肾蒂钳或解剖钳套阻断带，递过带钩套适当长度的橡胶管，小血管钳钳夹带远端
6. 局部或全身肝素化后阻断血管	递动脉钳阻断腹主动脉与左右髂总动脉，瘤腔内注射 30mg 肝素或全身肝素化（1 ～ 1.5mg/kg）后阻断腹主动脉
7. 切开动脉瘤	递长血管镊、手术刀切开瘤壁，递角度剪扩大切口
8. 取出附壁血栓，缝扎分支动脉口	递环状镊清除附壁血栓，7×17 圆针 7# 丝线或 2-0# 带针丝线缝扎瘤体内动脉分支口
9. 切取动脉瘤内膜，结扎腰动脉	递环状镊、血管剪切取动脉瘤内膜，递直角钳过 4# 丝线在瘤壁外结扎腰动脉
10. 缝合人工血管与腹主动脉	递长血管镊、长持针钳夹持 3-0# 或 Pro4-0# 线在动脉腔内连续外翻缝合腹主动脉与人工血管
11. 髂总动脉与人工血管吻合	递 Pro4-0# 线缝合左右髂总动脉与人工血管（端端吻合），吻合完成前，松开腹主动脉阻断钳使动脉血冲出腔内的血凝块和气体，再阻断，完成缝合

续表

手术步骤	手术配合
12. 动脉瘤壁包埋人工血管	递组织剪修剪去多余的动脉瘤壁，递6×17“0”针、4#丝线或3-0#带针摩丝线间断缝合瘤壁
13. 缝合后腹膜	递6×17圆针、4#丝线间断缝合或4-0#涤纶线连续缝合后腹膜，检查、止血，冲洗腹腔，放置引流管
14. 关闭腹壁切口	常规缝合腹壁切口

第四节　腹主动脉瘤腔内治疗

【手术步骤及手术配合】

手术步骤	手术配合
1. 个人防护准备	穿戴好铅衣、铅裙、围巾等防辐射装递
2. 腹股沟纵行切口，切开皮肤、皮下	递20#圆刀片、组织镊、纱布、单极电刀笔、甲状腺拉钩，沿右侧股动脉搏动处纵行依次切开皮肤、皮下组织
3. 暴露切口	递单极电刀笔、中号弯止血钳、乳突自撑，切开皮肤、皮下后，使用乳突自撑撑开手术切口，充分暴露手术野
4. 游离右侧股动脉	递进口精细直角、精细血管剪，沿股动脉走向游离股动脉，递钳带手术用标记线2根，分别穿过股动脉远、近端进行环绕悬吊，直蚊式止血钳牵引固定
5. 游离左侧股动脉	同右侧股动脉游离准备
6. 股动脉置管	递肝素化生理盐水，对动脉穿刺鞘管套针进行腔内、外肝素化。由远心端向近心端穿刺双侧股动脉，置放动脉鞘管
7. 置造影管	在X线引导下，经左（右）侧股动脉（术前拟置入主体支架侧）鞘管置入超滑导丝，同时输送黄金标记导管于第2腰椎上缘
8. 腹主动脉造影	递注射用压力延长管、介入专用高压注射针筒、造影剂。经黄金标记导管，嘱患者屏气后，在全程X线下，注入造影剂，显影腹主动脉瘤及周围动脉影像
9. 测量腹主动脉瘤	通过造影，黄金标记导管，实时准确测量瘤颈长度、直径及角度、瘤体大小，有无夹层及漏口，瘤体与肾动脉及髂总动脉的关系，根据术前CT测量的腹主动脉瘤各项参数核对，选择合适的腹主动脉覆膜支架的规格和类型
10. 腹主动脉瘤覆膜支架置入	遵医嘱递合适型号的腹主动脉瘤覆膜支架，并肝素化。全程动态X线下，经术前拟置入主体支架侧股动脉置入适型腹主动脉覆膜支架主体，于肾动脉下方释放
11. 对侧支架置入	经对侧股动脉导入导丝至支架腿支，导入支架，近端衔接，远端于髂动脉释放。术中根据腹主动脉瘤具体情况，如果已经累及髂总动脉，则可遵医嘱递合适型号的支架连接主体，经股动脉置入，远端位于髂总动脉瘤样扩张远端

续表

手术步骤	手术配合
12. 判断覆膜支架隔离情况	判断腹主动脉瘤腔内覆膜支架隔绝状态，判断有无移位、成角、狭窄、内漏情况
13. 复查造影	复查双侧肾动脉显影情况、双侧髂内动脉显影情况
14. 准确清点手术用物	请点手术用物
15. 股动脉穿刺点	递血管阻断钳、精细血管镊、精细血管针持，6-0#13mm 血管滑线进行缝合
16. 缝合皮下组织	圆针 3-0# 丝线缝合
17. 缝合皮肤	三角针 3-0# 丝线缝合

【相关解剖知识】 见图 9-4-1。

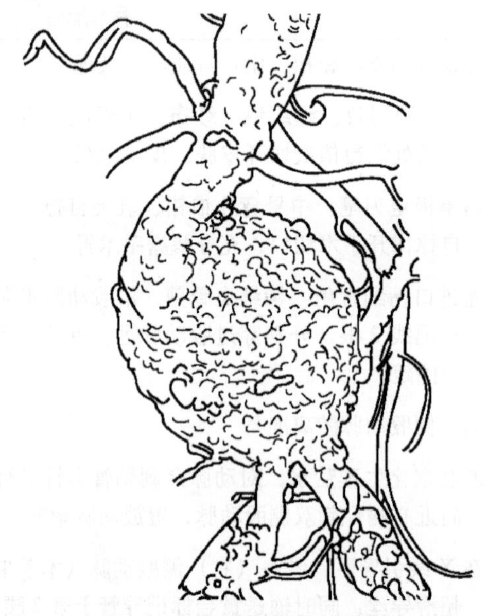

图 9-4-1 腹主动脉瘤造影

第 10 章

骨　　科

第一节　指屈肌肌腱腱鞘切开术

【适应证】

1. 经用醋酸氢化可的松鞘内注射无效或多次复发者。

2. 先天性弹响拇，伸屈指困难者。

3. 屈指肌肌腱狭窄性腱鞘炎的晚期或非手术治疗无效者。

【麻醉方式】 局部浸润麻醉或臂丛麻醉。

【手术体位】 平卧位，患肢外展置于手术桌上。

【手术切口】 在指（拇）掌骨头处的肿胀结节做 L 形切口，直切口在结节的一侧，横切口于远端掌横纹附近。避免切入指根部的胼胝，也不可越掌横纹。拇指可沿近侧横纹做切口。

【手术步骤及手术配合】

手术步骤	手术配合
1. 手术野皮肤常规消毒、铺单	递擦皮钳夹小纱布蘸碘酒、酒精消毒皮肤；递治疗巾及手术单协助铺单；套袜套，贴手术膜
2. 显露腱环和腱鞘	递驱血带驱血，上止血带；递 22# 刀切开皮肤；递有齿镊、弯蚊式钳钝性分离皮下组织显露腱环和腱鞘
3. 切开腱鞘	递 10# 刀将腱环纵行切开；递弯蚊式钳、小骨膜剥离器剥离腱鞘；递组织剪、开窗剪除肥厚的腱鞘 0.5 ～ 1cm
4. 冲洗、缝合切口	递 20ml 注射器抽吸生理盐水冲洗伤口，松开止血带，递蚊式钳彻底止血；递 6×17 角针、1# 丝线缝合皮肤

【相关解剖知识】 见图 10-1-1 ～图 10-1-3。

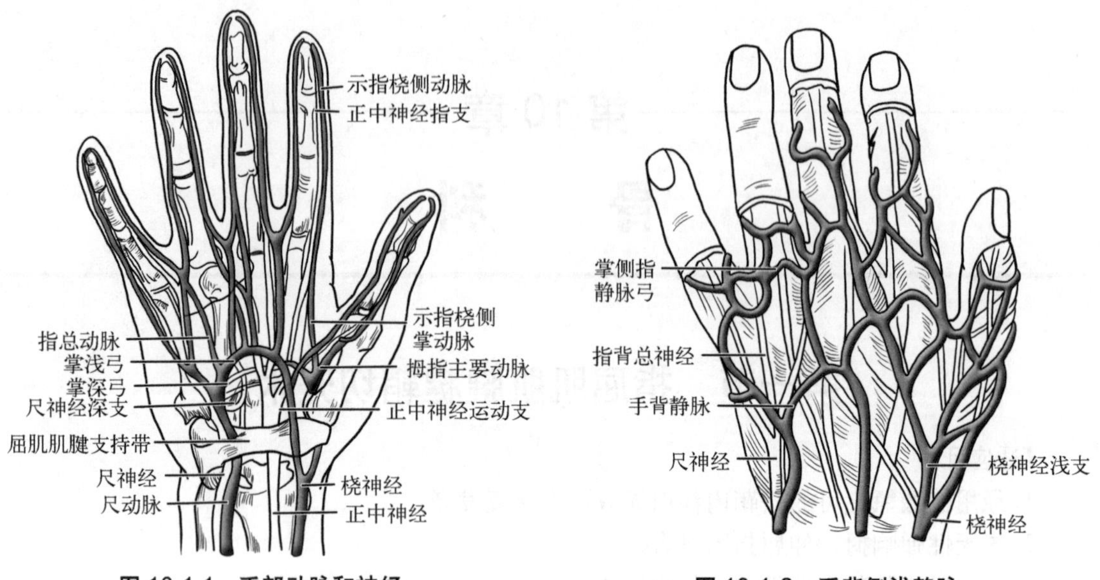

图 10-1-1 手部动脉和神经　　图 10-1-2 手背侧浅静脉

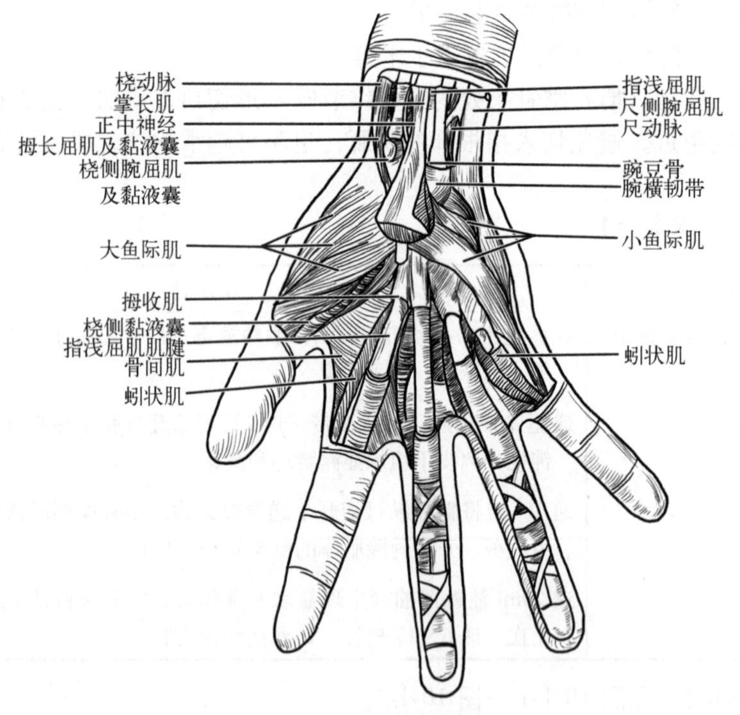

图 10-1-3 手部肌腱鞘

第二节　跟腱断裂修补手术

【适应证】

1. 新鲜断裂　跟腱的急性损伤，如锐器伤、显力撕裂伤、开放性损伤等。

2. 陈旧性断裂　损伤时间较长，跟腱已回缩，无法直接拉伸，或者其间有大量瘢痕组织粘连。

【麻醉方式】 联合麻醉。

【手术体位】 俯卧位或侧卧位。患侧大腿根部绑扎气囊止血带。

【手术切口】

1. 新鲜跟腱断裂修复　沿跟腱外缘直切口，长约15cm。

2. 陈旧性跟腱断裂修复　采用后外侧入路，修复的方法多采用Bugg-Boyd缝合法修复。

【手术步骤及手术配合】

手术步骤	手术配合
1. 常规消毒皮肤，铺无菌单	递擦皮钳夹小纱布蘸碘酒、酒精消毒皮肤，递无菌单协助铺单，套袜套，贴手术膜
2. 暴露跟腱，修整跟腱断裂处	递驱血带驱血，上止血带；递22# 刀、小弯血管钳切开皮肤、皮下组织及深筋膜，显露小腿三头肌肌肉与跟腱交界处及跟腱断裂处；递组织剪、小弯血管钳或蚊式钳，将断裂跟腱断端游离并修整好
3. 一期修补肌腱（直接缝合肌腱）	递2-0# 或3-0# 聚酯编织线、短有齿镊缝合肌腱两断端，使膝关节屈曲90°，踝关节跖屈30°后将缝合线抽紧、打结；递2-0# 或3-0# 聚酯编织线在断端周围间断褥式缝合
4. 二期修补肌腱（肌腱移植） （1）取掌长肌腱及阔筋膜或腓肠肌筋膜	递10# 刀于前臂内侧做1cm长横切口3个；递肌腱分离器分离肌腱周围组织，游离掌长肌肌腱；递组织剪剪断游离的掌长肌肌腱，用盐水纱布包好备用；递10# 刀、组织剪、有齿镊于大腿外侧取阔筋膜5cm×7cm一片，用盐水纱布包好备用
（2）吻合肌腱	递2-0# 或3-0# 聚酯编织线、有齿镊，用所取的掌长肌肌腱贯穿缝合，连接两断端；递2-0# 或3-0# 聚酯编织线，将所取的阔筋膜包绕两断端与跟腱吻合
5. 缝合切口	递生理盐水冲洗伤口后，清点器械、纱布、缝针；递1# 丝线、9×17圆针或2-0# 可吸收线缝合皮下组织，清点器械、纱布、缝针，递9×28角针、1# 丝线缝合皮肤
6. 石膏外固定	递石膏、绷带等用物

【相关解剖知识】 见图10-2-1、图10-2-2。

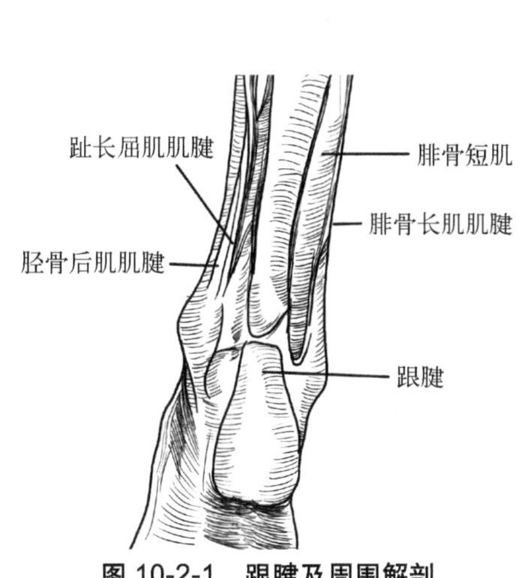

图10-2-1　跟腱及周围解剖

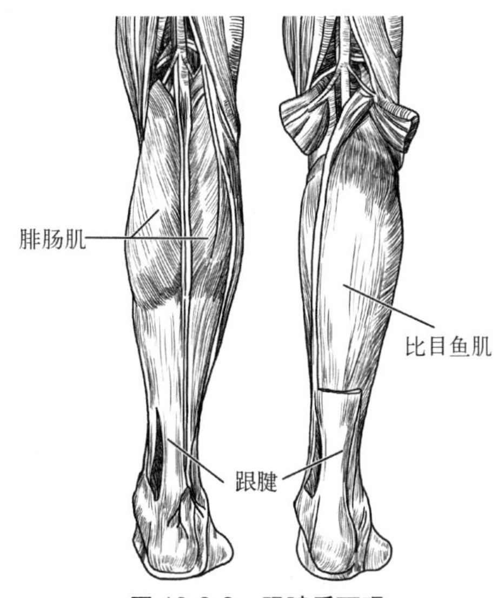

图10-2-2　跟腱后面观

第三节 腘窝囊肿切除术

【适应证】 腘窝囊肿影响膝关节活动，经保守治疗无效者。

【禁忌证】

1. 有严重的心、肺、肝、肾病及糖尿病患者不能承受手术者。
2. 全身有潜在感染病者。

【麻醉方式】 腰麻或硬脊膜外腔阻滞麻醉。

【手术切口】 囊肿隆起部做一 S 形或弧形切口，长 8 ～ 10cm。

【手术体位】 俯卧位。

【手术步骤及手术配合】

手术步骤	手术配合
1. 常规消毒，铺单	递擦皮钳夹小纱布蘸碘酒、酒精消毒皮肤；递治疗巾及手术单协助铺单，套袜套贴手术膜，辅大单、中单
2. 显露囊肿	递驱血带驱血，上止血带；递 22# 刀切开皮肤、皮下组织及深筋膜，显露囊肿；递中弯血管钳、组织剪沿囊壁做钝性分离至囊肿的蒂部
3. 切除囊肿	递中弯血管钳夹住囊肿的蒂部，电刀或剪刀切除，递 9×28 圆针、4# 丝线缝扎囊肿的基底部
4. 缝合切口	递生理盐水冲洗伤口，松止血带；电凝或递中弯血管钳钳夹，钳带 4# 丝线结扎止血；清点器械、纱布、缝针，递 9×28 圆针、7# 丝线或 0# 可吸收线缝合深筋膜，9×17 圆针、1# 丝线或 2-0# 可吸收线缝合皮下组织，清点器械、纱布、缝针，9×28 角针、1# 丝线缝合皮肤，递敷料，覆盖伤口并包扎

【相关解剖知识】 见图 10-3-1。

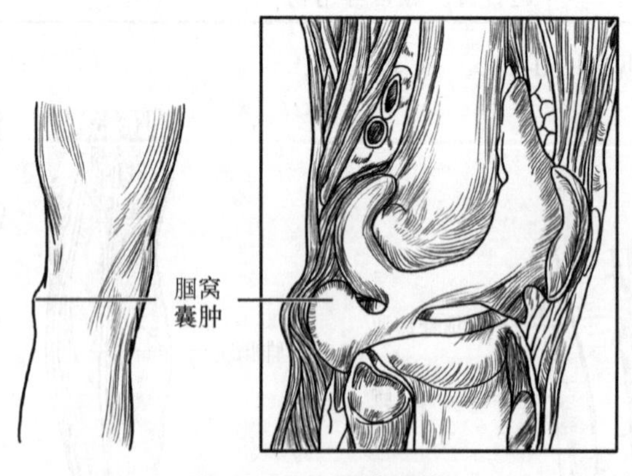

图 10-3-1 腘窝囊肿

第四节 肩关节脱位切开复位术

【适应证】

1. 外伤性肩关节前脱位 3 周以内未复位或手法复位失败者。

2. 陈旧性肩关节前脱位，关节附近有明显软组织钙化，合并有血管、神经受压，或合并大结节、外科颈骨折者。

【麻醉方式】 颈丛麻醉或全身麻醉。

【手术切口】 于肩前内侧做一弧形切口，以喙突为标志，向外上延长至肩胛关节，向下沿三角肌前至此肌前缘中下 1/3 交界处，长 12 ～ 15cm。

【手术体位】 全身麻醉坐位。

【手术步骤及手术配合】

手术步骤	手术配合
1. 手术野皮肤常规消毒、铺单	递擦皮钳夹小纱布蘸碘酒、酒精消毒皮肤；递治疗巾及中单、大单协助铺单，贴膜
2. 切开皮肤、皮下组织	切口两侧各置一块干纱布，递 22# 刀切开皮肤；递电刀、中弯切开皮下组织，电凝止血
3. 显露肩关节前方的喙突和附着其上的喙肱肌与肱二头肌短头的联合肌腱	递甲状腺拉钩暴露术野，递中弯血管钳分离三角肌并切断三角肌在锁骨上的附着点，显露喙突和联合肌腱
4. 切断联合肌腱和肩胛下肌	递中弯血管钳、骨膜剥离器游离联合肌腱；递骨刀、骨锤切断喙突的前 1/3；递 7# 或 4# 丝线、9×17 圆针于肩胛下肌上、下缘各缝一根牵引线
5. 显露肩关节	递扣扣钳、11# 刀切开关节囊，显露关节腔
6. 修复关节囊	递 7# 丝线、11×24 圆针缝合肩胛下肌
7. 缝合切口	递生理盐水冲洗并检查伤口，清点器械、纱布、缝针，递 2-0# 可吸收线缝合关节囊及皮下组织，清点器械、纱布、缝针，递酒精棉球消毒切口皮肤，9×28 角针、1# 丝线、有齿镊间断缝合皮肤，递酒精棉球再次消毒切口皮肤，递敷料覆盖切口

【相关解剖知识】 见图 10-4-1 ～图 10-4-3。

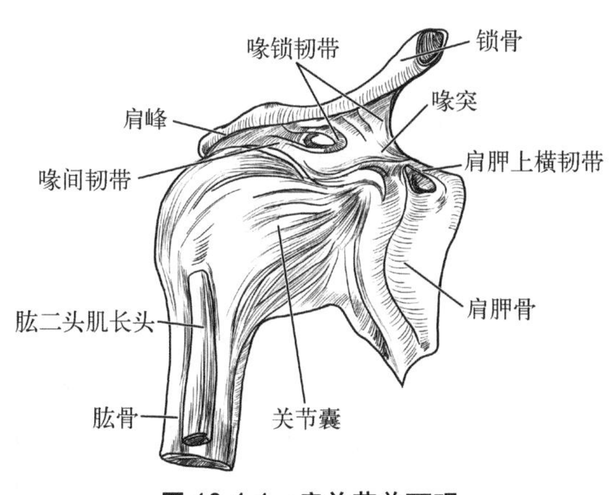

图 10-4-1　肩关节前面观

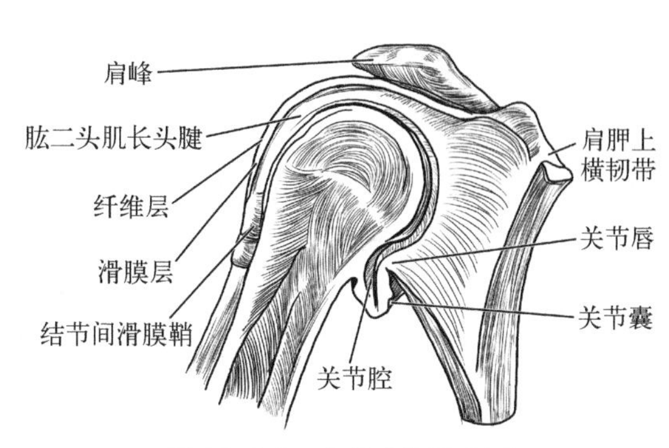

图 10-4-2　肩关节冠状切面

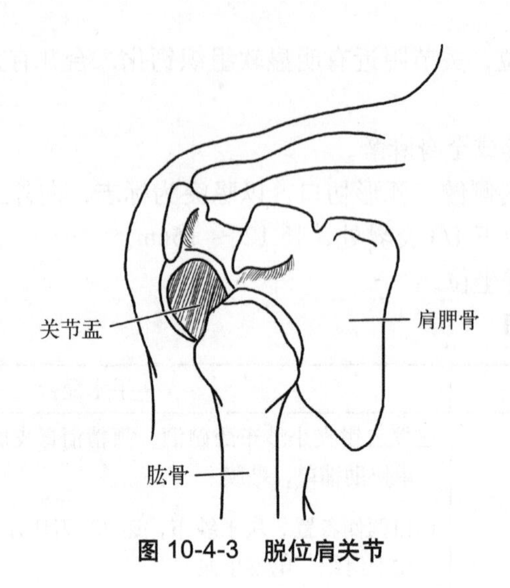

图 10-4-3 脱位肩关节

第五节 锁骨骨折切开复位内固定术

【适应证】

1. 骨折不连接或存在明显移位者。
2. 骨折伴有神经、血管损伤。
3. 有些职业要求体型较好者。

【麻醉方式】 可采用颈丛麻醉或全身麻醉。

【手术切口】

1. 以骨折部为中心沿锁骨上缘做 2.5 ～ 5cm 横切口，若行钢板螺丝钉内固定术，切口则稍长些。

2. 钢丝张力带固定主要用于锁骨远端骨折，切口在锁骨外端做长约 5cm 横切口。

【手术体位】 仰卧位，患侧肩下垫软枕，略抬高。双上肢固定于身体两侧，双下肢用约束带固定。静脉通路建立在下肢。

【手术步骤及手术配合】

手术步骤	手术配合
1. 手术野皮肤常规消毒、铺单	递擦皮钳夹小纱布蘸碘酒、酒精消毒皮肤；递治疗巾及中单、大单协助铺单，贴手术膜
2. 显露锁骨	
（1）切开皮肤、皮下组织	递 2 块干纱布置于切口两侧，递 22# 刀切开皮肤；递电刀、中弯血管钳切开皮下组织，电凝止血
（2）剥离锁骨骨膜	递甲状腺拉钩拉开切口，显露锁骨；递骨膜剥离器剥离骨膜；递盐水纱布保护锁骨下组织，避免损伤锁骨下静脉，必要时显露肩锁关节

续表

手术步骤	手术配合
3. 复位、内固定 （钢板螺钉内固定）	递复位钳或复位钩对合骨折两端并复位，递持骨钳固定，递骨膜剥离器保护锁骨下组织，递合适的钢板、钻头连接电钻钻螺钉孔，递测深器测量螺丝钉孔深度，递适合的螺丝钉及配套起子将螺丝钉拧紧。同法上其余各枚螺丝钉
4. 缝合伤口	递生理盐水冲洗并检查伤口，清点器械、纱布、缝针，递 2-0# 可吸收线缝合皮下组织，清点器械、纱布、缝针，递酒精棉球消毒切口皮肤，9×28 角针、1# 丝线、有齿镊间断缝合皮肤，递酒精棉球再次消毒切口皮肤，递敷料覆盖切口

【相关解剖知识】 见图 10-5-1 。

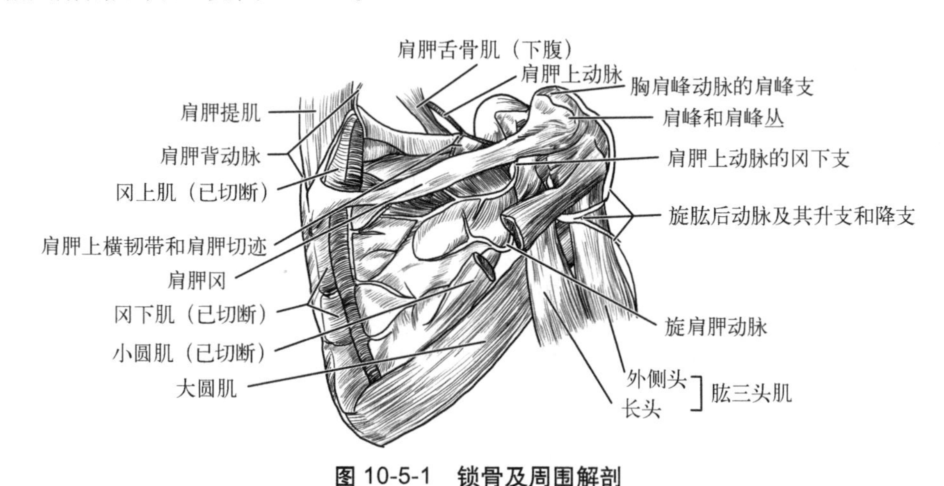

图 10-5-1　锁骨及周围解剖

第六节　陈旧性肘关节脱位切开复位术

【适应证】 3 周以上的陈旧性肘关节脱位，不适合闭合复位者。

【麻醉方式】 可采用臂丛神经阻滞麻醉或全身麻醉。

【手术切口】 肘关节外侧切口，从尺骨鹰嘴上 6 ～ 8cm 正中向下，绕过鹰嘴外侧，至鹰嘴下 4 ～ 6cm。

【手术体位】 仰卧位或健侧卧位。

【手术步骤及手术配合】

手术步骤	手术配合
1. 手术野皮肤常规消毒、铺单	递擦皮钳夹小纱布蘸碘酒、酒精消毒皮肤，递治疗巾及无菌单，递袜套包裹前臂下段，贴手术膜，套腹口，将患肢固定于胸前
2. 切开皮肤、皮下组织	递驱血带驱血，巡回护士上气囊止血带压力。递 2 块干纱布置于切口两侧，递 22# 刀切开皮肤，递电刀、小弯血管钳切开皮下组织，电凝止血
3. 切开深筋膜，分离保护尺神经	递电刀、有齿镊切开深筋膜，递小弯血管钳分离、保护尺神经

续表

手术步骤	手术配合
4. 显露肘关节	递 10# 刀或剪刀将肱三头肌肌腱及关节囊切开，递骨膜剥离器显露肱骨远端及尺骨鹰嘴
5. 松解肘关节，整复脱位	递剪刀和刮匙清除鹰嘴窝及半月板切迹内的瘢痕组织，适当松解内外侧软组织。复位前即应松开止血带，彻底止血。复位后，将肘关节做全程伸屈活动数次，测试复位后的稳定性
6. 缝合切口	递生理盐水冲洗并检查切口，专人维持肘关节于屈曲 90° 位，清点器械、纱布、缝针，递 2-0# 可吸收线缝合关节囊及皮下组织，清点器械、纱布、缝针，递酒精棉球消毒切口皮肤，9×28 角针、1# 丝线、有齿镊间断缝合皮肤，递酒精棉球再次消毒切口皮肤，递敷料覆盖切口

【相关解剖知识】 见图 10-6-1 ～图 10-6-3。

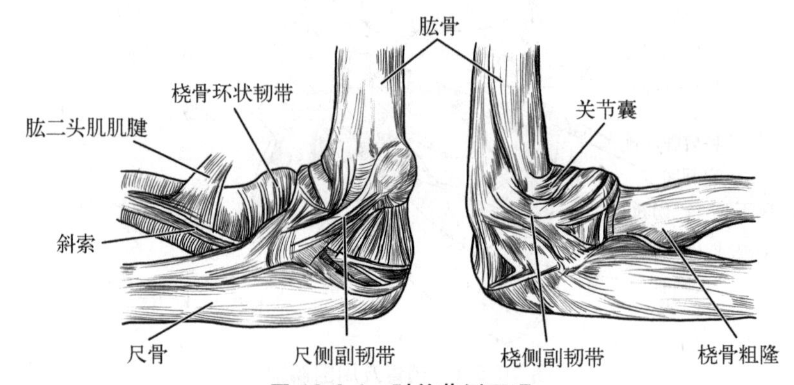

图 10-6-1 肘关节侧面观

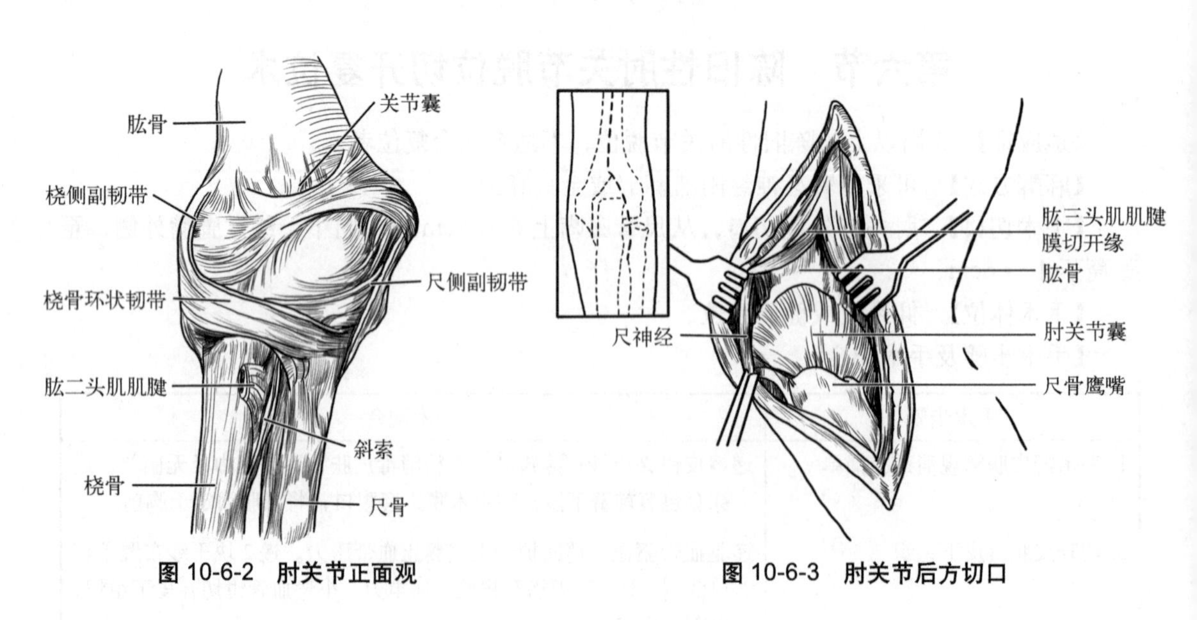

图 10-6-2 肘关节正面观

图 10-6-3 肘关节后方切口

第七节 肘关节融合术

【适应证】

1. 全肘关节结核。
2. 病变已静止的化脓性肘关节炎，功能明显障碍，窦道愈合半年以上者。
3. 肘关节创伤性关节炎，严重影响肘关节功能者。
4. 肘关节置换术失败者。

【麻醉方式】 臂丛神经阻滞麻醉或全身麻醉。

【手术切口】 做肘后侧纵切口。

【手术体位】 仰卧位，向健侧倾斜30°，肘关节稍屈曲置于胸前。

【手术步骤及手术配合】

手术步骤	手术配合
1. 手术野皮肤常规消毒、铺单	递擦皮钳夹小纱布蘸碘酒、酒精消毒皮肤，递治疗巾及无菌单，递袜套包裹前臂下段，贴手术膜，套腹口，将患肢置胸前，用扣扣钳夹住固定
2. 切口、显露	递2块干纱布置于切口两侧，递22#刀切开皮肤，递电刀、小弯血管钳切开皮下组织，小弯血管钳分离尺神经，递神经拉钩牵开保护。对肱三头肌有挛缩者，可将其腱膜做舌状切开。递骨膜剥离器显露肱骨下端、鹰嘴和桡骨头
3. 切除软骨面和桡骨头	如关节腔有病灶则先做清除，递骨刀凿除肱骨滑车及鹰嘴的软骨面，切除桡骨头，锉平残端，用周围筋膜缝合覆盖以保证前臂旋转功能
4. 关节外融合	将肘屈曲于90°位，递骨刀、骨锤于滑车上部的肱骨下段后面凿一长4cm、宽2cm的纵行浅骨槽，在骨槽延长线上相应的鹰嘴顶部凿一短槽，取大小合适的植骨片嵌入槽内，递螺钉将两端固定于肱、尺骨上，取松质易碎片填充关节间和植骨片下的空隙。松开止血带，电凝止血。递2-0可吸收线缝合肱三头肌腱膜
5. 前移尺神经	递小弯血管钳、神经拉钩将尺神经向上、向下扩大分离，并移至肘关节的内前方皮下，防止迟延性尺神经麻痹
6. 缝合切口	冲洗伤口，清点器械、纱布、缝针，逐层缝合切口。做前、后长臂石膏托外固定肘于功能位（屈肘90°、前臂中立位）。递敷料覆盖切口

【相关解剖知识】 见图10-7-1～图10-7-4。

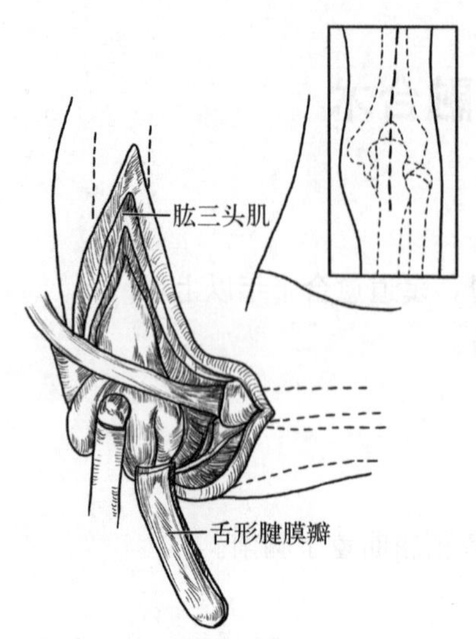

图 10-7-1　显露两端关节面，切除骨面直达骨松质面

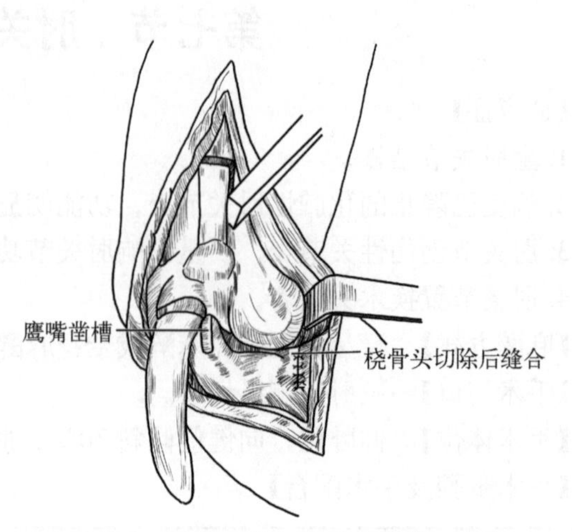

图 10-7-2　肱骨下段与鹰嘴突凿槽，备植骨

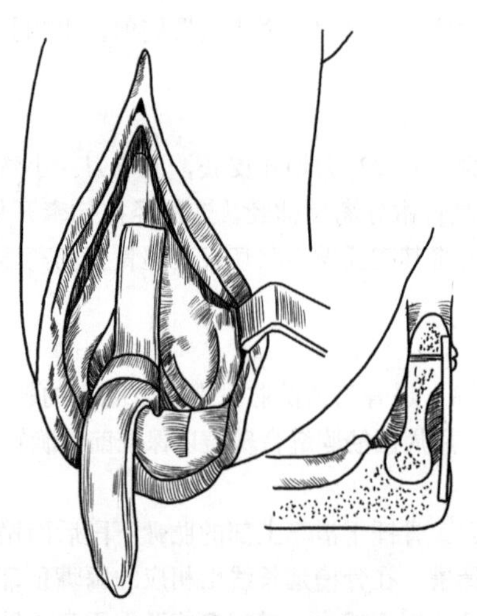

图 10-7-3　植骨内固定

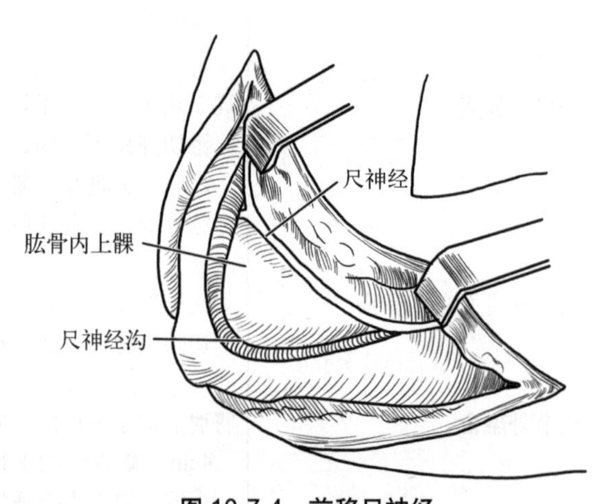

图 10-7-4　前移尺神经

第八节　尺骨鹰嘴骨折切开复位张力带钢丝内固定术

【适应证】 尺骨鹰嘴横断、斜行或移位不大的尺骨鹰嘴骨折者。

【麻醉方式】 臂丛神经阻滞麻醉。

【手术切口】 肘后纵行切口，起自尺骨鹰嘴上方 2 ～ 3cm，沿其桡侧向远侧延长 5 ～ 6cm。

【手术体位】 仰卧位，患肢肘关节屈曲 90° 置于胸前，上臂绑气囊止血带，健肢固定于体侧，双下肢用约束带固定，静脉通路建立在下肢。

【手术步骤及手术配合】

手术步骤	手术配合
1. 手术野皮肤常规消毒、铺单	递擦皮钳夹小纱布蘸碘酒、酒精消毒皮肤，递治疗巾及无菌单，递袜套包裹前臂下段，贴手术膜，套腹口，将患肢固定于胸前
2. 切开皮肤、皮下组织	递驱血带驱血，巡回护士上气囊止血带压力；递 2 块干纱布置于切口两侧，递 22# 刀切开皮肤，递电刀、小弯血管钳切开皮下组织，电凝止血
3. 显露骨折处	递电刀，小弯血管钳切开筋膜，递中弯血管钳分离肌肉，递甲状腺拉钩牵开，递电刀切开骨膜，递骨膜剥离器剥离骨膜，显露骨折处
4. 整复骨折	屈曲肘关节，显露并探查关节腔。递刮匙清除关节腔内积血、骨屑及常夹入骨折端间的筋膜，伸直肘关节，递复位钳复位骨折端
5. 钢丝内固定	递电钻、克氏针，钻骨孔，同时递骨膜剥离器保护周围组织；递中弯血管钳夹钢丝分别穿过骨折远、近端骨孔，做“8”字形交叉固定，递钢丝钳拉紧钢丝拧紧并结扎；递钢丝剪剪去多余钢丝；递钢丝钳将钢丝尾折弯贴于骨皮质
6. 缝合切口	递盐水纱布压迫切口，松止血带压力；递中弯血管钳或电凝止血；递生理盐水冲洗切口，清点器械、纱布、缝针，递 2-0# 可吸收线缝合筋膜和皮下组织，清点器械、纱布、缝针，递酒精棉球消毒切口皮肤，9×28 角针、1# 丝线、有齿镊间断缝合皮肤，递酒精棉球再次消毒切口皮肤，递敷料覆盖切口

【相关解剖知识】　见图 10-8-1、图 10-8-2。

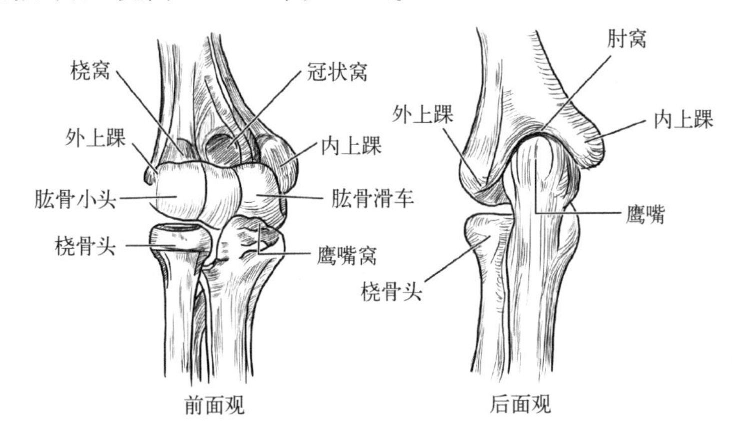

图 10-8-1　肘关节解剖

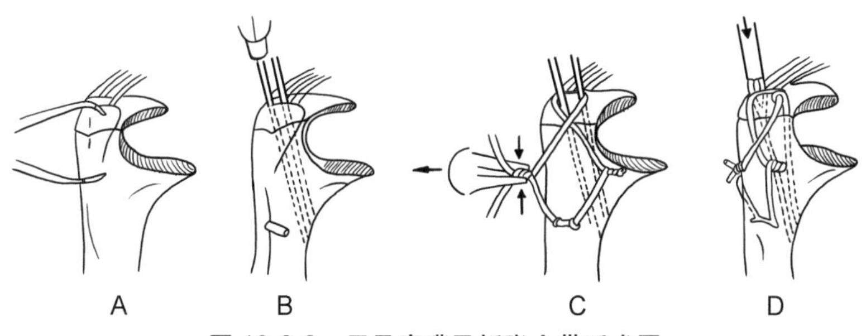

图 10-8-2　尺骨鹰嘴骨折张力带手术图

A. 复位钳复位；B. 克氏针钻入；C. 钢丝缠绕；D. 钢丝打结加压

第九节　尺、桡骨骨干骨折切开复位内固定术

【适应证】 尺、桡骨双骨折闭合复位失败或骨折合并血管、神经损伤者。

【麻醉方法】 采用臂丛神经阻滞麻醉。

【手术切口】 前臂背侧切口，以骨折为中心，在尺骨的尺侧及桡骨的桡侧各做一长约6cm纵行切口。

【手术体位】 仰卧位，患肢外展置床旁桌上。上臂绑气囊止血带，健侧上肢固定于身体同侧。双下肢用约束带固定，静脉通路建立在下肢。

【手术步骤及手术配合】

手术步骤	手术配合
1. 常规消毒、铺单	递擦皮钳夹小纱布蘸碘酒、酒精消毒皮肤，递治疗巾及无菌单，套袜套，贴手术膜，铺大单、中单
2. 显露尺骨	递驱血带驱血，巡回护士上气囊止血带压力。递2块干纱布置于切口两侧，递22# 刀切开皮肤，电刀、中弯血管钳切开皮下组织及深筋膜；递中弯血管钳分离松解，甲状腺拉钩拉开肌肉，显露尺骨骨折部
3. 尺骨骨折复位内固定	
（1）如为尺骨上1/3横折，亦可用髓内针固定	递克氏针、电钻自鹰嘴将克氏针钻入尺骨近骨折段髓腔；递骨膜剥离器和复位钳对合骨折
（2）如尺骨为斜折或螺旋骨折，骨折端不稳定易再移位时，可用钢板固定	递电钻、钻套通过钢板孔钻骨孔；递测深器测量骨孔深度，递丝锥攻丝；递螺钉及起子拧入螺钉，同法拧入其余螺钉
4. 桡骨骨折显露、整复并内固定	递骨刮匙、中弯血管钳清除积血；桡骨复位后，将合适的钢板弯成一定的弧度，配合方法同尺骨内固定
5. 透视检查针位、针长及骨折复位情况	递无菌中单遮盖手术野，进行C形臂X线机透视
6. 缝合切口	递生理盐水冲洗伤口，清点器械、纱布、缝针，递2-0# 可吸收线缝合筋膜和皮下组织，清点器械、纱布、缝针，递酒精棉球消毒切口皮肤，9×28角针、1# 丝线、有齿镊间断缝合皮肤，递酒精棉球再次消毒切口皮肤，递敷料覆盖切口

【相关解剖知识】 见图10-9-1、图10-9-2。

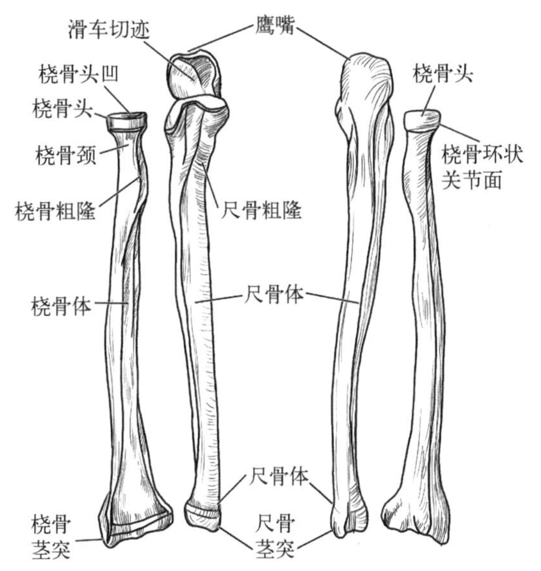

图10-9-1 桡骨、尺骨解剖

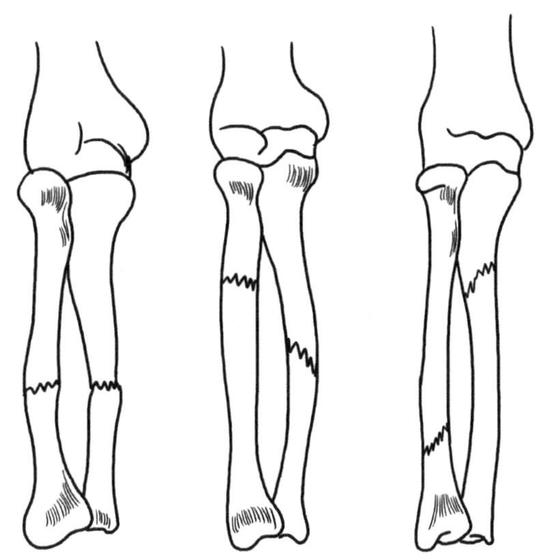
图10-9-2 不同暴力造成不同平面的骨折

第十节 肱骨干骨折切开复位钢板螺钉内固定术

【适应证】

1. 经手法复位失败或伴有血管及桡神经损伤。
2. 肱骨干多段骨折或开放性骨折。

【麻醉方式】 可采用臂丛神经阻滞麻醉或全身麻醉。

【手术切口】 以骨折部位为中心做上臂前外侧纵行切口。

【手术体位】 仰卧位，患肢肘关节屈曲置胸前。健侧上肢固定于体侧，双下肢用约束带固定，静脉通路建立在下肢。

【手术步骤及手术配合】

手术步骤	手术配合
1. 手术野皮肤常规消毒、铺单	递擦皮钳夹小纱布蘸碘酒、酒精消毒皮肤；递治疗巾及中单、大单协助铺单，递袜套包扎肘关节以下前臂，贴手术膜
2. 显露肱骨干骨折部	
(1) 切开皮肤、皮下组织	递2块干纱布置于切口两侧，递22#刀切开皮肤，递电刀、中弯血管钳切开皮下组织，电凝止血
(2) 切开筋膜，肱二头肌、肱三头肌及肱肌肌膜并松解，辨认神经血管，显露肱骨干	递甲状腺拉钩拉开切口，递电刀、小弯血管钳切开浅深筋膜及肱二头肌、肱三头肌肌膜，递中弯血管钳分离松解；递甲状腺拉钩拉开肌肉，递电刀、无齿镊切开肱肌肌膜，中弯血管钳分离及松解，探查桡神经，递甲状腺拉钩连同肱肌一起轻轻拉开，显露肱骨干骨折处
3. 清除骨折端嵌入组织并复位	递电刀、小弯血管钳纵行切开骨膜，骨膜剥离器剥离骨膜；递骨刮匙清除骨折端血凝积血，递骨折复位钩、持骨钳对合复位，递骨折固定器维持

续表

手术步骤	手术配合
4. 钢板螺丝钉（自动加压钢板）固定	递骨膜剥离器保护骨折周围软组织，将加压钢板置于骨折前外侧；递电钻、钻套通过钢板孔钻骨孔；递测深器测量骨孔深度，递丝锥攻丝；递螺钉及起子拧入螺钉，同法拧入其余螺钉
5. 缝合切口	递生理盐水冲洗切口，并检查切口，逐层缝合筋膜、皮下组织、皮肤，包扎切口

【相关解剖知识】　见图 10-10-1。

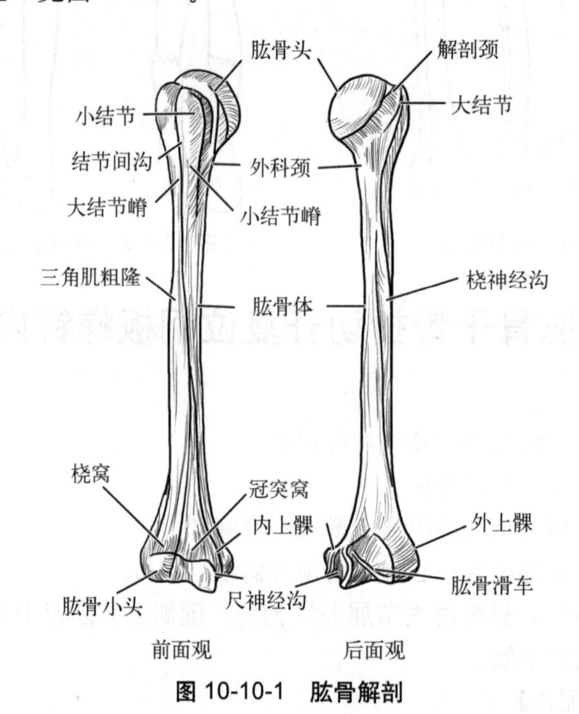

图 10-10-1　肱骨解剖

第十一节　肱骨外科颈骨折切开复位内固定术

【适应证】

1. 严重移位的肱骨外科颈骨折。
2. 骨折伴有臂丛神经损伤者。
3. 陈旧性骨折造成肱骨头外 / 内翻，明显影响肩关节活动功能的青壮年患者。

【麻醉方式】采用气管插管全身麻醉。

【手术切口】　起自肩峰，沿三角肌前缘做一纵切口，长 8 ～ 10cm。

【手术体位】　取全身麻醉坐位。

【手术步骤及手术配合】

手术步骤	手术配合
1. 手术野皮肤常规消毒、铺单	递擦皮钳夹小纱布蘸碘酒、酒精消毒皮肤；递治疗巾及中单、大单协助铺单，套袜套，贴手术膜，铺腹口单
2. 切开皮肤、皮下组织	递两块干纱布置于切口两侧，递 22# 刀切开皮肤，递电刀、中弯血管钳切开皮下组织，电凝止血
3. 松解并切开三角肌、胸大肌，游离头静脉，切开关节囊并显露肱骨头及骨折处	递甲状腺拉钩显露，递电刀，中弯血管钳切开三角肌及胸大肌；递中弯血管钳分离肌肉，找出头静脉，递甲状腺拉钩连同胸大肌一起拉向内侧；递扣扣钳、电刀纵行切开关节囊，显露肱骨头骨折部
4. 清除骨折端嵌入组织并复位	递骨刮匙，小弯血管钳清除血凝块及骨碎片，取出嵌入骨折端的软组织；递骨折复位钳对合复位
5. 螺钉固定	递电钻、合适钻头，在骨折线下 2 ～ 3cm 处钻孔，递测深器测量钻孔深度，递长度及直径合适的螺丝钉及起子拧入螺钉以固定骨折
6. 缝合切口	递生理盐水冲洗伤口，彻底止血；清点器械、纱布、缝针；递 0# 可吸收线、小弯血管钳缝合筋膜，9×28 圆针、1# 丝线或 2-0# 可吸收线缝合皮下组织，清点器械、纱布、缝针；酒精棉球消毒切口皮肤，9×28 角针、1# 丝线缝合皮肤。递纱布覆盖切口，绷带包扎，三角巾悬吊患肢

【相关解剖知识】 见图 10-11-1、图 10-11-2。

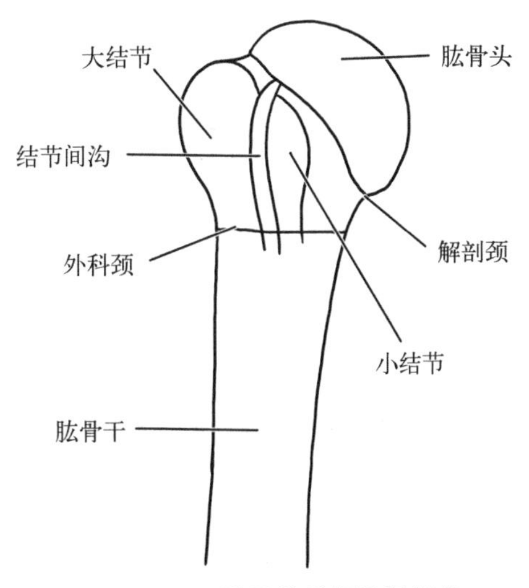

图 10-11-1　肱骨外科颈骨折部位

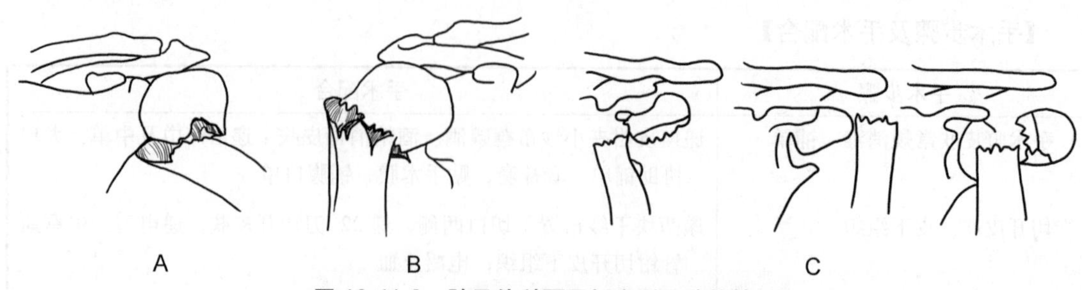

图 10-11-2 肱骨外科颈骨折类型及移位情况
A. 外展型骨折；B. 内收型骨折；C. 骨折严重移位情况

第十二节 腕关节融合术

【适应证】

1. 腕关节结核及其他病变所致疼痛、畸形、功能障碍等，经非手术治疗无效者。

2. 神经功能障碍及缺血性挛缩引起的腕手部畸形，在行肌腱均衡手术的同时可做全腕关节融合术。

【麻醉方式】 臂丛神经阻滞麻醉。

【手术切口】 腕背正中纵行切口或 S 形切口，从桡骨尺缘腕上 5cm 至第 3 掌骨基底。

【手术体位】 仰卧位，上肢外展，置于手术台旁的小桌上，上臂绑气囊止血带。

【手术步骤及手术配合】

手术步骤	手术配合
1. 手术野皮肤消毒、铺单	递擦皮钳夹小纱布蘸碘酒、酒精消毒皮肤；递治疗巾及中单、大单协助铺单，套袜套，贴手术膜
2. 显露腕关节背侧关节囊	递 22# 刀、有齿镊切开皮肤、皮下组织；递 10# 刀纵行切开伸肌支持带，递小拉钩将肌腱拉开，切开腕背韧带，将拇长伸肌、指总伸肌肌腱分向两侧拉开，显露腕关节囊
3. 切除软骨面	递 10# 刀纵行切开桡骨下端的骨膜，做骨膜下剥离。递 10# 刀切除腕关节的关节囊。递骨刀、骨锤凿除桡、腕、掌骨的软骨面，彻底清除病灶
4. 关节植骨融合	将腕置于功能位，递骨刀、骨锤桡骨下端背侧做一骨槽；选择合适骨片，将骨片滑行嵌入骨槽植骨。碎骨片填充关节间隙及承受骨与植骨之间的缝隙。缝合腕背韧带以固定植骨片
5. 缝合切口	递生理盐水冲洗伤口，彻底止血；清点器械、纱布、缝针。递 2-0# 可吸收线、小弯血管钳缝合筋膜，9×28 圆针、1# 丝线或 2-0# 可吸收线缝合皮下组织，清点器械、纱布、缝针，酒精棉球消毒切口皮肤，9×28 角针、1# 丝线缝合皮肤；递敷料覆盖切口，绷带包扎

【相关解剖知识】 见图 10-12-1 ～图 10-12-4。

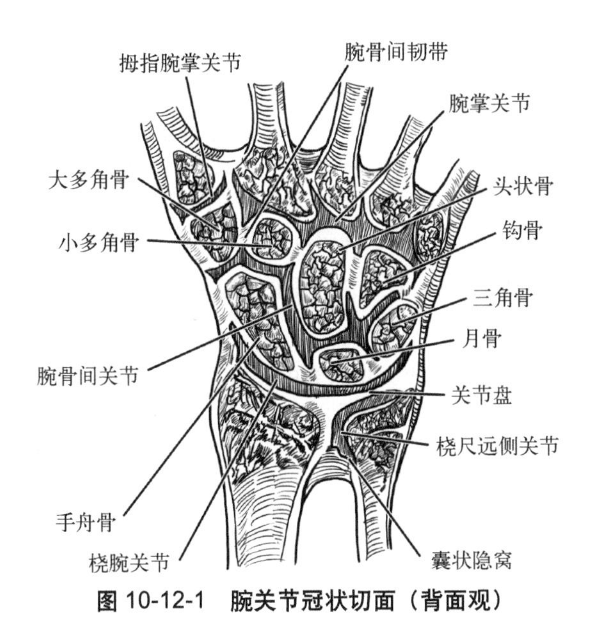

图 10-12-1 腕关节冠状切面（背面观）

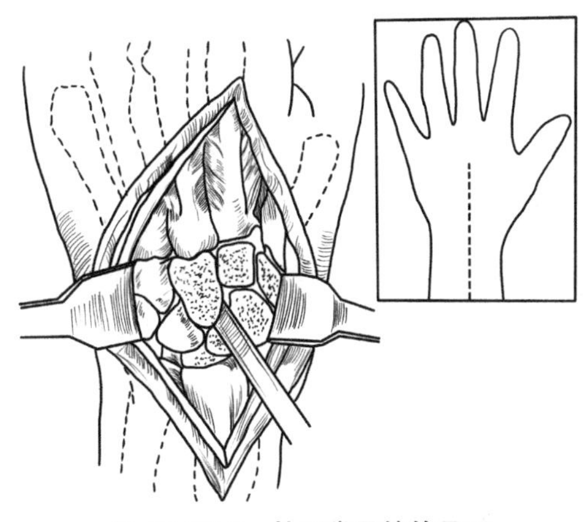

图 10-12-2 处理掌骨的软骨面

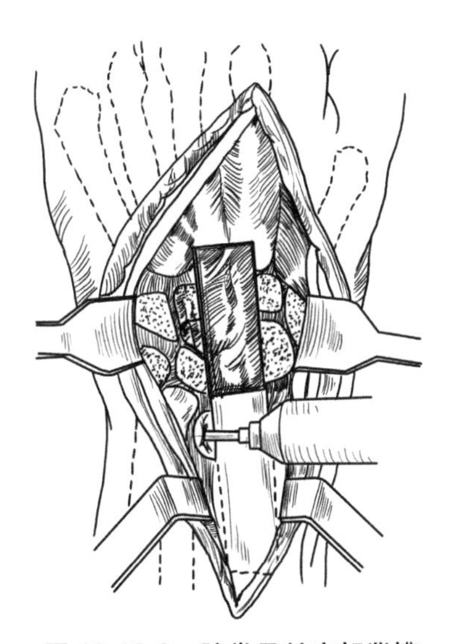

图 10-12-3 腕掌骨基底部凿槽

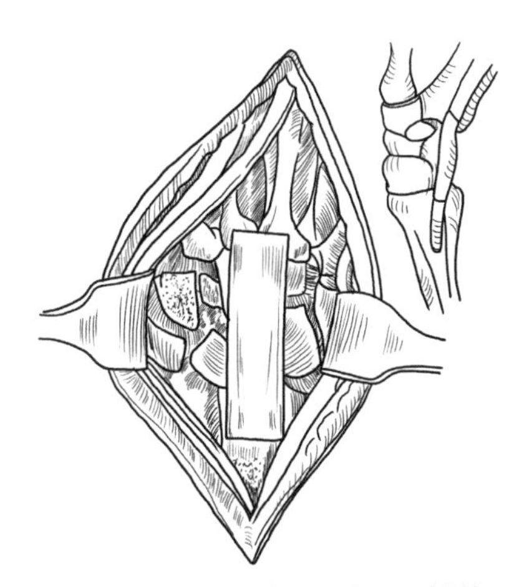

图 10-12-4 将骨片滑行嵌入骨槽植骨

第十三节 髋关节脱位切开复位术

【适应证】

1. 髋关节脱位合并髋臼骨折及坐骨神经损伤者。
2. 陈旧性髋关节脱位者。
3. 髋关节脱位手法复位失败者。

【麻醉方式】 硬脊外腔阻滞麻醉或联合麻醉。

【手术切口】 髋关节后侧入路切口。

【手术体位】 仰卧位，患者髋部垫一沙袋，使其抬高。

【手术步骤及手术配合】

手术步骤	手术配合
1. 手术野皮肤消毒、铺单	递擦皮钳钳夹小纱布蘸碘酒、酒精消毒皮肤，递碘伏小纱布消毒会阴部。递治疗巾、中单、大单协助铺单。递中单、绷带包裹足部及小腿下段，套袜套，贴手术膜，铺腹口单
2. 切开皮肤、皮下组织及浅、深筋膜	递 2 块纱布置于切口两侧，递 22# 刀切开皮肤；递有齿镊、电刀切开皮下组织，电凝止血
3. 显露脱出的股骨头颈及髋后缘移位的骨折片	递中弯血管钳分离臀大肌；递电刀切断臀中肌止端约 1/3，切断梨状肌，闭孔内肌，上下孖肌及股方肌止端；递骨膜剥离器、电刀显露破裂的关节囊和脱位的股骨头
4. 切开关节囊显露髋臼	递扣扣钳、电刀扩大关节囊切口；递骨膜剥离器、中弯血管钳和刮匙清除积血及小的骨碎片，充分显露股骨头和髋臼
5. 复位髋关节	将股骨头复位后检查活动、复位情况；如合并有髋臼骨折，递中弯血管钳将骨块复位，螺钉固定
6. 缝合切口	递生理盐水冲洗伤口，清点器械、纱布、缝针；递 11×24 圆针、7# 丝线缝合关节囊，递 11# 刀，中弯血管钳置入骨科引流管；逐层缝合筋膜、皮下组织、皮肤，包扎伤口

【相关解剖知识】 见图 10-13-1 ～图 10-13-5。

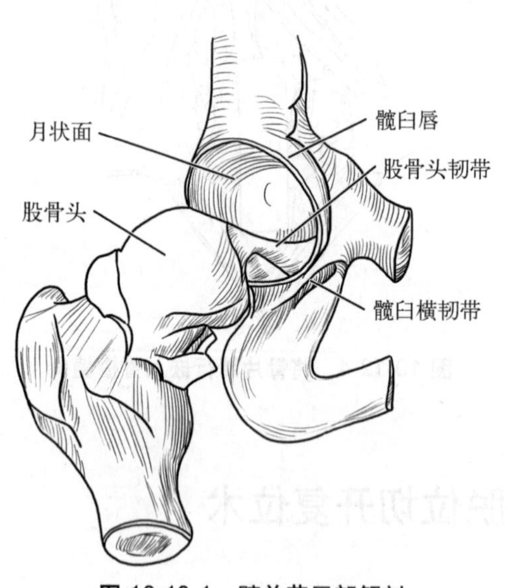

图 10-13-1　髋关节局部解剖

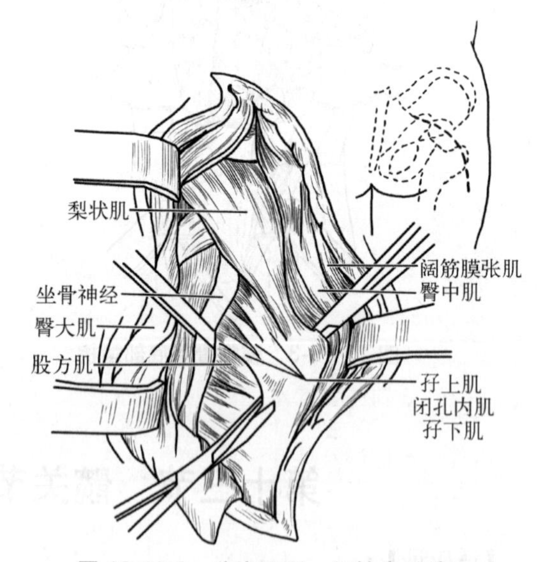

图 10-13-2　分离肌群，保护坐骨神经

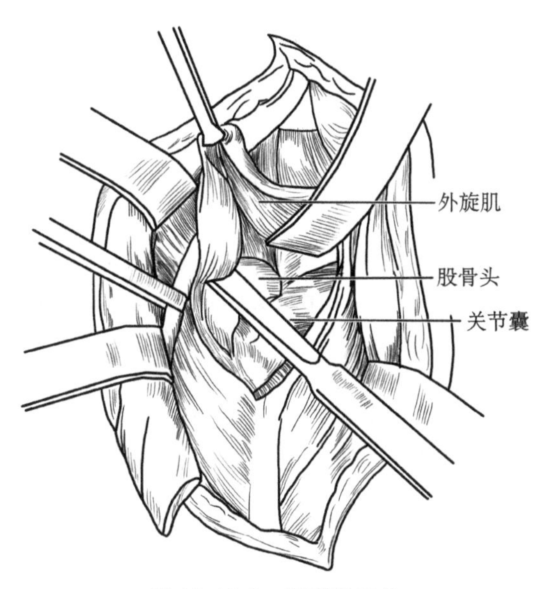

图 10-13-3 显露股骨头

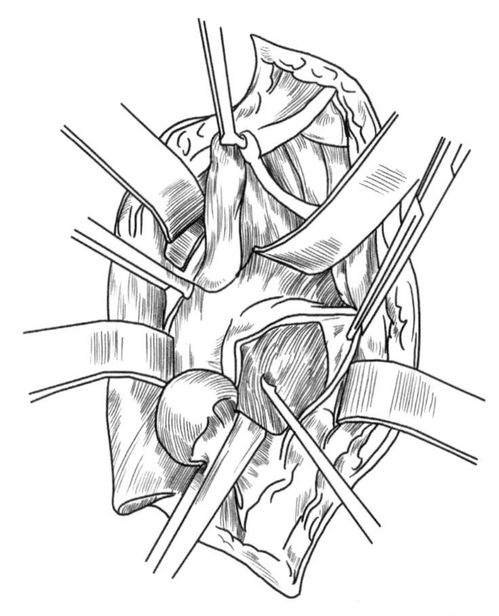

图 10-13-4 清理髋臼内积血及碎骨片

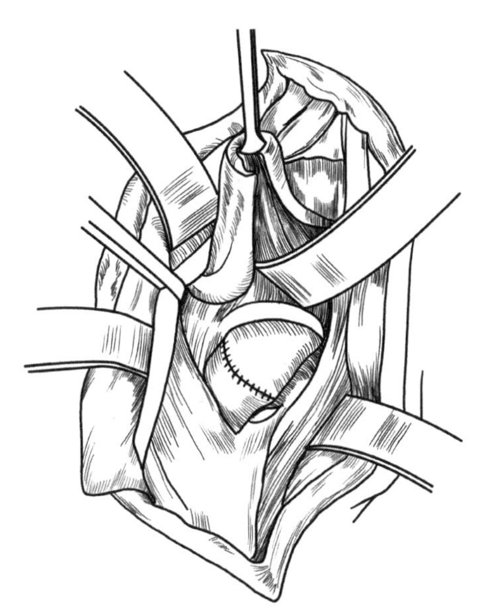

图 10-13-5 修复缝合关节囊

第十四节 膝关节融合术

【适应证】

1. 膝关节全关节型结核，关节不稳或有严重畸形，但病变静止者。

2. 膝关节置换术后失败，或膝关节置换术后翻修术后失败者。

【麻醉方式】 硬脊外腔阻滞麻醉或联合麻醉。

【手术切口】 膝关节前正中或前内侧切口。起自髌骨上缘上 6 ～ 8cm，止于胫骨粗隆下方。

【手术体位】 仰卧位，患侧大腿根部绑扎气囊止血带。

【手术步骤及手术配合】

手术步骤	手术配合
1. 消毒、铺巾，上止血带	递擦皮钳夹小纱布蘸碘酒、酒精消毒皮肤，递治疗巾、中单、大单协助铺单，递中单、绷带包裹足部及小腿下段，套袜套，贴手术膜，铺大单、中单
2. 显露膝关节	递驱血带驱血，上止血带；递 2 块纱布置于切口两侧，递有齿镊，22# 刀切开皮肤，递 10# 刀切开皮下组织及筋膜，电凝止血。递中弯血管钳、10# 刀切断髌韧带翻开髌骨，递电刀及骨膜剥离器切除髌骨，显露膝关节
3. 清除病灶	递电刀及扣扣钳切除关节前方滑膜及髌下脂肪垫；递骨刮匙清除关节内病灶；递骨膜剥离器钝性分离内、外侧副韧带，递电刀、扣扣钳切断交叉韧带及两侧半月板，将关节完全脱位，显露关节后方的滑膜和病灶；递电刀、扣扣钳切除滑膜；递骨刮匙清除骨内病灶
4. 处理胫骨上端关节面	递骨膜剥离器在胫骨上端做骨膜下剥离；递骨牵开器保护周围软组织；递电锯切除胫骨上端关节面，递骨锤、骨刀修整残留骨面突出部分
5. 处理股骨下端关节面	递骨膜剥离器在股骨下端做骨膜下剥离；递拉钩保护周围软组织；递电锯锯除股骨下端关节面
6. 安放膝关节加压融合器	递电钻、克氏针于胫骨截骨面下和股骨下端截面上 4cm 处各钻入一克氏针，递膝关节加压融合器套入 2 根克氏针上，拧紧加压固定架的螺旋钮加压固定
7. 关节融合面有空隙或骨面有较大腔洞时需植骨融合	按常规配合取髂骨。递骨剪修整骨块；递中弯血管钳、骨膜剥离器进行植骨
8. 缝合切口	递生理盐水冲洗伤口，放松止血带，彻底止血；清点器械、纱布、缝针，递 11×24 圆针、7# 丝线缝合关节囊和髌韧带；逐层缝合肌肉、筋膜、皮下组织和皮肤；递敷料覆盖，包扎切口

【相关解剖知识】 见图 10-14-1 ～图 10-14-8。

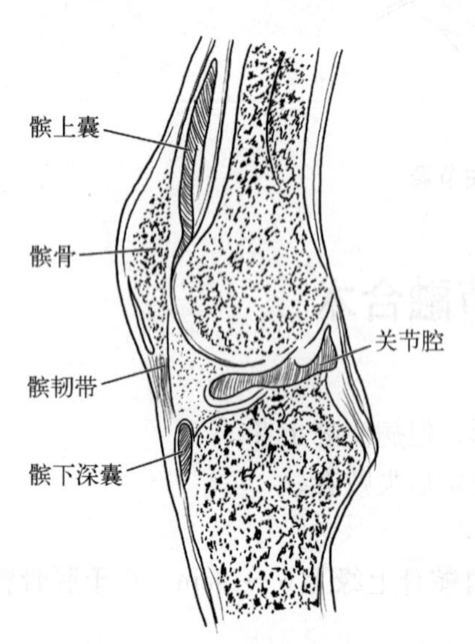

图 10-14-1 膝关节正中矢状面

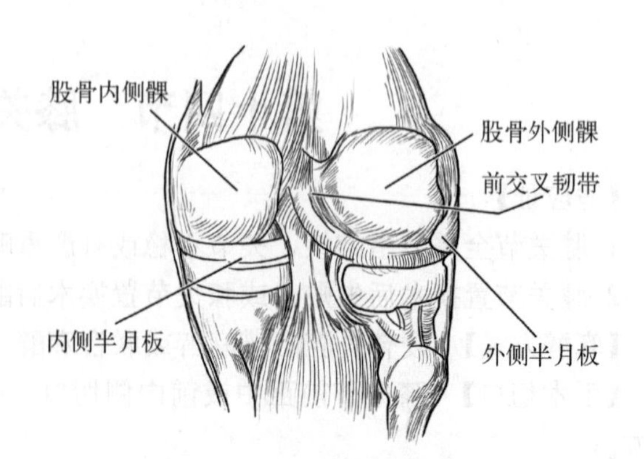

图 10-14-2 膝关节后面观

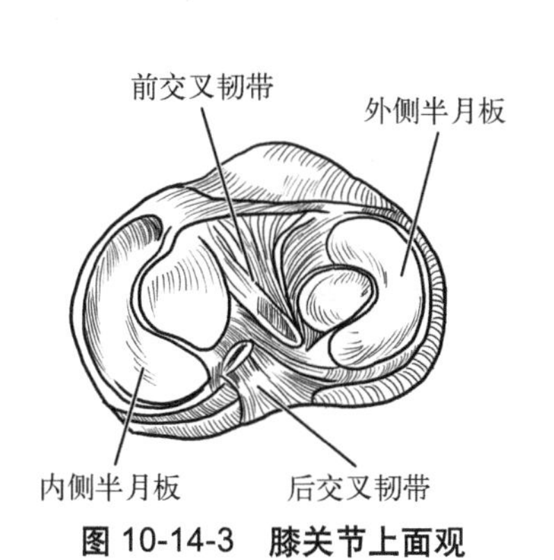

图 10-14-3 膝关节上面观

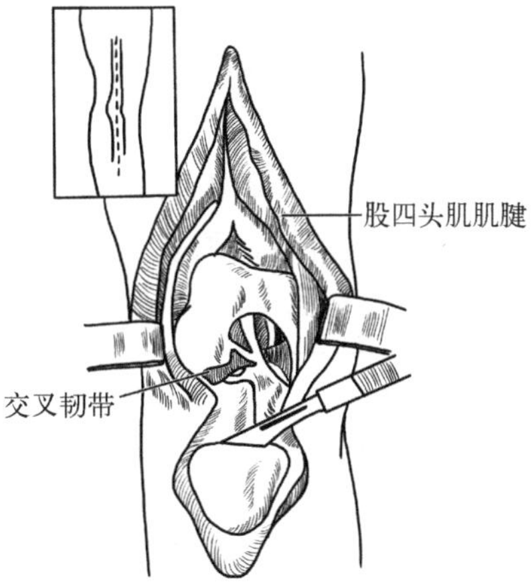

股四头肌肌腱
交叉韧带

图 10-14-4 显露膝关节，切除髌骨

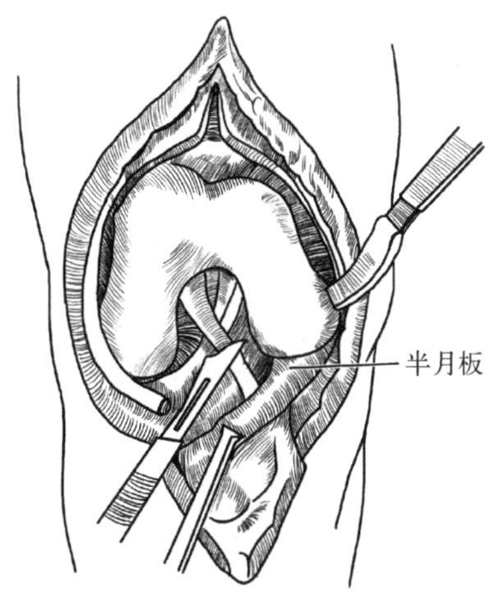

图 10-14-5 剥离侧副韧带，切断交叉韧带

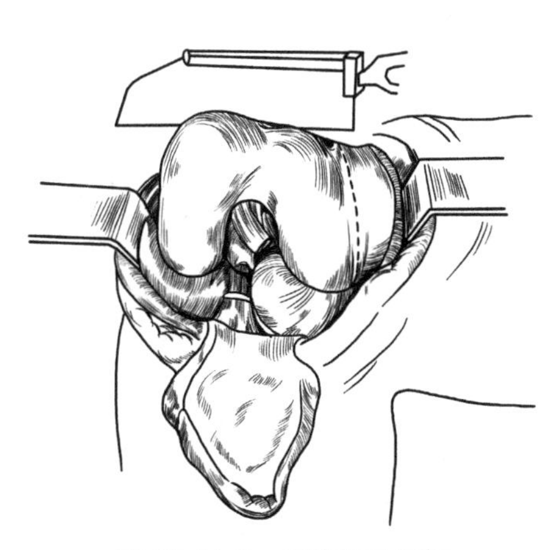

图 10-14-6 切除股骨端部

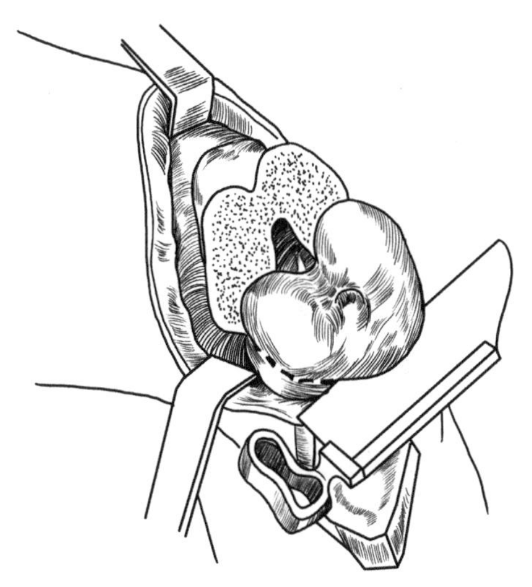

图 10-14-7 切除胫骨上端

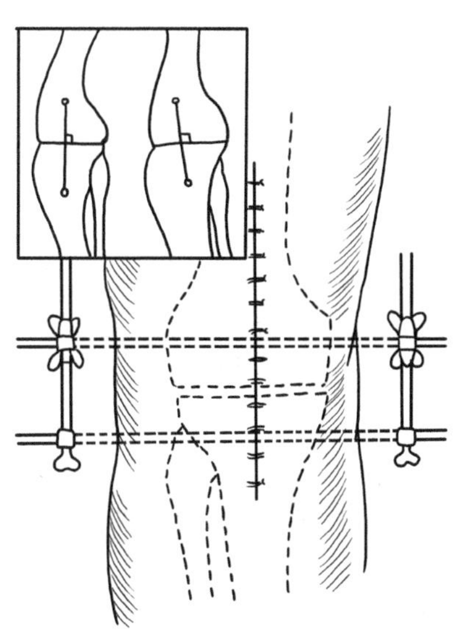

图 10-14-8 加压固定

第十五节　髌骨骨折克氏针 - 钢丝张力带内固定术

【麻醉方式】 硬脊外腔阻滞麻醉。

【手术体位】 仰卧位，患肢大腿根部扎气囊止血带。

【手术步骤及手术配合】

手术步骤	手术配合
1. 手术野皮肤消毒、铺单	递擦皮钳夹小纱布蘸碘酒、酒精消毒皮肤，递治疗巾、中单、大单协助铺单，递中单、绷带包裹小腿下段及足，套袜套，贴手术膜，铺大单、中单
2. 患肢驱血	递驱血带驱血，上止血带
3. 显露髌骨	递 2 块纱布置于切口两侧，递 22# 刀切开皮肤；递有齿镊、10# 刀切开皮下组织及筋膜，递骨膜剥离器行筋膜下剥离，递甲状腺拉钩牵开显露术野
4. 清除关节内积血和碎骨片，并冲洗	递中弯血管钳、刮匙清除碎骨片和积血；递生理盐水冲洗，并拭干
5. 克氏针钢丝张力带内固定	递复位钳夹持复位骨折端；递电钻安装 2 枚克氏针的从近端骨折面钻孔向远端钻透穿过远位骨折块并从下级穿出；递钢丝做“8”字或环形固定 2 枚克氏针；递钢丝剪剪断多余的克氏针。将克氏针近端弯成钩状，向下锤击入髌骨上缘，将远端多余的克氏针剪去并埋入髌腱
6. 检查，冲洗，缝合切口	递生理盐水冲洗伤口，清点器械、纱布、缝针；递骨科专用 2# 缝线或 11×24 圆针、7# 丝线缝合关节囊及筋膜；清点器械、纱布、缝针；逐层缝合皮下组织和皮肤；递敷料，包扎切口

【相关解剖知识】 见图 10-15-1。

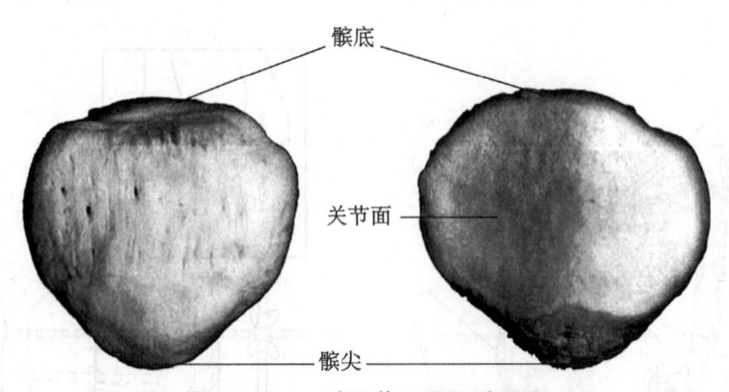

图 10-15-1　髌骨前面观及后面观

第十六节　髌骨部分切除术

【适应证】 髌骨粉碎性骨折无法固定者。

【麻醉方式】 硬脊膜外腔阻滞麻醉。

【手术切口】 做髌骨内侧弧形切口，或下方横向弧形切口。

【手术体位】 仰卧位，患肢大腿近侧根部绑扎气囊止血带。

【手术步骤及手术配合】

手术步骤	手术配合
1. 手术、野皮肤消毒、铺单	递擦皮钳夹小纱布蘸碘酒、酒精消毒皮肤，递治疗巾、中单、大单协助铺单；递中单、绷带包裹足部及小腿下段，套袜套贴手术膜，递驱血带驱血，上气囊止血带
2. 显露髌骨	递2块干纱布置于切口两侧，递22# 刀切开皮肤；递10# 刀、小弯血管钳切开皮下组织及浅筋膜，递骨膜剥离器行筋膜下剥离，递10# 刀、小弯血管钳于骨折处切开腱膜；显露髌骨骨折处
3. 切除部分髌骨	递扣扣钳、10# 刀或剪刀切除骨折片
4. 固定髌腱及髌骨断端	递骨钻于保留的髌骨残端靠近软骨面斜向髌前钻孔；递7# 丝线或钢丝将髌腱和髌骨断端缝合固定
5. 冲洗、缝合、包扎切口	递生理盐水冲洗伤口，清点器械、纱布、缝针；递骨科专用2# 缝线或11×24圆针、7# 丝线缝合筋膜；清点器械、纱布、缝针；逐层缝合皮下组织和皮肤；递敷料，包扎切口

【相关解剖知识】 见图10-16-1。

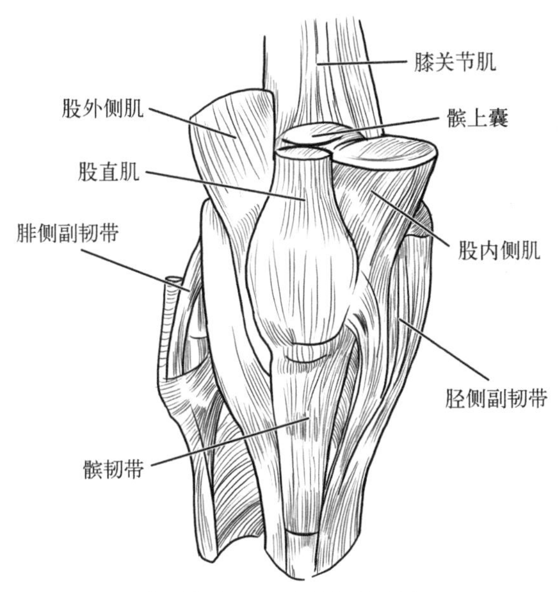

图10-16-1 膝关节前面观

第十七节 股骨干骨折带锁髓内钉固定术

【适应证】 小粗隆以下、距膝关节间隙9cm以下的各种类型的骨折。

【麻醉方式】 硬脊硬外腔阻滞麻醉或联合麻醉。

【手术切口】 行大粗隆顶点上方纵行切口5～8cm，开放锁钉时还在骨折部大腿外侧中线做长约10cm切口。

【手术体位】 牵引床仰卧位，患侧上肢绷带固定于头架上，健侧肢体放在托手架上。静脉通路建立在健侧上肢。

【手术步骤及手术配合】

手术步骤	手术配合
1. 手术野皮肤消毒、铺单	患肢牵引复位；递擦皮钳夹小纱布蘸碘酒、酒精消毒皮肤，递治疗巾、中单、大单协助铺单，贴手术膜
2. 显露大转子顶端外侧	递2块干纱布置于切口两侧，递22# 刀切开皮肤，递电刀、中弯切开皮下组织；递中弯血管钳分离臀大肌，递下肢拉钩牵开肌肉，显露大转子顶端外侧
3. 插入导针	递骨锥钻孔，进入髓腔；递可屈性弧形球头导针随后插入向下经过远端骨折部至髁部
4. 扩大髓腔，置入髓内钉	递电钻安装可屈性髓腔扩大器逐级（从小到大）扩大髓腔。递髓内钉沿导针置入髓腔；C 形臂 X 线机透视检查髓内钉位置，拔出导针
5. 带锁髓内钉固定	安装近端锁钉瞄准器；递带 Φ4 ～ 4.5mm 钻头的骨钻经近侧孔钻透大小转子皮质，递测深器测量深度，拔出套管，递合适长度的螺钉，用改锥拧紧。取下近端锁钉瞄准器，安装远端锁钉瞄准器；递 11# 刀在股骨远端锁钉处做 1cm 切口，递电钻，钻头在股骨远端固定 2 枚锁钉；卸除远端锁钉瞄准器；C 形臂 X 线机透视确认锁钉长度及位置
6. 缝合切口	递生理盐水冲洗伤口，清点器械、纱布、缝针；递 0# 可吸收线或 11×24 圆针、7# 丝线、中弯血管钳缝合肌肉和筋膜，清点器械、纱布、缝针；逐层缝合皮下组织和皮肤；递敷料，包扎切口

【相关解剖知识】 见图 10-17-1、图 10-17-2。

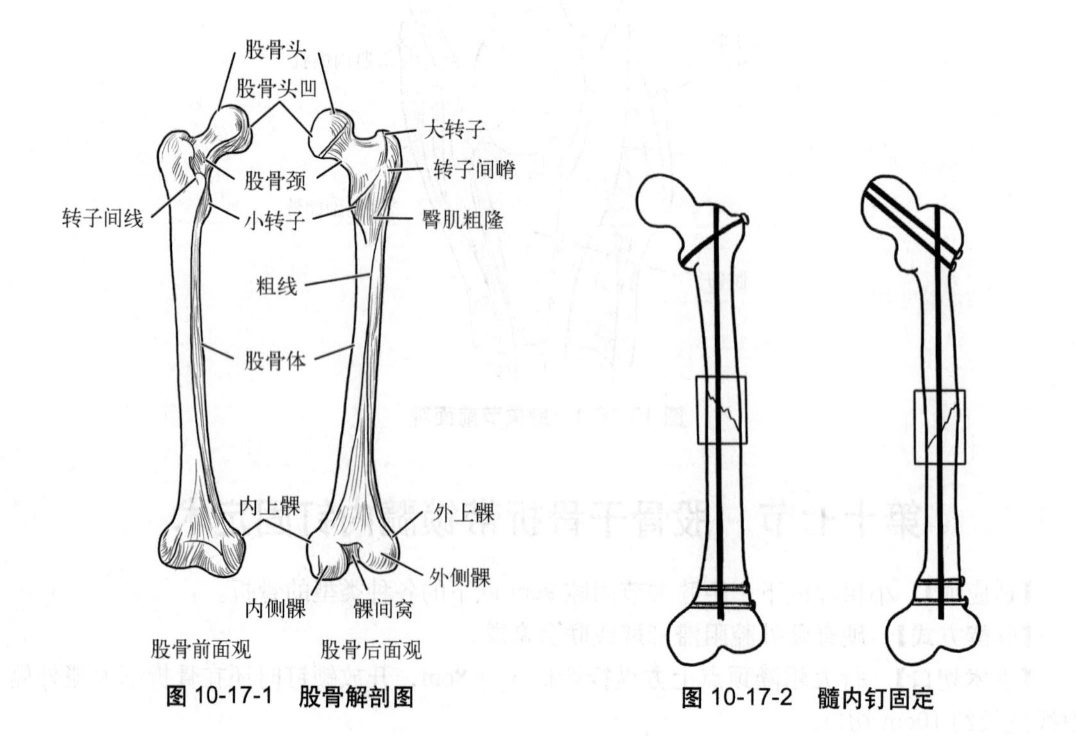

图 10-17-1　股骨解剖图　　图 10-17-2　髓内钉固定

第十八节　胫骨骨折带锁髓内钉固定术

【适应证】 胫骨平台以下 7cm 至踝关节平面以上 5.5cm 之间各种类型的骨折。

【麻醉方式】 硬脊膜外腔阻滞麻醉或全身麻醉。

【手术切口】 沿髌韧带内侧缘做 5 ～ 6cm 长切口。

【手术体位】 仰卧位，患侧大腿近侧绑扎气囊止血带。

【手术步骤及手术配合】

手术步骤	手术配合
1. 手术野常规皮肤消毒、铺单	递擦皮钳夹小纱布蘸碘酒、酒精消毒皮肤；递治疗巾、中单、大单协助铺单，套袜套，贴手术膜，递驱血带驱血，巡回护士上气囊止血带压力
2. 显露胫骨粗隆	递 2 块干纱布置于切口两侧；递 22# 刀切开皮肤，递 10# 刀、小弯血管钳切开皮下组织及深筋膜，递骨膜剥离器剥离筋膜，递拉钩将髌韧带拉向外侧，显露胫骨粗隆
3. 插入导针，扩大髓腔	递骨锥于胫骨结节近髌韧带处钻一髓腔入口，递可屈性弧形球头导针，从近侧骨折端髓腔通过骨折部插至远端骨骺部，C 形臂 X 线机透视确认。递电钻安装可屈性髓腔扩大器逐级（从小到大）扩大髓腔。拔出球头导针，插入一末端光滑的直形导针，使末端直达远位骨骺中央。递安装好锁钉瞄准器的髓内钉沿导针置入髓腔内，末端平胫骨粗隆，拔出导针
4. 带锁髓内钉内固定	递电钻沿瞄准器近端和远端套管钻孔，递测深器测量深度，拔出套管，递合适长度的螺钉，用改锥拧紧。C 形臂 X 线机透视确认锁钉长度及位置。卸除瞄准器
5. 缝合切口	清点器械、纱布、缝针；递生理盐水冲洗伤口；递 11×24 圆针、7# 丝线或 0# 可吸收线缝合筋膜，清点器械、纱布、缝针；逐层缝合皮下组织和皮肤；递敷料，包扎切口

【相关解剖知识】 见图 10-18-1、图 10-18-2。

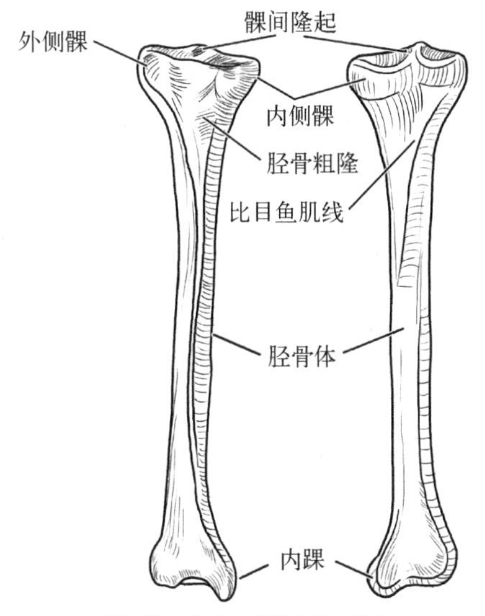

图 10-18-1　胫骨解剖图

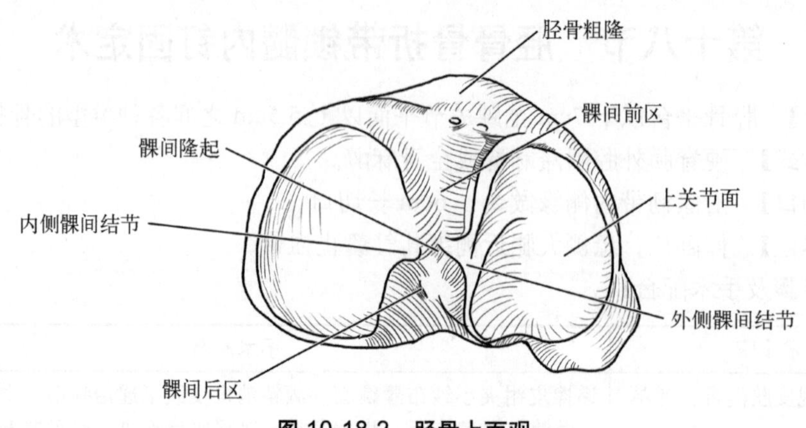

图 10-18-2　胫骨上面观

第十九节　踝关节融合术

【适应证】

1. 踝关节骨性脱位合并骨性关节炎者。
2. 踝关节结核、感染致关节严重破坏者。
3. 足下垂畸形其他方法不能治愈者。
4. 踝关节类风湿关节炎及骨性关节炎至踝关节不稳者。

【麻醉方式】　硬脊膜外腔阻滞麻醉或联合麻醉。

【手术切口】　踝关节前方纵行正中或侧切口。

【手术体位】　俯卧位，患侧大腿根部绑扎气囊止血带。

【手术步骤及手术配合】

手术步骤	手术配合
1. 消毒、铺巾，上止血带	巡回护士在患肢大腿根部上气囊止血带，并将患肢悬挂于吊腿架上。递擦皮钳夹小纱布蘸碘酒、酒精消毒皮肤；递治疗巾及手术单协助铺单，贴手术膜，递驱血带驱血，巡回护士上气囊止血带压力
2. 显露踝关节	递 2 块纱布置于切口两侧，递 22# 刀切开皮肤，递 10# 刀、有齿镊切开皮下组织，切开小腿横韧带和十字韧带；递甲状腺拉钩将趾长伸肌肌腱牵向外侧；显露胫骨下段和踝关节前方关节囊
3. 清除病灶，切除关节软骨	递 11# 刀、扣扣钳切开关节囊，切除滑膜；递骨刮匙清除关节内病灶；递骨锤、小骨凿凿除关节软骨面、硬化骨质
4. 修整关节面	递骨锤、小骨刀或电锯切除距骨或胫骨多余的骨质而矫正。必要时行跟腱切断延长术矫正畸形
5. 植骨融合内固定	递 10# 刀切开关节囊；递骨膜剥离器剥离胫骨下段前面；递骨锤、骨刀切取全厚胫骨骨皮质骨块，用生理盐水纱布包好骨块备用；递骨锤、骨刀在距骨上凿一隧槽，递胫骨骨块置入槽中，用螺钉固定。递小弯血管钳将骨松质填充于骨间隙内

续表

手术步骤	手术配合
6. 冲洗缝合切口	递生理盐水冲洗伤口，松开止血带，电凝止血，清点器械、纱布、缝针；逐层缝合伤口，覆盖敷料，包扎切口
7. 短腿石膏托固定	准备石膏用物，协助进行石膏外固定

【相关解剖知识】 见图 10-19-1 ～图 10-19-3。

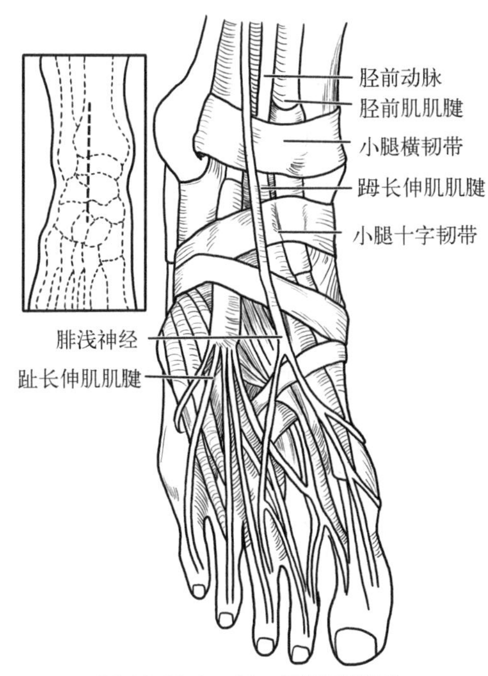

图 10-19-1 切口及周围解剖

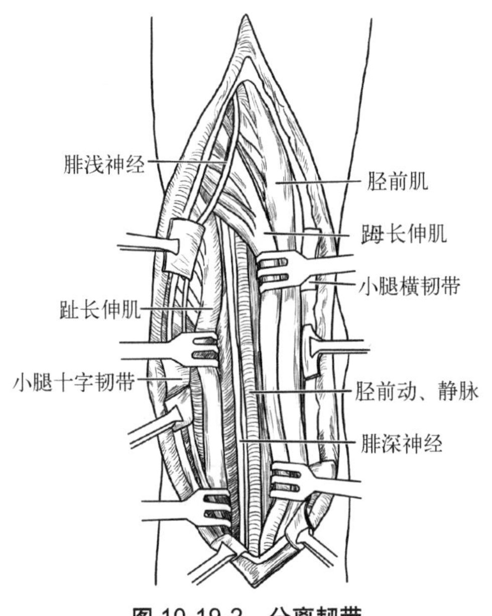

图 10-19-2 分离韧带

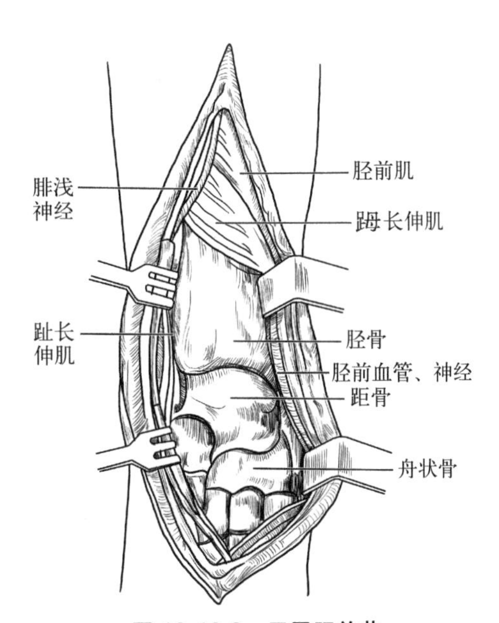

图 10-19-3 显露踝关节

第二十节　内踝骨折切开复位内固定术

【适应证】 内翻型及外旋型骨折移位明显。

【麻醉方式】 硬脊膜外腔阻滞麻醉。

【手术切口】 内踝前缘弧形切口，长 4 ～ 6cm。

【手术体位】 仰卧位，患肢外旋；或侧卧于患侧，两膝间垫以软枕，双足分开，使伤侧内踝向上。

【手术步骤及手术配合】

手术步骤	手术配合
1. 手术野皮肤消毒	递擦皮钳夹小纱布蘸碘酒、酒精消毒皮肤；常规铺单
2. 患肢驱血，上止血带	递驱血带从患肢远端向近端驱血、巡回护士上气囊止血带压力
3. 切口	递 2 块干纱布置于切口两侧；递 22# 刀切开皮肤
4. 显露骨折处	递 10# 刀、小弯血管钳切开皮下组织及深筋膜，电凝止血，递甲状腺拉钩显露术野。10# 刀切开骨膜，递骨膜剥离器，显露内踝的内侧及前缘；递刮匙清除关节腔内血凝块及碎骨屑
5. 复位与内固定	递复位钳复位骨折端；递电钻垂直骨折线，钻透内踝骨折片；递测深器测量骨孔深度；递合适长度的螺钉、改锥将螺钉经骨折片拧入胫骨下端，使骨折加压嵌插
6. 缝合切口	递生理盐水冲洗切口，清点器械、纱布、缝针；逐层缝合切口，覆盖敷料，加压包扎切口，松止血带
7. 短腿石膏托固定	准备石膏用物，协助进行石膏外固定

【相关解剖知识】 见图 10-20-1 ～图 10-20-5。

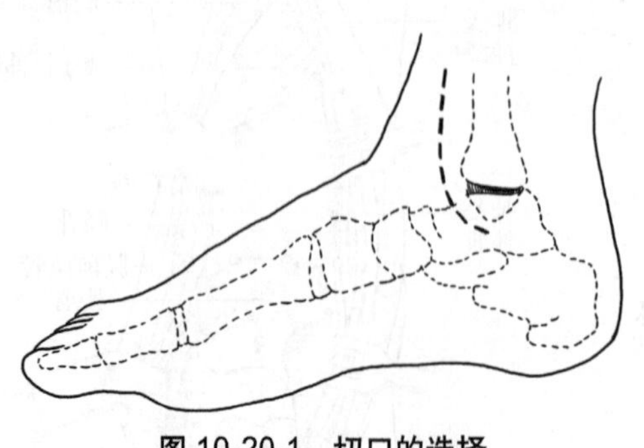

图 10-20-1　切口的选择

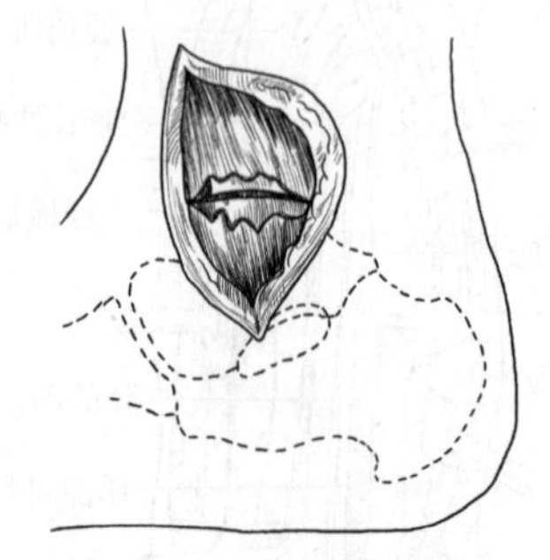

图 10-20-2　显露骨折处

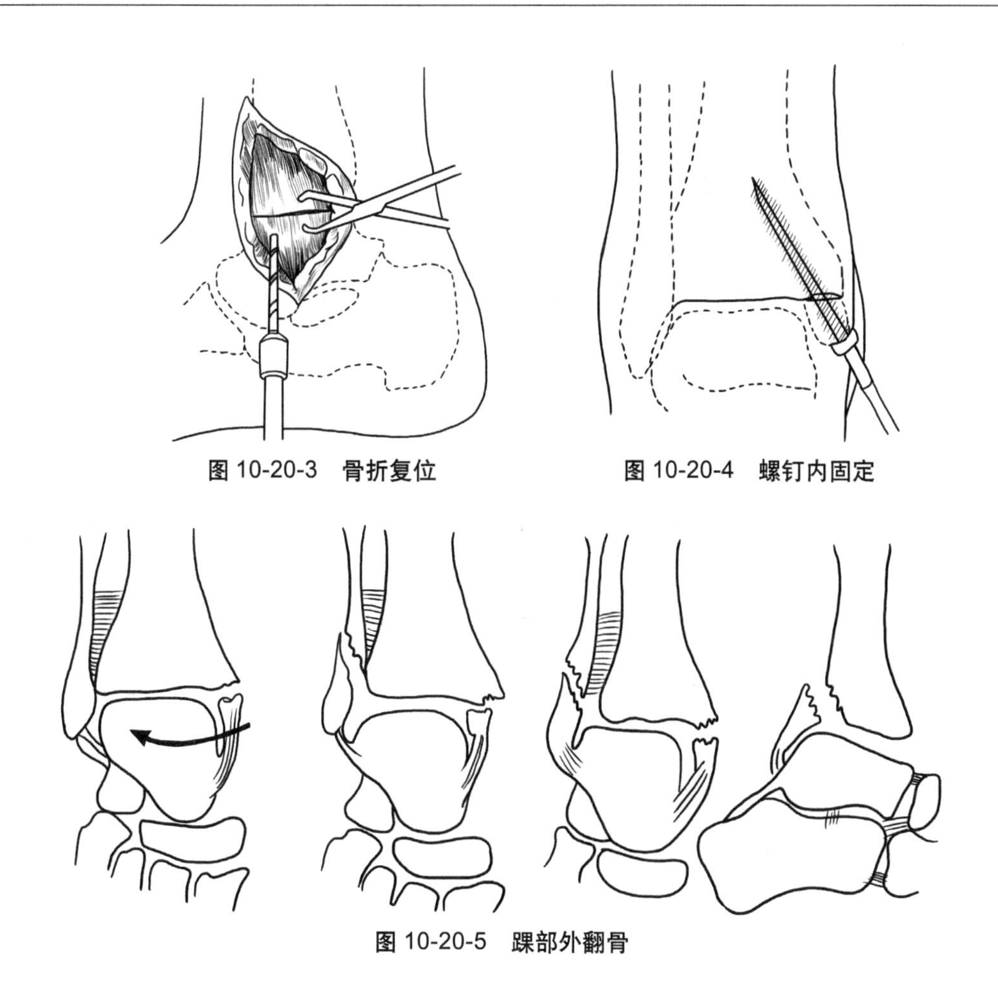

图 10-20-3 骨折复位

图 10-20-4 螺钉内固定

图 10-20-5 踝部外翻骨

第二十一节 三踝骨折切开复位内固定术

【适应证】

1. 内踝骨折，两骨折端之间有软组织嵌入者。
2. 双踝骨折手法复位失败者。
3. 单踝或双踝骨折合并胫腓下关节分离，闭合复位未成功者。
4. 三踝骨折，其后踝骨折超过胫骨下关节面的1/3者。
5. 有移位的陈旧性骨折。

【麻醉方式】 硬脊膜外腔阻滞麻醉。

【手术切口】 踝关节后外侧一个切口，内侧两个切口。

【手术体位】

1. 内踝骨折，仰卧位，患肢外旋；或侧卧于患侧，两膝间垫以软枕，双足分开，使伤侧内踝向上。

2. 后踝骨折，取俯卧位，小腿前面垫沙袋，以便术中活动踝关节。

【手术步骤及手术配合】

手术步骤	手术配合
1. 手术野常规皮肤消毒	递擦皮钳夹小纱布蘸碘酒、酒精消毒皮肤，递治疗巾、中单、大单协助铺单，套袜套，贴手术膜
2. 患肢驱血，上止血带	递驱血带从患肢远端向近端驱血，巡回护士上气囊止血带压力。2 块干纱布于切口两侧；递 22# 刀切开皮肤，递 10# 刀、小弯血管钳切开皮下组织及深筋膜，递甲状腺拉钩牵开显露
3. 内踝骨折	同“内踝骨折切开复位内固定术”
4. 外踝骨折	递 22# 刀、有齿镊沿腓骨下段前缘绕过外踝下端做弧形切口。显露骨折块后，按内踝骨折手术步骤将其复位及内固定
5. 后踝骨折	根据骨折块的位置，递 22# 刀、有齿镊做跟腱内或外侧切口。递甲状腺拉钩将跟腱拉向一侧，10# 刀切开腓骨肌与拇长屈肌间的脂肪组织，将肌肉向两侧拉开，即可显露胫、距骨的后面。递复位钳复位骨折块，使两折面紧密接触，并用螺钉内固定。较大的后踝骨折块可用 2 枚螺钉加强固定
6. 缝合切口	递生理盐水冲洗切口，清点器械、纱布、缝针；逐层缝合切口，覆盖敷料，加压包扎切口，松止血带
7. 短腿石膏托固定	准备石膏用物，协助进行石膏外固定

【相关解剖知识】 见图 10-21-1 ～图 10-21-4。

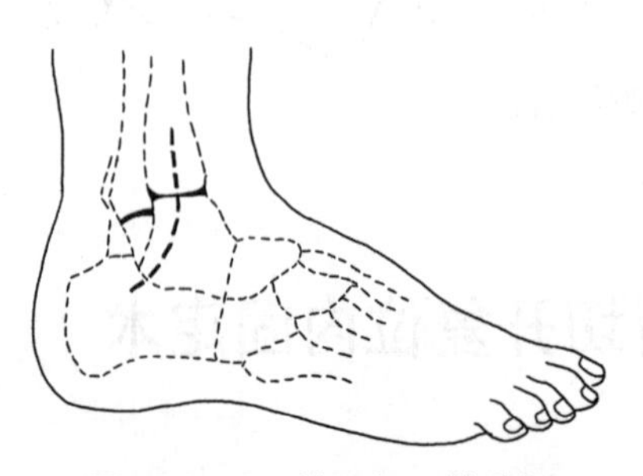
图 10-21-1 外踝切口的选择

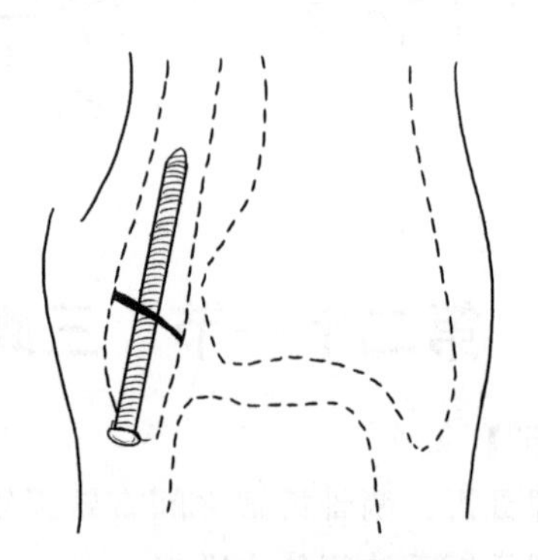
图 10-21-2 螺钉内固定

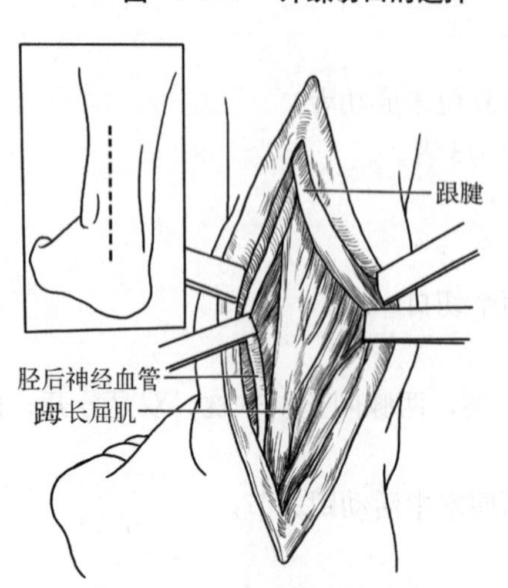

图 10-21-3 后踝切口的选择

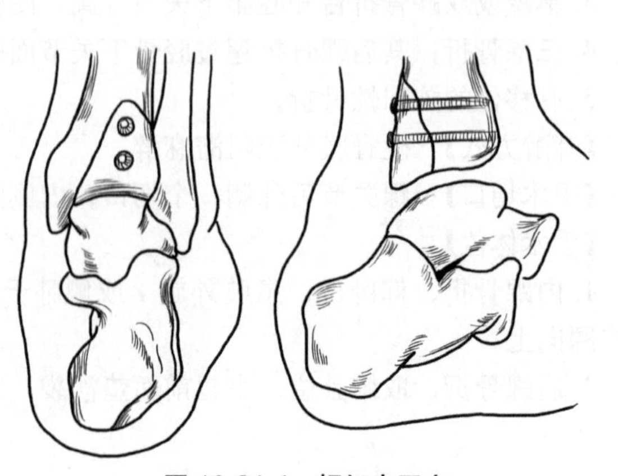
图 10-21-4 螺钉内固定

第二十二节 足三关节融合术

【适应证】

1. 15岁以上的足内翻、足外翻或下垂畸形，经其他方法治疗无效者。
2. 严重踝关节损伤引起疼痛和行走困难者。

【禁忌证】

1. 14岁以下者。
2. 小腿及足踝部肌肉广泛瘫痪者。
3. 下肢溃疡，皮肤炎症等。
4. 下肢远端有因各种原因引起的血液循环障碍，如动脉硬化、深静脉栓塞、闭塞性脉管炎等。

【麻醉方式】 联合麻醉或全身麻醉。

【手术体位】 侧卧位，大腿根部绑扎气囊止血带。

【手术切口】 根据不同的手术方法选择不同的入路。

1. *直切口* 踝关节前下，经跟骰关节前方达跖骨的基底部。
2. Ollier *切口* 自跟距关节外后方至距骨头。
3. Kocher *切口* 切口起自跟距关节外后方，经跟骰关节弯向距舟关节。
4. Dunn *切口* 起自跟距关节后方经跟骰关节中点至第1跖骨底。

【手术步骤及手术配合】

手术步骤	手术配合
1. 消毒、铺单，上止血带	递擦皮钳夹小纱布蘸碘酒、酒精消毒皮肤；递治疗巾及手术单协助铺单，套袜套，贴手术膜
2. 显露足三关节	递22# 刀切开皮肤，10# 刀切开皮下组织及筋膜，切开踝前十字韧带，递小拉钩牵开腓骨长、短肌腱；递骨膜剥离器自跟骨前外侧起点剥离伸趾短肌。显露跟距关节窦并切除窦内组织，递电刀切断跟距间韧带、关节囊；递甲状腺拉钩或小平头拉钩拉开，显露跟距、跟骰和距舟三关节的间隙
3. 切除跟距关节、跟骰关节、距舟关节关节面	递骨刀、骨锤切除跟距关节、跟骰关节、距舟关节的关节面至所需范围
4. 融合关节	递从截除骨块中刮取的骨松质骨屑，填入各切骨面之间，维持足功能位
5. 缝合切口	递生理盐水冲洗伤口；松开止血带，电凝止血；清点器械、纱布、缝针；常规逐层缝合切口，覆盖敷料，加压包扎切口
6. 短腿石膏托外固定	准备石膏用物，协助进行石膏外固定

【相关解剖知识】 见图10-22-1～图10-22-4。

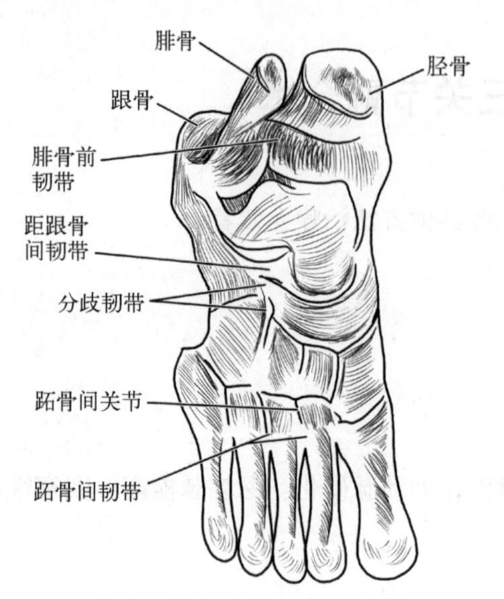

图 10-22-1　足关节冠状切面

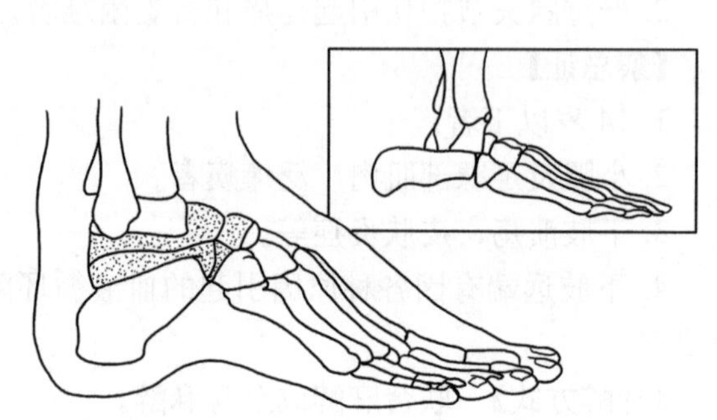

图 10-22-2　融合范围，矫正仰趾高弓畸形

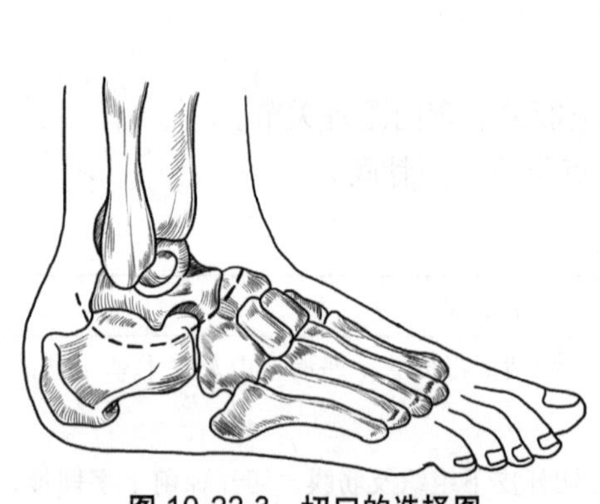

图 10-22-3　切口的选择图

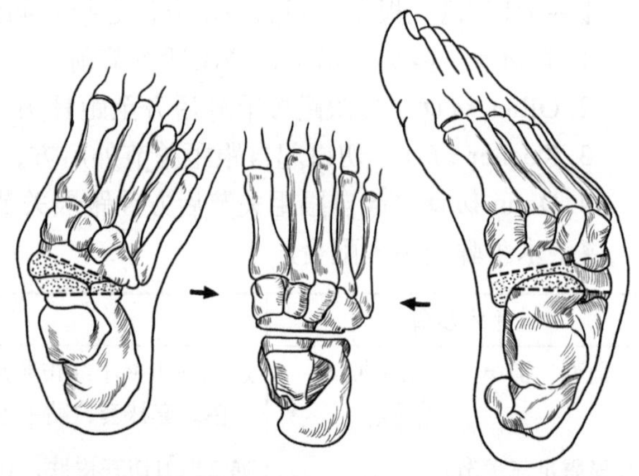

图 10-22-4　跟骰、距舟关节侧向楔形切除以矫正前足内收、外展畸形

第二十三节　腰椎管减压术

【适应证】

1. 腰椎管狭窄症患者有持续性腰痛和（或）坐骨神经痛，经非手术治疗无效者。
2. 有马尾神经受压，出现括约肌功能障碍症状者。
3. 腰痛或坐骨神经痛影响工作或生活的患者。

【麻醉方式】　全身麻醉或局部麻醉。

【手术体位】　俯卧位。静脉通路建立在上肢。俯卧位垫膝下垫软垫，双足处于功能位，双手置于托手板上。保护头面部，避免眼部受压。

【手术切口】　后路正中纵行切口，切口长度依据手术椎体节段。

【手术步骤及手术配合】

手术步骤	手术配合
1. 常规消毒、铺单	递擦皮钳夹小纱布蘸碘酒、酒精消毒皮肤；递中单、治疗巾，贴手术膜，铺腹口单，再贴膜
2. 显露椎板和椎间隙	
（1）切开皮肤，皮下组织	置2块干纱布于切口两侧，递22# 刀切开皮肤；递电刀、中弯血管钳切开皮下组织，递甲状腺拉钩拉开切口
（2）切开腰背筋膜	递电刀切开
（3）剥离两侧骶棘肌，显露椎板及椎间隙	递Cobb剥离器剥离，同时递骨膜剥离器、纱布填塞止血；递单齿椎板牵开器牵开切口
（4）清除两侧椎板上软组织	递5mm双关节咬骨钳、3mm咬骨钳交替清除软组织
3. 切除黄韧带	递扣扣钳、11# 刀切断黄韧带，递神经分离器分离硬膜囊粘连，咬骨钳黄韧带；如遇出血，递明胶海绵或脑棉压迫出血
4. 切除椎板	递脊突咬骨钳去除棘突，递椎板咬骨钳大、小交替逐渐咬除椎板，同时递神经分离器松解硬膜与椎板之间的粘连组织；同法逐一配合处理其余椎板
5. 神经根的探查及减压	（以狭窄在腰5～骶1平面为例）
（1）下位神经根探查及减压	探查受压神经根，递窄骨刀凿除患侧腰5下关节突内侧1/3，刮匙扩大侧隐窝外侧狭窄部
（2）同位神经根探查及减压	探查受压神经根，递窄骨刀凿除双侧上关节突内侧1/3，刮匙扩大侧隐窝外侧狭窄部和骶1上关节突尖端
6. 缝合伤口	
（1）冲洗伤口，清点物品	递生理盐水冲洗伤口，电凝止血；清点器械、纱布、缝针
（2）覆盖硬脊膜和神经根，放置引流管	将游离脂肪片覆盖减压后暴露的硬脊膜和神经根；递中弯血管钳，置入骨科引流管，9×28角针、4# 丝线固定
（3）缝合腰背筋膜	递0# 可吸收线、中弯血管钳连续或间断缝合
（4）缝合皮下组织	递9×28圆针、1# 丝线或2-0# 可吸收线缝合，递酒精棉球消毒切口周围皮肤，清点器械、纱布、缝针
（5）缝合皮肤，覆盖切口	递有齿镊，9×28角针、1# 丝线间断缝合，或4-0# 可吸收线皮内缝合，递酒精棉球消毒切口，递敷料覆盖切口

【相关解剖知识】 见图10-23-1～图10-23-2。

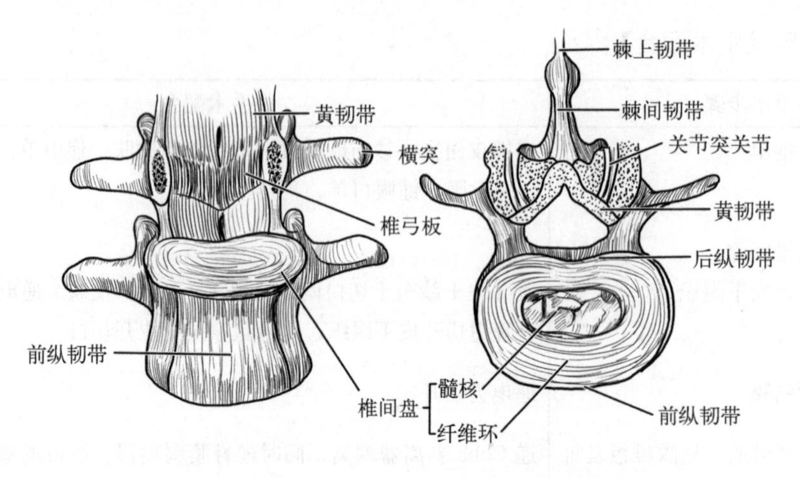

图 10-23-1　椎骨解剖

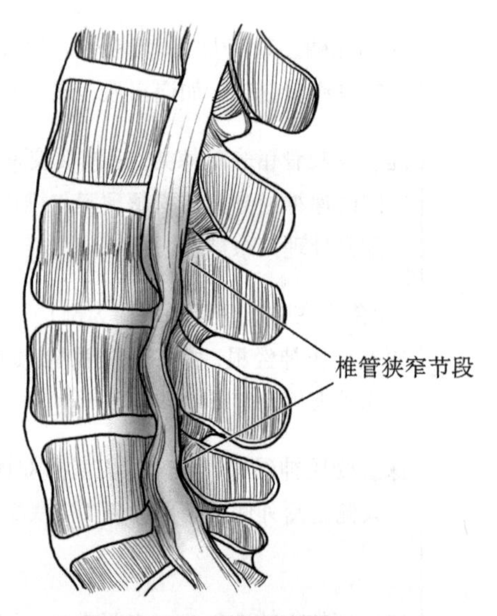

图 10-23-2　椎管狭窄

第二十四节　后路腰椎间盘髓核摘除术

【适应证】

1. 腰椎间盘突出症诊断明确症状较重，经非手术治疗无效或反复发作者。
2. 突发性腰椎间盘突出症，根性疼痛剧烈无缓解并持续性加重者。
3. 腰椎间盘突出症合并椎管狭窄，包括侧隐窝狭窄症，经非手术治疗无效者。

【麻醉方式】 可采用硬脊膜外腔阻滞麻醉或全身麻醉。

【手术切口】 以病变节段为中心，包括上、下各一腰椎棘突，做后正中切口。

【手术体位】 俯卧位，双上肢放于头两侧，双膝下垫软枕，双足背搭于软垫上。约束手足，静脉通路建立在上肢。保护头面部，避免眼部受压。

【手术步骤及手术配合】

手术步骤	手术配合
1. 常规消毒、铺单	递擦皮钳夹小纱布蘸碘酒、酒精消毒皮肤；递中单、治疗巾及手术单协助铺单，贴手术膜，铺腹口单，再贴膜
2. 显露椎板（若行全椎板切除则显露两侧椎板）	
(1) 切开皮肤，皮下组织	置2块干纱布于切口两侧。递22#刀切开皮肤，递电刀、中弯血管钳切开皮下组织，递甲状腺拉钩牵开切口
(2) 切开腰背筋膜，剥离骶棘肌，显露椎板	递电刀切开腰背筋膜，递Cobb剥离器剥离骶棘肌，递骨膜剥离器填塞纱布止血，递半椎板拉钩拉开，递无菌绷带固定半椎板拉钩
(3) 清除椎板上的肌肉及纤维组织	交替递5mm双关节咬骨钳、3mm双关节咬骨钳
3. 扩大椎板间隙（若行全椎板切除，则咬除两侧椎板）	递神经分离器分离黄韧带与椎板的附着部；递2mm枪状咬骨钳或3mm双关节咬骨钳咬除部分椎板，扩大间隙
4. 切除黄韧带	递神经分离器分离黄韧带与硬膜之间的粘连；递11#刀、扣扣钳切除黄韧带；遇出血，递明胶海绵压迫止血
5. 显露神经根和椎间盘突出物	递神经分离器分离硬膜外脂肪及椎管内粘连，递神经拉钩拉开并保护神经根。遇出血，递明胶海绵压迫止血
6. 摘除髓核	递长针头确认椎间盘，递11#刀切开纤维环，递髓核钳夹出髓核、纤维环等，递小刮匙清除残存髓核碎片
7. 检查并处理其他致压物	递神经分离器检查（必要时扩大椎间孔或侧隐窝切开减压）
8. 缝合切口	
(1) 冲洗切口	递生理盐水冲洗切口，电凝止血，清点器械、纱布、缝针
(2) 放置引流管	递11#刀、中弯血管钳，置入骨科引流管，9×28角针、4#丝线固定
(3) 缝合腰背筋膜	递0#可吸收线、中弯血管钳连续或间断缝合
(4) 缝合皮下组织	递9×28圆针、4#丝线或2-0#可吸收线、有齿镊间断缝合，酒精棉球消毒切口周围皮肤，清点器械、纱布、缝针
(5) 缝合皮肤，覆盖切口	递9×28角针、1#丝线或4-0#可吸收线、有齿镊间断缝合，酒精棉球消毒切口，包扎切口

【相关解剖知识】 见图10-24-1、图10-24-2。

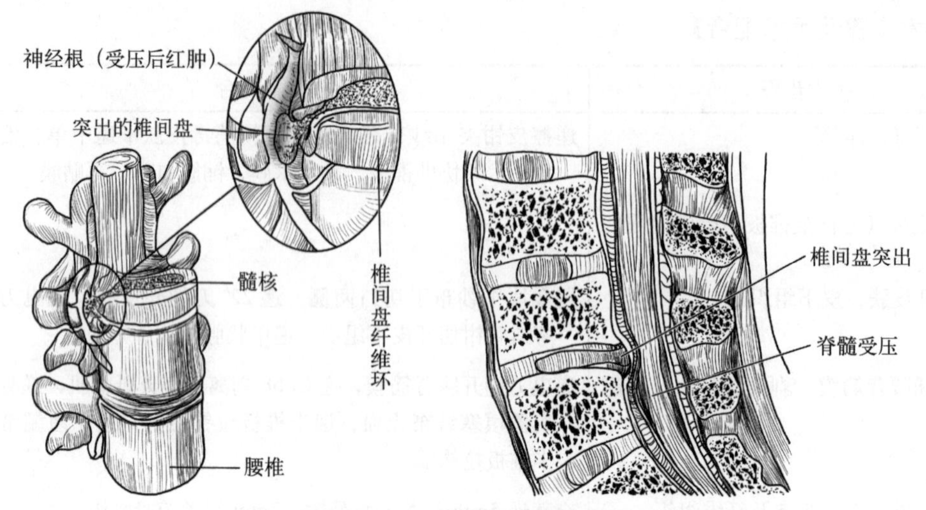

图 10-24-1 突出的椎间盘髓核

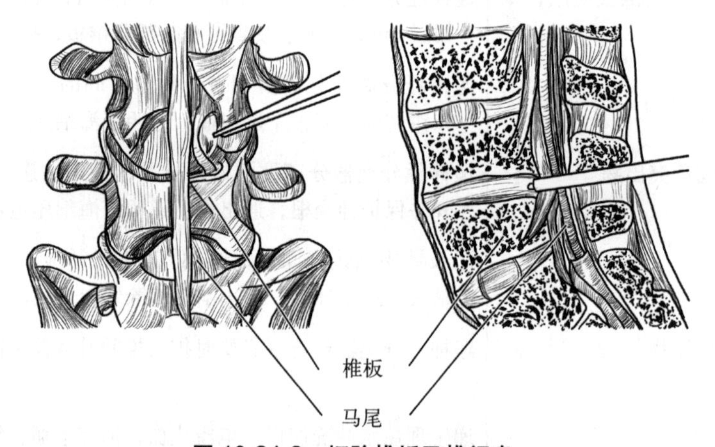

图 10-24-2 切除椎板及椎间盘

第二十五节 颈椎椎板成形椎管扩大（后路单或双开门）术

【适应证】

1. 较广泛的颈椎管发育性狭窄，如后纵韧带骨化症。
2. 颈椎 3 ～ 4 个及以上间隙的病变。
3. 颈椎黄韧带肥厚。
4. 前路手术后，症状改善不明显的病例。

【麻醉方式】 全身麻醉。

【手术体位】 取俯卧位，头架。保护头面部，避免眼部受压。

【手术切口】 颈椎后侧正中切口。

【手术步骤及手术配合】

手术步骤	手术配合
1. 常规消毒、铺单	递擦皮钳夹小纱布蘸碘酒、酒精消毒皮肤；递2个治疗巾球塞于颈部两侧；递治疗巾及手术单，贴手术膜，铺中单
2. 显露椎板	
（1）切开皮肤、皮下组织及颈项诸肌	置2块干纱布于切口两侧。递22# 刀切开皮肤；递电刀、中弯血管钳切开皮下组织及肌肉，电凝止血。递甲状腺拉钩牵开切口
（2）切开项韧带	递电刀切开
（3）剥离棘突两侧肌肉，显露椎板	递Cobb剥离器剥离，递骨膜剥离器、纱布填塞止血，递单齿椎板牵开器牵开切口，显露椎板
（4）清除椎板上软组织	递电刀或递5mm双关节咬骨钳、3mm双关节咬骨钳交替清除软组织
3. 单开门（椎管扩大方法一）	
（1）准备铰链侧椎板	递磨钻或双关节咬骨钳咬去一侧椎板外侧缘骨皮质，关节突内侧缘的椎板上下缘形成槽状
（2）准备开门侧	递磨钻或双关节咬骨钳咬去另一侧椎板全层，递神经分离器分离硬膜与椎板之间的粘连及组织，显露硬膜囊
（3）扩大椎管	递神经分离器分离硬膜与椎板，将棘突或游离侧椎板柔和地推向铰链侧，使椎板形成开门状，扩大椎管
（4）固定开门椎板	递打孔钳或磨钻在棘突根部打孔，递9×17圆针、10# 丝线，穿过棘突开孔并固定，将棘突缝合至对侧肌筋膜上，固定开门椎板，也可用锚钉固定开门侧椎板
4. 双开门（椎管扩大方法二）	
（1）切除拟行开门的椎板棘突	递脊突剪剪除部分棘突
（2）切除棘间韧带，分离黄韧带	递扣扣钳、电刀切除棘间韧带，递神经分离器分离黄韧带
（3）处理棘突	递2mm枪状咬骨钳、3mm双关节咬骨钳交替咬开棘突
（4）准备铰链椎板	递磨钻或递双关节咬骨钳、3mm双关节咬骨钳交替咬开两侧椎板后部外侧骨皮质
（5）扩大椎管	递骨膜剥离器从劈开的棘突基底部扩开两侧椎板，椎板即向两侧分开，呈双开门状扩大椎管
（6）植骨固定	递骨剪修整剪下的棘突（必要时配合取髂骨），递磨钻或打孔钳打孔，递钢丝Φ0.8mm或10# 丝线固定植骨块
5. 缝合切口	
（1）冲洗切口	递生理盐水冲洗切口，电凝止血，清点器械、纱布、缝针
（2）放置引流管	递11# 刀、中弯血管钳置入骨科引流管，9×28角针、4# 丝线固定
（3）缝合项韧带和肌肉	递0# 可吸收线、有齿镊连续或间断缝合
（4）缝合皮下组织	递9×28圆针、4# 丝线或2-0# 可吸收线有齿镊间断缝合，酒精棉球消毒切口周围皮肤
（5）缝合皮肤，覆盖切口	递9×28角针、1# 丝线或4-0# 可吸收线有齿镊间断缝合，酒精棉球消毒切口，递敷料覆盖、包扎切口

【相关解剖知识】 见图 10-25-1 ～图 10-25-4。

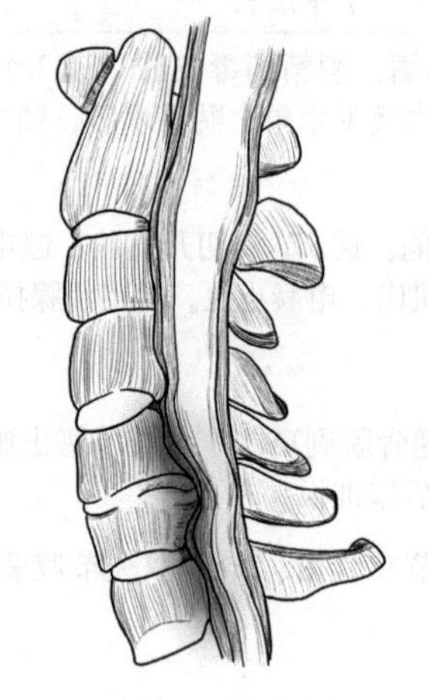

图 10-25-1 颈椎椎管狭窄

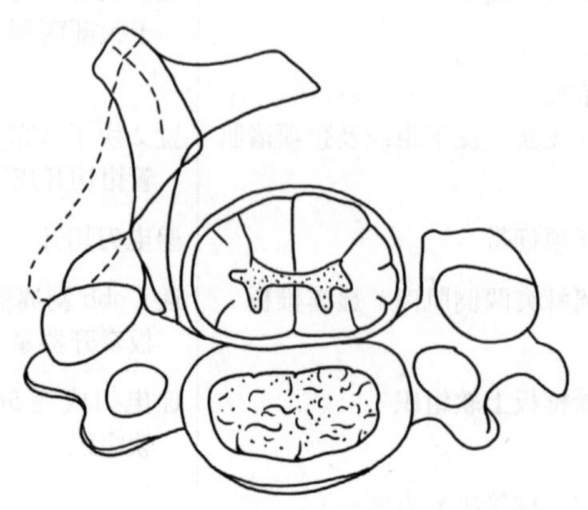

图 10-25-2 颈椎椎板单侧开门成形术

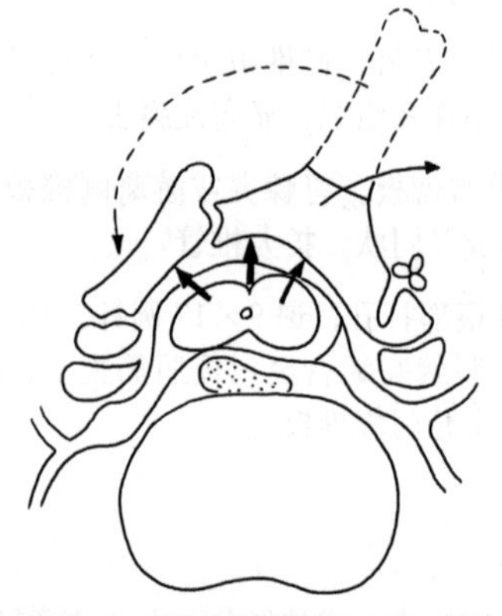

图 10-25-3 颈椎椎板单侧开门植骨术

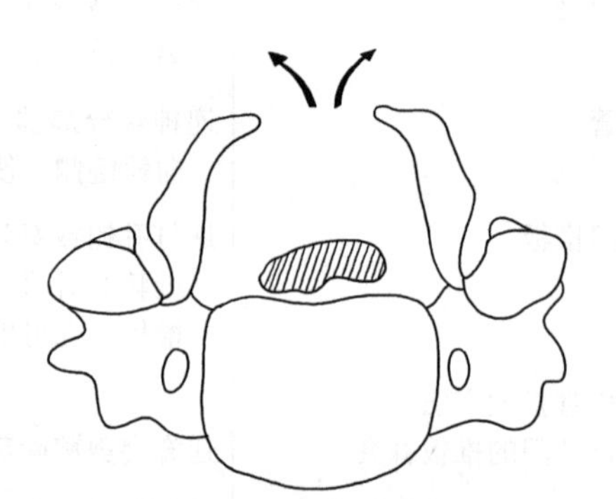

图 10-25-4 颈椎椎板双侧开门成形术

第二十六节 椎弓根钉棒内固定术

【适应证】

1. 胸腰椎的各种不稳定性骨折脱位或合并截瘫者。

2. 脊柱畸形，如椎间盘的退行性变、脊柱滑脱及脊柱后凸等。

3. 脊柱肿瘤，包括部分或全部椎体切除者。

【麻醉方式】 全身麻醉。

【手术体位】 俯卧位。两手放于头侧，膝关节下垫软枕，但应防止膝关节过伸。踝关节下垫一软枕，但应防止踝关节背伸过度。静脉通路建立在上肢。保护头面部，避免眼部受压。

【手术切口】 以病变脊椎为中心做背侧正中切口。

【手术步骤及手术配合】

手术步骤	手术配合
1. 常规消毒、铺单	递擦皮钳夹小纱布蘸碘酒、酒精消毒皮肤；递治疗巾及手术单协助铺单，贴手术膜，铺腹口单
2. 显露椎板，横突及上、下关节突	
(1) 切开皮肤，皮下组织，深筋膜及骨膜	置 2 块干纱布于切口两侧，递 $22^{\#}$ 刀切开皮肤，递电刀、中弯血管钳切开皮下组织、深筋膜及骨膜，电凝止血，递甲状腺拉钩牵开切口
(2) 剥离骶棘肌，显露患椎及上、下各一个脊椎的椎板	递 Cobb 剥离器剥离两侧骶棘肌，同时递骨膜剥离器、纱布填塞止血递单齿椎板牵开器牵开
(3) 显露两侧横突及上、下关节突	递 5mm 双关节咬骨钳、3mm 双关节咬骨钳交替咬去横突及上、下关节突处软组织
3. 确定椎弓根螺钉的进钉点及方向	递 3mm 双关节咬骨钳咬去进钉点处部分骨皮质，递开口器钻孔，递定位针插入孔内定向，待两侧钻孔定点及定位针插入定向完成后，递中单遮盖手术野，进行 C 形臂 X 线机透视确认
4. 置入椎弓根螺钉	递中弯血管钳取出定位针并测量定位针进针长度，递 T 形杆套筒扳手连接合适长度的椎弓根螺钉尾部置入螺钉，需要时递丝锥攻丝扩大钻入孔。同法置入其余螺钉，递中单遮盖手术野再次透视确认螺钉位置
5. 安放内固定装置，并复位固定	递螺母、棒、扳手、套筒扳手安装内固定装置，复位并拧紧螺母固定钉棒。递中单遮盖手术野，透视检查复位情况
6. 植骨，融合（必要时）	按常规配合取髂骨，修剪骨块并植骨，或用人工骨植骨
7. 缝合切口	
(1) 冲洗、检查切口	递生理盐水冲洗切口，电凝止血，清点器械、纱布、缝针
(2) 放置引流管	递 $11^{\#}$ 刀、中弯血管钳置入骨科引流管。递 9×28 角针、$4^{\#}$ 丝线固定
(3) 缝合腰背筋膜	递 $0^{\#}$ 可吸收线、有齿镊连续或间断缝合
(4) 缝合皮下组织	递 9×28 圆针、$1^{\#}$ 丝线或 $2\text{-}0^{\#}$ 可吸收线缝合，递酒精棉球消毒切口周围皮肤，清点器械、纱布、缝针
(5) 缝合皮肤，覆盖切口	递有齿镊，9×28 角针、$1^{\#}$ 丝线间断缝合，或 $4\text{-}0^{\#}$ 可吸收线做皮内缝合，递酒精棉球再次消毒切口，递敷料覆盖切口

【相关解剖知识】 见图 10-26-1 ～图 10-26-13。

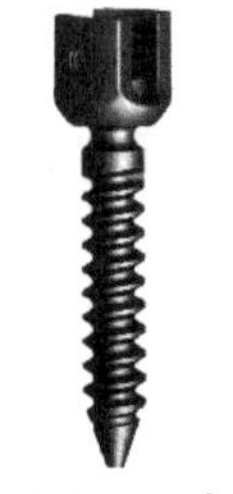

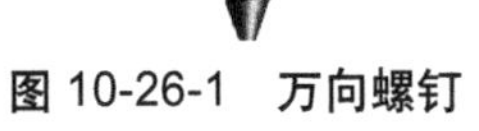

图 10-26-1 万向螺钉

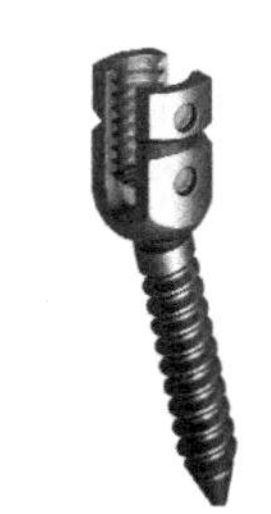

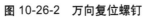

图 10-26-2 万向复位螺钉

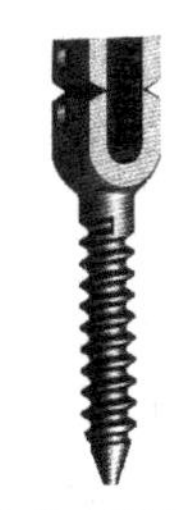

图 10-26-3 固定角度复位螺钉

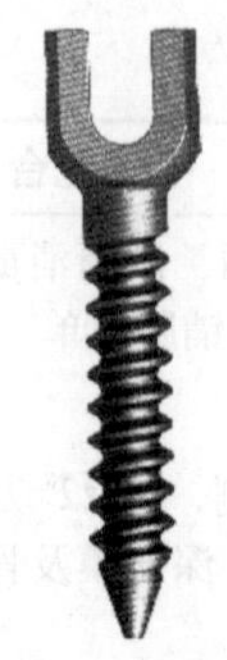

图 10-26-4 固定角度螺钉

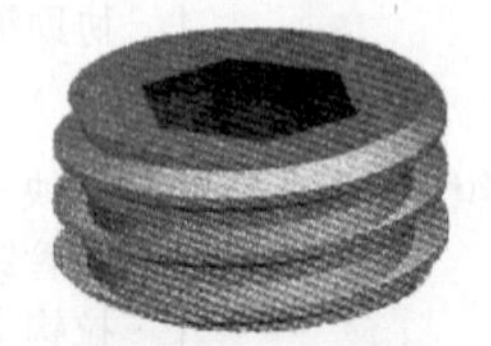

图 10-26-5 螺帽

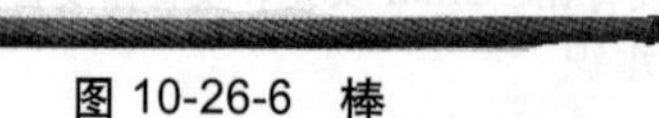

图 10-26-6 棒

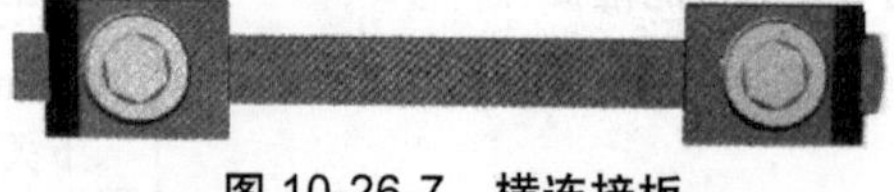

图 10-26-7 横连接板

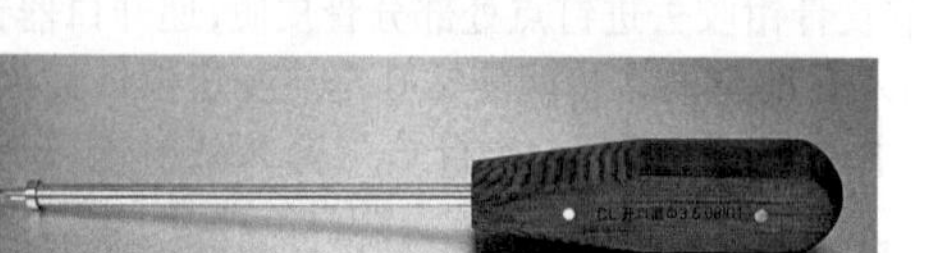

图 10-26-8 开口器

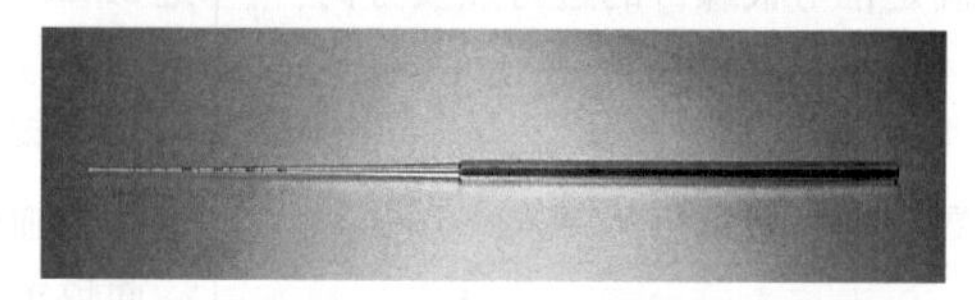

图 10-26-9 直探针

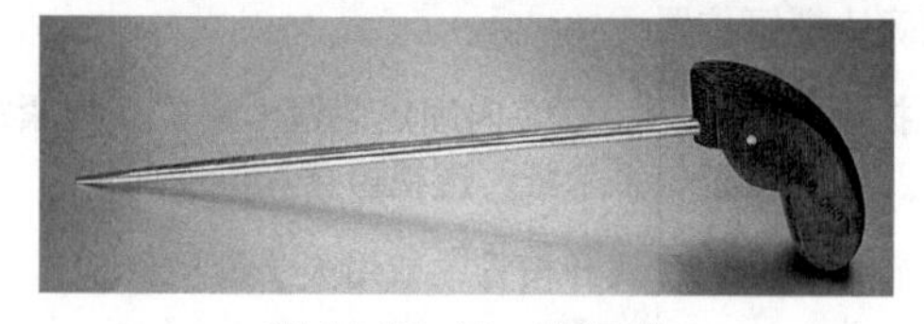

图 10-26-10 直探锥

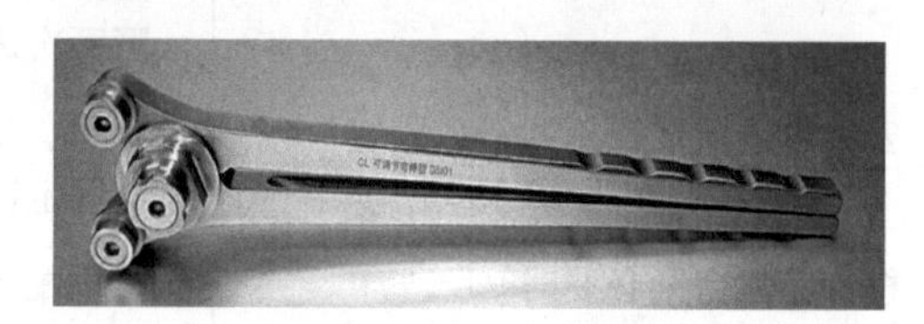

图 10-26-11 弯棒器

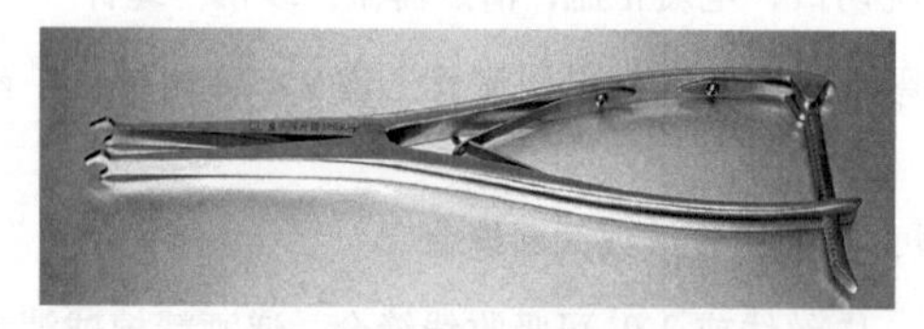

图 10-26-12 撑开钳

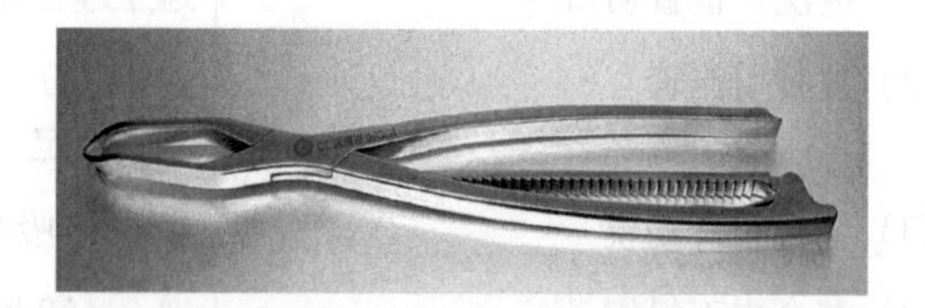

图 10-26-13 压缩钳

第二十七节 脊柱融合术（Hibbs 法融合术）

【适应证】

1. 脊柱原发或转移肿瘤，或孤立的病灶复发非手术治疗无效者。
2. 脊柱骨折脱位不稳定，或经过非手术治疗后有临床不稳、经常疼痛而影响生活和劳动者。
3. 化脓性脊柱炎、脊柱结核病灶清除术后的重建。
4. 腰椎椎间盘手术后，由于后结构切除较多，可能影响其稳定者。
5. 脊柱滑脱，持续的神经症状非手术治疗无效者。

【麻醉方式】 硬脊膜外腔阻滞麻醉或全身麻醉。

【手术切口】 以病变部位棘突为中心，后正中切口，其长度一般以能显露病变部位上、下各1～2个椎板为宜。

【手术体位】 俯卧位，俯卧于弓形脊柱俯卧架上，双上肢抱头或放于头两侧，双膝下垫一软枕,双足背下搭一软枕,约束手足。静脉通路建立在上肢。保护头面部,避免眼部受压。

【手术步骤及手术配合】

手术步骤	手术配合
1. 常规消毒，铺单（取髂骨区皮肤，同时消毒）	递擦皮钳夹小纱布蘸碘酒、酒精消毒皮肤；递治疗巾及手术单协助铺单，贴手术膜，铺腹口单，再贴膜
2. 显露椎板和关节突	
(1) 切开皮肤，皮下组织	置2块干纱布于切口两侧，递22# 刀切开皮肤；递电刀，中弯血管钳切开皮下组织，电凝止血
(2) 切开棘上韧带，剥离两侧骶棘肌	递电刀切开，递Cobb剥离器剥离，递骨膜剥离器、干纱布填塞止血
(3) 显露椎板和关节突并清除椎板、关节突表面软组织	递单齿椎板拉钩牵开切口，显露术野，递双关节咬骨钳、尖嘴咬骨钳清除软组织
3. 准备植骨床	递咬骨钳咬除或骨凿切开融合范围内的棘突、椎板及小关节骨皮质，制备植骨床
4. 取骨、植骨	
(1) 取髂骨	按常规配合取髂骨
(2) 修剪骨块	递骨剪修剪骨块成长条状
(3) 植骨	递生理盐水冲洗伤口；递中弯血管钳进行植骨
5. 缝合切口	
(1) 检查切口，放置引流管	检查伤口，电凝止血，清点器械、纱布、缝针。递11# 刀、中弯血管钳置入骨科引流管。递9×28角针、4# 丝线固定
(2) 缝合腰背筋膜	递0# 可吸收线缝线、有齿镊连续或间断缝合
(3) 缝合皮下组织	递9×28圆针、1# 丝线或2-0# 可吸收线缝合，递酒精棉球消毒切口周围皮肤，清点器械、纱布、缝针
(4) 缝合皮肤，覆盖切口	递有齿镊，9×28角针、1# 丝线间断缝合，或4-0# 可吸收线做皮内缝合，递酒精棉球再次消毒切口，递敷料覆盖切口

第二十八节 脊柱侧弯后路（Luque）矫正术

【适应证】

1. 脊柱畸形经保守治疗无效，继续加重者。
2. 明显脊柱侧弯畸形的青年患者，有继续发展趋势者。
3. 脊柱畸形影响心肺功能，或有神经受累症状者。

【麻醉方式】 全身麻醉。

【手术切口】 以主弯为中点，后正中直线切口，长度根据术中需要而定，不能沿着侧弯的棘突做弧形切口。

【手术体位】 俯卧位。俯卧于弓形脊柱俯卧架上，双上肢置于头两侧，双膝下垫一软枕，膝关节屈曲，双足背下搭一软枕，约束手足，静脉通路建立在上肢。

【手术步骤及手术配合】

手术步骤	手术配合
1. 常规消毒、铺单	递擦皮钳夹小纱布蘸碘酒、酒精消毒皮肤；递治疗巾、中单，贴手术膜，铺腹口单，再贴膜
2. 显露椎板及关节突	
（1）切开皮肤、皮下组织、腰背筋膜及棘上韧带	置2块干纱布于切口两侧，递22#刀切开皮肤；递电刀切开皮下组织、腰背筋膜及棘上韧带，电凝止血；递甲状腺拉钩牵开切口
（2）剥离两侧椎旁组织	递Cobb剥离器剥离，同时递骨膜剥离器、纱布填塞止血；递单齿椎板牵开器牵开切口
（3）清除椎板上及关节附近的软组织，显露椎板及关节突	交替递5mm双关节咬骨钳、3mm双关节咬骨钳清除软组织。如遇出血，电凝止血
3. 黄韧带开窗（两侧开窗）	
（1）腰椎部分	
1）切除棘间韧带	递电刀切除
2）显露椎板间隙	递扣扣钳提起上、下椎骨棘突
3）咬除棘突根部的椎板骨质	交替递3mm双关节咬骨钳、5mm双关节咬骨钳咬除椎板，扩大骨孔，显露黄韧带
4）咬除黄韧带并开窗	递3mm双关节咬骨钳咬切，显露硬膜外脂肪；递神经分离器分离硬膜与黄韧带粘连；递枪状咬骨钳咬除黄韧带；遇出血，递明胶海绵压迫止血
（2）胸椎部分	
1）切除棘间韧带、咬除棘突	递电刀切除棘间韧带；递棘突剪咬除棘突
2）咬除部分椎板，扩大骨孔	交替递3mm双关节咬骨钳、5mm双关节咬骨钳
3）咬除黄韧带、开窗	交替递3mm双关节咬骨钳、神经分离器、枪状咬骨钳
4. 椎板下穿钢丝	递已制备好的钢丝，中弯血管钳穿钢丝，同样方法穿好同侧每一椎板下的钢丝，用同样方法处理对侧
5. 上Luque棒	递合适的Luque棒、弯棒器、持棒钳进行预弯并上棒，同样方法上对侧Luque棒
6. 拧紧钢丝，矫形，固定	递2把钢丝钳交替拧紧凹侧和凸侧钢丝，逐步矫正脊柱侧弯；递钢丝剪剪除钢丝，同时进行“唤醒试验”
7. 取骨，植骨	按常规配合取髂骨，递骨剪修剪骨块；递弯血管钳植骨
8. 缝合切口	
（1）冲洗切口	递生理盐水冲洗切口，电凝止血；清点器械、纱布、缝针
（2）放置引流管	递11#刀、中弯血管钳置入骨科引流管；递9×28角针、4#丝线固定

续表

手术步骤	手术配合
(3) 缝合棘上韧带，腰背筋膜	递 0# 可吸收线连续或间断缝合
(4) 缝合皮下组织	递 9×28 圆针、4# 丝线或 2-0# 可吸收线、齿镊间断缝合；递酒精棉球消毒切口皮肤，清点器械、纱布、缝针
(5) 缝合皮肤，覆盖切口	递有齿镊，9×28 角针、1# 丝线间断缝合，或 4-0# 可吸收线做皮内缝合，递酒精棉球再次消毒切口，递敷料覆盖切口

第二十九节　颈椎前路椎间盘摘除减压，椎体间植骨融合，钢板内固定术

【适应证】

1. 诊断明确，经非手术治疗无效，且症状和体征逐渐加重。
2. 脊髓型颈椎病在短期内脊髓型颈椎病加重，经 CT、MRI 证实者，应尽早手术。
3. 突发性颈椎病或因外伤诱发，造成四肢瘫痪。
4. 颈椎椎间盘突出合并明显的脊髓压迫症状者。

【麻醉方式】　采用全身麻醉或颈丛麻醉。

【手术切口】　横行切口或斜行切口。

1. *横行切口*　起自胸锁乳突肌中点至颈中线对侧 1cm，全长 5 ～ 6cm。
2. *斜行切口*　沿胸锁乳突肌内侧由外上向内下的斜行切口。

【手术体位】　仰卧位，双肩下垫以软枕，头颈自然向后仰伸（切勿过伸）。若行斜切口，头偏向手术对侧。若行横切口，头部则需放正；双下肢用约束带固定，双上肢固定于躯体两侧，静脉通路建立在下肢。

【手术步骤及手术配合】

手术步骤	手术配合
1. 常规消毒、铺单（如取髂骨区皮肤同时消毒）	递擦皮钳夹小纱布蘸碘酒、酒精消毒皮肤；递 2 个治疗巾球塞于颈部两侧，递治疗巾及手术单协助铺单，贴手术膜，铺甲状腺单
2. 显露椎体和椎间盘	
(1) 切开皮肤，皮下组织和颈阔肌	置 2 块纱布于切口两侧，递 22# 刀切开皮肤；递电刀，切开皮下组织及颈阔肌，电凝止血
(2) 松解颈深筋膜	递甲状腺拉钩拉开切口，在颈阔肌深面锐性或钝性分离松解颈深筋膜
(3) 分离内脏鞘与血管神经鞘间隙	递中弯血管钳，组织剪打开间隙，指沿椎体前缘方向轻轻钝性分离此间隙至椎体前方。遇小血管则递弯血管钳钳夹切断，电凝止血，必要时切断甲状腺下动脉，钳带 4# 丝线结扎止血
(4) 分离松解椎前筋膜	递颈椎前路手术专用拉钩牵开内脏鞘；递无齿镊、组织剪剪开椎前筋膜并纵向逐渐扩大至前纵韧带，递神经分离器向上下、左右分离松解。遇出血点用电凝止血

续表

手术步骤	手术配合
3. 定位病变椎间隙	递直钳将平针头插入病变椎间隙；递中单遮盖术野，进行C形臂X线机透视定位
4. 摘除椎间盘及骨刺并减压（环钻法）	递颈椎牵开器固定牵开上、下健康椎体，递骨锤将指示钻芯打入病变椎间盘中；递钻孔环钻摘除椎间盘；递“一”字起子取出指示钻芯、环钻连同骨和椎间盘组织；递中弯血管钳将明胶海绵或脑棉填塞止血。递角度刮匙及1mm枪状咬骨钳（130°）或磨钻将残留椎间盘和减压周边的骨质切除，递生理盐水冲洗，递中弯血管钳清除骨组织碎片，并彻底止血
5. 取骨，植骨	在颈椎前路显露及定位间歇期并按常规配合取髂骨；递取骨环钻自髂骨上旋转取骨并修整，递嵌骨器，骨锤将髂骨块或使用人工骨块轻轻打入椎间圆孔内
6. 钢板内固定	递合适长度钢板，钻套、钻头进行钻孔，递丝锥攻丝，递螺钉及上钉器拧紧螺钉，同样方法拧入其余3枚螺钉。递钻头、中置螺钉及螺钉起子拧入中置螺钉（必要时）
7. 缝合切口	
（1）冲洗切口	递生理盐水冲洗切口，电凝止血；清点器械、纱布、缝针
（2）放置引流管	递11#刀、中弯血管钳置入骨科引流管。递9×28角针、4#丝线固定
（3）缝合颈深筋膜	递0#可吸收线连续或间断缝合
（4）缝合皮下组织	递9×28圆针，1#丝线或2-0#可吸收线有齿镊间断缝合。递酒精棉球消毒切口周围皮肤，清点器械、纱布、缝针
（5）缝合皮肤，覆盖切口	递有齿镊，9×28角针、1#丝线间断缝合，或4-0#可吸收线做皮内缝合，递酒精棉球再次消毒切口，递敷料覆盖切口

第三十节　人工肱骨头置换手术

【适应证】

1. 严重的肱骨头粉碎骨折，闭合或手术复位不满意者。

2. 肱骨头无菌坏死或肱骨头肿瘤。

【麻醉方式】 全身麻醉。

【手术切口】 起于肩峰外端，沿肩峰及锁骨外1/3前缘向内，绕喙突后沿三角肌内缘转向远侧延伸7.5～10.0cm。

【手术体位】 仰卧位，术侧肩下置沙袋垫高。消毒后，术侧上肢用治疗巾包裹，静脉通路建立在下肢。

【手术步骤及手术配合】

手术步骤	手术配合
1. 手术野皮肤常规消毒、铺单	递擦皮钳夹小纱布蘸碘酒、酒精消毒皮肤，递治疗巾及手术单协助铺单，贴手术膜，铺置腹口
2. 显露深部组织	置 2 块纱布于切口两侧，递 22# 刀切开皮肤，递电刀、齿镊切开皮下组织、筋膜；递甲钩向外拉开三角肌，必要时，递电刀、骨膜剥离器切开并剥离三角肌在肩峰和锁骨上的起点
3. 切开胸锁筋膜，切断肩胛下肌腱	递电刀切开胸锁筋膜；递弯血管钳分离肩峰下间隙、肩胛下肌深面与关节囊浅面之间；递电刀 Z 形切断肩胛下肌肌腱；递钳带 4# 丝线结扎并牵引，作为标记
4. 暴露肩关节	递带状拉钩拉开切口，递电刀切断肱二头肌长头肌腱，递扣扣钳、11# 刀片“十”字形切开前关节囊。必要时，完全切开或切除关节囊，递扣扣钳、电刀清理其内容物并切除肱骨头边缘的骨赘
5. 截骨切除肱骨近端	递骨刀、骨锤或电锯进行截骨
6. 扩大髓腔，选择假体	递髓腔扩大器（从小到大）依次扩大髓腔，插入试样假体，以作选择。递生理盐水，助洗器冲洗髓腔、伤口，递中弯血管钳、纱布拭干
7. 安放假体（骨水泥固定）	递排气管置于髓腔作置入骨水泥时排气用。调配骨水泥，递骨水泥、人工假体、假体打入器、骨锤安装假体；递中弯血管钳、骨膜剥离器清除多余骨水泥
8. 冲洗切口，放置引流	递生理盐水冲洗伤口，电凝止血。递 11# 刀、中弯血管钳置入引流管，递 9×28 角针、4# 丝线缝合固定；清点器械、纱布、缝针
9. 缝合切口	递 9×28 圆针、7# 丝线或 0# 可吸收线缝合肌肉及筋膜；递有齿镊 9×28 圆针、1# 丝线或 2-0# 可吸收线缝合皮下组织；清点器械、纱布、缝针，酒精棉球消毒切口周围皮肤，递有齿镊，9×28 角针、1# 丝线缝合皮肤；再次消毒皮肤；递敷料覆盖并包扎切口

【相关解剖知识】 见图 10-30-1、图 10-30-2。

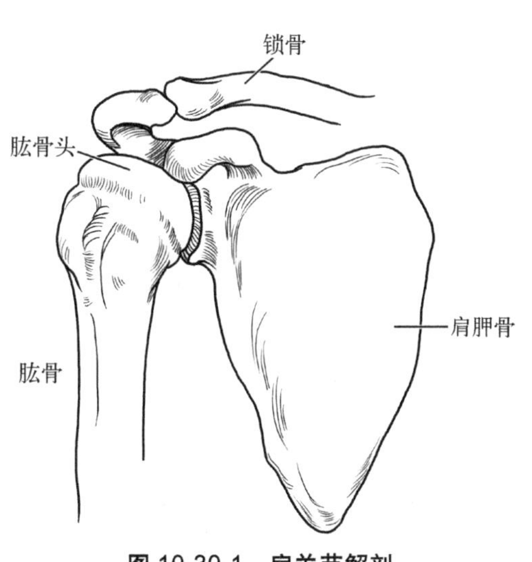

图 10-30-1　肩关节解剖

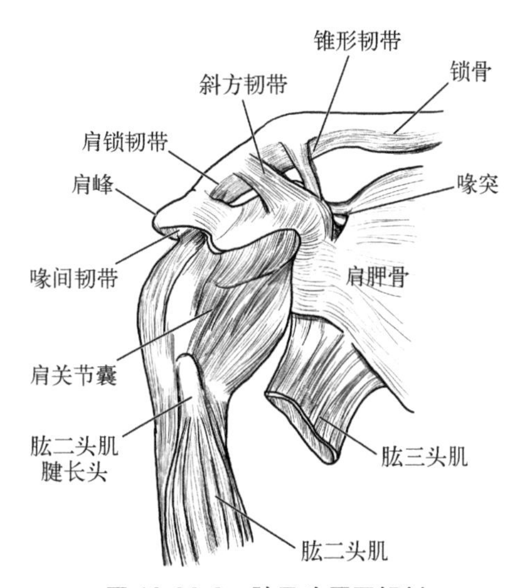

图 10-30-2　肱骨头周围解剖

第三十一节 人工肘关节置换术

【适应证】

1. 肘关节严重疼痛。

2. 双侧肘关节非功能位强直。

3. 因肿瘤、创伤、感染而引起的肘部部分组织缺损。

4. 某些关节切除成形术或间隔物成形术失败的患者，如局部条件尚好，可行人工肘关节置换术。

【麻醉方式】 全身麻醉或高位臂丛神经阻滞麻醉。

【手术切口】 肘后正中直切口，以尺骨鹰嘴尖为中心，上、下各延伸 7 ～ 9cm。

【手术体位】 仰卧位或健侧卧位，患肘置于胸前。仰卧时，同侧肩部稍垫高，使用气囊止血带。静脉通路建立在下肢。

【手术步骤及手术配合】

手术步骤	手术配合
1. 手术野皮肤常规消毒、铺单	递擦皮钳夹小纱布蘸碘酒、酒精消毒皮肤；递治疗巾及手术单协助铺单，贴手术膜，铺腹口单
2. 游离尺神经、剥离肱三头肌肌腱	置 2 块纱布于切口两侧。递 22# 刀切开皮肤；递电刀、有齿镊切开皮下组织、筋膜；递甲状腺拉钩牵开切口；递小弯血管钳分离尺神经，递神经拉钩牵开保护；递骨膜剥离器剥离肱三头肌肌腱
3. 显露桡骨小头	翻转肘肌，暴露桡骨小头及整个关节腔，递扣扣钳、电刀切除病变的关节囊、瘢痕组织和骨赘，必要时，松弛侧副韧带
4. 切除桡骨小头	递骨刀、骨锤或电锯切除桡骨小头
5. 尺骨截骨并扩大尺骨髓腔	递电锯做尺骨截骨；递髓腔锉（从小到大）依次扩大髓腔，选择合适假体
6. 肱骨截骨并扩大肱骨髓腔	将肱骨假体紧靠肱骨下端相应部位，标记出切骨平面后，递骨刀或电锯切除骨组织。暴露肱骨髓腔，递髓腔锉依次扩大髓腔，选择合适假体
7. 安放假体	移去试样假体，递生理盐水、助洗器冲洗骨髓腔，递纱布拭干，调配、使用骨水泥分别安放尺骨、肱骨假体
8. 冲洗切口，放置引流	放松止血带，电凝止血，递生理盐水冲洗切口；递 11# 刀、中弯血管钳放置引流管，递 9×28 角针、4# 丝线缝合固定
9. 缝合切口	递有齿镊，9×28 圆针、7# 丝线缝合肌腱及韧带，递 9×28 圆针、1# 丝线缝合皮下组织；清点器械、纱布、缝针，递酒精棉球消毒切口周围皮肤，递 9×28 角针、1# 丝线缝合皮肤，覆盖敷料并加压包扎
10. 石膏托外固定	肘关节用肘后石膏托固定于屈曲 45° 位

【相关解剖知识】 见图10-31-1、图10-31-2。

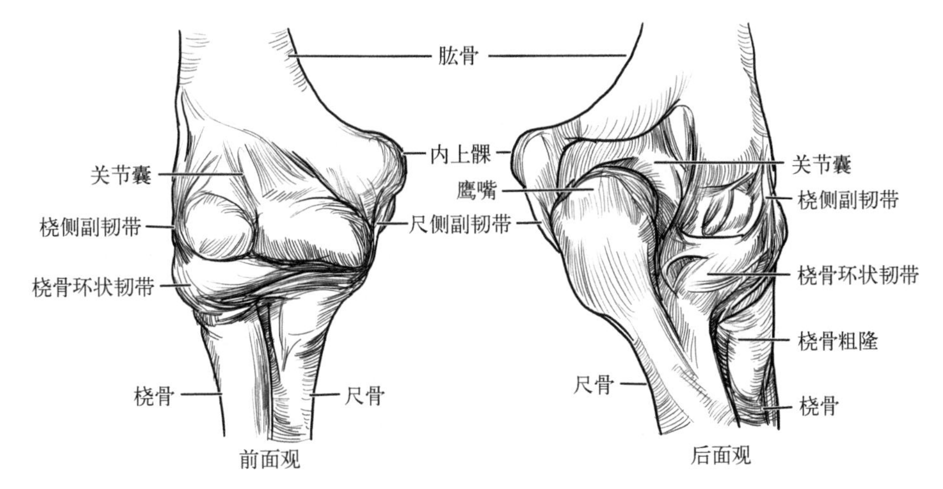

图10-31-1 肘关节解剖图

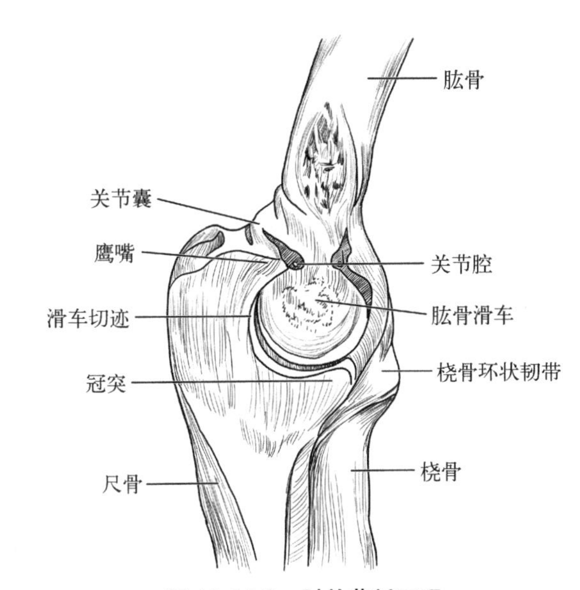

图10-31-2 肘关节剖面观

第三十二节 人工全膝关节置换术

【适应证】

1. 绝对适应证 膝关节骨关节炎、类风湿关节炎、创伤性关节炎、骨缺血坏死或肿瘤等病变所致的严重疼痛和（或）功能障碍。

2. 相对适应证 膝关节不稳、僵硬或畸形。

【麻醉方式】 全身麻醉或联合麻醉。

【手术切口】 膝前正中纵行行口，起于髌骨近侧7.5cm，向下经髌骨前方，止于胫骨结节内侧缘。

【手术体位】 仰卧位，患肢大腿根部绑扎气囊止血带。

【手术步骤及手术配合】

手术步骤	手术配合
1. 手术野皮肤常规消毒、铺单	递擦皮钳夹小纱布蘸碘酒、酒精消毒皮肤；递治疗巾、中单、大单协助铺单，再递中单和绷带包裹足踝部及足，贴手术膜，铺无菌单，递驱血带驱血，巡回护士上气囊止血带压力
2. 显露膝关节	
（1）依次切开皮肤、皮下组织和筋膜	置 2 块干纱布于切口两侧，递 22# 刀切开皮肤；递电刀、中弯血管钳切开皮下组织和筋膜
（2）纵行切开股四头肌肌腱，剥离髌韧带	递中弯血管钳，电刀、骨膜剥离器切开股四头肌肌腱，剥离髌韧带止点内 1/3，将髌骨向外翻转
（3）切开关节囊，清理膝关节	递扣扣钳、电刀切开关节囊，切除部分髌下脂肪垫、前交叉韧带及部分半月板；递中弯血管钳、电刀切除增生的滑膜及骨赘。将胫骨向前脱位，切除剩余半月板
3. 膝关节软组织松解	
（1）内侧软组织松解	递骨膜剥离器、组织剪或电刀剥开内侧副韧带，递扣扣钳、单齿拉钩、组织剪或电刀清除股骨、胫骨内侧面骨赘。必要时将半膜肌腱延长或再松解腓肠肌在股骨下端的止点
（2）外侧软组织松解	递中弯血管钳、骨膜剥离器、电刀松解外侧软组织；递电刀切断髂胫束、肌腱及腓侧副韧带。递骨膜剥离器剥离部分后关节囊
4. 胫骨截骨	递胫骨截骨导向器，通过闭合抱踝器使导向器固定撑于踝关节上。递骨锤将定位针固定于胫骨平台上，利用髓外定位杆进行髓外定位确保正确立线；递截骨厚度指示探针调节截骨板，递 2 枚固定钉、骨锤固定截骨板，取下髓外定位系统；递第 3 枚固定钉、骨锤将截骨板紧密固定于胫骨前；递电锯截骨；递取钉器取下固定钉及截骨器；选择合适型号的胫骨平台模板，安装髓外定位杆检查力线，递电钻为胫骨假体上的 2 个锥形突起钻孔
5. 股骨远端截骨	递开髓电钻在股骨髁间窝顶点偏内处钻孔；递导向杆插入髓腔，安装股骨大小测量器，选择并安装远端截骨导向器和外翻导向器，递固定钉、骨锤将截骨器固定于股骨髁；移去导向杆和外翻导向器，递电锯截除远端多余骨质
6. 股骨髁前后方截骨	除去远端截骨器，递合适型号的股骨髁截骨器，递固定钉、骨锤固定截骨器；递电锯依次进行前髁、后髁及倾斜截骨，递骨刀及电锯进行髁间截骨；递取钉器去除固定钉和截骨器
7. 修整股骨远端	递骨刀、骨锤及咬骨钳修整股骨远端的前后边缘及髁间凹的骨组织。递中弯血管钳、电刀清除关节间隙的软组织。选择伸直间隙测量器，递测量板进行测试，测量板的厚度即表示选用的胫骨平台假体加上假体后髁的厚度

续表

手术步骤	手术配合
8. 安装试模	安装胫骨平台测量板、股骨及胫骨垫试模，复位后测量下肢立线和旋转对线情况，选择合适厚度的胫骨垫，递环钻和胫骨假体柄锉为胫骨假体柄塑形。递生理盐水加压脉冲冲洗、清理骨屑，递纱布拭干。将修整过的骨块塞入股骨髁间钻孔处
9. 安装假体（骨水泥固定）	
（1）安装胫骨假体	调配骨水泥，递骨水泥涂于胫骨平台上；递涂抹有骨水泥的胫骨假体、压迫器，骨锤进行假体安装
（2）安装股骨假体及活动平台	递骨水泥、股骨假体（内面涂有骨水泥）、压迫器、骨锤进行假体安装，递中弯血管钳，骨膜剥离器去除多余骨水泥。清理胫骨假体表面，将活动平台安装于胫骨假体卡槽内
10. 冲洗切口，放置引流管	递生理盐水加压脉冲冲洗切口，递 11# 刀，中弯血管钳置入引流管，递 9×28 角针、4# 丝线缝合固定；清点器械、纱布、缝针
11. 缝合、包扎切口	递中弯血管钳，11×24 圆针、7# 丝线或 0# 可吸收线缝合关节囊及筋膜，递有齿镊，2-0# 可吸收线缝合皮下组织，清点器械、纱布、缝针，递酒精棉球消毒切口周围皮肤，递有齿镊，9×28 角针、1# 丝线缝合皮肤，覆盖敷料并加压包扎

【相关解剖知识】 见图 10-32-1 ～图 10-32-14。

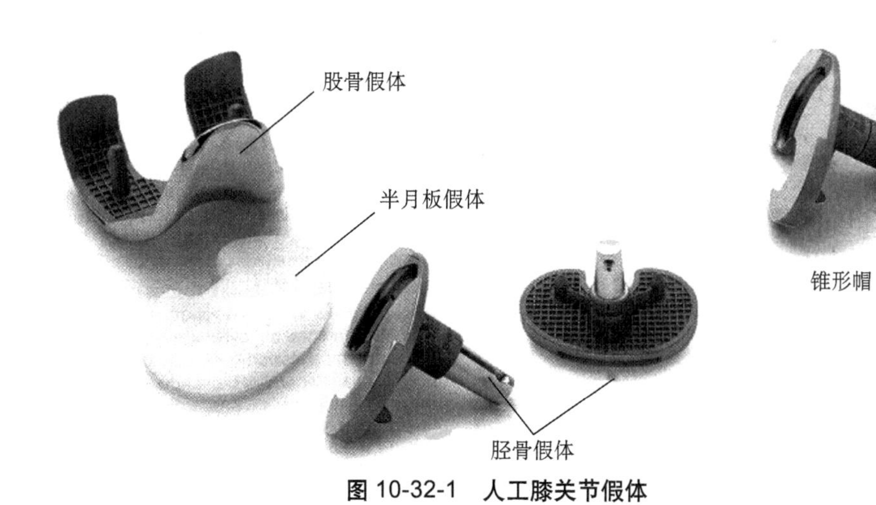

图 10-32-1 人工膝关节假体

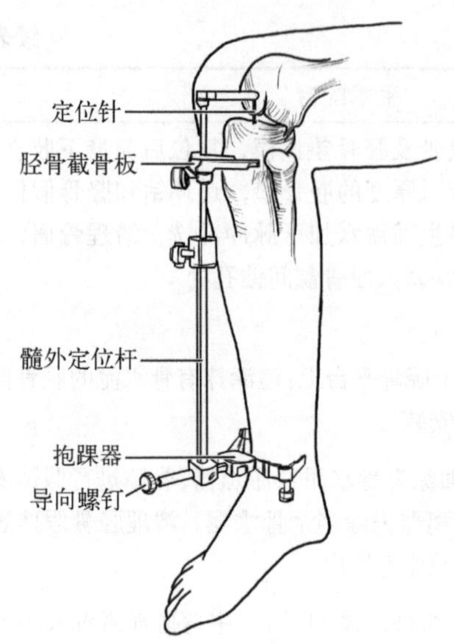

图 10-32-2 安装胫骨截骨导向器

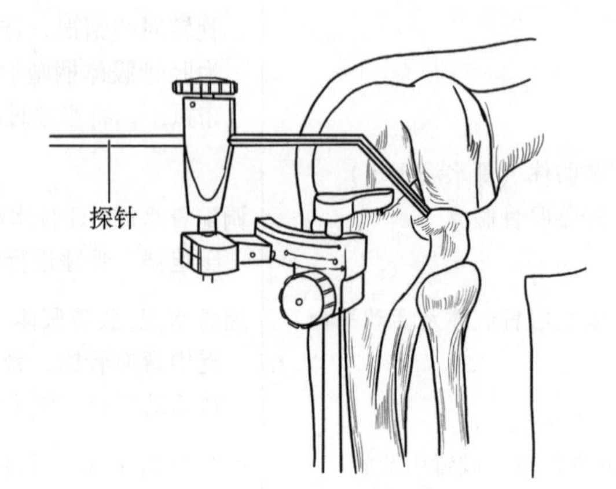

图 10-32-3 测量截骨厚度

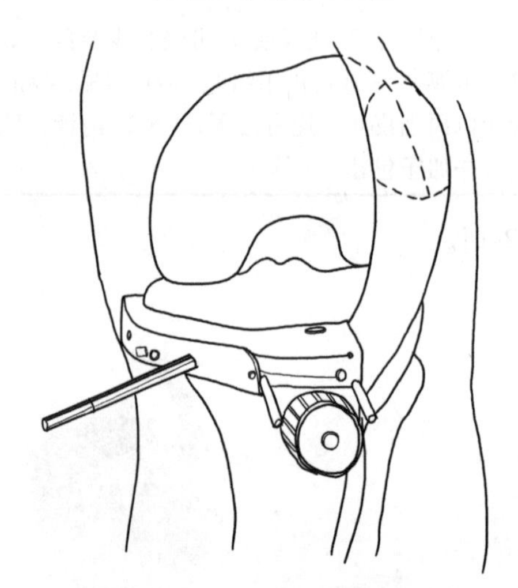

图 10-32-4 固定截骨板块

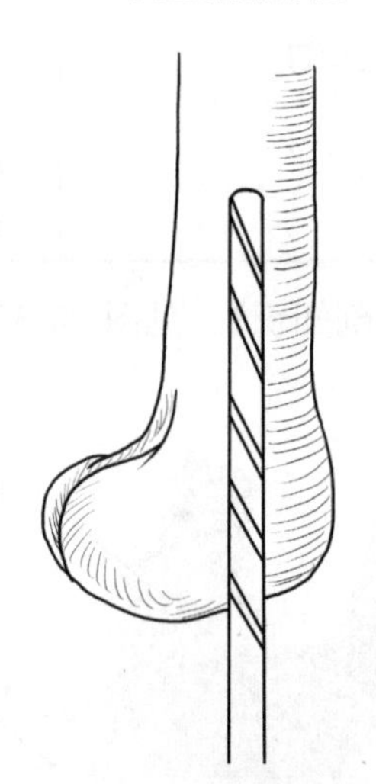

图 10-32-5 股骨远端开髓

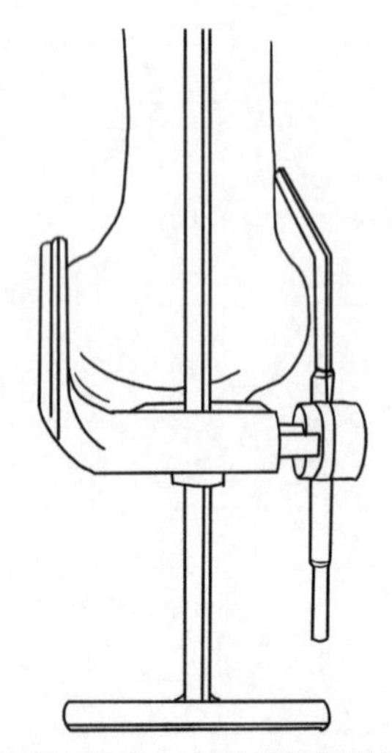

图 10-32-6 安装股骨测量器

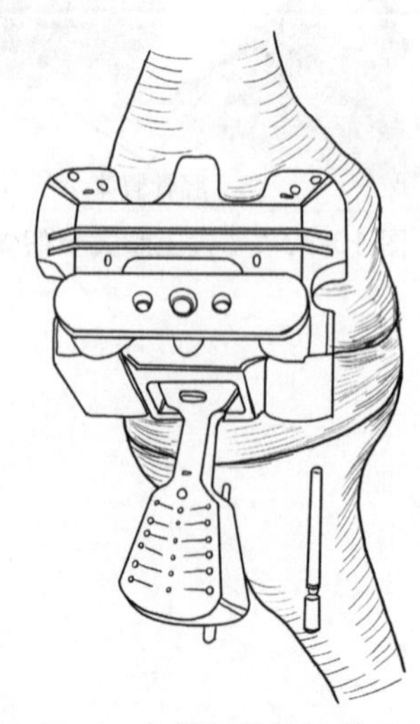

图 10-32-7 安装股骨远端截骨导向器

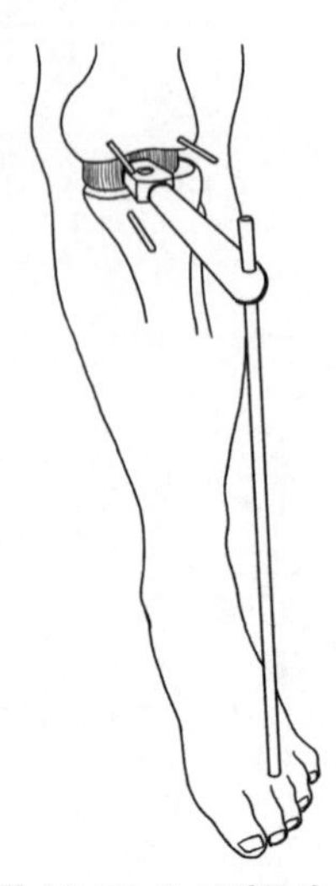

图 10-32-8 测量力线

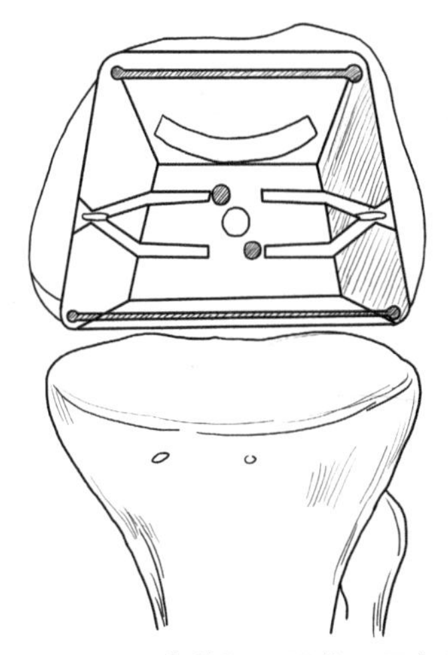
图 10-32-9　安装股骨髁截骨导向器

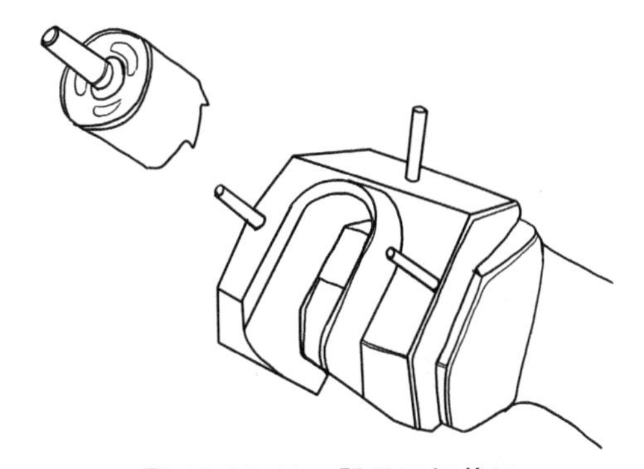
图 10-32-10　股骨髁间截骨

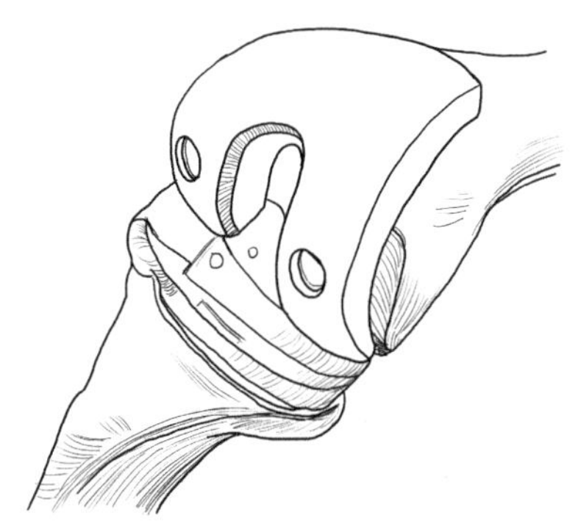
图 10-32-11　安装假体试模

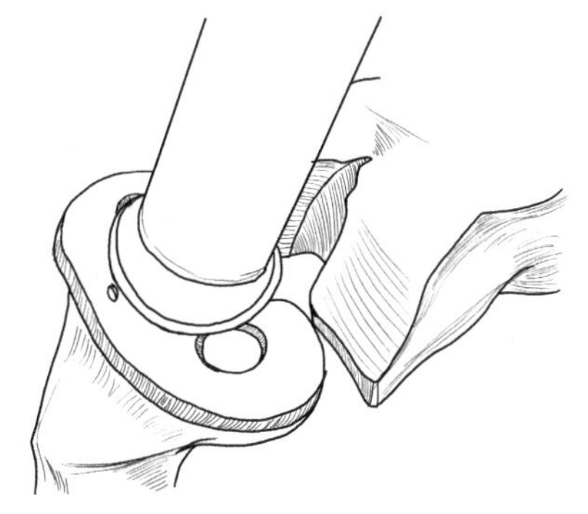
图 10-32-12　安装胫骨假体

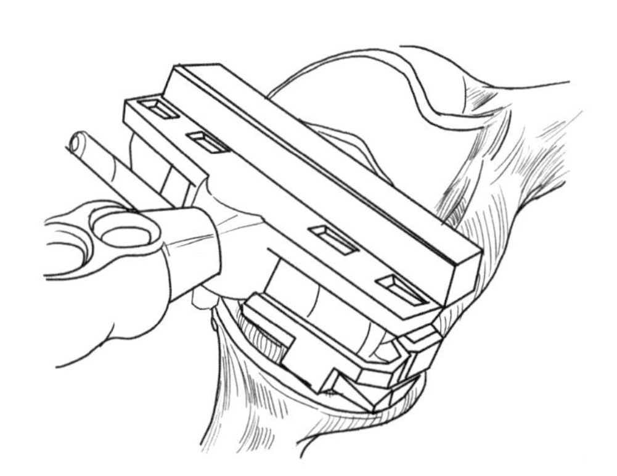
图 10-32-13　安装股骨假体

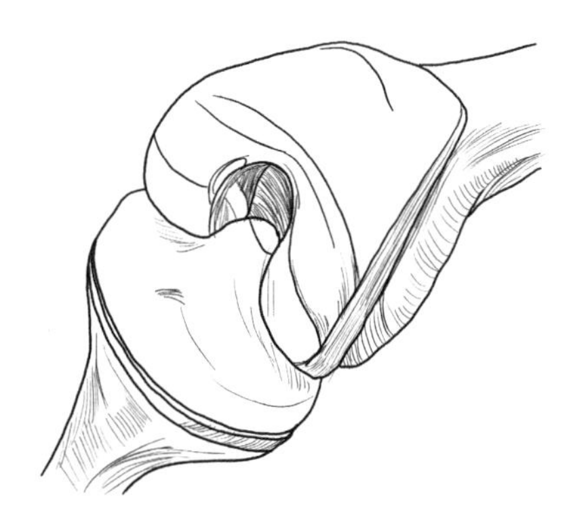
图 10-32-14　完成安装

第三十三节　人工全髋关节置换术

【适应证】

1. 股骨颈骨折。
2. 股骨头缺血性坏死。
3. 原发性及创伤性骨性关节炎。
4. 股骨近段或髋臼肿瘤。
5. 髋关节固定术后位置不佳或融合不良。
6. 类风湿关节炎髋关节受累。
7. 先天性髋关节半脱位或完全脱位，有严重疼痛及活动障碍。

【麻醉方式】 全身麻醉或硬膜外麻醉。

【手术切口】 可行前方入路、后方入路及侧方入路，现以后方入路为例叙述切口。

1. 改良 Gibson 切口　于髂后上棘前方 6～7cm 髂嵴处开始，沿臀大肌前缘到大转子前方，然后沿股骨轴线向下延伸 15cm。

2. Moore 切口　从骶骨棘外侧即髂后上棘远侧 10cm 处开始，沿臀大肌纤维方向向前，经大转子后方，再沿股骨干纵轴切开。

【手术体位】 根据手术入路不同选择不同的体位，一般选择侧卧位。

【手术步骤及手术配合】

手术步骤	手术配合
1. 手术野皮肤常规消毒铺单	递擦皮钳夹小纱布蘸碘酒、酒精消毒皮肤，递治疗巾及手术单协助铺单；递中单包裹患侧远端肢体；递绷带包扎固定；套袜套，铺腹口单，贴手术膜
2. 显露髋关节	
(1) 切开皮肤，皮下组织和深筋膜	置 2 块纱布于切口两侧；递 22# 刀切开皮肤，递电刀、中弯血管钳切开皮下组织和深筋膜，电凝止血；递甲状腺拉钩牵开切口
(2) 显露关节囊	递中弯血管钳、骨膜剥离器钝性分离切口前后皮瓣；递剪刀切除大粗隆滑囊；递电刀切开部分臀大肌纤维；递拉钩牵开大转子后方的前后肌群；递电刀切断外旋肌，11×24 圆针、7# 丝线将两侧牵向后方，保护坐骨神经，显露后方关节囊
3. 处理关节囊	递扣扣钳、电刀切开后方关节囊
4. 股骨头脱位及股骨颈截骨	使髋关节脱位，递截骨板确定截骨平面，递电锯行股骨颈截骨，递股骨头起钻固定股骨头，递组织剪剪断圆韧带，取出股骨头
5. 显露并处理髋臼	递扣扣钳、电刀继续切除髋关节前方、后方关节囊，递髋臼拉钩显露髋臼；递扣扣钳、剪刀剪除髋臼周缘及髋臼窝内的软组织；递髋臼磨钻从小号开始逐一磨凿加深髋臼，递假体模型试模并确定大小规格；递电钻在髋臼的髂骨、坐骨与耻骨部分钻 3 孔；递生理盐水加压脉冲冲洗髋臼；递纱布拭干

续表

手术步骤	手术配合
6. 安装髋臼假体（以骨水泥假体为例）	递干燥碗及工艺板调制骨水泥，预涂骨水泥于髂臼假体表面，同时将髋臼内铺垫一层骨水泥，递髋臼定位器将髋臼假体送入臼窝内，持续并适当加压，直至骨水泥完全固化
7. 准备股骨髓腔	递骨撬将股骨近端撬起；递开口器，骨锤在股骨颈截骨面上开口，递软钻连接动力工具沿股骨髓腔钻入，递髓腔锉依次从小到大递髓腔锉逐一扩大至合适时，将髓腔锉的手柄取下，髓腔锉体部留于髓腔内，递平台锉套入髓腔锉颈部，修正股骨近端截骨面；递颈领试模和金属试模头安装在髓腔锉颈部；递股骨头复位器复位，确定假体长短大小；递髓腔锉柄取出髓腔锉；递生理盐水加压脉冲冲洗股骨髓腔，递吸引器和干纱布使髓腔尽量干燥；递髓腔栓塞置入髓腔内
8. 安装股骨假体（以骨水泥假体为例）	递干燥碗，工艺板调制骨水泥，并将骨水泥装入骨水泥枪内递于术者注入股骨髓腔，递股骨假体柄、骨锤、打入器将假体柄打入髓腔并适当加压至骨水泥完全固化；递骨膜剥离器、中弯血管钳清除多余的骨水泥；清洁股骨假体颈部，递合适的股骨头假体，用骨锤、击头器安装股骨头假体
9. 复位	递击头器将髋关节复位，做伸直外旋和屈曲内旋活动，确认假体稳定且位置满意。递 11×24 圆针、7# 丝线缝合外旋肌群及阔筋膜
10. 冲洗切口，放置引流管	递生理盐水加压脉冲冲洗切口，递 11# 刀、中弯血管钳置入引流管，递 9×28 角针、4# 丝线缝合固定；清点器械、纱布、缝针
11. 缝合、包扎切口	递中弯血管钳，11×24 圆针、7# 丝线或 0# 可吸收线缝合关节囊及筋膜，递有齿镊、2-0# 可吸收线缝合皮下组织，清点器械、纱布、缝针，递酒精棉球消毒切口周围皮肤，递有齿镊，9×28 角针、1# 丝线缝合皮肤，覆盖敷料并加压包扎

【相关解剖知识】 见图 10-33-1 ～图 10-33-7。

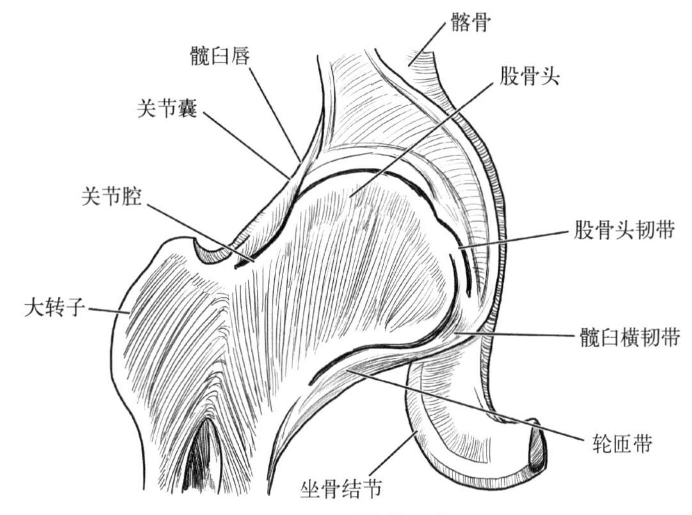

图 10-33-1　髋关节冠状切面

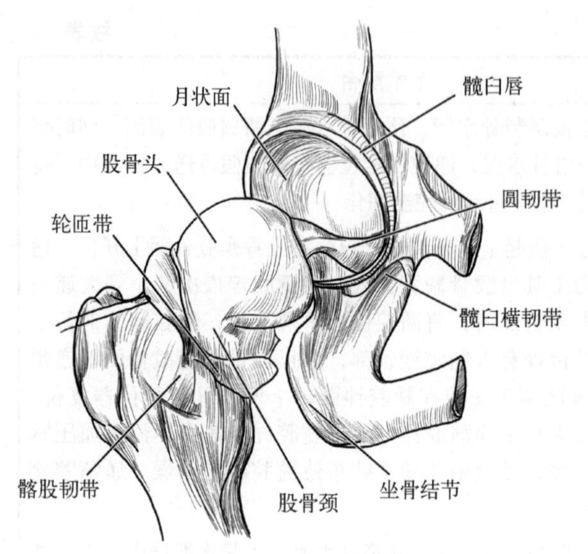

图 10-33-2 髋关节解剖

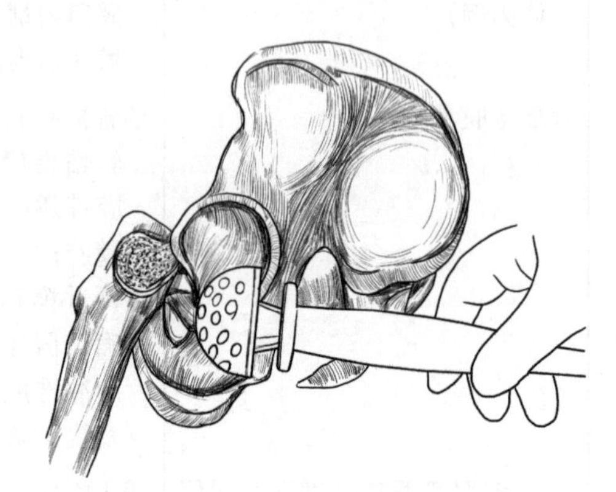

图 10-33-3 髋臼锉磨削髋臼软骨

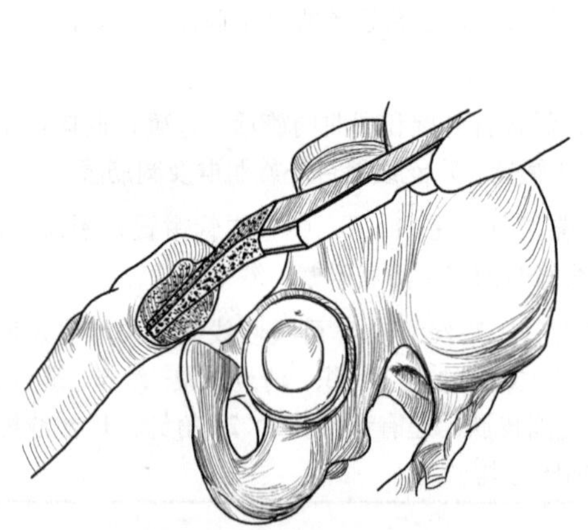

图 10-33-4 髓腔锉扩大髓腔

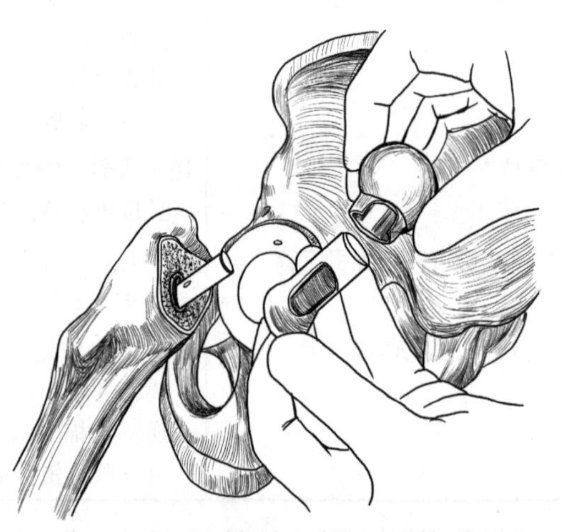

图 10-33-5 安装颈领试模和金属试头

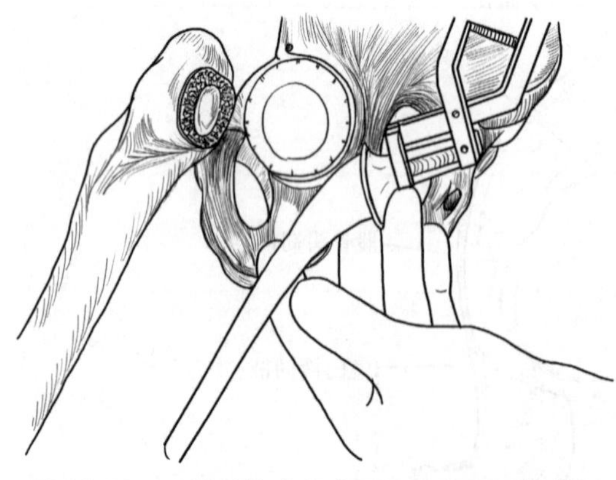

图 10-33-6 髓腔填充骨水泥，置入股骨假体柄

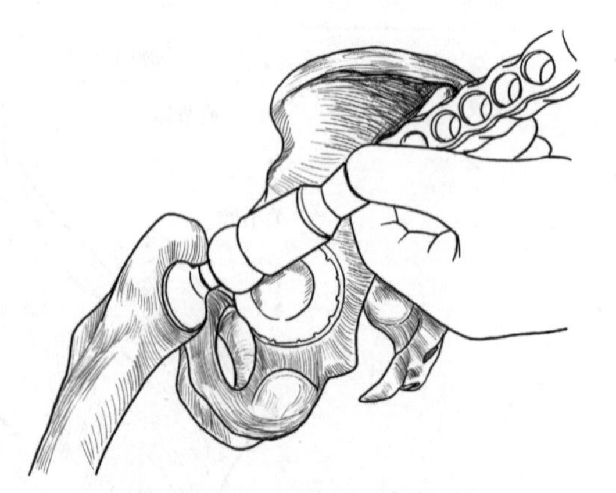

图 10-33-7 安装股骨头假体

第三十四节　人工腰椎间盘置换术

【适应证】

1. 严重的腰椎间盘突出症引起的腰腿痛。
2. 腰椎间盘退变性疾病与腰椎间盘切除术后的下腰痛患者。
3. 椎间盘髓核摘除术后复发或节段性腰椎不稳者。

【麻醉方式】　连续硬脊膜外麻醉或全身麻醉。

【手术切口】　大多采用左侧腹直肌旁正中切口。

【手术体位】　仰卧位。静脉通路建立在左上肢为佳。

【手术步骤及手术配合】

手术步骤	手术配合
1. 常规消毒、铺单	递擦皮钳夹小纱布蘸碘酒、酒精消毒皮肤；递中单、治疗巾及手术单协助铺单，贴手术膜
2. 显露椎体及椎间隙	
（1）切开皮肤，皮下组织	置2块纱布于切口两侧；递22#刀切开皮肤；递电刀、中弯血管钳切开皮下组织，电凝止血
（2）切开腹直肌前鞘，推开腹直肌，切开腹直肌后鞘	递甲状腺拉钩牵开切口；递电刀切开腹直肌前鞘；递刀柄推开腹直肌；递电刀、中弯血管钳切开腹直肌后鞘，显露腹膜
（3）推开腹膜，显露椎前间隙	递腹部拉钩，甲状腺拉钩牵开切口；递“花生米”钝性分离并推开腹膜，显露腰大肌、输尿管、髂血管；递盐水纱垫保护上述组织并用大拉钩牵开，显露椎前间隙
（4）结扎处理血管	递大弯血管钳、长无齿镊、“花生米”分离髂动、静脉分支及骶血管，递中弯血管钳、组织剪钳夹并剪断，4#丝线结扎
3. 定位	递平针头1～2个（用直钳夹持）插于显露的椎间隙；递中单遮盖手术野，协助进行C形臂X线机透视定位，以确定需置换的椎间盘位置
4. 摘除椎间盘	
（1）切开前纵韧带、纤维环	递扣扣钳、11#刀片切开前纵韧带；递大弯血管钳游离，7#丝线、9×17圆针、长无齿镊在前纵韧带缝一牵引线（递针时，用持针器夹反针）；递小弯血管钳钳夹牵引线进行牵引；递11#刀切开纤维软骨环
（2）清除退变的椎间盘组织	递长臂髓核钳、刮匙摘除椎间盘组织。若有出血，递明胶海绵、干纱布压迫止血
5. 安放人工椎间盘假体	
（1）撑开椎间隙，恢复椎间盘高度	由小到大传递椎间隙撑开器，依次撑开椎间隙

续表

手术步骤	手术配合
（2）试模，确定椎间盘终板假体大小	由小到大分别传递平面和立体椎间盘终板模型，进行测试，以确定椎间盘终板假体型号。递中单遮盖手术野，协助进行C形臂X线机透视定位
（3）安放上下2个钴铬钼合金终板假体	分别将合适型号的上下终板假体安放在终板夹持钳上，将打入器，骨锤一同递予术者进行安装
（4）试模，确定椎间盘髓核假体大小	由小到大传递髓核模型，进行测试，以确定椎间盘髓核假体的大小
（5）安放超高分子聚乙烯髓核假体	将合适型号的髓核假体安放在髓核夹持钳上，递与术者进行安装
（6）透视，明确假体位置	递中单遮盖术野，协助进行C形臂X线机透视，以明确假体的位置
6. 缝合切口	
（1）冲洗切口	递生理盐水冲洗伤口；电凝止血，清点器械、纱布、缝针 递11# 刀、中弯血管钳置入引流管，递9×28角针、4# 丝线固定
（2）放置引流管	递9×28圆针、7# 丝线缝合
（3）缝合前纵韧带	递0# 可吸收线缝合
（4）缝合腹直肌后鞘、前鞘	递有齿镊，9×28圆针、1# 丝线或2-0# 可吸收线缝合皮下组织；清点器械、纱布、缝针，递酒精棉球消毒切口周围皮肤
（5）缝合皮肤、皮下组织，覆盖切口	递9×28角针、1# 丝线或4-0# 可吸收线间断缝合，递酒精棉球再次消毒切口，递敷料覆盖切口

【相关解剖知识】 见图10-34-1

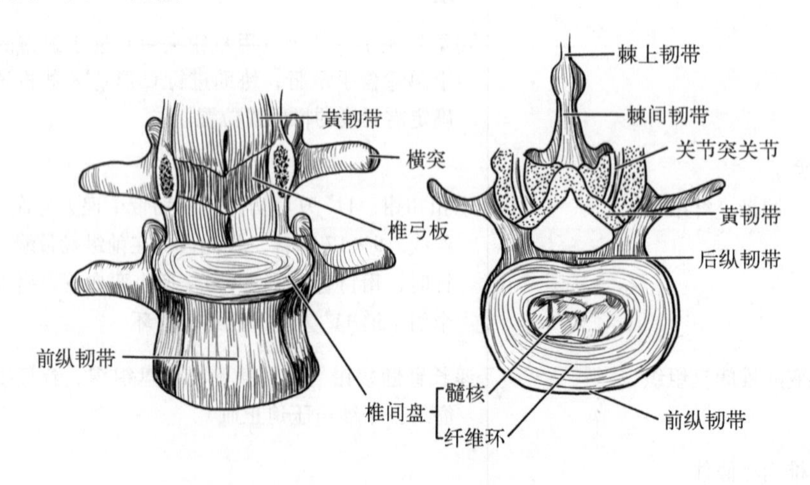

图10-34-1 椎间盘解剖

第三十五节 球囊后凸成形术

【适应证】

1. 椎体压缩性骨折，尤其是骨质疏松引起的胸腰椎骨折。
2. 椎体血管瘤。
3. 有溶骨性破坏的椎体转移性肿瘤。
4. 多发性骨髓瘤。
5. Kummell 脊柱炎。

【麻醉方式】 局部麻醉或全身麻醉。

【手术体位】 俯卧位。

【手术步骤及手术配合】

手术步骤	手术配合
1. C 形臂 X 线机确定骨折部位	巡回护士协助术者进行骨折部位的正、侧位 X 线定位
2. 常规消毒、铺单	递擦皮钳夹小纱布蘸碘酒、乙醇消毒皮肤；递中单、治疗巾及手术单协助铺单，贴手术膜
3. 在椎弓根入口外侧 1cm 做手术切口并定位	递一块纱布于切口处，递 1% 利多卡因麻醉药局部麻醉，递 11G 穿刺针穿入椎弓根，术者根据上下终板的 X 线影响调整穿刺角度，X 线正、侧位结合观察，偏差不能超过几毫米。继续向椎弓根内穿刺，直到 X 线正位观下针尖抵达椎弓根投影的内缘中部，在进入椎体之前通过 X 线侧位观确认穿刺针位置。X 线侧位观当 11G 穿刺针超过椎体后缘 2mm 时拔出穿刺针芯，递导针经 11G 穿刺针的外鞘放入，以超过穿刺针外鞘 2 ～ 3mm 为宜，同时拔出穿刺针外鞘，将导针留在原位。递软组织扩张器及工作套管给术者，拔出导针和软组织扩张器后，只留下工作套管
4. 准备球囊扩张器	用 20ml 注射器抽取碘海醇推注到球囊扩张压力泵中，并注意观察球囊是否漏气，按下绿色按钮交予术者备用
5. 将球囊扩张器放入通道置于骨折区域	从 X 线观察球囊扩张器的扩张情况，直至接触椎体的边缘
6. 准备骨水泥的填充	将骨水泥粉末及液体倒入准备好的小药杯，沿同一方向搅拌 30s 或直到粉末与液体混合并无结块，并有巡回护士计时 用 5ml 注射器抽取骨水泥连接骨填充器的接口，缓慢推出骨水泥以测试黏度
7. 骨水泥	准备 3 只 5ml 抽取好骨水泥的注射器递与术者，在 X 线的监测下缓慢向空腔内注入骨水泥，直至填满球囊扩张器所形成的空腔，计时达 15min 后方可定型
8. 缝合、包扎伤口	递 3-0# 丝线缝合伤口，术后膜覆盖伤口

第三十六节 椎间孔镜下髓核摘除

【适应证】

1. 腰椎椎间盘突出。
2. 腰椎椎间盘源性疼痛。
3. 腰椎椎间孔狭窄。

【麻醉方式】 局部麻醉或静脉全身麻醉。

【手术体位】 首选侧卧位，其次俯卧位。

【手术步骤及手术配合】

手术步骤	手术配合
1. 定位椎间隙	根据CT及C形臂X线机照射测算穿刺点，用标记笔做标记画出安全线，分别标记8、10、12三个角度，其中10、12度的区域内操作最安全
2. 常规消毒、铺单	递擦皮钳夹小纱布蘸碘酒、酒精消毒皮肤，铺单同脊柱侧卧位铺单方法
3. 连接椎间孔镜设备	巡回护士连接刷手护士递下的镜头线、光源线于设备，冲洗管连接生理盐水、连接吸引器装置
4. 进行局部麻醉并定位	将2%利多卡因稀释至0.5%浓度，局部麻醉后，在C形臂X线机或CT监视引导下将极细的穿刺针插入椎间孔或腰椎间盘（根据不同病例采取不同的穿刺方式）。如碰到神经根则重新变换穿刺方向。回抽无脑脊液。插入导丝进入直达病灶；此穿刺方法与普通射频靶点穿刺类似
5. 使用不同直径的空芯扩展管直至放入操作通道	顺导丝插入直径1.4mm的一级空芯扩展管直达病灶（靶点），如遇疼痛可以顺扩展管注入局部麻醉药，不必担忧会损伤神经根。套管置于纤维环的安全三角工作区出口神经根在椎弓根下切迹出椎间孔，位于工作套管的前方，依次插入二、三级扩展管后置入操作通道管
6. 放入内镜，开始手术操作	置入纤维同轴内镜，调整合适的水流速度至影像清晰
7. 摘除髓核	用亚甲蓝标记髓核；在监视器下递特殊器械摘除压迫神经的腰椎间盘组织；观察髓核和神经根、硬膜囊的位置，用髓核钳取出突出的髓核。部分盘内压高者建议继续钳取盘内髓核
8. 使用双极射频消融髓核收缩纤维环	射频电极从内镜器械通道置入，镜像可清晰观察到髓核消融和纤维环收缩情况
9. 缝合、包扎切口	观察镜下无出血，退出工作套管，皮肤缝合，敷料包扎，带腰围，手术结束

第三十七节 膝关节镜手术

【适应证】 膝关节损伤、膝关节炎、膝关节紊乱、膝关节疼痛。

【麻醉方式】 硬脊膜外腔阻滞麻醉或全身麻醉。

【手术体位】 仰卧位，根据需要将膝关节屈曲、伸直或下垂于手术台边。

【手术切口】

1. 前内侧入路 膝关节内侧关节囊上1cm、髌韧带外侧1cm处切小口。

2. 外上入路 于股四头肌肌腱外侧、髌骨旁上方2.5cm处切小口。

3. 前外侧入路 于膝关节外侧关节线上1cm、髌腱旁1cm处切小口。

【手术步骤及手术配合】

手术步骤	手术配合
1. 皮肤消毒、铺单	按下肢手术常规消毒皮肤，铺无菌手术单，术野贴切口膜，建立无菌手术屏障
2. 连接设备	整理摄像头数据线、导光束、刨削刀手柄线、等离子刀头、抽吸管、冲洗管路，将设备连接端传递给巡回护士，再次检查摄像系统、灌注系统、刨削系统、射频等离子刀性能良好，将其连接到各设备端口
3. 止血带充气	抬高患肢，递驱血带驱血，止血带充气止血，记录充气时间
4. 建立操作孔	递11#手术刀在确定的入路处切小口，递血管钳扩大切口，置入穿刺套管，插入关节镜，打开灌注泵注冲洗关节腔，使术野清晰；检查关节腔；根据手术需要另加切口
5. 探查关节腔	递探针拨开阻挡视野的软组织，显露关节内结构，探查韧带或半月板张力，探触关节软骨硬度，确定病变部位及损伤程度
6. 处理半月板、滑膜、游离体	递半月板剪刀处理破裂的半月板边缘，用半月板剪刀或钩刀松解粘连，蓝钳或咬钳咬除半月板，递刨削刀清理半月板及滑膜组织，髓核钳夹取游离体，清除剥脱的软骨碎片等，留取组织标本，1-0#可吸收线缝合半月板
7. 止血、冲洗	递射频等离子刀止血，充分灌注冲洗关节腔，检查手术创面，核对手术器械敷料数目
8. 缝合、包扎切口	撤除膝关节镜，碘伏消毒皮肤，缝合皮肤切口；纱布、棉垫覆盖切口，弹性绷带加压包扎；松开止血带

第 11 章
泌尿外科

一、腰部切口

1. 第 10 或第 11 肋间切口　起于骶棘肌外缘的第 10、11 肋间隙，沿第 11 肋间向前延伸，并可根据需要将切口终止于腹直肌外缘，暴露肾脏、肾上腺区，适用于肾、肾上腺及其区域内的腹膜后肿物，但可发生胸膜破损导致气胸等并发症。

2. 第 12 肋下切口　于第 12 肋骨下缘约 1cm，骶棘肌外缘，沿第 12 肋骨斜向前下，止于髂前上棘上内方约 2cm 处，适用于肾盂及位置较低的肾脏手术和输尿管上段手术。

二、腹部切口

1. 腹部直切口　肋缘下至脐下 2 ～ 3cm，根据手术需要可将切口向下延长。适用于肾脏外伤同时需探查腹腔脏器及对侧肾脏手术、肾上腺手术及较大的肾脏肿瘤切除。

2. 下腹部斜切口　自髂嵴内 1cm 斜向下直达腹直肌外侧缘，经腹部腹膜外手术切口，适用于中段、下段输尿管手术及同种异体肾移植手术。

3. 胸腹联合切口　自腋中线第 9 肋间，斜向前向下，止于脐上，适用于巨大肾和肾上腺肿瘤手术。

4. 耻骨上切口（下腹部正中切口）　耻骨联合上缘、下腹部正中线向上，适用于膀胱手术和经膀胱或耻骨后的前列腺手术。

三、尿道、会阴部切口

1. 经耻骨切口　膀胱截石位，起自耻骨联合上缘，向上止于脐下 2 ～ 3cm，适用复杂的后尿道手术、前列腺癌根治术及女性尿瘘修补手术。

2. 经会阴切口　膀胱截石位，沿会阴中线做一纵行切口，或切口下端向两侧坐骨结节方向延伸，呈倒 Y 形，适用于球部尿道和后尿道手术。

第一节　精索静脉曲张高位结扎术

【适应证】 原发性精索静脉曲张，而侧支循环良好或无侧支静脉反流者。

【麻醉方式】 连续硬膜外麻醉。

【手术体位】 平卧位。

【手术切口】 经腹股沟管近内环口处长 3 ～ 5cm，或经腹膜后径路。

【手术步骤及手术配合】

手术步骤	手术配合
1. 手术野常规消毒，铺单	递擦皮钳夹小纱布蘸碘酒、酒精消毒皮肤，递碘伏棉球消毒会阴部。铺无菌单、腹口单
2. 切开皮肤及皮下组织	切口边缘各置一干纱布，递22#刀、有齿镊切皮，皮下直达腹外斜肌筋膜，中弯血管钳止血，1#丝线结扎
3. 暴露术野	递10#刀切开提睾肌及鞘膜，递甲钩暴露曲张静脉丛
4. 游离曲张静脉	递组织钳向内环上方游离静脉
5. 结扎精索内静脉	中弯血管钳钳夹切断、结扎，递双4#丝线结扎精索静脉
6. 牵引精索	分别从腹内斜肌游离缘穿出后结扎，以便将精索向上牵引
7. 逐层缝合腹部切口	递6×17角针、1#丝线分层间断缝合腹壁切口，纱布棉垫覆盖包扎

【相关解剖知识】 见图11-1-1、图11-1-2。

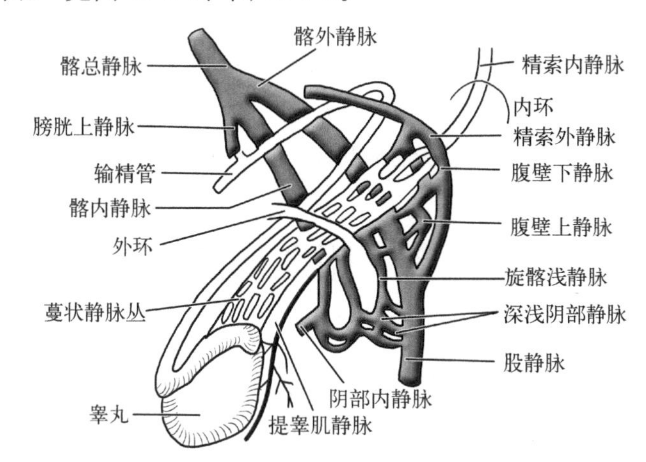

图11-1-1 精索静脉正常解剖图

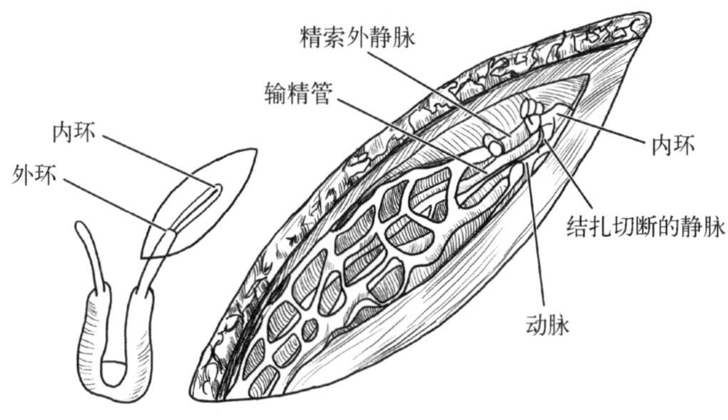

图11-1-2 精索静脉曲张

第二节 包皮环切术

【适应证】

1. 包茎。
2. 嵌顿包茎经整复术后，炎症水肿已消退，感染已控制者。

3. 包皮过长，包皮口较小，虽能翻转，但易造成嵌顿包茎者。
4. 包皮过长，反复发生包皮阴茎头炎，而急性感染已控制者。
5. 包皮良性肿瘤。
【禁忌证】 有急性包皮阴茎头感染者。
【麻醉方式】 局部麻醉。
【手术切口】 包皮环形切口。
【手术体位】 仰卧位。
【手术步骤及手术配合】

手术步骤	手术配合
1. 手术野常规消毒、铺单	递擦皮钳夹小纱布蘸碘伏消毒会阴部，铺无菌单
2. 分离包皮阴茎头粘连	递蚊式钳和湿纱布分离粘连、清除包皮垢。递消毒剂棉球再次消毒
3. 牵引固定，剪开包皮	递蚊式钳、组织剪纵行剪开背侧包皮距冠状沟约 0.5cm
4. 剪除过长的包皮	递组织剪从包皮背侧纵形剪除过长的包皮
5. 结扎止血	递 1# 丝线结扎出血点
6. 缝合包扎切口	4-0# 可吸收缝线缝合切口，递凡士林纱条、纱布包扎

第三节 附睾切除术

【适应证】
1. 附睾结核，经抗结核治疗无效者。
2. 慢性附睾炎，经非手术治疗长期未愈，而症状仍明显，又无生育要求者。
3. 附睾良性肿瘤者。
【麻醉方式】 腰部麻醉或连续硬膜外麻醉。
【手术体位】 平卧位。
【手术切口】 阴囊外侧纵行切口。
【手术步骤及手术配合】

手术步骤	手术配合
1. 手术野常规消毒、铺单	递碘伏棉球消毒手术野，铺无菌单、腹口单，阴囊下塞治疗巾团
2. 切开阴囊壁，探查附睾	递 22# 刀、有齿镊逐层切开阴囊壁至提睾肌，递拉钩暴露睾丸鞘膜并切开鞘膜囊，蚊式钳止血，1# 丝线结扎
3. 游离附睾	递组织钳提起附睾，递 10# 刀或组织剪剥离，6×17 圆针、1# 丝线缝合睾丸内膜，递 10# 刀切开覆盖精索筋膜，分离输精管及附睾尾部
4. 切断输精管	递 10# 刀或电刀高位切断输精管，递石炭酸、酒精、生理盐水棉签涂擦残端，4# 丝线结扎，移出附睾
5. 切除附睾	递 6×17 圆针、1# 丝线间断缝合睾丸鞘膜
6. 缝合皮肤，覆盖切口	递引流条置于阴囊下方引流，6×17 角针、1# 丝线分层缝合皮肤，递纱布棉垫覆盖包扎切口，并用阴囊托带托起阴囊

【相关解剖知识】 见图 11-3-1。

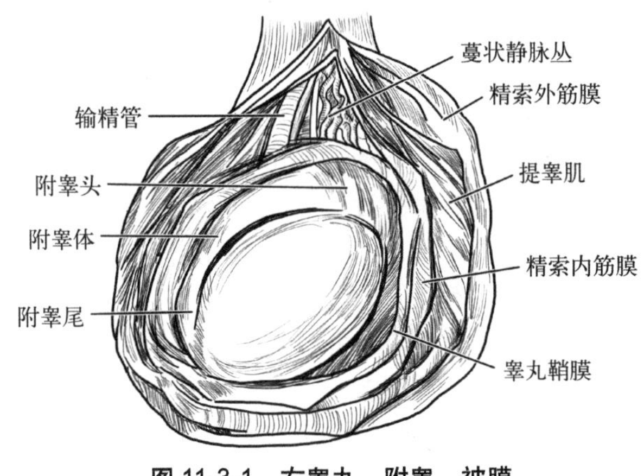

图 11-3-1　右睾丸、附睾、被膜

第四节　睾丸鞘膜翻转术

【适应证】

1. 较大的睾丸鞘膜积液。
2. 较大的睾丸精索鞘膜积液。
3. 精索鞘膜积液，若无法完整切除，也可以翻转至精索后方缝合。
4. 阴囊内容物手术，为防止继发积液，可同时行鞘膜翻转术。

【麻醉方式】 局部麻醉、骶管麻醉、硬膜外麻醉。

【手术体位】 平卧位。

【手术切口】 阴囊纵行或横行切口。

【手术步骤及手术配合】

手术步骤	手术配合
1. 手术野常规消毒、铺单	递擦皮钳夹小纱布蘸碘酒、酒精消毒皮肤及碘伏棉球消毒会阴部，铺无菌单、腹口单
2. 切开阴囊壁	切口边缘各置一干纱布，递 22# 刀，有齿镊切开皮肤及各层组织达鞘膜壁层，蚊式血管钳止血，1-0# 丝线结扎
3. 分离鞘膜囊	递刀柄钝性分离鞘膜囊于切口外，递 10# 刀切开鞘膜壁层，吸引器吸尽积液
4. 翻转鞘膜囊	递组织剪剪开鞘膜，翻转鞘膜囊，并剪去多余鞘膜
5. 缝合鞘膜	递 6×17 圆针、4# 丝线间断或连续锁边缝合鞘膜
6. 缝合皮肤，覆盖切口	递引流条置于阴囊切口内引流，6×17 角针、1# 丝线分层间断缝合阴囊切口，覆盖切口

第五节　睾丸切除术

【适应证】

1. 睾丸肿瘤及阴囊内其他部位的恶性肿瘤患者。
2. 成人高位隐睾并睾丸萎缩，或不能下降固定于阴囊内者。
3. 严重睾丸损伤，经手术探查无法保留者。
4. 精索扭转致使睾丸已坏死者。
5. 晚期附睾睾丸结核，致使睾丸不能保留者。
6. 化脓性附睾睾丸炎，反复发作，致使睾丸萎缩者。
7. 睾丸鞘膜陈旧性血肿，致使睾丸萎缩者。
8. 其他疾病需做去势治疗者，如前列腺癌，做双侧睾丸切除。

【麻醉方式】 连续硬膜外麻醉。

【手术体位】 平卧位。

【手术切口】 腹股沟斜切口或阴囊切口。

【手术步骤及手术配合】

手术步骤	手术配合
1. 手术野常规消毒、铺单	递碘伏棉球消毒手术野，铺无菌单、腹口单
2. 分离精索。切开皮肤、皮下及腹外斜肌腱膜，牵开腹内斜肌，分离精索直至腹股沟内环附近	切口边缘各置一干纱布，递 22# 刀，有齿镊逐层切开皮肤，提睾筋膜，提睾肌，手指游离出精索并提出切口
3. 切除精索	探查睾丸病变，递组织钳钳夹精索，切断精索包括血管与输精管，石炭酸、酒精、生理盐水棉签涂擦输精管断端，4# 丝线结扎，再缝扎
4. 切除睾丸	递组织剪剪断睾丸韧带，切除睾丸
5. 缝合包扎切口	递引流条置阴囊内引流，6×17 角针、1# 丝线逐层缝合切口，覆盖切口

【相关解剖知识】 见图 11-5-1。

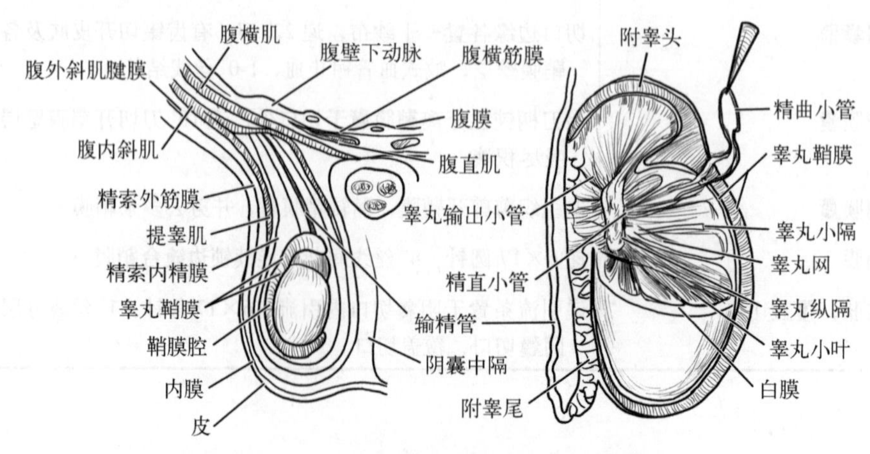

图 11-5-1　睾丸和精索被膜及睾丸内部结构

第六节 阴茎部分切除术

【适应证】

1. 早期阴茎癌，肿瘤局限于阴茎头或冠状沟者。
2. 阴茎切割或枪弹伤，使远端阴茎完全离体，无条件或无法施行阴茎再植者。

【麻醉方式】 连续硬膜外麻醉或气管内麻醉。

【手术切口】 阴茎皮肤环形切口。

【手术体位】 平卧位。

【手术步骤及手术配合】

手术步骤	手术配合
1. 手术野常规消毒、铺单	递碘伏小纱布消毒手术野，3% 碘酊棉球烧灼肿瘤，铺无菌单、腹口单
2. 包裹肿瘤	递阴茎套或橡皮手套包裹阴茎远端，止血带环扎阴茎根部
3. 切口	距肿瘤近端边缘 2.0 ～ 2.5cm 处，切阴茎皮肤环形切口
4. 游离切断阴茎背血管及神经	递 22# 刀，沿环形切口切开，小弯或蚊式血管钳分离钳夹，弯剪剪断，钳带 1# 或 4# 丝线结扎
5. 横断阴茎海绵体	递 10# 刀、小弯血管钳沿皮肤切口线横断海绵体，4# 丝线结扎阴茎背深动脉，6×17 圆针、1# 丝线缝扎背深动脉
6. 横断尿道	递组织剪、无齿镊距阴茎海绵体断面远端 1.0 ～ 1.5cm 处横断尿道
7. 吻合阴茎海绵体	递 6×17 圆针、4# 丝线横行间断缝合海绵体白膜
8. 缝合皮肤	松解阴茎根部止血带，检查断端有无出血，6×17 圆针、1# 丝线缝阴茎筋膜，6×17 角针、1# 丝线缝合皮肤，于皮瓣腹侧剪一孔，将尿道自孔拖出
9. 重建尿道外口	递组织剪、无齿镊将尿道残端剪成上下两瓣，递 6×17 角针、1# 丝线将尿道瓣边缘与附近皮肤切口边缘间断缝合
10. 覆盖切口	递凡士林纱布，干纱布覆盖包扎切口。插双腔导尿管于膀胱引流尿液

【相关解剖知识】 见图 11-6-1、图 11-6-2。

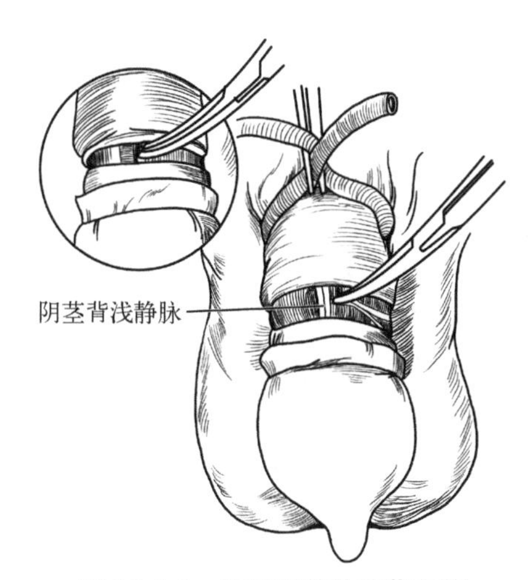

图 11-6-1 切口及结扎阴茎血管

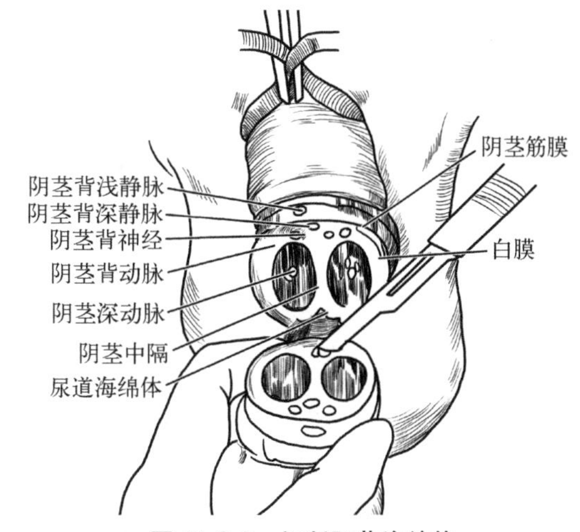

图 11-6-2 切断阴茎海绵体

第七节 阴茎全切术

【适应证】

1. 较晚期的阴茎癌，即阴茎海绵体内已有浸润，或癌肿瘤浸润已达阴茎一半以上，残留阴茎不足 3cm 者。

2. 晚期阴茎癌，癌肿已有远处转移，无法行根治术者，为消除恶臭、疼痛、出血及排尿困难，也可施行阴茎全切术。

3. 阴茎近端切断伤或枪弹伤，致使整个阴茎完全离体或基本离体，无条件或无法施行阴茎再植术者。

【麻醉方式】 联合麻醉或全身麻醉。

【手术切口】

1. 环绕阴茎根部做梭形切口。

2. 平行腹肌沟淋巴结清扫手术切口。

【手术体位】 平卧位。

【手术步骤及手术配合】

阴茎全切术：

手术步骤	手术配合
1. 手术野常规消毒、铺单	递碘伏小纱布消毒，铺无菌单、腹口单
2. 隔离阴茎肿瘤	递消毒阴茎套，包裹阴茎远端及肿瘤部，递橡胶管环扎阴茎根部，阻断其血液循环
3. 分离并切断阴茎悬韧带	切口边缘各置 1 块干纱布，递 22# 刀、有齿镊切开阴茎基部皮肤，电刀切开各层并止血。递组织剪、蚊式血管钳锐性分离阴茎悬韧带及阴茎背侧动脉、静脉、神经，递 6×17 圆针、4# 丝线双重结扎或缝扎
4. 分离切断尿道	将阴茎向上翻转，于阴茎腹侧距肿瘤 2.5cm 处，递剪刀从阴茎海绵体白膜表面锐性分离近侧端尿道海绵体，蚊式血管钳钳夹止血，1# 丝线结扎
5. 切断阴茎海绵体	阴茎向下翻转，递剪刀游离阴茎海绵体直达耻骨，递血管钳于阴茎脚之间穿过，钝性分离，递 6×17 圆针、4# 丝线缝合两侧阴茎残端
6. 尿道会阴移植	递有齿镊、22# 刀于会阴部正中约 2cm 直切口，切开皮肤及筋膜，小弯血管钳将尿道残端拉出。递 6×17 圆针、1# 丝线间断缝合尿道海绵体外层与会阴切口的筋膜组织。递组织剪、无齿镊将尿道外口剪成上下两瓣，3-0# 可吸收线间断外翻缝合尿道外口
7. 留置导尿管	递碘伏棉球消毒会阴，液状石蜡棉球润滑双腔导尿管，插入导尿管并妥善固定
8. 缝合切口	递生理盐水冲洗切口，置引流条于会阴切口内引流，递酒精棉球消毒皮肤，9×28 角针、1# 丝线缝合皮肤，递凡士林纱布覆盖尿道外口，纱布棉垫覆盖切口

髂腹股沟淋巴结清扫术：

手术步骤	手术配合
1. 切口（两侧腹股沟弧形切口、两侧腹股沟直切口、下腹部弧形切口及下腹部弧形切口加两侧腹股沟直切口）	切口边缘各置 1 块干纱布，递 22# 刀、有齿镊切开皮肤、皮下脂肪和浅筋膜，将预切除的组织从腹外斜肌腱膜锐性分离，沿大腿内侧向下剥离
2. 分离皮下	递甲状腺拉钩牵开皮肤、皮下组织，中弯血管钳止血，1# 丝线结扎
3. 清除腹股沟淋巴结 清除腹壁肌肉表面的皮下脂肪、筋膜、淋巴及血管等组织。清除血管周围的脂肪淋巴组织，显露股动脉、静脉及神经	递中弯血管钳，组织剪分离，中弯血管钳钳夹止血，1# 丝线结扎
4. 清除髂淋巴结 切断腹股沟韧带，切断和结扎腹壁下血管。分别切开髂外动脉、静脉鞘，清除血管间及血管肌肉间的脂肪淋巴组织	递中弯血管钳、组织剪分离，中弯血管钳钳夹止血，1# 丝线结扎
5. 缝合腹股沟韧带和腹壁各层肌肉	递 9×28 圆针、4# 丝线缝合
6. 游离缝匠肌上段，于肌肉起始处切断后移向内侧，并将肌肉断端固定于腹股沟韧带	递中弯血管钳、弯剪游离，10# 刀切断，递 9×28 圆针、4# 丝线缝合固定
7. 依次缝合切口	检查有无出血，出血点用中弯血管钳止血，1# 丝线结扎。冲洗切口置引流条引流。清点器械、敷料、缝针，逐层关闭切口

【相关解剖知识】 见图 11-7-1 ～图 11-7-4。

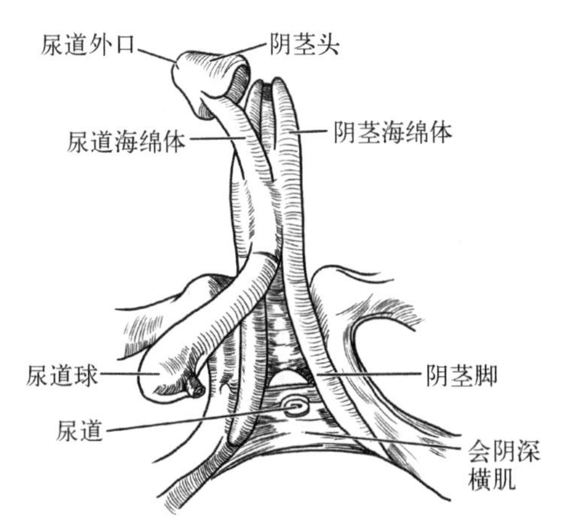

图 11-7-1　阴茎的解剖

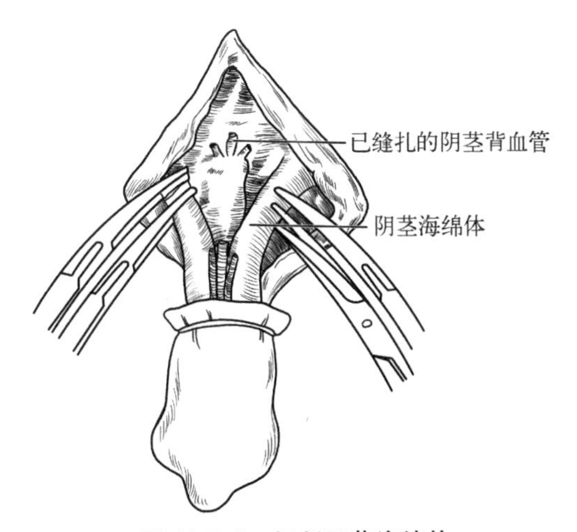

图 11-7-2　切断阴茎海绵体

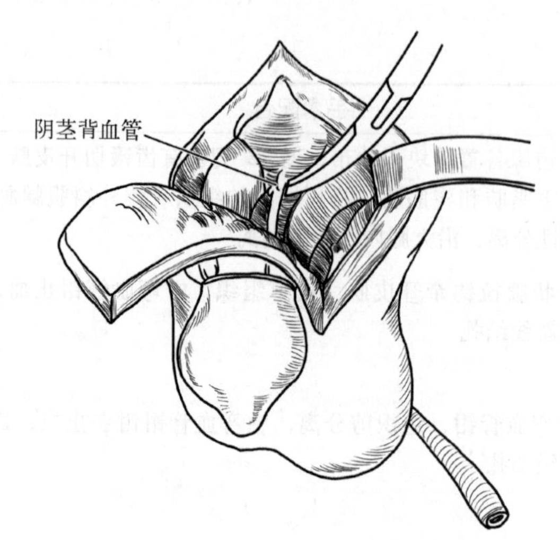

图 11-7-3 切断、结扎阴茎血管图

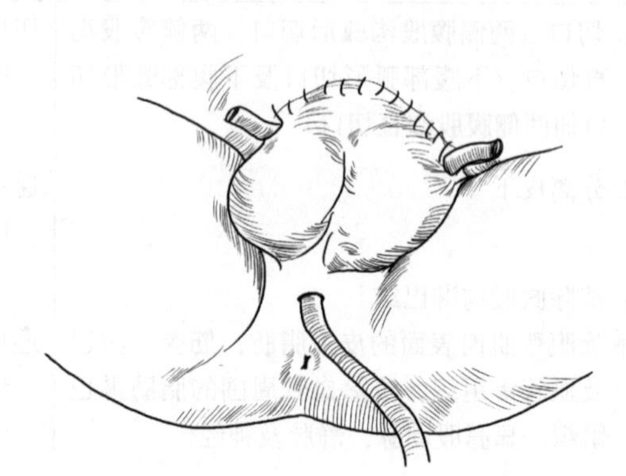

图 11-7-4 缝合切口

第八节 膀胱颈悬吊术

【适应证】 压力性尿失禁有下列情况者，可选用此手术：

1. 膀胱无明显膨出和子宫无脱垂。
2. 造影显示膀胱尿道后角消失。
3. 尿道需伸长，阴道手术失败。

【禁忌证】 妊娠。

【麻醉方式】 连续硬膜外麻醉。

【手术体位】 膀胱结石位，双腿屈曲略外展，头略低。

【手术切口】

1. **腹壁切口** 耻骨联合上两横指腹中线两旁 3cm 处，分别做 1cm 横切口。
2. **阴道切口** 尿道口下方做 T 形切口。

【手术步骤及手术配合】

手术步骤	手术配合
1. 皮肤消毒及铺单	递擦皮钳夹小纱布蘸碘酒、酒精消毒下腹部及大腿上 1/3，碘伏小纱布消毒会阴部。腹部及会阴部铺盖无菌单，腹部切口周围铺切口膜
2. 切开皮肤、皮下及腹直肌前鞘	切口边缘各置一干纱布，递 22# 刀切开皮肤，电刀切开皮下。递电刀或弯剪、有齿镊切开腹白线、鞘膜及肌层，电刀止血
3. 显露耻骨后间隙，游离膀胱颈和尿道	递双腔导尿管从尿道插入，球囊内充液；按切口标记依次切开腹壁各层，直至显露耻骨后间隙，递大号腹部拉钩拉开切口，组织剪、长镊、中弯血管钳少许游离膀胱颈及尿道，电凝止血，湿盐水垫拭血，带 1# 或 4# 丝线结扎止血
4. 尿道悬吊	递 6×17 圆针、7# 丝线于尿道两旁各缝合 3 ～ 4 针，行尿道悬吊。牵引双腔导尿管测量尿道长度如不够 4cm，则行膀胱悬吊

续表

手术步骤	手术配合
5. 阴道切口	递 6×17 角针、4# 丝线将小阴唇缝于大阴唇上，18F 双腔导尿管润滑后自尿道插入膀胱。递阴道拉钩拉开阴道前壁，两把组织钳钳夹阴道前壁黏膜，10# 刀切开，无齿镊、弯剪分离黏膜及黏膜下组织，电凝止血，干纱布拭血
6. 第一次穿刺及膀胱镜检查	递尖端有豁口的直针从腹部横切口处穿刺，自阴道前壁穿出。拔出双腔导尿管后，递膀胱镜（涂液状石蜡）从尿道插入
7. 膀胱悬吊	递 6×17 圆针、4# 丝线于腹直肌两侧将膀胱前壁及膀胱颈缝合于腹直肌上，每侧 2 ～ 3 针
8. 关闭切口	递生理盐水冲洗，清点器械、纱布、缝针，依次关闭腹部切口，耻骨后置引流
9. 关闭会阴切口	递 2-0# 可吸收线缝合阴道黏膜、皮肤层，留置 18F 双腔导尿管

【相关解剖知识】 见图 11-8-1、图 11-8-2。

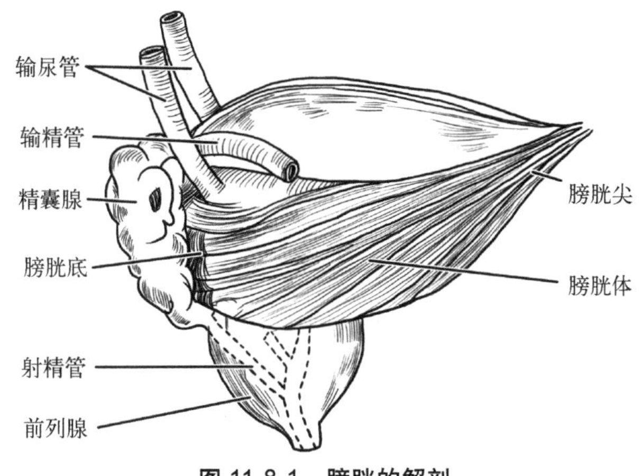

图 11-8-1　膀胱的解剖

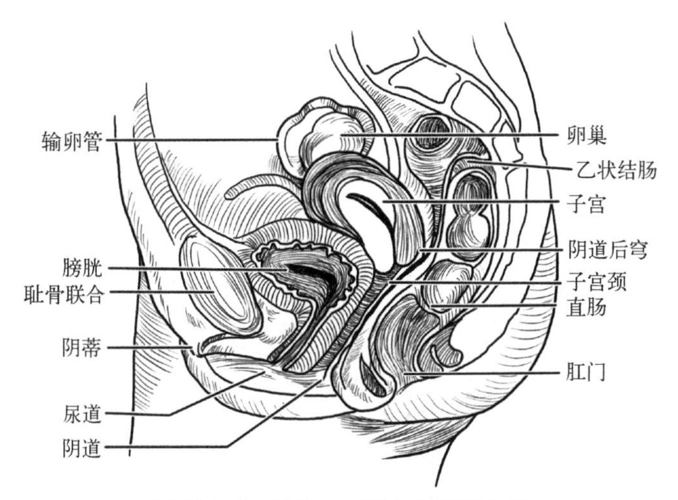

图 11-8-2　膀胱、尿道与直肠的关系

第九节　膀胱破裂修补术

【适应证】

1. 下腹部伤后出现尿外渗症状，膀胱内注入生理盐水400ml，抽出量明显少于或多于注入量者或膀胱造影证实有造影剂外渗者。

2. 下腹部伤后伤口流尿者。

【麻醉方式】 联合麻醉或全身麻醉。

【手术切口】 下腹部正中切口。

【手术体位】 平卧位，腰骶部垫1个小软枕。

【手术步骤及手术配合】

手术步骤	手术配合
1. 手术野常规消毒、铺单	递擦皮钳夹小纱布蘸碘酒、酒精消毒皮肤及碘伏小纱布消毒会阴部。递无菌单，贴手术膜，铺腹口单
2. 切开皮肤，皮下组织	切口边缘各置1块干纱布，递22[#]刀、有齿镊，切开皮肤，电刀切开皮下组织，电凝止血
3. 显露膀胱	递组织剪剪开腹直肌前鞘，刀背于中线分离两侧腹直肌及锥状肌，横切腹横筋膜。腹膜反折用湿盐水垫将其向上推，显露膀胱
4. 探查腹腔及膀胱	递10[#]刀打开膀胱探查，闭合性膀胱破裂如确诊为腹膜外型膀胱破裂，可不必探查腹腔。如腹膜内型膀胱破裂时，探查腹内脏器有无损伤，并注意有无腹膜后血肿
5. 修补裂口	递2-0[#]可吸收线全层连续缝合膀胱裂口，浆肌层作间断褥式内翻缝合
6. 膀胱造口	腹膜外膀胱前壁Trocar孔放置28F蕈形管，递2-0[#]可吸收线，缝合固定造瘘管，递50ml注射器向膀胱内注入生理盐水200ml，观察有无漏液
7. 冲洗切口，放置引流	冲洗切口，清点器械、敷料，耻骨后间隙放置橡胶引流管引流
8. 依层缝合切口	递9×28圆针、7[#]丝线间断缝合腹横筋膜，递9×28圆针、1[#]丝线间断缝合皮下组织，递酒精棉球消毒皮肤，9×28角针、1[#]丝线间断缝合皮肤，递9×28角针、4[#]丝线固定蕈形管及橡胶引流管，递纱布、棉垫包扎切口

【相关解剖知识】 见图11-9-1～图11-9-3。

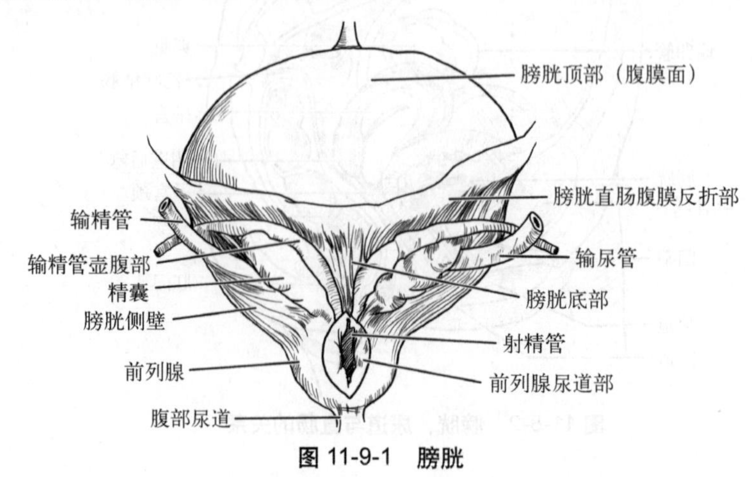

图 11-9-1　膀胱

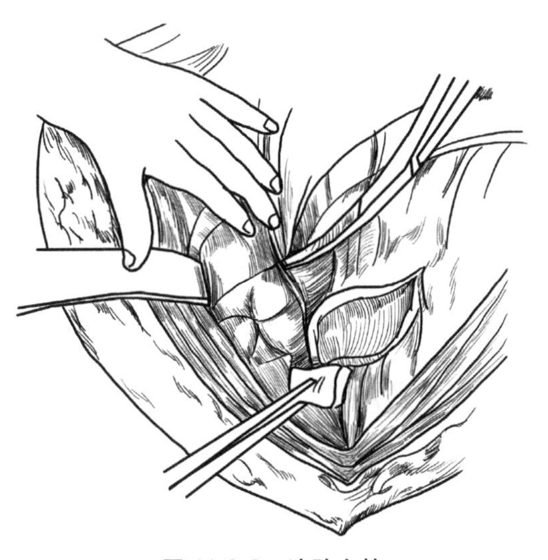

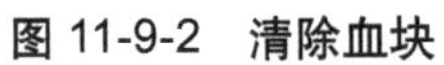

图 11-9-2　清除血块

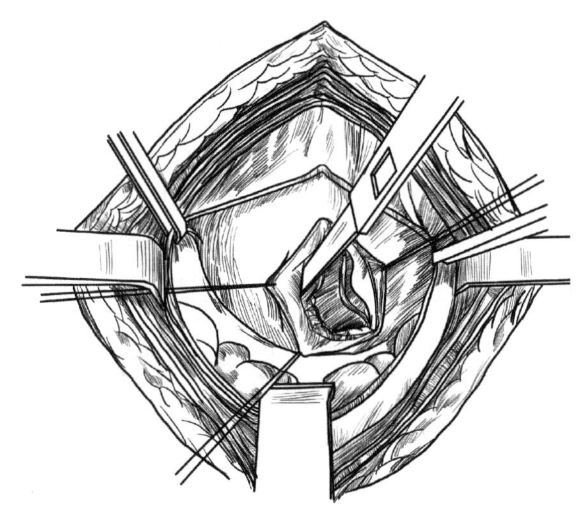

图 11-9-3　经腹膜内行膀胱外缝合

第十节　膀胱切开取石术

【适应证】

1. 直径＞ 3cm 的膀胱结石。

2. 碎石术不能击碎的坚硬的膀胱结石。

3. 异物形成的膀胱结石。

4. 膀胱结石伴有膀胱及尿道其他病变者，如膀胱憩室、前列腺增生症、膀胱颈挛缩及尿道狭窄等。

【麻醉方式】　联合麻醉。

【手术切口】　下腹部正中切口。

【手术体位】　平卧位。

【手术步骤及手术配合】

手术步骤	手术配合
1. 手术野常规消毒、铺单	递擦皮钳夹小纱布蘸碘酒、酒精消毒皮肤，递无菌单，贴手术膜，铺腹口单
2. 切开皮肤、皮下组织	常规导尿并注入生理盐水充盈膀胱。切口边缘各置 1 块干纱布，递 22# 刀和有齿镊，切开皮肤后，电刀切开皮下组织，电凝止血
3. 显露膀胱	递甲状腺拉钩牵开切口两端，有齿镊、组织剪剪开腹白线。递刀柄分离腹直肌和锥状肌及腹横筋膜，显露腹膜前脂肪及腹膜反折。递 10ml 注射器和针头，穿刺膀胱减压
4. 切开膀胱	递 6×17 圆针、4# 丝线沿穿刺口周围缝合 2 针牵引线。递 10# 刀切开膀胱浆肌层，弯血管钳戳穿膀胱，剪刀扩大膀胱切口
5. 取石	递小 S 状拉钩牵开膀胱探查，取石钳将结石夹出，并检查结石是否完整
6. 膀胱缝合，放置引流管	递生理盐水冲洗膀胱置引流管于膀胱内，清点器械、纱布、缝针。递 3-0# 可吸收线间断或连续缝合膀胱并固定造瘘管。由导尿管注入生理盐水 200ml，观察缝合处有无渗漏

续表

手术步骤	手术配合
7. 依次缝合切口	递 11# 刀、中弯血管钳于耻骨后间隙置橡胶引流管，9×28 角针、4# 丝线固定。清点器械、纱布、缝针，递 11×24 圆针、7# 丝线间断缝合腹直肌前鞘，11×24 圆针、1# 丝线缝合皮下组织
8. 缝合皮肤，覆盖敷料	递酒精棉球消毒皮肤，9×28 角针、1# 丝线间断缝合皮肤。纱布敷料覆盖切口

第十一节　硬输尿管镜检术

【适应证】

1. 输尿管镜检的适应证

(1) X 线顺行或逆行造影示肾盂输尿管充盈缺损或梗阻。

(2) 原因不明的上尿路单侧肉眼血尿。

(3) 上尿路单侧尿液细胞学检查阳性。

(4) 上尿路移行细胞癌腔内治疗的随访。

(5) 上尿路阴性结石。

(6) 上尿路狭窄或梗阻。

(7) 先天性输尿管瓣膜症。

2. 用于治疗目的的输尿管镜适应证

(1) 上尿路结石的治疗，特别是输尿管中下段结石。

(2) 输尿管插管（引流梗阻、上尿路漏尿等）。

(3) 输尿管狭窄切开。

(4) 局部低分级、低分期肿瘤的腔内切除。

(5) 上尿路异物的取出。

【禁忌证】

1. 除严重出血性疾病或不能耐受手术或麻醉者，无绝对禁忌证。

2. 有盆腔手术、放疗等病史或输尿管病变下方有明显狭窄及膀胱挛缩患者，行输尿管镜检应慎重。

3. 不能耐受截石位者。

【麻醉方式】 骶管阻滞、蛛网膜下隙阻滞、硬膜外阻滞或全身麻醉等。

【手术体位】 膀胱截石位。

【手术步骤及手术配合】

手术步骤	手术配合
1. 会阴部常规消毒、铺单	递碘伏棉球消毒会阴部，铺无菌单，器械放于器械桌上，连接冷光源导光纤维束和灌注管
2. 镜下检查	插入膀胱镜或输尿管镜，打开灌注液开关，观察膀胱及输尿管口情况，直视下插入 3 ～ 4F 输尿管导管至输尿管内，留置导尿管做引流

【相关解剖知识】 见图 11-11-1。

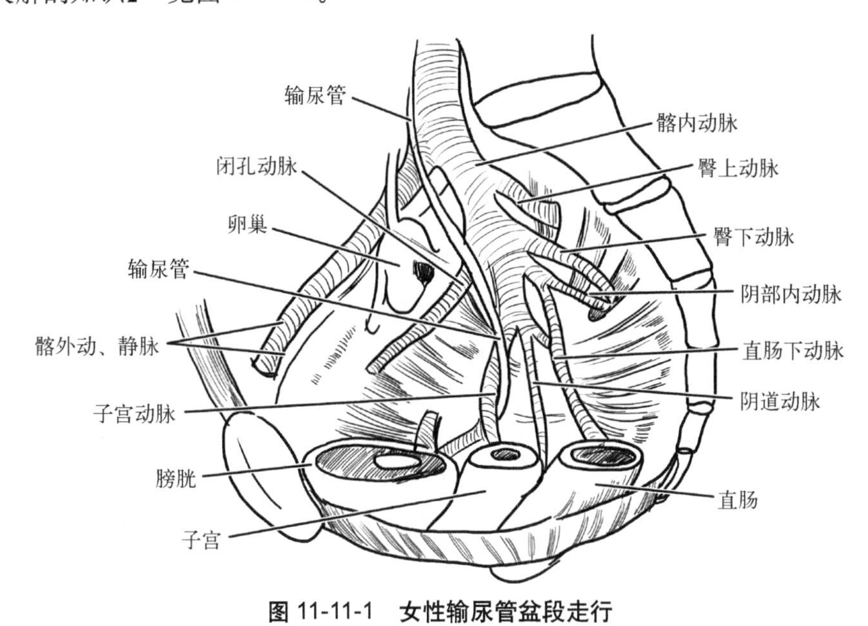

图 11-11-1　女性输尿管盆段走行

第十二节　耻骨上膀胱造口术

【适应证】

1. 暂时性膀胱造口术的适应证

(1) 因尿道损伤、尿道狭窄或前列腺增生症而导致急性尿潴留，且导尿不能插入者。

(2) 膀胱、前列腺及尿道手术后做暂时性尿液引流，以保证手术成功及术后顺利恢复。

2. 永久性膀胱造口术的适应证

(1) 神经源性膀胱功能障碍患者，膀胱残余尿较多，又不能长期留置导尿管者。

(2) 因年老体弱及重要脏器有严重疾病不能解除者。

(3) 因尿道肿瘤而行全尿道切除者。

【麻醉方式】 联合麻醉或全身麻醉。

【手术体位】 仰卧位略头低足高位，使腹内肠管移向头侧。

【手术切口】 做耻骨上正中切口，将腹直肌与锥状肌向两旁分开，直达膀胱前间隙。

【手术步骤及手术配合】

手术步骤	手术配合
1. 常规消毒、铺单	递擦皮钳夹小纱布蘸碘酒、酒精消毒皮肤，铺置无菌单
2. 由耻骨联合上缘，下腹正中切开皮肤、皮下组织	切口边缘各置 1 块干纱布，递 22# 刀切开皮肤，电刀切开皮下组织，钳夹或电凝止血
3. 切开腹白线，显露膀胱前脂肪及腹膜	递甲状腺拉钩牵开术野，组织剪剪开，湿纱垫钝性分离显露
4. 向上推开膀胱脂肪组织及膀胱顶部腹膜反折，显露膀胱前壁或切开腹膜进入腹腔	递湿纱布包裹手指分离、S 状拉钩牵开显露

续表

手术步骤	手术配合
5. 提起膀胱	递组织钳 2 把钳夹提起
6. 膀胱穿刺	递 20ml 注射器连接长针头穿刺
7. 切开膀胱，吸尽膀胱内尿液	递 11# 刀切开或中弯血管钳撑开，吸引器吸引；递中弯血管钳夹持 18F 双腔气囊导尿管置入膀胱；递长镊，3-0# 可吸收缝线全层缝合荷包，并间断加固缝合数针
8. 放置双腔气囊导尿管	递生理盐水冲洗，清点物品数目
9. 缝合膀胱切口	递引流管、中弯血管钳协助置管
10. 缝合切口	递无齿镊，9×28 圆针、7# 丝线间断缝合；递酒精纱球消毒皮肤，9×28 圆针、1# 线间断缝合，再次清点物品数目；递有齿镊、9×28 角针、1# 丝线间断缝合。递有齿镊 2 把对合皮肤切缘；递酒精纱球消毒皮肤，递纱布覆盖

【相关解剖知识】 见图 11-12-1 ～图 11-12-4。

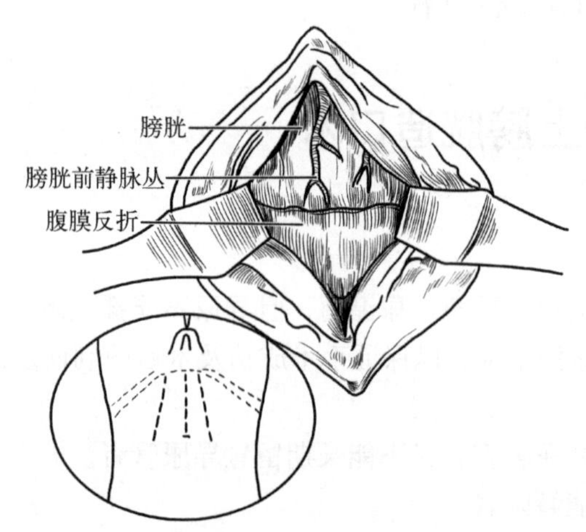

图 11-12-1 显露膀胱

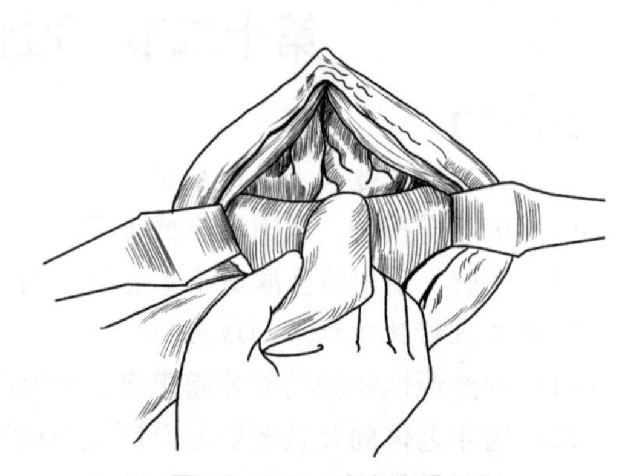

图 11-12-2 分离腹膜反折

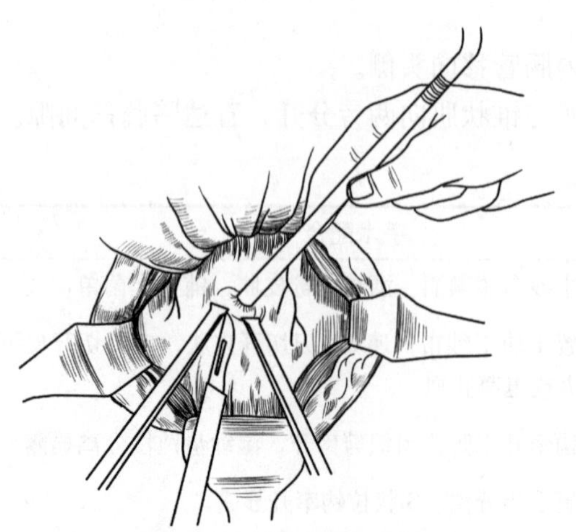

图 11-12-3 切开膀胱前壁

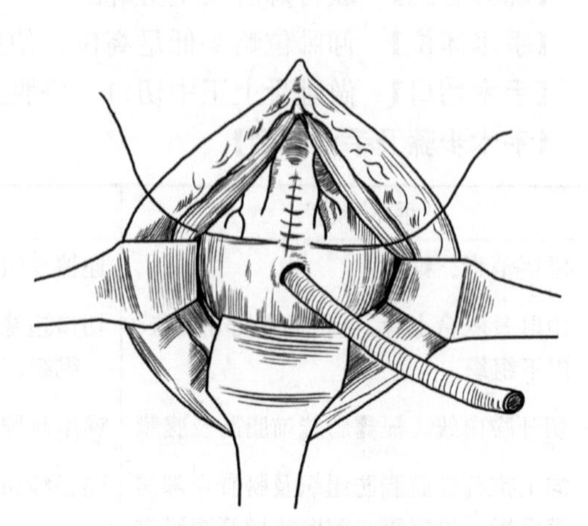

图 11-12-4 置入导尿管，缝合膀胱前壁

第十三节 耻骨上经膀胱前列腺摘除术

【适应证】

1. 前列腺增生症引起明显的膀胱颈梗阻症状，反复膀胱出血、感染等。

2. 前列腺增生症出现并发症，如膀胱憩室、膀胱结石、腹外疝及上尿路积水等。

【麻醉方式】 硬膜外麻醉或腰部麻醉，也可行全身麻醉。

【手术体位】 平卧位、臀部垫1个软垫。

【手术切口】 下腹部正中切口。

【手术步骤及手术配合】

手术步骤	手术配合
1. 手术野皮肤常规消毒、铺单	递擦皮钳夹小纱布蘸碘酒、酒精消毒皮肤，铺无菌巾，贴手术膜，铺腹口单
2. 切开皮肤、皮下组织	放置导尿管并自导尿管注入生理盐水充盈膀胱，便于暴露。切口边缘各置1块干纱布，递22#刀，有齿镊切开皮肤，电刀切开皮下，电凝止血
3. 显露膀胱	递甲状腺拉钩牵开切口两端，齿镊、组织剪剪开腹白线，递刀柄分离腹直肌锥状肌及腹横筋膜，显露腹膜前脂肪及腹膜反折，递10ml注射器，穿刺膀胱
4. 探查膀胱	递6×17圆针、4#丝线沿膀胱穿刺口周围缝2针牵引线，递10#刀切开膀胱浆肌层，递弯血管钳戳穿膀胱，根据需要用剪刀扩大膀胱切口，探查膀胱及前列腺大小
5. 分离并剥除前列腺	递10#刀弧形切开膀胱颈后唇黏膜，深达前列腺。移去拉钩，示指行钝性剥离并捏断或递剪刀剪断前列腺尖端，取出前列腺
6. 止血	递热盐水纱布加压填塞于前列腺窝内，持续压迫5min
7. 缝扎前列腺窝	递长针持，长无齿镊，2-0#可吸收缝线连续缝合膀胱颈切口止血
8. 插入三腔气囊导尿管	经尿道内插入三腔导尿管，水囊内注入20～30ml盐水，牵引导管使气囊压迫膀胱颈部
9. 缝合膀胱壁	清点器械、纱布、缝针，递2-0#吸收线连续全层缝合膀胱壁
10. 冲洗切口，逐层缝合	清点器械、纱布、缝针，耻骨后间隙置1个橡胶引流管，常规关腹
11. 结扎输精管	常规手术配合，结扎输精管

【相关解剖知识】 见图11-13-1～图11-13-5。

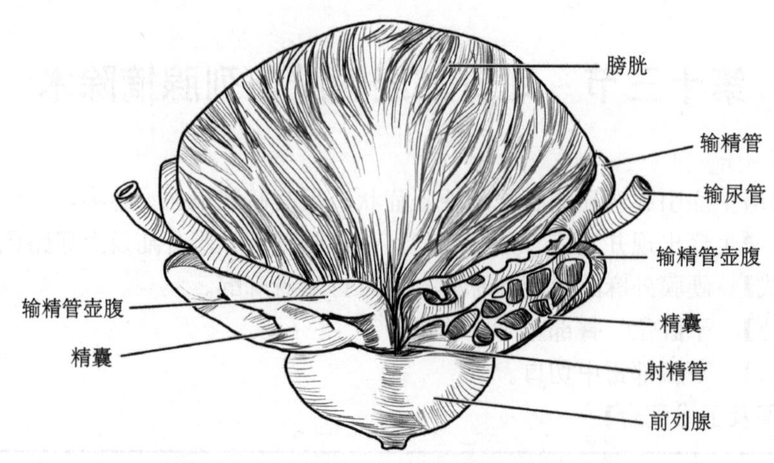

图 11-13-1 膀胱、前列腺及精囊腺（后面观）

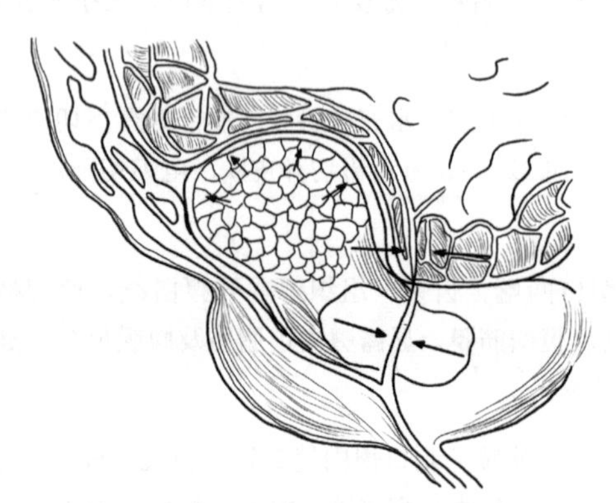

图 11-13-2 增生的前列腺压迫尿道

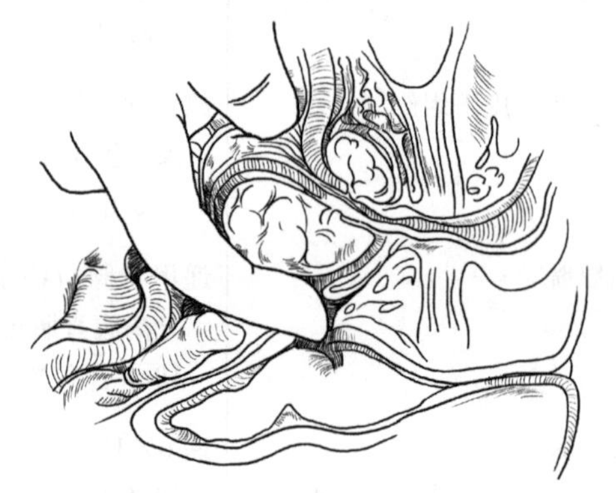

图 11-13-3 钝性分离前列腺

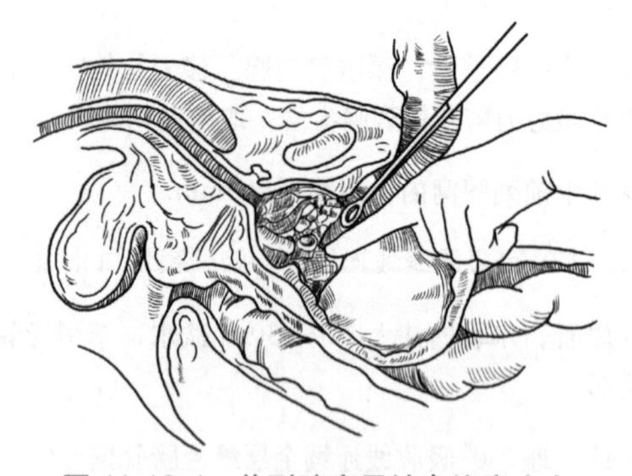

图 11-13-4 前列腺窝用纱布堵塞止血

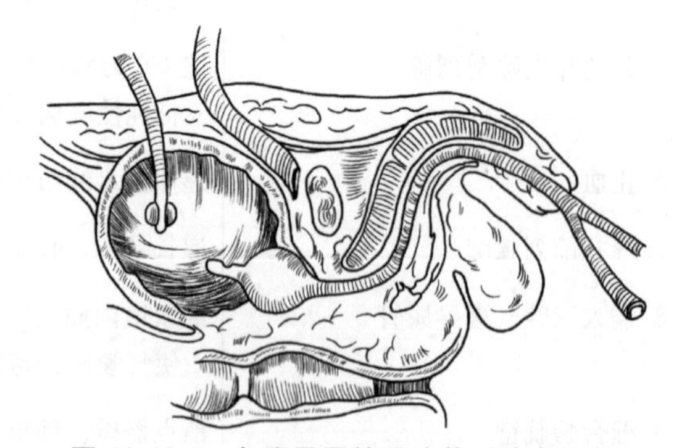

图 11-13-5 气囊导尿管压迫前列腺窝止血

第十四节 单纯肾切除术

【适应证】

1. 肾脏严重碎裂伤，尤其是贯通性火器伤，大量出血无法控制者。
2. 严重肾蒂损伤或肾血管破裂无法修补或重建者。
3. 肾损伤后肾内血管已有广泛血栓形成，肾脏血液循环严重障碍者。

4. 肾盂撕裂或输尿管断裂无法修补或吻合者。

5. 肾脏损伤后感染、坏死及继发性大出血者。

6. 肾损伤的晚期并发症，如肾盂输尿管狭窄及肾积水并发顽固肾盂肾炎、脓肾、经久不愈的尿瘘、瘢痕肾、萎缩肾并发肾性高血压或肾无功能，合并肾结石无法保留肾脏者。

【麻醉方式】 全身麻醉或硬膜外麻醉。

【手术体位】 侧卧位。

【手术切口】 经第11肋间或第12肋切口。

【手术步骤及手术配合】

手术步骤	手术配合
1. 手术野皮肤常规消毒、铺单	递擦皮钳夹小纱布蘸碘酒、酒精消毒皮肤，铺治疗巾，贴手术膜，铺腹口单
2. 切开皮肤，皮下组织	切口两旁各置1块干纱布，递22#刀、有齿镊切开皮肤，电刀切开皮下组织，电凝止血或中弯血管钳钳夹，1#丝线结扎
3. 切开肌层	递电刀逐层切开背阔肌、下后锯肌、腹外斜肌、腹内斜肌、腹膜肌、中弯血管钳止血，1#、4#丝线结扎或电刀止血，递长无齿镊、组织剪剪开腰背筋膜
4. 切开肾周筋膜	递湿纱布推开腹膜外的肾周脂肪，弯剪剪开肾周筋膜，递自动牵开器撑开切口
5. 游离肾脏	术者洗手，依次递S状拉钩、长弯剪、大弯血管钳、长无齿镊，分离肾周脂肪囊，显露肾脏，递大弯血管钳止血，钳带4#丝线结扎
6. 游离并切断输尿管	递长无齿镊,、长弯剪、直角钳游离输尿管上段。8#普通尿管牵引提起输尿管做远端游离，递直角钳或中弯血管钳钳夹，周围垫以盐水纱布保护切口，切断并钳带7#丝线双重结扎输尿管，必要时6×17圆针、4#丝线缝扎
7. 肾蒂的处理	递钳带“花生米”钝性推开肾蒂脂肪组织，递大肾蒂钳钳夹肾蒂远端，近端置2把小肾蒂钳，10#刀切断，取出肾脏，递钳带10#丝线双重结扎肾蒂，或递11×24圆针、7#丝线缝扎
8. 放置引流管	检查冲洗切口取出自动牵开器，递11#刀、中弯血管钳于肾床处放置橡胶管引流，巡回护士摇平腰桥及手术床，清点器械、纱布、纱垫、缝针
9. 依层缝合切口	递11×24圆针、7#丝线间断缝合或可吸收缝线连续缝合腰背筋膜，11×24圆针、7#丝线间断缝合腹内斜肌、腹外斜肌、背阔肌，递9×28圆针、1#丝线间断缝合皮下组织，再次清点器械、纱布、纱垫、缝针
10. 缝合皮肤，覆盖切口	递酒精棉球消毒切口皮肤，9×28角针、1#丝线间断缝合皮肤，纱布棉垫覆盖，包扎切口

【相关解剖知识】 见图 11-14-1 ～图 11-14-3。

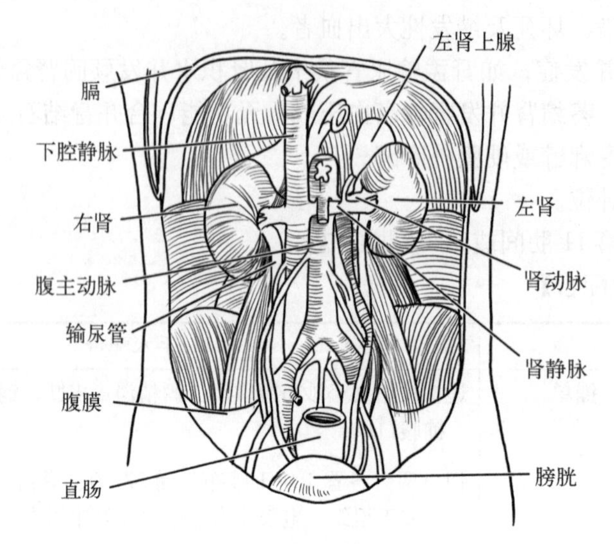

图 11-14-1 肾及其邻近器官

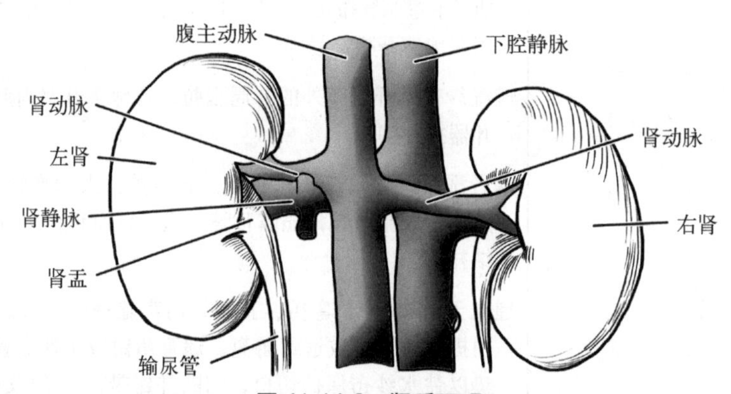

图 11-14-2 肾后面观

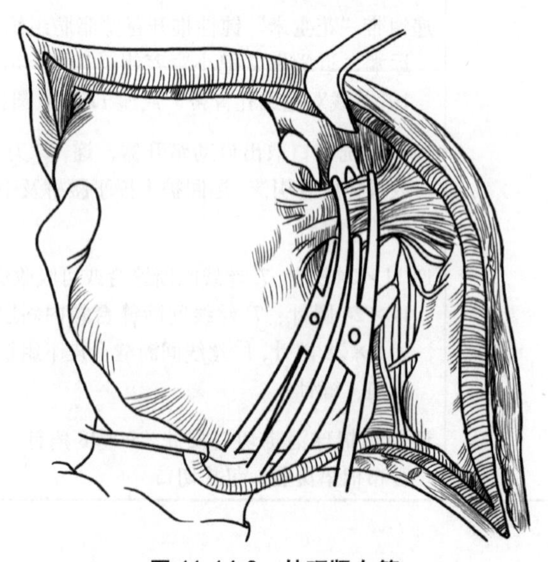

图 11-14-3 处理肾血管

第十五节 肾切开取石术

【适应证】

1. 肾盏结石，结石大于肾盏颈部不能经肾盂切开取石者。
2. 嵌顿于肾盂、肾盏的鹿角形结石，不能经肾窦内肾盂切开取石者。

【手术切口】 经第 11 肋间或第 12 肋下缘切口。

【手术体位】 侧卧位。

【手术步骤及手术配合】

手术步骤	手术配合
1. 手术野皮肤常规消毒、铺单	递擦皮钳夹小纱布蘸碘酒、酒精消毒皮肤，铺治疗巾，贴手术膜，铺腹口单
2. 切开皮肤，皮下组织	切口两旁各置 1 块干纱布，递 22# 刀，有齿镊切开皮肤，电刀切开皮下组织，电凝止血或止血管钳钳夹，1# 丝线结扎
3. 切开肌层	递 10# 刀，有齿镊逐层切开背阔肌、下后锯肌、腹外斜肌、腹内斜肌、腹膜肌，中弯血管钳止血，1# 或 4# 丝线结扎或电刀边切边凝，递长无齿镊、组织剪剪开腰背筋膜
4. 切开肾周筋膜	递湿纱布推开腹膜外的肾旁脂肪，剪刀剪开肾周筋膜，撕开扩大，递自动牵开器撑开切口
5. 游离肾脏	递长无齿镊、组织剪，分离肾周围脂肪囊，暴露输尿管上段及肾蒂，长弯血管钳止血，钳带 4# 丝线结扎
6. 肾脏血流阻断	递阻断钳暂时阻断血流，记录时间，定时开放，阻断时间不超过 15min
7. 取出结石	确定结石位置，递 11# 刀切开，取石钳取出结石，备生理盐水反复冲洗
8. 缝合肾盂，肾盏	递圆针 4-0# 可吸收线缝合肾盏，2-0# 可吸收线缝合肾实质及包膜，取下阻断钳，检查肾血流情况，有渗血者，按常规行肾造瘘或肾盂造瘘
9. 检查，冲洗切口	清点器械、纱布、纱垫、缝针，生理盐水冲洗切口
10. 逐层缝合切口	放置引流，常规关闭切口
11. 覆盖切口	递纱布，敷料包扎切口

【相关解剖知识】 见图 11-15-1 ～图 11-15-4。

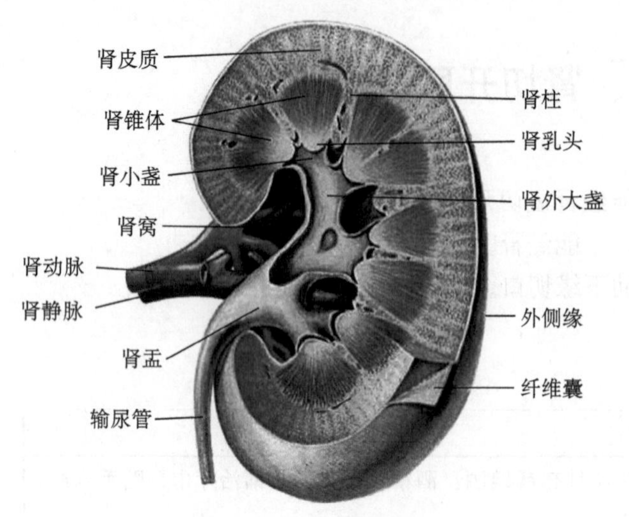

图 11-15-1 右肾冠状面

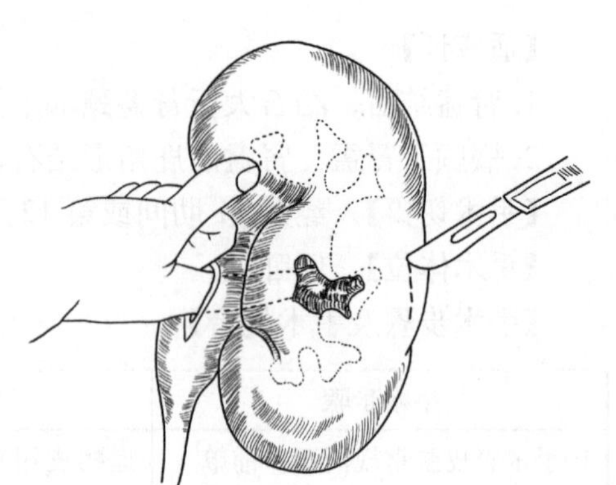

图 11-15-2 肾盂肾皮质切口，手指探查结石

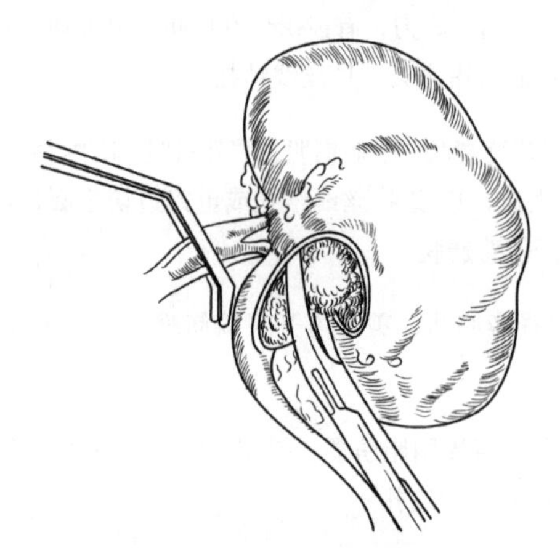

图 11-15-3 取出结石

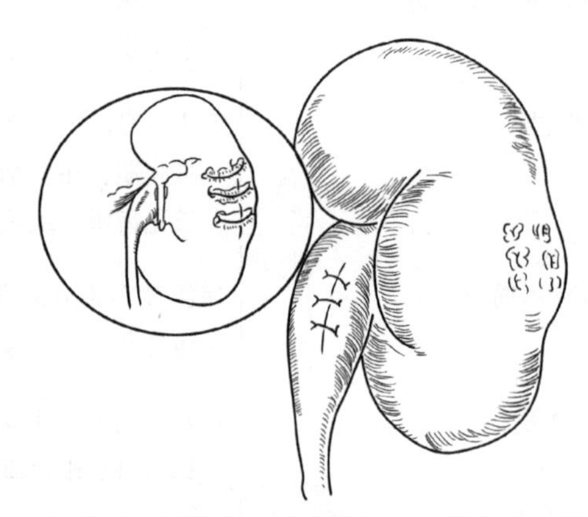

图 11-15-4 用游离脂肪覆盖肾切口缝合肾盂切口

第十六节 肾部分切除术

【适应证】

1. 位于一极的多发性结石，不能从肾盂切口钳取，且存在明显的局部复发因素者。

2. 肾脏一极损伤且无法修补者。

3. 肾脏形态学异常合并结石，常需要同时切除一部分并发结石的、有严重病变的肾脏。如先天性重复肾部分积水无功能者做半肾切除，先天性肾小盏憩室做憩室切除等。

4. 肾脏局限性良性肿瘤。

5. ≤ 4cm 无转移的肾恶性肿瘤。

【禁忌证】

1. 孤肾癌已有局部或远处转移，或切除肾组织过多不能维持生命者。

2. 严重出血，严重贫血，身体营养状况极差者。

【麻醉方式】 采用硬膜外阻滞麻醉或全身麻醉。

【手术体位】 健侧卧位。

【手术切口】 经第11肋间或第12肋下缘切口。

【手术步骤及手术配合】

手术步骤	手术配合
1. 手术野皮肤消毒、铺巾	递擦皮钳夹小纱布蘸碘酒、酒精消毒皮肤，铺治疗巾，贴手术膜，铺腹口单
2. 切开皮肤及皮下组织	切口两旁各置1块干纱布，递 $22^{\#}$ 刀、有齿镊切开皮肤及皮下组织，弯血管钳止血，$1^{\#}$ 丝线结扎或电凝止血
3. 切开肌层	递血管镊止血，$1^{\#}$ 丝线结扎
4. 切开肾周围筋膜	递湿纱布推开腹膜外的肾旁脂肪，剪刀剪开肾周筋膜，递自动拉钩
5. 分离肾脏周围组织	递无齿镊，组织剪分离肾周围组织，暴露肾脏病变区，输尿管用皮筋提起，分离肾蒂周围组织，细长弯血管钳钳夹止血，钳带 $1^{\#}$ 或 $4^{\#}$ 丝线结扎
6. 切除肾脏病变部分	递无损伤血管钳夹住肾蒂，$10^{\#}$ 刀切开肾包膜，刀柄钝性分离至正常组织，切除肾脏病变部分，出血点钳夹止血
7. 止血	递圆针 $1\text{-}0^{\#}$ 可吸收线逐一缝扎肾实质断面出血点，备热盐水并观察出血情况
8. 缝合肾盂或肾盏断面	递 $3\text{-}0^{\#}$ 可吸收线缝合肾盂或肾盏断端，间断或连续缝合。松开夹住肾蒂的无损伤血管钳
9. 覆盖断面	递圆针 $1\text{-}0^{\#}$ 可吸收线间断缝合肾包膜，若肾包膜碎裂无法覆盖，可游离一块脂肪覆盖或不覆盖
10 . 检查冲洗切口	清点器械、纱布、纱垫、缝针，取出自动拉钩，放置橡胶引流管，摇平腰桥及手术床
11. 依层缝合切口	逐层关闭腹腔或腰部切口
12 . 缝合皮肤，覆盖敷料	递酒精棉球消毒切口皮肤，9×28角针、$1^{\#}$ 丝线间断缝合皮肤，纱布棉垫覆盖，包扎切口

【相关解剖知识】 见图11-16-1～图11-16-6。

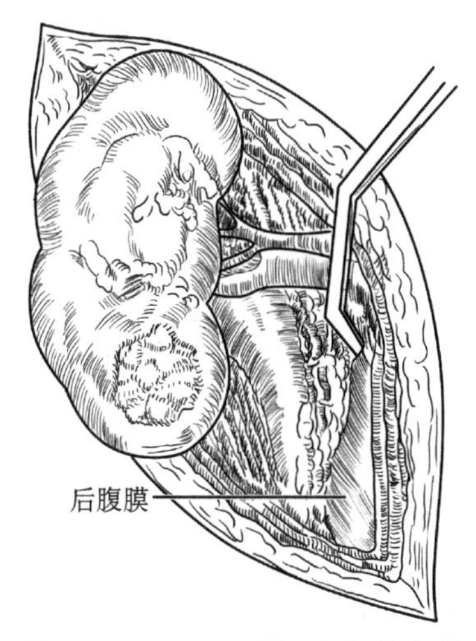

图11-16-1 心耳钳阻断肾蒂血管

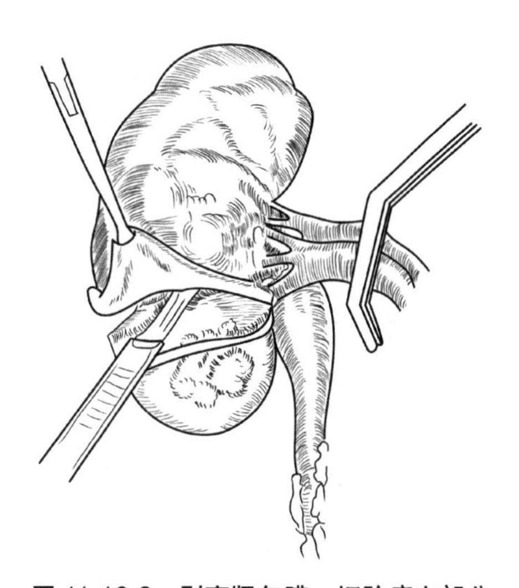

图11-16-2 剥离肾包膜，切除病变部分

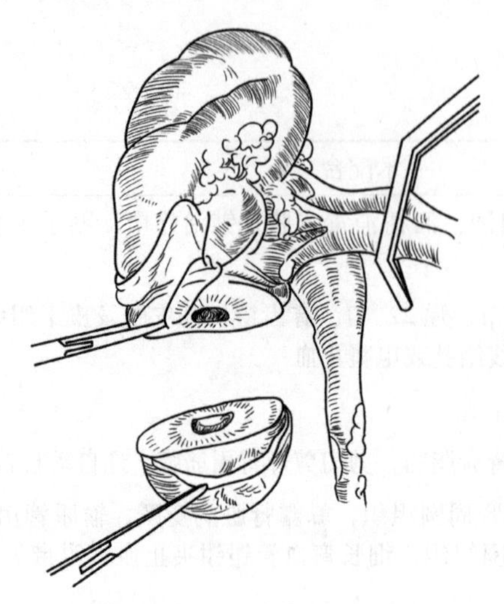

图 11-16-3 结扎切面血管

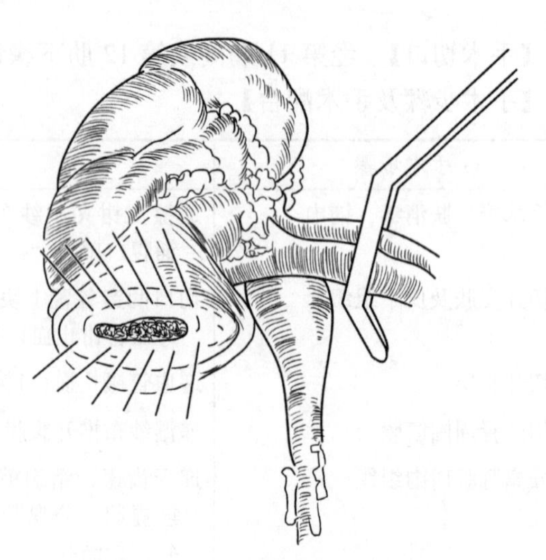

图 11-16-4 缝合肾盂或肾盏

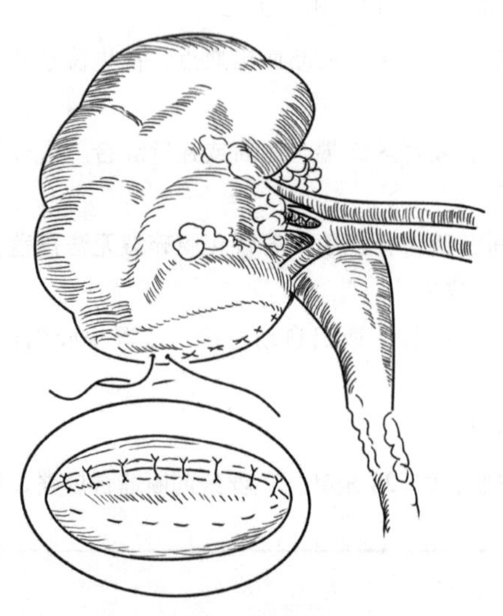

图 11-16-5 缝合肾包膜

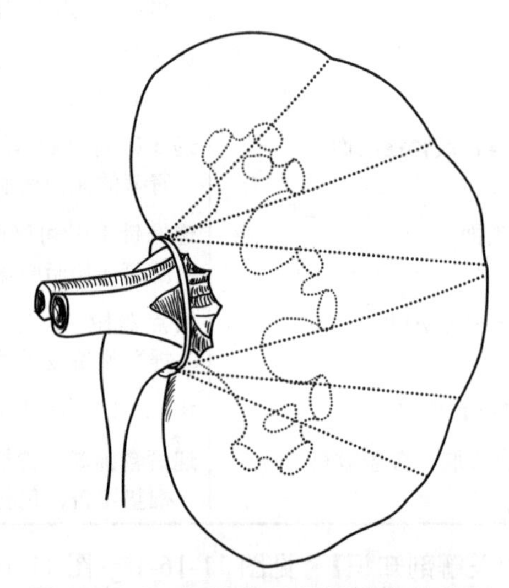

图 11-16-6 切除范围根据病变的范围和血管肾盂肾盏呈扇状分布的特点

第十七节 肾破裂修补术

【适应证】 肾裂伤范围比较局限，裂口浅小，肾脏血运功能良好者。

【麻醉方式】 连续硬膜外麻醉或全身麻醉。

【手术切口】 第 11 肋间切口或第 12 肋下缘切口，合并腹内脏器损伤取腹部切口。

【手术体位】 侧卧位，需同时探查腹腔者取平卧位。

【手术步骤及手术配合】

手术步骤	手术配合
1. 手术野皮肤常规消毒、铺单	递擦皮钳夹小纱布，蘸碘酒、酒精消毒皮肤，递无菌单，贴手术膜，铺腹口单

续表

手术步骤	手术配合
2. 切开皮肤及皮下组织	切口两边各置1块干纱布，递22#刀，有齿镊切开皮肤及皮下组织，弯血管钳止血，1#丝线结扎或电凝止血
3. 切开肌层	递10#刀，齿镊逐层切开背阔肌，下后锯肌，腹外斜肌，腹内斜肌，腹横肌，弯血管钳止血，4#丝线结扎或电刀边凝边切，组织剪剪开腰背筋膜
4. 切开肾周筋膜	递盐水纱布推开肾周脂肪，肋间牵开器撑开切口，递组织剪、大弯血管钳、长无齿镊分离肾周围脂肪囊，筋膜及粘连，出血点以弯血管钳止血，钳带4#丝线结扎或电凝止血
5. 清除肾周围血肿并显露肾脏	递长无齿镊、组织剪、大弯血管钳游离肾脏至肾蒂，必要时递无损伤血管钳控制出血
6. 修补肾盂肾盏，缝合肾实质裂口	递2-0#可吸收线间断褥式缝合肾实质，6×17圆针、1#丝线间断缝合肾包膜
7. 检查冲洗切口	递热盐水压迫止血，冲洗切口，置橡胶管引流，递6×17圆针、4#丝线将肾周筋膜前后两层缝合固定肾脏，取出肋间牵开器，摇平腰板及手术床，清点器械、敷料、缝针
8. 依层缝合切口	递1#可吸收线间断缝合腰背筋膜及腹内、外斜肌，9×28圆针、1#丝线间断缝合皮下组织，再次清点器械、敷料、缝针
9. 缝合皮肤，覆盖切口	递酒精棉球消毒皮肤，9×28角针、1#丝线间断缝合皮肤，递纱布，棉垫覆盖，包扎切口

第十八节　肾上腺切除术

【适应证】

1. 肾上腺皮质腺瘤或癌、原发性醛固醇增多症腺瘤、肾上腺肿瘤所致的性征异常。
2. 肾上腺嗜铬细胞瘤、肾上腺髓质增生或肿瘤、肾上腺良性肿瘤或囊肿。

【麻醉方式】 全身麻醉或联合麻醉。

【手术体位】 侧卧位。

【手术切口】

1. 腰部第10、11肋间切口。
2. 经腹是在患者腰背部略垫高的平卧位下进行。
3. 双侧肾上腺手术也可经双侧背部切口进行。

【手术步骤及手术配合】

手术步骤	手术配合
1. 手术野皮肤常规消毒、铺单	递擦皮钳夹小纱布，蘸碘酒、酒精消毒皮肤，铺无菌巾，贴手术膜，铺腹口单
2. 切开皮肤，皮下组织	切口边缘各置1块干纱布，递22#刀、有齿镊切开皮肤，电刀切开皮下组织，电凝止血或止血管钳钳夹，1#丝线结扎

续表

手术步骤	手术配合
3. 切开背阔肌，腰背筋膜	递电刀逐层切开腰背肌层，中弯血管钳钳夹，1# 或 4# 丝线结扎，电凝止血，递牵开器显露术野
4. 切开肾周筋膜，游离肾上极	递长无齿镊、组织剪，剪开肾周脂肪囊，暴露肾脏，递直角钳分离肾上极
5. 分离并切除肾上腺	递长无齿镊、长组织剪、扁桃体钳、直角钳，分离肾上腺周围组织，游离肾上腺血管，钳带 4# 丝线或 6×17 圆针、1# 丝线缝扎，钳带 4# 丝线结扎肾上腺动脉并递 6×17 圆针、4# 丝线加强缝扎，切除肾上腺
6. 检查切口	递生理盐水清洗伤口并止血，将肾脏放回原位，如有渗血放置橡胶引流管引流，清点器械、纱布、纱垫、缝针
7. 依层缝合切口	递 11×24 圆针、7# 丝线逐层间断缝合，再次清点器械，纱布、纱垫、缝针。递 9×28 圆针、1# 丝线缝合皮下组织
8. 缝合皮肤，包扎切口	递酒精棉球消毒切口皮肤，9×28 角针、1# 丝线间断缝合皮肤，纱布棉垫覆盖，包扎切口

【相关解剖知识】 见图 11-18-1。

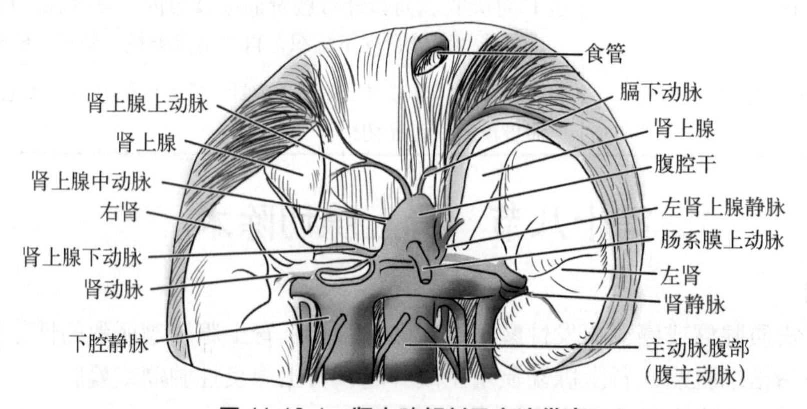

图 11-18-1 肾上腺解剖及血液供应

第十九节 肾上腺嗜铬细胞瘤切除术

【适应证】 肾上腺嗜铬细胞瘤。

【麻醉方式】 气管内插管全身麻醉或连续硬膜外麻醉。

【手术切口】

1. 手术入路取决于肿瘤大小和解剖位置，多取前经腹入路，正中或肋下切口。

2. 经腹腔入路方便显露大血管，可早期结扎肾上腺静脉；肋缘下切口方便处理上极及外侧的肿瘤。

3. 大肿瘤尤其是在右侧需采用胸腹联合切口。

4. 肾上腺外肿瘤多需经腹正中切口切除，可充分探查腹腔，观察及触摸肾上腺和主动脉旁交感链，以找寻未被发现的肿瘤或转移癌。

【手术体位】 侧卧位。

【手术步骤及手术配合】

手术步骤	手术配合
1. 手术野皮肤消毒、铺单	递擦皮钳夹小纱布，蘸碘酒、酒精消毒皮肤，铺无菌单，贴手术膜，铺腹口单
2. 切开皮肤，皮下组织	切口边缘各置 1 块干纱布，递 22# 刀，有齿镊切开皮肤，皮下组织，电凝止血或血管钳钳夹，1# 丝线结扎
3. 切开背阔肌，腰背筋膜	递电刀逐层切开腰背肌层。递刀柄分离肋间内肌、胸膜窦及膈肌角、腹膜，切开腰背筋膜，递 2 块纱垫于切口两侧保护切口，递牵开器显露术野
4. 切开肾周筋膜，游离肾上极	递长无齿镊、组织剪，剪开肾周脂肪囊，暴露肾脏，递直角钳钝性分离肾上极
5. 分离肾上腺周围组织，结扎肾上腺血管	递长无齿镊、长组织剪、大弯血管钳分离肾上腺组织，游离肾上腺血管，钳带 4# 丝线结扎或 6×17 圆针、1# 丝线缝扎
6. 切除肿瘤	剥离肿瘤与周围组织，递钳带 1# 或 4# 丝线结扎，结扎线肿瘤端不剪断，作为牵引，提起并切除肿瘤
7. 检查切口	递生理盐水冲洗切口止血，肾脏放回原位，放置橡胶引流管引流，清点器械、纱布、纱垫、缝针
8. 依层缝合切口	递 11×24 圆针、7# 丝线逐层作间断缝合，再次清点器械敷料，递 9×28 圆针、1# 丝线间断缝合皮下组织
9. 缝合皮肤，包扎切口	递酒精棉球消毒切口皮肤，用 9×28 角针、1# 丝线间断缝合皮肤，纱布棉垫覆盖，包扎切口

【相关解剖知识】 见图 11-19-1。

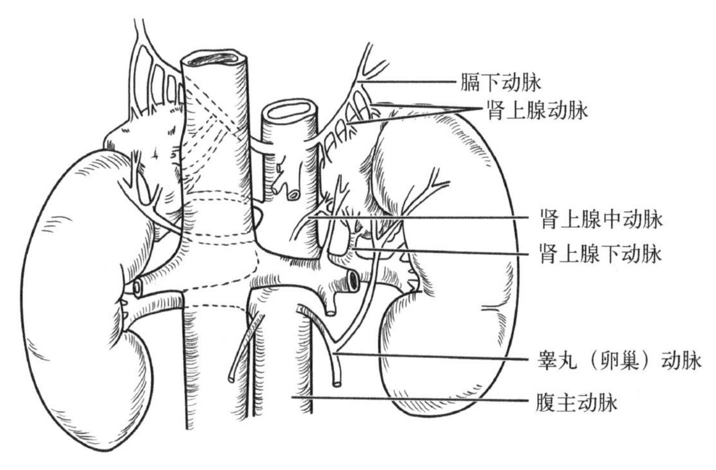

图 11-19-1 肾上腺的动脉

第二十节　肾盂成形术

【适应证】 肾盂输尿管连接部严重狭窄，狭窄部神经肌肉发育不良，肾盂扩张明显，输尿管狭窄段不过长者。

【麻醉方式】 联合麻醉或全身麻醉。

【手术切口】 腰部切口或前腹部切口，腹膜外径路（侧卧位为例）。

【手术体位】 侧卧位或平卧位。

【手术步骤及手术配合】

手术步骤	手术配合
1. 手术野皮肤常规消毒、铺单	递擦皮钳夹小纱布，蘸碘酒、酒精消毒皮肤，递无菌单，贴手术膜，铺腹口单
2. 切开皮肤、皮下组织	切口边缘各置1块干纱布，递22# 刀、有齿镊切开皮肤。递电刀切开皮肤及皮下脂肪组织，止血钳止血、电凝或1# 丝线结扎
3. 切开肌肉各层	递22# 刀或电刀切开腹外斜肌、背阔肌，递中弯血管钳，电凝止血。再次切开下后锯肌、内斜肌。止血后，递中弯血管钳撑开腹横肌与肋间肌交界处，直达腰背筋膜。递22# 刀切开腰背筋膜，钳夹湿纱布推开腹膜
4. 打开肾周筋膜	递S状拉钩、湿纱布推开肾周筋膜及膜外脂肪。递长镊子、10# 刀切开肾周筋膜，牵开、推上胸膜反折
5. 游离肾脏及肾盂输尿管	递直角钳分离，钳带1# 或4# 丝线结扎。递普通尿管提起输尿管
6. 切除狭窄的肾盂输尿管连接部	递直角钳钳夹输尿管，10# 刀切断，剪除狭窄段，放置输尿管支架管及肾盂引流管。递针持3-0# 可吸收线将输尿管与肾盂间断缝合
7. 固定支架管及肾盂引流管	递针持3-0# 可吸收线固定支架管及肾盂引流管
8. 检查、冲洗切口	清点器械、纱布、纱垫、缝针，生理盐水冲洗切口
9. 依次缝合切口	放置引流，常规依层关闭切口
10. 覆盖切口	覆盖纱布、棉垫，包扎切口

第二十一节　肾盂切开取石术

【适应证】 肾盂结石或肾盏结石直径小于肾盏颈的宽度。

【麻醉方式】 硬膜外麻醉或全身麻醉。

【手术体位】 平卧位、稍向前倾斜，升腰桥。

【手术切口】 腰部斜切口。

【手术步骤及手术配合】

手术步骤	手术配合
1. 手术野皮肤常规消毒、铺单	递擦皮钳夹小纱布蘸碘酒、酒精消毒皮肤，铺治疗巾，贴手术膜，铺腹口单
2. 切开皮肤，皮下组织	切口两旁各置 1 块干纱布，递 22# 刀、有齿镊切开皮肤，电刀切开皮下组织，电凝止血或止血管钳钳夹，1# 丝线结扎
3. 切开肌层	递 22# 刀、有齿镊逐层切开背阔肌、下后锯肌、腹外斜肌、腹内斜肌、腹膜肌、中弯血管钳止血，1# 或 4# 丝线结扎或电刀边切边凝，递长无齿镊、组织剪剪开腰背筋膜
4. 切开肾周筋膜	递湿纱布推开腹膜外的肾旁脂肪，剪开肾周筋膜，撕开扩大，递自动牵开器撑开切口
5. 游离肾周围脂肪组织	钝性分离肾周脂肪组织，备尿管将输尿管提起，向上分离。递长镊，大弯组织剪分离肾盂，长弯血管钳止血，钳带 1# 或 4# 丝线结扎
6. 游离输尿管上段切开肾盂	递肾盂拉钩，暴露肾盂，两侧用 6×17 圆针、1# 丝线做牵引，蚊式钳固定，递尖刀切开肾盂
7. 取出结石	递取石钳轻柔取出结石，妥善保存。递 10# 尿管生理盐水冲洗肾盂，8# 导尿管向输尿管下段插入，检查是否通畅。递 6×17 圆针、4-0# 或 5-0# 可吸收线间断缝合肾盂切口中，必要时 T 管造瘘
8. 检查冲洗切口	清点器械、纱布、纱垫、缝针，生理盐水冲洗
9. 依层缝合切口	常规逐层关闭各层
10. 覆盖敷料	备敷料常规包扎切口

【相关解剖知识】 见图 11-21-1 ～图 11-21-4。

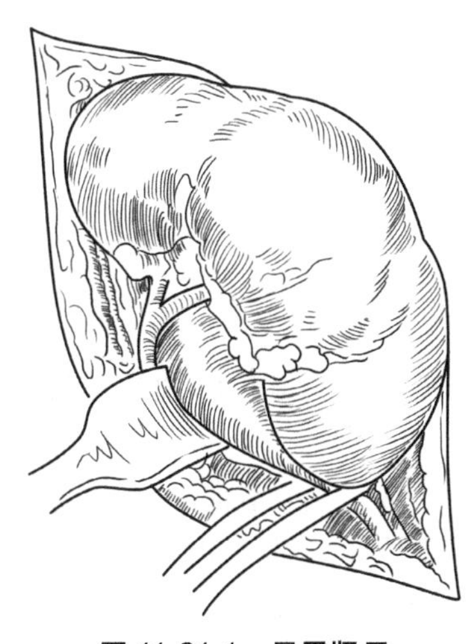

图 11-21-1 暴露肾盂

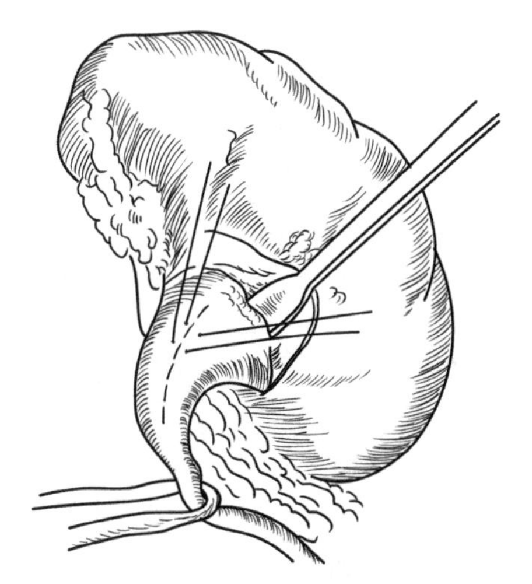

图 11-21-2 切开肾盂

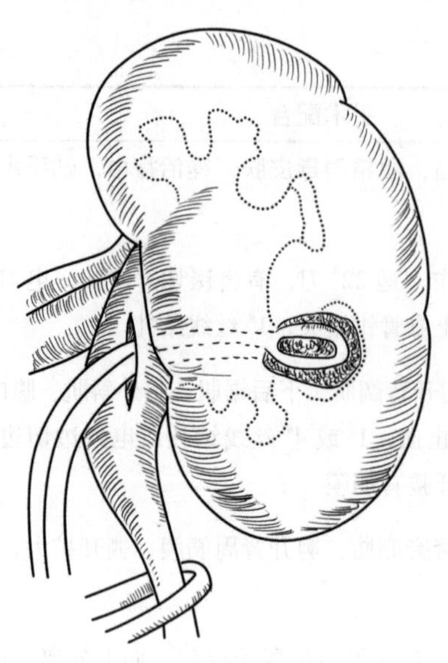

图 11-21-3 用取石钳取出结石

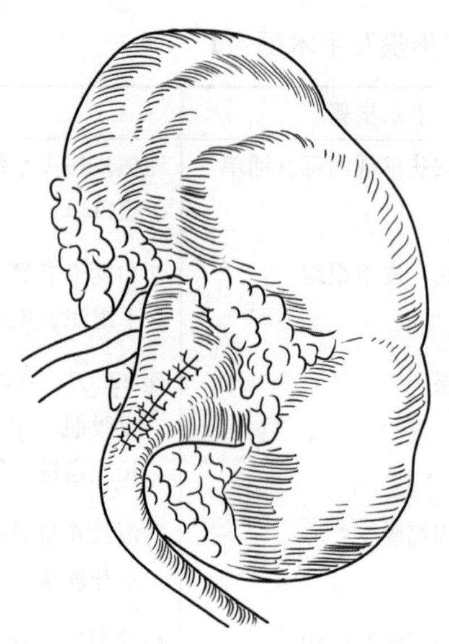

图 11-21-4 缝合肾盂切口

第二十二节 经腹输尿管切开取石术

【适应证】

1. 结石＞ 1.5cm。

2. 结石合并肾输尿管积水，肾功能受损，经保守治疗无效者。

3. 输尿管结石合并其他梗阻性病变需行手术治疗者。

4. 输尿管结石合并急性肾盂肾炎或肾积脓，经保守治疗无效者。

5. 输尿管镜手术失效或无法接受输尿管镜手术者。

【麻醉方式】 连续硬膜外麻醉。

【手术体位】 按不同的手术入路而选择相应的体位。上段结石宜侧卧位，中段结石应为仰卧位。

【手术切口】 上段切开取石术切口为腰部斜切口，即第 12 肋下缘自肋脊角开始做切口，与第 12 肋平行，继续向前向下 15 ～ 20cm，中段切开取石切口为髂前上棘内上方约 2cm 处，向下做一长 8 ～ 10cm 斜行切口。

【手术步骤及手术配合】

手术步骤	手术配合
1. 手术野皮肤常规消毒、铺单	递擦皮钳夹小纱布，蘸碘酒、酒精消毒皮肤，递无菌单，贴手术膜，铺大单、中单
2. 切开皮肤，皮下组织	切口边缘各置 1 块干纱布，递 22# 刀、有齿镊切开皮肤，递电刀切开皮下组织，出血点钳带 1# 丝线结扎或电凝止血
3. 切开肌层，显露手术野	递 22# 刀或电刀、有齿镊，顺切口方向逐层切开背阔肌、腹外斜肌、腹内斜肌、腰背筋膜，推开腹膜、腹横肌，显露并切开深筋膜，中弯血管钳钳夹，钳带 4# 丝线止血，递牵开器显露术野

续表

手术步骤	手术配合
4. 游离输尿管	递长无齿镊、组织剪、中弯血管钳分离找到输尿管，并探查结石位置，游离结石部位的输尿管
5. 切开输尿管，取出结石	递 8# 普通尿管或直角钳牵引输尿管，递长无齿镊固定结石近端的输尿管，6×17 圆针、1# 丝线于输尿管两侧各缝 1 针牵引线，蚊式钳固定，于结石嵌顿处输尿管下垫一盐水纱布，递 11# 刀于两牵引线之间纵行切开输尿管管壁，取石钳取出结石
6. 缝合输尿管	备输尿管导管分别插入肾盂及输尿管下端，20ml 注射器向内注入生理盐水，冲洗，递无损伤血管镊、圆针 4-0#、可吸收线间断缝合输尿管切缘
7. 检查冲洗切口	递生理盐水冲洗切口，取出牵开器，巡回护士摇平体位，放置橡胶引流管，9×28 角针、4# 丝线固定引流管，清点器械、纱布、缝针
8. 依层缝合	递 9×28 圆针、7# 丝线逐层间断缝合肌肉和筋膜，递 9×28 圆针、1# 丝线间断缝合皮下组织，清点器械、纱布、缝针
9. 缝合皮肤，覆盖切口	递酒精消毒切口皮肤，9×28 角针、1# 丝线间断缝合皮肤，9×28 角针、4# 丝线固定引流管，覆盖切口

【相关解剖知识】 见图 11-22-1 ～图 11-22-6。

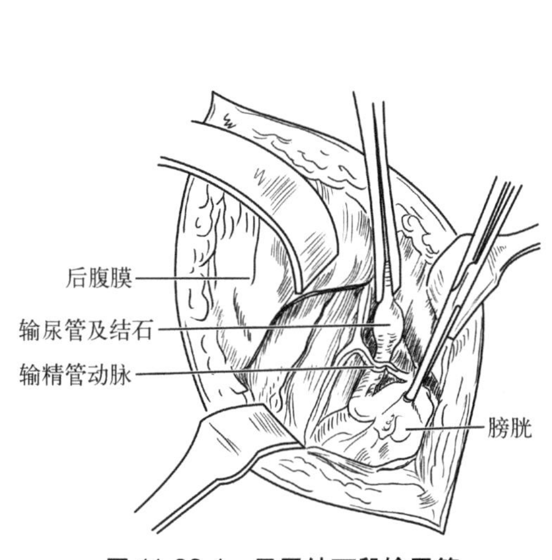

图 11-22-1　暴露结石段输尿管

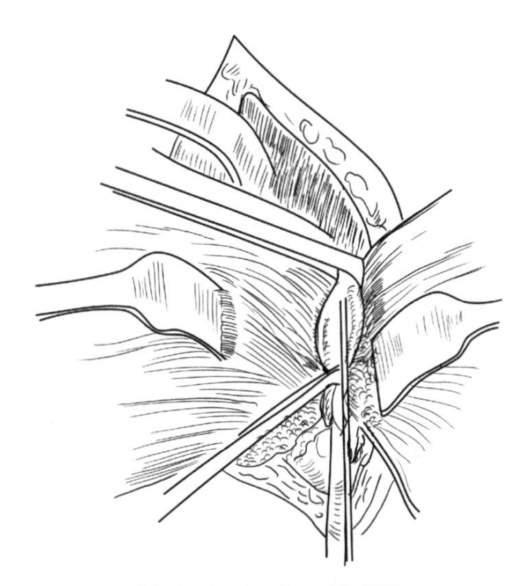

图 11-22-2　切开输尿管

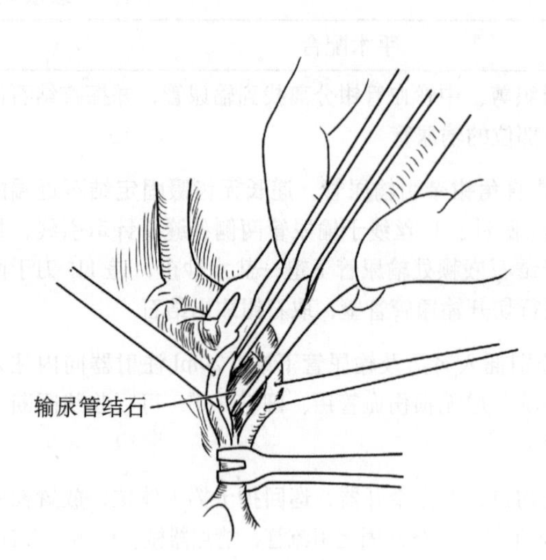

图 11-22-3　取出结石

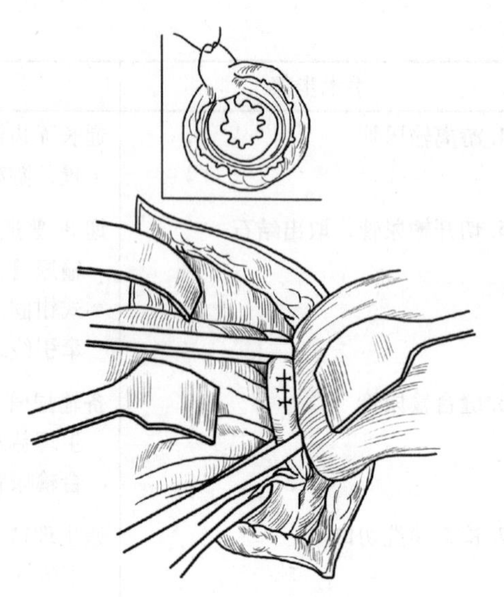

图 11-22-4　缝合输尿管

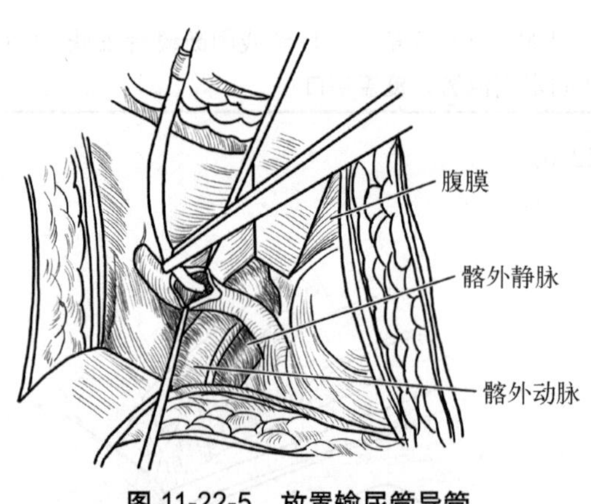

图 11-22-5　放置输尿管导管

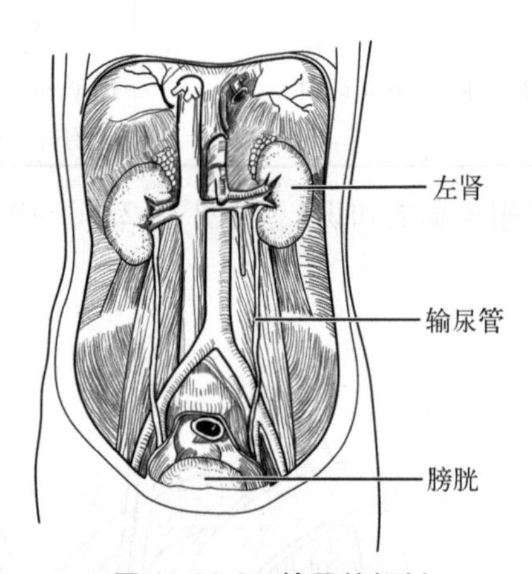

图 11-22-6　输尿管解剖

第二十三节　根治性肾切除术

【适应证】　肾脏恶性肿瘤。

【禁忌证】

1. 晚期肿瘤患者，恶病质者。
2. 多器官功能严重疾病，全身营养状况极差者。
3. 有严重出血倾向者和血液病者。

【麻醉方式】　硬膜外阻滞麻醉或全身麻醉。

【手术体位】　健侧卧位。

【手术切口】

1. 腰部切口　包括胸腹联合切口。
2. 腹部切口　包括沿肋缘下斜切口、腹直肌切口。

【手术步骤及手术配合】

手术步骤	手术配合
(一) 腰部入路	
1. 手术野皮肤常规消毒、铺单	递擦皮钳夹小纱布，蘸碘酒、酒精消毒皮肤，铺无菌巾，贴手术膜，铺置中单、大单
2. 切开皮肤，皮下组织	切口两侧各置 1 块干纱布，递 22# 刀、有齿镊切开皮肤，小弯血管钳止血，电凝或 1# 丝线结扎
3. 切开肌肉各层	递电刀切开腹外斜肌、背阔肌，递中弯血管钳电凝止血，再次切开下后锯肌、内斜肌，递中弯血管钳撑开腹横肌与肋间肌交界处，直达腰背筋膜，递 22# 刀切开腰背筋膜，"花生米"钳夹盐水纱布推开腹膜
4. 打开肾周筋膜	递腹部拉钩或 S 状拉钩，盐水纱布推开肾周脂肪，递长无齿镊或大弯血管钳，递 10# 刀切开肾周筋膜，牵开，推上胸膜反折
5. 显露、游离肾脏及输尿管	递腹部拉钩牵开腹壁。递大弯血管钳及长无齿镊分离肾脏。递直角钳、普通尿管提起输尿管，2 把大弯或中弯血管钳夹输尿管切断，钳带 4# 丝线结扎，向上游离输尿管至肾蒂，钳带 1# 丝线结扎
6. 切下肾脏及肿瘤，处理肾蒂	递 3 把肾蒂钳钳夹肾蒂，递 10# 刀或组织剪切下肾脏及周围脂肪整块移走，肾蒂残端递钳带 10# 丝线双重结扎或 9×28 圆针、7# 丝线缝扎
7. 缝合切口	清点器械、纱布、纱垫、缝针，巡回护士摇平手术床。递 11×24 圆针、7# 丝线间断缝合或可吸收线连续缝合筋膜及肌肉，递 9×28 圆针、1# 丝线间断缝合皮下组织，再次清点器械、纱布、纱垫、缝针。递酒精棉球消毒切口皮肤，9×28 角针、1# 丝线间断缝合皮肤，纱布棉垫覆盖，包扎切口
(二) 腹部入路	
1. 消毒、铺单	患者仰卧，患侧腰背部垫 1 个软垫，使手术部位抬高，递擦皮钳夹小纱布，蘸碘酒、酒精消毒皮肤，铺无菌巾，贴手术膜，铺腹口单
2. 切开皮肤及皮下组织	递 22# 刀切开皮肤，电刀切开皮下组织，电凝或钳夹止血
3. 切开肌层进腹腔	递电刀切开腹直肌前鞘，腹外斜肌，腹直肌，腹内斜肌，递中弯血管钳提夹腹膜，10# 刀切开，弯剪扩大切口
4. 显露、游离肾脏及输尿管	递盐水纱垫覆盖保护腹内脏器，拉钩牵开，递 10# 刀切开侧腹膜，腹部自动牵开器及盐水纱垫牵开腹壁。递大弯血管钳及长无齿镊分离肾脏。递直角钳、普通尿管提起输尿管，2 把大弯或中弯血管钳夹输尿管切断，钳带 4# 丝线结扎，向上游离输尿管至肾蒂，钳带 1# 丝线结扎
5. 切下肾脏及肿瘤，处理肾蒂	递 3 把肾蒂钳钳夹肾蒂，递 10# 刀或组织剪切下肾脏及周围脂肪整块移走，肾蒂残端递钳带 10# 丝线双重结扎或 9×28 圆针、7# 丝线缝扎
6. 关闭切口	递生理盐水冲洗，递 11# 刀、中弯血管钳放置引流管，9×28 角针、4# 丝线固定。清点纱布、纱垫、器械，递 6×17 圆针、1# 丝线缝合侧腹膜，0# 可吸收线缝腹膜，11×24 圆针、7# 丝线缝合肌层，9×28 圆针、1# 丝线缝合皮下组织，酒精棉球消毒皮肤，9×28 角针、1# 丝线缝合皮肤
7. 包扎切口	递纱布棉垫覆盖切口，接引流袋

【相关解剖知识】 见图 11-23-1、图 11-23-2。

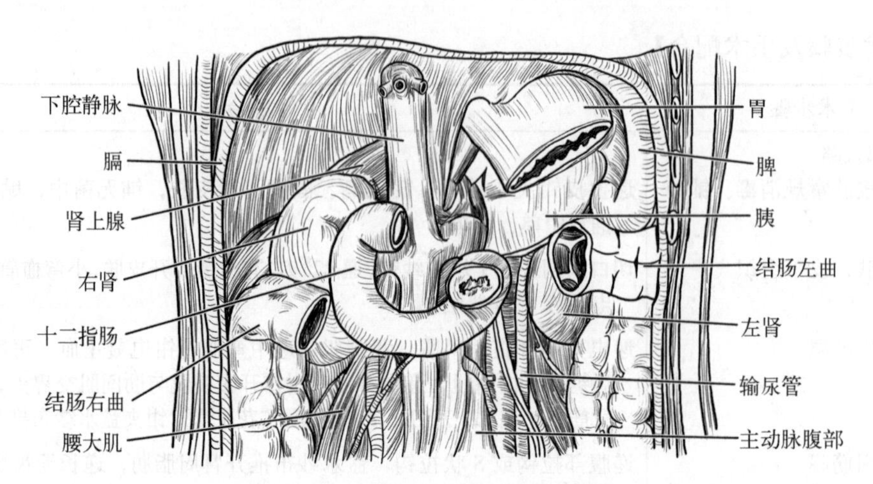

图 11-23-1　肾的位置和毗邻（前面观）

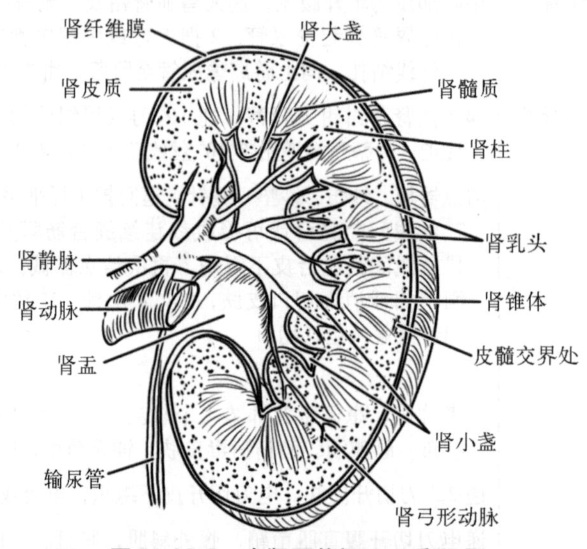

图 11-23-2　右肾冠状切面（后面观）

第二十四节　前列腺癌根治术

【适应证】

1. 年龄小于 70 岁，预期寿命大于 10 年，可以良好地耐受手术者。

2. 肿瘤限于前列腺内的 T_1 及 T_2 期的患者。

3.Gleason 评分小于 7 分者。

4.PSA ＜ 20ng/ml，或＜ 10ng/ml。

【相对适应证】 T_{3a} 期患者，在行药物去势的新辅助治疗 3 个月后，在肿瘤分期降低，前列腺特异抗原（PSA）明显降低者，也可以接受耻骨后前列腺癌根治性切除手术。

【麻醉方式】 全身麻醉。

【手术体位】 仰卧位，骶部垫高。

【手术切口】 下腹正中切口，切口下端达耻骨联合下方。

【手术步骤及手术配合】

手术步骤	手术配合
1. 手术野常规消毒、铺单	递擦皮钳夹小纱布蘸碘酒、酒精消毒皮肤，碘伏消毒会阴部，递无菌单，贴手术膜，铺腹口单，插入双腔导尿管，做手术时标记
2. 切开皮肤、皮下组织，分离腹直肌推开腹膜反折	切口边缘各置1块干纱布，递22#刀切开皮肤，电刀、有齿镊切开皮下组织，电凝止血，组织剪剪开白线，钝性分离腹直肌，湿纱布推开膀胱脂肪和腹膜反折
3. 分离并切断耻骨前列腺韧带	递腹部拉钩显露术野，分离耻骨前列腺韧带，递长弯剪剪断前列腺韧带，暴露耻骨后间隙
4. 充分暴露前列腺前壁及膀胱颈部前壁	递长弯剪分离盆筋膜，暴露前列腺侧面并穿过盆侧筋膜，递直角钳游离阴茎静脉丛钳夹，切断并缝扎。分离暴露前列腺的前壁及膀胱颈部前壁，出血点用电凝止血或6×17圆针、4#丝线缝扎
5. 前列腺尖部尿道的离断	横行切开尿道前壁，拔出导尿管远端，中弯血管钳钳夹近端双腔导尿管做牵引，切断尿道后壁，尿道远端1、5、7、11点钟处悬吊4根3-0#可吸收线作吻合用，并可防止尿道回缩
6. 游离前列腺和精囊	牵引导尿管气囊抬高前列腺，递长弯血管钳，长弯剪分离并切断与直肠相连的纤维组织和部分直肠尿道肌，将狄氏筋膜融合部分与直肠分开，直至精囊的上端，出血点递6×17圆针、4#丝线缝扎或电凝止血
7. 切断膀胱颈，切断输精管	横断膀胱颈前部取出膀胱内作为牵引悬吊前列腺用的导尿管，递10#刀横断膀胱后壁，将前列腺向上牵开，递剪刀将精囊与膀胱壁、直肠完全分开。递中弯血管钳夹输精管并切断，6×17圆针、4#丝线缝扎
8. 膀胱颈成形，膀胱颈尿道吻合	递长无齿镊，长针持2-0可吸收线将膀胱颈缩窄后与尿道远悬吊线对应缝合，置18F双腔导尿管通过吻合口，充盈气囊后保留导尿管引流膀胱，冲洗膀胱内血块
9. 冲洗切口，放置引流管	递温盐水冲洗伤口，电凝止血。递11#刀、有齿镊于膀胱两侧各置一引流管，9×28角针、4#丝线固定引流管清点器械、纱布、纱垫、缝针
10. 缝合切口	递9×28圆针、7#丝线间断缝合肌层，9×28圆针、1#丝线缝合皮下组织，酒精棉球消毒切口皮肤，9×28角针、1#丝线缝皮

【相关解剖知识】 见图11-24-1～图11-24-3。

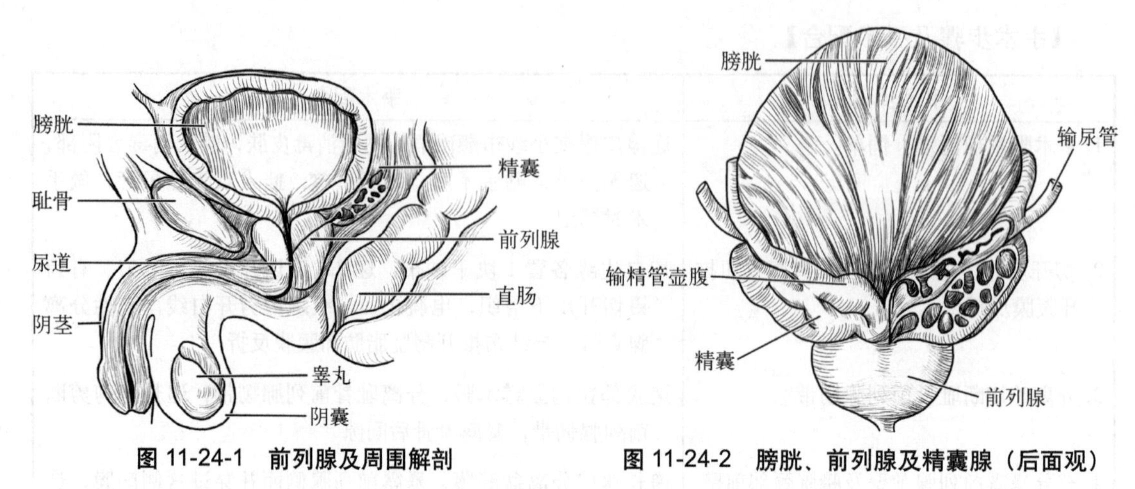

图 11-24-1 前列腺及周围解剖

图 11-24-2 膀胱、前列腺及精囊腺（后面观）

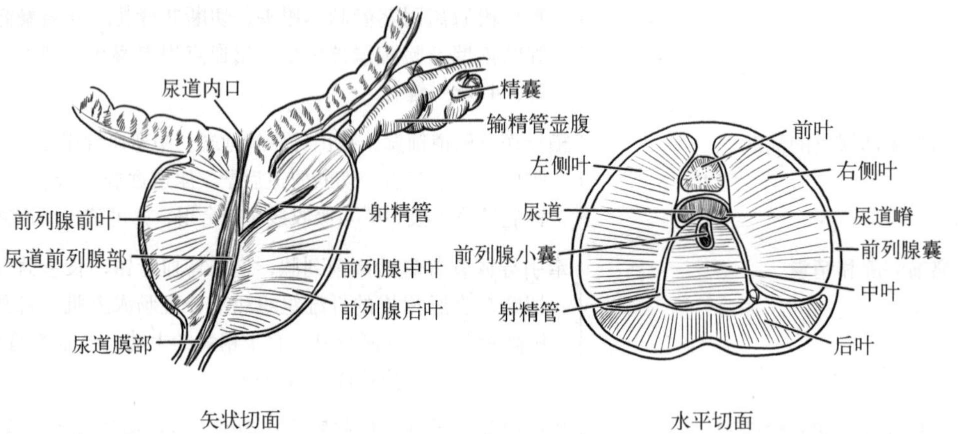

矢状切面

水平切面

图 11-24-3 前列腺分叶

第二十五节 尿道会师术

【适应证】

1. 骨盆骨折合并后尿道损伤，导尿管不能插入。
2. 耻骨骨折引起的尿道损伤。

【麻醉方式】 连续硬膜外麻醉或全身麻醉。

【手术体位】 平卧位或膀胱截石位。

【手术切口】 下腹部正中切口。

【手术步骤及手术配合】

手术步骤	手术配合
1. 消毒、铺单	递擦皮钳夹小纱布蘸碘酒、酒精消毒下腹部下部皮肤及大腿上 1/3，碘伏小纱布消毒会阴部，腹部及会阴部铺盖无菌单，腹部切口周围贴手术膜

续表

手术步骤	手术配合
2. 切开皮肤，皮下及腹白线，显露膀胱	切口边缘各置1块干纱布，递22#刀和有齿镊切开皮肤，电刀切开皮下组织及腹白线，电凝止血或弯血管钳钳夹止血。递甲状腺拉钩拉开切口，手术刀柄钝性分离腹直肌及锥状肌，钳带4#丝线结扎，递腹部拉钩显露术野，递长弯剪、长无齿镊分离膀胱前壁组织及耻骨后间隙
3. 汇合于尿道	递电刀、吸引器，湿盐水纱垫清除血液，电凝或钳带1#丝线结扎，递艾利斯钳，11#刀切开膀胱一小口，吸引器吸尽尿液，电刀或剪刀切开膀胱，组织钳夹住膀胱壁，小号S状拉钩拉开膀胱，递尿道探子或金属导尿管分别从尿道外口及膀胱内口插入，使两尖端于尿道损伤处汇合
4. 尿道内置双腔导尿管，行尿道牵引	递12F普通导尿管套住导入膀胱内的尿道探子，使导尿管进入尿道内，递7#丝线将导尿管尾端与双腔导尿管连接，并将其带入膀胱内，递20ml注射器注生理盐水25ml入球囊，将双腔导尿管沿尿道方向牵引，使尿道两断端对合
5. 放置引流管	清点器械、纱布、纱垫、缝针，3-0#可吸收线缝合膀胱及固定造瘘管，6×17圆针、1#丝线缝合浆肌层，递20ml注射器做膀胱内注水试验，递11#刀、中弯血管钳将引流管置于耻骨后间隙，9×28角针、4#丝线固定
6. 关闭肌层	递温盐水冲洗，清点器械、纱布、纱垫、缝针。递11×24圆针、7#丝线缝合白膜及鞘膜层
7. 缝合皮下及皮肤，覆盖切口	9×28圆针、1#丝线缝合皮下组织，9×28角针、1#丝线缝合皮肤，覆盖切口

【相关解剖知识】 见图11-25-1。

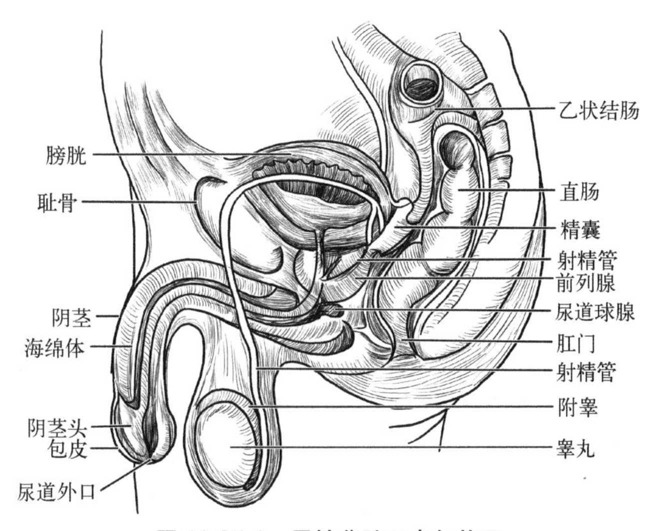

图11-25-1 男性盆腔正中矢状面

第二十六节 全膀胱切除回肠膀胱术

【适应证】

1. 因良性膀胱疾病膀胱功能受损，需尿道改流者。

2. 浸润性膀胱癌患者未侵犯三角区及后尿道者。

【麻醉方式】 全身麻醉或硬膜外麻醉。

【手术体位】 仰卧位，头略向下倾，用海绵垫将骶尾部垫高。

【手术切口】 腹部正中切口。

【手术步骤及手术配合】

手术步骤	手术配合
1. 手术野常规消毒、铺单	递擦皮钳夹小纱布蘸碘酒、酒精消毒皮肤，铺治疗巾，贴手术膜，铺腹口单
2. 常规进入腹腔	切口边缘各置 1 块干纱布，递 22# 刀切开皮肤，电刀切开皮下、腹直肌前鞘进入腹腔，钳夹结扎止血或电凝止血
3. 切断输尿管	递长无齿镊、长弯剪、大弯血管钳在输尿管跨越髂动、静脉处剪开后腹膜，找到输尿管后递 8# 普通尿管牵引，直至血管钳夹住固定，游离出输尿管并在近膀胱处切断
4. 根据需要结扎髂内动脉	远端递 7# 丝线结扎，6×17 圆针、4# 丝线缝扎，出血点钳夹 4# 丝线结扎止血，近端递 6# 输尿管导管插入并固定，将尿液引入引流袋。递 10# 刀在髂总动脉分叉处切开后腹膜，游离一侧髂内动脉，递 7# 丝线套住并提起阻断，巡回护士触摸同侧足背动脉，如有搏动，递 7# 丝线双重结扎，同法结扎对侧髂内动脉
5. 游离膀胱顶后部腹膜	递长无齿镊、组织剪游离后部腹膜，切断脐中及脐侧韧带
6. 处理侧后韧带	递组织钳夹住膀胱顶部并上提，手伸入膀胱后面做钝性游离至精囊与直肠之间，并向两侧分别游离两侧侧后韧带并切断，递 7# 丝线结扎，继而将膀胱向上提起，将精囊、前列腺与直肠分开
7. 切断耻骨前列腺韧带	将膀胱顶部下压，递腹部拉钩将显露术野，游离前列腺两侧韧带。递 4# 丝线结扎或 6×17 圆针、4# 丝线缝扎。钳带 4# 丝线结扎耻骨前列腺韧带
8. 切除膀胱	递 2 把大弯血管钳夹住后尿道切断并切除膀胱，带 7# 丝线结扎后尿道
9. 切取游离回肠	按常规切除阑尾，递大弯血管钳，长组织剪距回盲部 10 ～ 15cm 处，游离长 15 ～ 20cm 回肠段，1# 丝线结扎出血点。递生理盐水冲洗肠腔内容物，递 2-0# 可吸收线做浆肌层间断缝合
10. 处理回肠近及远端	递 3-0# 可吸收线连续将回肠近端与远端全层缝合，6×17 圆针、1# 丝线间断缝合浆膜层，恢复肠道的连续性
11. 输尿管回肠膀胱吻合	递 11# 刀，在距回肠膀胱近侧做一小切口，递组织剪斜行剪去过长的输尿管，插入输尿管支架管，递 5-0 可吸收线间断全层缝合，6×17 圆针、1# 丝线间断缝合浆肌层，同法处理对侧输尿管
12. 缝合后腹膜	递 6×17 圆针、4# 丝线缝合后腹膜

续表

手术步骤	手术配合
13. 回肠膀胱壁造口	递10#刀，有齿镊在右髂前上棘与脐连线的中点处做一小切口，组织剪剪开直达腹腔，递6×17圆针、1#丝线间断缝合腹膜和腹横筋膜创缘。递剪刀剪开回肠膀胱远侧断端的肠壁系膜，6×17圆针、1#丝线将回肠膀胱浆肌层环形固定于腹壁小切口上。递引流管插入回肠膀胱内，固定
14. 关闭后腹膜切口	清点器械、纱布、纱垫、缝针，递6×17圆针、4#丝线关闭后腹膜
15. 关闭腹腔	递温生理盐水冲洗，按常规逐层关闭切口

第二十七节　同种异体肾移植术

【适应证】　各种原因引起的慢性肾衰竭如肾小球肾炎、慢性肾盂肾炎、糖尿病性肾炎、多囊肾、重金属中毒等。

【禁忌证】

1. 全身散在性恶性肿瘤。
2. 顽固性心力衰竭，严重血管疾病。
3. 慢性呼吸衰竭。
4. 进行性肝脏疾病。
5. 全身严重感染，活动性结核病源。
6. 凝血机制紊乱，明确的消化性溃疡。
7. 精神病。

【麻醉方式】　全身麻醉或联合麻醉。

【手术体位】　平卧位，臀部垫1个软垫。

【手术切口】　右下腹弧形切口（上端起自髂嵴内上方3cm，向下止于耻骨联合上缘3cm）。

【手术步骤及手术配合】

手术步骤	手术配合
1. 手术野皮肤常规消毒、铺单	递擦皮钳夹小纱布蘸碘酒、酒精消毒皮肤，铺无菌巾，贴手术膜，铺腹口单
2. 切开皮肤，皮下组织	切口边缘各置1块干纱布，递22#刀，有齿镊切开皮肤、皮下组织，1#丝线结扎或电凝止血
3. 暴露腹壁下血管与精索（子宫圆韧带）	递电刀切开腹外斜肌筋膜，腹内斜肌和腹直肌前鞘连合处，递中弯血管钳依次钳夹腹壁下动、静脉，弯剪剪断，钳带7#丝线结扎，推开腹膜，递腹部撑开器和S状拉钩暴露盆腔内腹膜后间隙
4. 游离髂外静脉	递长镊、组织剪、钳带“花生米”分离，递无损伤血管钳阻断髂外静脉。男性需分离或切断精索
5. 供肾静脉与髂外静脉端侧吻合	递5-0#无损伤血管缝线行供肾静脉与髂外静脉两端做定点缝合，继而连续缝合，缝最后一针前向供肾静脉内注射肝素盐水后打结
6. 游离髂外动脉	游离髂外动脉，1#或4#丝线结扎分支血管。递无损伤血管钳阻断髂外动脉，递11#刀纵向切开，打孔器扩大切口

续表

手术步骤	手术配合
7. 供肾动脉与髂内动脉端端吻合	递 6-0# 无损伤血管缝线行供肾动脉与髂外动脉两端做定点缝合，继而连续缝合。松开阻断钳，冲出血管内的血块再打结
8. 应用利尿剂	血管吻合完毕，开放循环前，巡回护士遵医嘱给予呋塞米及甘露醇
9. 肾脏血流恢复	先开放静脉，后开放动脉，恢复移植肾血液循环。递蚊式钳钳夹肾脏表面出血点，1# 丝线结扎。检查吻合口出血情况，并记录供肾的总缺血时间
10. 供肾输尿管与膀胱吻合	移植肾输尿管内置双 J 管作支架，递 3-0# 可吸收线吻合输尿管与膀胱，6×17 圆针、1# 丝线间断缝合膀胱浆肌层，包埋输尿管
11. 检查冲洗切口，放置引流	取下撑开器，递温盐水冲洗腹腔，递 11# 刀髂窝处置管引流，清点器械、纱布、纱垫、缝针
12. 依次缝合各层	递 11×24 圆针、7# 丝线依次间断缝合腹外斜肌筋膜、腹内斜肌和腹直肌前鞘，再次清点器械、纱布、纱垫、缝针，9×28 圆针、1# 丝线缝合皮下
13. 缝合皮肤，覆盖敷料	递酒精棉球消毒切口皮肤，9×28 角针、1# 丝线间断缝合皮肤，纱布棉垫覆盖，包扎切口

【相关解剖知识】 见图 11-27-1 ～图 11-27-11。

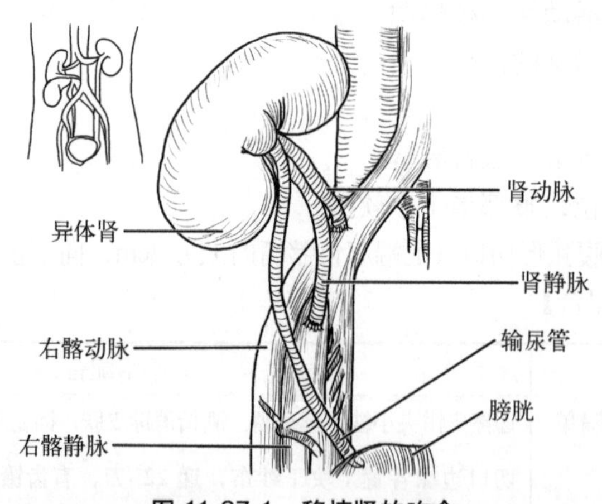

图 11-27-1　移植肾的吻合

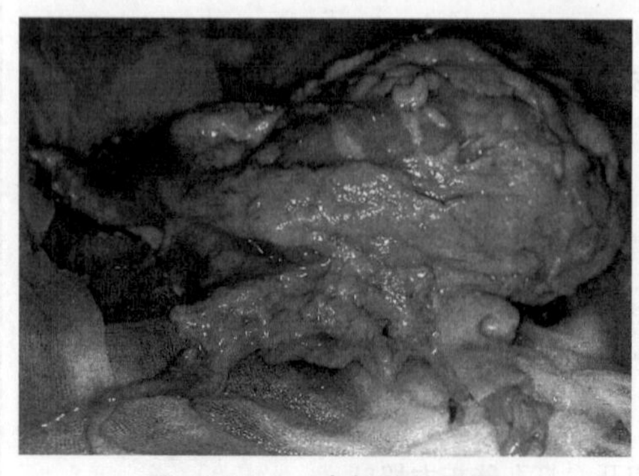

图 11-27-2　未修剪的供肾

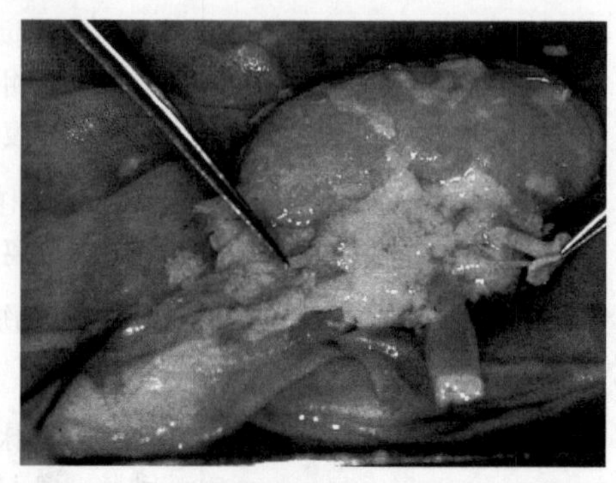

图 11-27-3　保留输尿管血供，修剪多余脂肪组织

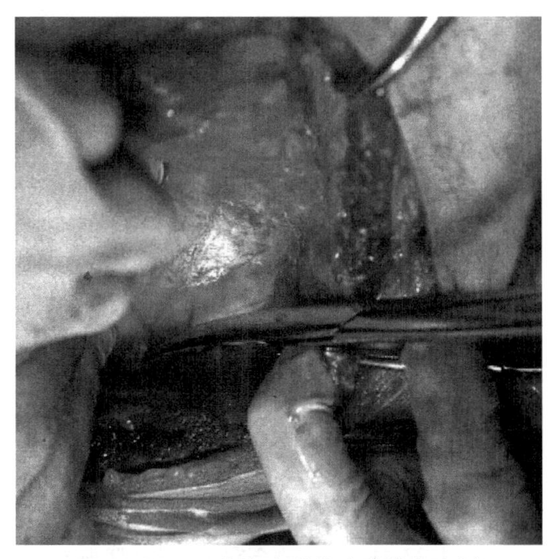

图 11-27-4 分离腹膜将腹膜推向内侧

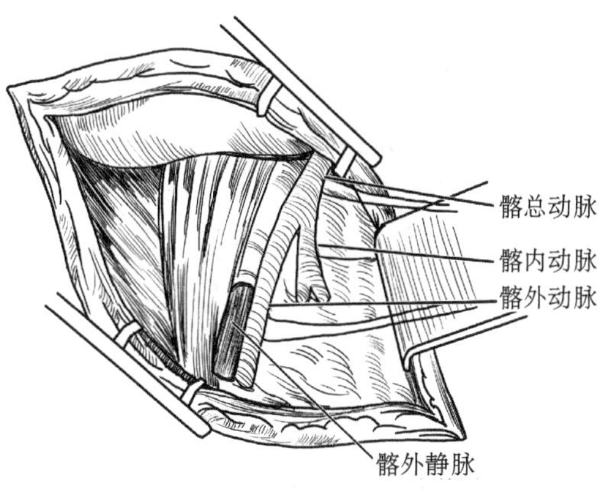

图 11-27-5 打开血管前筋膜组织显露髂血管

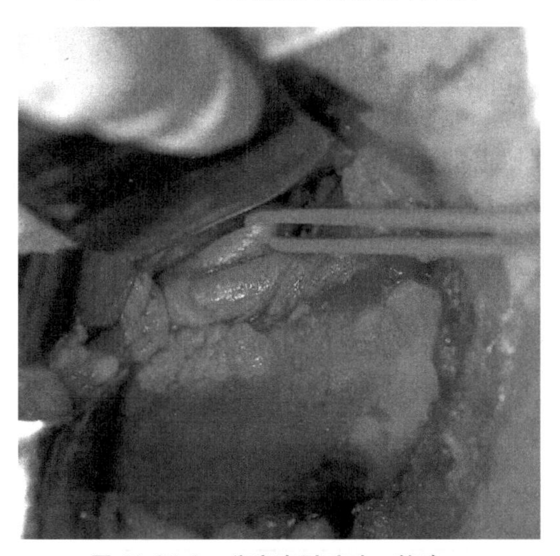

图 11-27-6 分离牵引髂动、静脉

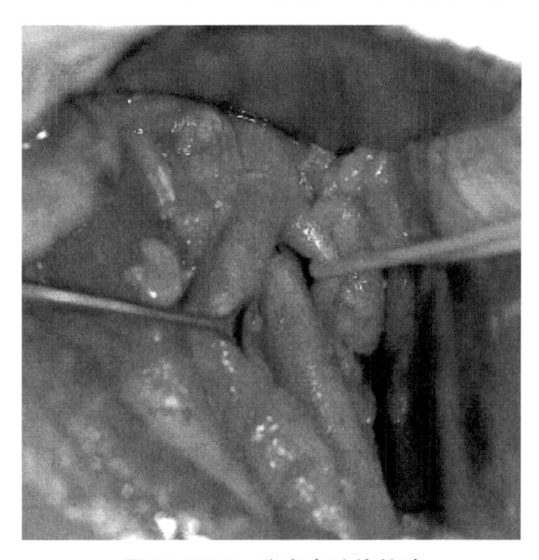

图 11-27-7 分离出髂外静脉

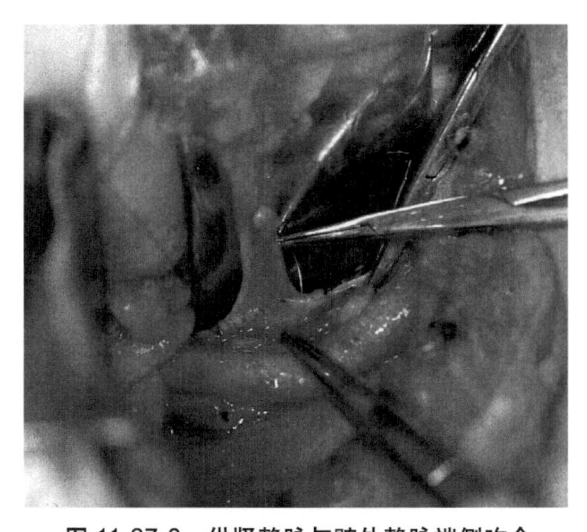

图 11-27-8 供肾静脉与髂外静脉端侧吻合

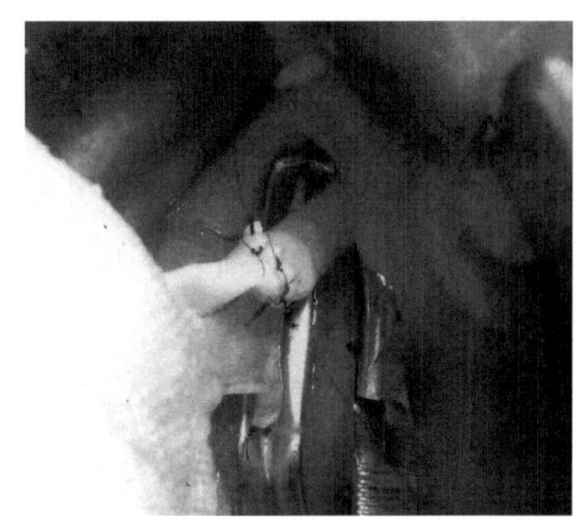

图 11-27-9 供肾动脉与髂内动脉端端吻合（1）

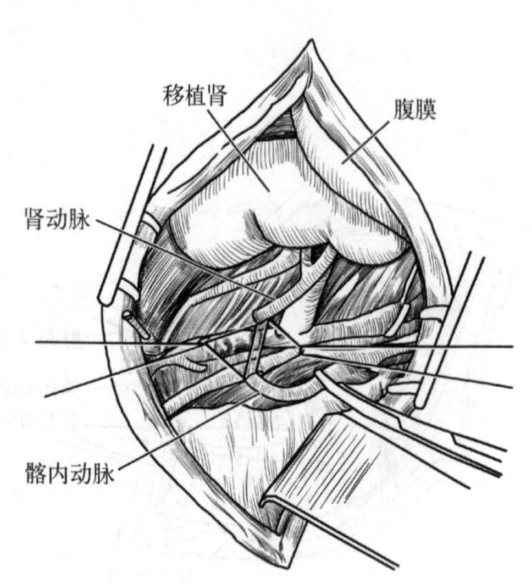

图 11-27-10　供肾动脉与髂内动脉端端吻合（2）

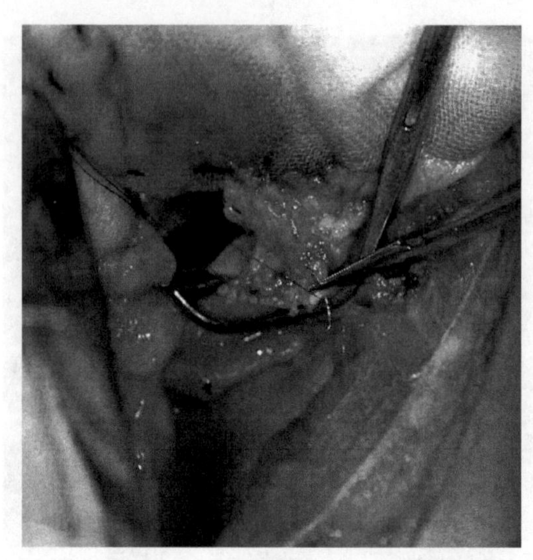

图 11-27-11　血管吻合完毕，恢复肾血流

第二十八节　经尿道膀胱碎石术

【适应证】　直径小于 4 ～ 5cm 的膀胱结石及尿道结石。

【禁忌证】

1. 膀胱结石合并膀胱多发憩室或挛缩膀胱合并结石者。
2. 膀胱结石合并泌尿系急性感染者。
3. 尿道狭窄合并膀胱结石为相对禁忌，如尿道内切开能置入膀胱镜，也可行机械碎石。

【麻醉方式】　小结石采用表面麻醉，较大结石可采用腰麻、骶麻或连续硬膜外麻醉。

【手术体位】　膀胱截石位。

【手术步骤及手术配合】

手术步骤	手术配合
1. 会阴部常规消毒	递擦皮钳夹碘伏小纱布消毒皮肤及会阴部，铺无菌单
2. 备好器械，用物	器械放置于器械台上，连接冷光源导光纤维束及灌注管
3. 润滑膀胱镜镜鞘，经尿道插入膀胱镜	递润滑剂及膀胱镜，取回闭孔器，递观察镜
4. 膀胱碎石	递碎石钳，击碎结石，递冲洗器将碎石冲出
5. 排空膀胱，退出膀胱镜，留置导尿管	取回观察镜及膀胱镜，关闭冷光源，递双腔导尿管

【相关解剖知识】　见图 11-28-1。

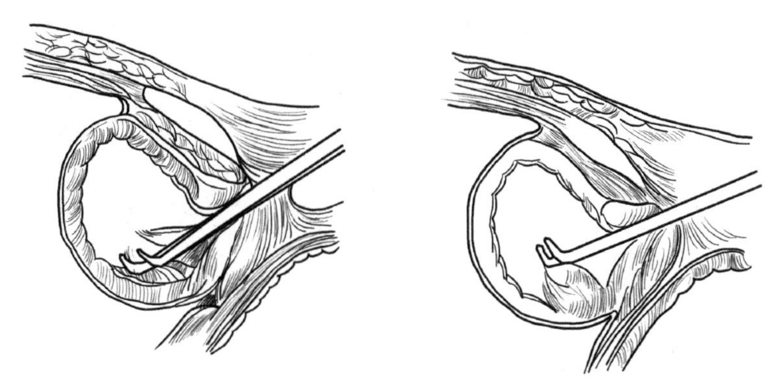

图 11-28-1　大力碎石钳直视下碎石

第二十九节　经尿道膀胱肿瘤电切术

【适应证】

1. 低分级、低分期的表浅性膀胱肿瘤。
2. 膀胱内除紧靠膀胱颈的前壁肿瘤。
3. 病检为良性，肿瘤单发且体积较小的膀胱内非上皮性肿瘤。

【禁忌证】

1. T_{2b} 期（瘤体浸润膀胱深肌层）以上的移行细胞癌。
2. 鳞癌、腺癌及其他非上皮性恶性肿瘤。

【麻醉方式】　连续硬膜外麻醉。

【手术体位】　膀胱截石位。

【手术步骤及手术配合】

手术步骤	手术配合
1. 会阴部常规消毒	递擦皮钳夹碘伏小纱布消毒皮肤及会阴部，铺无菌单
2. 备好器械，用物	器械放置于器械台上，连接冷光源导光纤维束及灌注管，电切镜电线连接于高频电刀
3. 润滑膀胱镜镜鞘，经尿道插入膀胱镜，观察肿瘤全貌	递润滑剂及膀胱镜，取回闭孔器，递观察镜
4. 切除并取出肿瘤，止血。	递电切镜将肿瘤彻底切除，观察有无活动性出血，电凝止血。递冲洗器吸尽切下的肿瘤组织及血凝块
5. 排空膀胱，退出膀胱镜，留置导尿管	取回电切镜，关闭冷光源，递三腔导尿管并连接冲洗液

【相关解剖知识】　见图 11-29-1 ～图 11-29-7。

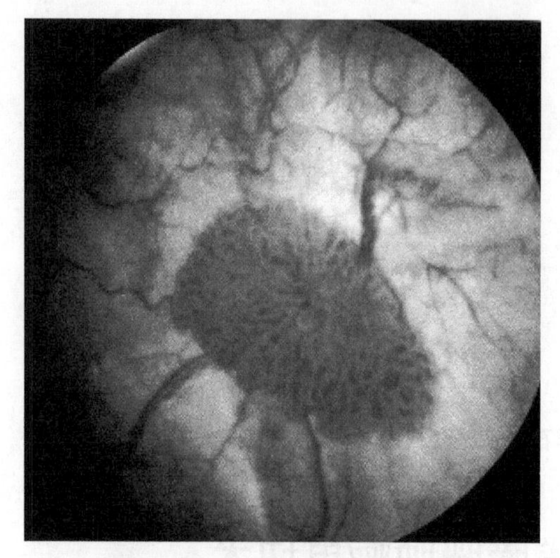

图 11-29-1 镜下膀胱肿瘤（1）

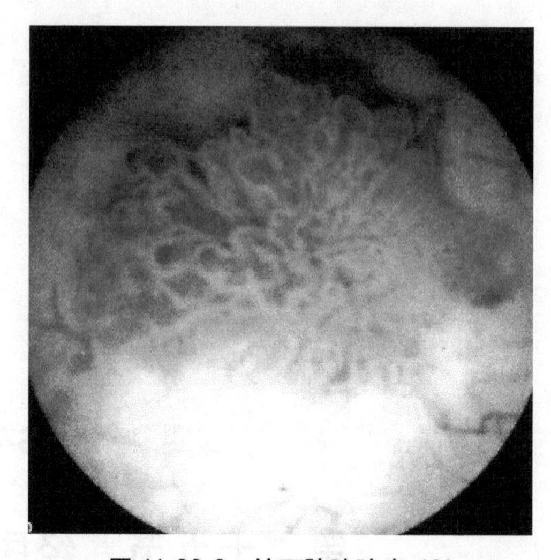

图 11-29-2 镜下膀胱肿瘤（2）

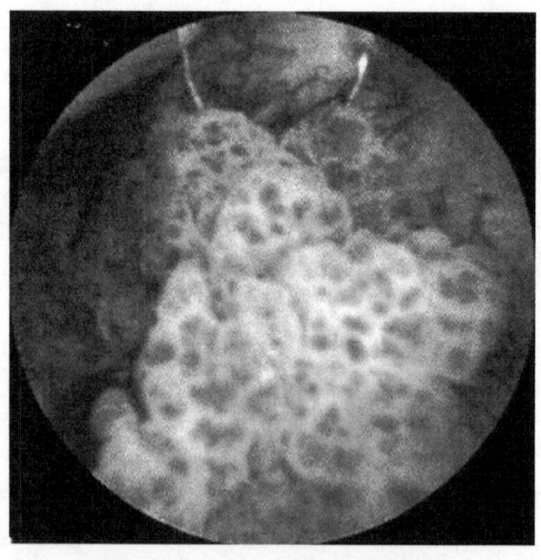

图 11-29-3 顺行电切膀胱肿瘤

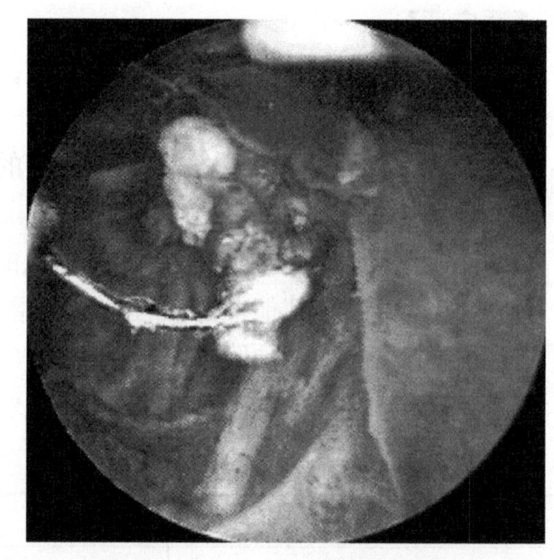

图 11-29-4 电切肿瘤至深肌层

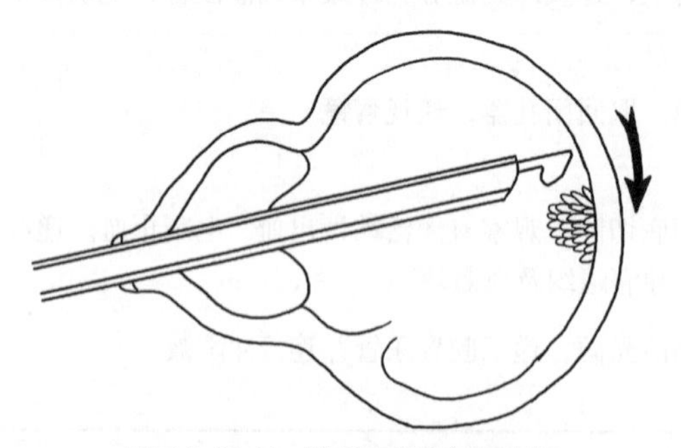

图 11-29-5 膀胱顶部肿瘤电切

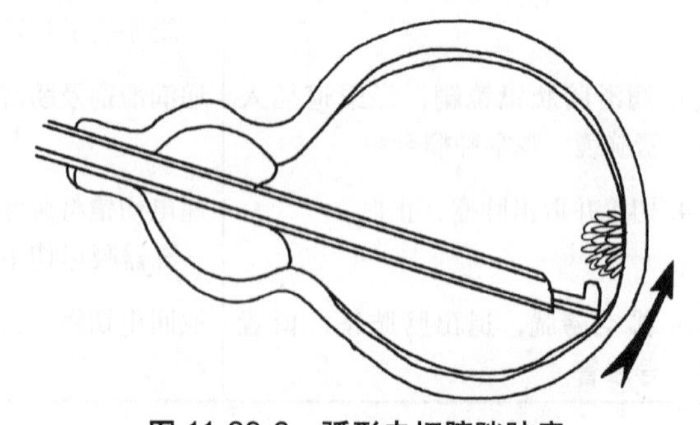

图 11-29-6 弧形电切膀胱肿瘤

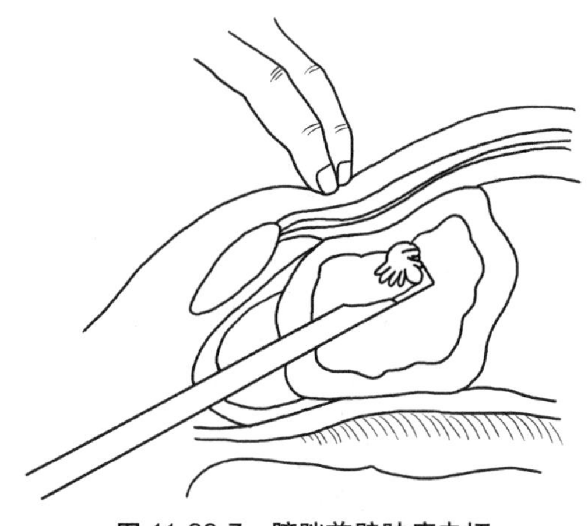

图 11-29-7 膀胱前壁肿瘤电切

第三十节 经尿道前列腺电切术

【适应证】 因前列腺增生导致排尿困难的膀胱出口梗阻。

【禁忌证】

1. 前列腺体积＞ 100g。
2. 凝血功能障碍者。
3. 尿道狭窄。
4. 无法取截石位者。

【麻醉方式】 连续硬膜外麻醉。

【手术体位】 膀胱结石位。

【手术步骤及手术配合】

手术步骤	手术配合
1. 会阴部常规消毒	递擦皮钳夹碘伏小纱布消毒皮肤及会阴部，铺无菌单
2. 备好器械，用物	器械放置于器械台上，连接冷光源导光纤维束及灌注管，电切镜电线连接于高频电刀
3. 润滑膀胱镜镜鞘，经尿道插入膀胱镜，观察肿瘤全貌	递润滑剂及膀胱镜，取回闭孔器，递观察镜
4. 切除并取出肿瘤，止血	递电切镜切除增生前列腺，观察有无活动性出血，电凝止血。递冲洗器吸尽膀胱内切下的组织及血凝块
5. 排空膀胱，退出膀胱镜	取回电切镜，关闭冷光源
6. 留置导尿管	递三腔导尿管并连接冲洗液

【相关解剖知识】 见图 11-30-1 ～图 11-30-6。

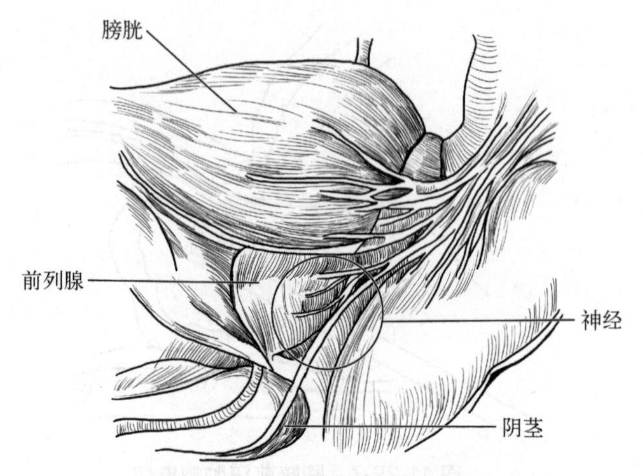

图 11-30-1 膀胱尿道处神经走向

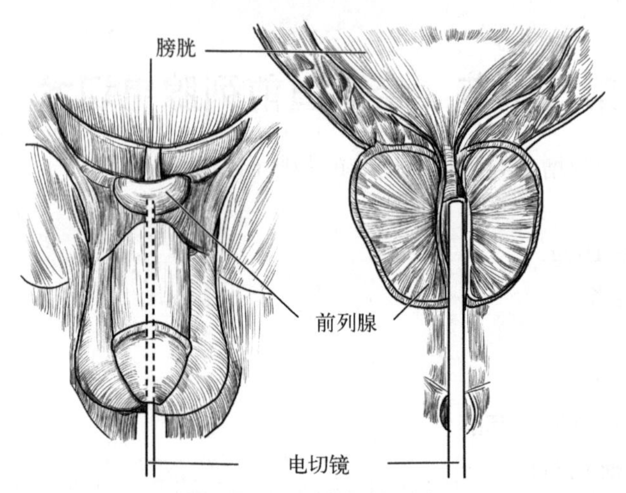

图 11-30-2 电切镜入路

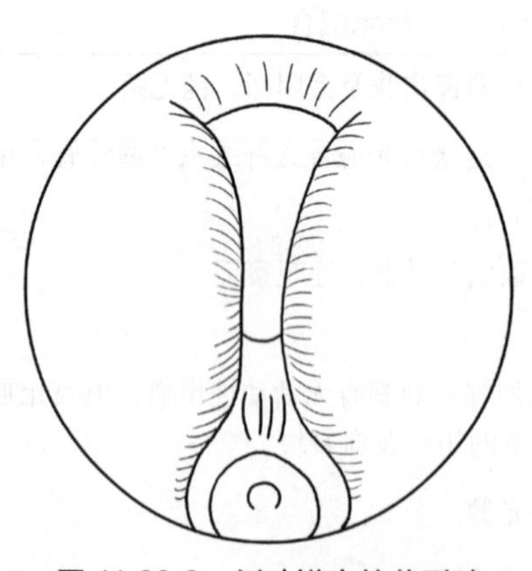

图 11-30-3 侧叶增生的前列腺

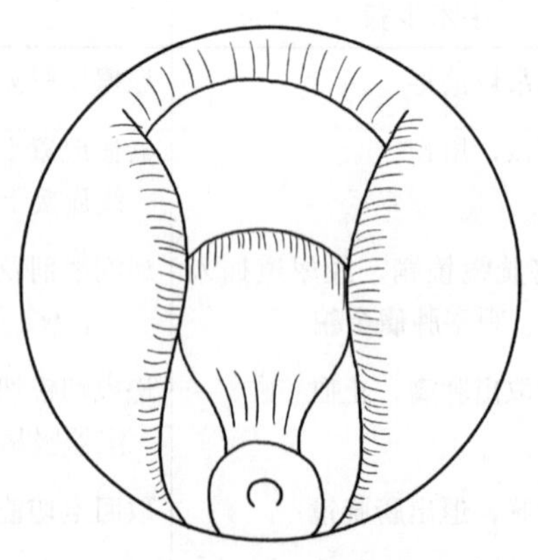

图 11-30-4 侧叶及中叶增生的前列腺

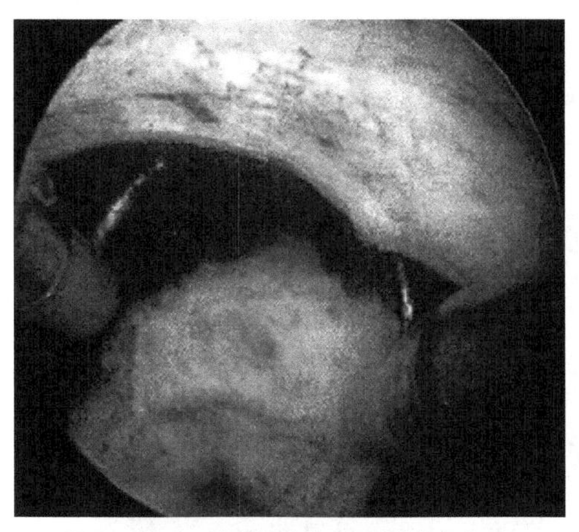
图 11-30-5 经尿道前列腺联合部切开

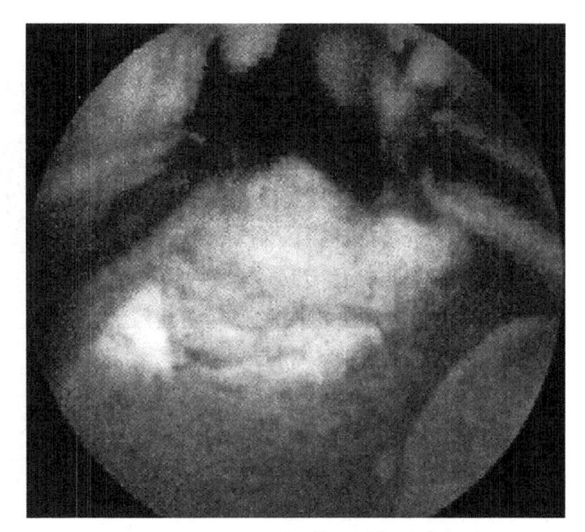
图 11-30-6 顺行电切前列腺组织

第三十一节 经尿道输尿管镜碎石取石术

【适应证】

1. 结石大于 0.8cm，形状不规则。
2. 结石与输尿管壁间相嵌较紧密，导致不能通过。
3. 结石周围被输尿管息肉包裹。
4. 体外冲击波后形成的长石街。

【麻醉方式】 联合麻醉。

【手术体位】 膀胱截石位。

【手术步骤及手术配合】

手术步骤	手术配合
1. 会阴部常规消毒、铺单	递擦皮钳夹碘伏小纱布消毒皮肤及会阴部，铺无菌单
2. 备好器械，用物	器械放置于器械台上，连接冷光源导光纤维束及灌注管
3. 润滑并经尿道置入输尿管镜，进入膀胱，将导丝经输尿管开口插入输尿管内	递润滑剂，输尿管镜及导丝
4. 将输尿管镜沿导丝插入输尿管内，输尿管镜直视下探查结石。	调节灌注液压力冲开管腔观察结石周围情况
5. 选择取石方法，较大结石时气压弹道碎石机将结石击碎，递取石钳取石	连接碎石机或递取石钳
6. 留置输尿管双 J 导管	递导管沿导丝置入至合适位置
7. 留置导尿管	排空膀胱内液体，取出输尿管镜，递双腔导尿管

【相关解剖知识】 见图 11-31-1、图 11-31-2。

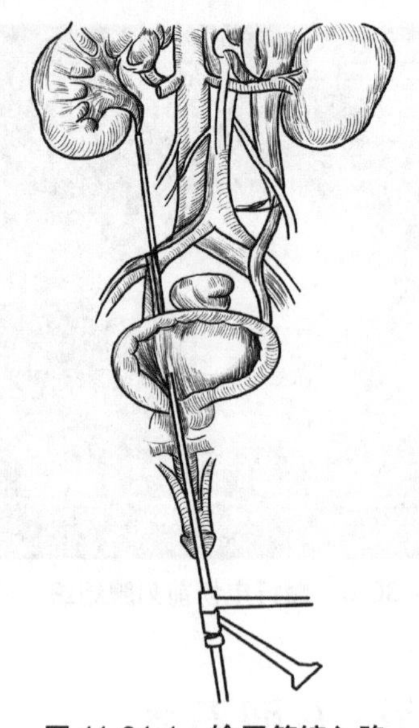
图 11-31-1 输尿管镜入路

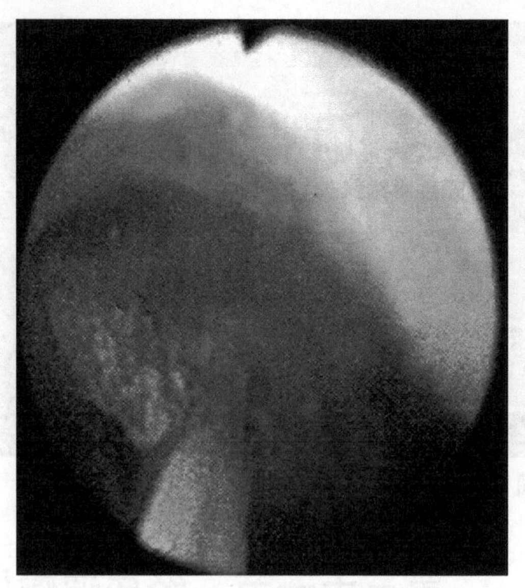
图 11-31-2 气压弹道碎石

第三十二节 腹腔镜精索静脉高位结扎术

【适应证】

1. 精索静脉曲张引起的痛疼不适、不育或睾丸萎缩。
2. 双侧精索静脉曲张者。

【麻醉方式】 全身麻醉。

【手术体位】 仰卧位。

【手术切口】

1. 脐轮内下缘。
2. 右侧麦氏点。
3. 左侧反麦氏点。

【手术步骤及手术配合】

手术步骤	手术配合
1. 消毒皮肤	递擦皮钳夹持碘酊、酒精小纱布消毒皮肤
2. 准备腹腔镜物品	连接、检查、调节腹腔镜摄像系统，CO_2 气腹系统
3. 做第一切口	
（1）脐轮内下缘切开皮肤一小口	递 11# 刀切开，中弯血管钳 1 把，纱布拭血
（2）提起脐轮周围腹壁组织，于脐孔切口插入气腹针，建立 CO_2 气腹	递布巾钳 2 把提起腹壁。递气腹针插入，连接 CO_2 输入管
（3）置入穿刺套管，经套管插入镜头，观察腹腔情况	取出气腹针，递 10mm 穿刺套管插入，递镜头经此套管插入观察
4. 在内镜监视下依次做第二、三切口，置入穿刺套管	递 11# 刀，递 10mm 或 5mm 穿刺套管

续表

手术步骤	手术配合
5. 于内环近端探查并分离精索静脉，剪开腹膜，分离显露精索静脉	递分离棒，分离钳于穿刺套管置入，递电凝剪刀，递分离钳
6. 结扎精索内静脉，较粗大的精索静脉在近端及远端各用钛夹施夹器上钛夹，在两钛夹之间剪断，较细的精索静脉用钛夹钳夹后不予以切断	递钛夹钳上钛夹，递电凝剪剪断
7. 检查手术野	清点物品数目
8. 放出腹腔内 CO_2 气体，拔除穿刺套管	取出内镜及器械
9. 缝合切口	递酒精棉球消毒切口皮肤。4-0# 可吸收线皮内缝合

【相关解剖知识】 见图 11-32-1 ～图 11-32-4。

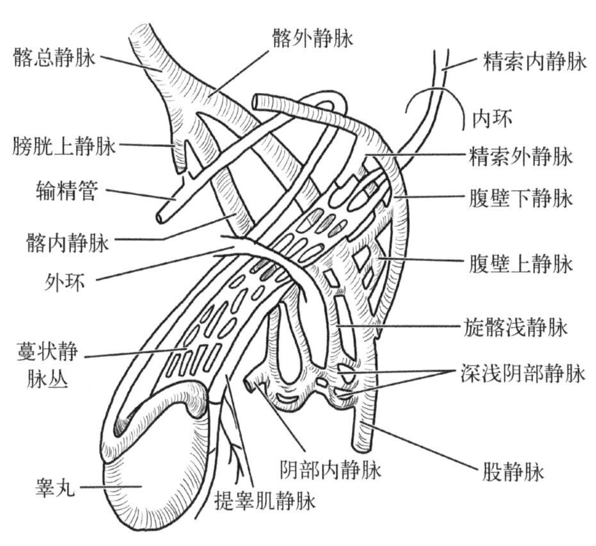

图 11-32-1 精索静脉周围解剖

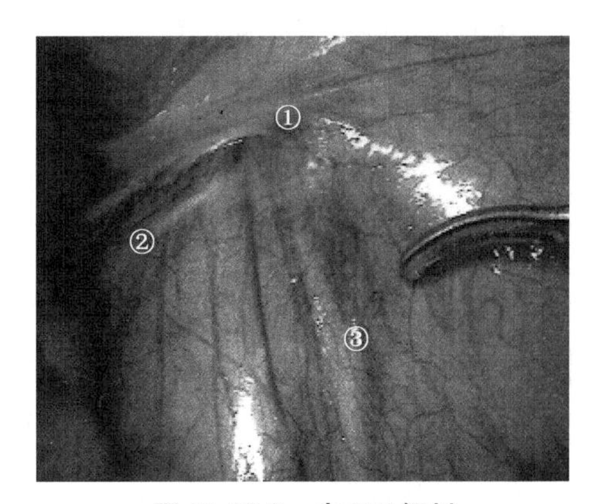

图 11-32-2 内环口解剖
①内环口；②输精管；③精索

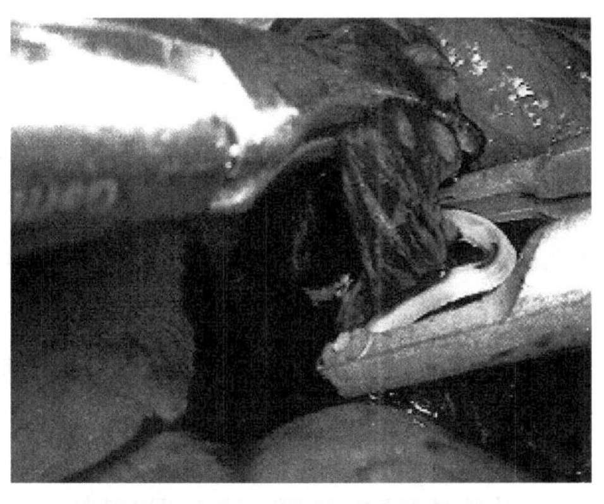

图 11-32-3 结扎精索内静脉

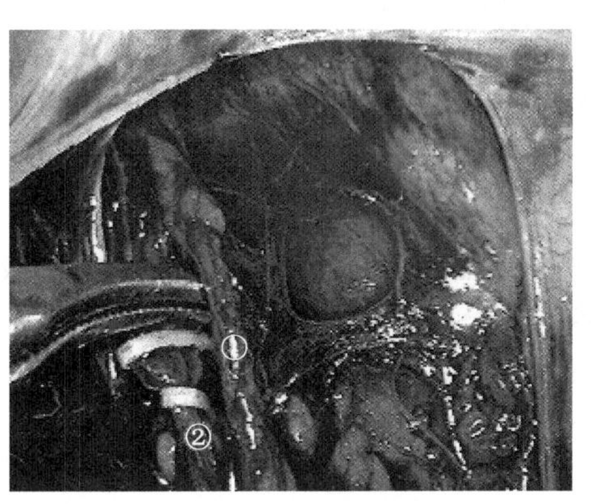

图 11-32-4 保护动脉
①动脉；②静脉

第三十三节　经腹膜后间隙腹腔镜下肾囊肿去顶术

【适应证】

1. 直径＞ 10cm 或＞ 5cm 有症状的肾囊肿。
2. 穿刺治疗无效或复发的肾囊肿。
3. 多发囊肿、多房囊肿、双肾囊肿。
4. 局部症状明显的多囊肾。

【禁忌证】

1. 合并严重出血性疾病、心肺功能不全不能耐受麻醉和手术者。
2. 有腹腔内感染或手术史为相对禁忌证、估计有腹腔内粘连者最好不要选择经腹腔途径。

【麻醉方式】 全身麻醉。

【手术体位】 侧卧位，升高腰桥。

【手术切口】

1. 腋中线髂嵴上两横指。
2. 腋后线第 12 肋下。
3. 腋前线第 11 肋尖端。

【手术步骤与手术配合】

手术步骤	手术配合
1. 消毒皮肤，铺置无菌单，连接导线	递擦皮钳夹持碘酊、乙醇小纱布消毒皮肤，铺无菌单，连接检查调节腹腔镜摄像系统，CO_2 气腹系统及电切割系统
2. 做第一切口，切口长 10mm 切开皮肤、皮下组织	递 11# 刀切开，小弯血管钳 1 把，干纱布 1 块拭血
3. 钝性分离肌层至腹膜后间隙	递中弯血管钳撑开，递甲状腺拉钩牵开切口
4. 置入球囊扩张器，撑开腹膜后间隙，建立腹膜后空间	递球囊扩张器内灌入气 800 ～ 1000ml，停留 5min 放出气体，取回球囊扩张器
5. 在第一切口置入穿刺套管，向腹膜后间隙注入 CO_2 气体	递 10mm 穿刺套管于第一切口置入，连接 CO_2 气体输入管，注入 CO_2 气体
6. 置入内镜观察腹膜后腔	递内镜观察
7. 在内镜监视下先在肋腰点做一 10mm 切口置入套管，在腋前线肋下交界处做一 5mm 切口置入套管	递 11# 刀切开肋腰点部皮肤，递 5mm 或 10mm 穿刺套管
8. 钝性分离肾周脂肪，暴露肾囊肿	递钝性分离棒，分离钳分离肾周围脂肪，递剪刀及抓钳剪开肾周筋膜
9. 在肾囊肿表面用电灼将囊肿戳穿，扩大切口吸除囊内液体	递电钩戳穿囊肿，递吸引器头将囊内液体吸净
10. 肾囊肿去顶，在距肾实质约 5mm 处剪除囊壁组织，并用钳提出体外	递电凝剪剪除多余囊壁组织，递抓钳将囊壁组织提出体外
11. 处理残留囊壁	递电凝烧灼，抓钳钳夹碘酊，酒精及生理盐水棉球依次涂抹残腔，递吸引器头吸净酒精

续表

手术步骤	手术配合
12. 检查手术野，彻底止血	递电凝钳将渗血点电凝止血
13. 冲洗腹膜后腔，吸净液体，放置引流管	递生理盐水冲洗，递冲洗吸引器头吸净液体，递引流管
14. 放出腹膜后腔 CO_2 气体，取出穿刺套管	清点物品数目，取出穿刺套管
15. 缝合切口	递酒精棉球消毒切口皮肤，递有齿镊，递持针钳夹持 9×28 圆针、4# 丝线缝合肌肉，9×28 角针、1# 丝线或 4-0# 可吸收线缝合皮肤
16. 覆盖切口	递酒精棉球消毒皮肤，术后膜覆盖切口

【相关解剖知识】 见图 11-33-1 ～图 11-33-5。

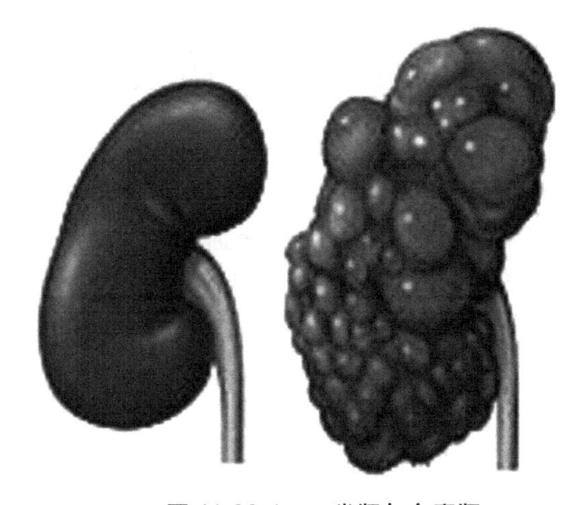

图 11-33-1 正常肾与多囊肾

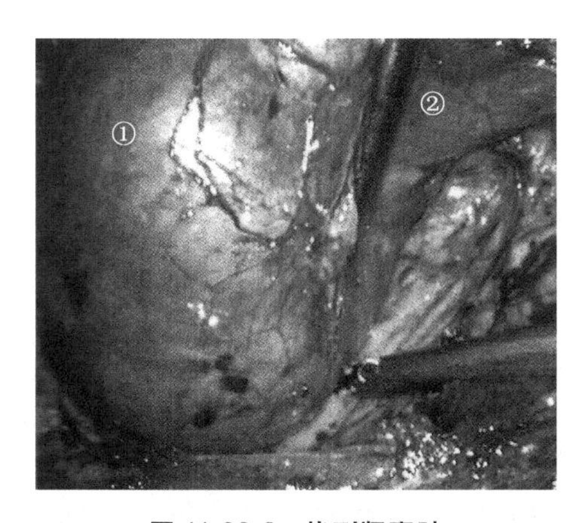

图 11-33-2 找到肾囊肿
①肾囊肿；②肾实质

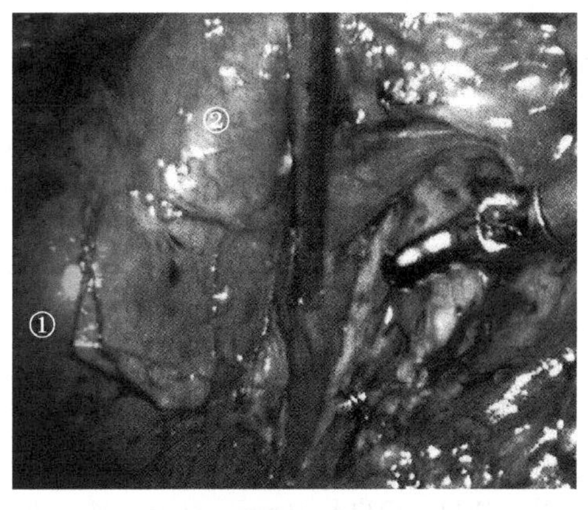

图 11-33-3 游离肾囊肿至与正常肾实质的分界处
①肾囊肿；②肾实质

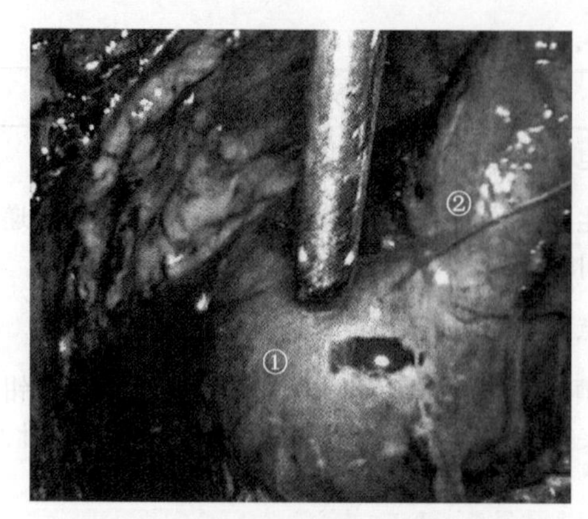

图 11-33-4 剪开囊肿，吸净囊液
①肾囊肿；②肾实质

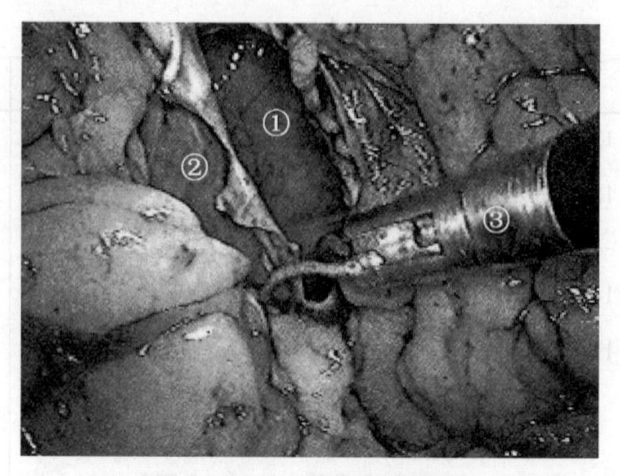

图 11-33-5 剪去多余囊壁
①肾囊肿腔；②肾囊肿壁；③剪刀

第三十四节 经腹膜后间隙腹腔镜肾切除术

【适应证】

1. 大多数良性疾病所致肾脏永久性、不可逆性功能丧失，包括慢性反流性及梗阻性肾病、慢性肾盂肾炎、无功能肾引起的腰腹部疼痛及肾血管性高血压。

2. 肾囊性病变严重导致患侧肾功能丧失、肾移植后期高血压、肾实质硬化及多囊肾患者症状严重者。

【相对禁忌证】

1. 既往有肾脏手术史，如肾部分切除、肾实质切开取石等。

2. 过度肥胖，近期患肾有严重感染的患者，如黄色肉芽肿性肾盂肾炎。

【麻醉方式】 气管插管全身麻醉。

【手术体位】 侧卧位、升高腰桥。

【手术切口】

1. 腋中线髂嵴上 2 横指。

2. 腋后线第 12 肋下。

3. 腋前线第 11 肋尖端。

【手术步骤与手术配合】

手术步骤	手术配合
1. 消毒皮肤，铺置无菌单，连接导线	递擦皮钳夹持碘酊、乙醇小纱布消毒皮肤，铺无菌单，连接检查调节腹腔镜摄像系统，CO_2 气腹系统及电切割系统
2. 做第一切口，切口长 10mm，切开皮肤、皮下组织	递 11# 刀切开，小弯血管钳 1 把，干纱布 1 块拭血
3. 钝性分离肌层至腹膜后间隙	递弯血管钳撑开，递甲状腺拉钩牵开切口

续表

手术步骤	手术配合
4. 置入球囊扩张器，撑开腹膜后间隙，建立腹膜后空间	递球囊扩张器内灌入气 800 ~ 1000ml，停留 5min 放出气体，取出球囊扩张器
5. 在第一切口置入穿刺套管，向腹膜后间隙注入 CO_2 气体	递 10mm 套管于第一切口置入，连接 CO_2 气体输入管，注入 CO_2 气体
6. 置入内镜观察腹膜后腔	递内镜观察
7. 在内镜监视下先在腋后线第 12 肋下做一 10mm 切口置入套管，在腋前线第 11 肋尖端做一 5mm 切口置入套管	递 11# 刀切开皮肤，递 5mm 或 10mm 套管
8. 剪开肾周脂肪，游离肾脏，分离肾蒂部组织，充分显露肾蒂血管	递电凝剪剪开，可使用超声刀或 Ligsure 钳分离
9. 结扎肾蒂血管	递切割缝合器或钛夹结扎肾蒂血管
10. 分离切断输尿管，在输尿管上段钳夹钛夹，在两钛夹之间剪断输尿管	递钛夹施夹器将输尿管钳夹，递电凝剪剪断输尿管
11. 分离肾周围组织，充分显露肾脏	递分离棒、电凝剪分离肾周围组织
12. 将肾脏置入标本袋内剪碎从切口提出，或延长切口完整取出肾脏	递标本袋从穿刺套管入后腹腔，或递 10# 刀延长切口，标本袋及中弯血管钳协助取出
13. 检查手术野，彻底止血	递电凝钳将渗血点电凝止血
14. 冲洗腹膜后腔，吸净液体，放置引流管	递冲洗吸引器连接温盐水冲洗并吸净液体，递引流管
15. 放出腹膜后腔 CO_2 气体，取出穿刺套管	清点物品数目，取出穿刺套管
16. 缝合切口	递酒精棉球消毒皮肤，递有齿镊，递持针钳夹持 9×28 圆针、4# 丝线缝合肌肉，9×28 角针、1# 丝线或 4-0# 可吸收线缝合皮肤
17. 覆盖切口	递酒精棉球消毒皮肤，术后膜覆盖切口

第三十五节　经腹膜后间隙腹腔镜输尿管切开取石术

【适应证】 输尿管上段结石合并积液。

【麻醉方式】 全身麻醉。

【手术体位】 侧卧位，升高腰桥。

【Trocar 位置】

1. 腋中线第 12 肋下一横指。
2. 锁骨中线髂前上棘水平。
3. 肋腰点。

【特殊用物】 输尿管切开专用手术刀，导丝，输尿管导管，双 J 管。

【手术步骤及手术配合】

手术步骤	手术配合
1. 消毒皮肤，铺置无菌单，连接导线	递擦皮钳夹持碘酊，酒精小纱布消毒皮肤，铺无菌单，连接检查调节腹腔镜摄像系统，CO_2 气腹系统及电切割系统
2. 做第一切口，切口长 10mm，切开皮肤、皮下组织	递 11# 刀切开，小弯血管钳 1 把，干纱布 1 块拭血
3. 钝性分离肌层至腹膜后间隙	递中弯血管钳撑开，递甲状腺拉钩牵开切口
4. 置入球囊扩张器，撑开腹膜后间隙，建立腹膜后空间	递球囊扩张器内灌入气 800 ～ 1000ml，停留 5min 放出气体，取回球囊扩张器
5. 在第一切口置入穿刺套管，向腹膜后间隙注入 CO_2 气体	递 10mm 穿刺套管于第一切口置入，连接 CO_2 气体输入管，注入 CO_2 气体
6. 置入内镜观察腹膜后腔	递内镜观察
7. 在内镜监视下先在肋腰点做一 10mm 切口置入套管，在腋前线肋下交界处做一 5mm 切口置入套管	递 11# 刀，递 5mm 或 10mm 套管
8. 分离肾周脂肪，沿肾下极探查输尿管，显露结石段并将输尿管吊起固定	递分离钳分离肾周围脂肪，递阑尾钳或硅胶管吊起固定输尿管
9. 在结石表面纵行切开输尿管，用分离钳将结石剥离	递电钩或剪刀，递分离钳分离结石
10. 取出结石，用肾异物钳将结石钳夹从输尿管取出后于切口拉出体外，并用吸引器吸净流出的尿液	递异物钳将结石提出体外，递吸引器吸净流出尿液
11. 探查输尿管中段、下段是否通畅，放置内支架（双 J 管）	递输尿管导管从输尿管切口插入至膀胱，取回输尿管导管；递双 J 管套入导丝推入输尿管做内引流
12. 缝合输尿管切口	递圆针 4-0# 可吸收线缝合输尿管切口，剪刀剪线
13. 检查手术野，彻底止血	递电凝钳将渗血点电凝止血
14. 冲洗腹膜后腔，吸净液体，放置引流管	递冲洗吸引器连接温盐水冲洗并吸尽液体，递引流管
15. 放出腹膜后腔 CO_2 气体，取出穿刺套管	清点物品数目，取出穿刺套管
16. 缝合切口	递擦皮钳夹酒精棉球消毒皮肤，递有齿镊，递持针器夹持 9×28 圆针、4# 丝线缝合肌肉，4-0# 可吸收线缝合皮肤
17. 覆盖切口	递酒精棉球消毒皮肤，术后膜覆盖切口

【相关解剖知识】 见图 11-35-1。

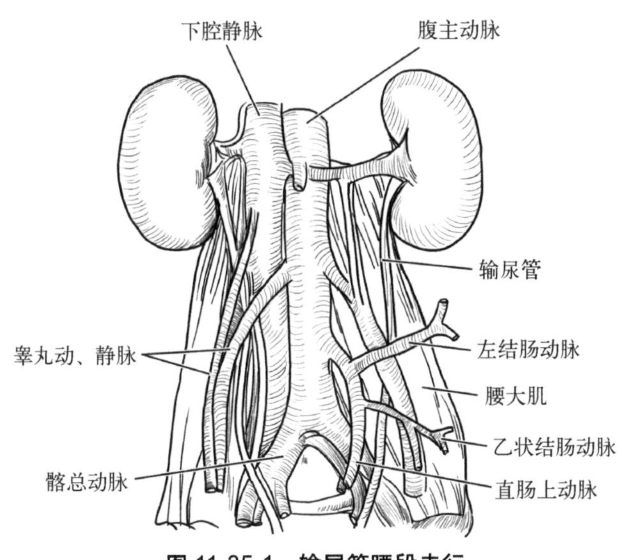

图 11-35-1 输尿管腰段走行

第三十六节 腹腔镜隐睾切除术

【适应证】 腹腔内型隐睾。

【麻醉方式】 全身麻醉。

【手术体位】 仰卧位。

【手术切口】

1. 脐轮内下缘。
2. 患侧髂前上棘内 20mm。
3. 脐下正中 50mm 处。

【手术步骤及手术配合】

手术步骤	手术配合
1. 消毒皮肤，铺置无菌单	递擦皮钳夹持碘酊、酒精小纱布消毒皮肤，铺无菌单
2. 准备腹腔镜物品，连接导线	连接、检查、调节腹腔镜摄像系统，CO_2 气腹系统
3. 在膀胱底两侧至内环之间分离精索，探查睾丸位置	递分离钳，分离棒分离
4. 剪开腹膜，暴露睾丸	递剪刀剪开腹膜
5. 分离睾丸周围疏松组织，游离睾丸及部分精索，用钛夹钳夹精索近端和远端，在两只钛夹之间剪断精索	递分离钳，分离棒钝性分离，递钛夹及施夹器，递电凝剪剪断
6. 取出睾丸，用抓钳钳夹睾丸放入标本袋内从切口取出	递抓钳，标本袋从穿刺套管置入腹腔

续表

手术步骤	手术配合
7. 检查手术野	清点物品数目
8. 放出腹腔内 CO_2 气体，拔除穿刺套管	取出穿刺套管及器械
9. 缝合切口	递酒精棉球消毒皮肤，递有齿镊，递持针器夹持 9×28 圆针、4# 丝线缝合肌肉，4-0# 可吸收线皮内缝合
10. 覆盖切口	递酒精棉球消毒皮肤，术后膜覆盖切口

【相关解剖知识】 见图 11-36-1、图 11-36-2。

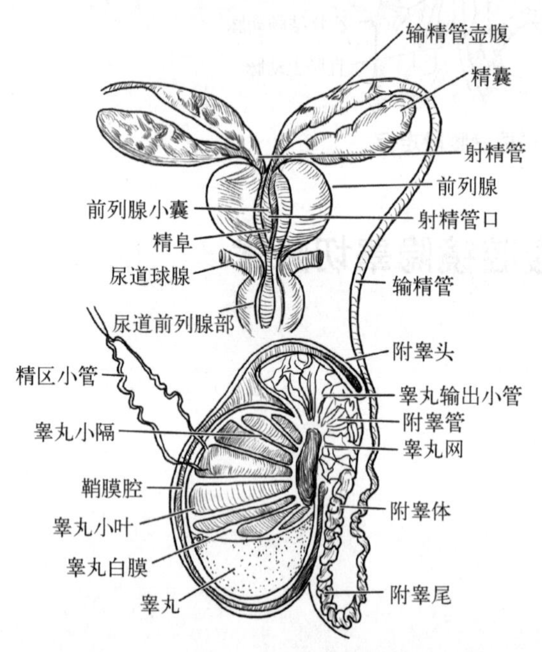

图 11-36-1 睾丸、附睾的结构及排精径路

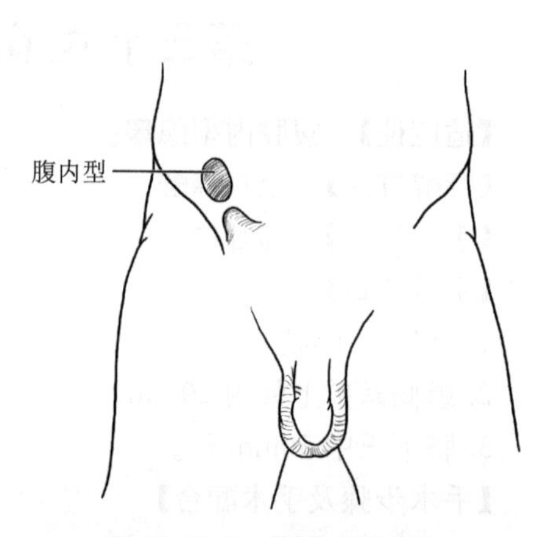

图 11-36-2 腹腔内型隐睾

第三十七节 腹腔镜根治性前列腺切除术（经腹膜外途径）

【适应证】 适用于局限前列腺癌，临床分期 T ～ T_{2c} 患者；预期寿命≥ 10 年前列腺癌患者；健康状态良好，没有严重的心肺疾病的前列腺癌患者。

【麻醉方式】 气管内插管全身麻醉。

【手术体位】 仰卧位，双上肢内收于躯体旁，骶尾部垫小软枕稍抬高，髋关节稍外展，膝关节稍屈曲。

【手术切口】 脐下缘、左右腹直肌旁脐下 2 指及左右髂前上棘内侧小切口。

【手术步骤及手术配合】

手术步骤	手术配合
1. 皮肤消毒、铺单	递消毒钳及盛装皮肤消毒剂纱布的治疗碗，消毒手术区域皮肤，递无菌手术单建立手术区无菌屏障
2. 建立气腹	递11#手术刀在脐下缘做半环切口至腹直肌，递气腹针穿刺入腹腔，充入CO_2至压力为12～15mmHg
3. 建立操作孔	递10mm穿刺套管置入脐下缘切口，30°腹腔镜置入穿刺套管，在腹腔镜监视下，递11#手术刀分别在左、右腹直肌旁脐下两指处切口置入5mm、12mm穿刺套管及左、右髂前上棘内侧做小切口，置入5mm、5mm穿刺套管，递吸引器、无损伤钳置入小穿刺套管内
4. 清扫双侧盆腔淋巴结	递无损伤抓钳、超声刀依次游离血管与输尿管，清除左右髂外淋巴组织、闭孔淋巴组织（细节见腹腔镜全膀胱切除回肠膀胱术）
5. 分离Retzius间隙，切开盆内筋膜	递无损伤抓钳、超声刀清除覆盖在前列腺前表面、膀胱颈前壁及盆内筋膜表面的脂肪结缔组织，递爪形钳将前列腺压向左侧，打开盆内筋膜，分离至前列腺尖部，再向膀胱颈部分离
6. 切断耻骨前列腺韧带，缝扎背深静脉丛	递超声刀切断耻骨前列腺韧带，2-0可吸收线“8”字缝合背深静脉丛（1/2弧度的针，以线长不超过15cm为宜），待前列腺其他部分游离完后再离断
7. 离断膀胱颈	递抓钳牵拉气囊导尿管辨认膀胱颈与前列腺分界，超声刀切开前列腺周围的筋膜，钝性或锐性分离前列腺与膀胱颈，递剪刀切开尿道，拉出导尿管并牵向耻骨，用超声刀切开膀胱颈后唇至完全离断
8. 切开狄氏筋膜，分离前列腺背侧	递抓钳提起精囊并向前上方牵引，超声刀切开狄氏筋膜，沿直肠前间隙向深部分离至前列腺尖部
9. 处理前列腺侧血管蒂，保留神经血管束	递抓钳将输精管与精囊向前牵拉，显露前列腺侧血管蒂，递超声刀切断
10. 离断前列腺尖部与尿道	递双极电凝或超声刀切断已结扎的背深静脉丛，游离尿道，递剪刀剪断前列腺尖部尿道，递无损伤抓钳钳夹前列腺尖部牵拉，剪断尿道直肠肌，递标本袋收纳前列腺
11. 膀胱尿道吻合	插入导尿管做指引，递2-0可吸收线自吻合口3点钟处开始缝合，逆时针缝合吻合口后壁，更换新导尿管，连续缝合吻合口前壁，递30ml生理盐水注入气囊，自导尿管注入200ml生理盐水于膀胱内检查有无吻合口漏
12. 取出标本	适当延长脐下切口，将标本袋自此切口取出，放置引流管
13. 缝合切口	检查穿刺处有无出血，排空腹腔内CO_2，撤除内镜器械，缝合各小切口

第三十八节　腹腔镜全膀胱切除回肠膀胱术

【适应证】 适用于有肌层浸润的局限性膀胱移行细胞癌、复发性膀胱移行细胞癌、原位癌及膀胱非移行细胞癌等。

【麻醉方式】 气管内插管全身麻醉。

【手术体位】 仰卧位，双上肢内收于躯体旁，骶尾部垫小软枕稍抬高，髋关节稍外展，膝关节稍屈曲。

【手术切口】 脐下缘、左右腹直肌旁脐下两指及左右髂前上棘水平靠中线两指处小切口。

【手术步骤及手术配合】

手术步骤	手术配合
1. 皮肤消毒、铺单	递消毒钳及盛装皮肤消毒剂纱布的治疗碗，消毒手术区域皮肤，递无菌手术单建立手术区无菌屏障
2. 建立气腹	递 11# 手术刀在脐下缘做半环切口至腹直肌，递气腹针穿刺入腹腔，充入 CO_2 至压力为 12 ～ 15mmHg
3. 建立操作孔	递 10mm 穿刺套管置入脐下缘切口，30° 腹腔镜置入穿刺套管，递 11# 手术刀分别在左、右腹直肌旁脐下两指及左、右髂前上棘水平靠中线两指处小切口，按序递 10mm、5mm、12mm、5mm 穿刺套管，在腹腔镜监视下置入。递吸引器、无损伤钳置入小穿刺套管内
4. 清扫双侧盆腔淋巴结	递无损伤抓钳、手术剪刀与超声刀沿髂外动脉表面剪开后腹膜与血管鞘，切断输精管或子宫圆韧带，游离右髂外动脉上方的输尿管，分离髂外动脉外膜和淋巴组织，清除右髂外动脉前面及上外方的淋巴组织；在髂外动脉内下方游离髂外静脉，分离髂外静脉内侧的淋巴结和脂肪组织；递抓钳提起淋巴和脂肪组织，由下向上游离淋巴和脂肪组织深面至髂总动脉分叉处，整块切除淋巴脂肪组织；沿右髂总动脉向上游离至主动脉分叉处，清除右髂总动脉周围及分叉下方的淋巴组织；游离并清除膀胱外侧脂肪和淋巴组织。递抓钳从 12mm 套管中取出淋巴组织，递电凝器术野止血。同法处理左侧淋巴组织
5. 游离双侧输尿管	递抓钳于右髂总动脉分叉处提起输尿管，超声刀游离输尿管至膀胱壁外，同法游离左侧输尿管
6. 游离输精管与精囊	调整手术床为 30° ～ 45° 头低足高位，递无损伤抓钳将膀胱向尾端牵开、乙状结肠向头端牵拉，显露直肠膀胱陷凹，递超声刀切开深处腹膜反折，游离输精管与精囊，递施夹器持钛夹夹闭输精管并切断
7. 切开狄氏筋膜	递抓钳向上牵拉输精管与精囊，扇形拉钩（爪形拉钩）将乙状结肠与直肠下压，递分离钳与超声刀分离前列腺与直肠前壁
8. 游离膀胱前壁，显露耻骨后间隙	递 200ml 生理盐水从导尿管内注入，分离钳与超声刀切开高位腹膜，分离 Retzius 间隙，当显露膀胱前壁时排出膀胱内生理盐水，分离膀胱周围脂肪组织，离断耻骨前列腺韧带和阴茎背深静脉浅支
9. 缝扎背深静脉复合体	递持针钳、Vic2-0 线缝扎背深静脉复合体，递超声刀切断
10. 离断尿道	递超声刀、分离钳分离膀胱与前列腺，递剪刀剪开尿道前壁，拉出导尿管，递 7# 丝线扎紧导尿管，离断远端，将导尿管拉入盆腔，提起导尿管做牵引，剪断尿道后壁
11. 游离膀胱侧及前列腺侧血管蒂	递钛夹钳在膀胱壁外夹闭输尿管下端并切断，递超声刀、分离钳游离膀胱上动脉，递 Hemo-lok 夹闭并切断。递抓钳提起膀胱顶部，超声刀游离膀胱侧血管蒂，递超声刀、直线切割器或 Ligasure 钳切断血管蒂，避免损伤性神经血管束

续表

手术步骤	手术配合
12. 截取回肠段	递20#手术刀于脐下正中做5cm左右的切口，电刀依次切开腹壁全层，取出切除的膀胱，牵出双输尿管，递8F导尿管插入引流尿液，拉出回肠，递蚊式钳分离部分肠系膜，递线性切割闭合器距回盲部15cm处截取约40cm回肠段，递线性吻合器缝合回肠，递6×14圆针、1#丝线缝合回肠浆肌层，恢复肠道连续性，6×14圆针、1#丝线关闭肠系膜裂孔
13. 清洗肠管	用稀释聚维酮碘溶液（用生理盐水稀释原液15～20倍）冲洗肠管
14. 缝制新膀胱	W形折叠回肠，递电刀沿对系膜缘纵行剖开回肠，递3-0可吸收线连续内翻缝合，形成新膀胱，前壁暂不缝合
15. 再植输尿管	递电刀或11#手术刀在新膀胱后顶部两侧各戳一小口，递组织剪、镊修剪输尿管残端成斜面，递双J管置入，递弯血管钳将输尿管拖入新膀胱，递5-0可吸收线在新膀胱外缝合输尿管外膜与回肠壁，再置入输尿管，关闭新膀胱前壁，新膀胱底部留下约1cm开口
16. 吻合新膀胱与尿道	将新膀胱置入腹腔内，逐层关闭腹壁切口，再次建立气腹，递无损伤钳在腹腔镜下将新膀胱颈牵至尿道残端附近，递Foley导尿管置入尿道，辨认尿道残端后壁，递2-0可吸收线连续缝合尿道与新膀胱颈，尿道后壁缝合毕将Foley导尿管置入新膀胱，缝合尿道前壁与新膀胱颈
17. 检查、放置引流管	检查无出血与渗漏，放置盆腔引流管，递3/8弧角针、丝线固定引流管于腹壁
18. 关闭切口	核对手术器械与敷料无误后，递PDS缝线关闭各腹壁小切口

第12章
妇 产 科

【相关解剖知识】 见图 12-0-1 ～图 12-0-3。

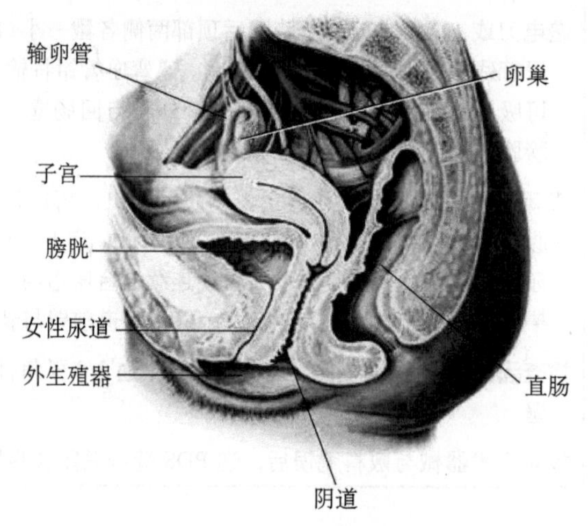

图 12-0-1 女性盆腔解剖图（矢状面）

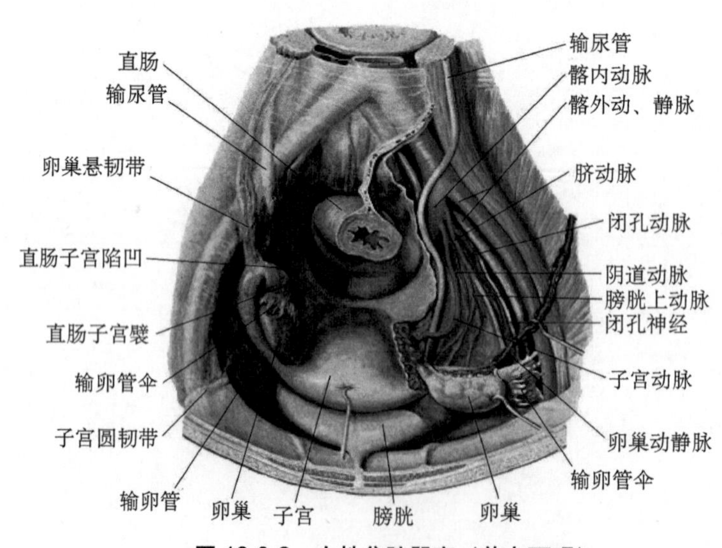

图 12-0-2 女性盆腔器官（前上面观）

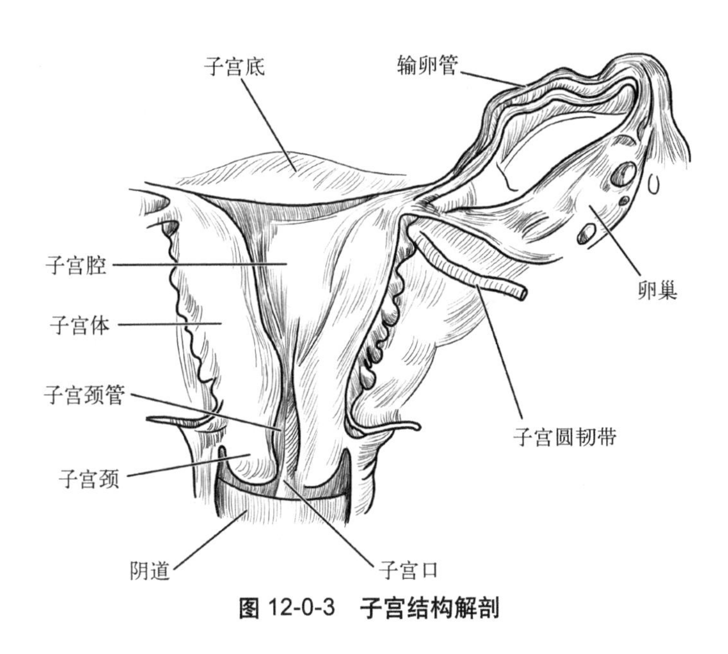

图 12-0-3 子宫结构解剖

第一节 子宫下段剖宫产术

【适应证】

1. 绝对指征 头盆不称、骨产道或软产道异常、横位、胎盘早期剥离、脐带脱垂。

2. 相对指征 胎儿因素：胎儿窘迫、臀位、多胎妊娠等。母体因素：妊娠合并心脏病、前置胎盘、过期妊娠、重度妊娠期高血压综合征、其他妊娠合并症（如糖尿病、肾病、重症肝炎等）、巨大儿、有剖宫产史、引产失败等。

【麻醉方式】 硬膜外麻醉或腰 - 硬联合麻醉。

【手术切口】 下腹正中纵行切口或下腹耻骨上横切口。

【手术体位】 仰卧位或左侧倾斜 10° ～ 15° 。

【手术步骤及手术配合】

手术步骤	手术配合
1. 常规下腹部手术野消毒、铺单	递擦皮钳夹小纱布蘸碘酒、酒精消毒皮肤，铺无菌单、腹口单
2. 切开腹壁	
（1）纵行切口切开腹壁	切口两旁各置 1 块干纱布，递 22# 刀切开皮肤及皮下组织，递有齿镊、弯剪进入腹直肌前鞘，递刀柄背部将腹直肌内侧缘与腹白线游离，递 2 块干纱垫保护皮肤，布巾钳固定。递 2 把中弯血管钳提夹腹膜，10# 刀切开，弯剪扩大切口
（2）横行切口切开腹壁。于耻骨联合上方 2 ～ 3cm 沿下腹部皮肤皱褶处做一弧形切口	切口两旁各置 1 块干纱布，递 22# 刀切开皮肤及皮下组织，弯剪横行剪开筋膜 2 ～ 3cm，并插入肌鞘分别向两侧游离并切开，切口正中提起筋膜，弯剪游离腹直肌与筋膜及下方锥状肌，递 2 块干纱垫保护皮肤，布巾钳固定，递 2 把中弯血管钳提夹腹膜，10# 刀切开，弯剪扩大切口

续表

手术步骤	手术配合
3. 洗手探查腹腔	递生理盐水，洗手探查子宫大小、下段扩张情况、胎头方位等
4. 显露子宫下段	递马蹄拉钩置于耻骨联合处，显露膀胱腹膜反折，递弯剪横行剪开，下推膀胱
5. 切开子宫下段	递 10# 刀与子宫下段腹膜反折切缘下 2cm 中线处，横行切开子宫肌层 2 ～ 3cm。但不切开羊膜囊。术者用手指将子宫切口钝性横向撕开 10 ～ 12cm
6. 娩出胎儿	备好吸引器，递中弯血管钳刺破羊膜囊，吸尽羊水。术者右手伸入宫腔于胎头后下方向上抬起胎头。术者左手或助手下压宫底以助胎头娩出。胎头娩出后，挤出胎儿口、鼻腔中的黏液，双手扶持头部娩出胎体，递 2 把血管钳钳夹闭脐带，弯剪剪断。新生儿交台下接生者处理
7. 娩出胎盘并清理子宫腔	递有齿卵圆钳分别钳夹子宫切口上、下缘及两角，递缩宫素 20U 注入宫体，按摩宫底，牵拉脐带娩出胎盘和胎膜，递无齿卵圆钳钳夹干纱布擦拭宫腔 2 ～ 3 次，确认无残留的胎膜及胎盘组织。胎盘交台下接生者检查其完整性
8. 缝合子宫切口	清点器械、敷料、缝针，递拉钩显露子宫切口，递 1# 可吸收线连续全层缝合
9. 缝合子宫膀胱反折腹膜	递 1# 丝线、9×28 圆针连续缝合反折腹膜切缘
10. 清洗腹腔，探查并逐层关腹	递温盐水冲洗腹腔，探查子宫、双侧附件有无异常。清点器械、敷料、缝针，递 0# 可吸收线连续缝合腹膜，腹直肌前鞘，递温盐水冲洗切口，13×34 圆针、1# 丝线缝合皮下组织，清点器械、敷料、缝针。递酒精棉球消毒皮肤，4-0# 扣线行皮内缝合，纱布敷料覆盖，包扎切口
11. 压迫宫底	术毕，术者压迫宫底，挤出宫腔内积血块，如宫口未开者，递酒精小纱布消毒产妇外阴，术者将手伸入阴道，以利引流

【相关解剖知识】 见图 12-1-1 ～图 12-1-8。

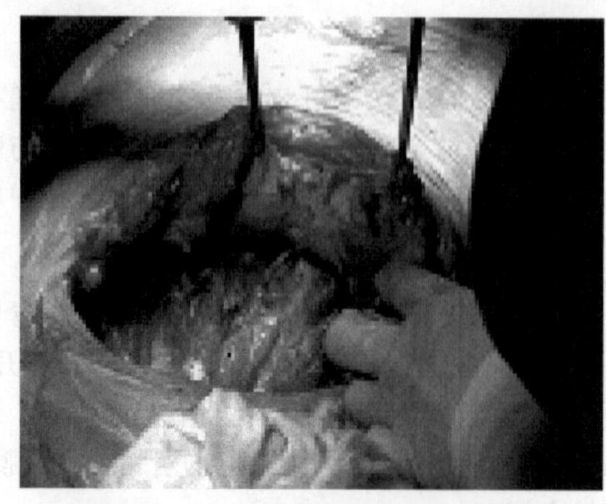

图 12-1-1 分离腹直肌前鞘与肌肉

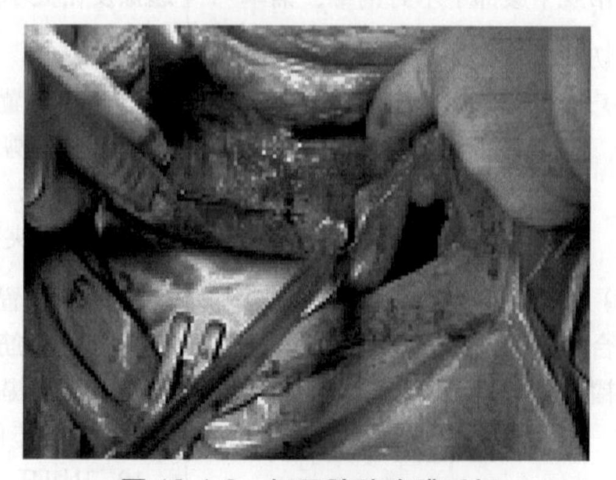

图 12-1-2 切开膀胱腹膜反折

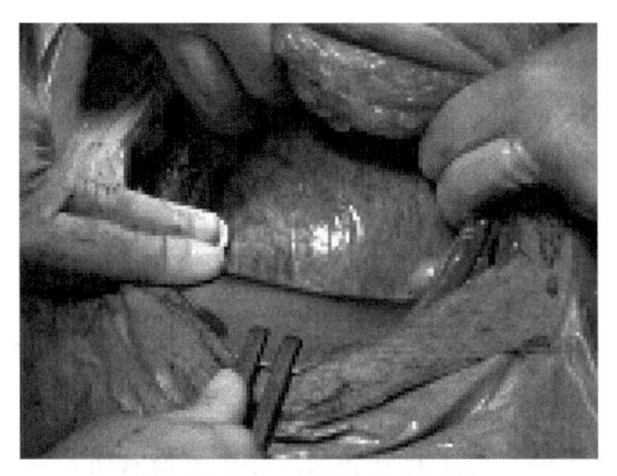
图12-1-3 显露子宫下段

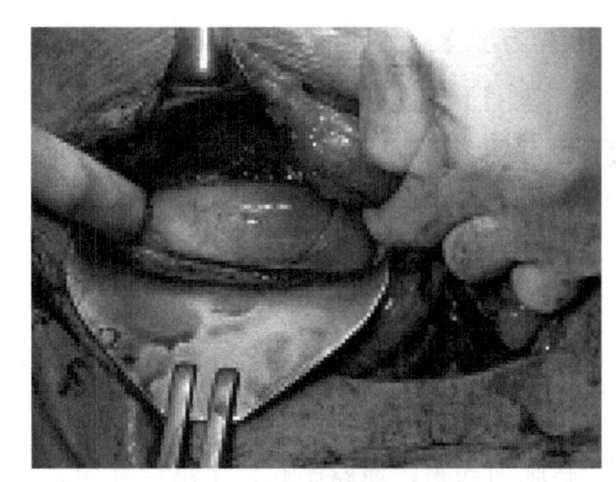
图12-1-4 暴露羊膜

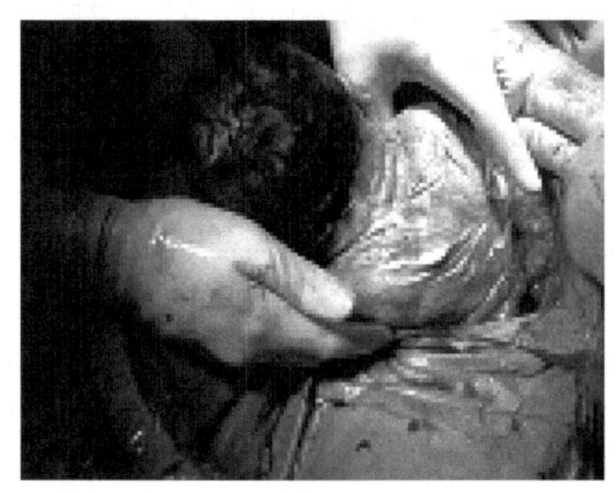
图12-1-5 胎儿娩出

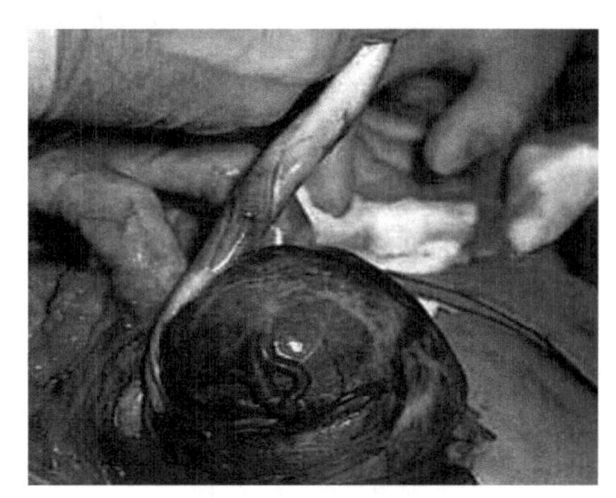
图12-1-6 取胎盘

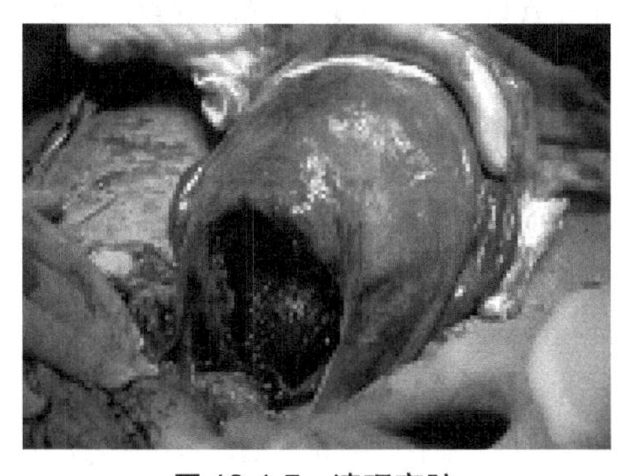
图12-1-7 清理宫腔

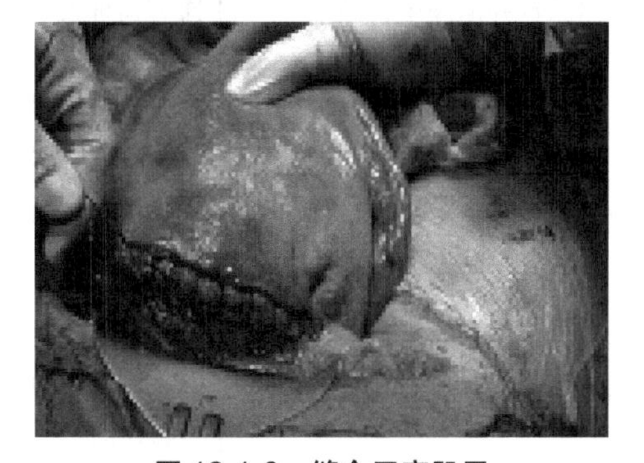
图12-1-8 缝合子宫肌层

第二节 腹膜外剖宫产术

【适应证】

1. 绝对指征：头盆不称、骨产道或软产道异常、横位、胎盘早期剥离、脐带脱垂。

2. 相对指征：胎儿因素，如胎儿窘迫、臀位、多胎妊娠等。母体因素：妊娠合并心脏病、前置胎盘、过期妊娠、重度妊娠期高血压综合征、其他妊娠合并症（如糖尿病、肾病、重症肝炎等）、巨大儿、有剖宫产史、引产失败等。

3. 有感染的可能性或已感染者，如胎膜早破、产程已超过24h等。

4. 对多种抗生素过敏并具有潜在感染者。

【麻醉方式】 硬膜外麻醉或腰-硬联合麻醉

【手术切口】 下腹正中切口或耻骨上横切口。

【手术体位】 垂头仰卧位。仰卧位或左侧倾斜 10° ～ 15°。

【手术步骤及手术配合】

手术步骤	手术配合
1. 常规消毒、铺单	递擦皮钳夹小纱布蘸碘酒、酒精消毒皮肤，铺无菌单、腹口。切口两旁各置 1 块干纱布
2. 切开膀胱前筋膜，显露膀胱三角区	常规开腹，切至腹横筋膜，但不打开腹膜。递中弯血管钳，弯剪横向分离膀胱前筋膜。递中弯血管钳沿膀胱侧缘钝性分离，找到膀胱三角区并游离膀胱宫颈间隙，递弯剪横向剪开宫颈前筋膜
3. 暴露子宫下段	递中弯血管钳钝性分离膀胱前筋膜与膀胱子宫反折腹膜，下推膀胱
4. 切开子宫下段	递 10# 刀于子宫下段腹膜反折切缘下 2cm 中线处，横行切开子宫肌层 2 ～ 3cm。但不切开羊膜囊。术者用手指将子宫切口钝性横向撕拉至 10 ～ 12cm
5. 娩出胎儿	备好吸引器，递中弯血管钳刺破羊膜囊，吸尽羊水。术者右手伸入宫腔于胎头后下方向上抬起胎头。术者左手或助手下压宫底以助胎头娩出。胎头娩出后，挤出胎儿口、鼻腔中的黏液，双手扶持头部娩出胎体，递 2 把血管钳钳夹闭脐带，弯剪剪断。新生儿交台下接生者处理
6. 娩出胎盘并清理子宫腔	递有齿卵圆钳分别钳夹子宫切口上、下缘及两角，递缩宫素 20U 注入宫体，按摩宫底，牵拉脐带娩出胎盘和胎膜，递无齿卵圆钳钳夹干纱布擦拭宫腔 2 ～ 3 次，确认无残留的胎膜及胎盘组织。胎盘交台下接生者检查其完整性
7. 缝合子宫切口	清点器械、敷料、缝针，递拉钩显露子宫切口，递 1# 可吸收线连续全层缝合
8. 缝合反折腹膜	递 9×28 圆针、1# 丝线连续缝合反折腹膜
9. 清洗腹腔逐层关腹	递温盐水冲洗腹腔，探查子宫、双侧附件有无异常。将子宫恢复前倾功能位。清点器械、敷料、缝针，递 0# 可吸收线连续缝合腹膜，腹直肌前鞘，递温盐水冲洗切口，13×34 圆针，1# 丝线缝合皮下组织。递酒精棉球消毒皮肤，4-0# 扣线行皮内缝合，纱布敷料覆盖，包扎切口
10. 压迫宫底	术毕，术者压迫宫底，挤出宫腔内积血块，如宫口未开者，递酒精小纱布消毒产妇外阴，术者将手伸入阴道，以利引流

第三节　早孕负压吸宫术

【适应证】

1. 避孕失败或不愿继续妊娠而在妊娠 12 周以内，终止妊娠无禁忌证者。
2. 因患有疾病或不宜继续妊娠者。

3. 经证实有家族遗传病，或早孕经盆腔多次暴露放射线，误服较大量对胚胎发育及胎儿有影响的药物等不宜继续妊娠者。

【麻醉方式】 静脉全身麻醉。

【手术体位】 膀胱截石位。

【手术步骤及手术配合】

手术步骤	手术配合
1. 外阴、阴道消毒，铺单	递擦皮钳夹碘伏棉球消毒外阴及阴道，铺无菌单
2. 阴道检查	术者检查子宫大小、位置、倾曲度及双附件
3. 探测宫腔	递窥器扩开阴道，暴露宫颈，碘伏棉球消毒宫颈及宫颈管。递宫颈钳钳夹宫颈前唇，递子宫探针探测宫腔的深度及子宫倾曲的程度
4. 扩张宫颈	向外牵拉宫颈钳，润滑宫颈扩张器，从小到大依次递扩张器扩张宫颈，扩张至大于准备用吸管半号或 1 号
5. 负压吸引	选择吸管，调整负压：一般调整在 400 ～ 500mmHg，吸管顺宫腔的方向轻放入宫底再退出 1.5 ～ 2.0cm。吸管上的侧孔朝宫腔的前后壁，寻找胚胎着床处开动负压吸引，将吸管上至宫底下至子宫内口，按顺时针或逆时针上、下移动吸引。关闭吸引后方可取出吸管
6. 清理宫腔	递小刮匙刮拭两侧宫角，递探针测量子宫腔大小了解子宫收缩情况。再次消毒阴道及宫颈，有出血则用纱布压迫片刻止血，取下窥器
7. 检查吸出物	备好盛水容器，将吸出物倒入容器内检查绒毛与蜕膜量。如吸出物与妊娠周数不符或无绒毛则再用小号吸引管或刮匙吸刮宫腔

【相关解剖知识】 见图 12-3-1 ～图 12-3-3。

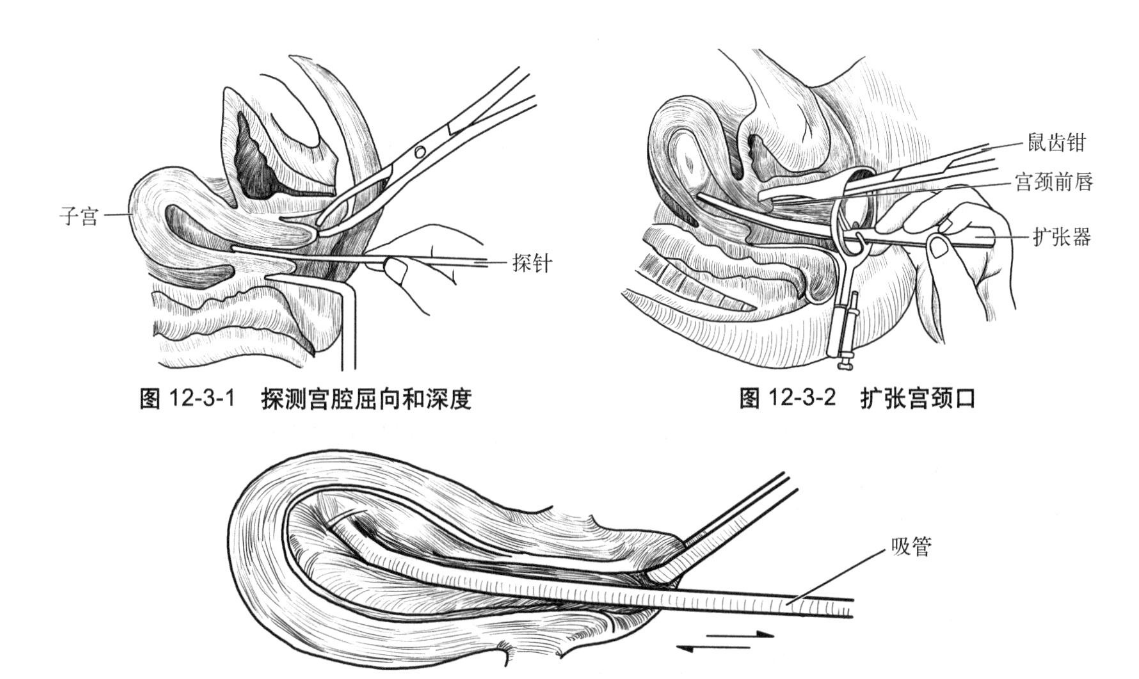

图 12-3-1　探测宫腔屈向和深度

图 12-3-2　扩张宫颈口

图 12-3-3　吸管开口对准胚囊吸刮

第四节　扩宫和刮宫术

【适应证】

1. 不全流产，延期流产。
2. 妊娠 12 周内需终止妊娠而无禁忌证者。
3. 葡萄胎。
4. 夹取宫腔、宫颈管内组织行病理检查，明确诊断。
5. 通过扩张宫颈清宫、止血等达到治疗目的。

【麻醉方式】 局部麻醉或静脉麻醉。

【手术体位】 膀胱截石位。

【手术步骤及手术配合】

手术步骤	手术配合
1. 常规消毒、铺单	递擦皮钳夹碘伏棉球消毒外阴及阴道，铺无菌单
2. 双合诊检查子宫、附件	了解子宫大小、位置、质地与周围脏器的关系、两侧附件有无异常
3. 暴露宫颈，消毒阴道、宫颈	递窥器扩开阴道，碘伏棉球再次消毒。递宫颈钳钳夹宫颈前唇
4. 探测子宫深度	递子宫探针探测子宫方向、深度、倾曲度、大小
5. 扩张宫颈	向外牵拉宫颈钳，润滑扩张器，从小到大依次递扩张器扩张宫颈
6. 刮宫	递小号、中号刮匙，刮取内膜达宫颈内口，再按顺时针或逆时针方向依次遍及整个宫腔
7. 肉眼观察刮出物	将刮出物部分取出放至纱布块上，供术者肉眼做出初步诊断
8. 注意宫腔、宫颈连接处出血	取下宫颈钳及窥器，再次消毒阴道及宫颈，递小纱布擦拭止血
9. 刮出物送检	将刮出物送病理检查

第五节　外阴血肿手术

【适应证】

1. 经姑息治疗不能吸收。
2. 血肿有继续增大的趋势。
3. 已形成感染者。

【麻醉方式】 局部浸润麻醉或骶管麻醉。

【手术切口】 血肿区皮肤与黏膜交界处，或血肿波动感最明显处做纵行切口。

【手术体位】 膀胱截石位。

【手术步骤及手术配合】

手术步骤	手术配合
1. 常规消毒、铺单	递碘伏小纱布消毒大腿内侧 1/3 及会阴部皮肤，碘伏棉球消毒阴道，铺无菌单遮盖，暴露术野

续表

手术步骤	手术配合
2. 纵行切口，直达血肿腔	递22#刀在血肿区皮肤与黏膜交界处或血肿波动最明显处切开
3. 清除血肿腔内凝血块	递干纱布局部擦拭，将取出的血凝块送细菌培养，必要时用生理盐水冲洗血肿腔
4. 止血	检查腔内有无活动性出血，如腔内继续出血，用1#丝线、9×28圆针或2-0可吸收线缝扎。如为弥漫性渗血，可置止血纱布或纱布压迫止血
5. 关闭腔隙	递0#可吸收线自腔底部做间断或荷包缝合
6. 缝合切口	递1#丝线、9×28角针间断缝合
7. 放置引流	如有感染，清理血肿腔后放置橡皮片引流，不缝合

【相关解剖知识】 见图12-5-1、图12-5-2。

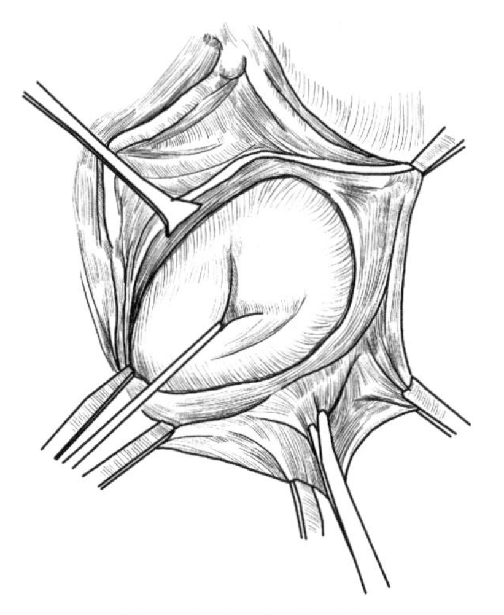

图12-5-1 清除血肿

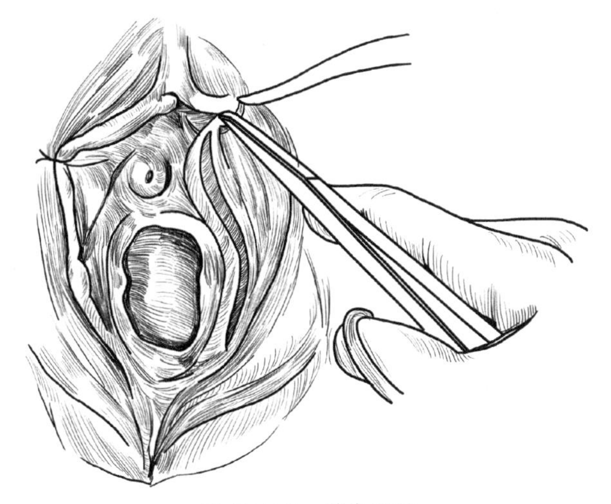

图12-5-2 缝合残腔

第六节 经腹输卵管切开术

【适应证】 异位妊娠，多适用于壶腹部妊娠。

【麻醉方式】 全身麻醉或硬膜外麻醉。

【手术体位】 仰卧位。

【手术切口】 下腹部正中切口或耻骨上横切口。

【手术步骤及手术配合】

手术步骤	手术配合
1. 常规消毒、铺单	递擦皮钳夹持碘酊，酒精小纱布消毒皮肤。铺无菌单
2. 切开皮肤，皮下组织至腹膜	递22#刀切开皮肤，逐层分离至腹直肌及腹横肌，打开腹膜

续表

手术步骤	手术配合
3. 洗手，探查病变位置	递生理盐水洗手探查，递腹部拉钩牵开显露术野，组织剪扩大切口，递无齿卵圆钳找到并夹住输卵管出血部位。递吸引器吸引腹腔内积血，将血块放入弯盘内
4. 清除病变部位	在妊娠部输卵管系膜对侧纵行切开管壁，轻轻挤压出输卵管内容物，用小蚊式钳将管腔内碎块夹取干净。如需要可递 2-0# 可吸收线缝合做输卵管成形术
5. 探查腹腔	递长无齿镊、无齿卵圆钳探查对侧附件、卵巢有无病变
6. 清洗腹腔	递生理盐水充分冲洗腹腔
7. 逐层关腹	清点器械、纱布、纱垫、缝针，递 0# 可吸收线连续缝合腹膜，腹直肌前鞘，13×34 圆针、1# 丝线缝合皮下组织。清点器械、纱布、纱垫、缝针。递酒精棉球消毒皮肤，4-0# 扣线或可吸收线行皮内缝合，纱布敷料覆盖，包扎切口

【相关解剖知识】 见图 12-6-1。

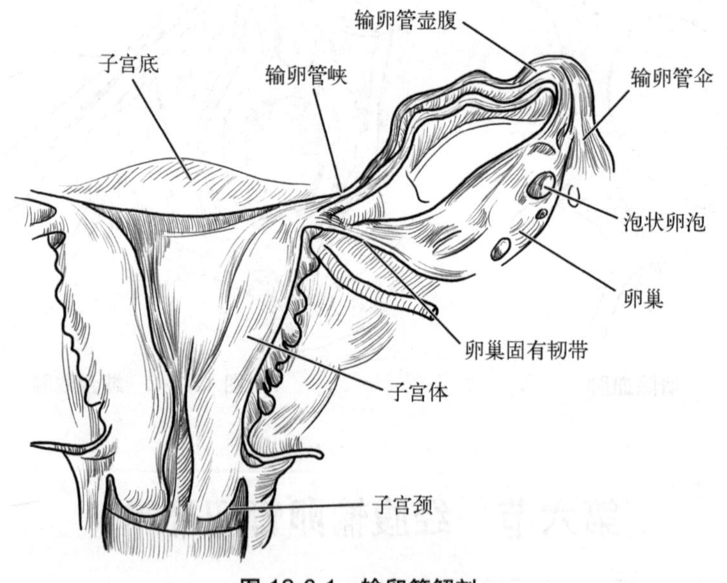

图 12-6-1 输卵管解剖

第七节 经腹子宫肌瘤剥除术

【适应证】

1. 要求生育妇女，年龄在 40 岁以下，生殖器功能正常有生育可能者。

2. 不需生育的妇女肌瘤子宫出血、压迫症状、肌瘤超过 12 周妊娠大小、黏膜下肌瘤、肌瘤生长迅速有恶变可能、宫颈或阔韧带肌瘤等，需保留子宫者。

【麻醉方式】 联合麻醉或全身麻醉。

【手术切口】 下腹部正中切口或耻骨上横切口。

【手术体位】 仰卧位。

【手术步骤及手术配合】

手术步骤	手术配合
1. 常规下腹部手术消毒、铺单	递擦皮钳夹小纱布蘸碘酒、酒精消毒皮肤，铺无菌治疗巾、腹口单
2. 切开腹壁、探查	递 22# 刀、有齿镊切开皮肤，逐层分离至腹直肌及腹横肌，打开腹膜递纱垫保护切口两侧，腹部拉钩显露术野。递生理盐水湿手探查
3. 暴露肌瘤	递 10# 刀切开子宫浆膜层，组织钳钳夹两边缘外拉，暴露肌瘤
4. 剥出肌瘤	递组织钳夹住肌瘤，或用 7# 线“8”字缝吊易于牵拉，盐水纱布包裹手指或用刀柄或剪刀钝性分离肌瘤将其完整剥出
5. 缝合瘤腔及浆膜肌层	修剪多余的肌瘤包壁，递 1# 可吸收线，根据瘤腔深浅连续缝合 2～3 层，直至缝完宫壁。递 1# 可吸收线缝盖宫壁切口
6. 冲洗腹腔	递温盐水冲洗。检查附件，清点器械、纱布、纱垫、缝针
7. 逐层关闭腹腔	递无齿镊，0# 可吸收线连续缝合，或 9×28 圆针、7# 丝线间断缝合腹膜和筋膜，9×28 圆针、1# 丝线间断缝合皮下组织。清点器械、纱布、纱垫、缝针
8. 缝合皮肤，覆盖切口	递酒精棉球消毒皮肤，递 9×28 角针、1# 丝线间断缝合皮肤，或 4-0# 可吸收线皮内缝合。再次消毒皮肤，纱布敷料覆盖，包扎切口

【相关解剖知识】 见图 12-7-1、图 12-7-2。

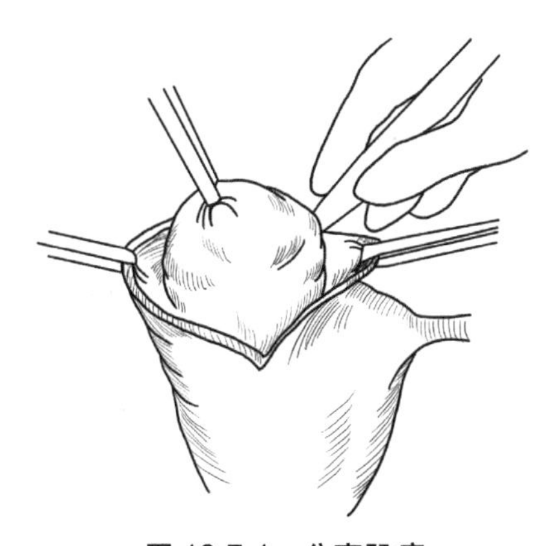

图 12-7-1　分离肌瘤

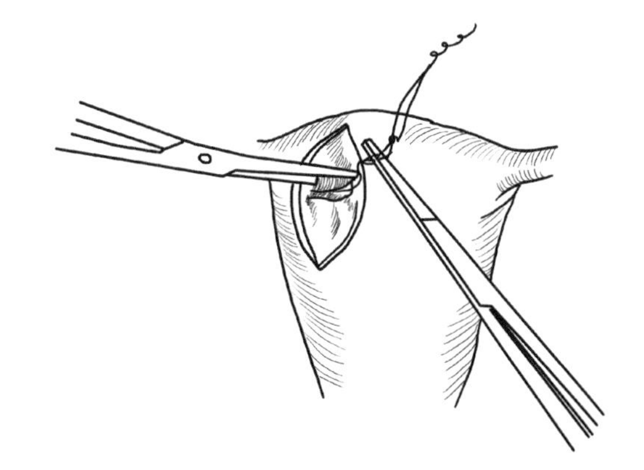

图 12-7-2　基底残端缝扎

第八节　经腹全子宫切除术

【适应证】

1. 子宫良性病变，如子宫肌瘤、子宫腺肌病等。
2. 早期宫颈原位癌的年轻患者，要求保留卵巢功能者。

【麻醉方式】 连续硬膜外麻醉或全身麻醉。

【手术体位】 仰卧位。

【手术切口】 下腹正中切口或耻骨上横切口。

【手术步骤及手术配合】

手术步骤	手术配合
1. 常规下腹部手术消毒、铺单	递擦皮钳夹碘酒、酒精纱布，递无菌巾依次铺单
2. 切开腹壁，探查腹腔	递22#刀、有齿镊切开皮肤，逐层分离至腹直肌及腹横肌，打开腹膜递纱垫保护切口两侧，腹部拉钩显露术野。递生理盐水盆湿手探查
3. 牵拉子宫	递2把长弯血管钳，夹持子宫两侧角部上提子宫
4. 处理圆韧带	递组织钳提起圆韧带，中弯血管钳钳夹，递10#刀或电刀切断，7#丝线、9×17圆针贯穿缝扎，递线剪剪断近端缝线，小直钳钳夹远端缝线作牵引。长组织剪剪开阔韧带前叶
5. 处理输卵管和卵巢固有韧带	递中弯血管钳钳夹，递10#刀切断，9×17圆针、7#丝线缝扎。同法处理对侧
6. 分离膀胱	递长无齿镊、弯剪剪开膀胱腹膜反折，下推膀胱，剪开阔韧带后叶
7. 处理子宫血管	递2把中弯血管钳钳夹，递10#刀切断，近端用9×17圆针、7#丝线做贯穿缝扎并带7#丝线结扎或双重缝扎，远端缝扎一次即可。同法处理对侧
8. 处理子宫骶骨韧带	递2把中弯血管钳钳夹,递10#刀切断,9×17圆针、7#丝线贯穿缝扎。同法处理对侧
9. 处理主韧带	递2把中弯血管钳钳夹,递10#刀切断,9×17圆针、7#丝线贯穿缝扎。同法处理对侧
10. 环切阴道穹窿，切除子宫	递10#刀横向切开阴道前穹。递长弯血管钳夹持一碘伏或酒精纱布塞入阴道，防止阴道切开后阴道分泌物溢入盆腔。递艾利斯钳夹持阴道切缘，剪刀沿穹窿环状切断阴道。递组织钳夹持阴道断端牵引止血。夹持过阴道的器械视为污染，切下的子宫放入弯盘内
11. 消毒、闭合阴道断端	钳夹碘伏棉球消毒阴道断端及相邻上部黏膜。递0#或1#可吸收线连续缝合阴道断端
12. 冲洗腹腔	递温盐水冲洗，检查附件情况，清点器械、纱布、缝针等物品
13. 逐层关腹	递0#可吸收线、无齿镊连续缝合腹膜，9×28圆针、7#丝线间断缝合筋膜，9×28圆针、1#丝线间断缝合皮下组织。清点器械、纱布、纱垫、缝针
14. 缝合皮肤，覆盖伤口	酒精棉球消毒皮肤，9×28角针、1#丝线缝合皮肤，或4-0#可吸收线皮内缝合。再次消毒皮肤，纱布覆盖，包扎伤口。取出填塞的阴道纱布

【相关解剖知识】 见图 12-8-1。

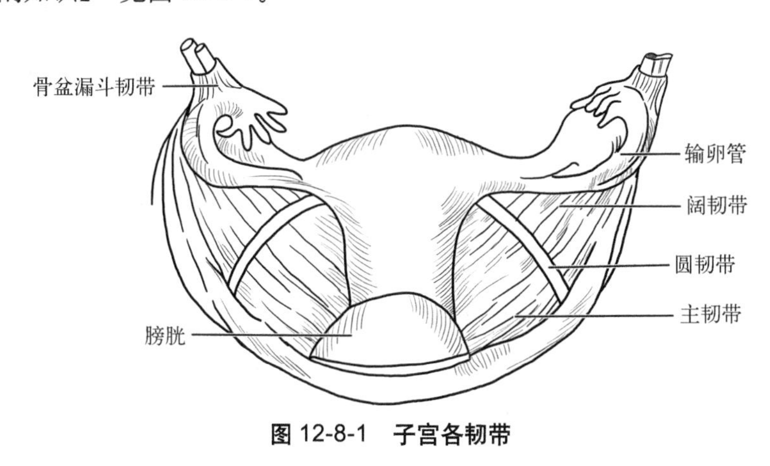

图 12-8-1　子宫各韧带

第九节　经腹子宫次全切除术

【适应证】

1. 子宫体良性病变，宫颈健康或治疗后健康的较年轻患者。

2. 子宫内膜异位症、盆腔结核或其他慢性炎症及以往盆腔手术史导致严重盆腔粘连者。

【麻醉方式】 硬膜外麻醉或全身麻醉。

【手术切口】 下腹正中切口或耻骨上横切口。

【手术体位】 仰卧位。

【手术步骤及手术配合】

手术步骤	手术配合
1. 常规下腹部手术消毒、铺单	递擦皮钳夹小纱布蘸碘酒、酒精消毒皮肤，铺无菌单，铺腹口单
2. 切开腹壁，探查腹腔	递 22# 刀、有齿镊切开皮肤，逐层分离至腹直肌及腹横肌，打开腹膜。递纱垫保护切口两侧，腹部拉钩显露术野。递生理盐水湿手探查
3. 牵拉子宫	递 2 把长弯血管钳，夹持子宫两侧角部上提子宫
4. 处理圆韧带	递组织钳提起圆韧带，中弯血管钳钳夹，递 10# 刀或电刀切断，7# 丝线、9×17 圆针贯穿缝扎，递线剪剪断近端缝线，小直钳钳夹远端缝线作牵引。长组织剪剪开阔韧带前叶
5. 处理输卵管和卵巢固有韧带	递中弯血管钳钳夹，递 10# 刀，9×17 圆针、7# 丝线缝扎。同法处理对侧
6. 分离膀胱	递长无齿镊、弯剪剪开膀胱腹膜反折，下推膀胱，剪开阔韧带后叶
7. 处理子宫血管	递 2 把中弯血管钳钳夹，递 10# 刀切断，近端用 9×17 圆针、7# 丝线做贯穿缝扎并带 7# 线结扎或双重缝扎，远端缝扎一次即可。同法处理对侧

续表

手术步骤	手术配合
8. 切断宫颈，切除子宫体	递长无齿镊将盐水纱布垫于提起的子宫颈周围，避免颈管内分泌物污染术野，递 10# 刀于子宫前、后壁横向楔形切断宫颈。递艾利斯钳钳夹切缘。递长弯血管钳夹持一碘伏或酒精纱布塞入阴道，防止阴道切开后阴道分泌物溢入盆腔。夹持过宫颈的器械视为污染，切下的子宫放入弯盘内
9. 消毒、闭合阴道断端	递艾利斯钳将残端提起，钳夹碘伏棉球消毒宫颈断端。递 0# 或 1# 可吸收线连续缝合阴道断端
10. 冲洗腹腔	递温盐水冲洗，检查附件情况，清点器械、纱布、纱垫、缝针
11. 逐层关腹	递 0# 可吸收线，无齿镊连续缝合腹膜，9×28 圆针、7# 丝线间断缝合筋膜，9×28 圆针、1# 丝线间断缝合皮下组织。清点器械、纱布、纱垫、缝针
12. 缝合皮肤，覆盖切口	酒精棉球消毒皮肤，9×28 角针、1# 丝线缝合皮肤，或 4-0# 可吸收线皮内缝合。再次消毒皮肤，纱布覆盖，包扎切口。取出填塞的阴道纱布

第十节　经腹全子宫及附件切除术

【适应证】

1. 子宫良性病变，严重子宫颈病变或年龄较大的女性。
2. 早期子宫恶性肿瘤或附件恶性肿瘤者。
3. 盆腔炎性肿块，结核性包块等保守治疗无效者。

【麻醉方式】 硬膜外麻醉或全身麻醉。

【手术体位】 仰卧位。

【手术切口】 下腹正中切口。

【手术步骤及手术配合】

手术步骤	手术配合
1. 常规下腹部手术消毒、铺单	递擦皮钳夹小纱布蘸碘酒、酒精消毒皮肤，铺无菌单，铺腹口单
2. 切开腹壁，探查腹腔	递 22# 刀、有齿镊切开皮肤，逐层分离至腹直肌及腹横肌，打开腹膜。递纱垫保护切口两侧，腹部拉钩显露术野。递生理盐水湿手探查
3. 牵拉子宫	递 2 把长弯血管钳，夹持子宫两侧角部上提子宫
4. 处理圆韧带	递组织钳提起圆韧带，中弯血管钳钳夹，递 10# 刀或电刀切断，7# 丝线、9×17 圆针贯穿缝扎，递线剪剪断近端缝线，小直钳钳夹远端缝线作牵引。长组织剪剪开阔韧带前叶
5. 处理卵巢动静脉	递中弯血管钳游离、钳夹，递 10# 刀，9×17 圆针、7# 丝线缝扎。同法处理对侧

续表

手术步骤	手术配合
6. 分离膀胱	递长无齿镊、弯剪剪开膀胱腹膜反折，下推膀胱，剪开阔韧带后叶
7. 处理子宫血管	递 2 把中弯血管钳钳夹，递 10# 刀切断，近端用 9×17 圆针、7# 丝线做贯穿缝扎并带 7# 线结扎或双重缝扎，远端缝扎一次即可。同法处理对侧
8. 处理子宫骶骨韧带	递 2 把中弯血管钳钳夹，递 10# 刀，9×17 圆针、7# 丝线贯穿缝扎。同法处理对侧
9. 处理主韧带	递 2 把中弯血管钳钳夹，递 10# 刀，9×17 圆针 7# 丝线贯穿缝扎。同法处理对侧
10. 环切阴道穹窿，切除子宫	递 10# 刀横向切开阴道前穹。递长弯血管钳夹持一碘伏或酒精纱布塞入阴道，防止阴道切开后阴道分泌物溢入盆腔。递艾利斯钳夹持阴道切缘，剪刀沿穹窿环状切断阴道。递组织钳夹持阴道断端牵引止血，夹持过阴道的器械视为污染，切下的子宫放入弯盘内
11. 消毒、闭合阴道断端	钳夹碘伏棉球消毒阴道断端及相邻上部黏膜。递 0# 或 1# 可吸收线连续缝合阴道断端
12. 冲洗腹腔	递温盐水冲洗，检查附件情况，清点器械、纱布、缝针等物品
13. 逐层关腹	递 0# 可吸收线，无齿镊连续缝合腹膜，9×28 圆针、7# 丝线间断缝合筋膜，9×28 圆针、1# 丝线间断缝合皮下组织。清点器械、纱布、纱垫、缝针
14. 缝合皮肤，覆盖切口	酒精棉球消毒皮肤，9×28 角针、1# 丝线缝合皮肤，或 4-0# 可吸收线皮内缝合。再次消毒皮肤，纱布覆盖，包扎切口。取出填塞的阴道纱布

【相关解剖知识】 见图 12-10-1、图 12-10-2。

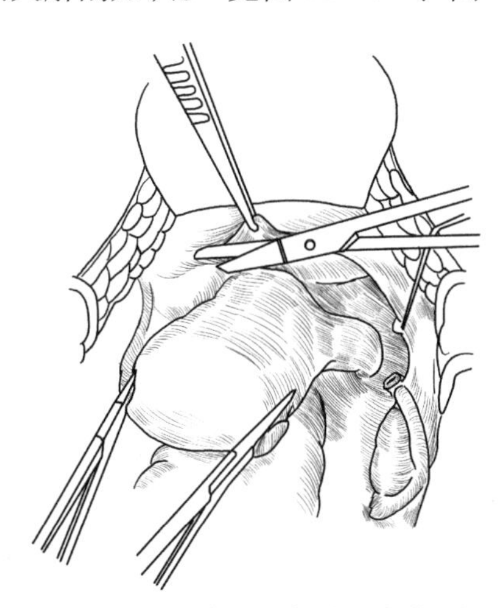

图 12-10-1 剪开子宫膀胱腹膜反折

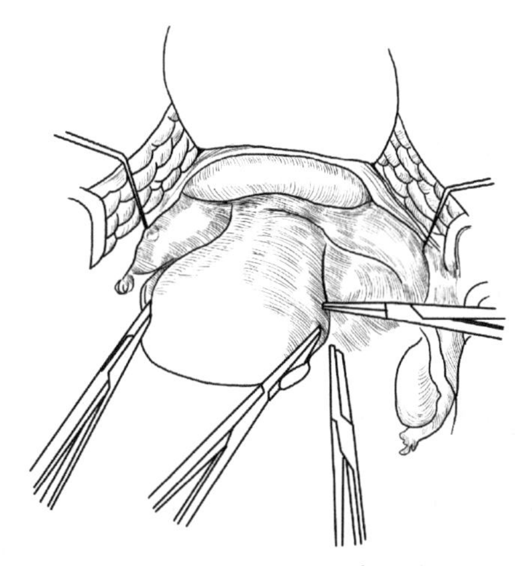

图 12-10-2 钳夹子宫血管

第十一节 经腹广泛性全子宫切除术加盆腔淋巴结清扫术

【适应证】

1. 宫颈癌Ⅰb～Ⅱa期。
2. 宫颈癌Ⅰa期中有脉管浸润、病灶融合者。
3. 子宫内膜癌Ⅰ期及Ⅱ期。

【麻醉方式】 全身麻醉。

【手术切口】 下腹部纵行切口。

【手术体位】 仰卧位。

【手术步骤及手术配合】

手术步骤	手术配合
1. 常规下腹部手术消毒、铺单	递擦皮钳夹小纱布蘸碘酒、酒精消毒皮肤，铺无菌单，铺腹口单
2. 切开腹壁，探查腹腔	递22#刀、有齿镊切开皮肤，逐层分离至腹直肌及腹横肌，打开腹膜。递纱垫保护切口两侧，腹部拉钩显露术野。递生理盐水湿手探查
3. 牵拉子宫	递2把长弯血管钳，夹持子宫两侧角部上提子宫
4. 处理圆韧带	递组织钳提起圆韧带，中弯血管钳于近盆壁处钳夹，递10#刀或电刀切断，7#丝线、9×17圆针贯穿缝扎，递线剪剪断近端缝线，小直钳钳夹远端缝线作牵引。长组织剪剪开阔韧带前叶。推开膀胱侧窝和直肠侧窝
5. 处理骨盆漏斗韧带，下推膀胱	递2把中弯血管钳钳夹骨盆漏斗韧带，10#刀切断，9×17圆针、7#丝线缝扎。递长无齿镊、弯剪剪开膀胱腹膜反折，下推膀胱，剪开阔韧带后叶
6. 处理卵巢动静脉	递中弯血管钳游离、钳夹，递10#刀切断，9×17圆针、7#丝线缝扎。同法处理对侧
7. 盆腔淋巴结清扫	
（1）暴露髂动脉及髂内、外动脉	递腹部拉钩，递长无齿镊显露血管
（2）清除髂总淋巴结	递弯组织剪锐性分离，细长弯血管钳钳夹，钳带1#丝线结扎或6×17圆针、1#丝线缝扎止血
（3）清除髂外淋巴结	递弯组织剪锐性分离，细长弯血管钳钳夹，钳带1#丝线结扎或6×17圆针、1#丝线缝扎止血
（4）清除腹股沟深淋巴结	递弯组织剪锐性分离，细长弯血管钳钳夹，钳带1#丝线结扎或6×17圆针、1#丝线缝扎止血
（5）清除髂内淋巴结	递弯组织剪锐性分离，细长弯血管钳钳夹，钳带1#丝线结扎或6×17圆针、1#丝线缝扎止血
（6）清除闭孔淋巴结	递弯组织剪锐性分离，细长弯血管钳钳夹，钳带1#丝线结扎或6×17圆针、1#丝线缝扎止血

续表

手术步骤	手术配合
8. 处理子宫血管	递2把中弯血管钳钳夹，递10# 刀切断，近端用9×17圆针、7# 丝线做贯穿缝扎并带7# 线结扎或双重缝扎，远端缝扎一次即可。同法处理对侧
9. 分离直肠阴道间隙	递长无齿镊、长弯剪横向剪开子宫直肠反折腹膜，钝性分离直肠阴道后壁间隙，将直肠与子宫骶骨韧带分离
10. 游离输尿管	递长无齿镊、长弯血管钳钳夹剪断隧道前壁组织至入膀胱处，1# 或4# 丝线、9×17圆针缝扎。同法处理对侧
11. 处理子宫骶韧带、主韧带	递2把中弯血管钳于近盆壁处钳夹，递10# 刀，9×17圆针、7# 丝线贯穿缝扎。同法处理对侧
12. 处理阴道旁组织	于近盆壁处分离阴道旁组织至预定切除阴道的平面，递2把中弯血管钳钳夹剪断，7# 丝线、9×17圆针缝扎
13. 环切阴道，切除子宫	递10# 刀横向切开阴道。递长弯血管钳夹持一碘伏或酒精纱布塞入阴道，防止阴道切开后阴道分泌物溢入盆腔。递艾利斯钳夹持阴道切缘，剪刀环状切断阴道。递组织钳夹持阴道断端牵引止血，夹持过阴道的器械视为污染，切下的子宫放入弯盘内
14. 消毒、闭合阴道断端	钳夹碘伏棉球消毒阴道断端及相邻上部黏膜。递0# 或1# 可吸收线连续缝合阴道断端
15. 冲洗腹腔	递温盐水冲洗，检查附件情况，清点器械、纱布、缝针等物品
16. 逐层关腹	递0# 可吸收线，无齿镊连续缝合腹膜，9×28圆针、7# 丝线间断缝合筋膜，9×28圆针、1# 丝线间断缝合皮下组织。清点器械、纱布、纱垫、缝针
17. 缝合皮肤，覆盖切口	酒精棉球消毒皮肤，9×28角针、1# 丝线缝合皮肤，或4-0# 可吸收线皮内缝合。再次消毒皮肤，纱布覆盖，包扎切口。取出填塞的阴道纱布

【相关解剖知识】 见图12-11-1、图12-11-2。

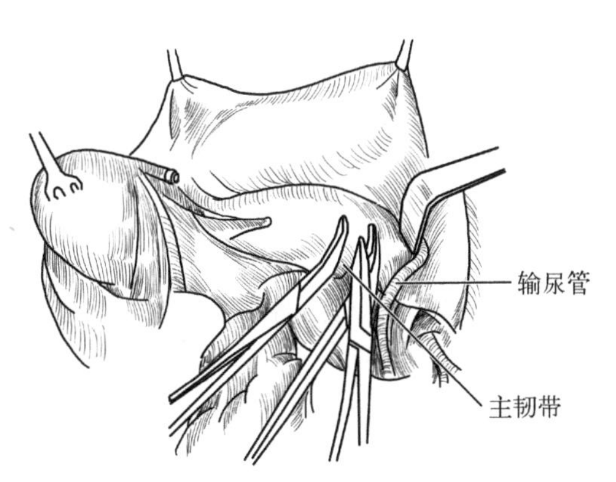

图12-11-1　切断主韧带

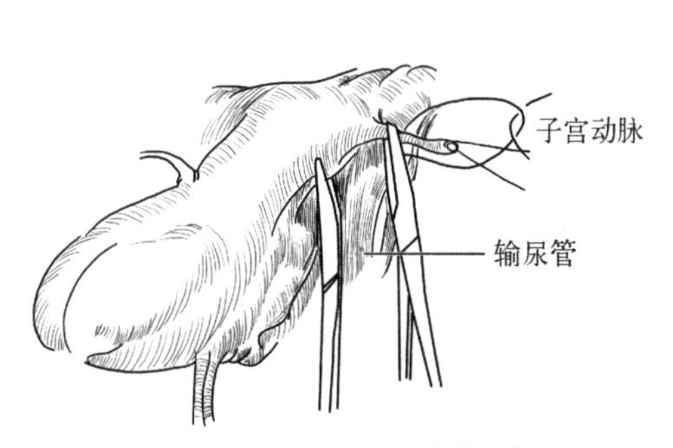

图12-11-2　处理阴道旁组织

第十二节 经阴道全子宫切除术

【适应证】

1. 良性子宫病变、功能性子宫出血及宫颈癌前病变等。
2. 腹壁肥厚，子宫脱垂及伴有阴道壁膨出、压力性尿失禁者。

【麻醉方式】 硬膜外麻醉。

【手术体位】 截石位。

【手术切口】 阴道壁切口。

【特殊用物】 金属导尿管。

【手术步骤及手术配合】

手术步骤	手术配合
1. 消毒会阴和阴道	递擦皮钳夹持碘伏小纱布消毒会阴部皮肤，递碘伏棉球消毒阴道
2. 铺无菌单	常规铺置无菌单
3. 牵开小阴唇，显露术野	9×28 角针、4# 丝线固定小阴唇于两侧大阴唇皮肤上，递阴道拉钩拉开阴道，宫颈钳钳夹宫颈向外牵引
4. 排空膀胱尿液，并测定膀胱底部位置	递金属导尿管排尿、定位，弯盘盛尿。20ml 无菌生理盐水注入
5. 于宫口上方 2 ～ 3cm 处做一横切口，并环形延长	递注射器抽取稀释的盐酸肾上腺素盐水，于宫颈切口处皮下注射约 20ml，递 10# 刀切开
6. 分离阴道前后壁	递中弯血管钳自宫颈前侧将阴道前壁与膀胱底钝性分离，湿纱布向上推开，暴露并剪开膀胱子宫反折腹膜。同法分离宫颈与阴道后壁间隙，进入直肠子宫陷凹，递中弯血管钳将阴道侧壁分离至宫颈上方
7. 处理子宫骶韧带、主韧带及子宫血管	递宫颈钳牵引宫颈，暴露子宫骶骨韧带，递中弯血管钳钳夹，10# 刀切断，9×17 圆针、7# 丝线缝扎。递中弯血管钳于侧方远端双夹主韧带及其之上的子宫血管，10# 刀切断，9×17 圆针、7# 丝线双重缝扎
8. 牵出、切除子宫	术者用手指将宫底从直肠子宫陷凹内牵出，递中弯血管钳分离，依次钳夹，10# 刀切断子宫圆韧带、卵巢固有韧带和输卵管近端，9×17 圆针、7# 丝线缝扎。将子宫置于弯盘中
9. 缝合盆腔腹膜，闭合阴道残端	递 0# 可吸收线缝合腹膜切缘形成盆腔腹膜，将两侧主韧带和骶韧带相对缝合。递 1# 或 0# 可吸收线缝合阴道残端
10. 填塞阴道，留置导尿管	递凡士林油纱卷或碘伏纱布填塞阴道，压迫止血，留置 14# 双腔气囊导尿管

【相关解剖知识】 见图 12-12-1、图 12-12-2。

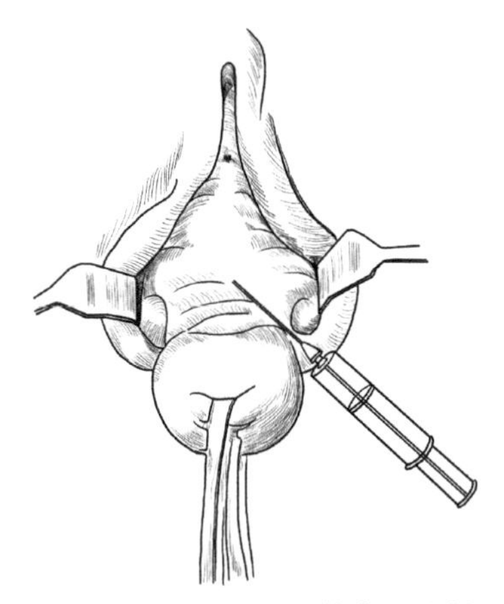

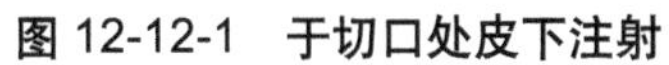

图 12-12-1　于切口处皮下注射

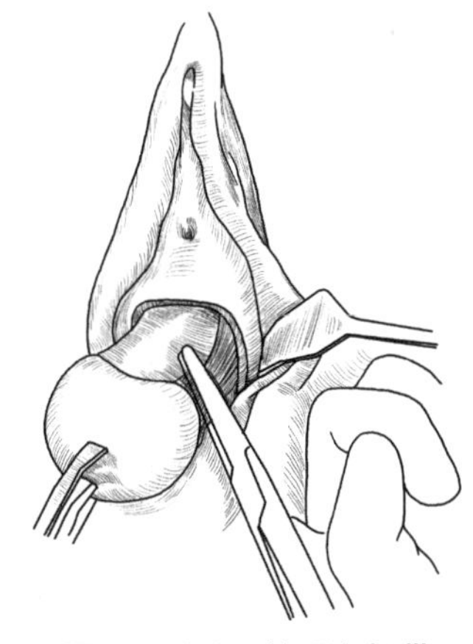

图 12-12-2　处理主韧带

第十三节　阴道前、后壁修补术

【适应证】

1. 单纯阴道前壁或后壁膨出，出现症状者。

2. 子宫脱垂的手术可同时修补阴道前、后壁。

【麻醉方式】　骶管麻醉，硬膜外麻醉。

【手术切口】　阴道壁切口。

【手术体位】　膀胱截石位。

【手术步骤及手术配合】

阴道前壁修补术：

手术步骤	手术配合
1. 常规消毒、铺单	递碘伏纱布消毒大腿内上 1/3 及会阴部，碘伏棉球消毒阴道。铺无菌单遮盖，暴露术野
2. 暴露宫颈	递 9×28 三角针、4# 丝线固定小阴唇于两侧大阴唇外侧皮肤上。递阴道拉钩撑开阴道，宫颈钳夹住宫颈外牵至阴道口。递 10# 刀于膀胱沟稍下方弧形切开达两侧穹窿
3. 分离阴道前壁	递弯组织剪分离阴道膀胱间隙至阴道横沟，递弯剪于中线纵行剪开阴道黏膜至阴道横沟。递组织钳夹住向两侧牵引，钝性分离两侧阴道黏膜与膀胱间结缔组织
4. 分离膀胱	递宫颈钳牵引宫颈向下，剪开膀胱宫颈间的筋膜，手指分离其间疏松结缔组织推至阴道切线上部，游离膀胱
5. 缝合膀胱宫颈间筋膜	递小拉钩将膀胱牵引向前上方，暴露宫颈两侧被剪开的膀胱宫颈间筋膜，血管钳钳夹，递 2-0 或 0# 可吸收线将其缝合于宫颈前中线部 2 ～ 3 针
6. 矫正膀胱和尿道膨出	如膀胱膨出严重，递 2-0 或 0# 可吸收线在其壁上进行 1 ～ 2 针荷包缝合；膨出较轻，在其表面筋膜上间断缝合数针，并和尿道两侧的筋膜缝合于中线上
7. 缝合阴道壁	递剪刀纵行剪去多余的阴道黏膜，2-0 或 0# 可吸收线将宫颈端阴道壁间断缝合。再行宫颈与阴道黏膜前后间断缝合，缝合两侧阴道壁

阴道后壁修补术：

手术步骤	手术配合
1. 常规消毒、铺单	递碘伏小纱布消毒大腿内上 1/3 及会阴部，碘伏棉球消毒阴道。铺无菌单遮盖，暴露术野
2. 切开会阴部皮肤与阴道后壁黏膜交界线	递弯血管钳钳夹两侧小阴唇内下方，使两钳向中线合拢，合拢点为新阴道口后联合的部位。将固定的弯血管钳向两侧平行牵开，递 10# 刀横向切开两钳之间的阴道后壁黏膜与会阴皮肤边缘
3. 分离膨出部直肠，暴露肛提肌	递艾利斯钳将阴道瓣向外上方牵开，递剪刀钝性分离阴道后壁与直肠间组织，使膨出直肠两侧游离，暴露肛提肌
4. 闭合膨出直肠，缝合肛提肌	递 2-0 或 0# 可吸收线缝合直肠筋膜。术者左手另戴手套深入肛门作指引，用 0# 或 1# 可吸收线间断缝合肛提肌内缘
5. 缝合阴道后壁及会阴部皮肤	递剪刀剪去多余阴道黏膜，2-0 或 0# 可吸收线间断缝合阴道后壁切缘，1# 丝线、9×28 角针间断缝合会阴部皮肤，阴道填塞纱布，留置导尿

【相关解剖知识】 见图 12-13-1 ～图 12-13-6。

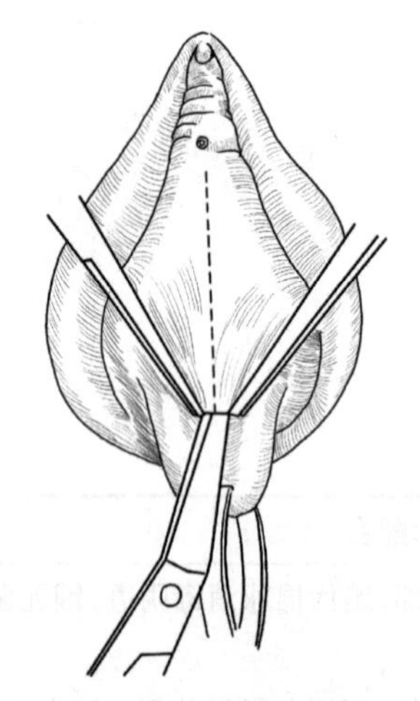

图 12-13-1 阴道前壁切口

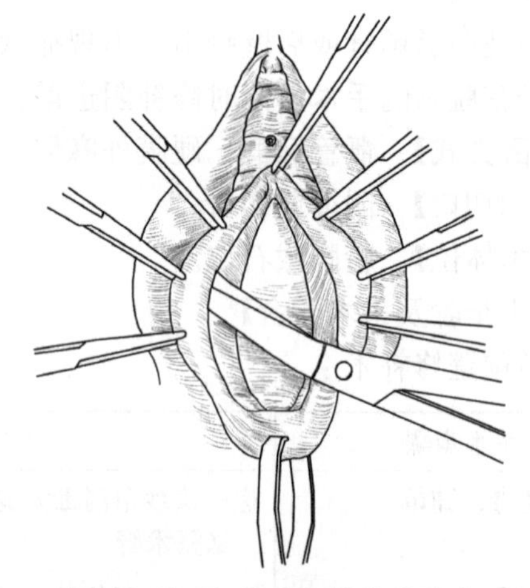

图 12-13-2 分离阴道前壁黏膜

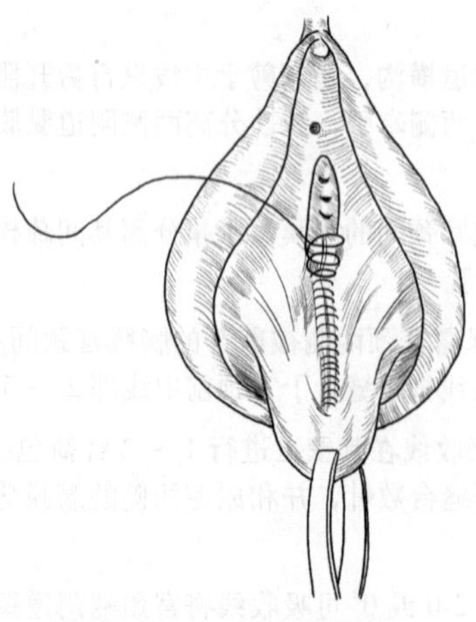

图 12-13-3 缝合阴道前壁

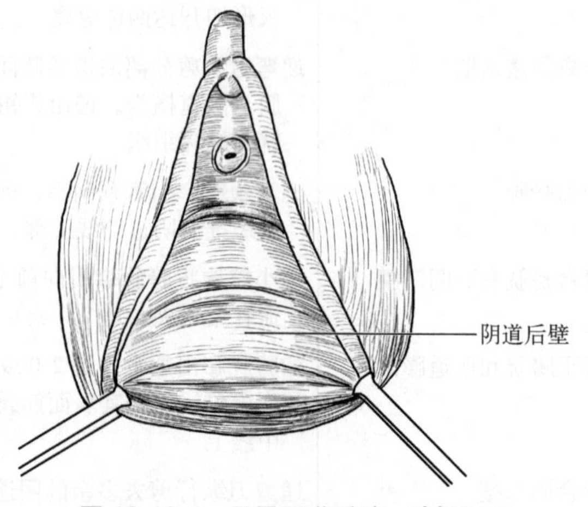

图 12-13-4 暴露阴道后壁，选择切口

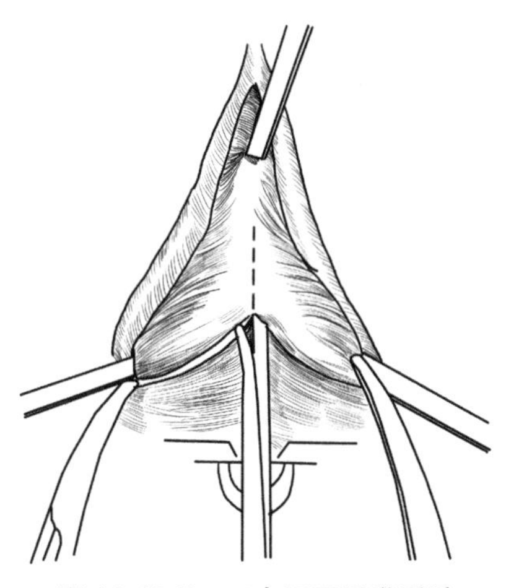

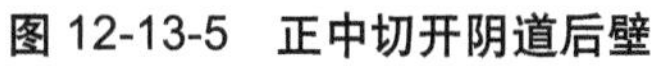

图 12-13-5　正中切开阴道后壁

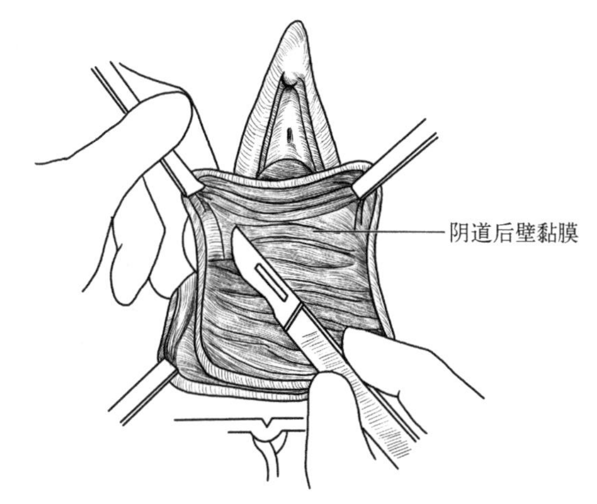

图 12-13-6　分离直肠膨出部

第十四节　会阴Ⅲ度裂伤修补术

【适应证】　会阴Ⅲ度裂伤，肛提肌、阴道筋膜、肛门括约肌甚至直肠下段受损伤而断裂者。

【麻醉方式】　局部浸润麻醉、骶管麻醉或硬膜外麻醉。

【手术切口】　会阴部切口。

【手术体位】　膀胱截石位。

【手术步骤及手术配合】　陈旧性会阴Ⅱ度裂伤修补术：

手术步骤	手术配合
1. 常规消毒、铺单	递擦皮钳夹小纱布蘸碘酒、酒精消毒大腿内侧上 1/3 及碘伏纱布消毒会阴部皮肤，碘伏棉球消毒阴道，铺无菌单遮盖，暴露术野
2. 切口设计：根据裂伤的程度及需去除瘢痕的多少，设计切口的大小及分离阴道壁的范围	递 2 把艾利斯钳分别牵住两侧处女膜环最下缘，另递 2 把艾利斯钳夹持直肠阴道壁末端。提起近左侧组织钳的皮肤黏膜交界处，递组织剪由左向右剪去两钳间的皮肤，切除会阴裂伤部的瘢痕。剪去边缘即显露阴道壁与直肠的分界，切缘呈“Ω”形
3. 分离直肠与阴道壁	递艾利斯钳提起阴道后壁切缘，递组织剪伸入切口向上分离阴道直肠间隙，于切缘中线处剪开阴道后壁黏膜，并向两侧分离，显露直肠、肛提肌及括约肌的两侧断端。直肠裂口处如有瘢痕应切除
4. 缝合直肠壁、肛门括约肌，缝合直肠筋膜、肛提肌	2-0# 可吸收线间断缝合直肠壁，但不穿透直肠黏膜。递 0# 可吸收线或 7# 丝线、9×17 圆针间断缝合肛门括约肌。递 0# 可吸收线或 2-0# 可吸收线缝合直肠筋膜和肛提肌
5. 修剪，缝合阴道后壁黏膜	递弯剪修整阴道后壁，递 2-0# 可吸收线由上至下间断缝合阴道后壁
6. 缝合会阴部皮肤	9×28 圆针、1# 丝线缝合皮下组织，9×28 角针、1# 丝线间断缝合皮肤
7. 肛诊检查	递液状石蜡涂抹手指，伸入肛门检查是否有缝线穿过，更换手套

【相关解剖知识】 见图 12-14-1 ～图 12-14-13。

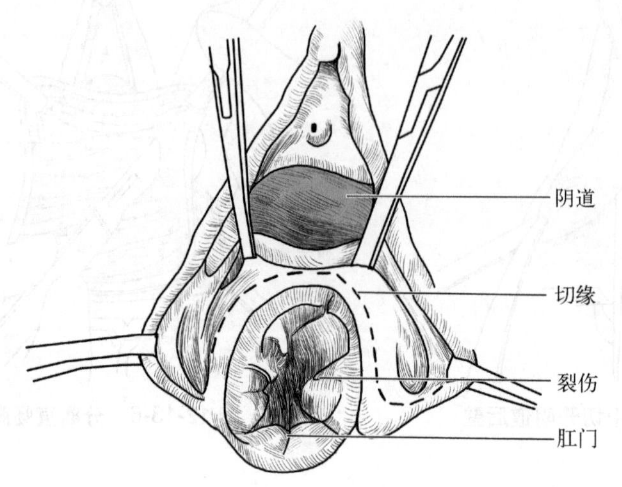

图 12-14-1 会阴部切口

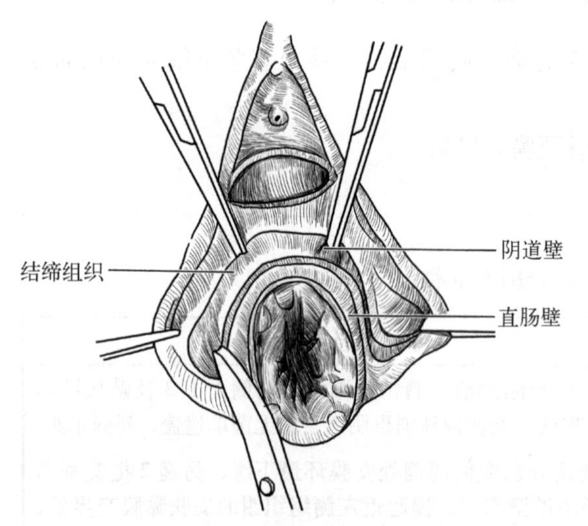

图 12-14-2 分离阴道与直肠壁

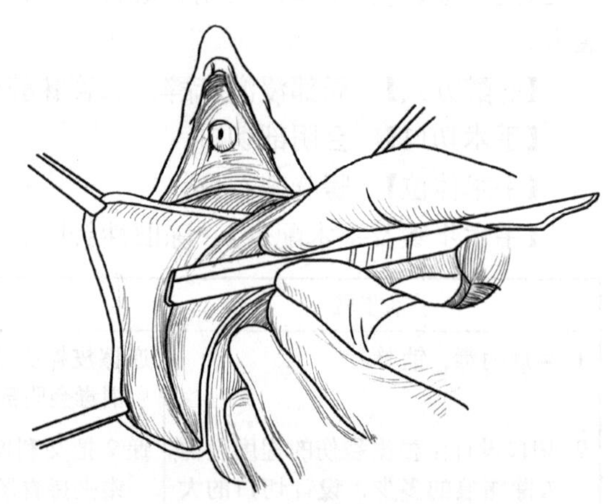

图 12-14-3 分离阴道黏膜

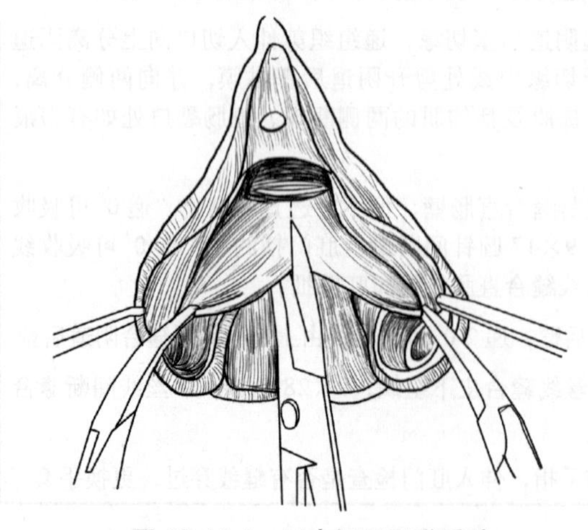

图 12-14-4 正中切开阴道后壁

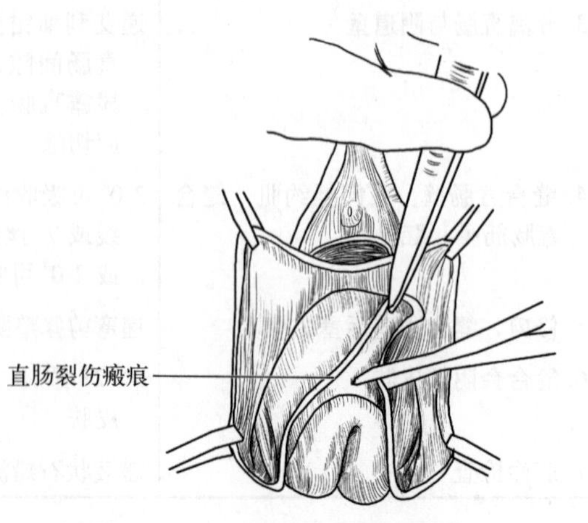

图 12-14-5 切除直肠裂口瘢痕

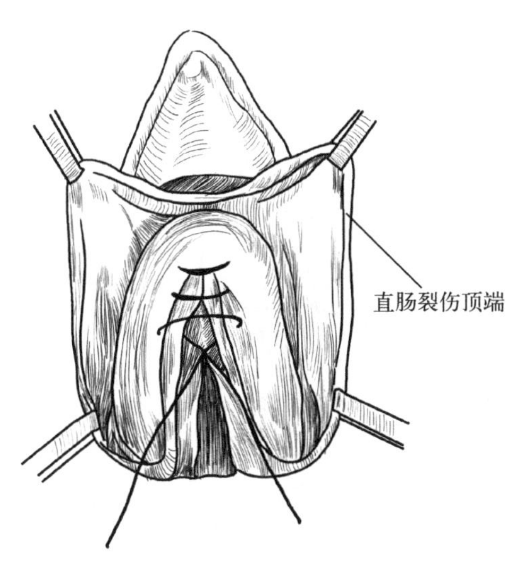

图 12-14-6 缝合直肠壁

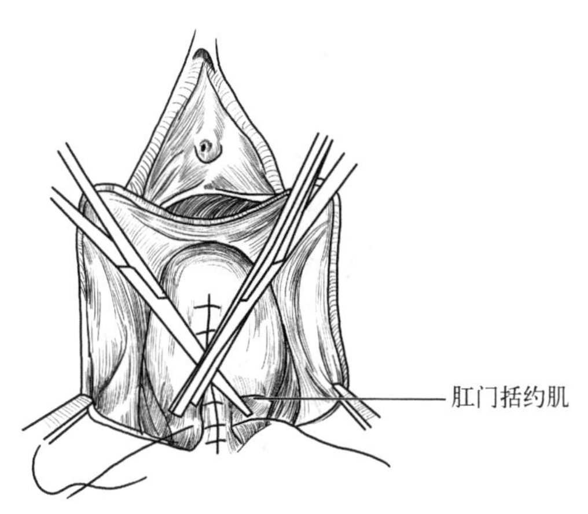

图 12-14-7 缝合肛提肌

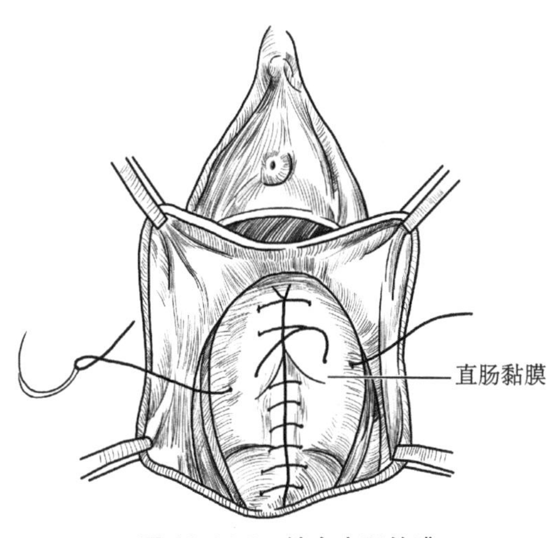

图 12-14-8 缝合直肠筋膜

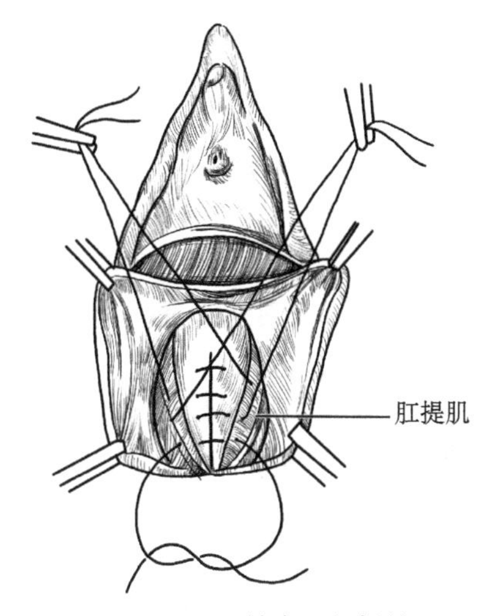

图 12-14-9 缝合肛门括约肌

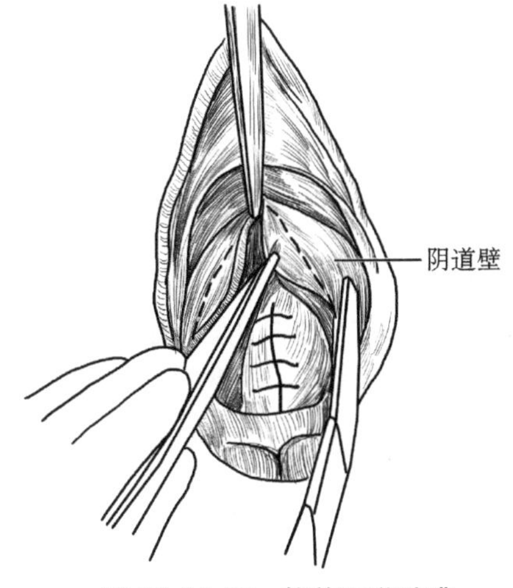

图 12-14-10 修剪阴道黏膜

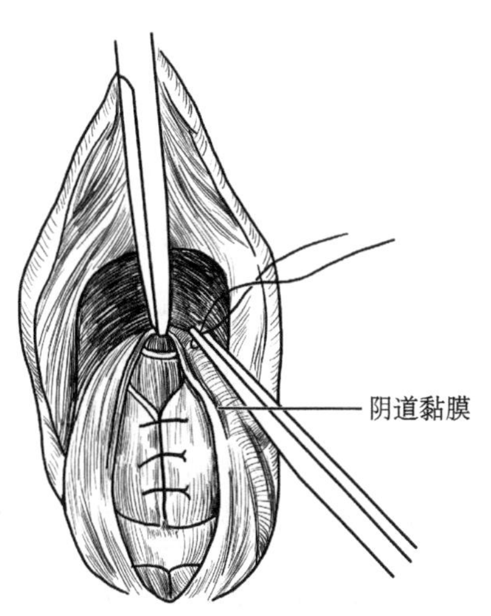

图 12-14-11 缝合阴道后壁

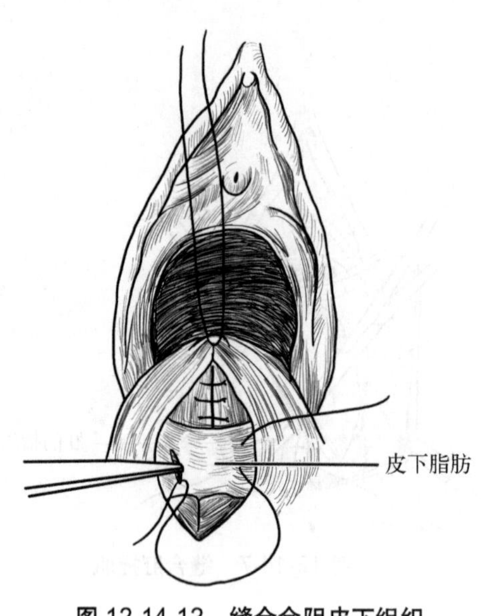

图 12-14-12　缝合会阴皮下组织

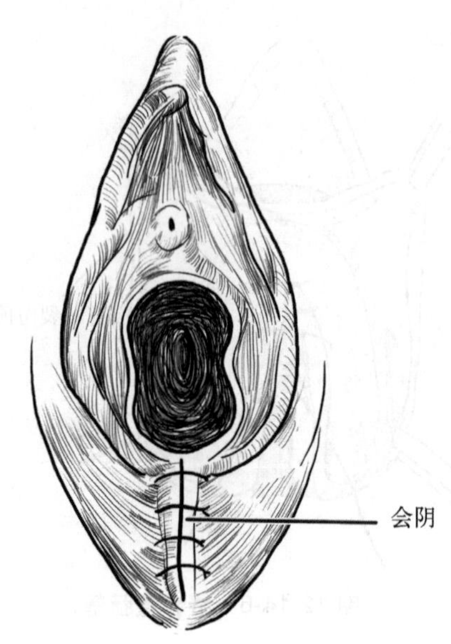

图 12-14-13　缝合会阴部皮肤

第十五节　经腹输卵管切除术

【适应证】 异位妊娠，无法保留输卵管者。

【麻醉方式】 硬膜外麻醉。

【手术体位】 仰卧位。

【手术切口】 下腹正中切口或耻骨上横切口。

【手术步骤及手术配合】

手术步骤	手术配合
1. 常规下腹部手术消毒、铺单	递擦皮钳小纱布蘸碘酒、酒精皮肤消毒剂消毒皮肤，铺无菌单、腹口单
2. 切开腹壁，探查腹腔	递 22# 刀、有齿镊切开皮肤，逐层分离至腹直肌及腹横肌，打开腹膜。递纱垫保护切口两侧，腹部拉钩显露术野。递生理盐水湿手探查
3. 切除输卵管	递长无齿卵圆钳提起输卵管及其内容物，递长无齿镊、2 把中弯血管钳自伞端输卵管系膜向子宫角部钳夹，剪刀剪断，9×17 圆针、7# 丝线缝扎
4. 包埋系膜残端	递 6×17 圆针、1# 丝线、长无齿镊缝合阔韧带覆盖系膜残端及子宫角部
5. 冲洗腹腔	递温盐水冲洗，清点器械、纱布、纱垫、缝针
6. 逐层关腹	递 9×28 圆针、7# 丝线或 0# 可吸收线，间断缝合腹膜和筋膜，9×28 圆针、1# 丝线间断缝合皮下组织，清点器械、纱布、纱垫、缝针
7. 缝合皮肤，覆盖切口	递酒精棉球消毒皮肤，9×28 角针、1# 丝线间断缝合皮肤，或 4-0# 扣线连续皮内缝合，再次消毒皮肤，纱布敷料覆盖，包扎切口

【相关解剖知识】 见图 12-15-1、图 12-15-2。

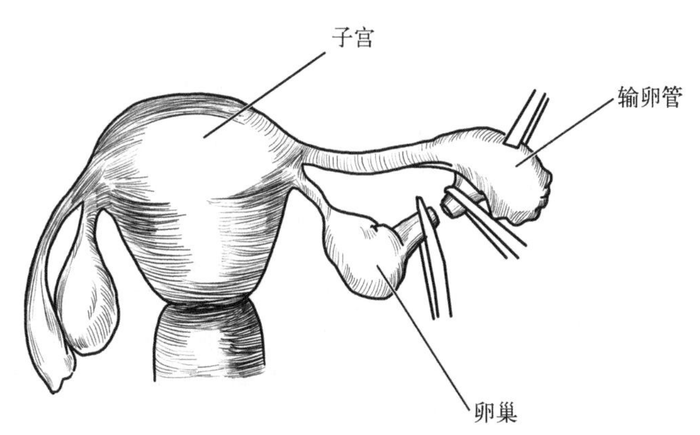

图 12-15-1 切断输卵管系膜

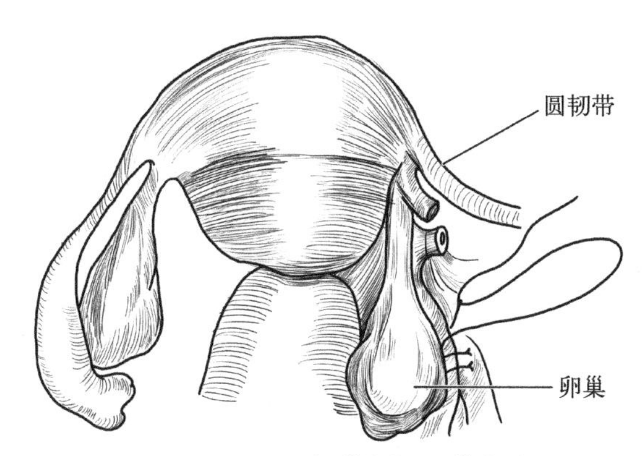

图 12-15-2 阔韧带包埋系膜残端

第十六节 经腹输卵管结扎绝育术

【适应证】

1. 已婚妇女自愿接受绝育手术而无禁忌证者。
2. 因某些疾病不宜妊娠和生育者。

【麻醉方式】 局麻加静脉加强麻醉或硬膜外麻醉。

【手术切口】 下腹正中切口或耻骨上横切口。

【手术体位】 仰卧位。

【手术步骤及手术配合】

手术步骤	手术配合
1. 常规腹部消毒、铺单	递擦皮钳夹小纱布蘸碘酒、酒精消毒皮肤及会阴部，铺无菌单、腹口单
2. 切开腹壁	递 22# 刀、有齿镊切开皮肤，逐层分离至腹直肌及腹横肌，打开腹膜
3. 探查腹腔	递纱垫保护切口两侧，腹部拉钩显露术野。递生理盐水湿手探查
4. 纠正子宫位置	递长无齿镊将输卵管、卵巢子宫置为前倾位或水平位

续表

手术步骤	手术配合
5. 提取输卵管	卵圆钳取管法：术者左手示指由耻骨联合后方伸入腹腔，绕过圆韧带到达输卵管卵巢后侧，右手持无齿卵圆钳于左手示指外侧夹持输卵管，轻提至切口处，以能见到输卵管伞端为宜 指板法取管：左手示指伸入输卵管后方，右手持指板伸至输卵管的前方，使其夹在指板窗孔与示指掌面间，两手同时下移夹住输卵管中段，轻提起至切口处，以能见到输卵管伞端为宜 输卵管钩取管：右手持钩弯向前、背向后，沿子宫前壁贴宫底向一侧子宫角的方向钩弯紧贴阔韧带后叶，向前上方轻提起至切口处，以能见到输卵管伞端为宜
6. 结扎输卵管	
（1）抽芯包埋法	递2把艾利斯钳夹住输卵管峡部两端系膜无血管区，间距达2～3cm，递注射器抽吸0.9%氯化钠溶液1～2ml，注入背侧浆膜下，并递10#刀切开浆膜1.5～2.0cm，递弯蚊式钳游离该段输卵管2～3cm，并钳夹两端，递弯剪两钳间的输卵管芯1.0～1.5cm，钳带4#丝线结扎两断端，近端递6×17圆针、1#丝线包埋于系膜内，远端留于浆膜外
（2）套袖结扎法	递蚊式钳剥离浆膜呈套形与管芯分离，切断管芯并固定，递10#刀切断并剥离约1cm管芯，4#丝线分别结扎两端，近端管芯回缩于浆膜的套口内，形如“袖套”，递1#丝线、6×17圆针缝合浆膜，将断端不露于浆膜外
（3）输卵管折叠结扎，切断法	递血管钳紧贴输卵管峡部夹住提起折叠，递血管钳横夹输卵管距钳夹顶端1.0～1.5cm处，递6×17圆针、4#丝线缝扎压痕处的输卵管及其系膜，在结扎线约1.0cm处剪断输卵管
7. 冲洗腹腔，检查断端有无出血	递温盐水冲洗，清点器械、纱布、纱垫、缝针
8. 逐层关腹	递9×28圆针、7#丝线或0#可吸收线，间断缝合腹膜和筋膜，9×28圆针、1#丝线间断缝合皮下组织，清点器械、纱布、纱垫、缝针
9. 缝合皮肤，覆盖切口	递酒精棉球消毒皮肤，9×28角针、1#丝线间断缝合皮肤，或4-0#扣线连续皮内缝合，再次消毒皮肤，纱布敷料覆盖，包扎切口

【相关解剖知识】 见图12-16-1、图12-16-2。

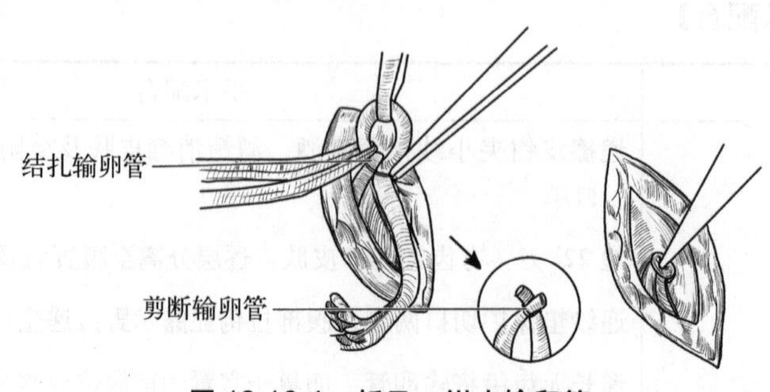

图12-16-1 折叠，钳夹输卵管

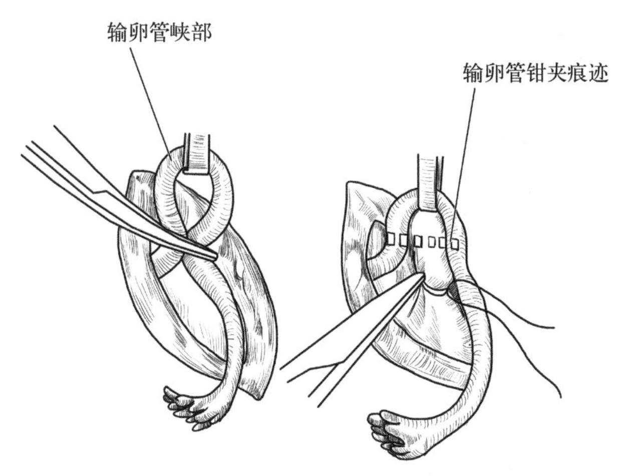

图 12-16-2　结扎，切断输卵管

第十七节　经腹卵巢切除术

【适应证】

1. 卵巢的赘生性良性肿瘤。

2. 卵巢的非赘生性囊肿发生扭转、破裂，不能保留卵巢者。

【麻醉方式】　硬膜外麻醉。

【手术体位】　平卧位。

【手术切口】　下腹正中切口或耻骨上横切口。

【手术步骤及手术配合】

手术步骤	手术配合
1. 消毒皮肤、铺巾	递消毒钳夹小纱布蘸碘酒、酒精消毒皮肤，递无菌巾依次铺单
2. 切开腹壁，探查腹腔	递 22# 刀、有齿镊切开皮肤，逐层分离至腹直肌及腹横肌，打开腹膜。递纱垫保护切口两侧，腹部拉钩显露术野。递生理盐水湿手探查
3. 卵巢切除。提起卵巢肿物，显露卵巢输卵管系膜、卵巢固有韧带。沿卵巢肿物基底部钳夹骨盆漏斗韧带血管、系膜及卵巢固有韧带，完整切除卵巢及肿物	递无齿卵圆钳提起患侧卵巢，递中弯血管钳钳夹系膜及韧带，弯剪或 10# 刀切除，9×28 圆针、7# 丝线或 2-0# 可吸收线缝扎
4. 冲洗腹腔	递温盐水冲洗，清点器械、纱布、纱垫、缝针
5. 逐层关腹	递 9×28 圆针、7# 丝线或 0# 可吸收线，间断缝合腹膜和筋膜，9×28 圆针、1# 丝线间断缝合皮下组织，清点器械、纱布、纱垫、缝针
6. 缝合皮肤，覆盖切口	递酒精棉球消毒皮肤，9×28 角针、1# 丝线间断缝合皮肤，或 4-0# 扣线连续皮内缝合，再次消毒皮肤，纱布敷料覆盖，包扎切口

【相关解剖知识】 见图 12-17-1、图 12-17-2。

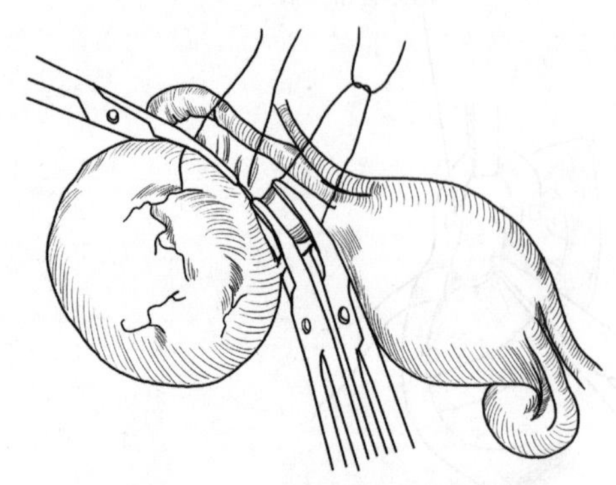

图 12-17-1 钳夹卵巢肿物基底部

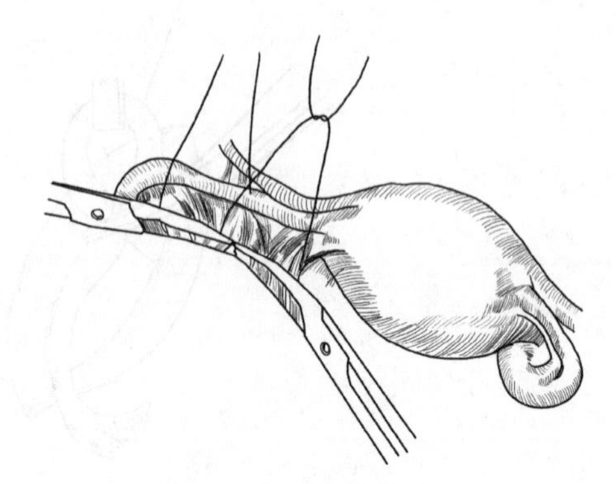

图 12-17-2 缝合残端

第十八节 经腹卵巢肿物剔除术

【适应证】

1. 卵巢的非赘生性囊肿，如滤泡囊肿、黄体囊肿、卵巢冠囊肿、出血性囊肿，包括卵巢巧克力囊肿等。

2. 卵巢赘生性肿瘤，如囊性畸胎瘤。

【禁忌证】

1. 肿瘤过大，无正常卵巢组织。

2. 发生过感染的囊肿与周围有严重粘连、肿瘤与卵巢组织间无明显交界、剔除困难者。

3. 怀疑恶性肿物者。

【麻醉方式】 硬膜外麻醉，全身麻醉。

【手术体位】 仰卧位。

【手术切口】 下腹正中切口或耻骨上横切口。

【手术步骤及手术配合】

手术步骤	手术配合
1. 消毒皮肤、铺巾	消毒钳夹小纱布蘸碘酒、酒精消毒皮肤，递无菌巾依次铺单
2. 切开腹壁，探查腹腔	递 22# 刀、有齿镊切开皮肤，逐层分离至腹直肌及腹横肌，打开腹膜。递纱垫保护切口两侧，腹部拉钩显露术野。递生理盐水湿手探查
3. 将卵巢肿物拉出腹腔	递无齿卵圆钳将患侧卵巢轻牵于切口外
4. 切开囊肿包膜	递 10# 刀横向切开卵巢肿物包膜，但不切开肿瘤壁
5. 分离，取出囊肿	递弯蚊式钳，递湿纱布包裹手指钝性分离出囊肿，电凝止血
6. 缝合卵巢及包膜切口	递弯剪修整剩余包膜，递长平镊，2-0# 或 3-0# 可吸收线缝合
7. 探查对侧卵巢，必要时楔形切除部分卵巢做病理检查	递长平镊或无齿卵圆钳探查，必要时递 2-0# 或 3-0# 可吸收线缝合切缘
8. 冲洗腹腔	递温盐水冲洗，清点器械、纱布、纱垫、缝针

续表

手术步骤	手术配合
9. 逐层关腹	递9×28圆针、7#丝线或0#可吸收线，间断缝合腹膜和筋膜，9×28圆针、1#丝线间断缝合皮下组织，清点器械、纱布、纱垫、缝针
10. 缝合皮肤，覆盖切口	递酒精棉球消毒皮肤，9×28角针、1#丝线间断缝合皮肤，或4-0#扣线连续皮内缝合，再次消毒皮肤，纱布敷料覆盖，包扎切口

【相关解剖知识】 见图12-18-1～图12-18-3。

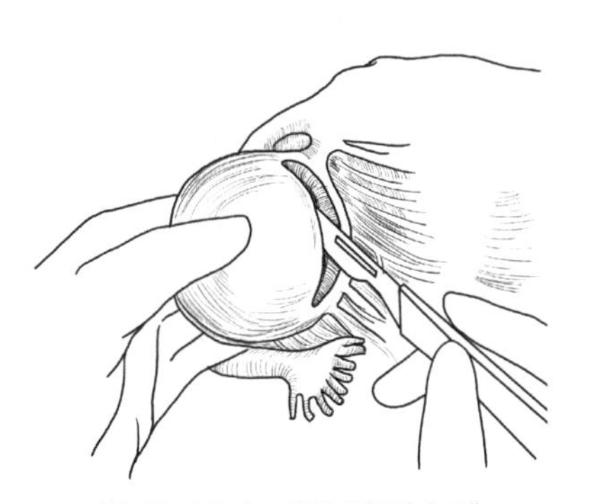

图12-18-1　切开囊肿包膜

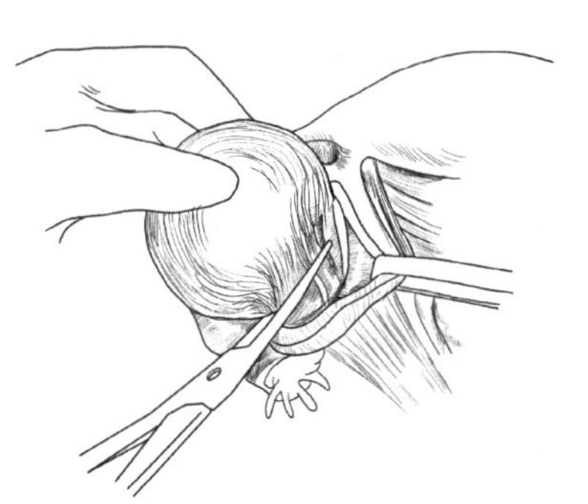

图12-18-2　处理基底部

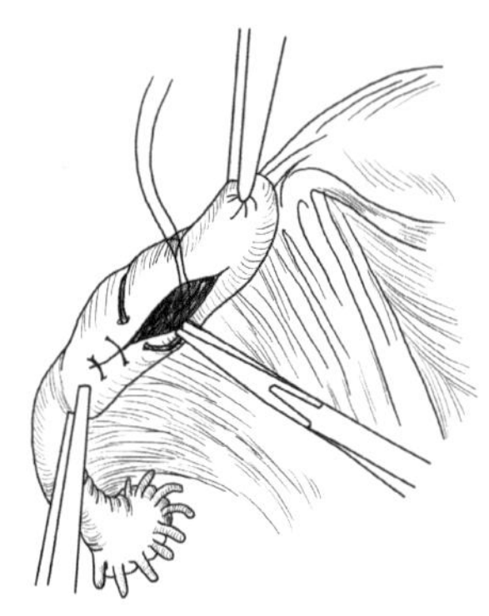

图12-18-3　缝合卵巢包膜

第十九节　经腹卵巢癌肿瘤细胞减灭术

【适应证】 卵巢癌

【麻醉方式】 全身麻醉。

【手术体位】 仰卧位。

【手术切口】 下腹部正中切口。

【手术步骤及手术配合】

手术步骤	手术配合
1. 消毒皮肤	递擦皮钳夹小纱布蘸碘酒、酒精消毒皮肤
2. 铺无菌单	铺无菌治疗巾，显露手术切口，布巾钳固定，铺腹口单
3. 切开皮肤，皮下组织	递22#刀切开，干纱布拭血，血管钳钳夹，1#丝线结扎或电凝止血，递甲状腺拉钩牵开术野
4. 纵向切开腹白线，分离筋膜及肌肉	递电刀切开，递血管钳分离并钳夹出血点，4#丝线结扎或电凝止血
5. 切开腹膜，显露腹腔	递无齿镊，中弯血管钳钳夹腹膜，10#刀切开，电刀或剪刀扩大切口
6. 依次探查盆腹腔	递生理盐水洗手探查，如有腹水，递注射器抽吸腹水做细胞学检查，放置腹腔自动牵开器，充分显露腹腔。探查包括子宫、卵巢、输卵管、膀胱、胃、直肠、输尿管等有无转移灶及粘连，准备深部手术器械
7. 切除卵巢肿物做快速冷冻检查	递湿盐水纱垫2块保护切口。递长弯血管钳钳夹牵引患侧骨盆漏斗韧带，10#刀或弯剪切除卵巢肿物，9×28圆针、7#丝线缝扎

续表

手术步骤	手术配合
8. 切除全子宫及双侧附件	按全子宫及双附件切除术常规配合
9. 切除大网膜	递中弯血管钳分离、钳夹，组织剪剪断，4# 丝线结扎
10. 清扫淋巴结	
(1) 于髂血管处分离输尿管，防止其误伤	递湿纱垫保护肠管，递长镊、直角钳、长组织剪暴露双侧髂血管区，输尿管拉钩拉开输尿管
(2) 分离显露髂动脉	递长无齿镊、长组织剪分离
(3) 依次清扫双侧髂内外、闭孔窝、腹股沟深、髂总淋巴结组，腹主动脉旁淋巴结及骶前淋巴结	递中弯血管钳夹取淋巴结，必要时递卵圆钳夹取淋巴结，中弯血管钳钳带 1# 丝线结扎，若遇大血管，先递静脉拉钩牵开
11. 切除阑尾	递长无齿镊、2 把艾利斯钳分别夹住阑尾根部及末端，递血管钳、弯剪处理阑尾系膜，递 4# 丝线结扎；递 6×17 圆针、4# 丝线在阑尾根部缝一荷包，10# 刀切除阑尾根部，收紧荷包，包埋残端。接触过阑尾的器械敷料视为污染
12. 如累及直肠，应切除病变直肠	递血管钳、弯剪分离、结扎欲切除肠段的系膜组织，递长弯剪分离阴道后壁与直肠间隙，钝性分离骶前与直肠后壁间隙。切除病变段肠管，端端吻合
13. 冲洗腹腔，放置引流管	递温盐水冲洗腹腔，递 11# 刀，中弯血管钳将引流管放置于盆底。9×28 角针、4# 丝线固定
14. 清点物品，逐层关腹	清点器械、纱布、纱垫、缝针，递 9×28 圆针、7# 丝线或 0# 可吸收线，间断缝合腹膜和筋膜，9×28 圆针、1# 丝线间断缝合皮下组织，清点器械、纱布、纱垫、缝针
15. 缝合皮肤，覆盖切口	递酒精棉球消毒皮肤，9×28 角针、1# 丝线间断缝合皮肤，或 4# 扣线连续皮内缝合，再次消毒皮肤，纱布敷料覆盖，包扎切口。取出填塞的阴道纱布

【相关解剖知识】 见图 12-19-1、图 12-19-2。

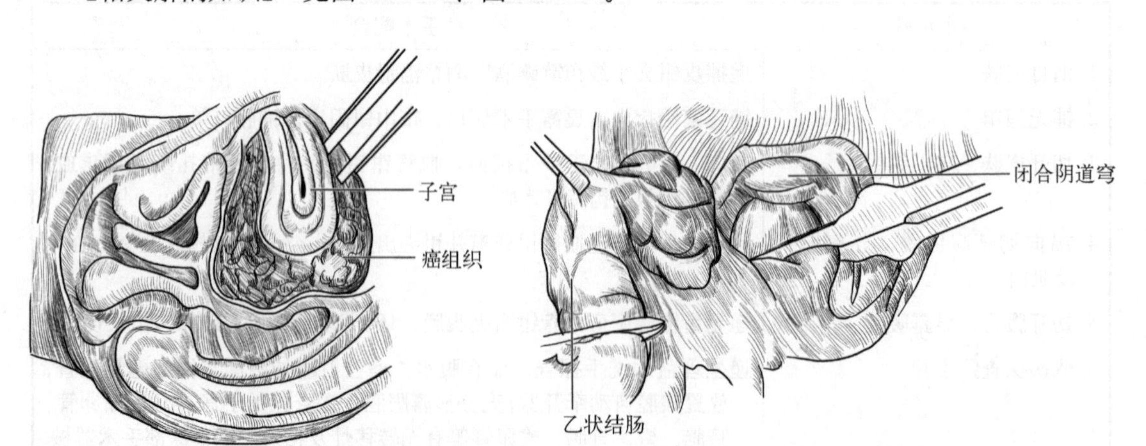

图 12-19-1 子宫和癌块与直肠前壁相连包块

图 12-19-2 子宫和直肠断端吻合

第二十节 腹腔镜下卵巢囊肿剔除术

【适应证】 卵巢良性肿瘤。

【麻醉方式】 全身麻醉。

【手术体位】 膀胱截石位+头低臀高位（双侧肩部以肩托固定）。

【手术切口】

1. 脐轮下缘。
2. 右侧麦氏点处及左侧相对应点。

【手术步骤及手术配合】

手术步骤	手术配合
1. 消毒皮肤	递擦皮钳夹持小纱布蘸碘酒、酒精消毒皮肤
2. 消毒会阴部、阴道	递擦皮钳夹持碘伏棉球分别消毒会阴部、阴道
3. 铺无菌单	臀下垫无菌中单，双下肢分别铺盖双层大单，腹部铺无菌巾及腹口
4. 准备腹腔镜物品	连接、检查、调节腹腔镜摄像系统，CO_2 气腹系统，冲洗吸引系统及电切割系统
5. 经阴道置入阴道拉钩撑开阴道，暴露宫颈，夹持宫颈前唇，消毒宫颈后置入宫颈探条探测子宫大小、深度，置入举宫器	递阴道拉钩牵开显露，递宫颈钳、探条、举宫器
6. 做第一个切口，消毒脐及脐周皮肤，布巾钳钳夹脐轮两侧皮肤，在脐轮下缘切一小口，长约10mm	递中弯血管钳钳夹酒精棉球消毒脐部，递2布把巾钳提起腹壁，递11# 刀切开，纱布1块拭血
7. 建立人工气腹	
（1）气腹针穿刺入腹腔内，注入，CO_2 气体	递气腹针插入，10ml注射器抽吸生理盐水证实气腹针进入腹腔，连接，CO_2 气体输入管，注入，CO_2 气体，手术床调整为头低臀高位
（2）退出气腹针，穿刺套管刺入腹腔，放置腹腔镜镜头进行观察	取回气腹针，递10mm套管插入，取回布巾钳，递腹腔镜镜头，连接光源进行观察
（3）依次置入第二、三穿刺点套管	递11# 刀依情况切开5mm或10mm切口，置入相应套管
8. 提夹卵巢韧带，暴露卵巢，于卵巢包膜上做一纵行切口（尽可能不切破卵巢囊肿）	递有齿抓钳提夹显露，递单极电钩或剪刀在囊肿包膜层做一切口
9. 暴露囊肿壁，钝性分离卵巢与囊肿壁间隙，扩大卵巢囊肿包膜切口	递腔镜分离钳2把钝性分离，腔镜剪刀扩大切口
10. 完整剥离卵巢囊肿	递腔镜分离钳2把分别钳夹卵巢包膜切缘，轻撕包膜层，钝性剥离出完整的囊肿

续表

手术步骤	手术配合
11. 较大的卵巢囊肿，在取出囊肿前可穿刺抽出囊肿内液体，取出囊肿组织	递穿刺套管连接50ml注射器抽吸，递冲洗吸引器，递抓钳夹持卵巢囊肿装入标本袋经腹壁穿刺套管孔取出
12. 检查，修复卵巢创面组织	递腔镜持针器夹持2-0#可吸收线缝合创面，也可不必缝合
13. 在内镜下检查盆腔内有无脏器损伤或出血。冲洗并洗净腹腔血块和冲洗液	递腹腔镜，抓钳协助检查，递生理盐水冲洗，吸引器头吸净液体，观察腹腔内有无出血
14. 退出腹腔镜及手术器械，放出腹腔内 CO_2 气体，退出穿刺套管	清点器械、纱布、棉球、缝针，取出腹腔镜，手术器械及穿刺套管
15. 缝合切口，覆盖切口	递中弯血管钳夹持酒精棉球消毒皮肤，递有齿镊、持针器夹持0# Dexon线及3-0#角针带线缝合切口，术后膜覆盖切口

【相关解剖知识】 见图12-20-1。

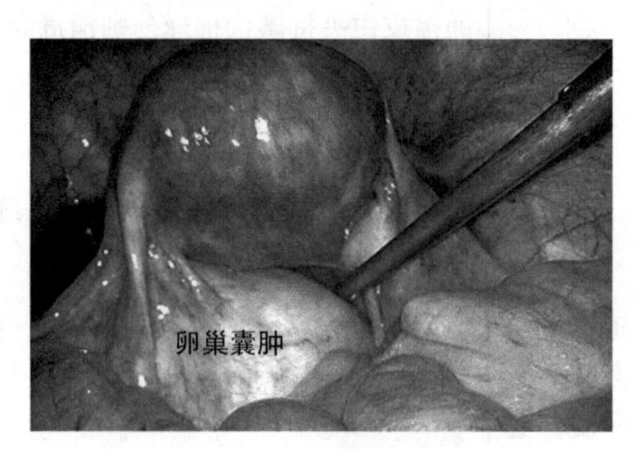

图12-20-1 显露卵巢囊肿

第二十一节 腹腔镜下输卵管手术

【适应证】 输卵管妊娠，输卵管积水，不孕症，要求绝育者。

【麻醉方式】 全身麻醉。

【手术体位】 膀胱截石位＋头低臀高位（双侧肩部以肩托固定）。

【手术切口】

1. 脐缘下。

2. 右侧麦氏点处及左侧相对应点。

【手术步骤及手术配合】

手术步骤	手术配合
1. 消毒皮肤	递擦皮钳夹持碘酒、酒精小纱布消毒术野周围皮肤
2. 消毒会阴部、阴道	递擦皮钳夹持碘伏棉球分别消毒会阴部、阴道
3. 铺无菌手术巾	臀下垫无菌中单，双下肢分别铺盖双层大单，腹部铺无菌巾及铺腹口单
4. 准备腹腔镜物品	连接、检查、调节腹腔镜摄像系统，CO_2 气腹系统，冲洗吸引系统及电切割系统

续表

手术步骤	手术配合
5. 经阴道置入阴道拉钩撑开阴道，暴露宫颈，夹持宫颈前唇，消毒宫颈后置入宫颈探条探测子宫大小、深度，置入举宫器	递阴道拉钩牵开显露，递宫颈钳提夹，递擦皮钳夹持碘伏消毒棉球，递宫颈探条，递举宫器
6. 做第一个切口，消毒脐及脐周皮肤，布巾钳钳夹脐轮两侧皮肤，在脐轮下缘弧形（或纵形）切一小口，长约10mm	递擦皮钳夹持酒精棉球消毒皮肤，递布巾钳2把提起腹壁后，递11# 刀切开，中弯血管钳1把，纱布1块拭血
7. 建立人工气腹	
（1）气腹针成80°左右插入腹腔内，注入 CO_2 气体	递气腹针插入，10ml 注射器 +10ml 生理盐水证实气腹针进入腹腔，连接 CO_2 气体输入管，注入 CO_2 气体，手术床调整为头低足高位
（2）退出气腹针，穿刺套管成80°插入（此时布巾钳尽量提起腹壁，有突破感将针芯拔出，气体冲出表明已经进入腹腔），放置腹腔镜头进行观察	取回气腹针，递穿刺套管插入，取回布巾钳，递腹腔镜镜头，连接光源进行观察
（3）依次置入第二、三穿刺点套管	递11# 刀依情况切开5mm 或10mm 切口，置入相应套管
8. 输卵管开窗或输卵管切除术	
（1）内镜下探查腹腔，如盆腔内有大量积血或血块，则彻底吸净；盆腔粘连，则分离粘连，充分暴露病变的输卵管	递腹腔镜、腔镜抓钳提夹探查，递冲洗吸引器连接生理盐水彻底吸净液体，递单极电凝止血
（2）于输卵管妊娠部位纵行剪开输卵管壁10～15mm	递腔镜电钩或电凝剪凝切剪开，单极电凝止血
（3）钳夹或吸出胚胎组织及血块	递勺状钳取或吸引管吸出胚胎组织及血块，收集取出组织送病理检查
（4）生理盐水冲洗输卵管管腔，检查出血点，彻底止血	递生理盐水及冲洗吸引器
（5）若为输卵管峡部妊娠，做输卵管电凝切除	递腔镜抓钳提起输卵管伞端，递腔镜双极电凝从输卵管伞端下方系膜起，电凝至输卵管子宫角部。递腔镜剪刀于电凝带切断病变输卵管
9. 输卵管矫形	
（1）经宫颈注入亚甲蓝盐水溶液，探测双侧输卵管阻塞情况	递20ml 注射器抽吸亚甲蓝盐水溶液
（2）分离，松解粘连组织	递腔镜分离钳，超声刀分离
（3）输卵管造口或成形，切开粘连部位，扩张伞端开口	递腔镜电凝剪，递腔镜鸭嘴状钳扩张输卵管伞端
（4）检测输卵管是否通畅	递20ml 注射器抽吸
10. 在内镜下检查盆腔内有无脏器损伤或出血。冲洗并洗净腹腔血块和冲洗液	递腹腔镜、腔镜抓钳协助检查，递生理盐水冲洗，吸引器头吸净液体
11. 退出腹腔镜及手术器械，放出腹腔内 CO_2 气体，退出穿刺套管	清点器械、纱布、棉球、缝针，取回腹腔镜，手术器械及穿刺套管
12. 缝合切口，覆盖切口	递血管钳钳夹持酒精棉球消毒皮肤，递有齿镊、持针器夹持0# Dexon 线、3-0# 角针带线缝合皮肤，术后膜覆盖切口

【相关解剖知识】 见图 12-21-1。

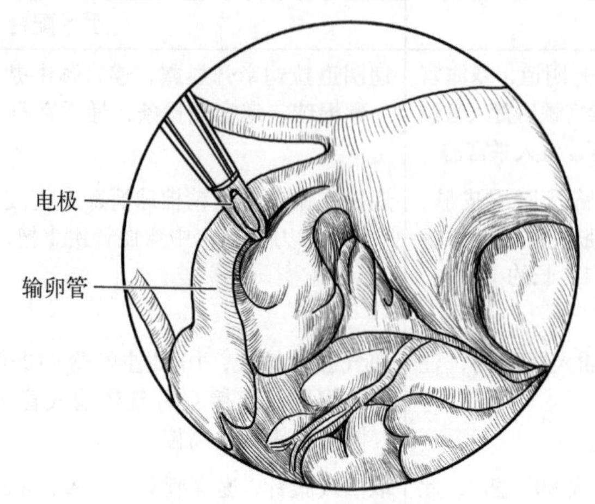

图 12-21-1 电凝输卵管

第二十二节 腹腔镜子宫肌瘤剔除术

【适应证】

1. 浆膜下子宫肌瘤。
2. 位于子宫肌层外 1/3 向浆膜生长的肌瘤。

【麻醉方式】 全身麻醉。

【手术体位】 膀胱截石位，头低足高 15°～ 30°。

【手术切口】

1. 脐轮下缘。
2. 右下腹麦氏点。
3. 脐轮下缘左侧 10 ～ 12cm 处。
4. 耻骨联合上缘 2cm，左侧旁开 6 ～ 8cm 处（10mm 套管）。

【手术步骤及手术配合】

手术步骤	手术配合
1. 常规消毒、铺巾	递消毒钳夹碘酒、酒精小纱布消毒皮肤，递无菌巾依次铺单
2. 建立人工气腹。气腹针穿刺，连接 CO_2 气体输入管，注入 CO_2 气体，腹压达 12 ～ 14mmHg	递擦皮钳夹持酒精棉球消毒皮肤，递布巾钳 2 把提起腹壁后，递 11# 刀切开，中弯血管钳 1 把、纱布 1 块拭血。递气腹针插入，10ml 注射器抽取生理盐水证实气腹针进入腹腔，连接 CO_2 气体输入管，注入 CO_2 气体，手术床调整为头低臀高位
3. 建立手术器械操作通道。腹部做 4 点穿刺，第 1 穿刺孔为脐轮下缘（10mm），第 2 穿刺孔为右下腹麦氏点（5mm），第 3 穿刺孔脐轮下缘左侧 10 ～ 12cm 处（5mm），第 4 穿刺孔为耻骨联合上缘 2cm，左侧旁开 6 ～ 8cm 处（10mm）	取回气腹针，递 10mm 套管插入，取回布巾钳，递腹腔镜镜头，连接光源进行观察。体位调整为头低臀高 15°～ 30°，递 11# 刀置入其余相应套管

续表

手术步骤	手术配合
4. 经阴道置入阴道拉钩撑开阴道，暴露宫颈，夹持宫颈前唇，消毒宫颈后置入宫颈探条探测子宫大小、深度，置入举宫器	递阴道拉钩牵开显露，递宫颈钳提夹，递碘伏棉球消毒，递宫颈探条，递举宫器
5. 于正常子宫体与瘤体交界处注射缩宫素盐水（缩宫素 10U+ 生理盐水 100ml）	遵医嘱递吸有缩宫素盐水的 20ml 注射器，连接长针头排尽空气
6. 切开肌瘤表面浆肌层，分离肌瘤周围包膜，抓钳钳夹子宫肌瘤双极电凝止血并钝性分离，完整分离剥除出瘤体	递腔镜抓钳提夹肌瘤，递单极电钩、腔镜弯血管钳和吸引器钝性分离至剥除瘤体
7. 修复子宫创面，缝合创缘	递腔镜针持，0# 或 1# 可吸收线间断或连续交锁缝合子宫创面
8. 取出瘤体。若子宫肌瘤较大则扩大切口，置入组织旋切器将瘤体粉碎后取出	递 11# 刀将左下腹穿刺孔切口扩大，置入 15 ～ 20mm 套管，递旋切器，准备弯盘收集病理
9. 在内镜下检查盆腔内有无脏器损伤或出血。冲洗并吸净腹腔血块和冲洗液	递腹腔镜，腔镜抓钳检查腹腔，递生理盐水冲洗，吸引器头吸净液体
10. 退出腹腔镜及手术器械，放出腹腔内 CO_2 气体，退出套管	清点器械、纱布、棉球、缝针，取出腹腔镜、手术器械及套管
11. 缝合切口，覆盖切口	0# Dexon 线及 3-0# 角针带线缝合皮肤，术后膜覆盖切口

【相关解剖知识】 见图 12-22-1 ～图 12-22-3。

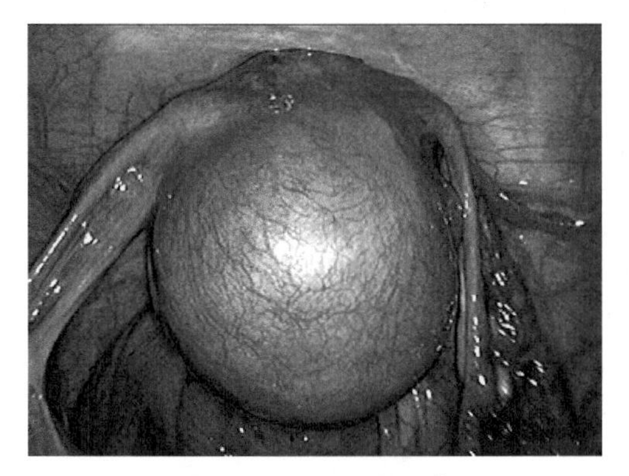

图 12-22-1　显露子宫

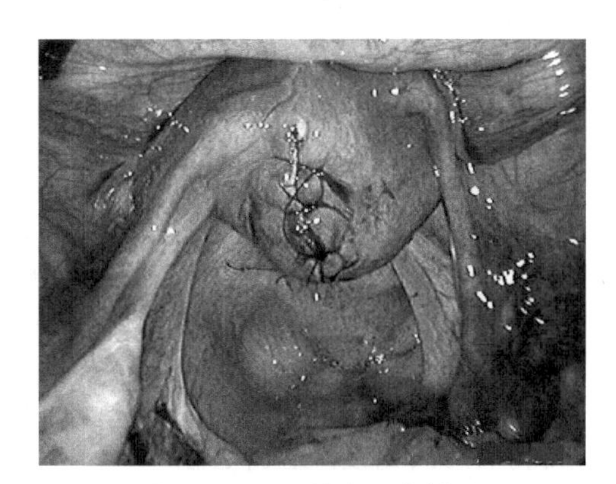

图 12-22-2　缝合子宫创面

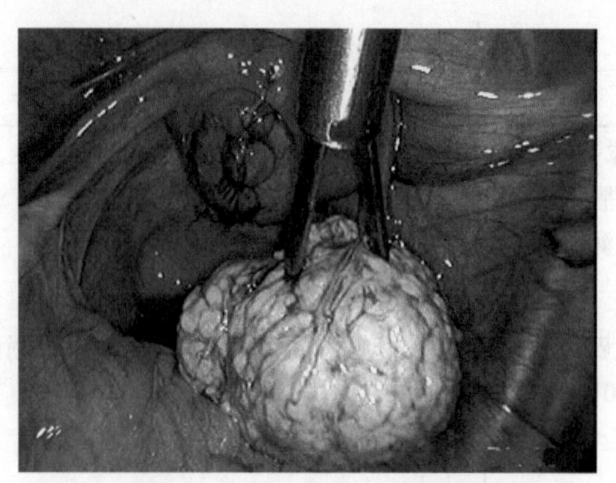

图 12-22-3 取出肌瘤组织

第二十三节 腹腔镜全子宫切除术

【适应证】 各种有子宫切除指征者。

【禁忌证】

1. 盆腔广泛粘连。
2. 凝血功能障碍，血液病。
3. 有严重的心血管疾病，肺功能不全。

【麻醉方式】 全身麻醉。

【手术体位】 膀胱截石位 + 头低臀高位（双侧肩部以肩托固定保护）。

【手术切口】

1. 脐轮下缘。
2. 右下腹麦氏点。
3. 脐轮下缘左侧 10 ～ 12cm 处。
4. 耻骨联合上缘 2cm，左侧旁开 6 ～ 8cm 处（10mm 套管）。

【手术步骤及手术配合】

手术步骤	手术配合
1. 常规消毒皮肤、铺单，建立气腹	递消毒钳夹碘酒、酒精小纱布消毒皮肤，碘伏棉球消毒会阴及阴道。常规铺无菌单。酒精棉球消毒脐部，2 把布巾钳吊皮，递气腹穿刺针，10ml 注射器注生理盐水。依次置入套管
2. 经阴道置入阴道拉钩撑开阴道，暴露宫颈，夹持宫颈前唇，消毒宫颈后置入宫颈探条探测子宫大小、深度，置入举宫器	递阴道拉钩牵开显露，递宫颈钳提夹，递擦皮钳夹持碘伏消毒棉球，递宫颈探条，递举宫器
3. 辨认和分离输尿管	递腔镜分离钳
4. 切断圆韧带，打开阔韧带	递双极电凝或超声刀切断子宫圆韧带，递剪刀弧形剪开阔韧带前叶至膀胱反折腹膜
5. 切断卵巢固有韧带及输卵管	递双极电凝，电凝输卵管和卵巢固有韧带，递腔镜剪刀在电凝处剪断

续表

手术步骤	手术配合
6. 分离膀胱	递腔镜弯钳提起膀胱上方腹膜，钝性分离膀胱子宫颈间隙。双极电凝，剪断膀胱子宫颈韧带
7. 离断子宫血管	递双极电凝，电凝子宫血管，递腔镜弯剪于电凝带剪断，或用超声刀离断子宫血管
8. 离断骶、主韧带	举宫器将子宫拉向一侧，递双极电凝，弯剪离断主韧带及骶韧带至阴道穹。同法处理对侧
9. 切开阴道穹游离子宫	递1块纱布经阴道置入阴道前穹处，向盆腔内顶入。递腔镜电钩或超声刀沿突出的穹窿部切开，递腔镜有齿钳钳夹宫颈，递电钩或电凝继续切开，游离子宫
10. 关闭气腹，取出子宫	取出阴道填塞纱布块，经阴道残端用有齿钳钳夹游离的子宫颈
11. 打开气腹，缝合阴道残端	递腔镜针持，1# 可吸收线缝合
12. 检查盆腹腔	检查腹腔及阴道残端，递生理盐水冲洗，吸引器头吸净液体
13. 退出腹腔镜及手术器械，放出腹腔内 CO_2 气体，退出套管	清点器械、纱布、棉球、缝针，取出腹腔镜、手术器械及套管
14. 缝合切口，覆盖切口	0# Dexon 线及 3-0# 角针带线缝合切口，术后膜覆盖切口

第二十四节　腹腔镜次全子宫切除术

【适应证】 年龄＜40岁的子宫肌瘤患者。

【禁忌证】

1. 子宫增大，大于18孕周者。
2. 疑有子宫颈及子宫内膜恶性病变或癌前病变者。
3. 无随访条件者。

【麻醉方式】 全身麻醉。

【手术体位】 膀胱截石位＋头低臀高位（双侧肩部以肩托固定）。

【手术切口】

1. 脐轮下缘。
2. 右下腹麦氏点。
3. 脐轮下缘左侧10～12cm处。
4. 耻骨联合上缘2cm，左侧旁开6～8cm处（10mm套管）。

【手术步骤及手术配合】

手术步骤	手术配合
1. 消毒皮肤、铺巾，建立气腹	递消毒钳夹碘酒、酒精小纱布消毒皮肤，递无菌巾常规铺单。酒精棉球消毒脐部，2把布巾钳提起腹壁，递气腹穿刺针，10ml 注射器注生理盐水确认。依次置入套管

续表

手术步骤	手术配合
2. 经阴道置入阴道拉钩撑开阴道，暴露宫颈，夹持宫颈前唇，消毒宫颈后置入宫颈探条探测子宫大小、深度，置入举宫器	递阴道拉钩牵开显露，递宫颈钳提夹，递擦皮钳夹持碘伏消毒棉球，递宫颈探条，递举宫器
3. 辨认和分离输尿管	递腔镜分离钳
4. 切断圆韧带，打开阔韧带	递双极电凝或超声刀切断子宫圆韧带，递剪刀弧形剪开阔韧带前叶至膀胱反折腹膜
5. 切断卵巢固有韧带及输卵管	递腔镜双极电凝，电凝输卵管和卵巢固有韧带，递腔镜剪刀在电凝处剪断
6. 分离膀胱	递腔镜弯血管钳提起膀胱上方腹膜，钝性分离膀胱
7. 于子宫血管上方子宫峡部水平切除子宫体	用腔镜单极电钩或超声刀切除子宫体，暂时放在直肠子宫陷凹。宫颈残端电凝止血，递腔镜针持、1# 可吸收线缝合宫颈残端
8. 取出子宫体	递 11# 刀将左下腹穿刺孔扩张至 15mm 或 20mm，用子宫旋切器将子宫体及肌瘤旋切成条柱状，逐一取出
9. 冲洗盆腔，止血	递腔镜针持，2-0# 可吸收线将膀胱反折腹膜与后腹膜连续缝合覆盖宫颈残端。清点器械、纱布、棉球、缝针
10. 关闭气腹，退出腹腔镜及手术器械，放出腹腔内 CO_2 气体，退出套管	取出腹腔镜、手术器械及套管
11. 缝合切口，覆盖切口	0# Dexon 线及 3-0# 角针带线缝合皮肤。术后膜覆盖切口

第二十五节　腹腔镜辅助下阴式全子宫切除术

【适应证】　各种有子宫切除指征者。

【禁忌证】

1. 不能进行阴道操作者。
2. 合并严重的子宫内膜异位症。
3. 盆腔广泛粘连。

【麻醉方式】　全身麻醉。

【手术体位】　膀胱截石位 + 头低臀高位（双侧肩部以肩托固定保护）。

【手术切口】

1. 脐轮下缘。
2. 右下腹麦氏点。
3. 脐轮下缘左侧 10 ～ 12cm 处。
4. 耻骨联合上缘 2cm，左侧旁开 6 ～ 8cm 处（10mm 套管）。

【手术步骤及手术配合】

手术步骤	手术配合
1. 消毒皮肤、铺巾，建立气腹	递消毒钳夹碘酒、酒精小纱布消毒皮肤，递无菌巾常规铺单。酒精棉球消毒脐部，2把布巾钳提起腹壁，递气腹穿刺针，10ml注射器注生理盐水确认。依次置入穿刺套管
2. 经阴道置入阴道拉钩撑开阴道，暴露宫颈，夹持宫颈前唇，消毒宫颈后置入宫颈探条探测子宫大小、深度，置入举宫器	递阴道拉钩牵开显露，递宫颈钳提夹，递擦皮钳夹持碘伏消毒棉球，递宫颈探条，递举宫器
3. 辨认和分离输尿管	递腔镜分离钳
4. 切断圆韧带，打开阔韧带	递双极电凝或超声刀切断子宫圆韧带，递剪刀弧形剪开阔韧带前叶至膀胱反折腹膜
5. 切断卵巢固有韧带及输卵管峡部	递双极电凝，电凝输卵管峡部和卵巢固有韧带，递腔镜剪刀在电凝处剪断
6. 分离膀胱反折腹膜，下推膀胱	递腔镜剪刀剪开膀胱反折腹膜，腔镜分离钳钝性分离
7. 拔出腹腔镜器械，转至会阴部	
（1）依次分离，切断宫骶韧带、主韧带、子宫动静脉血管及子宫旁组织（按阴式全子宫切除法）	退出腔镜器械，举宫器，递阴道拉钩。递宫颈钳夹持宫颈做牵引，递中弯血管钳钳夹，组织剪剪断，9×17圆针、7#丝线缝扎或结扎，4#丝线结扎加固
（2）切除子宫缝线缝合阴道残端	递10#刀切断，取出子宫，递持针器夹持1#可吸收线缝合
8. 在内镜下检查盆腔有无脏器损伤或出血，冲洗并吸净腹腔血块和冲洗液，缝合盆腹膜，放置引流管	递腹腔镜，抓钳协助检查，递生理盐水冲洗，吸引器头吸净液体，递持针钳夹持2-0#可吸收缝线缝合盆腹膜，递引流管，连接引流袋
9. 关闭气腹，退出腹腔镜及手术器械，放出腹腔内CO_2气体，退出套管	清点器械、纱布、棉球、缝针，取回腹腔镜、手术器械及穿刺套管
10. 缝合切口，覆盖切口	递酒精纱球消毒皮肤，递有齿镊、持针钳夹持0# Dexon线及3-0#带针缝线缝合切口，术后膜覆盖切口

第二十六节　腹腔镜广泛全子宫切除术

【适应证】

1. 宫颈癌Ⅰb～Ⅱa期。
2. 宫颈癌Ⅰa期中有脉管浸润、病灶融合者。
3. 子宫内膜癌Ⅰ期及Ⅱ期。

【禁忌证】

1. 全身性疾病所致手术禁忌证，如心、肝、肾等重要脏器功能障碍。
2. 晚期妇科恶性肿瘤。
3. 子宫过大超过妊娠20周者，应慎重考虑。
4. 盆腹腔内有严重的粘连。
5. 急性弥漫性腹膜炎者。
6. 凝血功能障碍，严重的心肺疾病者。
7. 不能胜任全身麻醉者。

【麻醉方式】 全身麻醉。

【手术体位】 膀胱截石位＋头低臀高位（双侧肩部以肩托固定）。

【手术切口】

1. 脐轮下缘。
2. 右下腹麦氏点。
3. 脐轮下缘左侧 10 ～ 12cm 处。
4. 耻骨联合上缘 2cm，左侧旁开 6 ～ 8cm 处（10mm）。

【手术步骤及手术配合】

手术步骤	手术配合
1. 常规消毒、铺巾	递擦皮钳钳夹碘酒、酒精小纱布消毒皮肤，递无菌巾依次铺单
2. 建立人工气腹　气腹针穿刺，连接 CO_2 气体输入管，注入 CO_2 气体，腹压达 12 ～ 14mmHg	递酒精棉球消毒皮肤，递布巾钳 2 把提起腹壁后，递 11# 刀切开，中弯血管钳 1 把，纱布 1 块拭血。递气腹针插入，10ml 注射器抽取生理盐水证实气腹针进入腹腔，连接 CO_2 气体输入管，注入 CO_2 气体，手术床调整为头低臀高位
3. 建立手术器械操作通道	取回气腹针，递 10mm 套管插入，取回布巾钳，递腹腔镜镜头，连接光源进行观察。体位调整为头低臀高 15° ～ 30°，递 11# 刀置入其余相应套管
4. 高位结扎切断右侧卵巢血管	镜下用 7# 丝线或 1# 可吸收线间距 1cm 双重结扎，用超声刀平面在上述双重结扎线中间切断卵巢血管，或用 PK 刀、双极电凝后切断
5. 分离、切断圆韧带、阔韧带及卵巢血管	递双极电凝，腔镜剪刀或超声刀于靠近盆壁处切断圆韧带、阔韧带及卵巢血管
6. 打开膀胱腹膜反折	将子宫摆放于盆腔正中并推向前方，递腔镜剪刀剪开膀胱腹膜反折
7. 充分向下游离膀胱	递双极电凝分离膀胱与阴道间的疏松组织，直达子宫颈外口水平下 3 ～ 4cm，切断双侧膀胱子宫颈韧带
8. 处理子宫动静脉	递双极电凝、腔镜剪刀或超声刀切断双侧子宫动脉
9. 游离输尿管，分离阴道直肠间隙	递腔镜分离钳、双极电凝或超声刀分离
10. 处理主韧带、骶韧带	递腔镜分离钳将输尿管拨向内侧，递双极电凝或超声刀贴近盆壁切断双侧主韧带、骶韧带
11. 切断阴道，取出子宫	递腔镜分离钳在阴道前壁切口处钳夹阴道，排空腹腔内气体，锐性游离阴道约 4cm，递单极电钩环形切断，经阴道取出子宫。递 1# 可吸收线连续缝合阴道残端，中央留 1.5cm 的小孔，放入 T 管
12. 镜下重建盆底	镜下冲洗盆腔，彻底止血，将 T 管分别置于盆腔的两侧，用 1# 或 0# 可吸收线连续缝合后腹膜，重建盆底
13. 关闭气腹，退出腹腔镜及手术器械，放出腹腔内 CO_2 气体，退出套管	清点器械、纱布、棉球、缝针，取回腹腔镜、手术器械及穿刺套管
14. 缝合切口，覆盖切口	递酒精纱球消毒皮肤，递有齿镊，持针钳夹持 0# Dexon 线及 3-0# 带针缝线缝合切口，术后膜覆盖切口

【相关解剖知识】 见图 12-26-1、图 12-26-2。

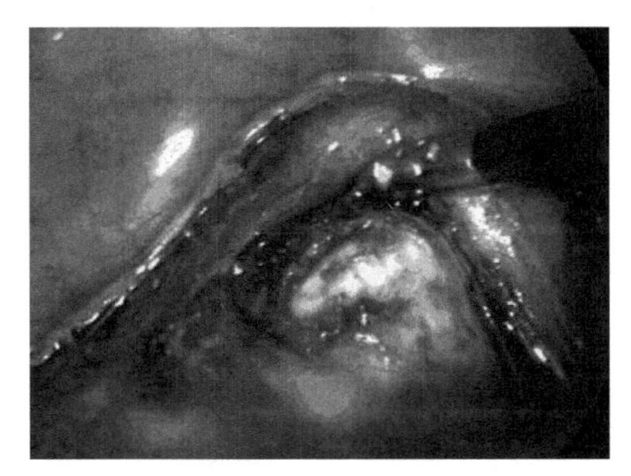

图 12-26-1 游离阴道

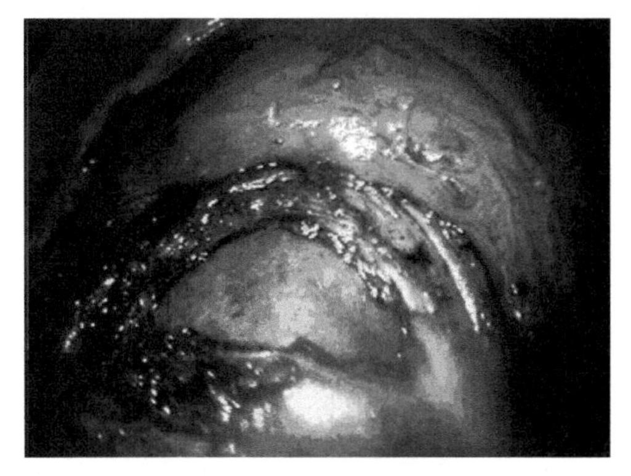

图 12-26-2 切断阴道

第二十七节 宫 腔 镜

【适应证】

1. 异常子宫出血，包括月经过多、功能失调性子宫出血、绝经前后子宫异常出血等。
2. 异常声像图所见，包括子宫输卵管造影、B 超、超声、CT 和 MRI 所见的异常声像图。
3. 不孕症与计划生育问题。
4. 继发痛经，常为黏膜下肌瘤、内膜息肉或宫腔粘连等宫内异常引起。
5. 异常宫腔内细胞或病理组织学诊断。

【麻醉方式】 静脉全身麻醉。

【手术体位】 膀胱截石位。

【手术步骤及手术配合】

手术步骤	手术配合
1. 消毒、铺巾	按会阴手术常规消毒、铺巾
2. 器械准备	将 0.9% 氯化钠溶液挂在输液架上，或连接膨宫泵，输液器与宫腔镜入水孔相接
3. 暴露宫腔颈，置入宫腔镜	递窥器扩开并消毒阴道，递宫颈钳夹持宫颈前唇，探针探明宫腔深度和方向，递扩宫器扩张宫颈，缓慢置入宫腔镜
4. 灌流装置	打开入水及排水孔注入膨宫液，至宫腔充盈、视野明亮。膨宫压力为 98 ～ 110mmHg
5. 宫腔镜检查	转动镜体观察宫腔内情况。如为一般病变，递刮匙刮取内膜送检；如为明显的局灶病变，递活检钳行镜下活检取材送检；如为明显的弥漫性病变或息肉，递环形电极切除送检
6. 取出宫腔镜，消毒会阴部	检查治疗完毕后取出宫腔镜，碘伏棉球消毒会阴

第 13 章 胸 科

第一节 常用胸部手术切口

一、胸骨正中切口

【适应证】 胸骨正中切口为心血管手术最常用的切口，气管切除重建、胸骨后、甲状腺和甲状旁腺肿瘤切除、颈部食管肿瘤切除、累及双侧的前纵隔肿瘤或囊肿切除、双肺病变切除均可通过这种切口完成。

【优点】 胸骨正中切口的优点是显露心脏、近端大血管和前纵隔极佳。能同时显露双侧肺、肺门和胸腹腔。操作迅速、安全，愈合快（尤其是部分胸骨劈开者）。同标准开胸切口相比，其疼痛轻。

【切口】 自胸骨上切迹起，向下至剑突与脐孔连线的中点，纵行切开皮肤、骨膜，纵行锯开胸骨。

二、横断胸骨双侧开胸切口

【适应证】 此切口能暴露双侧肺、肺门、胸膜腔、纵隔和大血管。对双侧肺移植极为有用。双肺转移瘤切除也可选用此切口。

【优点】 暴露双侧肺、肺门、纵隔和近端大血管比较充分。连续双肺移植时，胸膜腔可按顺序开，以使术中通气满意。

【切口】 仰卧位，两上肢外展。如影响手术操作，可将双手内收于患者身体两侧，妥善固定。肩胛间垫一薄枕，使胸部稍向前突，以利于胸腔切口的显露。沿两侧乳房下缘做弧形切口，中部相连，横过胸骨。经双侧第 3 前肋间或第 4 肋间直接切开肋间肌进入胸腔。在胸骨缘左右两侧外 2cm 处显露胸廓内血管，双重结扎其上、下两端后切断，然后用胸骨剪或线锯横断胸骨。用开胸器缓慢撑开前胸壁切口。

三、胸腹联合切口

【适应证】 胸腹联合切口在左侧用于食管贲门或胃手术，广泛的脾、胰尾和肝左叶切除手术；在右侧用于食管癌切除术或右肝叶切除。临床上、最长应用的是左侧胸腹联合切口。

【优点】 暴露好，能进行广泛的胸腹手术。

【切口】 患者取右侧 45° 斜卧位，采用后外侧切口经第 7 肋间进入胸腔。探查后认为有必要切开腹腔时，延长胸部切口到脐与剑突连线的中点，切断肋弓，从肋弓向食管裂孔方向剪开膈肌，即可显露胸腔和腹腔脏器，以进行较广泛的手术。贲门癌患者，也可先做腹直肌切口，经腹腔探查，如认为有必要扩大暴露，可将切口向胸部延长。

术毕，缝合膈肌的全层（包括膈胸膜、膈肌层及膈肌膜），膈肌的边缘用1～2针褥式缝合线，将其牢固地固定于切口两侧的胸壁上。切除一小段肋弓后，将其重新对合。然后分别关闭腹部和胸部的切口。

四、胸腔镜手术切口

【适应证】 胸腔镜手术切口适用于胸膜、肺脏疾病的诊断，肿瘤的分期，以及肺楔形切除、肺叶切除和肺病损清除等。

【切口】 切口的位置取决于病变的部位、性质和手术方式。侧卧位时，一般将胸腔镜观察孔选在腋中线的第6或第7肋间。其他操作孔依具体手术而定，一般为2～3个。

五、腋下小切口

【适应证】 腋下小切口第1肋骨切除术、肺尖部肺大疱切除及胸膜固定术、交感神经切除术和肺癌分期手术均可采用腋下小切口。

【优点】 切口小，不切断胸壁肌肉，操作迅速，特别适合于心肺功能不好的患者。如须扩大暴露，切口易于延伸。另外，切口藏在腋下，不影响美观。

【切口】 患者侧卧位，术侧上肢垫包，肘部弯曲，并向上方旋转，然后固于头架上。切口准备范围要大，以便必要时延长。沿腋毛区下缘，平第3肋骨做弧形切口，或由腋中线第3肋骨水平向下垂直做切口。切开皮肤,皮下组织,到达胸壁肌肉层。向后牵拉背阔肌，向前牵拉胸大肌，顺肌纤维走行劈开前锯肌，露出骨性胸壁，通常经第3肋间进胸。肋间臂神经发源于第2肋间，因此通过该神经就能辨认第2或第3肋间，关胸时重新闭合肋骨、皮下组织和皮肤，非常快捷。

六、改良后外侧切口

【适应证】

1. 肺部良性肿瘤、肺癌。
2. 支气管扩张。
3. 食管癌。
4. 部分纵隔肿瘤。

【优点】 暴露好，视野开阔，利于解剖纵隔行淋巴结清扫。

【切口】 患者侧卧位，自腋后线起沿肩胛骨内侧做皮肤切口，切口长度根据手术需要决定。切开皮下组织,向后牵拉背阔肌或切断背阔肌后外部分,暴露背部筋膜及前锯肌后部,切开背部筋膜，将前锯肌后缘与胸壁分离，暴露肋间肌，经第5或第6肋间进胸。如需要可剪断一根后肋以增加切口的暴露程度。

第二节 肺叶切除术

【适应证】 肺结核、肺良性肿瘤、肺脓肿、支气管扩张、肺癌等。

【麻醉方式】 全身麻醉，双腔气管插管。

【手术体位】 侧卧位。

【手术切口】 改良后外侧切口。

【手术步骤及手术配合】

手术步骤	手术配合
1. 手术野常规消毒皮肤、铺单	递擦皮钳夹小纱布蘸碘酒、酒精常规消毒皮肤，铺中单、贴术前膜铺胸单，托盘覆盖盖单
2. 切开皮肤、皮下组织、肌肉	递 22# 刀，有齿镊切开皮肤，递电刀切开皮下组织及肌肉、电凝止血
3. 切开胸膜，探查胸腔	递电刀切开胸膜，2 块纱垫保护切口创面。递肋骨牵开器牵开切口。如肺与肋面粘连则先递弯血管钳、组织剪、钳夹"花生米"钝性分离，1# 丝线结扎或电凝止血，显露手术野
4. 游离肺动脉、肺静脉并结扎	递长无齿镊、长组织剪剪开肺门处纵隔胸膜，显露肺血管，递长组织剪、长无齿镊将肺血管周围的纤维组织及血管鞘膜剪开，显露肺血管，递中直角钳绕过充分显露的肺血管后壁，用大弯血管钳带 7# 或者 4# 丝线结扎，近端结扎 2 次，显露肺血管远端，游离分支血管，递直角钳绕过血管，钳带 4# 或者 7# 丝线分别结扎分支血管，递 6×17 圆针、4# 丝线缝扎，递组织剪剪断血管。游离过程中也可用"花生米"做钝性分离
5. 处理支气管	递长无齿镊、长组织剪解剖支气管，游离完毕，递大直角钳或心耳钳钳夹支气管，肺钳夹住肺端，10# 刀切断支气管，酒精棉球擦拭，双 10# 丝线结扎，9×17 圆针、7# 丝线缝扎或递 3-0 可吸收线连续往返缝合，或使用切割闭合器进行处理
6. 检查有无漏气，冲洗胸腔	递温盐水灌于胸腔，检查有无气泡自缝合的支气管断端漏出，若漏气则再缝补至不漏气为止。递吸引器抽吸干净。递 11# 刀于第 7 ～ 8 肋间腋后线处 Trocar 孔放置胸腔引流管，若为上肺叶切除同时于锁骨中线外侧第 2 肋间放置 28# ～ 36# 胸腔引流管引流，清点器械、纱布、纱垫、缝针
7. 清点器械敷料，关胸	递闭胸器，13×34 圆针、10# 丝线间断缝合，血管钳固定，或 0# 涤纶线缝合，缝线打结。递 13×34 圆针、7# 丝线缝合肌层，4# 丝线缝合皮下组织，递 4-0# 可吸收线连续皮内缝合

【相应解剖知识】 肺部解剖如图 13-2-1 ～图 13-2-3 所示。

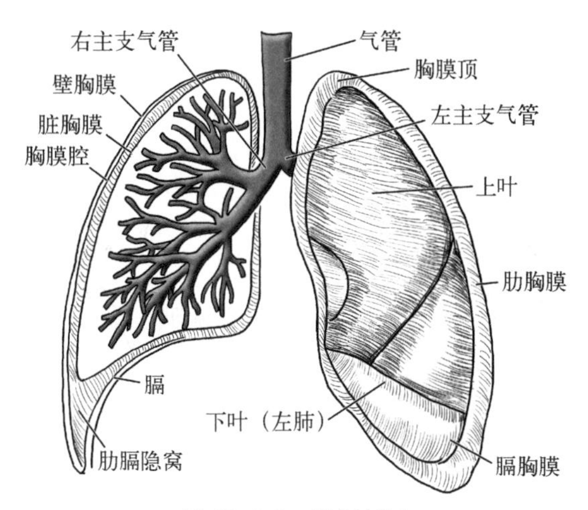

图 13-2-1 肺解剖图

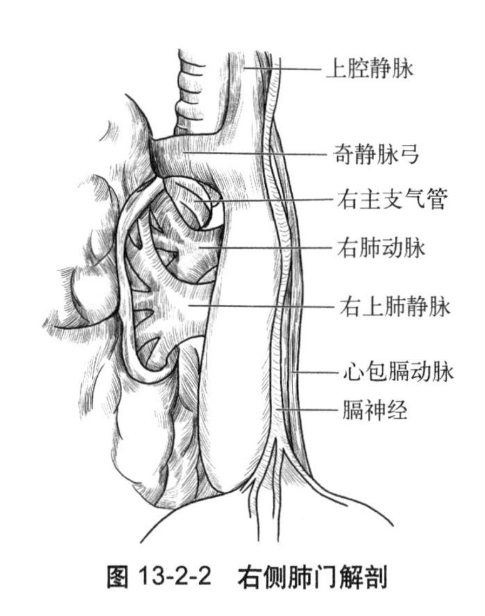

图 13-2-2 右侧肺门解剖

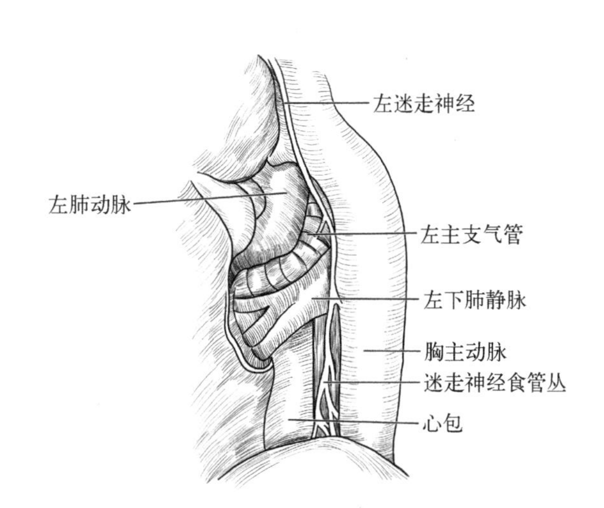

图 13-2-3 左侧肺门解剖

1. 右肺上叶切除术 如图 13-2-4 ～图 13-2-7 所示。

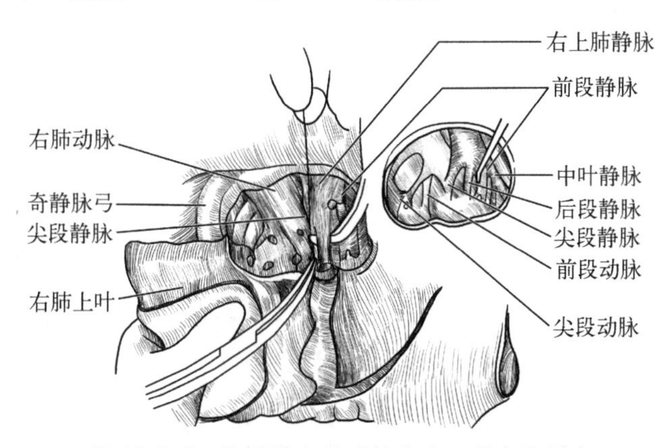

图 13-2-4 处理肺上静脉的尖支、前支和后支

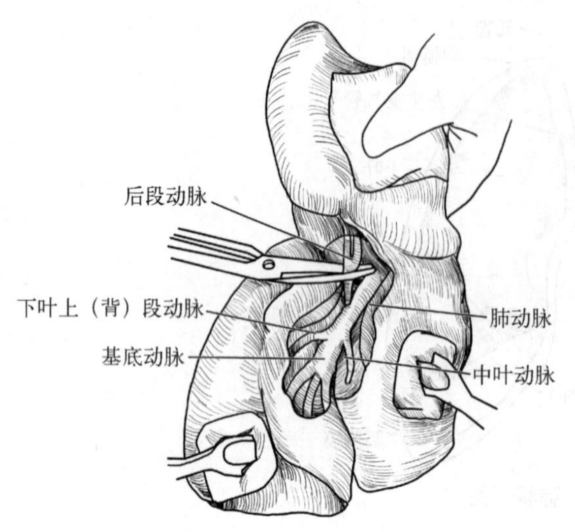

图 13-2-5 上叶动脉的后支

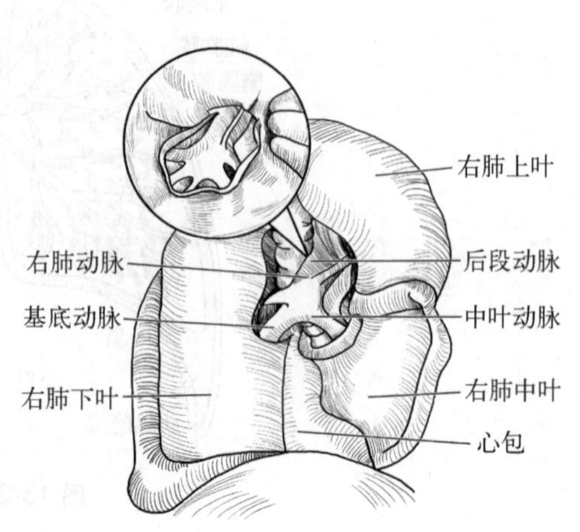

图 13-2-6 上叶动脉的后支，予以结扎、切断

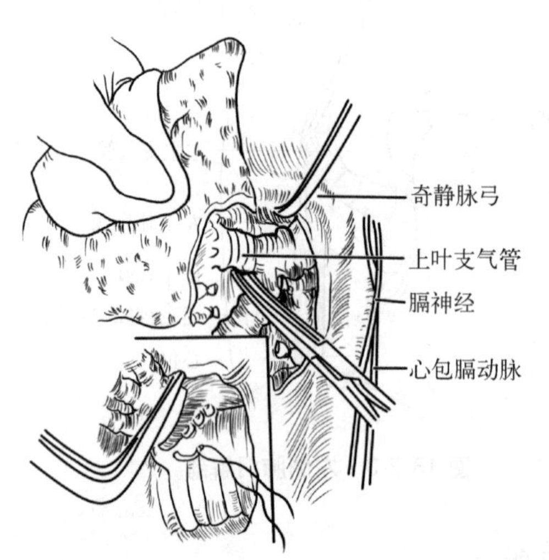

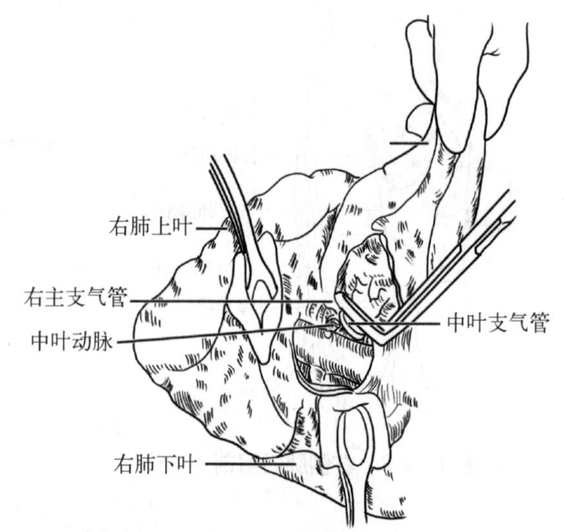

图 13-2-7 游离出上叶支气管，缝牵引线后切断支气管，缝合残端

2. *右肺中叶切除术* 如图 13-2-8 ～图 13-2-10 所示。

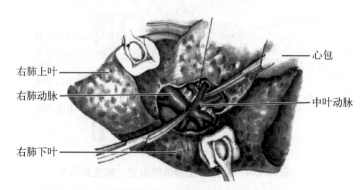

图 13-2-8 在两肺裂相交处的深面，可找到中叶动脉。一般为 2 支，结扎后切断

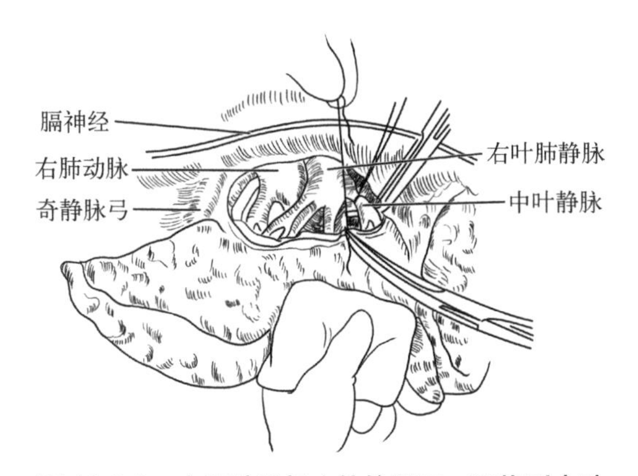

图 13-2-9　在两肺裂相交处的深面，可找到中叶动脉。一般为 2 支，结扎后切断

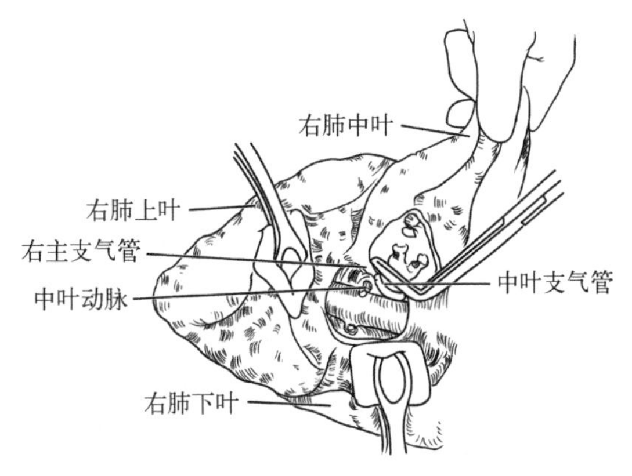

图 13-2-10　解剖出中叶支气管，于根部结扎或缝扎后切断

3. *右肺下叶切除术*　如图 13-2-11 ～图 13-2-13 所示。

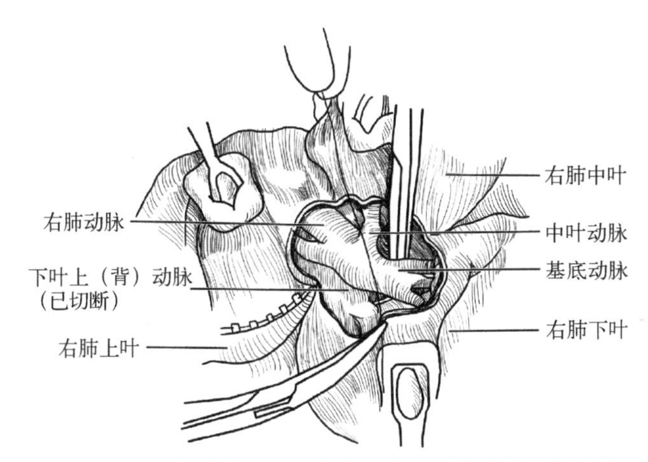

图 13-2-11　先结扎、切断背段动脉，再处理基底部动脉

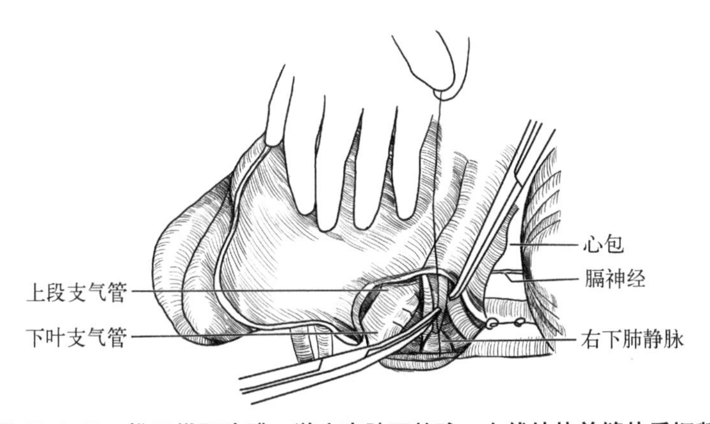

图 13-2-12　推开纵隔胸膜，游离出肺下静脉，套线结扎并缝扎后切断

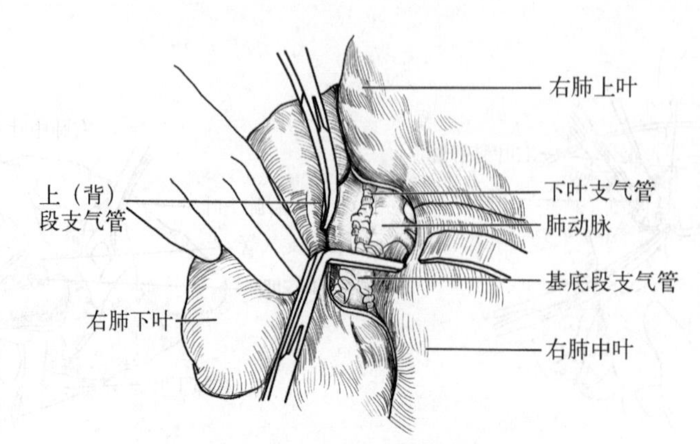

图 13-2-13 游离出下叶支气管
先将背段支气管切断缝合，再处理基底段支气管

4. *左肺上叶切除术* 如图 13-2-14 ～图 13-2-16 所示。

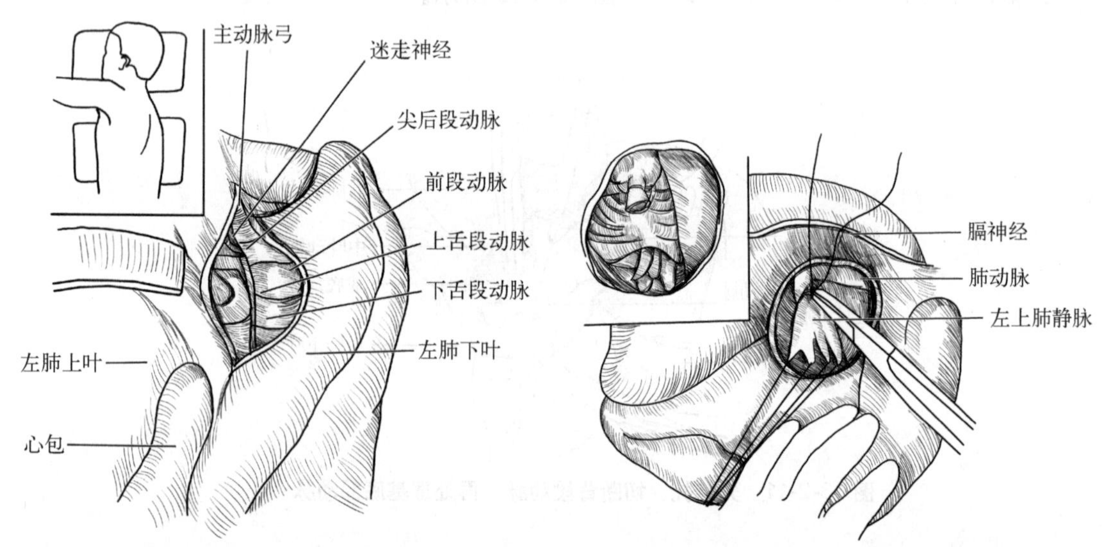

图 13-2-14 尖后段动脉、前段动脉、上舌段动脉及下舌段动脉

图 13-2-15 显露肺上静脉，结扎后切断

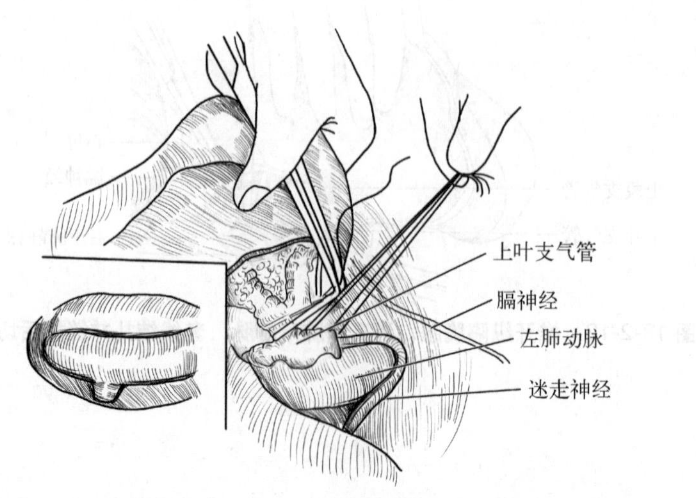

图 13-2-16 游离出上叶支气管，缝牵引线后切断支气管，缝合残端

5. *左肺下叶切除术* 如图13-2-17～图13-2-20所示。

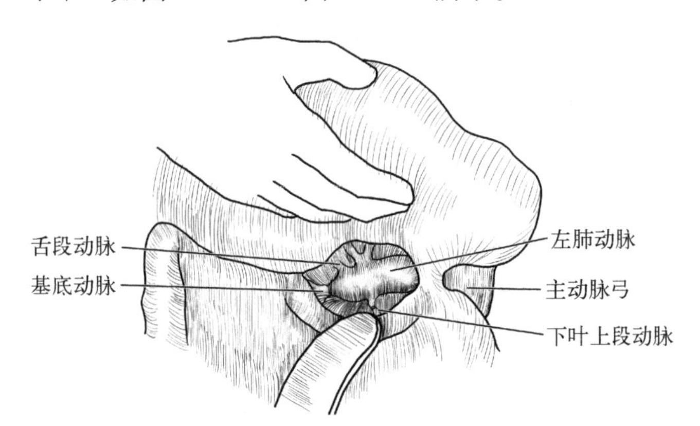

图13-2-17 肺下叶动脉

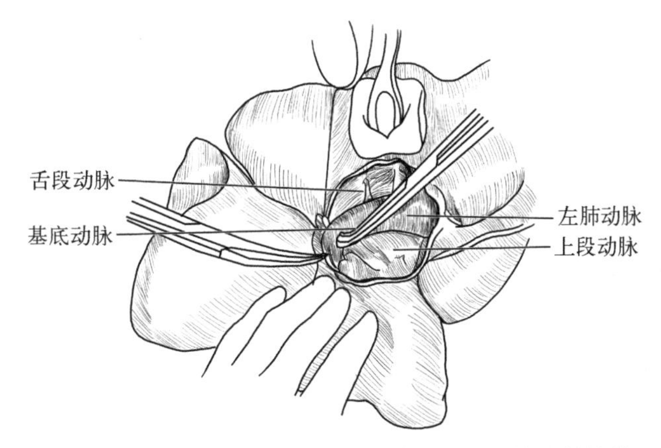

图13-2-18 自下舌段动脉下方游离出基底段动脉，结扎并缝扎后切断

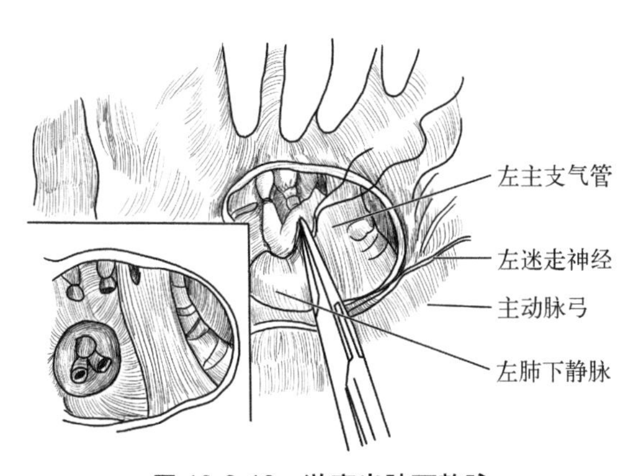

图13-2-19 游离出肺下静脉

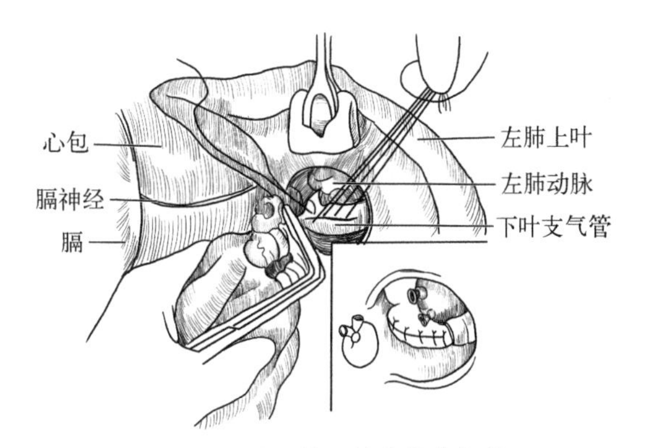

图13-2-20 处理基底段支气管

第三节 胸膜剥脱术

【适应证】

1. 慢性脓胸肺。
2. 慢性脓胸无合并症者。
3. 机化性和凝固性血胸。
4. 特发性胸膜纤维化。

【禁忌证】

1. 有急性感染灶存在。
2. 患者身体虚弱，全身情况差，不能承受手术创伤者。

【麻醉方式】 最常用的麻醉方法是静脉复合麻醉。低温麻醉和术中控制性低血压可减少失血量。

【手术体位】 侧卧位。

【手术切口】 改良后外侧切口。

【手术步骤及手术配合】

手术步骤	手术配合
1. 手术野常规消毒皮肤、铺单	同“肺叶切除术”配合
2. 切开皮肤、皮下组织、肌层	切口边缘各置1块纱布。递22#刀、有齿镊，切开皮肤，电刀切开皮下组织、肌层，电凝止血。递骨膜分离器分离骨膜，递肋骨分离钩分离肋骨内侧骨膜
3. 结扎骨膜下方的肋间神经和血管束	递纱布，钳带4#丝线结扎血管，并剪断，电刀切开骨膜及肌纤维，进入外层胸膜，用手指或钳夹“花生米”钝性分离胸内粘连，置入肋骨牵开器
4. 剥离增厚胸膜	递组织剪或长无齿镊分离胸膜粘连，吸引器抽吸脓液，分离增厚胸膜至正常胸膜边缘
5. 用抗生素的温盐水或稀释碘伏盐水反复清洗胸腔，并检查肺部有无漏气	递吸引器吸出冲洗液，用纱布擦拭肋膈角等处沉积物。观察水中有无气泡，如有则应仔细缝合。递6×17圆针、1#丝线间断缝合。电凝或结扎出血点
6. 放置胸腔引流管	放置2根28#或36#胸腔闭式引流管，递9×28角针、7#丝线固定
7. 缝合胸膜、肌层	递13×34圆针、7#丝线间断缝合，递肋骨合并器拉拢肋骨，递13×34圆针、7#丝线间断缝合肌层
8. 接胸腔引流瓶	接水封瓶闭式引流
9. 缝合皮肤、皮下组织	递酒精棉球消毒皮肤，递9×28圆针、4#丝线缝合皮下，9×28角针、1#丝线间断缝合皮肤或4-0#可吸收线皮内缝合。纱布、棉垫覆盖，包扎切口

【相关解剖知识】 见图 13-3-1 ～图 13-3-6。

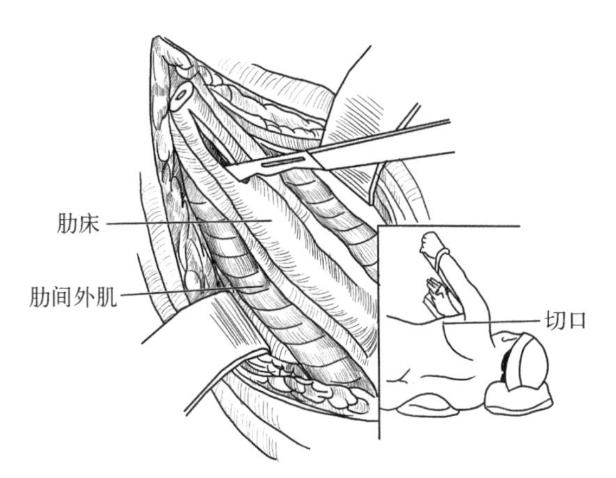

图 13-3-1 切开肋床及壁层胸膜纤维板，吸尽脓液

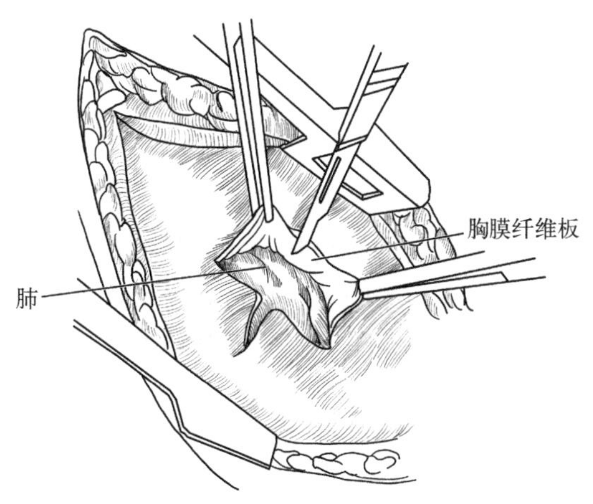

图 13-3-2 “十”字切开脏层纤维板，肺即膨出

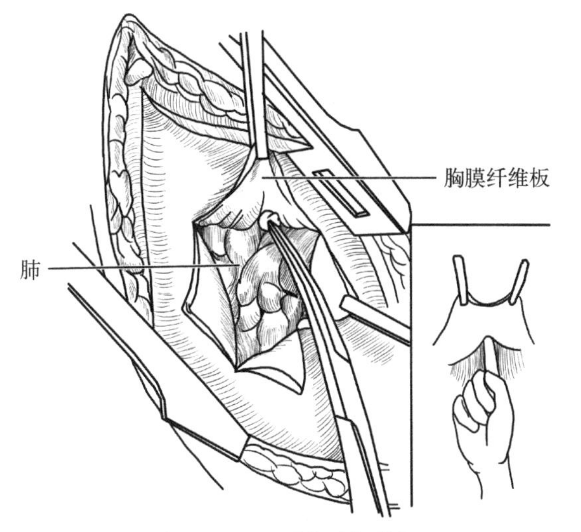

图 13-3-3 剥离肺纤维板

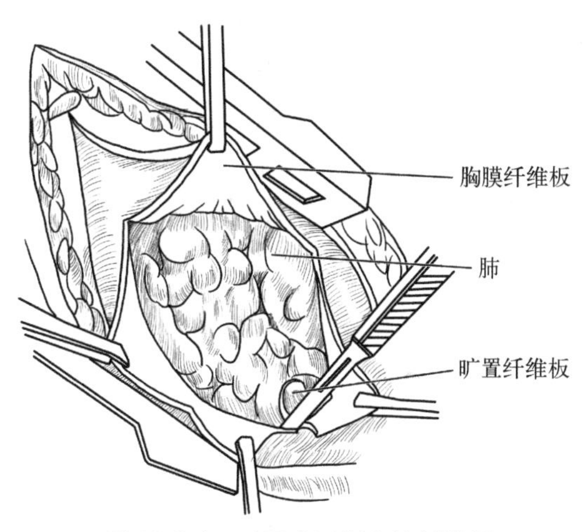

图 13-3-4 旷置难以剥离的纤维板

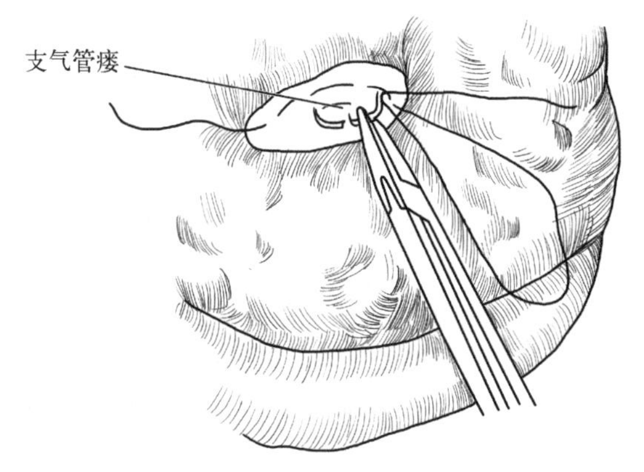

图 13-3-5 肺表面的支气管瘘局部切除或缝合

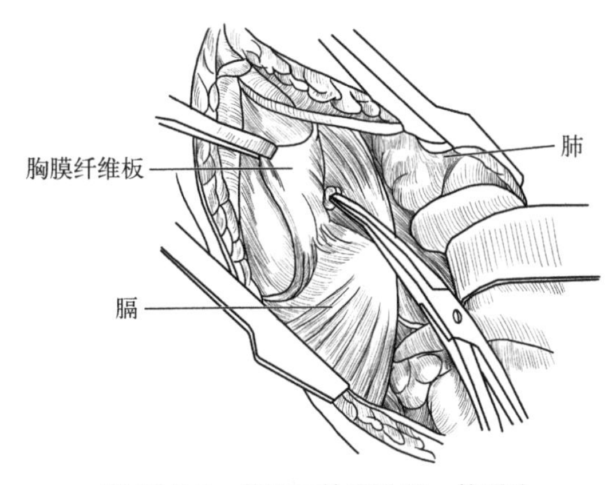

图 13-3-6 将膈面的纤维板一并剥除

第四节　全肺切除术

【适应证】

1. 左全肺切除

(1) 左肺动脉近端受累，解剖和游离比较困难。

(2) 斜裂内肺动脉被肿瘤和肿大淋巴结侵犯，使得肺叶切除术非常困难。

(3) 上、下肺静脉汇合处受累，须切除一小部分左心房壁。

(4) 左上、下叶支气管分嵴处广泛受侵，难以进行支气管成形术。

2. 右全肺切除

(1) 右肺动脉近端受侵。

(2) 巨大的中心型肺癌、累及 3 个肺叶。

(3) 肿瘤及转移淋巴结能全部切除。

(4) 心肺功能良好。

(5) 年龄一般不超过 65 岁。

【麻醉方式】 采用双腔气管插管或单侧支气管插管，全身麻醉。

【手术体位】 侧卧位。

【手术切口】 右或左后外侧切口。经第 6 肋骨床中线或第 7 肋骨上缘切口。

【手术步骤及手术配合】

手术步骤	手术配合
1. 手术野常规消毒皮肤、铺单。切开皮肤、皮下组织进入胸腔	改良后外侧切口常规配合
2. 探查胸腔	递钳夹“花生米”或电刀分离肺与胸膜粘连，探查病变的所在位置、范围、性质、病变与附近脏器的关系和肺门活动，确定全肺切除术
3. 游离肺动脉、肺静脉并结扎	
(1) 右全肺叶切除	将肺向上牵引，递大弯血管钳钳夹下肺韧带，组织剪剪断，递 7# 丝线结扎。递组织剪、直角钳、长无齿镊，游离下肺静脉，递 4# 丝线或 7# 丝线结扎，6×17 圆针、4 丝线缝扎，切断。同法处理右上肺静脉。递长无齿镊、长组织剪，剪开奇静脉下方及肺门前方的纵隔胸膜。显露右肺动脉主干及分支，递直角钳钳夹 7# 或 4# 丝线结扎肺动脉分支及右上肺静脉，递 7# 丝线结扎右肺动脉主干，6×17 圆针、4# 丝线缝扎或递 4-0 涤纶线缝合加固
(2) 左全肺切除	上、下肺静脉处理同右全肺切除。递长组织剪、长无齿镊在主动脉弓下缘下方切开纵隔胸膜向肺门延伸，递血管钳夹“花生米”钝性分离肺门的疏松组织，显露左肺动脉主干及左上肺静脉，递直角钳钳夹 7# 或 4# 丝线分别结扎，6×17 圆针、4# 丝线分别缝扎一次，切断
4. 游离、切断支气管	递心耳钳、大直角钳分别钳夹支气管，递 10# 刀切断，递酒精棉球擦拭，递 3-0 可吸收线连续缝合支气管残端。递 9×17 圆针、4# 丝线缝合支气管残端周围胸膜，包埋残端

续表

手术步骤	手术配合
5. 冲洗胸腔，常规关胸	温水冲洗胸腔，检查有无漏气，清点器械敷料无误后，放置胸腔引流管并缝合固定。递 13×34 圆针、10# 丝线缝合胸膜，血管钳固定，或 0# 涤纶线缝合，缝毕递肋骨合拢器拉拢，缝线打结。递 13×34 圆针、7# 丝线缝合肌层，13×34 圆针、4# 丝线缝合皮下组织，递 4-0# 角针可吸收线连续皮内缝合，亦可用皮肤缝合器缝合。术毕夹闭胸腔闭式引流管

【相关解剖知识】 见图 13-4-1 ～图 13-4-6。

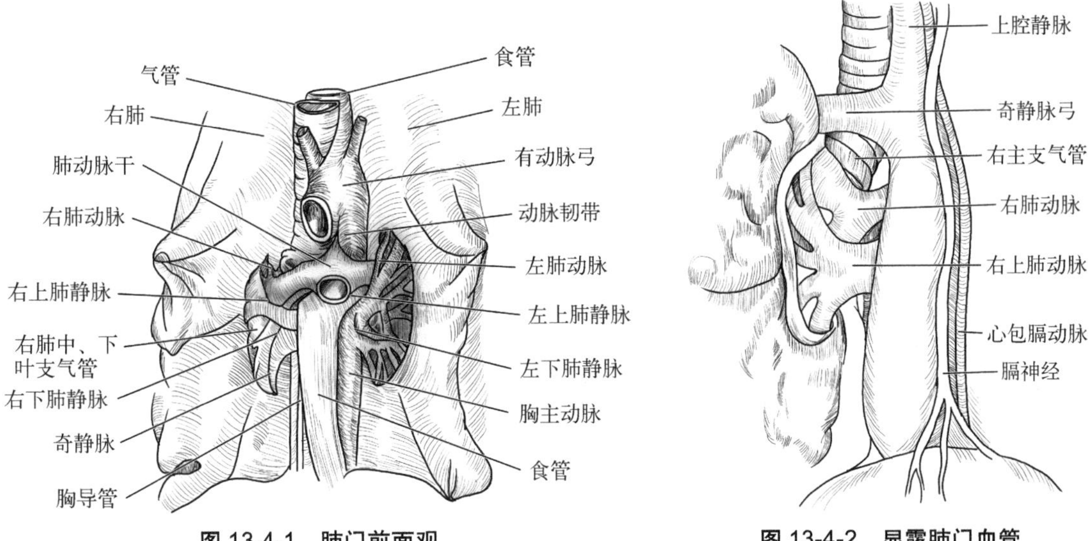

图 13-4-1　肺门前面观

图 13-4-2　显露肺门血管

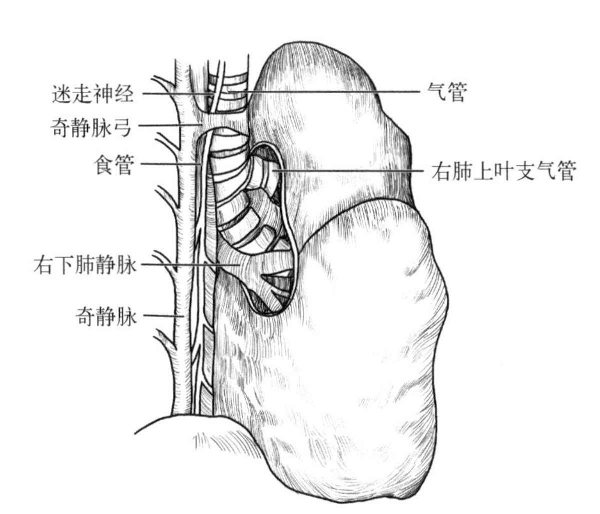

图 13-4-3　显露肺门血管

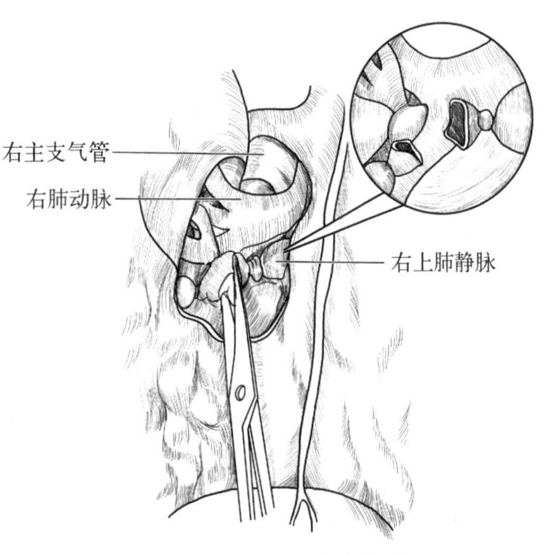

图 13-4-4　切断上叶静脉

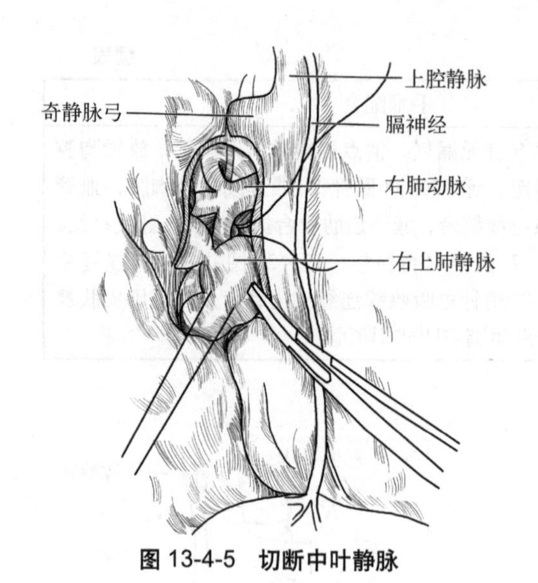

图 13-4-5 切断中叶静脉

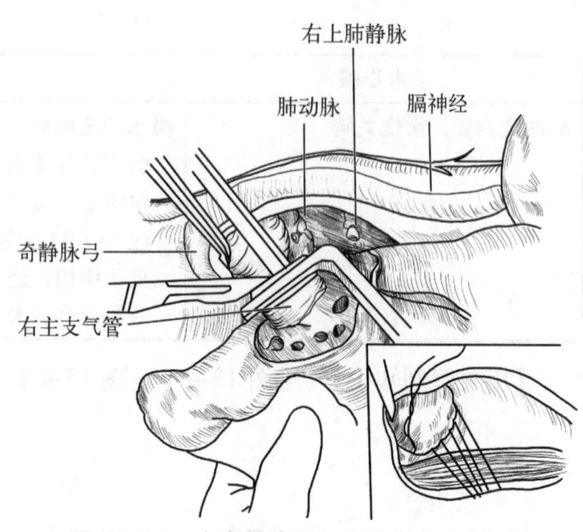

图 13-4-6 在奇静脉弓下方游离右主支气管

第五节 食管裂孔疝手术

食管裂孔疝是指胃的一部分或其他腹腔脏器经膈肌的食管裂孔进入胸腔内，临床并不少见。在正常情况下，腹内压比胸膜腔内压高 10 ～ 20mmHg，最大吸气时胸腹腔压差增加最为明显，自然形成胸腔的吸力，使胃容易从腹腔进入胸腔，如食管裂孔过大，就容易发生裂孔疝。

【适应证】

1. 经内科治疗症状无好转者。

2. 有并发症的食管裂孔疝，如合并严重的食管炎、溃疡、出血、狭窄、幽门梗阻、十二指肠溃疡、胆石症或肺部并发症及出现疝内容物嵌顿、绞窄或扭转者。

3. 食管裂孔疝和食管旁疝，引起呼吸循环功能障碍。

4. 食管裂孔疝怀疑有癌变者。

【麻醉方式】 全身麻醉，气管内插管。

【手术体位】 右侧卧位（经胸途径），仰卧位（经腹途径）。

【手术切口】 左胸后外侧切口，经第 7 或第 8 肋间进胸或左上腹部正中切口或旁正中切口。

【手术步骤及手术配合】

经胸途径：

手术步骤	手术配合
1. 手术野常规消毒皮肤、铺单，切开皮肤、皮下组织进入胸腔	改良后外侧切口常规配合
2. 探查胸腹腔	递长无齿镊、长组织剪分离粘连，血管钳带 4# 丝线结扎止血。必要时直角钳夹带 4# 丝线结扎左下肺韧带并切断。探查贲门和胃部疝入的情况及食管裂孔的大小

续表

手术步骤	手术配合
3. 还纳疝内容物	递长无齿镊、长组织剪剪开食管下段的纵隔胸膜，弯血管钳钳夹4#丝线结扎出血点或电凝止血。游离食管下段，递直角钳绕一大纱布牵引食管，电刀切开疝囊颈，钝性游离并剪除多余疝囊组织，经裂孔将食管腹段及胃贲门还纳入腹腔。递6×17圆针、7#丝线间断缝合
4. 固定贲门胃底	递6×17圆针、4#丝线环形缝合固定膈肌裂孔的腹侧面，以同法将胃底与膈肌腹侧面平行缝合固定3～4针
5. 修补裂孔	递9×28圆针、7#或10#丝线将膈肌脚肌束间断缝合，关闭扩大的食管裂孔
6. 放置引流管，关闭胸壁切口	递13×34圆针、10#丝线或0#涤纶线缝合胸膜，血管钳固定，缝毕递肋骨合拢器拉拢，缝线打结
7. 缝合肌层、皮下及皮肤	递9×28圆针、7#丝线缝合肌层，4#丝线缝合皮下组织，递9×28角针、4#丝线缝合皮肤或递4-0#角针可吸收线连续皮内缝合

经腹途径：

手术步骤	手术配合
1. 手术野常规消毒皮肤、铺单、进腹	递擦皮钳夹小纱布蘸碘酒、酒精消毒皮肤，铺治疗巾，腹口贴术前膜。递22#刀切开皮肤，递电刀切开皮下组织及肌肉，电凝止血或结扎止血。切口两旁各置一块湿纱垫，递腹腔自动牵开器显露手术野
2. 还纳疝，修补裂孔	递湿纱垫，将胃及贲门向下牵拉，还回腹腔，递9×28圆针、7#丝线间断缝合右膈肌脚肌束2～3针。递6×17圆针、4#丝线将贲门下方的胃底部与膈肌缝合数针固定
3. 检查止血	递湿纱垫清理腹腔积血，递弯血管钳钳夹出血点，钳带4#丝线结扎或电凝止血。清点器械、纱布、纱垫、缝针
4. 依层缝合腹壁	大量生理盐水冲洗腹腔，放置引流管，关腹清点器械、纱布、纱垫、缝针。逐层缝合

【相关解剖知识】 见图13-5-1～图13-5-11。

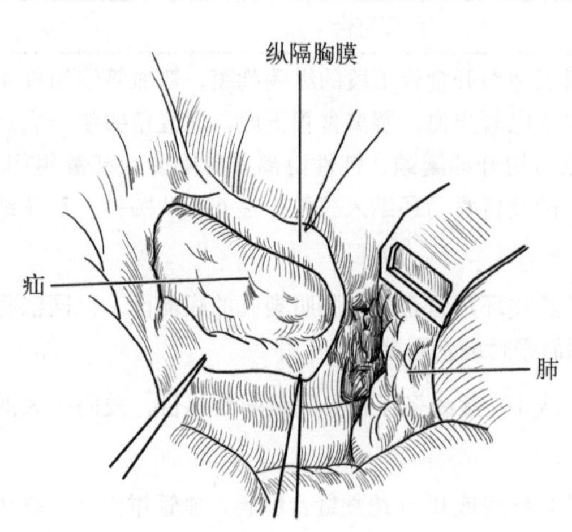

图 13-5-1 切开纵隔胸膜，显露疝囊和食管下端

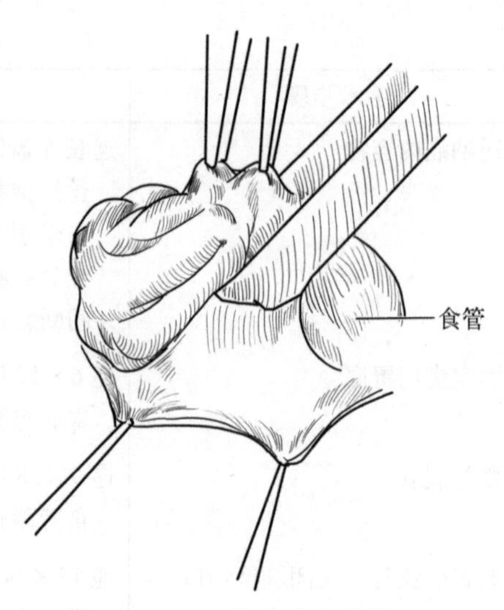

图 13-5-2 下段食管套纱带牵引

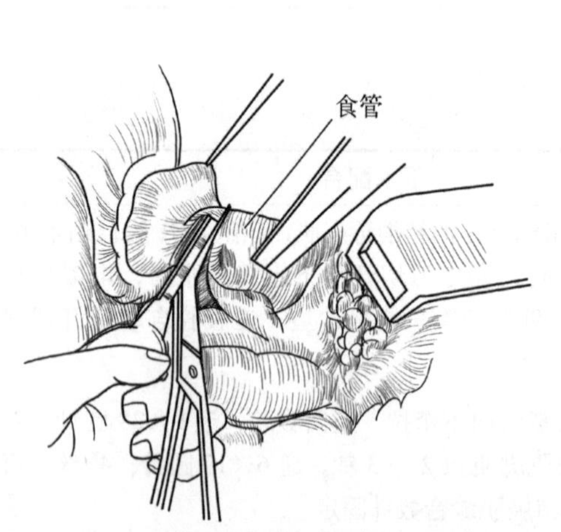

图 13-5-3 剪开松弛的膈食管韧带

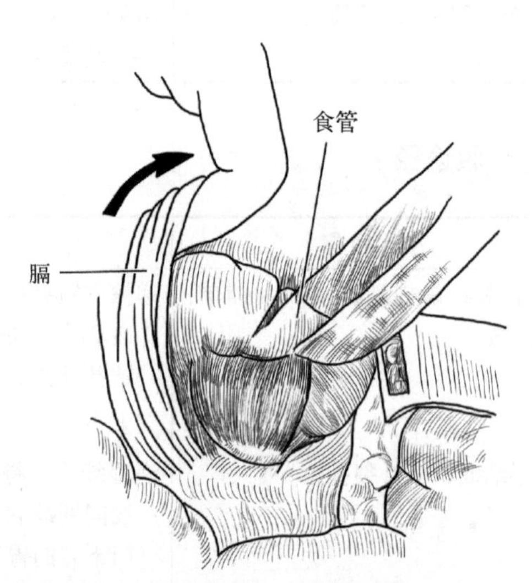

图 13-5-4 游离出下段食管和贲门，钝性分离出膈肌脚

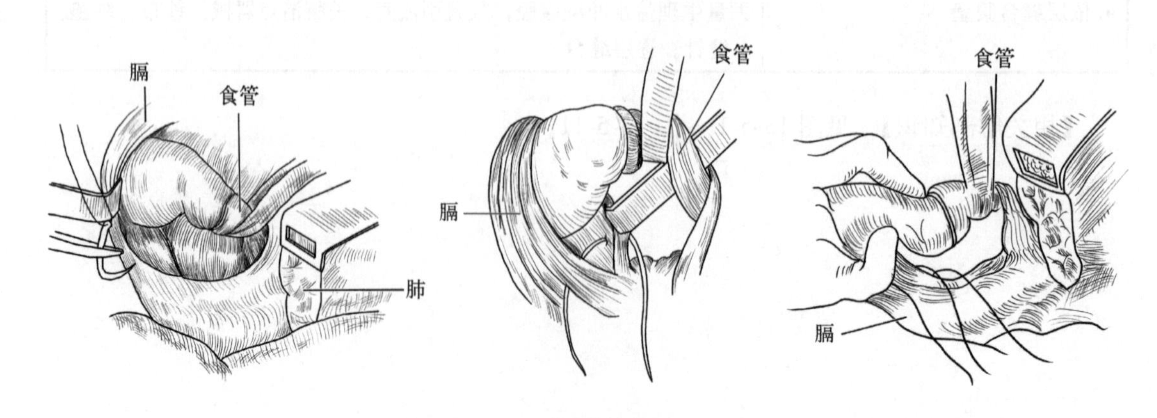

图 13-5-5 间断缝合膈肌脚两缘

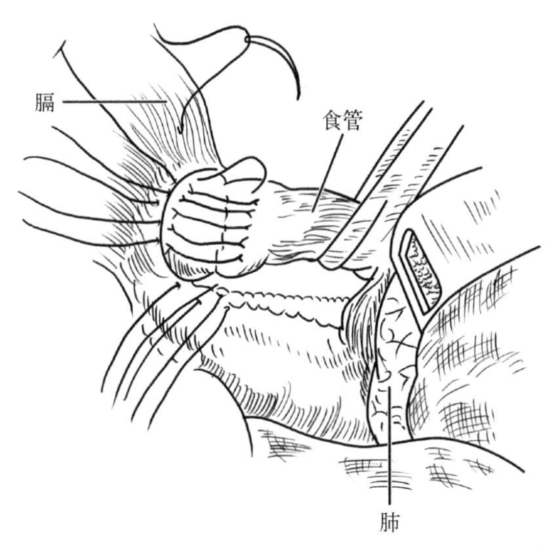

图 13-5-6　膈食管韧带游离缘与膈肌裂孔做褥式缝合

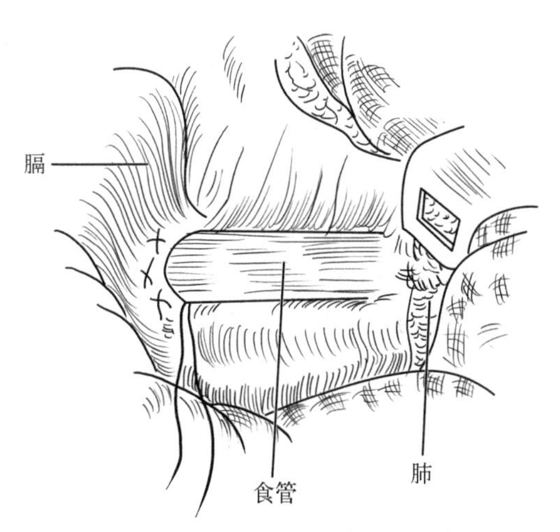

图 13-5-7　结扎裂孔前方的缝线

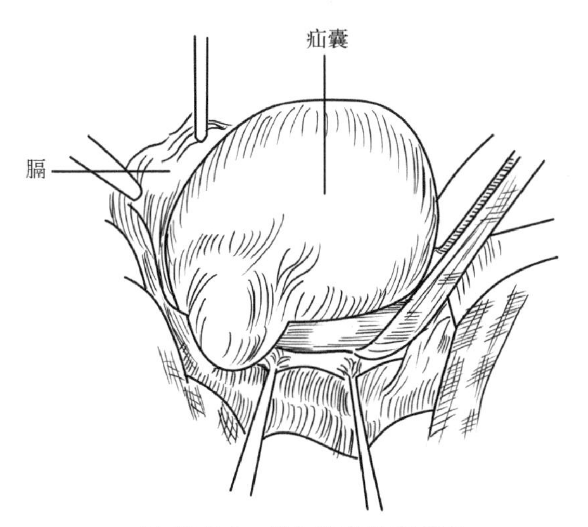

图 13-5-8　突入胸腔的疝囊胃

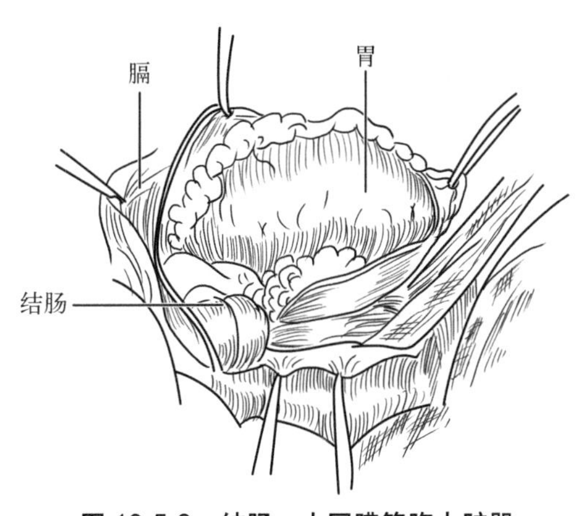

图 13-5-9　结肠、大网膜等腹内脏器

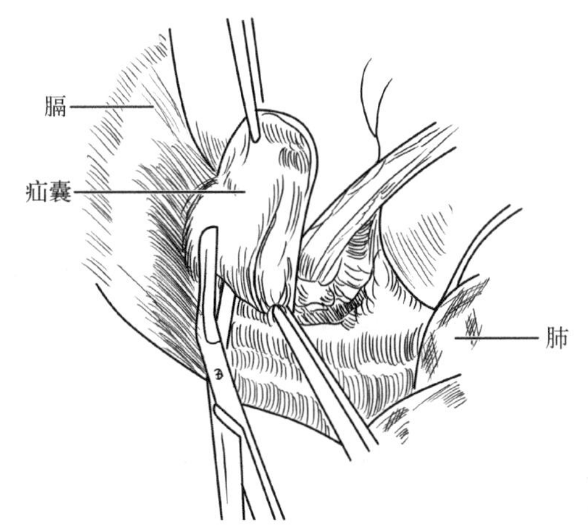

图 13-5-10　疝内容物回纳腹腔，剪去多余的疝囊及脂肪组织

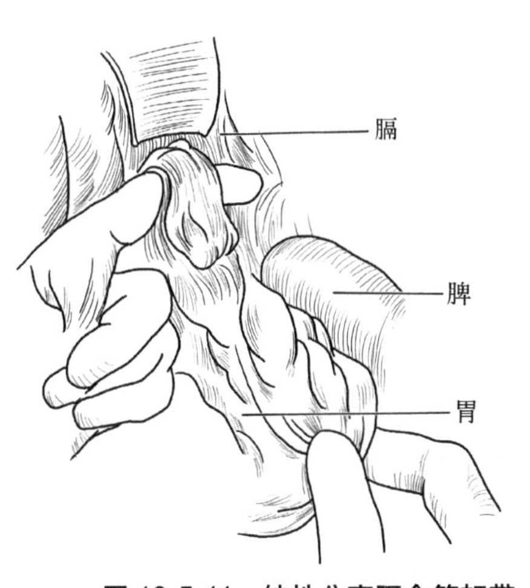

图 13-5-11　钝性分离膈食管韧带

第六节　食管下段癌根治术

【适应证】 食管癌。

【禁忌证】

1. 临床X线等检查证实食管病变广泛并累及邻近器官，如气管、肺、纵隔、主动脉等。

2. 有严重心肺或肝肾功能不全或恶病质不能耐受手术者。

一经确诊，身体条件允许即应采取手术治疗。根治性手术根据病变部位和患者具体情况而定。原则上应切除食管大部分，食管切除范围应距肿瘤5cm以上。

【麻醉方式】 全身麻醉，双腔管气管插管。

【手术体位】 右侧卧位。

【手术切口】 左侧改良后外侧切口。

【手术步骤与手术配合】

手术步骤	手术配合
1. 手术野常规消毒皮肤、铺单	改良后外侧切口常规配合
2. 切开皮肤，皮下组织、肌肉	递22#刀，有齿镊切开皮肤，递电刀切开皮下组织及肌肉、骨膜电凝止血或结扎止血
3. 切开前锯肌、背阔肌	递电刀切开，中弯血管钳钳夹出血点，4#或7#丝线结扎或电凝止血
4. 游离斜方肌、背阔肌与大菱形肌，切断附着在脊突的筋膜束	递中弯血管钳钳夹游离，电刀切断
5. 经肋骨下缘进入胸腔。探查病变，检查胸主动脉旁有无淋巴结转移及粘连等现象	
6. 将肺向前方牵开，显露后纵隔	递长镊夹持湿纱垫覆盖左肺、大S状拉钩或压肠板折弯将肺叶牵开
7. 于膈上纵行切开纵隔胸膜，游离、牵引食管及迷走神经，显露食管下段	递长镊，长组织剪剪开胸膜，递长弯血管钳游离并钳夹出血点、4#丝线结扎，递中弯血管钳将束带穿过食管作牵引
8. 于食管裂孔左前方、肝脾之间切开膈肌，向内至食管裂孔、向外至胸壁切口前方扩大切口	递长镊，10#刀切开膈肌一小口、中弯血管钳2把夹提切缘，长组织剪扩大，电刀切开。4#丝线结扎或6×17圆针、7#丝线缝扎止血
9. 缝扎膈肌角处的膈动脉	递长镊，长弯血管钳分离，中弯血管钳钳带4#丝线结扎、6×17圆针4#丝线加固缝扎1针，10#刀切断
10. 游离胃体	
（1）经膈肌切口提起胃体	递长镊提起
（2）于胃大弯处切断大网膜	递中弯血管钳分离、钳夹，组织剪剪断，4#丝线结扎
（3）处理胃网膜左动脉	递中弯血管钳分离，中弯血管钳3把钳夹、10#刀切断，中弯血管钳带双4#丝线结扎近、远端，近端6×17圆针、4#丝线加固缝扎1针

续表

手术步骤	手术配合
(4) 向左分离胃短韧带并逐支处理胃短动脉，分离胃膈韧带；向右分离胃结肠韧带至幽门下（保留胃网膜右动脉血管弓）	递长镊，长弯血管钳分离、钳夹，长组织剪剪断，4# 丝线结扎或电凝止血
(5) 处理小网膜，分离、钳夹、切断胃左动脉	递中弯血管钳分离，再递中弯血管钳 3 把钳夹、15# 刀切断，中弯血管钳带双 4# 丝线结扎近、远端，近端 6×17 圆针、4# 丝线加固缝扎 1 针
(6) 再次游离幽门部	递长镊，中弯血管钳钳夹止血，4# 丝线结扎或电凝止血
11. 距贲门 3 ～ 5cm 处的胃体部断胃	递扣扣钳 2 把钳夹胃体，长镊夹持湿纱垫保护切口周围；递 10# 刀切断、酒精棉球消毒断端；将胃内容物污染的血管钳、手术刀放入指定盛器，不可再用于其他组织分离、钳夹
12. 缝合胃切口两端	递长镊，6×17 圆针、4# 丝线褥式缝合远端，6×17 圆针、1# 丝线“8”字缝合浆肌层、包盖残端；9×17 圆针、双 4# 丝线缝合近端
13. 由下自上游离食管，广泛切除其邻近淋巴脂肪组织（争取在较高部位切除食管）	递湿纱布包裹手指钝性分离
14. 距癌肿 7cm 以上切除食管（于主动脉弓上食管吻合）	递大直角钳钳夹食管，组织剪切除；灭菌避孕套 1 只套住食管近端，7# 丝线绑扎
15. 游离食管至主动脉弓上，将近端食管提至主动脉弓上	递中弯血管钳带布带或 8F 导尿管穿过食管牵引，组织剪分离
16. 食管胃吻合（手工吻合）	
(1) 缝合胃前壁与食管后壁浆肌层	递长镊，6×17 圆针、4# 丝线间断 5 ～ 6 针，蚊式钳牵引两端缝线
(2) 于缝合线下方 0.5cm 处切开胃浆肌层（切口长度与食管宽度相当），缝扎黏膜下血管	递 10# 刀切开，6×17 圆针、1# 丝线缝扎
(3) 剪开胃黏膜	递 10# 刀切一小口、组织剪剪开扩大，吸引器头吸净胃内容物，递酒精棉球消毒切口
(4) 全层缝合胃及食管后壁	递长镊，6×17 圆针、4# 丝线间断缝合
(5) 将胃管自食管拉出放入胃内	递长镊协助送管，巡回护士重新固定鼻处胃管
(6) 切断食管后壁	递 10# 刀切断，将食管及部分胃组织放入弯盘中
(7) 全层内翻缝合前壁内层（吻合口大小以能通过拇指为宜），包套住吻合口	递长镊，6×14 圆针、4# 丝线全层内翻缝合

续表

手术步骤	手术配合
(8) 将胃与周围纵隔胸膜、侧胸壁缝合固定，减少吻合口张力	递 9×28 圆针、4# 丝线缝合数针
(9) 检查胃左动脉结扎处及食管沟，彻底止血	递长镊检查，中弯血管钳钳夹止血、1# 丝线结扎或电凝止血
17. 缝合膈肌，缝合固定胃通过膈肌处防止术后切口疝发生	缝合器械、纱布、缝针，递 9×17 圆针、7# 丝线“8”字缝合
18. 冲洗胸腔（若手术损伤对侧胸膜，可修补或扩大胸膜破口使之完全敞开，于关胸前由破口放入胸腔引流管于胸腔）	递生理盐水冲洗，递 11# 刀，中弯血管钳放置胸腔引流管，9×28 圆针、4# 丝线缝合固定
19. 关胸	清点器械、纱布、纱垫、缝针，逐层缝合

【相关解剖知识】 见图 13-6-1 ～图 13-6-4。

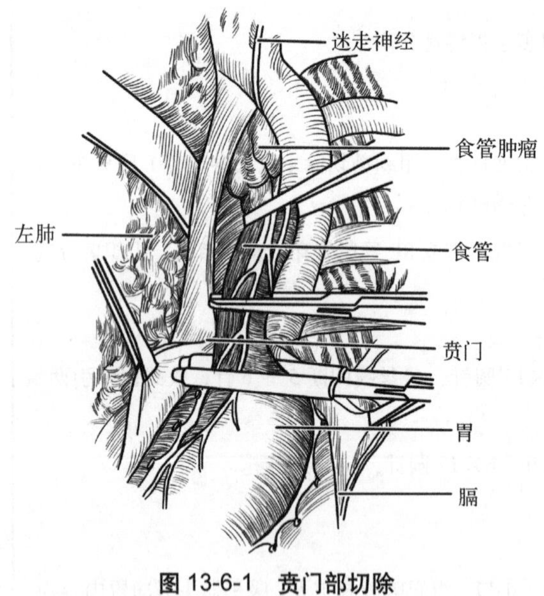

图 13-6-1 贲门部切除

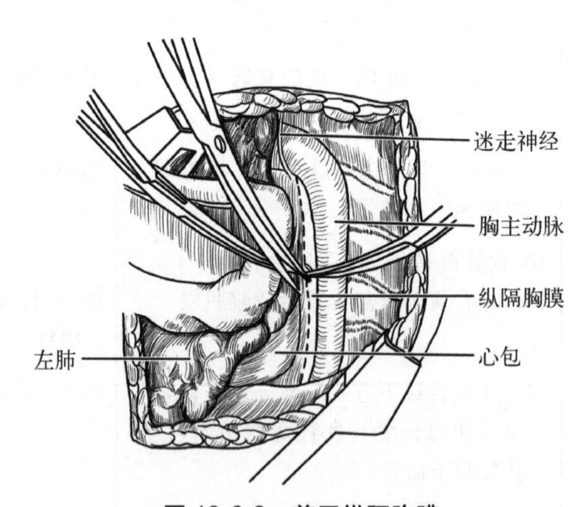

图 13-6-2 剪开纵隔胸膜

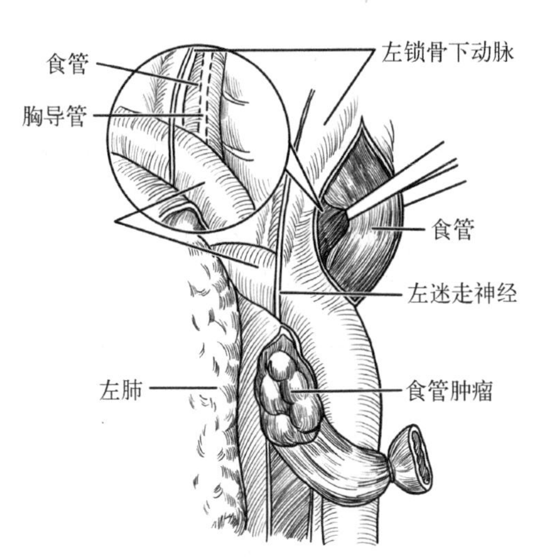

图 13-6-3 游离食管

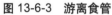

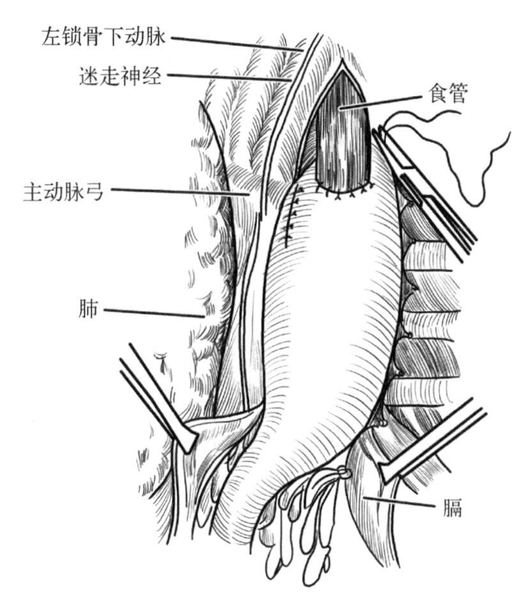

图 13-6-4 细丝线将胃壁与后胸壁间断固定

第七节 胸壁结核病灶清除术

【适应证】

1. 病灶一期切除及缝合，适用于围绕锁骨中线、腋前线、腋中线及腋后线附近的胸壁结核，遮盖病变部位的皮肤正常或窦道较小，脓液较少且无急性混合感染，肺及胸膜无病变者。

2. 蝶形手术适用于胸骨结核、胸锁关节及胸骨旁的胸壁结核病例。

【禁忌证】 病情尚不稳定，其他部位有活动性结核病灶者，暂不行手术治疗。

【麻醉方式】 根据手术所涉及的部位和范围，适当选择麻醉方式。

【手术体位】 视手术部位而定。

【手术切口】 视病变部位选择。

【手术步骤及手术配合】

手术步骤	手术配合
1. 手术野常规消毒皮肤、铺单	递擦皮钳夹小纱布蘸碘酒、酒精消毒皮肤，递中单及胸单，贴术前膜
2. 切开皮下、肌膜肌肉到达肋（胸）骨及周边	递 22# 刀切开皮肤，电刀切开皮下组织及肌层，递甲状腺拉钩，将两侧肌肉牵开；递 22# 刀或组织剪分离肌层及脓肿壁；递中弯血管钳钳夹止血，4# 丝线结扎组织或电凝止血
3. 清除脓腔	备好吸引器，随时吸取脓液。递组织剪、中弯血管钳、钳夹“花生米”分离，切除脓肿壁。用手指或探针探查是否有深部脓肿，确定后，递骨膜分离器分离骨膜，肋骨剪及肋骨咬骨钳切除肋骨，显露脓腔底，递刮匙及吸引器清除脓腔底表面干酪样坏死组织。递温盐水，彻底清洗脓腔

续表

手术步骤	手术配合
4. 游离附近肌瓣填于脓腔	递 10# 刀或组织剪游离附近肌瓣充填脓腔。递 6×17 圆针、4# 丝线缝合固定
5. 检查，冲洗伤口	递温盐水冲洗伤口，脓腔内放置抗结核及其他抗菌药物，根据情况放置引流
6. 缝合、覆盖切口	递 13×34 圆针、7# 丝线间断缝合肌层。递 9×28 圆针、1# 丝线缝合皮下组织，递 9×28 角针、1# 丝线缝合皮肤，递纱布、棉垫加压包扎伤口

【相关解剖知识】 见图 13-7-1、图 13-7-2。

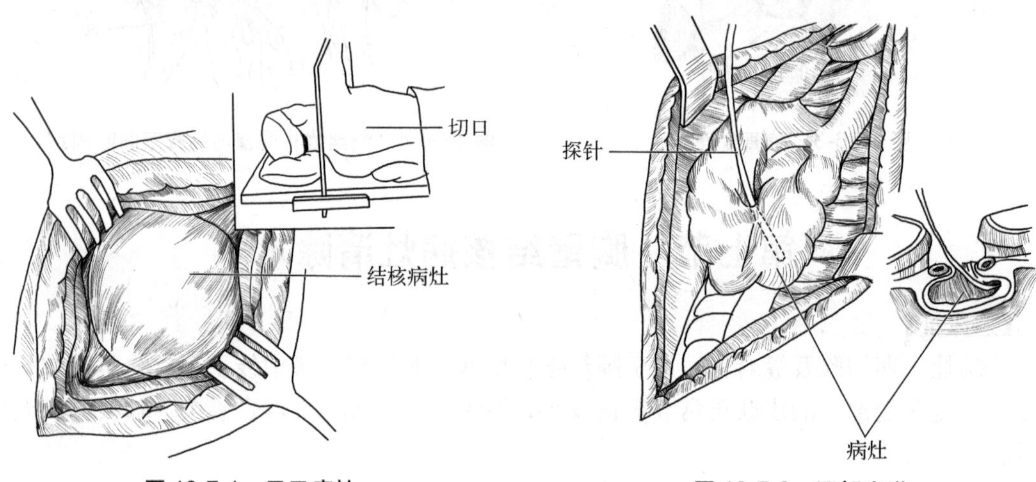

图 13-7-1　显示病灶　　　图 13-7-2　深部窦道

第八节　纵隔肿瘤切除术

【适应证】 纵隔肿瘤及囊肿。

【麻醉方式】 全身麻醉，气管内插管。

【手术体位】 仰卧位、半侧卧位或侧卧位（根据手术切口而定）。

【手术切口】

1. 前纵隔肿瘤　前胸外侧切口。
2. 后纵隔肿瘤　后外侧切口。
3. 前上纵隔肿瘤及双侧性前纵隔肿瘤　胸骨正中切口。
4. 胸内甲状腺　颈部切口，必要时部分劈开胸骨。

【手术步骤及手术配合】

后纵隔肿瘤切除：

手术步骤	手术配合
1. 手术野常规消毒皮肤、铺单	递擦皮钳夹小纱布蘸碘酒，消毒皮肤，铺治疗巾、中单、胸单，贴手术术前膜
2. 切开皮肤，皮下组织、肌肉	递22# 刀切开皮肤，递电刀切开皮下组织及肌肉、骨膜电凝止血或结扎止血
3. 切开胸膜，探查胸腔	递电刀切开胸膜，2块盐水垫保护切口创面。递大号肋骨牵开器牵开切口，递骨膜分离器剥离肋骨残端，甲状腺拉钩牵开，递棘突咬骨钳咬平肋骨残端，干盐水纱布止血。如肺与肋面粘连则先递中弯血管钳、组织剪、钳夹"花生米"分离粘连，1# 丝线结扎或电凝止血
4. 探查肿瘤情况及与纵隔、肺门部血管和神经的关系，分离瘤体	递湿纱垫保护胸壁切口软组织，递肋骨牵开器显露术野，递湿纱垫保护肺脏向前牵拉、显露肿瘤，用长组织剪剪开覆盖肿瘤的壁层胸膜，递大弯血管钳分离肿瘤的粘连组织。遇出血时，钳带4# 丝线结扎或6×17圆针、4# 丝线缝扎
5. 切除肿瘤	递2把长弯血管钳夹住肿瘤的基底部，组织剪或手术刀切下肿瘤，递9×17圆针、7# 丝线结扎蒂部止血
6. 检查有无出血	如有出血，钳带线结扎，渗血处用热盐水纱垫压迫止血或电凝止血
7. 放置胸腔引流管及关闭胸壁切口	递11# 刀于第6、7肋间腋后线处Trocar孔放置胸腔引流管，若为上肺叶切除同时于锁骨中线外侧第2肋间放置28# ～ 36# 胸腔引流管引流，清点器械、纱布、纱垫、缝针。递13×34圆针、10# 丝线缝合胸膜，或0# 涤纶线缝合，缝毕递肋骨合拢器拉拢，缝线打结。递13×34圆针、7# 丝线缝合肌层，4# 丝线缝合皮下组织，递9×28角针、1# 丝线缝合皮肤或递4-0# 角针可吸收线连续皮内缝合

前上纵隔肿瘤切除：

手术步骤	手术配合
1. 手术野常规消毒皮肤、铺单	递擦皮钳夹小纱布蘸碘酒、酒精消毒皮肤，铺中单、胸单，贴手术术前膜
2. 切开皮肤，皮下组织、肌肉	递22# 刀切开皮肤，递电刀切开皮下组织及肌肉、骨膜电凝止血或结扎止血
3. 锯胸骨	递直角钳分离胸骨柄后疏松结缔组织，钳夹"花生米"或胸骨后探条分离胸骨后疏松组织，递胸骨锯纵行锯开胸骨，骨膜电刀止血，骨髓腔骨蜡止血
4. 切开胸膜，探查胸腔	递电刀切开胸膜，2块纱垫保护切口创面。递大号肋骨牵开器牵开切口，递骨膜分离器剥离肋骨残端，甲状腺拉钩牵开，递咬骨钳咬平肋骨残端，干纱布止血。如肺与肋面粘连则先递中弯、组织剪、钳夹"花生米"分离粘连，1# 丝线结扎或电凝止血

续表

手术步骤	手术配合
5. 探查肿瘤情况及与纵隔、肺门部血管和神经的关系。分离瘤体	递纱垫保护胸壁切口软组织，递肋骨牵开器显露手术野，递湿纱垫保护肺脏向前牵拉、显露肿瘤，用长组织剪剪开覆盖肿瘤的壁层胸膜，递大弯血管钳分离肿瘤的粘连组织。遇出血时，钳带 4# 丝线结扎或 6×17 圆针、4# 丝线缝扎
6. 切除肿瘤	递 2 把长血管钳夹住肿瘤的基底部，组织剪或手术刀切下肿瘤，递 9×17 圆针、7# 丝线结扎蒂部止血
7. 检查有无出血	如有出血，钳带线结扎，渗血处用热盐水纱垫压迫止血或电凝止血
8. 放置胸腔引流管及关闭胸壁切口	递 11# 刀于第 6、7 肋间腋后线处 Trocar 孔放置胸腔引流管，若为上肺叶切除同时于锁骨中线外侧第 2 肋间放置 28# ～ 36# 胸腔引流管引流，清点器械、纱布、纱垫、缝针。递 13×34 圆针、10# 丝线缝合胸膜，中弯血管钳固定，或 0# 涤纶线缝合，缝毕递肋骨合拢器拉拢，缝线打结。递 9×28 圆针、7# 丝线缝合肌层，4# 丝线缝合皮下组织，递 4-0# 角针可吸收线连续皮内缝合

【相关解剖知识】 见图 13-8-1 ～图 13-8-5。

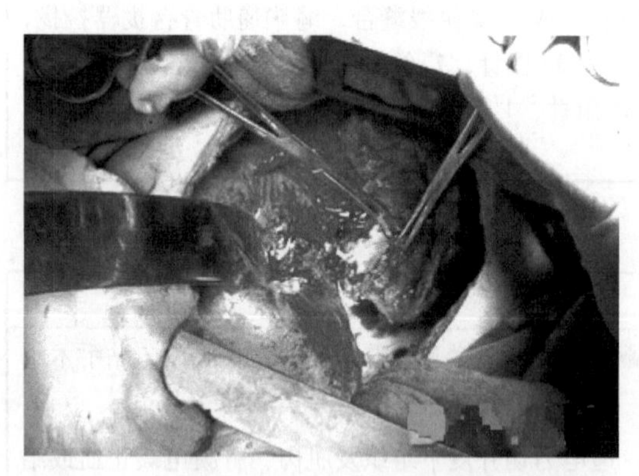

图 13-8-1 剪开纵隔胸膜，内流出大量白稠脓液

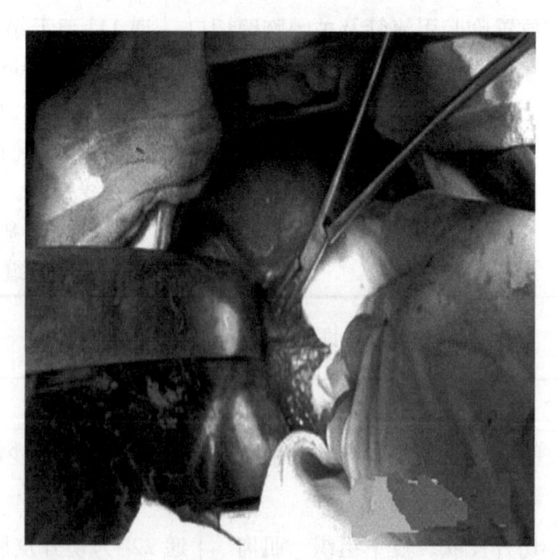

图 13-8-2 食管下段左侧有一 2cm 破口（血管钳指示）

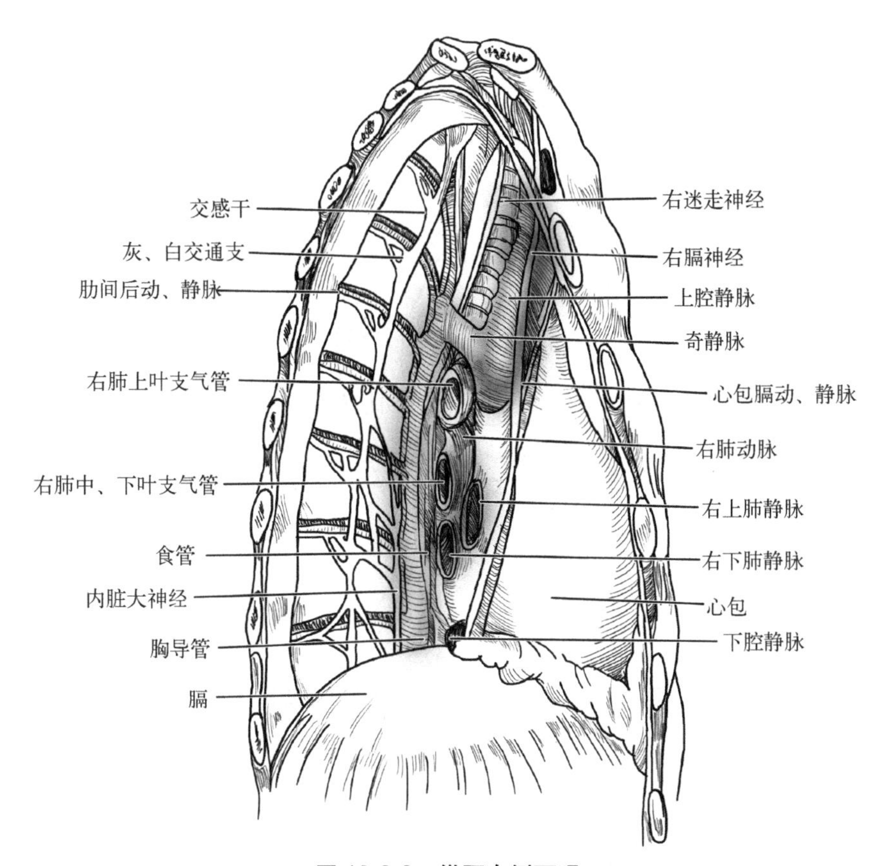
交感干
灰、白交通支
肋间后动、静脉
右肺上叶支气管
右肺中、下叶支气管
食管
内脏大神经
胸导管
膈
右迷走神经
右膈神经
上腔静脉
奇静脉
心包膈动、静脉
右肺动脉
右上肺静脉
右下肺静脉
心包
下腔静脉

图 13-8-3 纵隔右侧面观

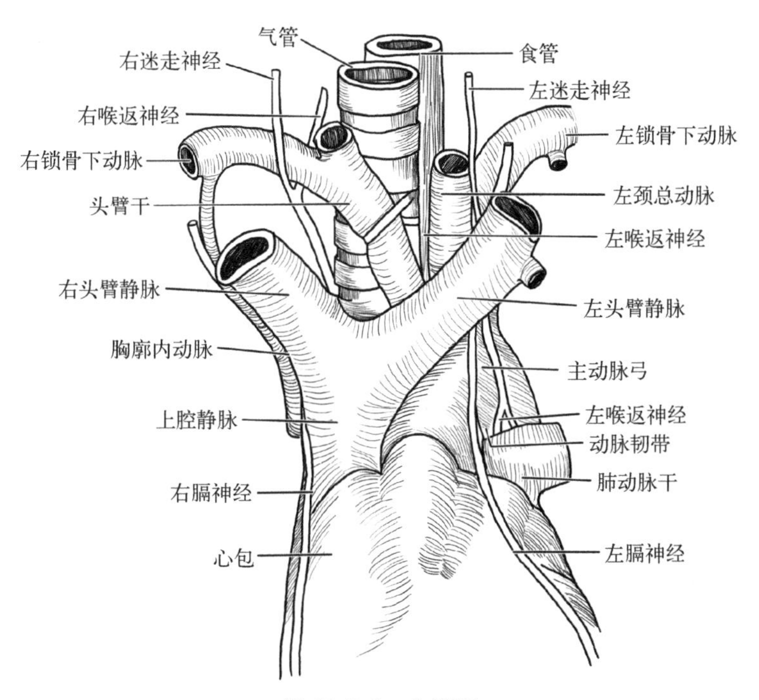
气管
右迷走神经
右喉返神经
右锁骨下动脉
头臂干
右头臂静脉
胸廓内动脉
上腔静脉
右膈神经
心包
食管
左迷走神经
左锁骨下动脉
左颈总动脉
左喉返神经
左头臂静脉
主动脉弓
左喉返神经
动脉韧带
肺动脉干
左膈神经

图 13-8-4 上纵隔

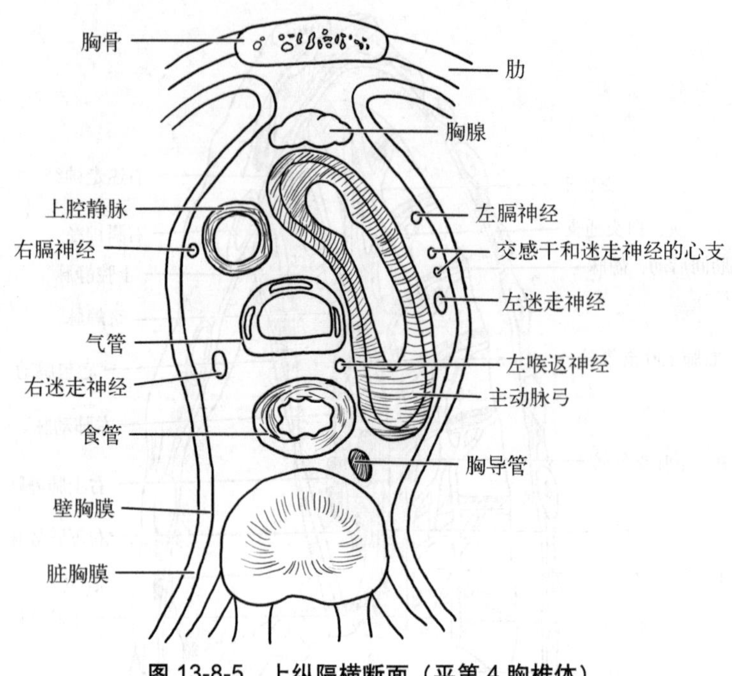

图 13-8-5　上纵隔横断面（平第 4 胸椎体）

第九节　单肺移植

【适应证】 主要是经内科治疗无效的终末期肺疾病。

1. 末期肺纤维化（功能Ⅲ级或Ⅳ级）是单肺移植最理想的适应证。因为保留的自体肺顺应性差、血管阻力高，这就促使通气和灌注都更多地转向移植肺。而且纤维化患者无慢性肺部感染，保留一侧自体肺也就无内在感染的风险。

2. 随着肺移植的发展，目前慢性阻塞性肺疾病（包括特发性肺气肿和继发于 α_1- 抗胰蛋白酶缺乏的肺气肿等）已成为单肺移植的主要适应证。尤其在年龄较大（＞ 60 岁）者，若接受双肺移植则风险较大。

3. 对原发性或继发性肺动脉高压者也有施行单肺移植的。这些患者的肺动脉＞ 8kPa (60mmHg)。

4. 单肺移植的受者标准应该是无其他系统的严重疾病，无明显的社会心理紊乱，年龄最好在 65 岁以下，肺疾病进行性加重，估计寿命不超过 12 ～ 24 个月，无恶性肿瘤病史。

【禁忌证】

1. 双侧肺化脓症、严重的冠心病、左心功能不全、不可逆的右心衰竭和肝肾衰竭等，是单肺移植的禁忌证。

2. 供者的标准是 ABO 血型相符，胸片清晰，吸入纯氧、呼末压 0.49kPa（5cmH_2O 主要是经内科治疗无效的晚期特发性肺纤维化。

3. 药物 / 中毒性肺纤维化。动脉氧分压超过 40kPa（300mmHg），气管镜检查无脓性分泌物，供肺大小与受者胸腔相接近，年龄小于 55 岁，符合脑死亡标准 ；反之，则不适于用作供肺。

【肺移植受体选择标准】

1. 单肺移植年龄≤ 65 岁，双肺移植年龄≤ 60 岁。

2. 戒烟超过 6 个月。

3. 无其他系统疾病或肝肾重要脏器损害。

4. 心理稳定，无免疫抑制剂禁忌等。

【麻醉方式】 全身麻醉，气管内插入双腔气管导管，肺动脉内插入漂浮导管。

【手术体位】 左肺移植时，使用左侧支气管堵塞导管和普通气管导管。

右肺移植时，使用左侧双腔管，全身麻醉。

【手术切口】

1. 单肺移植取后外侧切口，限制性肺疾病患者经第 4 肋间。

2. 慢性阻塞性肺疾病患者经第 5 肋间进胸。

3. 近年来也有报道采用前腋下损伤肌肉少的切口，亦可获得良好的显露。

【手术步骤及手术配合】

手术步骤	手术配合
1. 手术野常规消毒皮肤、铺单	递消毒钳夹持蘸碘酒、酒精纱布消毒皮肤，铺中单、胸单，贴手术膜
2. 切开皮肤、皮下组织、肌肉	递 22# 刀切开皮肤，递电刀切开皮下组织及肌肉、骨膜，电凝止血或结扎止血
3. 经肋间进胸	
4. 切开胸膜，探查胸腔	递电刀切开胸膜，2 块湿纱垫保护切口创面。递大号肋骨牵开器牵开，递骨膜分离器剥离肋骨残端，甲状腺拉钩牵开，递咬骨钳咬平肋骨残端，递骨蜡止血。如肺与肋面粘连，递中弯血管钳、组织剪、钳夹“花生米”分离粘连，1# 丝线结扎或电凝止血
5. 游离肺动静脉	
(1) 在右侧，切断奇静脉，于上腔静脉后解剖右肺动脉	递长无齿镊、长组织剪，围绕肺静脉剪开心包，游离肺静脉及肺动脉
(2) 在左侧，切断动脉导管韧带，可使肺动脉显露较好	
6. 试阻肺动脉，观察循环及呼吸指标	递米氏钳阻断肺动脉，观察肺动脉压、体动脉压、心率、动脉血氧饱和度的变化，判断是否需要体外循环
7. 解剖主支气管	递 2-0# 涤纶线缝升主动脉插管荷包，3-0# 涤纶线缝合右心房插管荷包，肝素化后，分别插管转流，建立体外循环
8. 切取病肺	递米氏钳行心包外钳夹肺静脉、肺动脉，保留较长肺动脉，并切断，递米式钳或直角钳在上叶开口的近端钳夹支气管并切断，移出病肺
9. 修整受体肺静脉	递大米氏钳或侧壁钳钳夹左心房壁，递组织剪修整吻合口大小
10. 植入供肺	
(1) 吻合支气管	递 4-0 涤纶线连续缝合软骨部，递半根 4-0 涤纶线在支气管膜部缝牵引线，递半根 4-0 涤纶线间断缝合膜部，缝合纵隔胸膜包绕吻合口

续表

手术步骤	手术配合
（2）吻合肺动脉	递半根 4-0 或 5-0 涤纶线在肺动脉缝牵引线，递 4-0 或 5-0 涤纶线连续吻合肺动脉，缝毕松开心耳钳，递肝素盐水排除吻合口气体，排除肺动脉气体后缝线打结
（3）吻合心房袖	递半根 4-0 涤纶线在肺静脉或心房袖缝牵引线，递 4-0 涤纶线连续吻合肺静脉或心房袖，缝毕松开心耳钳，递肝素盐水排除静脉吻合口气体后缝线打结
11. 固定肺与胸壁，止血、放置引流管、关胸	递 13×34 圆针、10# 丝线缝合胸膜，中弯血管钳固定，或 0# 涤纶线缝合，缝毕递肋骨合拢器拉拢，缝线打结。递 9×28 圆针、7# 丝线缝合肌层，4# 丝线缝合皮下组织，递 4-0# 可吸收线连续皮内缝合

【相关解剖知识】 见图 13-9-1 ～图 13-9-11。

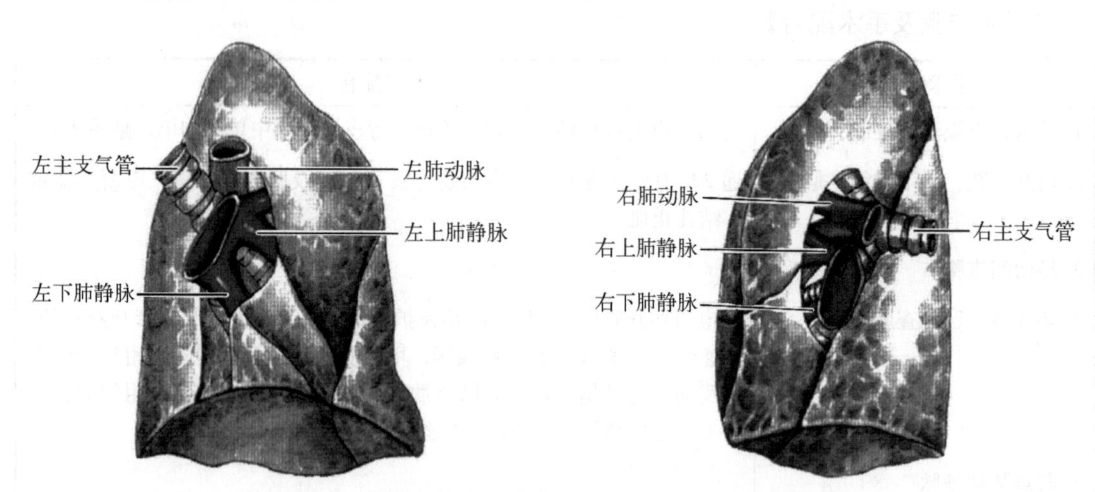

图 13-9-1 主支气管在上叶支气管开口近 2 个软骨环处切断

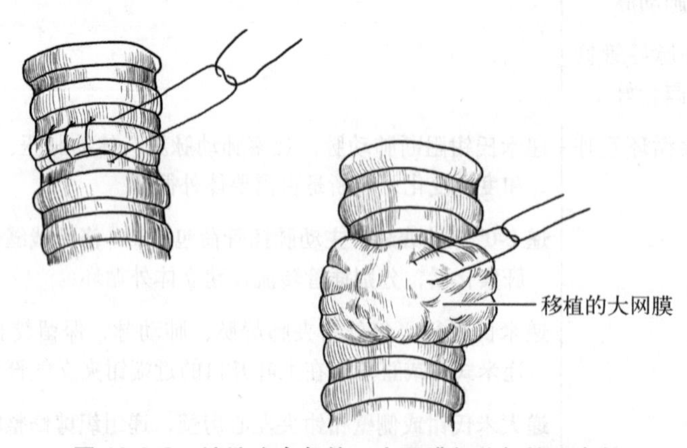

图 13-9-2 端端吻合气管，大网膜包盖气管吻合处

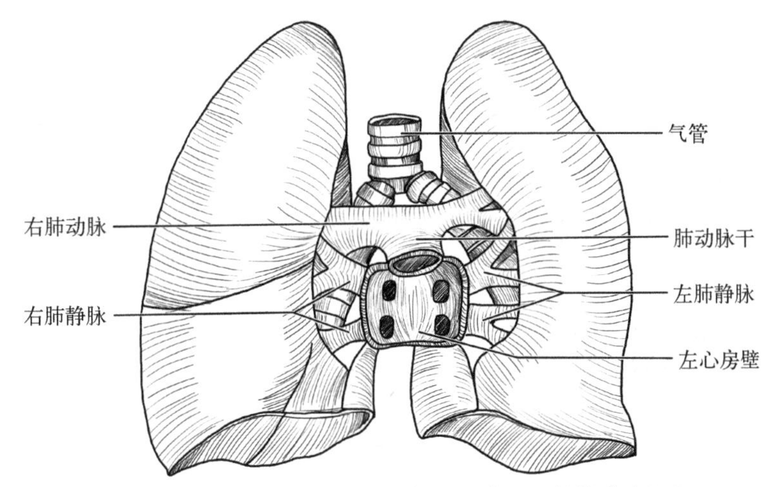

图 13-9-3 肺动脉在肺动脉瓣与肺动脉分叉处的中点切断

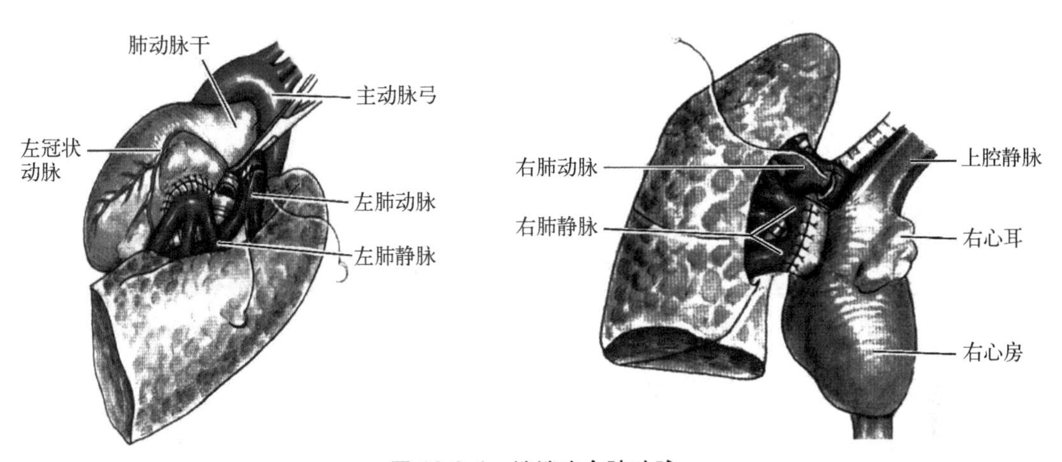

图 13-9-4 端端吻合肺动脉

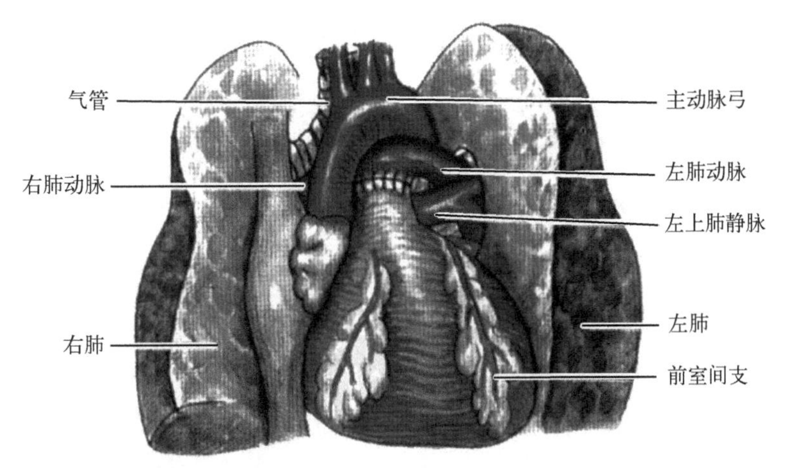

图 13-9-5 端端吻合肺动脉

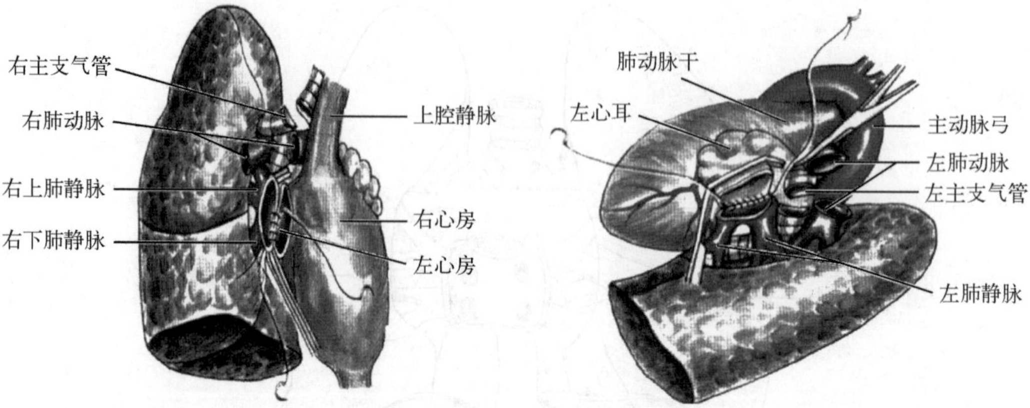

右主支气管
右肺动脉
右上肺静脉
右下肺静脉
上腔静脉
右心房
左心房
肺动脉干
左心耳
主动脉弓
左肺动脉
左主支气管
左肺静脉

图 13-9-6 端端吻合左心房

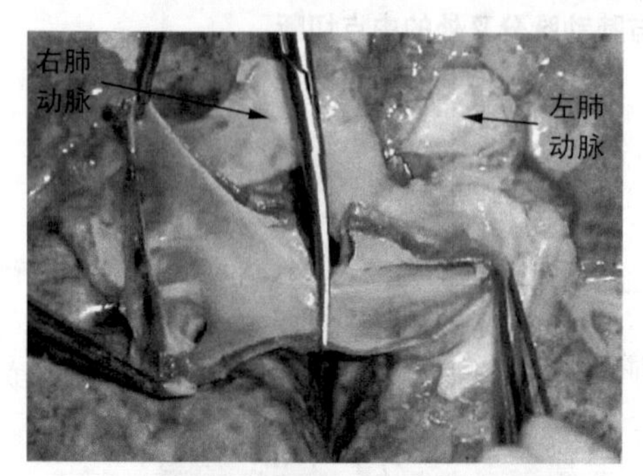

图 13-9-7 心房袖

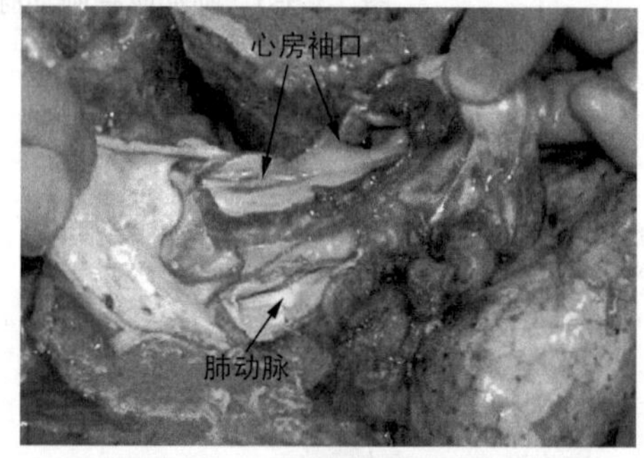

图 13-9-8 心房袖及肺动脉分叉

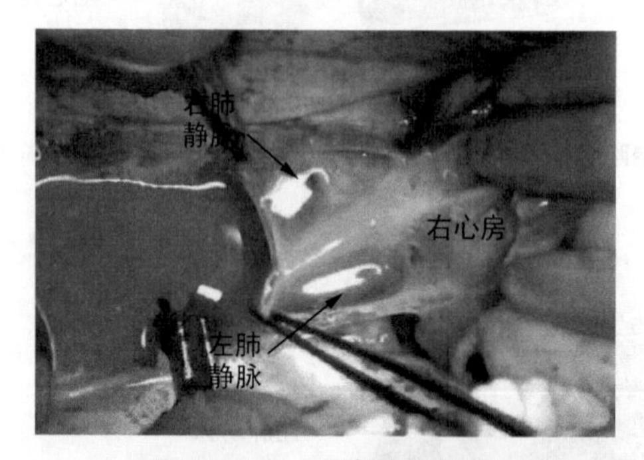

图 13-9-9 心房袖的处理

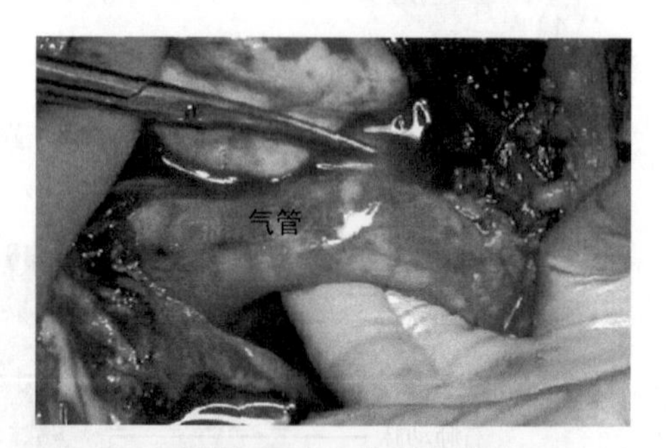

图 13-9-10 解剖气管

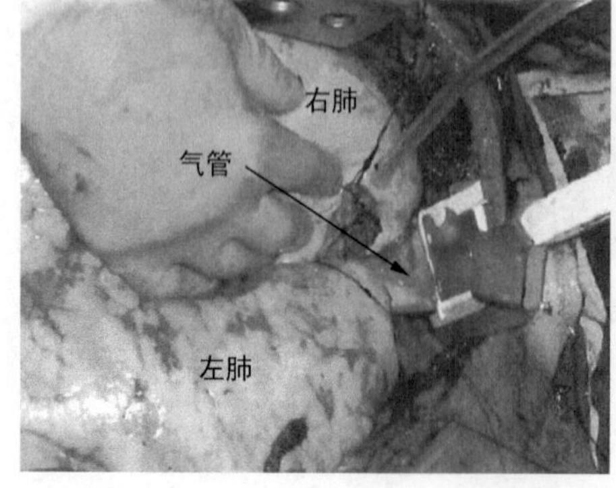

气管
切割闭合器

图 13-9-11 闭合气管

第十节 双肺移植

【适应证】

1. 双侧肺化脓症，如囊性纤维化或支气管扩张。肺移植的指标是$FEV_1 < 30\%$，$PaCO_2$升高，需要吸氧，经常住院来控制急性肺感染，不能维持体重。

2. 比较年轻的慢性阻塞性肺疾病患者（年龄＜50岁），特别是继发于α_1-抗胰蛋白酶缺乏者。

【禁忌证】

1. 晚期的右心室纤维化或顽固的右心功能不全是双肺移植的禁忌证。但是如果患者有储备的右心室收缩性，仅由于肺动脉高压引起右心室扩张、射血分数下降，则不是双肺移植的禁忌证。

2. 年龄超过60岁，施行双肺移植风险增大，属相对禁忌证。

3. 其他参照单肺移植禁忌证。

【麻醉方式】 麻醉前将Swan-Ganz导管插入肺动脉。预置一根硬膜外导管，可用于术后镇痛。

使用左侧双腔气管导管，全身麻醉。

【手术体位】 受者取仰卧位，双臂固定于头顶麻醉架上。

【手术切口选择】

1. 两侧胸廓前外侧切口+/－胸骨横断。

2. 切口经两侧第4或第5肋间，从腋中线到胸骨缘，再横断胸骨。

【手术步骤及手术配合】

手术步骤	手术配合
1. 手术野常规消毒皮肤、铺单	递擦皮钳夹小纱布蘸碘酒、酒精消毒皮肤，常规铺巾
2. 开胸	切开分离止血进入胸腔，干纱垫2块，胸科撑开器暴露术野，进入胸腔后电刀分离止血，解除粘连，避免需体外循环时严重出血
3. 切除右肺	
（1）分离右肺与胸壁、纵隔和膈肌的粘连，游离肺动静脉	用7#丝线带线结扎，肺动脉主干用线绳试阻断，此时依靠对侧肺通气，观察数分钟，看在不用体外循环情况下可否耐受全肺切除和移植
（2）将Swan-Ganz导管推入左侧肺动脉，应用左侧单肺通气（左侧胸膜腔可先不打开，以利通气）如果患者不能耐受，则须建立部分体外循环，以维持肺动脉收缩压低于4kPa（30mmHg）为度	递小直角，大弯血管钳解剖，结扎切断上肺动脉分支，肺动脉在第一分支近端用TA30夹闭合切断，远端动脉7#丝线结扎 肺静脉在肺门处分别结扎切断，以增加心房袖口径。分离支气管周围淋巴组织，结扎支气管动脉，总支气管紧贴上叶开口近端切断，切除右肺
（3）供肺到时，分别切断受者肺动脉的第一分支和降支，远心端切断肺静脉	切开肺静脉残端周围心包壁并扩大，使其残端于心包内近心房处处于游离状态

续表

手术步骤	手术配合
(4) 上叶开口的近端切断主支气管，移除右肺	胸腔及纵隔彻底止血，肺动脉残端向纵隔分离，用肺叶钳夹住受体的肺动脉和静脉残端，用 10# 丝线或 9×28 圆针、7# 丝线牵引至上方，为显露支气管提供视野
4. 右肺植入	
(1) 吻合支气管	胸腔垫 2 块湿纱布，铺无菌冰屑，供肺放入胸腔后部，供肺表面放无菌冰融。于支气管前方缝一中圆 7# 丝线为牵引线，用 4-0# 涤纶线，一根单针全线，一根单针半线（牵引），单针全线用于连续缝合主气管膜部，单针半线用于在气管前面软骨环处间断缝合，一般为 5 ～ 6 针，吻合口周围组织包盖
(2) 吻合肺动脉	受体主、肺动脉于靠近纵隔处用心耳钳阻断，供肺肺动脉在第一分支和降支稍近端处切断，第一分支与受体肺动脉相对应的第一分支吻合，吻合用 5-0 涤纶线连续外翻端端缝合，缝线打结前，用肝素盐水冲洗动脉（先用单针半线做一牵引线，再用一根双针全线吻合）
(3) 吻合肺静脉（心房袖）	在心包内上、下肺静脉入心房内侧处夹一心耳钳，切除上下肺静脉残端，剪开上下肺静脉间隔便于吻合，4-0 涤纶线连续缝合（先用单针半线做一牵引线，再用一根双针全线吻合）
5. 食管超声	术中定期行食管超声心动，了解血管吻合口是否通畅，有无扭曲，术中心脏功能
6. 左肺的切除及植入 (1) 将 Swan-Ganz 导管退至总肺动脉 (2) 再置于右肺动脉内。用新移植的右肺通气 (3) 打开左侧胸膜腔，如同右肺和植入 (4) 科用网膜蒂包绕支气管吻合口	方法同右侧
7. 关胸	开放后观察有无出血，备温盐水冲洗胸腔，备强生止血纱布。 常规每侧胸腔放两根引流管（一根粗乳胶管、一根胸科引流管），分别置于胸顶及肋膈角，肋骨 10# 丝线间断“8”字缝合，肌肉、筋膜用 0# 涤纶线连续缝合，递 9×28 圆针、7# 丝线缝合肌层，4# 丝线缝合皮下，用皮肤缝合器或 4-0 可吸收线皮内缝合皮肤，无菌敷料覆盖切口 手术结束，拔除双腔气管插管，重新插入大口径的单腔气管插管，经纤维支气管镜检查支气管吻合的情况

第十一节　胸腔镜肺大疱切除术

【适应证】

1. 首次发作的气胸，胸腔闭式引流后 48h 仍有漏气或胸 CT、X 线胸正侧位像发现有肺大疱。

2. 双侧自发性气胸。

3. 血气胸。

4. 张力性气胸。

5. 自发性气胸反复发作。

【禁忌证】

1. 严重心、肺等重要脏器功能不全，不能耐受麻醉或胸腔镜受术者。

2. 有同侧开胸手术史或同侧胸腔感染史估计胸腔粘连严重者。

【麻醉方式】 全身麻醉，气管内插入双腔气管导管。

【手术体位】 取健侧卧位。双侧肺大疱同时进行，一般先做病变重或已并发气胸的一侧。

【手术切口】 腋中线第8或第9肋间，腋前线第3或第4肋间，肩胛骨前第6或第7肋间戳一小口。

【手术步骤及手术配合】

手术步骤	手术配合
1. 手术野常规皮肤消毒、铺单	递擦皮钳夹持小纱布蘸碘酒、酒精消毒皮肤，铺中单、胸单，贴手术膜
2. 在腋中线第8或第9肋间切开约1cm的切口，分离或切开胸壁组织，置入穿刺针套管	递11# 刀切开皮肤，递电刀或中弯血管钳分离肌层，递11mm穿刺套管针置入，拔出内芯，递胸腔镜放入胸腔探查
3. 腋前线第3或第4肋间切口，置入穿刺针套管，拔出内芯，放入肺钳	递11# 刀切开皮肤，递电刀或中弯血管钳分离肌层，递10.5mm穿刺套管针置入，拔出内芯，递肺钳经套管进入胸腔
4. 肩胛骨前第6或第7肋间切口，置入穿刺针套管，放入胸腔镜操作器械	递11# 刀切开皮肤，递电刀或中弯血管钳分离肌层，递10.5mm穿刺套管针置入，拔出内芯，递电灼剥离器经套管进入胸腔
5. 分离胸内粘连	递电灼剥离器，腔镜剪分离粘连
6. 切除肺大疱	递肺钳夹住肺大疱的根部，同时递胸腔镜专用缝合切割器，缝合切割一次完成，或递直角钳钳夹肺大疱根部，钳夹4# 或7# 丝线，递推结器结扎
7. 检查手术野，冲洗胸腔	递生理盐水冲洗及检查有无漏气，电灼剥离器止血
8. 放置胸腔引流管	递胸腔引流管，用大弯血管钳置入
9. 缝合、覆盖切口	递中圆针、4# 线缝合皮下各层，递皮肤消毒剂消毒皮肤，递4-0可吸收线缝合伤口

第十二节 胸腔镜肺楔形切除术

【适应证】

1. 性质不明的非中央型的肺部肿块的诊断。

2. 直径＜3cm的非中央型肺部良性肿块的治疗。

3. 孤立或多发的肺转移癌的定性和治疗。

4. 不能耐受开胸和根治手术的早期周围型肺癌患者。

【禁忌证】

1. 中央型肺肿块。

2. 心肺功能差不能耐受单侧肺通气者。

3. 胸膜腔广泛致密粘连。

【麻醉方式】 全身麻醉，气管内插入双腔气管导管。

【手术体位】 侧卧位。

【手术切口】 腋中线第7或第8肋间做第1切口，置入胸腔镜，于胸腔镜引导下根据肿块部位做另外2个切口。

【手术步骤及手术配合】

手术步骤	手术配合
1. 常规消毒铺单	递擦皮钳夹持小纱布蘸碘伏消毒皮肤，铺中单、胸单，贴手术膜
2. 于腋中线第7肋间切小口，插入内镜套管和胸腔镜，经胸腔镜观察整个胸膜腔和肺表面，然后根据拟切除的病变部位选择其他2个器械操作孔，如上叶病变的2个器械操作孔建议在腋前线第4肋间和腋后线第6肋间	递手术刀、套管
3. 肿瘤定位	递肺抓钳，夹持肺组织或病灶，经另一个套管插入内镜缝合切割器
4. 肿瘤切除	在病变下方正常肺组织处夹闭缝合器
5. 取出肿瘤	标本装入标本袋内，经套管口取出
6. 切口缝合	递2-0#可吸收线缝合皮下各层，递酒精棉球消毒皮肤，递4-0#可吸收线缝合伤口

第十三节　胸腔镜肺叶切除术

【适应证】 电视辅助胸腔镜手术已是以下疾病的首选治疗方法。

1. 位于肺门区肺部良性肿瘤　如结核瘤、肺囊肿、炎性假瘤、硬化性血管瘤等肺良性肿瘤疾病。

2. 良性疾病　如支气管扩张、肺囊肿、毁损肺、肺结核和肺血管瘤等。

3. 非小细胞肺癌　Ⅰ期肺癌、部分ⅡA期肺癌、肿物直径＜3cm、无纵隔淋巴结转移者。

4. 肺转移癌　需要肺叶切除者等。

【禁忌证】

1. 胸腔粘连　胸腔内严重或致密粘连者。

2. 晚期肺癌　ⅡB～ⅢB 期肺癌，肺癌从腔内侵及主支气管或侵及肺动脉主干、肺门或纵隔淋巴结有明显肿大者。

3. 肺裂发育不全　肺叶间裂分裂很差者。

4. 全肺良性损害　一侧全肺良性损害而无法行局限肺叶切除者等。

5. 全身情况极差　难以耐受单肺通气者。

6. 其他　多发肿瘤跨叶、多发肿瘤。

【麻醉方式】 全身麻醉，气管内插入双腔气管导管。

【手术体位】 健侧卧位。具体摆放和固定的方法同侧卧位开胸手术。术者一般站在患者背后，也有人认为术者站在患者前面更便于分离和处理肺门血管。

【手术步骤及手术配合】

手术步骤	手术配合
1. 常规消毒铺单	递擦皮钳夹持小纱布蘸碘伏消毒皮肤，铺中单、胸单，贴手术膜
2. 胸腔镜切口	
在腋中线第 8 或第 9 肋间切开约 1cm 的切口，分离或切开胸壁组织，置入穿刺针套管	递 11# 刀切开皮肤，递电刀或中弯血管钳分离肌层，递 11mm 穿刺套管针置入，拔出内芯，递胸腔镜放入胸腔探查
3. 操作套管切口	
牵引器操作孔一般选择在第 7、8 肋间腋后线附近	递 11# 刀，穿刺套管针
4. 胸壁小切口，在第 5 肋间腋前后线之间	
一般应遵循距肺门近、胸壁损伤少、切口的瘢痕相对美观的原则	递 11# 刀，穿刺套管针
5. 肺血管的处理	
（1）分离叶间裂	递腔镜剪分离
（2）结扎血管	用腔镜血管闭合器或尼龙夹双重处理
6. 支气管处理	经小切口用支气管残端闭合器钉合叶支气管，用电灼切断支气管旁的组织
7. 肺标本取出	将标本放入无菌标本袋内、经小切口取出
8. 淋巴清扫	递腔镜弯血管钳，腔镜剪
9. 胸管放置与切口缝合	递胸腔引流管，用大弯血管钳置入 递中圆针、4# 线缝合皮下各层，递酒精棉球消毒皮肤，递 4-0# 可吸收线缝合伤口

第十四节　纵隔镜检查

【适应证】

1. 纵隔淋巴结活检　观察肺癌纵隔淋巴结的转移情况，特别是左侧肺癌右上纵隔淋巴结情况，决定肺癌的分期和手术适应证，这是纵隔镜检查的最主要适应证。

2. 纵隔肿物　淋巴瘤、结节病、结核病和纵隔肿瘤的诊断和鉴别诊断。

3. 气管周围病变的切除　对于气管周围直径在 3cm 以下的孤立性小病灶，可在纵隔镜检查的同时切除病变组织。

【禁忌证】

1. 严重贫血或凝血机制不全。

2. 胸主动脉瘤，特别是主动脉弓的动脉瘤。

3. 严重的上腔静脉综合征。

4. 严重的心肺功能不全。

5. 严重的颈关节炎、颈椎强直不能后仰者。

6. 气管切开造口者。

【麻醉方式】　全身麻醉，气管插管。

【手术体位】　患者仰卧位，肩部垫高，头过度后仰。术者站在患者头侧，助手站在患者两侧。

【手术切口】　在胸骨切迹上一横指处，做 3 ～ 4cm 的横切口，切开颈阔肌，中线分开带状肌，解剖至气管表面；分开气管前筋膜，用小弯血管钳牵吊切开的筋膜，显露出气管前间隙。

【手术步骤】

1. 皮肤消毒。

2. 切口。

3. 示指沿气管正中线钝性分离气管前间隙，形成人工隧道达气管分叉部，气管前壁可作为手指向下分离的引导。

4. 沿人工隧道置入纵隔镜。

纵隔镜观察的重点区域是气管前区、隆嵴下区、气管右侧区和气管支气管区。

气管左区由于左颈总动脉和主动脉的关系而应视为危险区。检查中最重要的步骤是淋巴结的辨认。

5. 活检后可能有渗血，可用电凝吸引器电凝止血或稍微压迫大多能止血，必要时可用明胶海绵、止血纱布填塞止血或钛夹钳钳夹止血。

6. 检查完毕后创面一般无须放引流，即可缝合气管前肌、皮下及皮肤。

第 14 章

心　外　科

【相关解剖知识】 见图 14-0-1 ～图 14-0-3。

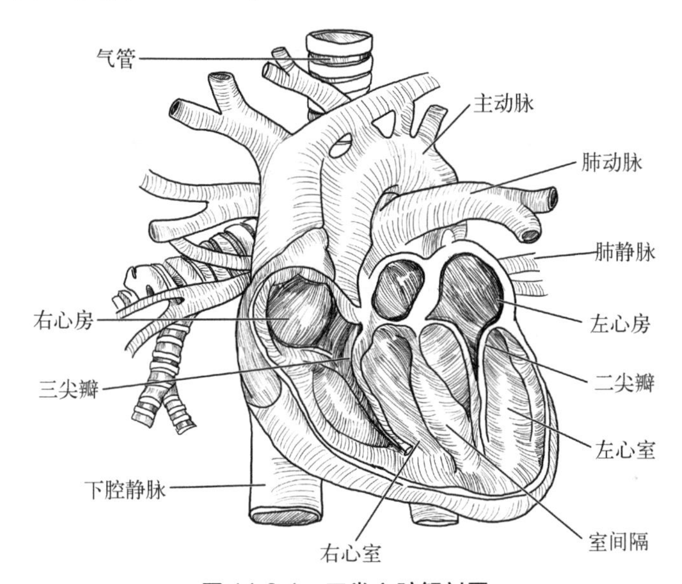

图 14-0-1　正常心脏解剖图

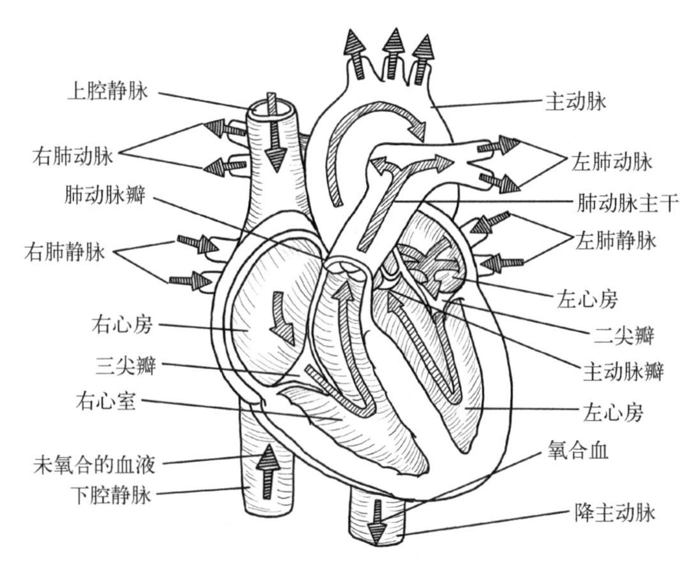

图 14-0-2　心脏血流图

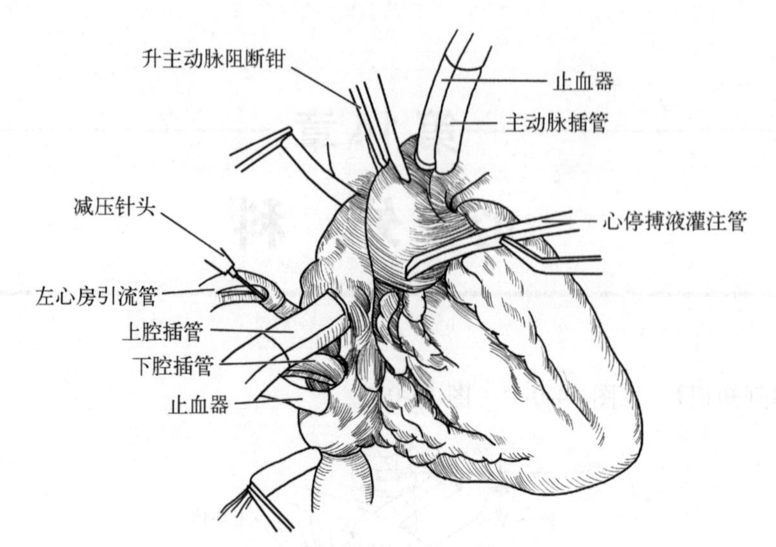

图 14-0-3　建立体外循环、阻断升主动脉

第一节　房室隔缺损修复术

【适应证】 部分性房室隔缺损及完全性房室隔缺损。

【麻醉方式】 全身麻醉，气管插管。

【手术体位】 仰卧位。

【手术切口】 胸骨正中切口。

【手术步骤及手术配合】

本书以部分性房室隔缺损为例。

手术步骤	手术配合
1. 消毒皮肤	递擦皮钳夹持小纱布蘸碘伏消毒皮肤，递中单、大单，铺置盖单，贴手术术前膜，2 块中单做旗单
2. 自胸骨切迹至剑突下切开皮肤、皮下组织	递长镊、22# 刀切开皮肤，递电刀切开皮下组织，干纱布拭血
3. 剥离胸骨甲状肌的胸骨附着处及胸骨后疏松结缔组织	递小直角钳分离胸骨柄上方的锁骨间韧带与胸膜，胸骨后探条分离胸骨后疏松结缔组织，递扣扣钳夹持剑突，电刀切除剑突
4. 劈胸骨	递胸骨锯纵向锯开胸骨，递骨蜡填塞骨髓腔止血，骨膜电凝止血
5. 显露胸腺、前纵隔及心包	递胸骨牵开器显露手术野，递心脏镊、组织剪、电刀分离心包表面的疏松结缔组织及胸腺至主动脉心包反折处
6. 静脉给肝素，建立体外循环	
（1）缝合升主动脉插管荷包	递 3-0# 6×14 双针聚酯线于头臂干开口下方缝合主动脉插管双层荷包。递长度 10cm 左右小硅胶管及过线钩将缝线通过硅胶管，供收紧用。递 1 把蚊式钳固定荷包线
（2）缝合灌注针荷包	递 3-0# 6×14 双针聚酯线单持针器在主动脉根部缝合灌注针荷包

续表

手术步骤	手术配合
(3) 套上腔静脉阻断带	递心脏镊、组织剪剪开上腔静脉与肺静脉隐窝处心包膜反折，分离钳扩大间隙，游离上腔静脉，递直角钳绕过上腔静脉后壁，阻断带拉出，递硅胶管及线钩将阻断带通过硅胶管，中弯血管钳固定阻断带
(4) 套下腔静脉阻断带	递心脏镊及组织剪剪开右肺下静脉与下腔静脉之间小隐窝处的鞘膜，递肾蒂钳绕过下腔静脉引出阻断带，递硅胶管及线钩将阻断带通过硅胶管，中弯血管钳固定
(5) 缝合上腔静脉插管荷包	递 3-0# 6×14 双针聚酯线在右心耳处缝合灌注针荷包，递过线钩套小硅胶管，递蚊式钳固定
(6) 缝合下腔静脉插管荷包	递 3-0# 6×14 双针聚酯线于右心房前壁近下腔静脉入口处缝合荷包，递过线钩套小硅胶管，蚊式钳固定
(7) 分离主动脉、肺动脉之间的隔膜，剪除插管处主动脉外膜	递心脏镊、组织剪剪开升主动脉与肺动脉之间的结缔组织及升主动脉荷包内主动脉外膜
(8) 肝素化后插主动脉管	递手术所需主动脉管及 11# 刀在荷包内戳一小口，插入主动脉管，收紧荷包线，递线绳结扎固定好荷包线上的阻断管与主动脉管，再递单针，持单针 7×17 聚酯线将主动脉管固定于胸壁上，排气后连接体外循环机
(9) 插上腔静脉管	递心脏镊、血管钳，提起右心耳，递 11# 刀切开或组织剪剪开右心耳，大弯血管钳分离内壁肌小梁，递合适的上腔静脉插管从右心耳插入右心房至上腔静脉内，递线绳结扎固定，排气连接体外循环机器管道
(10) 插下腔静脉管	递心脏镊或血管钳提起右心房壁，递 11# 刀切一小口，大弯血管钳扩大切口，插入下腔静脉管，收紧荷包线，递线绳固定荷包线及下腔静脉管，连机
(11) 缝合右上肺静脉插管荷包	递 4-0# 5×12 带垫片双针反针聚酯线缝合右上肺静脉插管荷包，递过线钩套小硅胶管，蚊式钳固定
(12) 插左心引流管	递心脏镊显露右上肺静脉，11# 刀切一小口，蚊式钳扩大切口，插入左心引流管，收紧荷包线，7# 丝线固定，连机
(13) 插主动脉灌注针	递心脏镊、组织剪剪开灌注针荷包内主动脉外膜，插入灌注针，收紧荷包线 7# 丝线固定，连接灌注管
(14) 开机建立体位循环	管道彻底排气，ACT 值达到 480s 后开机，降温，阻断，先阻断下腔静脉，递主动脉阻断钳阻断主动脉，心脏灌注停搏液
7. 切开右心房，心内探查	递 15# 刀、心脏镊平行房室间沟切开右心房，递心脏拉钩显露，递小直角钳探查
8. 二尖瓣成形（原发孔型房间隔缺损伴二尖瓣裂）	递 3-0# 6×14 聚酯线间断缝合左上瓣和左下瓣翻卷增厚部分，递 12# 导尿管、50ml 注射器抽生理盐水向左心室注水，检测二尖瓣关闭情况
9. 修复原发孔型房间隔缺损	递心包片及 4-0 涤纶线，连续缝合闭合缺损

续表

手术步骤	手术配合
10. 缝合右心房切口	递 4-0 涤纶线连续缝合右心房切口
11. 恢复心脏血液循环	松开上下腔静脉阻断带及主动脉阻断钳，心内按压、心脏复跳，或递心内除颤器电击复跳
12. 体外循环撤机	拔管顺序：灌注管→下腔静脉管→上腔静脉管→左心引流管→主动脉管，拔管后荷包线打结，必要时结扎或缝扎一次，拔上腔静脉管时，钳夹右心耳，7# 丝线结扎，3-0# 6×14 单针聚酯线缝扎
13. 关闭胸骨正中切口	清点器械、纱布、缝针等无误后，置入胸腔及心包纵隔引流管后，递钢丝缝合胸腔，逐层缝合皮下组织及皮肤

完全性房室隔缺损修复术：

手术步骤	手术配合
1. 消毒皮肤至建立体外循环	同“部分性房室隔缺损”手术配合
2. 切开右心房，心内探查	递 15# 刀、心脏镊平行房室间沟切开右心房，递心脏拉钩显露，递小直角钳探查
3. 修补室间隔缺损	递 3-0 涤纶线于二尖瓣左上瓣叶与左下瓣叶根部缝牵引线，递适当大小垫片，4-0 涤纶线连续修补室间隔缺损
4. 二尖瓣成形	递换瓣线间断缝合二尖瓣裂（一针白线、一针绿线），递导尿管、50ml 注射器抽生理盐水注入左心室，检查二尖瓣关闭情况
5. 修复原发孔型房间隔缺损	递已准备好的心包片，4-0 涤纶线带垫片连续缝合修复
6. 心脏复跳至关闭胸骨切口	配合同上

【相关解剖知识】 见图 14-1-1 ～图 14-1-13。

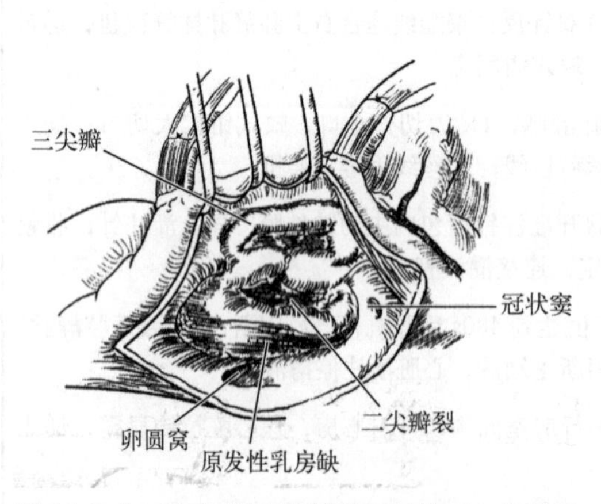

图 14-1 -1 显露原发孔型房间隔缺损及二尖瓣裂

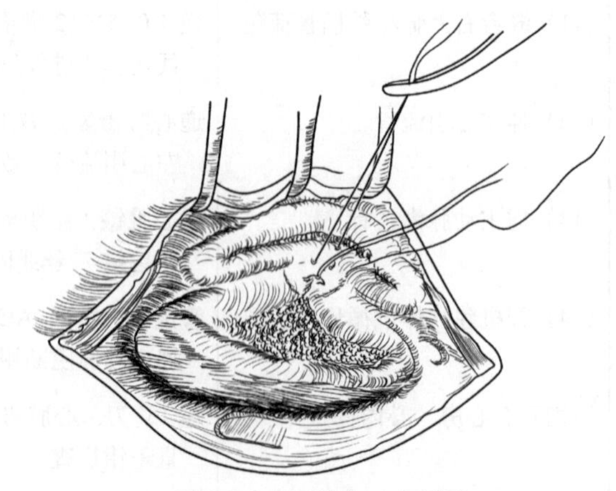
图 14-1-2 缝合二尖瓣裂

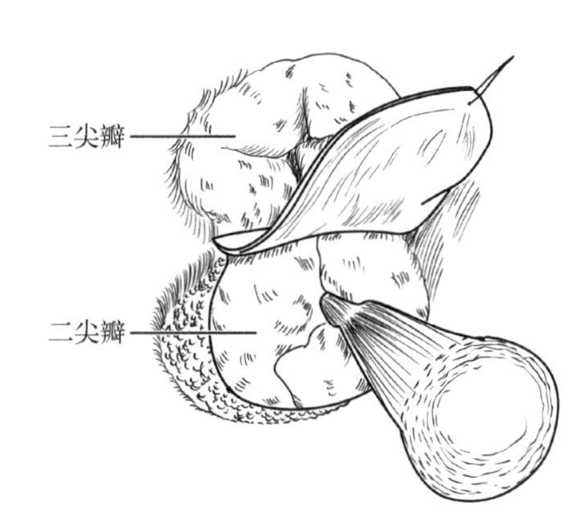

图 14-1-3 注水测试二尖瓣，须关闭良好

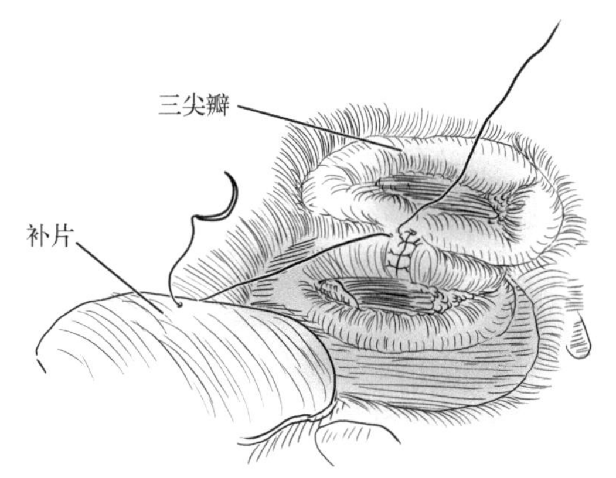

图 14-1-4 修复原发孔型房间隔缺损（1）

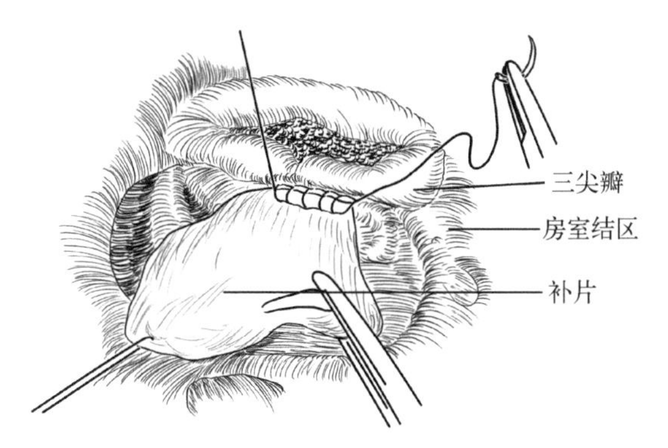

图 14-1-5 修复原发孔型房间隔缺损（2）

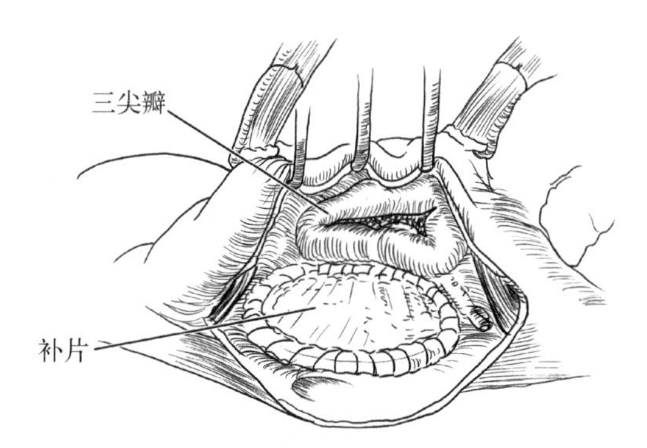

图 14-1-6 修复原发孔型房间隔缺损（3）

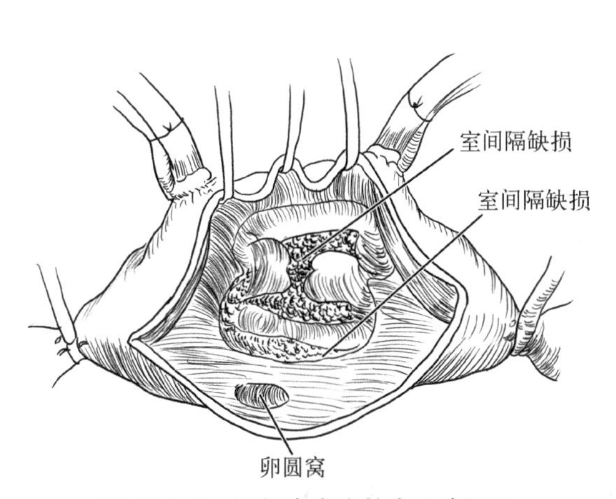

图 14-1-7 平行房室沟的右心房切口

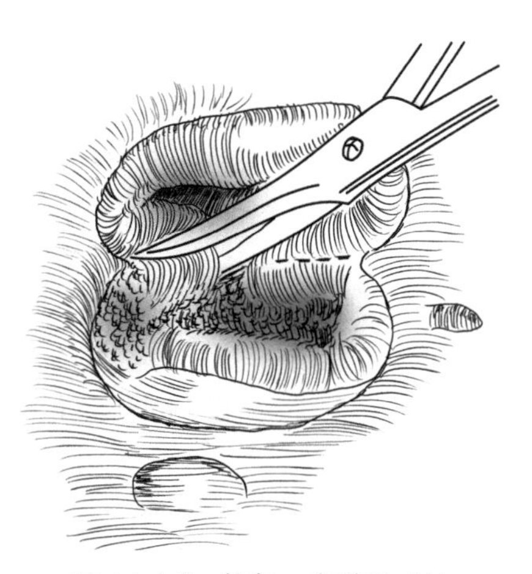

图 14-1-8 修复二尖瓣裂（1）

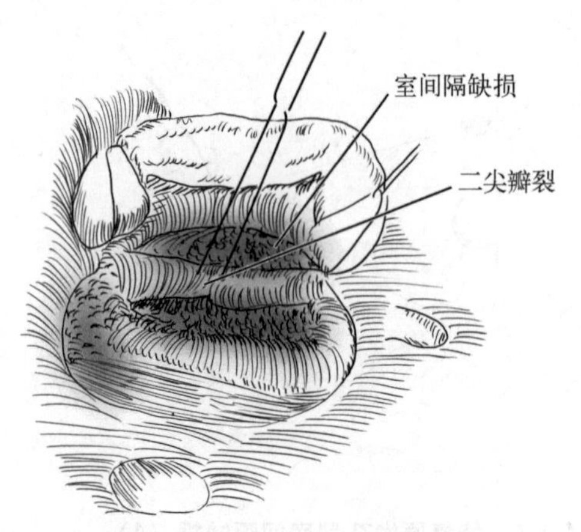

图 14-1-9　修复二尖瓣裂（2）

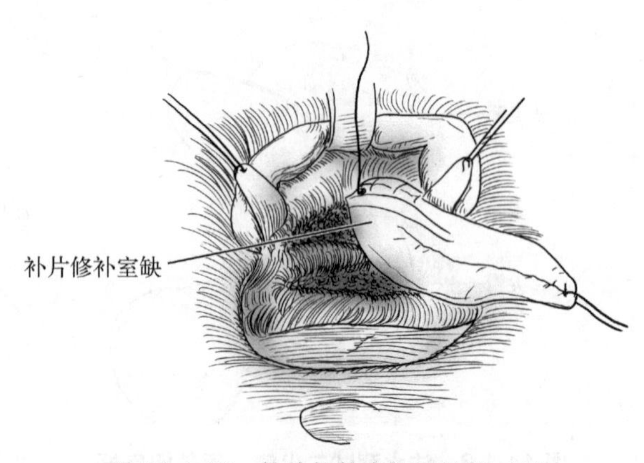

图 14-1-10　补片修补室间隔缺损（1）

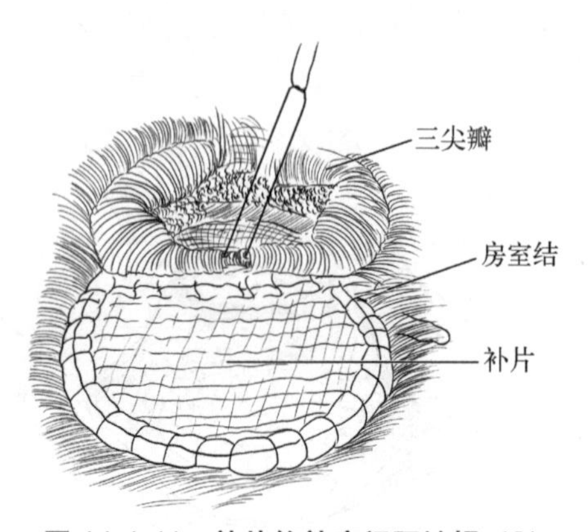

图 14-1-11　补片修补室间隔缺损（2）

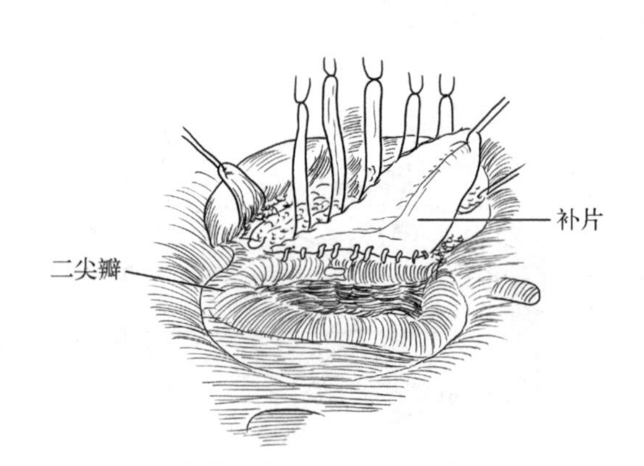

图 14-1-12　修补原发孔型房间隔缺损及三尖瓣（1）

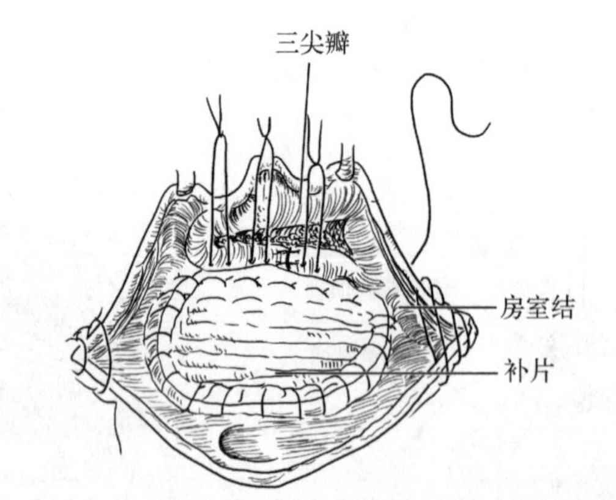

图 14-1-13　修补原发孔型房间隔缺损及三尖瓣（2）

第二节　房间隔缺损修复术

【适应证】

1. 凡单纯房间隔缺损伴有明显右心室容量负荷过度的患者均适宜手术治疗。

2. 适宜的手术年龄在 5 岁以内（1 岁以上有房间隔缺损患儿自然闭合可能性很小，应手术治疗)。

3. 成人病例有明确左向右分流者。

【麻醉方式】 全身麻醉，气管内插管。

【手术切口】 胸骨正中切口。

【手术体位】 仰卧位。

【手术步骤及手术配合】

手术步骤	手术配合
1. 常规消毒至建立体外循环	同“部分性房室隔缺损”手术配合
2. 开机、转流	灌注管排气，与灌注针连接，降温，阻断上、下腔静脉，递主动脉阻断钳阻断主动脉。用含氧血心停搏液进行冠状动脉灌注，灌注量为10～15ml/kg，心肌表面敷冰融降温，心脏膈面垫冰纱布
3. 切开右心房壁	递15#刀、心脏镊切开右心房，一般采用右心房斜切口，递心房拉钩显露房间隔
4. 修补房间隔缺损	若缺损较小，可直接缝合修复，递3-0# 6×14聚酯线或3-0涤纶线双头针带垫片做“8”字缝合。若缺损较大,一般选用心包片修补（剪下的心包用戊二醛浸泡，使用时用生理盐水反复冲洗），用3-0涤纶线双头针带垫片做间断缝合,或4-0涤纶线做连续缝合。缝毕,膨肺，排出左心房内气体，检查缺口缝合情况
5. 缝合右心房，恢复冠脉循环	递4-0涤纶线带垫片连续缝合右心房切口，将手术床置于头低位，开放上、下腔静脉。术者指压右冠状动脉主干近端,开放主动脉阻断钳,心脏一般可以自动复跳，复跳困难时则电击复跳。体外循环辅助灌注,时间约为阻断主动脉时间的1/3,心脏复跳后各项监测指标正常,辅助循环时间已够，即停机
6. 拔管关闭切口	同“部分性房室隔缺损”手术配合

【相关解剖知识】 见图14-2-1～图14-2-5。

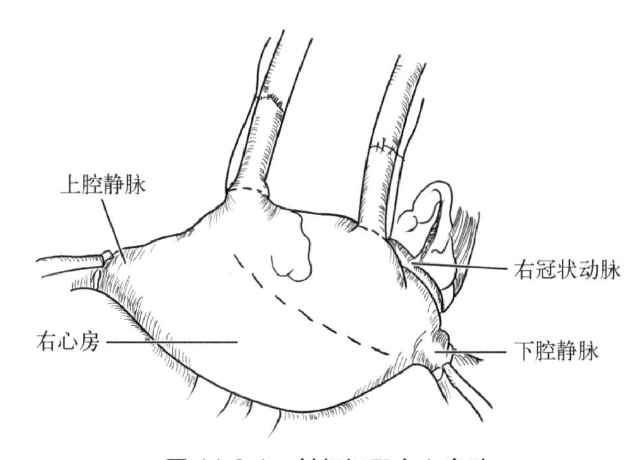

图14-2-1 斜行切开右心房壁

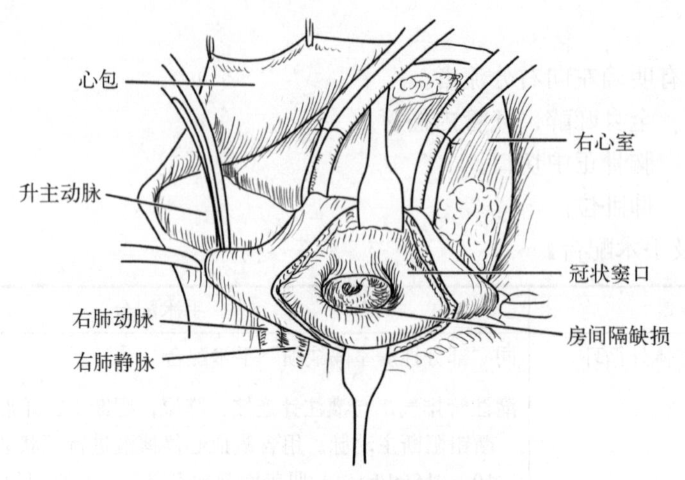

图 14-2-2 显露房间隔缺损处

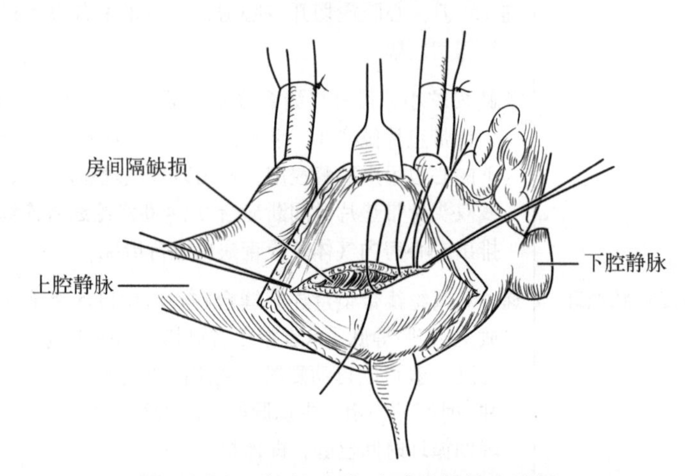

图 14-2-3 间断“8”字或连续缝合缺损

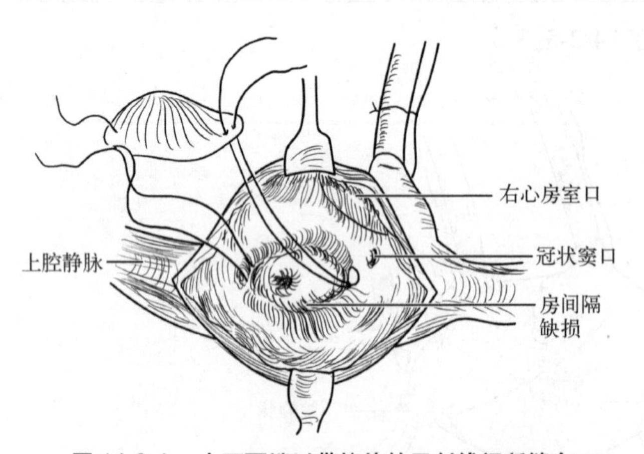

图 14-2-4 上下两端以带垫片的无创线间断缝合

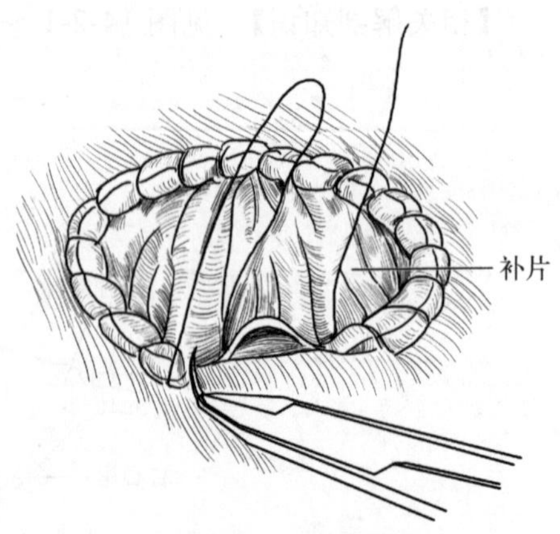

图 14-2-5 用补片将缺损修补完毕

第三节　室间隔缺损修复术

【适应证】

1. 大型室间隔缺损（室缺）在婴儿期导致顽固的充血性心力衰竭，经积极药物治疗无效时，应积极手术治疗。

2. 大型室间隔缺损反复肺部感染和充血性心力衰竭，肺动脉压与体动脉压比值≤ 1.2，肺 / 体血流量比值＞ 1.5，吸氧量明显下降，可作为手术指征参考。

3. 2 岁以上幼儿无症状和症状轻，无肺动脉高压，肺血流与体血流比值 2 ∶ 1 左右，可随诊观察，于学龄前手术。

4. 小型室间隔缺损，若伴发心内膜炎时应及时手术。

5. 室间隔缺损由左向右分流加重心脏负荷，继发肺血管病变导致肺高压，一般均应手术治疗。

【麻醉方式】 全身麻醉，气管内插管。

【手术切口】 胸骨正中切口。

【手术体位】 仰卧位。

【手术步骤及手术配合】

手术步骤	手术配合
1. 按常规建立体外循环	同“部分性房室隔缺损”手术配合
2. 切开心脏、探查室间隔缺损部位	递 15# 刀、心脏镊切开心脏，递组织剪扩大切口，递静脉拉钩或心房拉钩显露缺损。右心室流入道的室缺一般采用右心房切口。漏斗部和干下型室间隔缺损适合选用肺动脉切口修补。室间隔缺损修补多采用右心室切口。漏斗部和某些肌部室间隔缺损可选用右心室切口
3. 修补缺损	室间隔缺损的修补方法很多，应根据缺损的大小和部位采用不同的修补方法
（1）膜部、膜周部小型缺损	多采用直接缝合法（或视手术需要采用换瓣线缝合），递 3-0 涤纶线双头针带垫片间断缝合修补
（2）隔瓣后与大型膜周部缺损	一般采用补片缝合法，即剪好相应规格大小的涤纶片，递 4-0 涤纶线带垫片连续缝合。或用 3-0# 涤纶线双头针带垫片间断缝合，缝线穿过补片，推下补片缝线打结，若显露不佳，可在三尖瓣隔瓣根部距瓣环 2 ～ 3mm 处切开三尖瓣，缺损修补完毕，用 4-0 涤纶线缝合三尖瓣
4. 闭合心房切口	递 4-0 涤纶线带垫片连续缝合右心房切口或右心室切口，5-0 涤纶线带垫片（或 4-0 涤纶线带垫片）连续缝合肺动脉切口
5. 恢复冠脉循环，停机，关胸	同“部分性房室隔缺损”手术配合

【相关解剖知识】 见图 14-3-1 ～图 14-3-5。

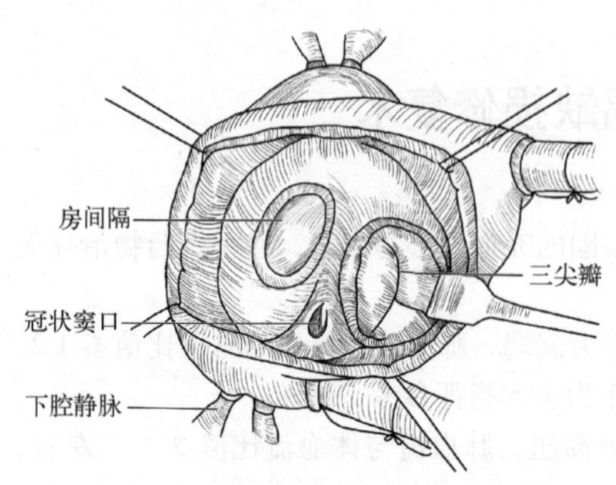

图 14-3-1 切开右心房端心外膜下的窦房结

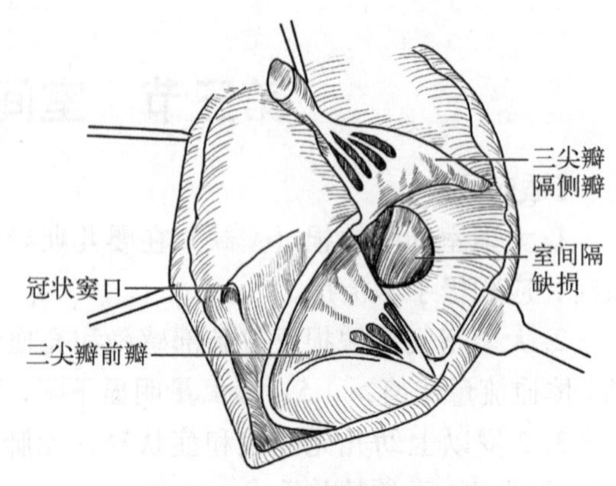

图 14-3-2 显露室间隔缺损

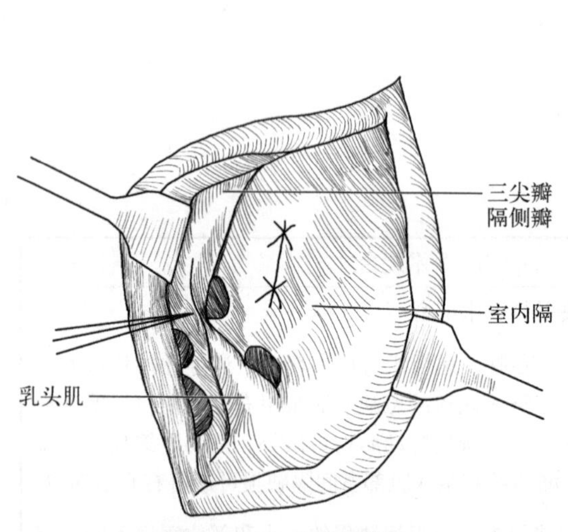

图 14-3-3 小缺损修补

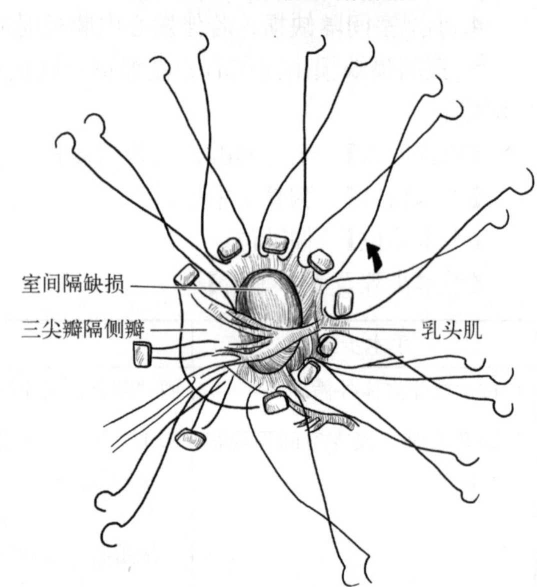

图 14-3-4 缺损＞ 1cm 的修补

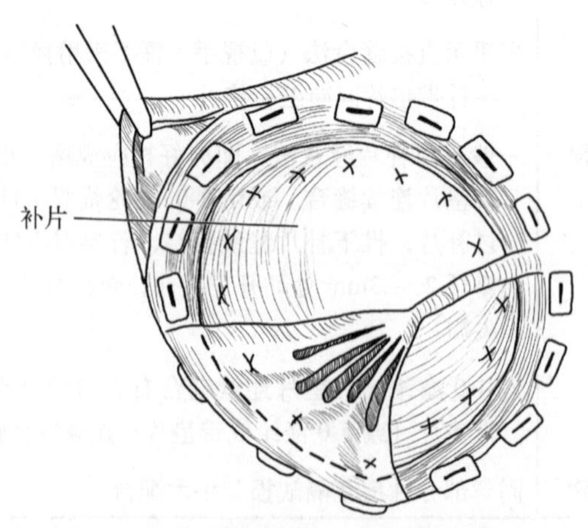

图 14-3-5 收紧缝线，将补片结扎固定

第四节 室壁瘤切除缝合术

【适应证】 室壁瘤出现症状及时手术治疗，手术的指征包括：

1. 心绞痛。
2. 充血性心力衰竭。
3. 反复发作的室性心律失常。
4. 体循环栓塞。
5. 假性室壁瘤，破裂机会大，应尽早手术切除。

【麻醉方式】 全身麻醉，气管内插管。

【手术切口】 胸骨正中切口。

【手术体位】 仰卧位。

【手术步骤及手术配合】

手术步骤	手术配合
1. 按常规建立体外循环	同“部分性房室隔缺损”手术配合
2. 分离心包与室壁瘤的粘连	递心脏镊、组织剪将心包与室壁瘤之间粘连分离，出血点电凝止血
3. 探查室壁瘤范围	大的室壁瘤壁薄、有反常搏动，容易识别；较小的室壁瘤在体外循环下心腔内血液排空后检查
4. 切开室壁瘤	递心脏镊、15# 刀，纵行剖开室壁瘤
5. 消除附壁血栓	切开室壁瘤后，递心脏拉钩牵开切口缘，显露左心室腔内附壁血栓。再递一块纱布置于左心室腔底部，阻住主动脉瓣口和二尖瓣口，以防止血栓进入主动脉和左心房；递小分离器从室壁瘤心内膜面和小梁间剥离血栓，镊子夹出或用勺取出血栓
6. 修剪切口两侧的室壁瘤组织	递心脏镊、组织剪剪除两侧壁室壁瘤组织，切缘留下 1cm 瘢痕组织备作缝合（注意避免损伤左前降支）
7. 如室壁瘤与心包粘连紧密无法分离	在心脏停搏后，递 15# 刀于室壁瘤距左心室壁 1cm 处做一切口，进入左心室腔，递组织剪沿室壁瘤边缘将瘤壁连同粘连的心包组织一同切除
8. 线形缝合室壁切口	术者将室壁瘤两侧切缘对合，递 2 条长涤纶片或毡垫片分别置于切口两侧，2-0 涤纶线连续往返缝合
9. 常规拔管、关胸	按常规恢复冠状循环，停机，放置胸腔及心包纵隔引流管。清点器械敷料，递带针钢丝缝合胸骨，13×34 圆针、10# 丝线缝合胸骨上窝，0# 可吸收线缝合肌层及皮下，4-0# 可吸收线皮内缝合

【相关解剖知识】 见图 14-4-1 ～图 14-4-5。

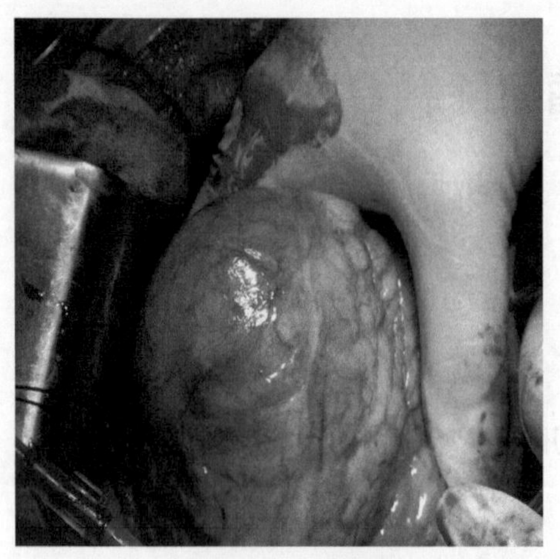

图 14-4-1 室壁

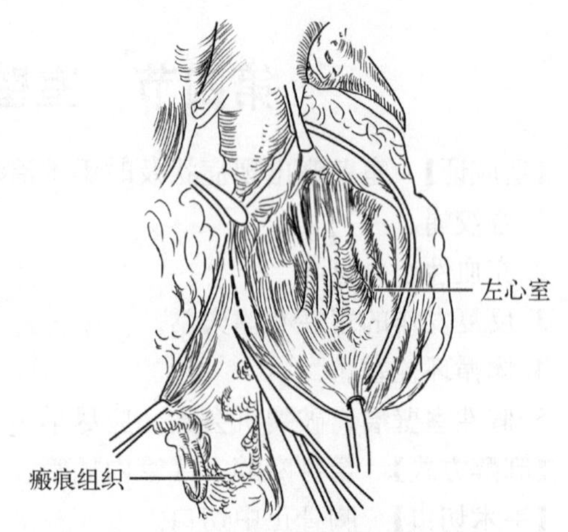

图 14-4-2 切除室壁瘤剪去瘢痕组织

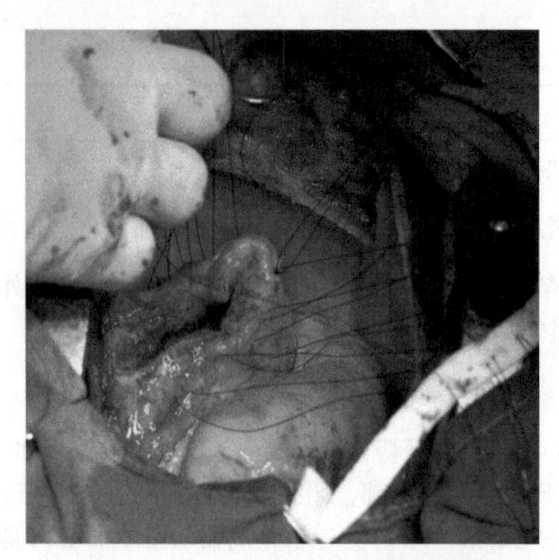

图 14-4-3 对齐两侧切缘进行缝合

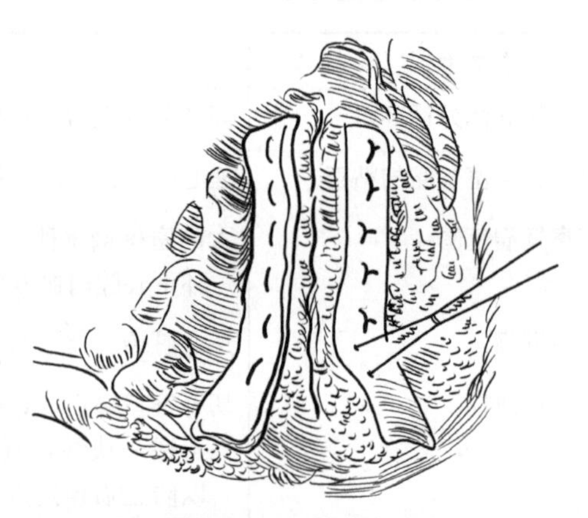

图 14-4-4 垫片加固

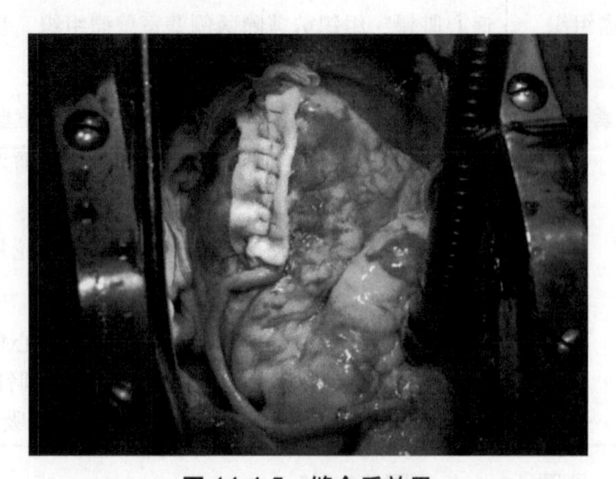

图 14-4-5 缝合后效果

第五节　动脉导管结扎手术

【适应证】 诊断确立后，除有禁忌证外，原则上所有患者都应手术治疗。

【麻醉方式】 全身麻醉，气管内插管。

【手术切口】 左侧后外侧切口，经第4肋间进胸。

【手术体位】 右侧卧位。

【手术步骤及手术配合】

手术步骤	手术配合
1. 消毒，铺单，切开皮肤，皮下组织进胸	手术配合同“肺叶切除术”
2. 探查并显露动脉导管	递长无齿镊，长组织剪剪开纵隔胸膜，递6×17圆针、4# 丝线在纵隔胸膜边缘缝几针作为牵引线，递直角钳，组织剪依次钝性分离导管前壁，显露导管后壁，使导管四周完全游离
3. 套线	递大弯血管钳夹带双10# 丝线（涂油），递直角钳引导双10# 丝线绕过动脉导管后壁
4. 结扎导管	先用心脏镊试阻导管，观察血压，降低动脉压至80～90mmHg，先结扎动脉导管主动脉端，然后结扎肺动脉端，必要时用3-0涤纶线贯穿缝孔
5. 缝合纵隔胸膜	探查震颤完全消失后，递6×17圆针、4# 丝线间断缝合纵隔胸膜
6. 冲洗胸腔，放置胸腔引流管，关胸	同“肺叶切除术”

【相关解剖知识】 图14-5-1～图14-5-9。

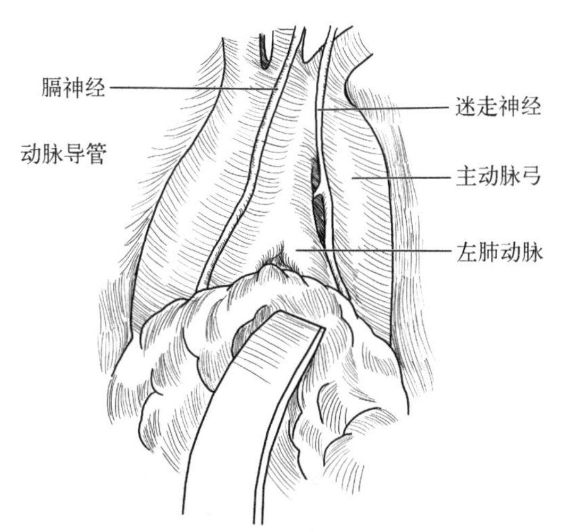

图14-5-1　左肺动脉、膈神经、迷走神经构成的导管三角区

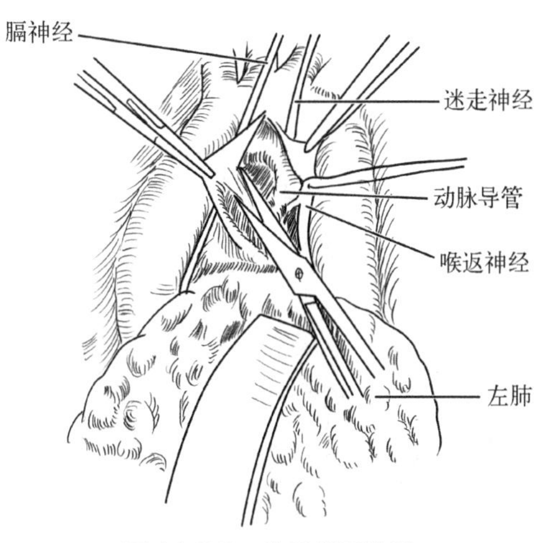

图14-5-2　剪开纵隔胸膜

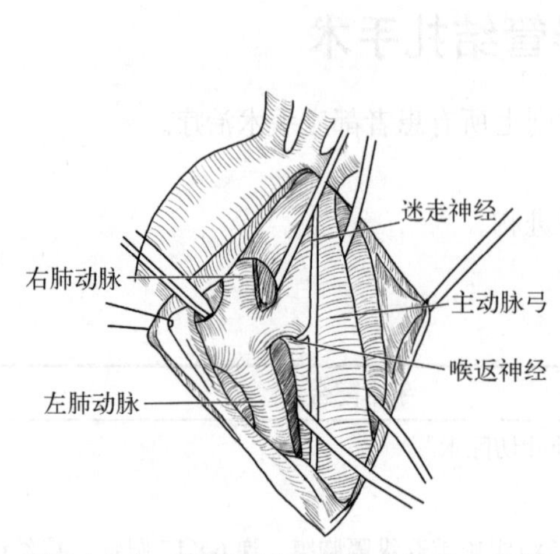

图 14-5-3 游离导管上下的主动脉，安置阻断带

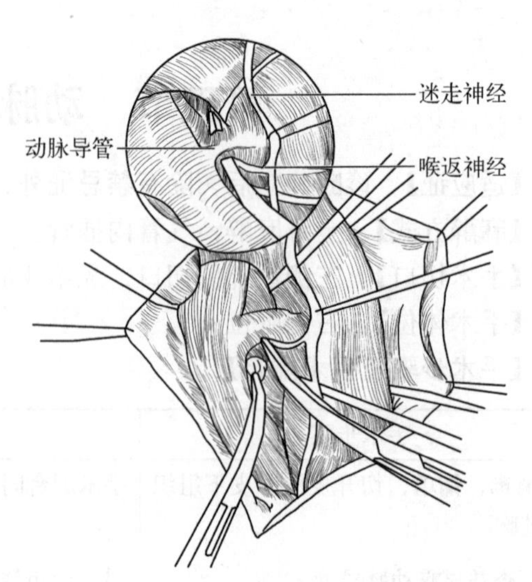

图 14-5-4 分离导管的前面及上下端的主动脉

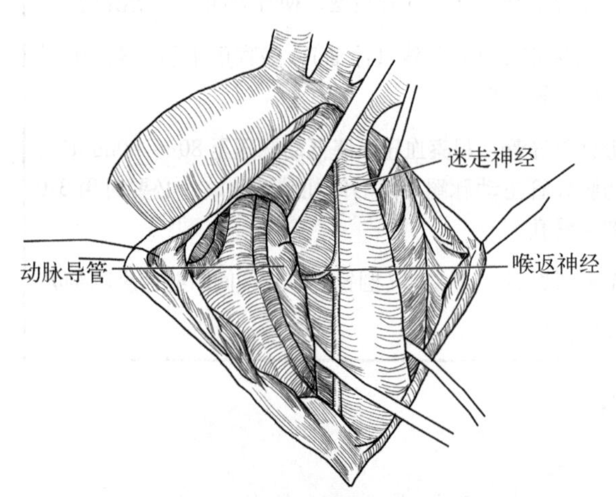

图 14-5-5 结扎肺动脉侧

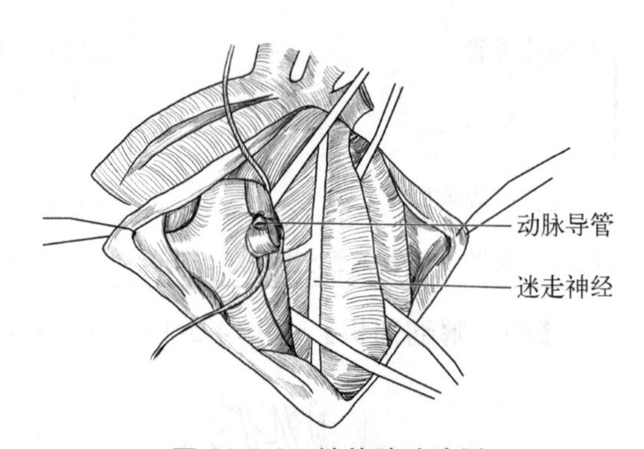

图 14-5-6 缝扎肺动脉侧

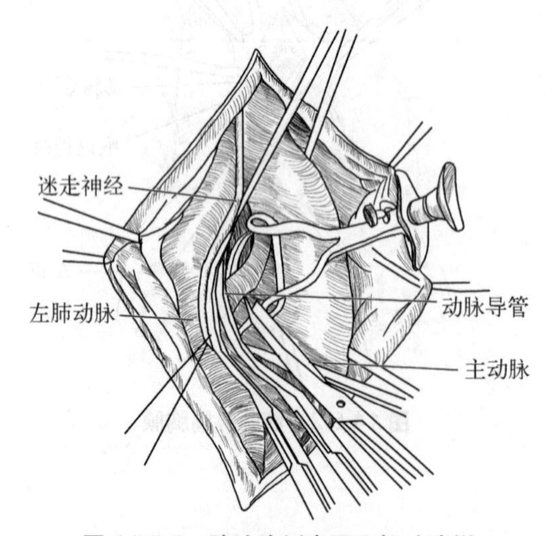

图 14-5-7 肺动脉侧安置 2 把动脉钳

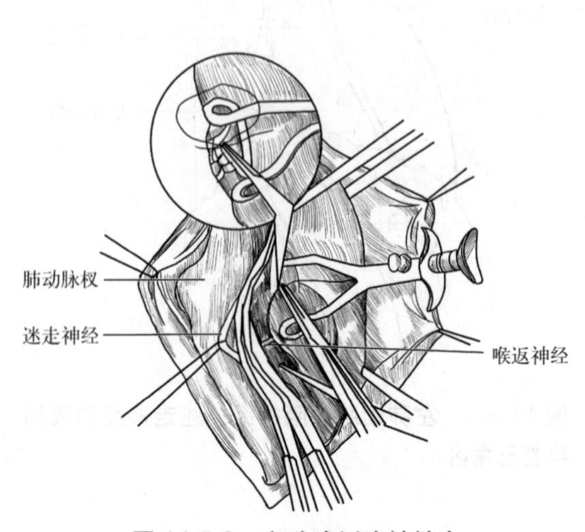

图 14-5-8 主动脉侧连续缝合

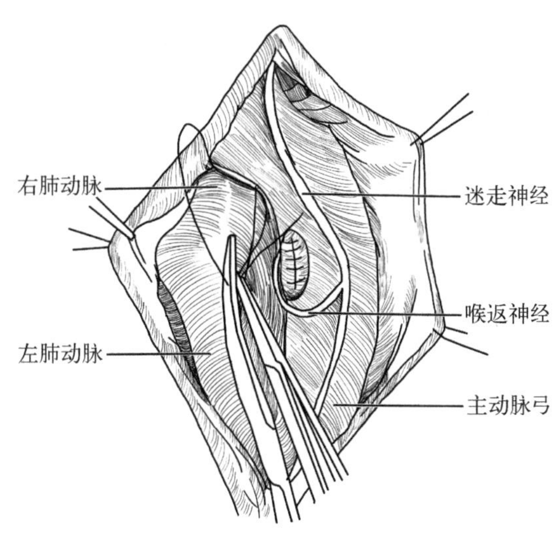

图 14-5-9　缝合肺动脉侧

第六节　二尖瓣成形术

【适应证】

1. 左心室功能正常的有症状患者。
2. 左心室功能不全的无症状或有症状患者。
3. 左心室功能正常的无症状患者。
4. 心房颤动。

【禁忌证】

1. 风湿活动。
2. 有体循环栓塞史及严重心律失常。
3. 二尖瓣叶明显变形。
4. 瓣下结构严重异常。
5. 二尖瓣或主动脉瓣中度以上关闭不全。
6. 房间隔穿刺禁忌者。

【麻醉方式】　全身麻醉，气管内插管。

【手术体位】　仰卧位。

【手术步骤及手术配合】

手术步骤	手术配合
1. 消毒皮肤、铺单、开胸建立体外循环，心肌保护	同“部分性房室隔缺损”手术配合
2. 切开右心房、房间隔，显露二尖瓣或平行房间沟切开左心房，显露二尖瓣	递心脏镊提起右心房前壁，递 15# 刀切开右心房，组织剪扩大切口，递心房拉钩牵开右心房壁。递 15# 刀切开房间隔，静脉拉钩或心房拉钩显露二尖瓣。或递 15# 刀、心脏镊直接平行房间沟切开左心房，心房拉钩显露

续表

手术步骤	手术配合
3. 探查二尖瓣	递12#或14#导尿管连50ml注射器经二尖瓣口插入左心室，或递2-0涤纶线在心尖处缝荷包，直接经左心尖插置注入生理盐水充盈左心室，观察瓣膜状况
4. 二尖瓣环成形	
（1）加用人造瓣环成形	递测瓣器测量二尖瓣前叶基部的长度以选择人工瓣环的大小，递换瓣线（一针白色线、一针绿色线）沿瓣叶附着部做间断U形缝合，或2-0涤纶线连续缝合
（2）缝线缩环	
1）Reed缩环	递心脏镊夹住前叶游离缘向后方提紧，确定前叶基部的中点，由此中点向后叶做垂线，把二尖瓣分为对称的两半而找出后叶瓣环的中点；递2-0涤纶或3-0涤纶线在二尖瓣前外角和后内角处，分别做一穿过前叶基部纤维三角和后叶瓣环的褥式缝合，收紧结扎后，瓣口应能宽松地容纳示指和中指
2）交界处折叠缩环（矫正局部关闭不全）	递心脏镊、2-0#7×17聚酯线在交界区做褥式缝合
3）后叶瓣环半荷包缩环	递3-0涤纶线在后叶瓣环做2个半荷包缝合，两端加小垫片，收紧缝线使瓣口能宽松地容纳示指和中指，然后结扎
5. 腱索断裂成形	
（1）后叶腱索断裂矫正	递心脏镊提起腱索断裂部位的瓣叶组织，15#刀做四边形切除，递4-0# 5×12聚酯线间断缝合缺损，加用人造环做环缩术，缩小后叶侧的瓣环
（2）前叶腱索断裂矫正	递4-0涤纶线将带I级腱索的部分后叶组织转移到腱索断裂前叶的游离缘。后叶的缺损，小者用4-0# 5×12聚酯线缝合修补，大者则加用人造环做环缩术
（3）交界区腱索断裂的矫正	递心脏镊、15#刀将腱索断裂交界区的瓣叶组织做四边形切除，4-0# 5×12聚酯线缝合修补缺损，然后加用人造环做环缩术
6. 腱索延长成形	递2把神经拉钩对称地提起前叶和后叶边缘，确定瓣叶脱垂和腱索延长的部位，递15#刀对称地劈开乳头肌，中弯血管钳钳夹要缩短的腱索，按缩短的长度，将其折叠后嵌入劈开的乳头肌，递4-0# 5×12带垫片聚酯线从乳头肌一侧进针，套绕延长的腱索，从乳头肌另一侧出针，出针后穿过一小垫片，缝线环绕乳头肌后结扎
7. 感染性心内膜炎成形	
（1）感染愈合后，瓣叶穿孔成形	递稍大于缺孔的人造织物补片或自体心包片，4-0# 5×12聚酯线间断缝合修补
（2）感染活动期成形	递镊子、15#刀切除脆弱的炎性组织，用0.5%碘伏溶液涂抹切除后的边缘，递组织剪给术者剪下大小合适的自体心包片，递4-0# 5×12聚酯线间断缝合修补

续表

手术步骤	手术配合
8. 二尖瓣狭窄切开	递2把神经拉钩对称牵开前叶和后叶，$15^{\#}$或$11^{\#}$刀切开瓣叶交界处粘连及瓣下粘连
9. 充盈左心室，观察二尖瓣关闭状态	递$12^{\#}$或$14^{\#}$导尿管插入二尖瓣口中央，50ml注射器注入生理盐水，或经左心室尖的插管注入生理盐水，充满左心室后退出，观察二尖瓣关闭情况
10. 关房间隔及右心房或左心房	递心脏镊、3-0涤纶线、双头针连续缝合房间隔，4-0涤纶线连续缝合右心房切口或左心房
11. 心脏复跳及停机后拔管关胸	同“部分性房室隔缺损”手术配合

【相关解剖知识】　见图14-6-1～图14-6-5。

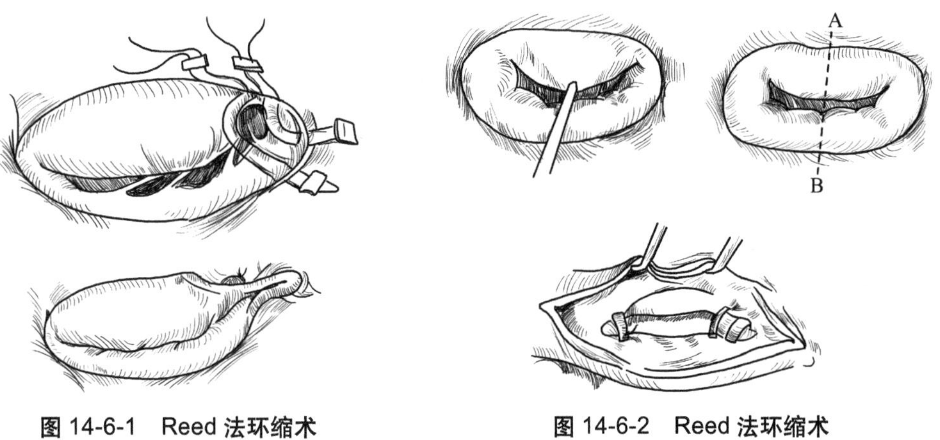

图14-6-1　Reed法环缩术

图14-6-2　Reed法环缩术

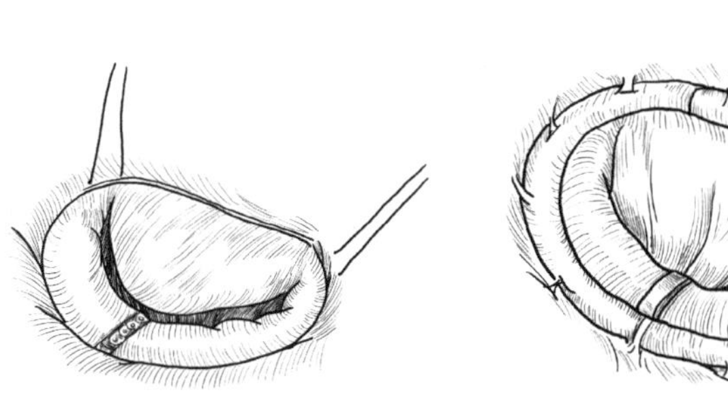

图14-6-3　瓣膜关闭不全

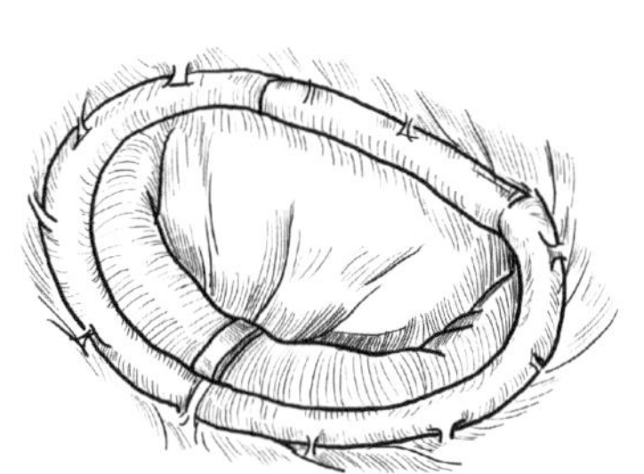

图14-6-4　圆形瓣环

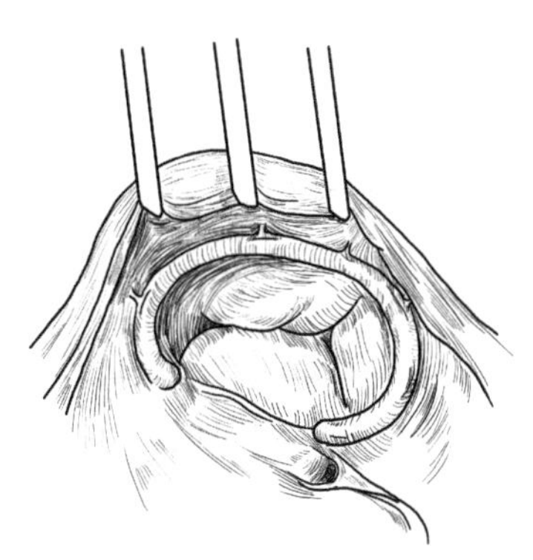

图14-6-5　C形瓣环

第七节　主动脉瓣成形术

【适应证】

1. 主动脉瓣脱垂引起的主动脉瓣关闭不全。
2. 非风湿性病变引起的主动脉扩张，瓣叶正常，致瓣环扩大，主动脉瓣关闭不全。
3. 主动脉瓣叶穿孔、裂伤等。

【麻醉方式】 全身麻醉，气管内插管。

【手术体位】 仰卧位。

【手术步骤及手术配合】

手术步骤	手术配合
1. 消毒皮肤、开胸，建立体外循环	配合同“部分性房室隔缺损”。单纯主动脉瓣成形，上、下腔静脉不必阻断，上、下腔静脉管只需放置一根腔房管于右心房。当主动脉切开后，冠状动脉灌注改为直接灌注
2. 缝主动脉切口牵引线，切开主动脉，暴露主动脉瓣	递心脏镊、4-0# 5×12 聚酯线单针于主动脉切口两侧缝牵引线，蚊式钳夹线牵引，递 15# 刀在两牵引线之间切开主动脉，剪刀扩大切口，递小心脏拉钩牵开，显露主动脉瓣
3. 根据不同病变作相应的成形术	
(1) 瓣叶折叠悬吊成形（适应单个瓣叶的脱垂）	递心脏镊、4-0 涤纶线将 3 个瓣叶边缘的中点各缝 1 针做对合牵引，然后递 4-0 涤纶线带垫将脱垂瓣叶的游离缘向一侧或两侧交界处折叠间断褥式缝合，缝针穿过主动脉壁，在外加小垫片打结固定。术毕，递 10# 导尿管插入主动脉瓣口，50ml 注射器注入生理盐水试验 3 个瓣叶对合情况
(2) 瓣环环缩（适应于主动脉扩张，引起瓣环扩大而致主动脉瓣关闭不全，瓣叶质量正常）	递心脏镊、2-0 涤纶或 2-0 换瓣线带垫片，在主动脉壁处进针，沿主动脉瓣环和主动脉脊各缝一褥式缝合，再从主动脉壁出针，在主动脉壁外加垫片打结固定
(3) 瓣叶修补（适应于瓣叶穿孔、裂伤）	对瓣叶穿孔或裂伤局限者，递心脏镊、5-0 涤纶线带垫片直接缝合。缺损较大者，递心脏镊、组织剪将患者心包修剪成缺损大小，5-0 涤纶线带垫片连续缝合补片
4. 缝主动脉切口	递心脏镊、2 根 4-0 涤纶线带小垫片从切口两端连续往返交叉缝合
5. 心脏复跳及撤离体外循环	同“部分性房室隔缺损”手术配合
6. 关闭胸骨正中切口	同“部分性房室隔缺损”手术配合

【相关解剖知识】 见图 14-7-1 ～图 14-7-4。

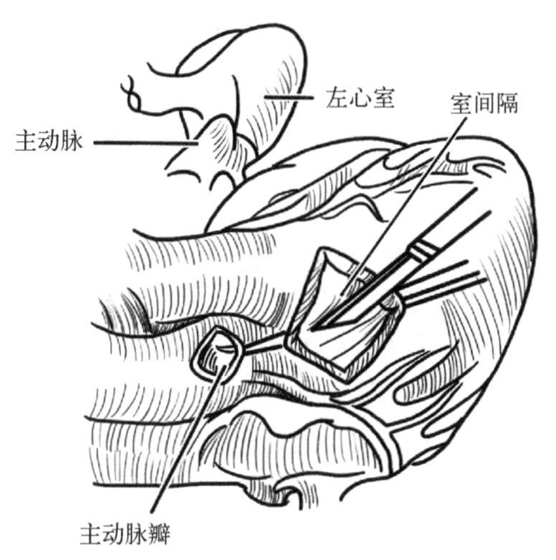

图 14-7-1　在主动脉根部和肺动脉瓣下方约 2cm 处的右心室流出道各做一横切口

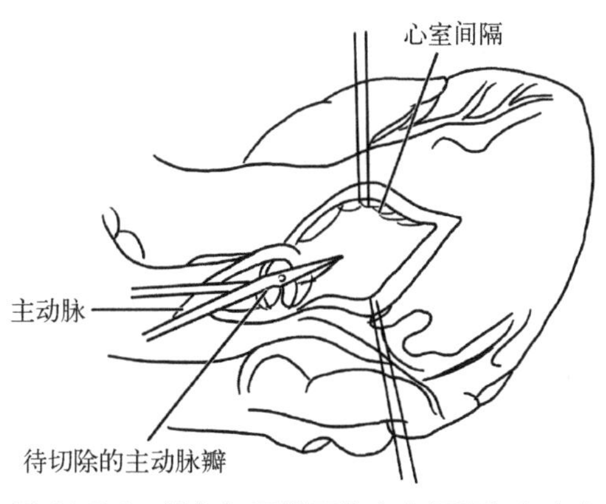

图 14-7-2　纵向切开增厚的心室间隔和主动脉瓣下狭窄

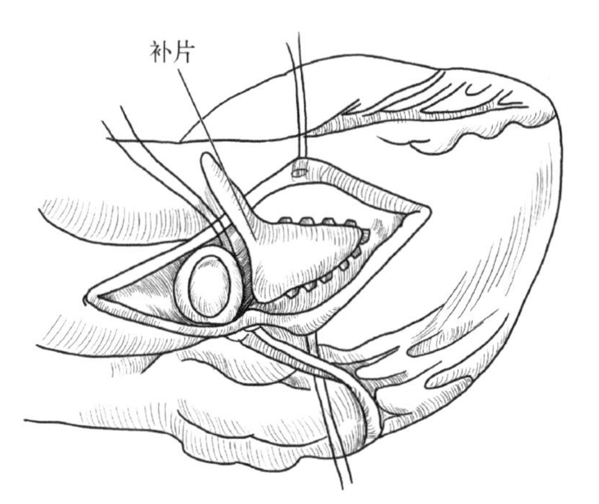

图 14-7-3　取合适大小补片固定缝合

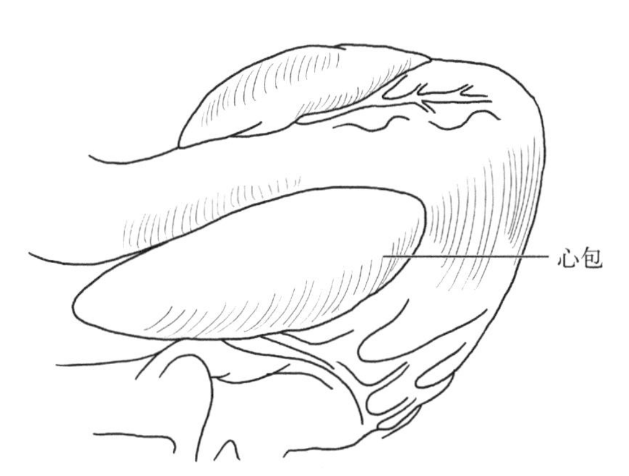

图 14-7-4　右心室流出道切口心包缝合

第八节　二尖瓣置换术

【适应证】

1. 风湿性二尖瓣狭窄，病史长，年龄较大，二尖瓣装置有严重的病变。

2. 二尖瓣装置局部的病理形态学改变，瓣膜广泛钙化，整个二尖瓣装置失去柔顺性，僵化，瓣下结构增粗。

3. 闭式扩张或直视切开术后再狭窄。

4. 细菌性心内膜炎，因炎性变化引起瓣膜损害，发生赘生物堵塞瓣口引起狭窄。

5. 二尖瓣狭窄伴关闭不全。

6. 二尖瓣瓣环钙化症。

【麻醉方式】　全身麻醉。

【手术体位】　仰卧位。

【手术步骤及手术配合】

手术步骤	手术配合
1. 消毒皮肤，铺单，开胸建立体外循环，心肌保护	同“部分性房室隔缺损”手术配合
2. 切开右心房 - 房间隔或经房间沟直接切开左心房	右心房 - 房间隔途径：递心脏镊、15# 刀纵行切开右心房前壁，切开卵圆窝，静脉拉钩牵开，显露二尖瓣 房间隔途径：递心脏镊、15# 刀纵行切开左心房，组织剪扩大切口，使切口位上下腔静脉的右后方显露二尖瓣
3. 探查左心房及二尖瓣	心房内若有血栓，递镊子清除血栓，大量生理盐水冲洗。心房壁创面折叠后用 3-0 涤纶线连续缝合，环缩切除左心耳
4. 切除瓣膜，测试瓣环直径	递瓣膜钳夹持瓣叶，向右上牵引瓣叶，15# 刀及瓣膜剪剪除瓣膜，冰盐水冲洗心腔。递测瓣器测量瓣口直径，确定瓣膜型号，分为机械瓣和生物瓣
5. 缝合机械瓣、试瓣	递长心脏镊、换瓣线（一针白线、一针绿线）从瓣环上间断缝合人工瓣膜，递 11# 刀切断机械瓣上固定线，退出瓣膜支架，2 把神经拉钩调整收紧缝线、打结。递试瓣器测试瓣叶活动度
6. 缝合左心房	递心脏镊、4-0 涤纶线带垫片连续缝合左心房切口
7. 缝房间隔、右心房切口	递 3-0 或 4-0 涤纶线带垫片缝合房间隔，4-0 涤纶线带垫片缝合右心房切口
8. 心脏复跳、拔管及关胸	同“部分性房室隔缺损”配合

【相关解剖知识】 见图 14-8-1 ～图 14-8-6。

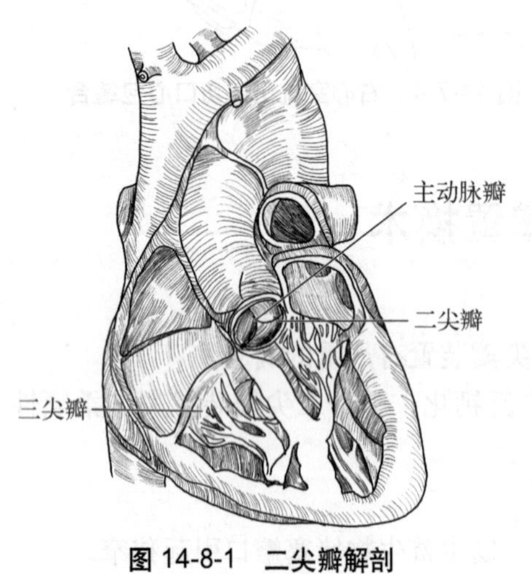

图 14-8-1 二尖瓣解剖

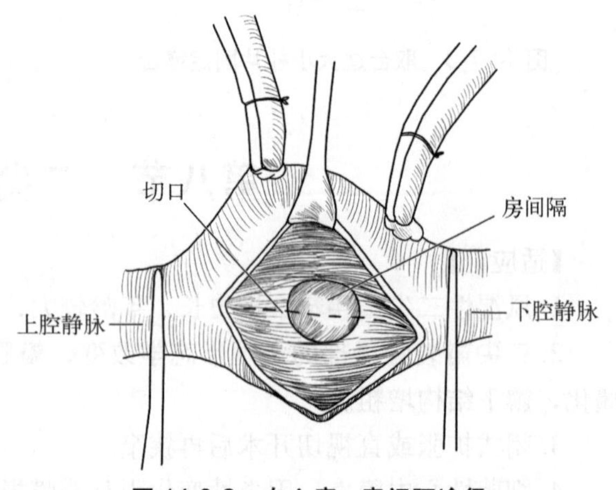

图 14-8-2 右心房 - 房间隔途径

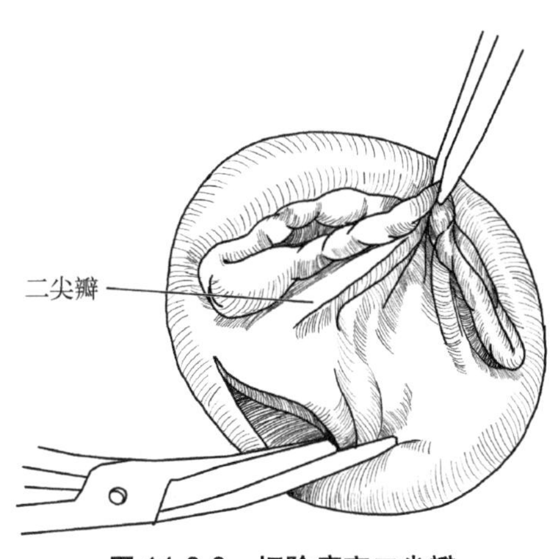

图 14-8-3 切除病变二尖瓣

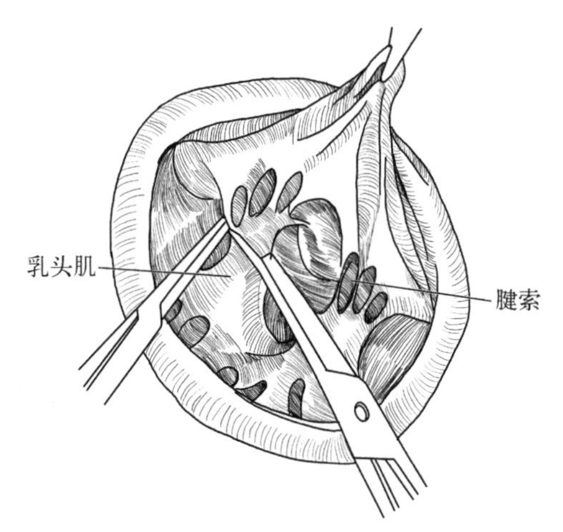

图 14-8-4 于乳头肌顶部剪断前后乳头肌

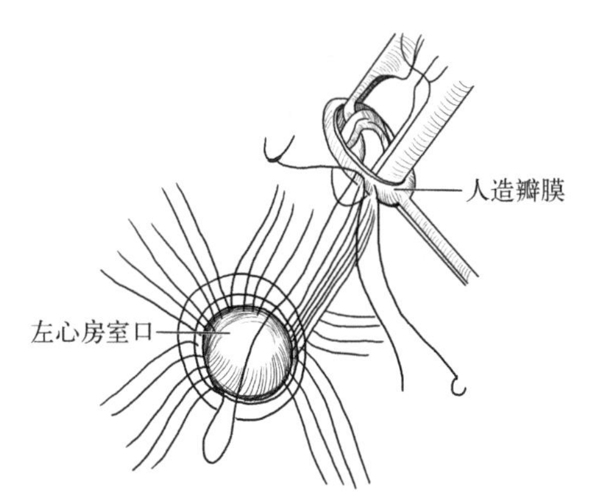

图 14-8-5 间断缝合二尖瓣环与人造瓣膜的缝环

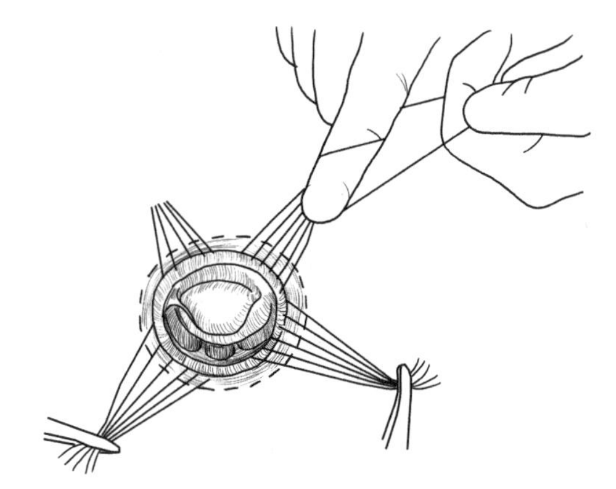

图 14-8-6 收紧缝线，结扎固定

第九节 冠状动脉旁路移植术

【适应证】

1. 心绞痛严重而丧失工作能力，经内科系统治疗无效者。

2. 经冠状动脉造影，冠状动脉主支狭窄超过 50% 或分支的管腔狭窄超过直径 75%，狭窄远段动脉通畅，且其管径在 1.5mm 以上者。

3. 心肌梗死后，经冠状动脉造影显示冠状动脉主支有明显狭窄者。

4. 心绞痛并发左心室壁瘤，或伴有室间隔缺损或瓣膜损害者。

【禁忌证】

1. 左心室功能低下，左心室射血分数＜ 0.2，左心室舒张末压＞ 3kPa（20mmhg）者。

2. 慢性心力衰竭、心肌病变严重，呈不可逆改变者。

【麻醉方式】 全身麻醉。

【手术体位】 仰卧位。

【手术切口】 胸骨正中切口＋切取大隐静脉切口。

【特殊用物】 搭桥器械、心脏钩及取血管包。

【手术步骤及手术配合】

手术步骤	手术配合
1. 常规消毒、铺巾	递擦皮钳夹持碘伏消毒皮肤，包括胸部、腹部、会阴部和双下肢。下肢抬高消毒，双足包双层治疗后放在无菌台面上，套袜套固定
2. 取大隐静脉	
（1）自足跟起向大腿根部延伸切开，做多个间断小横切口，每个切口相隔 5 ～ 6cm，或直接由内踝处切开至所需血管长度	递 22# 刀切开，准备取血管包和 20ml 注射器 + 冲洗头、肝素盐水、1# 丝线、2-0# 可吸收线、4-0# 皮内缝合线备用
（2）剥取一段大隐静脉	递小乳突撑开器、弯蚊式钳游离、钳夹小分支，递 1# 丝线结扎，血管剪刀剪断，从远心端塞入冲洗头，7# 丝线固定后用剪刀剪断血管
（3）扩张静脉	递含肝素液盐水的 20ml 注射器加压自远端注入大隐静脉
（4）修整大隐静脉断端，以备吻合	递组织剪修整残端，将大隐静脉上的血管膜尽量修整干净，备吻合使用
3. 胸骨正中切口，显露心脏	
（1）自胸骨切迹起沿前胸中线向下达剑突下方 4 ～ 5cm 腹壁白线上端切开皮肤、皮下组织。剥离胸骨甲状肌的胸骨附着处，紧贴胸骨后壁全长推开疏松结缔组织	递 22# 刀切开、电刀止血，干纱布拭血
（2）纵向锯开胸骨	胸骨锯劈开胸骨，递骨蜡止血
（3）显露胸腺、前纵隔及心包	递小开胸器显露手术野，电刀止血、干纱布拭血
4. 切开胸内筋膜，游离乳内动脉	递乳内动脉牵开器牵开，递精细血管镊、电刀游离乳内动脉，递小钛夹夹闭乳内动脉分支。电凝止血、干纱布拭血
5. 阻断、切取乳内动脉	递长弯血管钳钳夹乳内动脉远端、血管剪刀剪断，观察动脉血流情况。小血管夹夹闭乳内动脉，长弯血管钳钳带 7# 丝线结扎乳内动脉远端，大钛夹夹闭，线剪剪线
6. 局部喷洒抗痉挛药（药液配制：60mg 罂粟碱 +60ml 生理盐水充分混匀）	递纱布包裹乳内动脉、20ml 注射器罂粟碱盐水 + 软针头喷洒乳内动脉，以防动脉痉挛
7. 修整乳内动脉断端，以备吻合	递组织剪修整，剪断乳内动脉前端分支 Poss 剪修剪乳内动脉前端，2 把小蚊式钳分别夹住乳内动脉周围结缔组织的两端并固定入内动脉，用湿纱布覆盖备用
8. 切开心包，建立体外循环	常规做主动脉插管、腔房插管、灌注针插管
9. 在并行循环下主动脉阻断之前，选定冠状动脉吻合部位	递精细血管镊、15# 刀解剖选定搭桥部位，切开冠脉浆膜层做标志，递针持虚夹冠状动脉牵引线对所选血管起阻断作用

续表

手术步骤	手术配合
10. 探查搭桥部位冠状动脉远端是否通畅	递冠状动脉尖刀划开选定血管,递冠脉探条(1.0 ～ 3.0mm)探查
11. 动静脉桥远端与冠状动脉端侧吻合	递 Poss 剪、回头剪扩大切口，递精细镊及 7-0 涤纶线连续缝合
12. 升主动脉壁打孔	心脏复跳后，递无创血管侧壁钳钳夹升主动脉前方，递 11# 刀先刺透主动脉壁，然后递心脏打孔器在预定的主动脉壁上打孔
13. 动静脉桥近端与升主动脉端侧吻合	递 6-0 涤纶线端侧吻合，每个“桥”上递哈巴狗夹夹住；吻合完成，撤走侧壁钳后，如有残存气泡，递 1ml 注射器针头缝线的针头刺透有气的血管壁使气泡溢出
14. 关胸	配合同“胸骨正中切口”

【相关解剖知识】 见图 14-9-1 ～图 14-9-10。

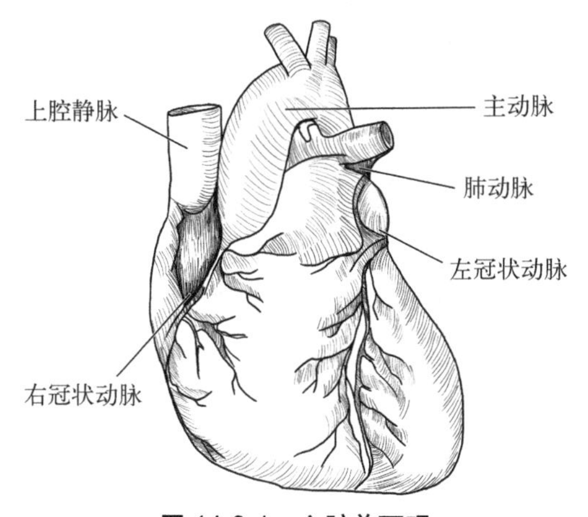

图 14-9-1　心脏前面观

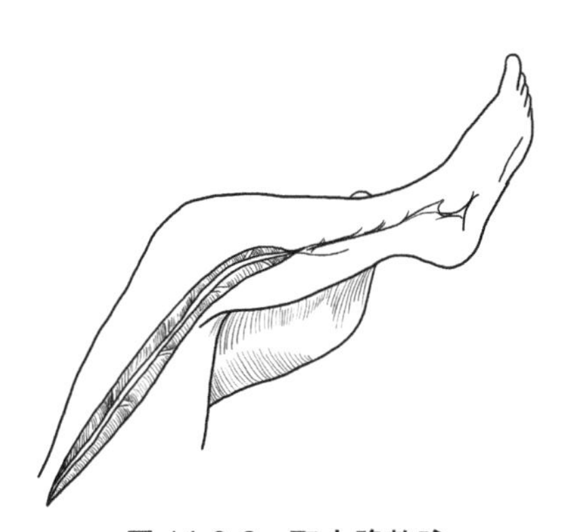

图 14-9-2　取大隐静脉

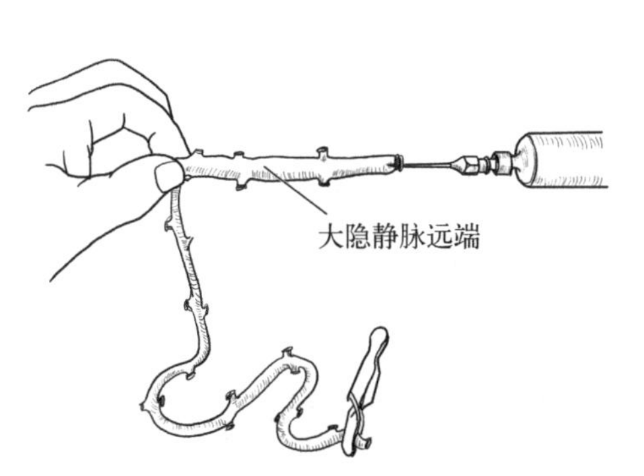

图 14-9-3　用肝素液冲洗静脉管腔

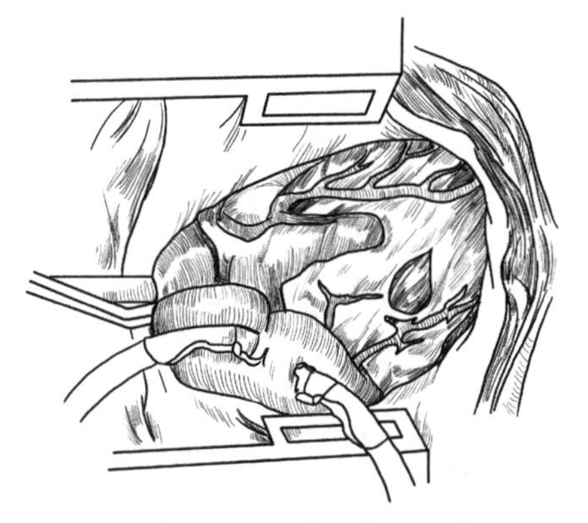

图 14-9-4　心脏显露和插管

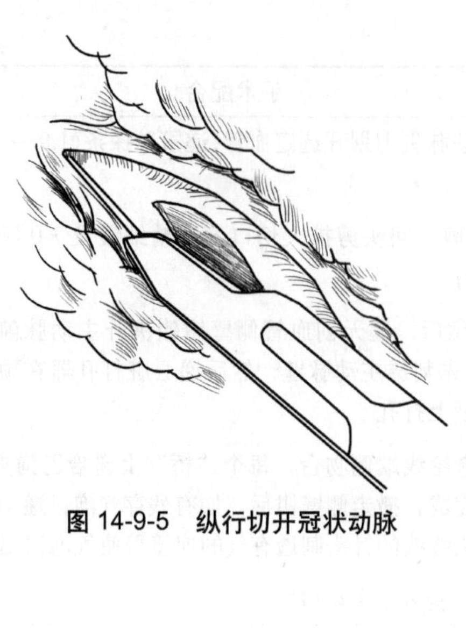

图 14-9-5 纵行切开冠状动脉

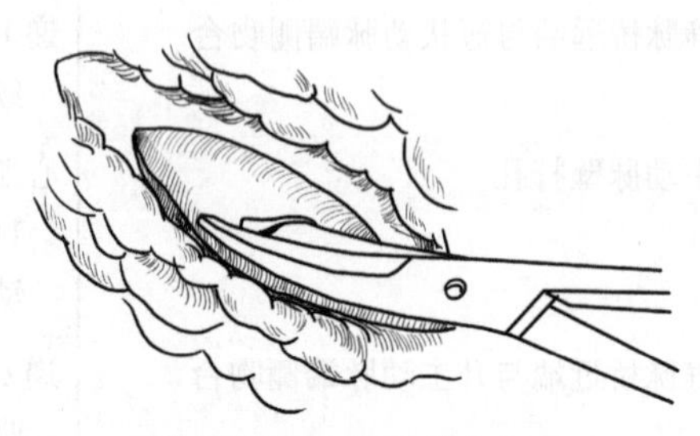

图 14-9-6 剪刀扩大切口

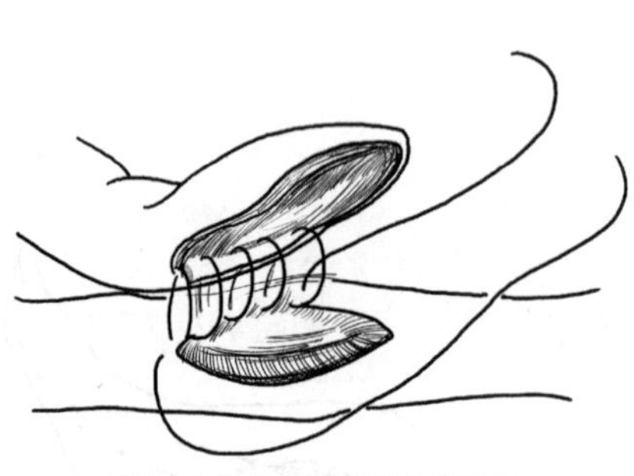

图 14-9-7 吻合远端切口

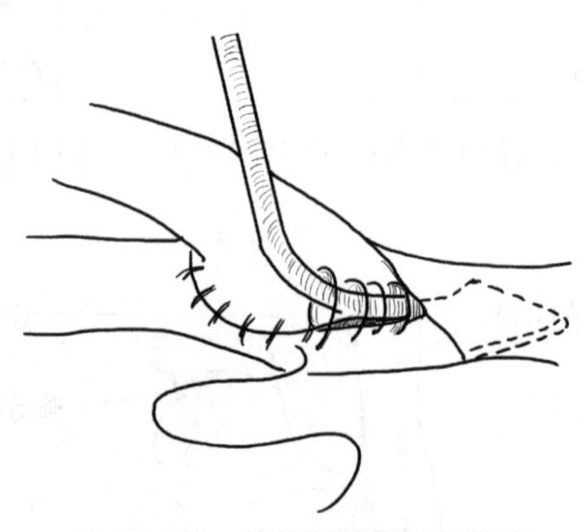

图 14-9-8 线钩紧线后结扎缝线

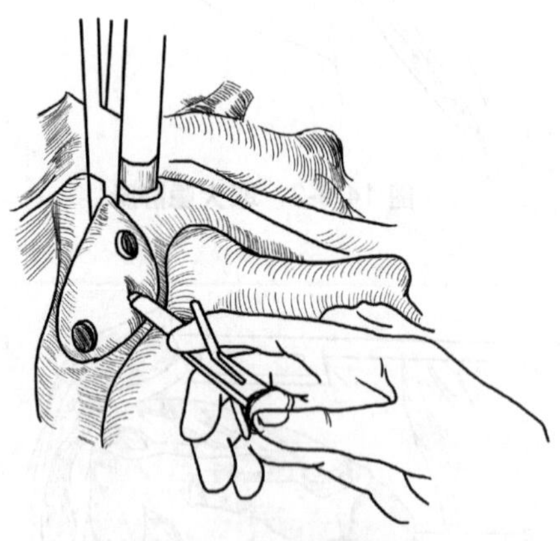

图 14-9-9 主动脉根部打孔

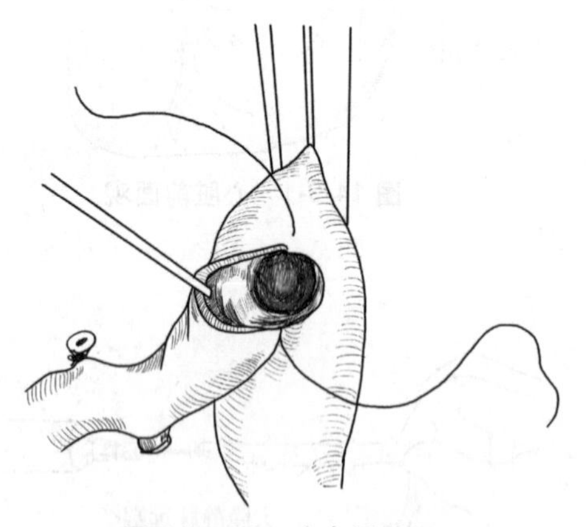

图 14-9-10 吻合近端切口

第十节 非体外循环冠状动脉旁路移植手术

【适应证】 同“冠状动脉旁路移植术”。

【麻醉方式】 气管插管全身麻醉。

【手术体位】 仰卧位。

【手术切口】 胸骨正中切口。

【手术步骤及手术配合】

手术步骤	手术配合
1. 消毒皮肤，铺无菌单	递擦皮钳夹持碘伏消毒皮肤，包括胸部、腹部、会阴部和双下肢。下肢抬高消毒，双足包双层治疗巾后放在无菌台面上，套袜套固定
2. 切取大隐静脉，检查移植静脉	静脉采取后，放置于肝素盐水中，静脉一端放置冲洗头固定；静脉内注入肝素盐水，检查静脉质量备用
3. 胸骨正中切口，劈开胸骨，显露心脏，切开心包	同“冠状动脉旁路移植术”
4. 切取乳内动脉	
（1）沿乳内动脉两侧 0.5 ～ 1.0cm 处切开	递乳内动脉牵开器牵开，递精细血管镊、电刀纵行切开，电凝止血、干纱布拭血
（2）游离乳内动脉，肝素化（1.0 ～ 1.5mg/kg）	递小钛夹夹闭乳内动脉分支止血，递肝素液
（3）离断乳内动脉远端	递长弯血管钳，血管剪刀离断，递血管夹夹闭远端，长弯血管钳钳带 7# 丝线结扎，大钛夹夹闭固定后线剪剪线
（4）局部喷洒罂粟碱	纱布包裹乳内动脉，递配制后的罂粟碱盐水喷洒于纱布上，纱布湿后充分包裹乳内动脉，以防止动脉痉挛
5. 吊心包	胸骨两侧垫湿纱布，固定器自动拉钩撑开胸骨；递长持针短粗胖反针 10# 丝线预置心包牵引线 2 根，备线引，弯蚊式钳、中弯血管钳固定于左侧无菌单上
6. 修剪吻合口	递精细镊 2 把及 Poss 剪游离动脉边缘，剪修吻合口
7. 检查乳内动脉有无损伤，夹层	松开血管夹，检查乳内动脉流量，血流满意时夹血管夹备用
8. 乳内动脉桥吻合法	
（1）左乳内动脉 - 前降支吻合法	
1）利用荷包牵引线和湿纱布块垫高心脏，显露左前降支	递固定器，选择好吻合部位后用心脏固定器做局部固定；心脏固定器外接负压吸引器，负压保持在 40kPa（300mmHg）递镊子，15# 刀切开心外膜解剖左前降支，针持虚夹冠状动脉牵引线穿过血管，以作阻断用
2）阻断近端冠状动脉，挑开前降支	递血管夹阻断近端冠状动脉，冠状动脉尖刀挑开前降支，递 Poss 剪、回头剪剪至合适长度
3）探查吻合口远端靶血管，并吻合	递冠状动脉探条探查吻合口远端血管；递适宜冠状动脉塞经吻合口塞入冠状动脉两端；递精细镊、双头针、7-0 涤纶线进行吻合，橡胶蚊式钳固定另一端残尾，其间用 50ml 注射器抽吸温盐水冲洗吻合口，确保术野显露，随时检查水的温度并及时更换，避免对心脏的冷刺激
4）固定乳内动脉蒂	吻合毕，递持针钳夹 7-0# 残余的涤纶线将乳内动脉蒂固定于心脏表面，同时备好大、小钛夹用于止血

续表

手术步骤	手术配合
(2) Y 形桥吻合法	
1) 离断右乳内动脉	递心脏镊、剪刀、血管夹取右乳内动脉，离断后注入肝素盐水检查，并夹闭其分支
2) 修剪吻合口	递血管剪修剪吻合口备用
3) 挑开左乳内动脉	15# 刀切开外膜，冠状尖刀挑开乳内动脉、Poss 剪、回头剪剪至合适长度作为吻合口
4) 左右乳内动脉端侧吻合	递精细镊、双头针、7-0 涤纶线吻合
5) 左右乳内动脉与冠状动脉前降支吻合	递精细镊、双头针、7-0 涤纶线吻合
9. 静脉桥吻合法	选择大隐静脉需吻合的靶血管，注肝素盐水检查静脉质量。根据患者病情，可选择先吻合远端或近端，修剪静脉吻合口备用
(1) 近端吻合法	
1) 夹闭部分主动脉	递侧壁钳钳夹，纱布绑住钳子把手放松开
2) 剪除主动脉外膜，切开主动脉	递心脏镊、剪刀修剪，递电刀止血，递 11# 刀切开主动脉，打孔器打孔，纱布清除打孔器尖端残留的主动脉壁
3) 大隐静脉与近端主动脉吻合	递心脏镊及 6-0 涤纶线吻合，橡胶蚊式钳固定另一端线尾，吻合完毕打结，递血管夹夹闭静脉远端，松开侧壁钳
(2) 远端吻合法	
1) 充分显露心尖部	利用心包牵引线和温盐水湿纱布，使心尖部显露；手术床取头低足高位
2) 固定吻合的血管	递固定器选择固定部位
3) 静脉序贯吻合	配合同上述的 Y 形桥吻合毕，摇平手术床
10. 粥样硬化的病例，可使用近端吻合器或“易扣”，避免侧壁钳对升主动脉的损伤	
“易扣”使用法：	
(1) 在主动脉上缝荷包线	递 4-0 涤纶线、双头针带毡片荷包缝合；递剪刀剪针后，套线引子夹蚊式钳
(2) 切开主动脉壁，置入“易扣”	递 11# 刀切开，置入“易扣”，收紧荷包线，拧紧“易扣”，固定吻合部
(3) 切开主动脉吻合口处	递 11# 刀、镊子切开吻合口处的主动脉，吸引器插排气针与“易扣”连接进行吸引
(4) 主动脉打孔	打孔器打孔
(5) 吻合血管	递双头针、7-0 涤纶线缝合；缝合完毕拔除“易扣”，荷包线打结；递剪刀剪线

续表

手术步骤	手术配合
11. 血管桥排气	递1ml注射器针头或持夹7-0涤纶线缝针排气
12. 心脏恢复正常解剖位置，检查远、近端搭桥血管吻合口情况	取出牵引线和纱布，50ml注射器温盐水冲洗吻合口。即时血流测量仪仪测量血流量及PI值，保存波形
13. 清点手术器械，缝合心包	与巡回护士清点器械，重点检查血管夹，递无损伤镊，纱布止血，递2-0# 7×17聚酯线间断缝合心包，置入胸腔及心包纵隔引流管，9×28角针、7#丝线固定
14. 逐层关闭胸腔	再次清点器械、纱布、缝针，递7#钢丝4根，“8”字缝合胸骨，扣扣钳8把关闭胸骨，递0#可吸收线连续缝合，逐层关闭胸腔，4-0#可吸收线皮内缝合线缝合皮肤

第十一节 法洛四联症矫治术

【适应证】 本病确诊后不受年龄限制均应手术治疗。

【麻醉方式】 全身麻醉，气管内插管。

【手术切口】 胸骨正中切口。

【手术体位】 仰卧位。

【手术步骤及手术配合】

手术步骤	手术配合
1. 按常规建立体外循环	同“部分性房室隔缺损”
2. 心脏切口，心内探查	递15#刀、心脏镊做右心室流出道纵行切口，组织剪扩大切口，递3-0# 6×14聚酯线单针缝2针切口牵引线，蚊式钳固定。递心脏小拉钩充分显露，递小直角钳探查室间隔缺损部位及大小
3. 疏通右心室流出道及肺动脉	递探子由小到大进行测试，整块切除肥厚的隔束、壁束、肌肉及室上嵴两端
4. 修补室缺	递三尖瓣拉钩及静脉拉钩充分暴露室间隔缺损，将涤纶片剪成与缺损大小相似的小块，用4-0涤纶线带垫片连续缝合，危险区用3-0# 6×14聚酯线双头针带垫片加固缝合
5. 右心室流出道补片加宽	多采用自体心包片，递组织剪剪合适大小的心包片，递4-0涤纶线带垫片连续缝合补片。加宽右心室流出道，若肺动脉干细小（小于正常值的2/3），则补片应跨过肺动脉瓣环，加宽肺动脉（若用自体心包片需用戊二醛浸泡5min固定，使用时用生理盐水反复冲洗）
6. 按常规恢复冠状动脉循环，停机	
7. 测定左、右心室的压力	递测压针连接测压管，先插入右心室测压，再通过室间隔进左心室测压
8. 关闭胸部正中切口	清点器械、物品，准备7#钢丝4根，“8”字缝合胸骨，扣扣钳8把关闭胸骨，递0#可吸收线连续缝合，逐层关闭胸腔，4-0#可吸收线皮内缝合皮肤

【相关解剖知识】 见图 14-11-1 ～图 14-11-13。

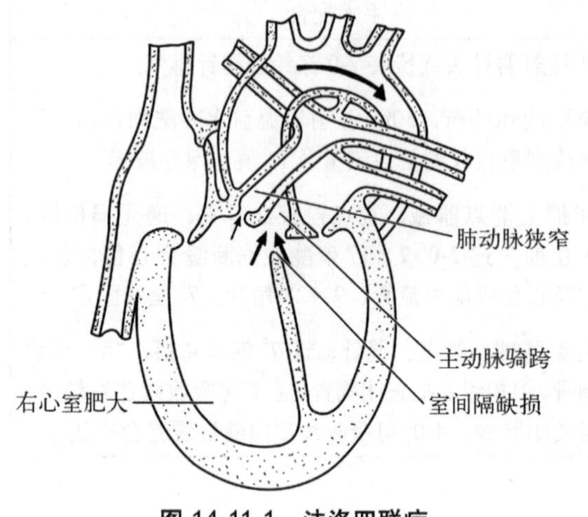

图 14-11-1 法洛四联症

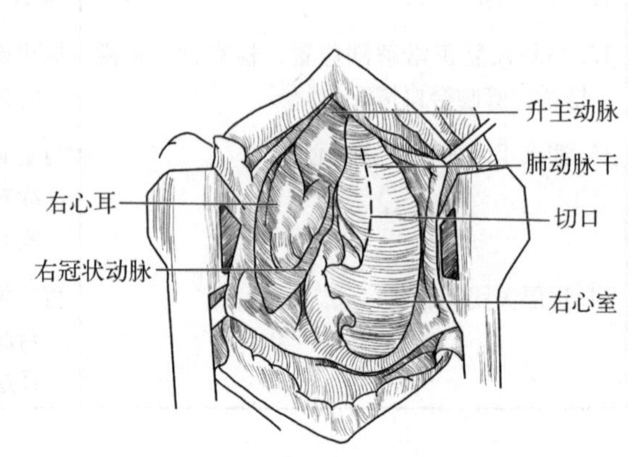

图 14-11-2 切开右心室流出道前壁

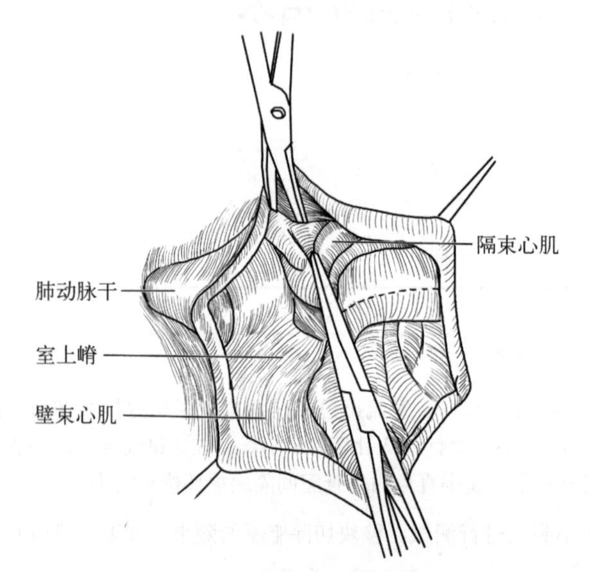

图 14-11-3 室上嵴两端游离和充分下沉

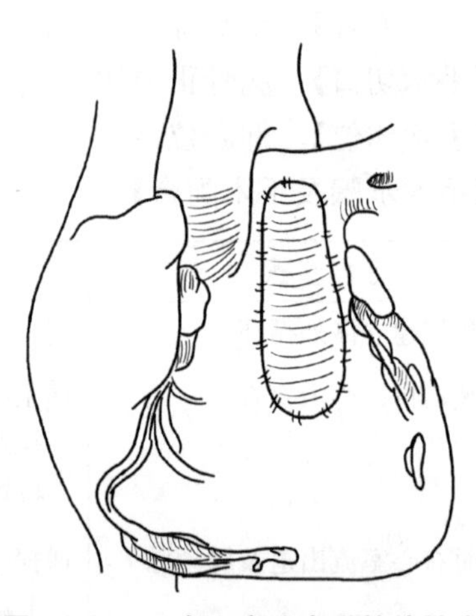

图 14-11-4 右心室流出道补片扩大

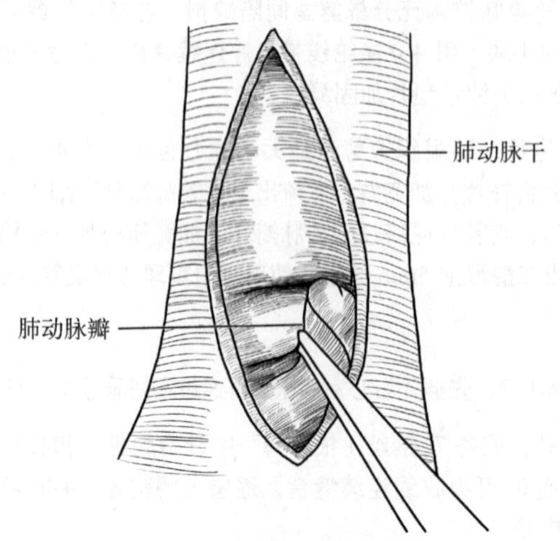

图 14-11-5 上级嵴两端游离和充分下沉

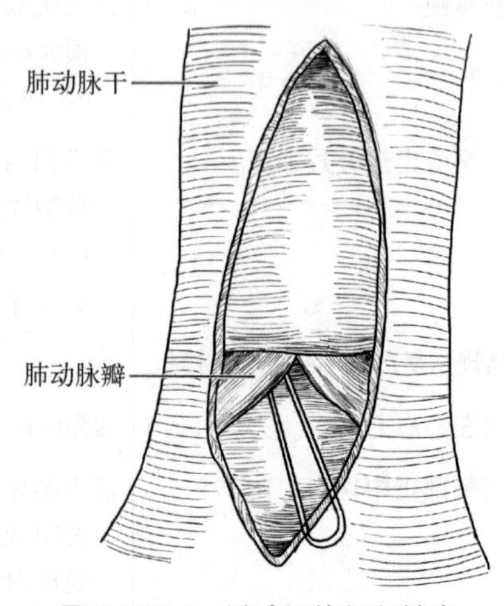

图 14-11-6 瓣叶切缘间断缝合

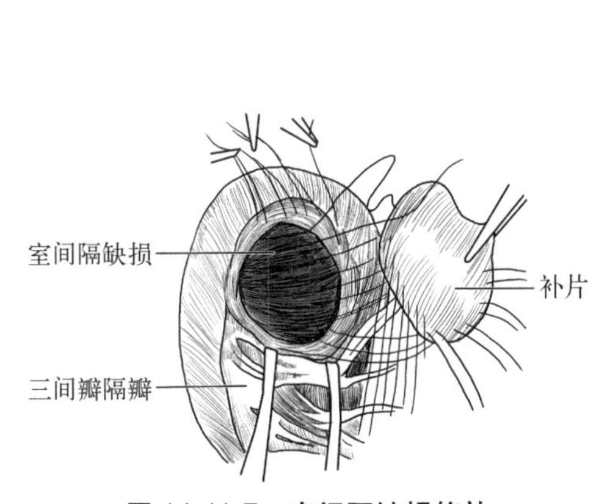

图 14-11-7 室间隔缺损修补

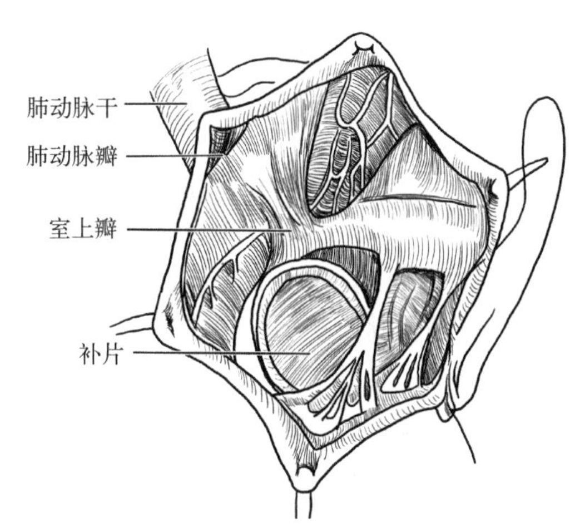

图 14-11-8 缝合心脏切口

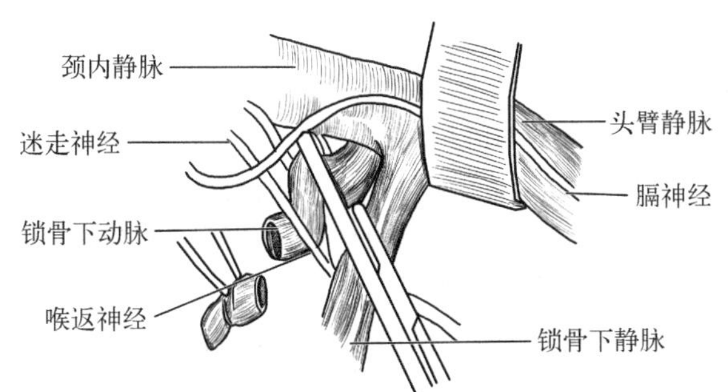

图 14-11-9 切断右锁骨下动脉

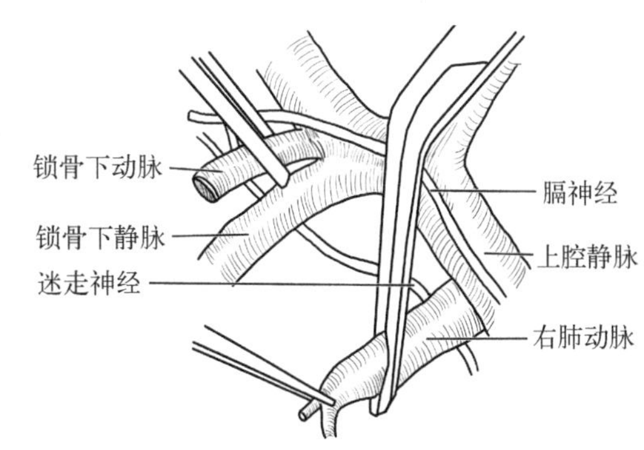

图 14-11-10 阻断肺动脉远心端

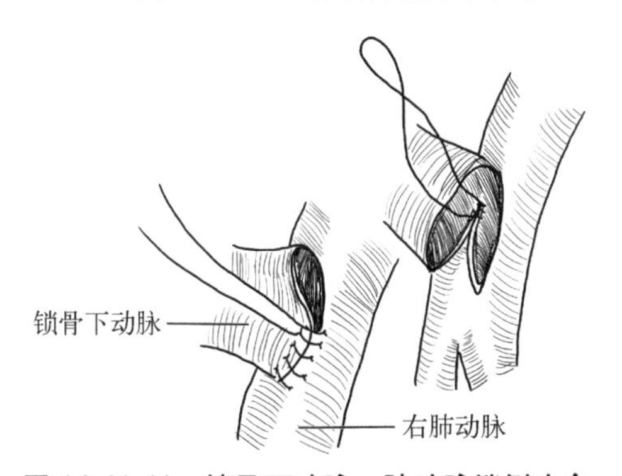

图 14-11-11 锁骨下动脉、肺动脉端侧吻合

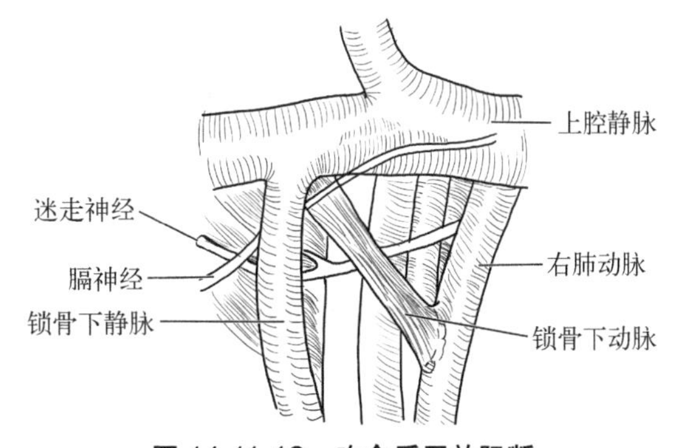

图 14-11-12 吻合后开放阻断

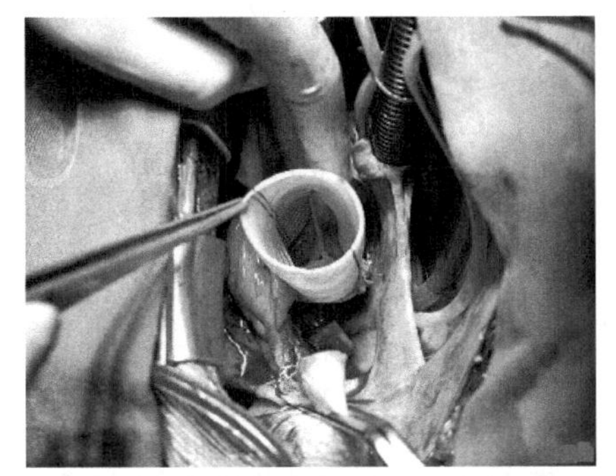
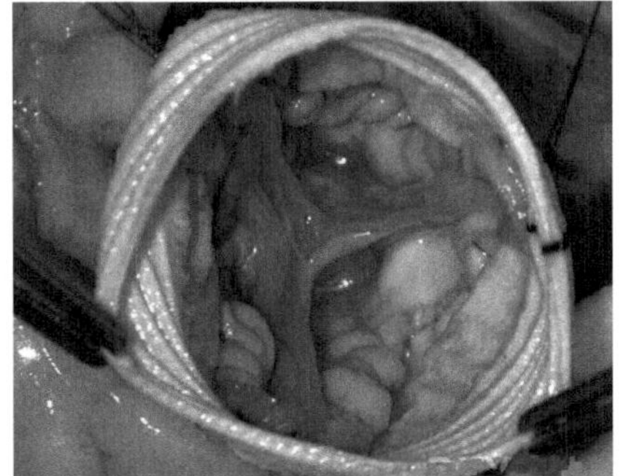

图 14-11-13 人工血管及将血管吻合残留的主动脉窦壁

第十二节　肺动脉瓣狭窄矫治术

【适应证】

1. 凡肺动脉瓣狭窄患者，症状明显，右心室与肺动脉的收缩压力阶差在 40mmHg 以上者，都应进行手术，以学龄前为适宜。

2. 症状不明显者，心电图示右心室肥厚及劳损者，应考虑手术。

3. 严重肺动脉瓣狭窄，患者末梢循环明显发绀，甚至昏迷者，经内科治疗无效时，可紧急手术治疗。

【麻醉方式】 全身麻醉，气管内插管。

【手术切口】 胸骨正中切口。

【手术体位】 仰卧位。

【手术步骤及手术配合】

手术步骤	手术配合
1. 按常规建立体外循环	同“部分性房室隔缺损”
2. 心脏切口	递 15# 刀、心脏镊在肺动脉瓣稍上方做一长 1.5 ～ 2.5cm 纵行切口
3. 切开肺动脉瓣交界	递 4-0 涤纶线单针缝肺动脉壁切口牵引线，检查瓣膜形态及瓣口大小，递心脏镊轻轻提起瓣叶，递 15# 刀沿融合瓣叶交界嵴切开直至瓣膜基部，必要时递粗血管钳撑开
4. 疏通右心室流出道	递适当型号的探子探测右心室流出道，肺动脉瓣叶交界嵴切开，若右心室漏斗部狭窄，递 6×14 聚酯线缝牵引线，递 15# 刀、心脏镊切除肥厚的隔束、壁束及肥厚的室上嵴和漏斗部前壁，若流出道仍有狭窄，则需用自体心包片或涤纶片加宽，递 4-0 涤纶线或 5-0 涤纶线带垫片连续缝合
5. 缝合肺动脉切口	递 5-0 涤纶线带垫片连续缝合。若肺动脉干狭窄或左右肺动脉狭窄，则取自体心包片加宽，递 5-0 涤纶线连续缝合肺动脉与心包片
6. 按常规恢复冠状动脉循环，停机，关胸	同“部分性房室隔缺损”

【相关解剖知识】 见图 14-12-1 ～图 14-12-6。

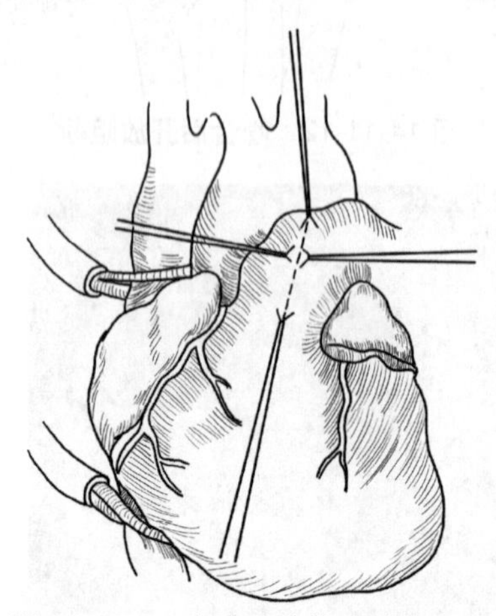

图 14-12-1　在肺动脉前壁缝线牵引

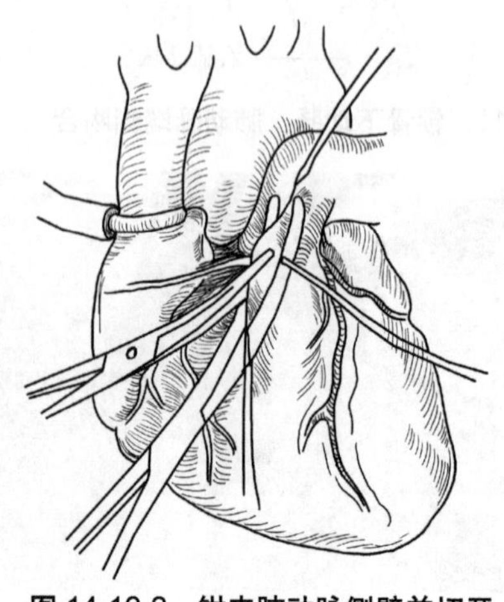

图 14-12-2　钳夹肺动脉侧壁并切开

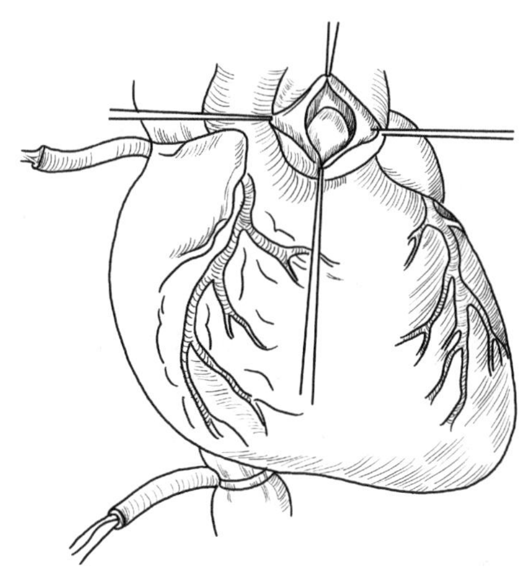

图 14-12-3　显露肺动脉瓣口

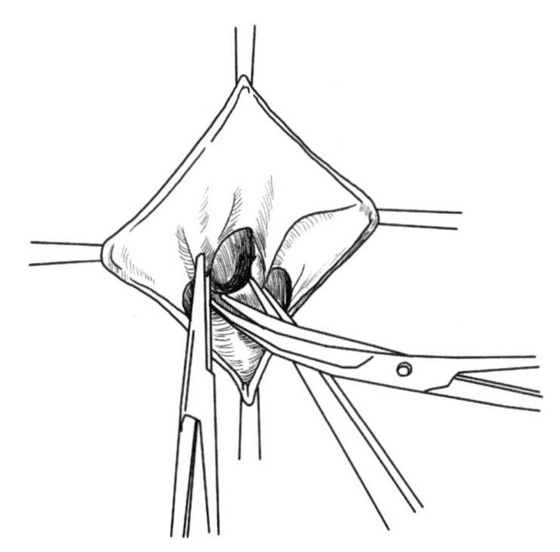

图 14-12-4　沿瓣膜交界剪开

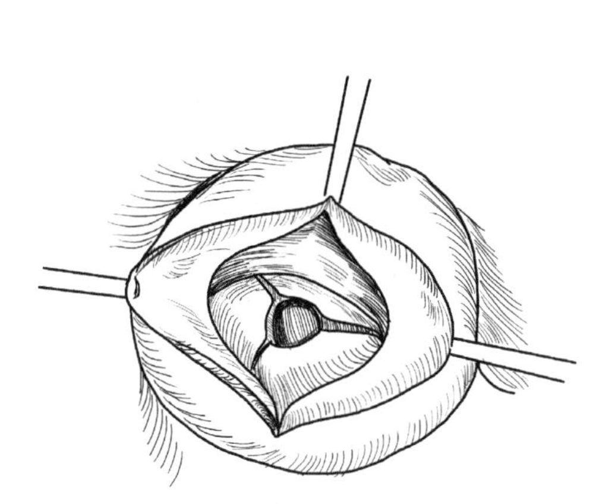

图 14-12-5　剪开后的肺动脉交界

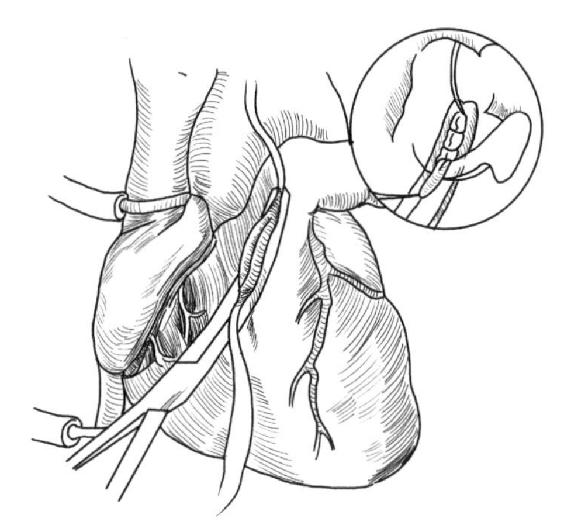

图 14-12-6　钳夹肺动脉切口，连续缝合

第十三节　主动脉瓣置换术

【适应证】

1. 重度主动脉瓣狭窄且有临床症状者。
2. 需行冠状动脉旁路术，同时伴有重度主动脉瓣狭窄患者。
3. 需行主动脉或其他瓣膜手术，同时伴有重度主动脉瓣狭窄患者。

【麻醉方式】　体外麻醉，气管内插管。

【手术体位】　仰卧位。

【手术步骤及手术配合】

手术步骤	手术配合
1. 消毒皮肤、开胸、建立体外循环心肌保护	同“房室隔缺损修复术”

续表

手术步骤	手术配合
2. 缝主动脉切口牵引线，切开主动脉，显露主动脉瓣及冠状动脉开口，行直接灌注	切口可分为三种：横切口、曲棍形斜切口、螺旋形切口。递 4-0# 单针涤纶线缝主动脉切口牵引线，蚊式钳牵引。递心脏镊、15# 刀在主动脉根部两牵引线之间做切口，剪刀扩大切口，小心脏拉钩牵开，显露主动脉瓣及左、右冠状动脉开口，向冠状动脉口直接插入冠状动脉灌注管行左、右冠状动脉灌注
3. 切除主动脉瓣，测量瓣环直径	递心脏镊或持瓣钳夹持瓣叶，组织剪或瓣膜剪剪除，冰盐水冲洗心腔，递测瓣器测量瓣环大小，确定机械瓣或生物瓣的型号
4. 缝合主动脉瓣	缝合方法有两种：① 2-0 涤纶线 3 根按瓣环根部分别连续缝合；② 2-0# 换瓣线间断缝合，换瓣线为两种不同颜色，每个瓣叶缝合 3 ～ 4 针，蚊式钳夹线，缝合完毕推下瓣分别打结
5. 试瓣	递试瓣器测试瓣叶活动情况
6. 缝合主动脉切口	递心脏镊、4-0 涤纶线 2 根带小垫片从切口两端连续往返交叉缝合
7. 心脏复跳、拔管、关胸	同“房室隔缺损修复术”

【相关解剖知识】 见图 14-13-1 ～图 14-13-6。

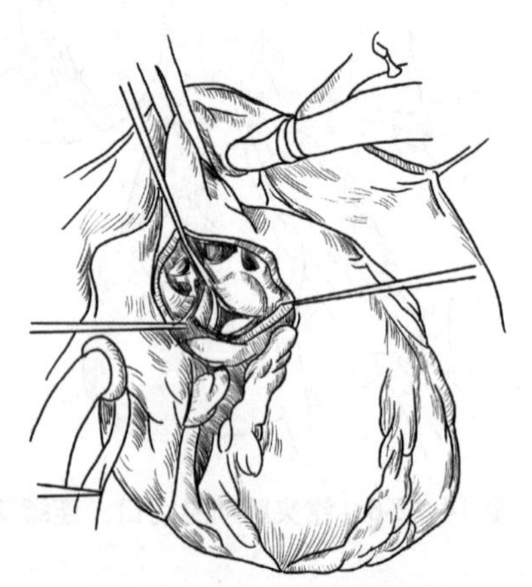

图 14-13-1　主动脉横切口

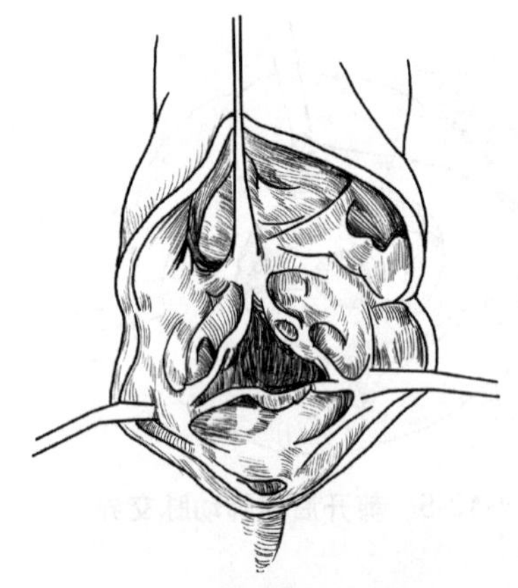

图 14-13-2　在三交界处缝线牵引

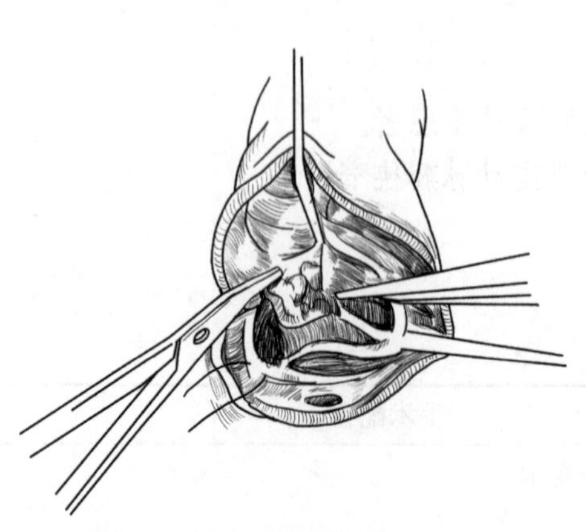

图 14-13-3　剪除病变主动脉瓣

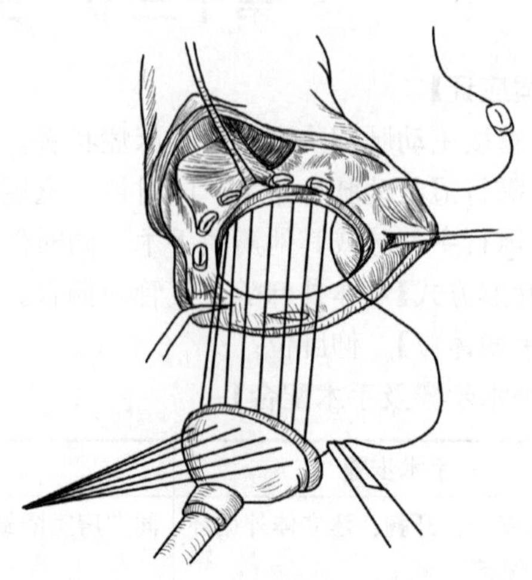

图 14-13-4　褥式缝合人工瓣环

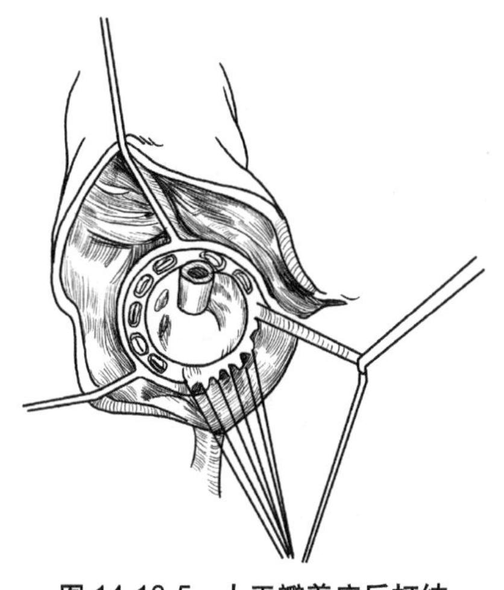

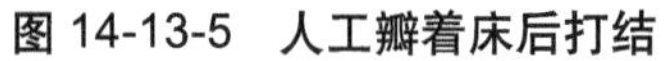

图 14-13-5 人工瓣着床后打结

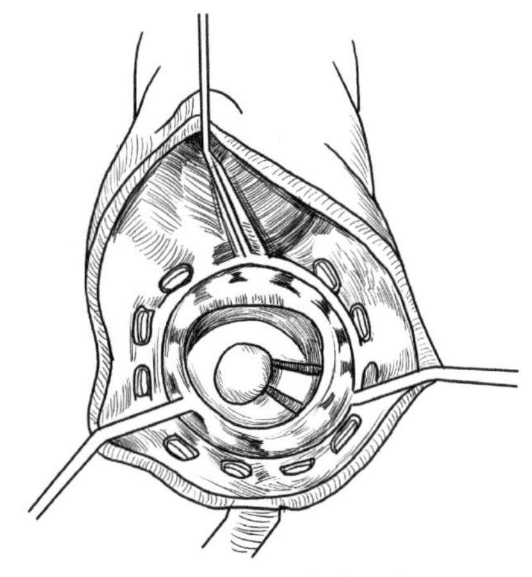

图 14-13-6 完成置换

第十四节 急性化脓性心包炎心包部分切除术

【适应证】

1. 急性化脓性心包炎大量脓液生成伴心脏压塞、穿刺治疗无效者。
2. 脓液黏稠，在心包腔内形成分隔。
3. 中毒症状严重，经心包穿刺及药物治疗无明显疗效者。

【麻醉方式】 全身麻醉，气管插管。

【手术切口】 左侧第 4 肋间前外侧切口。

【手术体位】 仰卧位，左侧胸垫高 30° ～ 45° ，左上肢屈肘 90° 悬挂于头架上。

【手术步骤及手术配合】

手术步骤	手术配合
1. 消毒皮肤，铺单	递擦皮钳夹小纱布蘸碘伏消毒皮肤，递治疗巾、中单，铺大单，贴手术膜，中单做旗单
2. 切开皮肤、皮下及各层肌肉、胸膜，进胸	递 22# 刀切开皮肤，电刀切开皮下及各层肌肉、胸膜，电凝止血，递小号肋骨撑开器显露切口
3. 在左膈神经前纵行切开心包	术者用无菌生理盐水洗手后探查心包，递 15# 刀、长心脏镊切开心包，吸出脓液。递血管钳钳夹“花生米”及长剪刀向上下左右分离心包膜内纤维素性粘连，清除坏死组织。递生理温盐水反复多次冲洗心包腔。电刀或组织剪切除部分心包
4. 心包切缘止血	检查心包切除创缘出血点，电凝止血
5. 湿盐水冲洗胸腔，放置引流，常规关胸	用温盐水冲洗胸腔，放置胸腔及心包纵隔引流管，清点器械，纱布缝针，分层关闭胸部切口

【相关解剖知识】 图 14-14-1 ～图 14-14-7。

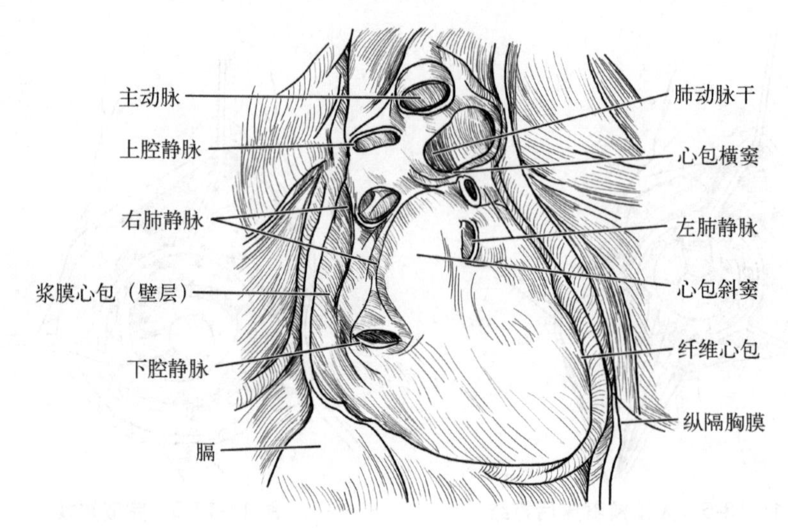

图 14-14-1　心包

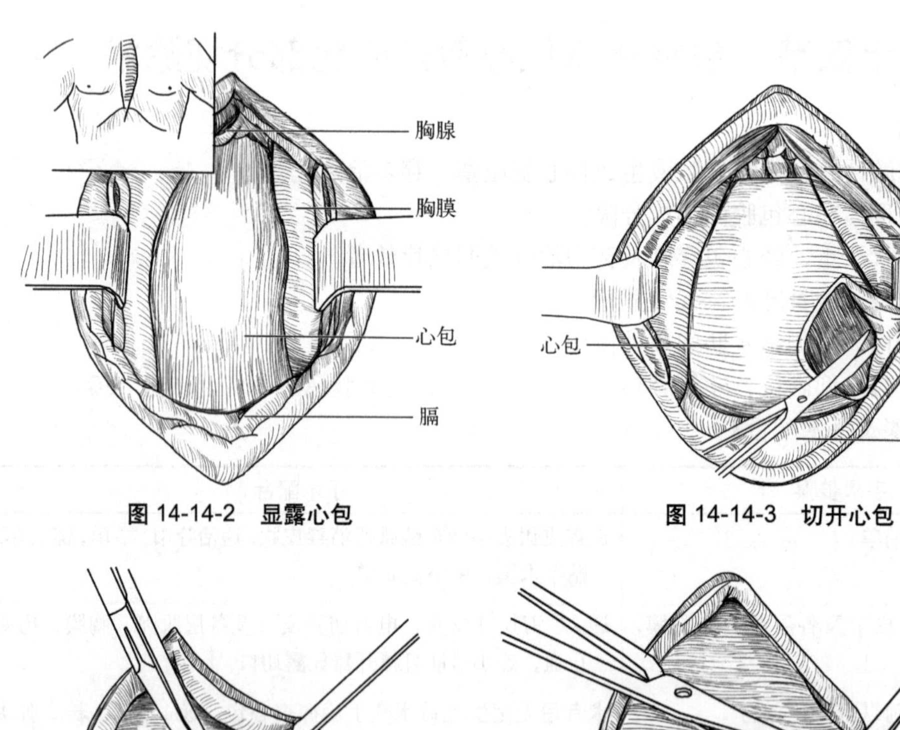

图 14-14-2　显露心包

图 14-14-3　切开心包

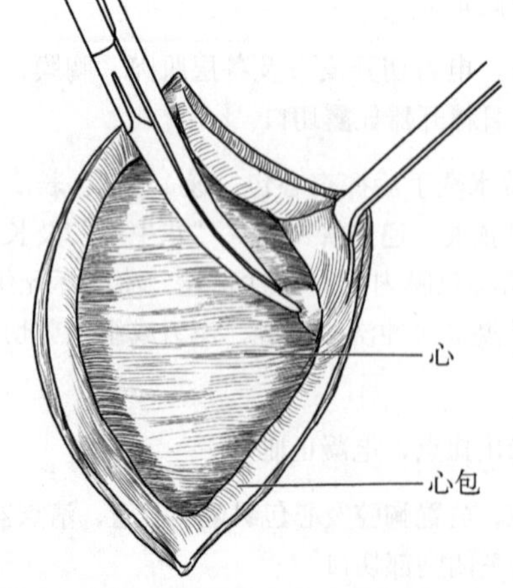

图 14-14-4　钝性分离粘连

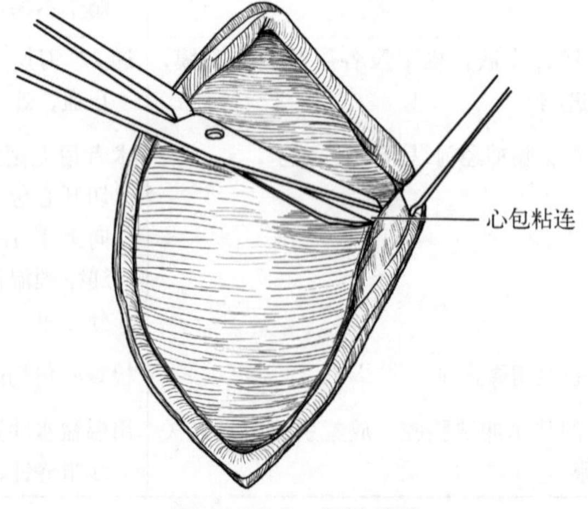

图 14-14-5　剪除粘连

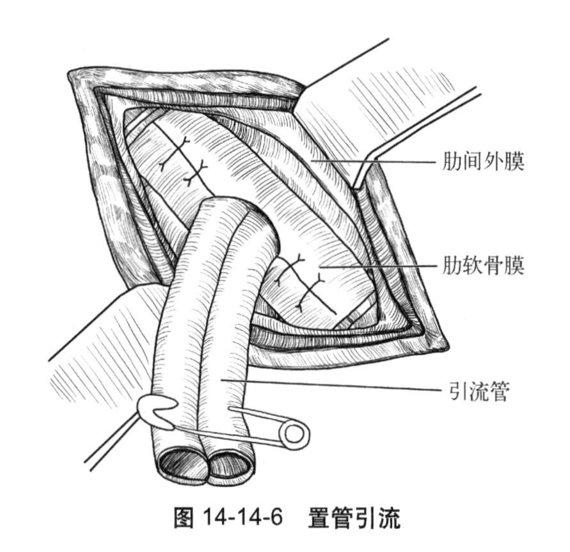

图 14-14-6　置管引流

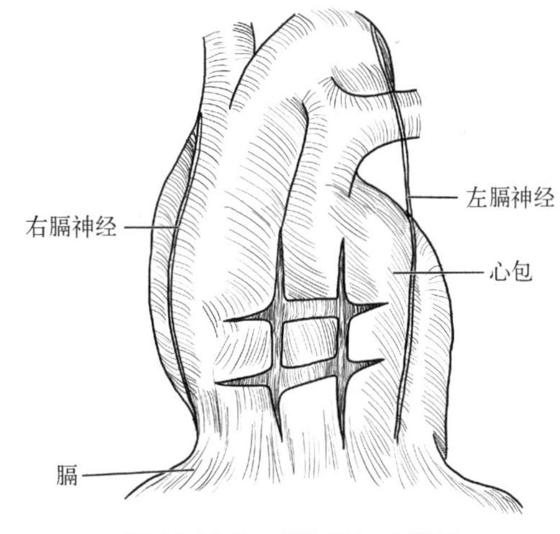

图 14-14-7　“#”形切开松解

第十五节　房间隔封堵术

【适应证】

1. 患者年龄患者年龄＞ 1 岁、体重＞ 8kg。

2. 房间隔缺损直径 5 ～ 34mm。

3. 缺损边缘至冠状静脉窦、上下腔静脉及肺静脉开口距离＞ 5mm，至房室瓣距离＞ 7mm。

4. 所选用的封堵器左心房侧盘的直径应大于房间隔缺损的直径。

5. 不合并必须外科手术的其他心脏畸形。

【麻醉方式】　全身麻醉。

【手术体位】　仰卧位。

【手术切口】　右侧胸骨旁第 4、5 肋间切口。

【手术步骤及手术配合】

手术步骤	手术配合
1. 消毒皮肤，铺单	递擦皮钳夹小纱布碘酒、酒精消毒皮肤。桌单 1 张、治疗巾 7 张手术切口双层铺巾，贴手术膜，铺剖口单
2. 沿右侧胸骨旁第 4、5 肋间切口，切开皮肤、皮下、肌肉	传递纱布 2 张，20 号手术刀、有齿镊、电刀笔
3. 切开心包，暴露心脏	电刀笔切开心包，7×20 圆针、2-0/T 丝线牵引心包，封堵牵开器撑开手术切口，暴露心脏
4. 右心房穿刺部位荷包缝合	递血管镊、带垫片的血管缝线 4-0（17mm），手术医生在食管超声引导下在心房切口处荷包缝合，组织剪剪下缝针，递内置过线钩的细阻断管，医生助手将缝线分别套入，递弯蚊式止血钳牵引缝线尾端

续表

手术步骤	手术配合
5. 封堵用物准备	器械护士用 1% ～ 2% 的肝素生理盐水冲洗输送系统的各个部件，将鞘管芯插入 1 号鞘管待用，将封堵器泡入肝素水，根部旋入输送钢丝。在封堵器根部用血管缝线 2-0（26mm）穿过少量网格后剪去 2 针，线尾打结后放入 2 号鞘管，当缝线尾部穿出鞘管后拉住再将钢丝穿入 2 号鞘管，再次将带钢丝及缝线的封堵器浸入 1% ～ 2% 的肝素生理盐水中，边抖动边将排气后的封堵器收入鞘管内待用
6. 放置房间隔封堵器	递用 11 号手术刀在荷包内切一小孔，递内置封堵器的 14F 输送鞘管，在食管超声引导下，鞘管插入右心房及房间隔孔，将左伞盘释放外拉使其紧贴房间隔缺损边沿，再释放右侧伞盘。抖动钢丝，经超声评估后旋转并取出钢丝，递组织剪剪断并抽出封堵器上的血管缝线
7. 关闭切口	手术医生拔除阻断管并将荷包线打结，关闭心房切口。递组织镊、圆针、2-0 可吸收线缝合肌层及皮下组织。递三角针、4-0 可吸收线缝合皮肤。选择相应型号的敷料覆盖伤口

【相关解剖知识】 见图 14-15-1、图 14-15-2。

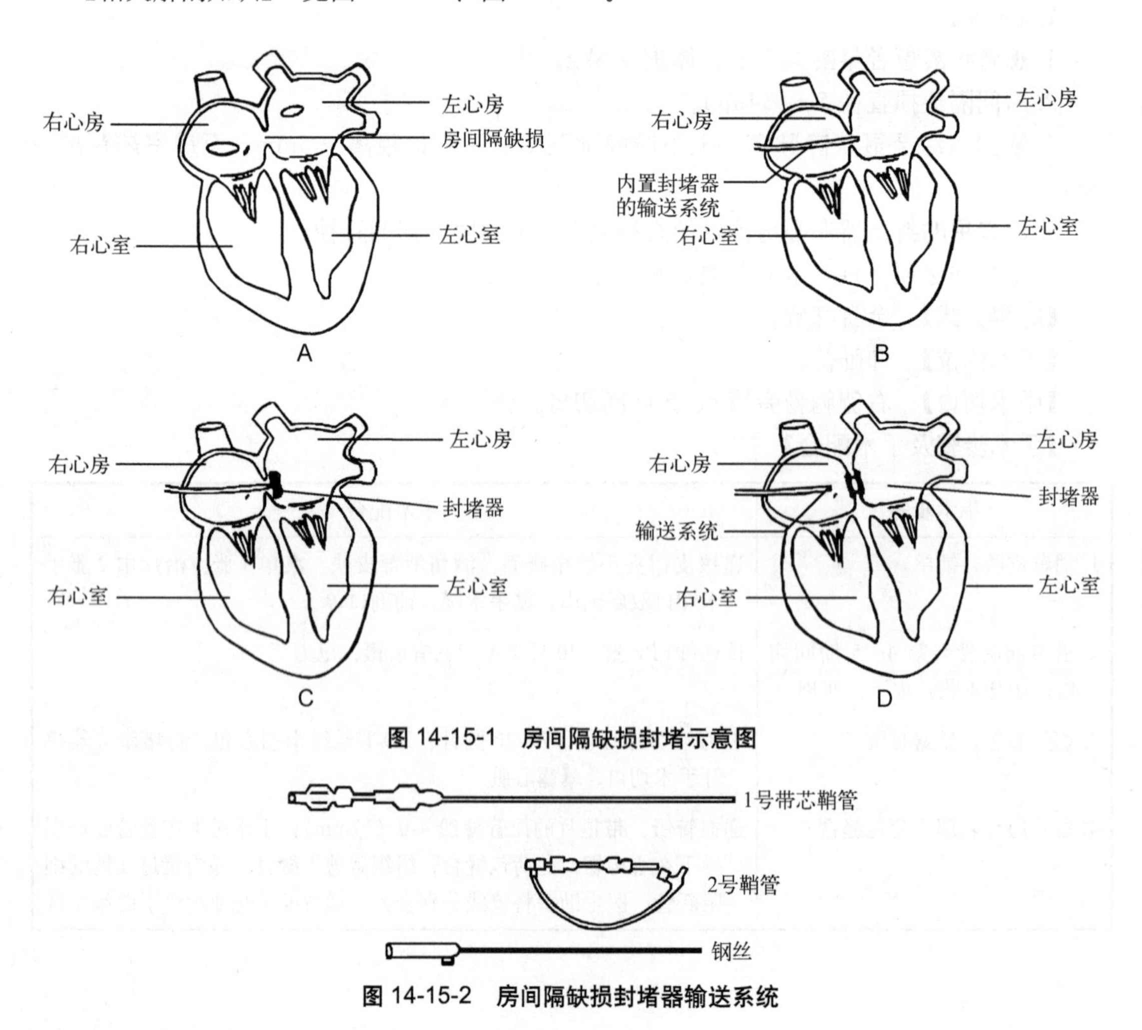

图 14-15-1 房间隔缺损封堵示意图

图 14-15-2 房间隔缺损封堵器输送系统

第十六节 升主动脉全弓置换术

【适应证】 适用于 DeBakey Ⅰ型和Ⅱ型的患者。

【麻醉方式】 全身麻醉。

【手术体位】 仰卧位，肩胛部用软枕垫高使患者胸部上抬 5 ～ 10cm。

【手术切口】 胸骨正中切口、腋动脉切口、股动脉切口。

【手术步骤及手术配合】

手术步骤	手术配合
1. 消毒皮肤，铺单	递擦皮钳夹小纱布碘酒、酒精消毒皮肤。3 张治疗巾铺盖会阴及肚脐；4 张桌单分别铺盖患者头部至锁骨上缘平面、左右腋前线、下肢下床面；3 张桌单铺于患者胸部切口处；4 张治疗巾分别双层包裹双侧足部，绷带缠绕固定。铺剖口单于胸部切口。所有切口粘贴手术膜
2. 开胸	递 20 号手术刀、有齿镊、纱布、电刀笔切开皮肤、皮下及骨膜。递直角钳分离胸骨切迹，扣扣钳 2 把夹住剑突递，“花生米”钝性剥离器分离胸骨与心包壁层间隙，组织剪剪开剑突，胸骨锯锯开胸骨，骨蜡止血。更换器械，递血管镊、剥离剪、电刀笔切开心包，暴露心脏
3. 股动脉插管	递 20 号手术刀、电刀笔、血管镊，经右侧腹股沟韧带下股动脉搏动处切开皮肤、皮下组织及肌肉，乳突牵开器撑开切口。递血管剪、无损伤镊、直角钳游离并显露股动脉。递血管缝线 5-0（13mm）在股动脉外膜缝荷包，剪下缝针，缝线分别套入细阻断管，弯蚊式止血钳牵引。用 20G 留置针在荷包中间插入股动脉，拔出针芯置入导丝，退出留置针外鞘。血管阻断钳阻断股动脉远端，递股动脉插管，插入股动脉近端，1 号丝线结扎固定插管和荷包线。将动脉插管与体外循环动脉管相连，管道钳阻断。递三角针 0 号丝线临时固定股动脉插管和体外循环管道
4. 右腋动脉插管	递 20 号手术刀、电刀笔、血管镊，取右腋动脉切口，逐层切开皮肤及皮下组织。递皮肤拉钩 2 把拉开胸大肌、胸小肌，乳突牵开器撑开切口。递血管剪、直角钳游离臂丛神经，显露右腋动脉，0 号丝线结扎阻断区域腋动脉。递 2 把肺静脉钳阻断右腋动脉近端和远端，11 号手术刀切开腋动脉，血管剪扩大切口，递血管镊、血管缝线 5-0（13mm）将人工血管 8mm 吻合于腋动脉上。松开腋动脉远端和近端阻断钳，1 把阻断钳阻断人工血管。递 24F 主动脉插管插入人工血管远端，用 2 根 1 号丝线分别结扎、固定主动脉插管。将动脉插管与体外循环动脉管相连
5. 腔房静脉插管	递肺静脉钳夹住右心耳尖部，血管缝线 4-0（17mm）线缝荷包，剪下缝针，缝线套入细阻断管内，弯蚊式止血钳牵引。递组织剪剪去部分心耳尖，插入腔房静脉插管，弯蚊式止血钳收紧荷包线，1 号丝线结扎。协助手术医生完成腔房静脉插管与心肺转流静脉管的连接，管道钳阻断

续表

手术步骤	手术配合
6. 人工心肺转流开启	手术医生取下所有管道钳，人工心肺转流开始，巡回护士记录尿量。无菌生理盐水洗手，检查手套有无破损
7. 主动脉弓游离	递中长柄电刀、血管剪、直角钳、血管牵引带游离主动脉弓及分支，完成牵引各分支牵引
8. 阻断主动脉，冠状动脉灌注	递动脉阻断钳阻断升主动脉，用灌注针直接插入主动脉根部灌注心脏停搏液。心脏表面冰生理盐水降温。心脏停搏后，递 11 号手术刀、血管剪沿升主动脉根部做一纵行切口，下至主动脉瓣的无冠状动脉窦，上至升主动脉远端，心内拉钩牵开主动脉壁，用左、右冠状动脉灌注头分别行左、右冠状动脉灌注
9. 主动脉瓣置换	递 11 号手术刀、瓣膜剪切除病变主动脉瓣膜，测瓣器测量瓣环大小，传递换瓣线 2-0 缝合带瓣人工血管至主动脉瓣环处，结扎、剪线
10. 吻合左、右冠状动脉	递打孔器在人工血管上左、右冠状动脉开口的对应位置打孔，血管缝线 5-0（13mm）完成双侧冠状动脉吻合
11. 深低温停循环，吻合主动脉	递管道钳夹闭股动脉插管，递血管镊、血管阻断钳依次阻断头臂干、左颈总动脉、左锁骨下动脉开口。血管剪横断主动脉，主动脉远端放置术中支架系统。递毛毡条及血管缝线 4-0（22mm）完成四分支人工血管主干远端、术中支架、降主动脉血管壁吻合。取出股动脉插管更换为 24F 主动脉插管与四分支人工血管灌注支连接，阻断钳阻断四分支人工血管其他分支，恢复主动脉远端供血
12. 左颈总动脉重建	递血管镊、血管缝线 5-0（13mm）完成左颈总动脉断端吻合并开放循环
13. 带瓣人工血管与四分支人工血管主干近端吻合	递血管镊、缝线 4-0（20mm）连续吻合
14. 并行循环，恢复心脏的功能	手术医师松开主动脉阻断钳，开放主动脉血液循环，递排气针插入主动脉根部排气
15. 头臂干重建	递血管镊、血管缝线 5-0（13mm）吻合头臂干断端，完成后开放阻断钳
16. 左锁骨下动脉重建	递血管镊、血管缝线 5-0（13mm）完成左锁骨下动脉 - 腋动脉连接人造血管吻合
17. 主动脉瘤壁 - 右心房分流	递血管剪、血管镊、血管缝线 5-0（13mm）、肺静脉钳完成主动脉瘤壁缝合，完成主动脉瘤壁 - 右心房分流
18. 停止体外循环	心功能恢复正常后，递管道钳夹闭体外转流动静脉管道，拔除腔静脉插管，插管荷包线打结
19. 关闭胸部切口关闭股动脉、腋动脉切口	递引流管 2 根分别放置于心包及纵隔，3/8 弧三角针、2-0/T 丝线固定；递血管镊 7×20 圆针、2-0/T 丝线关闭心包；递钢丝钳、5 号带针钢丝、钢丝剪缝合胸骨；递有齿镊、圆针 0 号可吸收线缝合肌肉、皮下组织；递三角针、3-0 可吸收线缝合皮肤切口
20. 根据伤口的长度选择合适无菌粘贴敷料覆盖伤口	

【相关解剖知识】 见图 14-16-1、图 14-16-2。

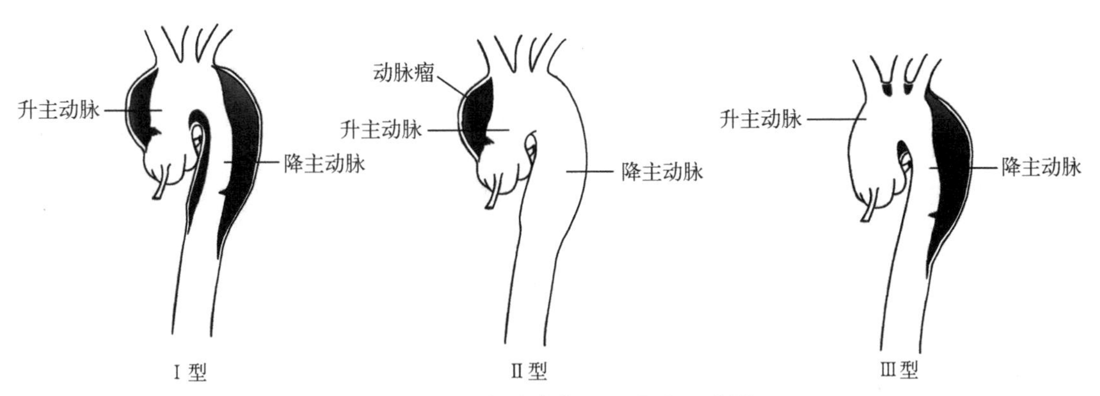

图 14-16-1　主动脉夹层 DeBakey 分型

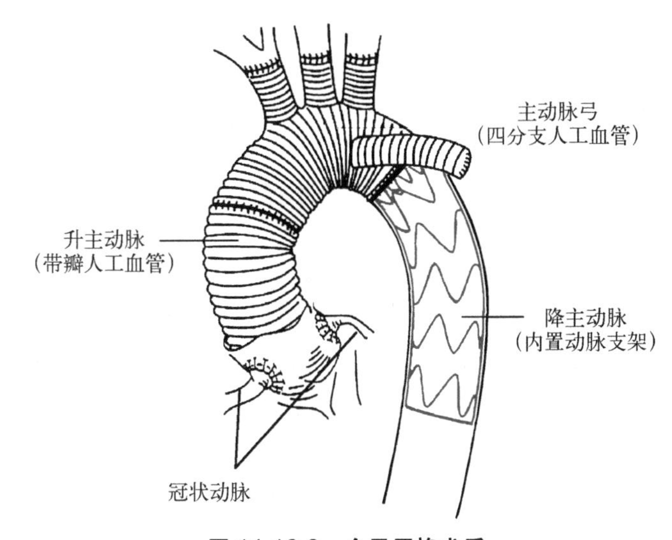

图 14-16-2　全弓置换术后

第 15 章
神经外科

第一节　立体定向脑内病变活检术

【概述】 脑内病变活检术采用的定向仪为圆形或矩形框架，靠螺钉尖钻入颅骨板障将其固定在患者头部，框架上的参照点供 X 线、CT 及 MRI 检测定位。

【适应证】

1. 诊断不清的脑深部占位病变，以往采用开颅手术探查，创伤大。而立体定向活检若证实为恶性肿瘤，可行化疗或放疗，若证实为生殖细胞瘤等对放射性敏感的肿瘤，可采用放疗或化疗。
2. 脑内多发或弥散性占位病变及累及双侧大脑半球的占位病变。
3. 手术风险大和性质不明的颅底肿瘤。
4. 可疑为病毒性脑炎或全身性疾病造成的脑内病变，亦需在治疗前确定病理性质。

【麻醉方式】 一般采取局部麻醉，小儿及不配合患者可用基础麻醉或全身麻醉。

【手术体位】 一般采用坐位，也可根据脑内病变活检部位决定患者的体位。额叶及基底节病变活检采取仰卧位，顶叶、颞叶病变活检采取半坐位，枕叶及小脑病变活检采取俯卧位，鞍区病变经鼻腔活检采取平卧仰头位。

【手术切口】 一般采用冠状缝前，矢状缝旁开 3cm，脑干病变若选用前额入路，在冠状缝后 1 ～ 2cm，中线旁 3cm 处。

【手术步骤及手术配合】

手术步骤	手术配合
1. 安装立体定向头架	在局部麻醉下将立体定向头架固定在患者头部，头架边缘尽量与听眦线平行
2. 影像学扫描	行 CT 或 MRI 增强扫描确定病灶位置，将获取的图像输入立体定向手术计划系统或通过手工方法进行标志点的配准和拟穿刺靶点的坐标确定
3. 消毒、铺单	递擦皮钳夹小纱布蘸 4% 碘酒、酒精消毒手术野皮肤和立体定向头架，常规铺单
4. 安装导向器	将立体定向仪的导向器安装在头架上，根据计算的靶点坐标值调整导向器上的 X、Y、Z 值
5. 头皮切开	递局部麻醉药注射器在头皮穿刺点进行局部麻醉，递 11# 手术刀切开头皮约 0.5cm，压迫止血
6. 颅骨钻孔	将定向钻头安装在头架上，递电钻钻孔。应穿透硬脑膜，防止进针时硬膜剥离形成硬膜外血肿

续表

手术步骤	手术配合
7. 穿刺活检	将穿刺活检针缓慢穿刺至靶点，取数块病灶组织送活检
8. 拔出活检针	缓慢拔出活检针，取下导向器和立体定向头架，消毒皮肤切口，包扎止血

第二节　颅骨成形术

【适应证】

1. 颅骨缺损直径在 3cm 以上，使脑的保护受到影响者。

2. 有严重的自觉症状，如头晕、头痛、头位改变时症状加重者，局部疼痛，有搏动感。

3. 有严重精神负担，如怕声响、怕震动、怕受外伤、易激惹等。

4. 大型骨缺损有碍外观者。

5. 缺损区存在癫痫灶者。

【麻醉方式】 局部麻醉或全身麻醉。

【手术体位】 按缺损部位采取相应的体位。

【手术切口】 沿缺损边缘做马蹄形切口，一般按照原切口入路。

【手术步骤及手术配合】

手术步骤	手术配合
1. 皮肤常规消毒、铺单	递干棉球塞住两侧外耳道后，递擦皮钳钳夹小纱布，蘸 4% 碘酒、酒精消毒手术野皮肤，递对折中单 1 块铺于头、颈下方，递 2 把布巾钳将中单固定于头架两侧；顺序递横折 1/3 朝自己、横折 1/3 朝助手、竖折 1/3 朝助手的治疗巾 3 块，铺盖于切口周围；递全打开的治疗巾 1 块，请巡回护士放托盘在托盘架上压住治疗巾，将剩余的 2/3 布单外翻盖住托盘；递对折治疗巾 1 块，布巾钳 2 把；铺甲状腺单，铺盖头部、胸前托盘及上身，贴 60cm×45cm 手术膜；托盘铺大单；递治疗巾 1 块，艾利斯钳 2 把固定于托盘下方与切口之间布单上，形成器械袋
2. 皮瓣形成	切口两侧各置 1 块干纱布，递 22# 刀切开皮肤及帽状腱膜层，每切一段，递头皮夹钳钳夹头皮止血。出血部位递双极电凝止血，更换手术刀片，递 22# 刀，有齿镊游离、翻转皮瓣，递头皮拉钩牵开皮瓣，固定在托盘上，双极电凝止血，递盐水纱布覆盖保护
3. 剥离骨膜，检查骨折情况	递骨膜剥离器
4. 显露并处理好骨缺损缘	递脑压板将硬脑膜剥离至骨缺损缘，递咬骨钳咬除不整齐的骨缺损缘，使其整齐且成斜坡状
5. 植入并固定植片	递已灭菌的植片置于缺损处，递钛板剪将钛板修整，递钛钉固定。如颅骨缺损较大，递 6×17 圆针、1# 丝线将缺损中央的硬脑膜吊在植片上
6. 放置引流管，关闭切口，包扎切口	递生理盐水冲洗伤口内积血；递过氧化氢和双极电凝，彻底冲洗止血，于伤灶处放置引流管。清点器械、脑棉、缝针 递酒精小纱布消毒切口周围的皮肤，逐层缝合切口，覆盖敷料，包扎伤口

【相关解剖知识】 见图 15-2-1。

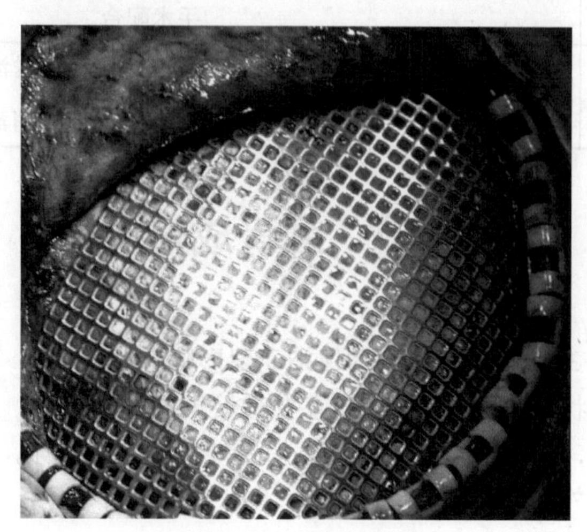

图 15-2-1 植入植片

第三节 颅骨肿瘤切除术

【适应证】

1. 骨瘤较大，直径在 2cm 以上，且有局部不适感及影响美观者。

2. 骨瘤已向内生长，并出现颅内压迫症状者。

3. 骨瘤虽较小，但患者精神负担重，亦可考虑手术。

4. 骨瘤较小，但影响到外形美观者。

【麻醉方式】 局部浸润麻醉，若骨瘤范围较大，亦可选用全身麻醉。

【手术体位】 体位选择的原则是既要充分显露手术野，又要使患者手术过程舒适。一般采用头架固定，可根据肿瘤部位选择仰卧位、仰卧头侧位（头转向健侧 20° ～ 40°，术侧肩下垫一软垫）、侧卧位等。

【手术切口】 根据骨瘤的大小和部位，可选择直切口、S 形切口、梭形切口、弧形切口与瓣形切口。

【手术步骤及手术配合】

手术步骤	手术配合
1. 皮肤常规消毒、铺单	同“颅骨成形术”
2. 皮瓣形成	切口两侧各置 1 块干纱布，递 22# 刀切开皮肤及帽状腱膜层。每切一段，递头皮夹钳钳夹头皮止血。出血部位递双极电凝止血，更换手术刀片，递 22# 刀，有齿镊游离、翻转皮瓣，递头皮拉钩牵开皮瓣，固定在托盘上，双极电凝止血，递盐水纱布覆盖保护
3. 骨瘤暴露	递 22# 刀切开骨膜，递骨膜分离器剥开骨膜，充分暴露出骨瘤与所侵犯的颅骨。骨面有出血时，递骨蜡涂抹止血

续表

手术步骤	手术配合
4. 骨瘤切除	若骨瘤不大，递锐利骨凿沿颅骨外板切线方向凿除骨瘤而保留内板，或用磨钻将骨瘤磨至颅骨板障。凿平后围绕在骨瘤的四周，递脑棉片覆盖1圈，保护健康组织。递电凝灼烧瘤床，如有出血可用骨蜡止血。如需连同内板一并切除的骨瘤，递弓形钻在骨瘤四周正常颅骨上钻孔4～6个。递咬骨钳依次咬除颅骨，或递线锯锯开骨瘤处骨瓣，再递骨膜分离器撬起骨瘤骨瓣，全部取下骨瘤。骨窗缘有出血时，递骨蜡止血。骨缺损处可用仿生颅骨行一期修补
5. 切口缝合包扎	清点器械、脑棉、缝针。缝合头皮各层。递敷料覆盖切口，绷带包扎

第四节　颅后窝开颅术

【适应证】

1. 颅后窝肿瘤，包括小脑、小脑脑桥角、第四脑室、脑干、枕大孔区、颈静脉孔区、松果体区等部位的肿瘤。

2. 颅后窝其他病变，如动脉瘤、动静脉畸形、小脑出血、炎性病变、先天性畸形、外伤性血肿、寄生虫病等手术。

3. 某些镇痛手术，如三叉神经痛、舌咽神经痛等。某些脑积水的手术，如侧脑室-枕大池分流术。

【麻醉方式】 全身麻醉，气管内插管。

【手术体位】 侧卧位、俯卧位或坐位。头架固定，无论采用何种体位，均要求头部尽量前屈以利显露。双眼涂眼药膏或眼贴膜覆盖。

【手术切口】 有正中线直切口、旁中线直切口、钩状切口、倒钩形切口。此节以最典型和最常用的枕下正中切口颅后窝开颅术为例，枕后正中直线切口，上起自枕外粗隆上3～4cm下至第4颈椎棘突水平。

【手术步骤及手术配合】

手术步骤	手术配合
1. 手术野皮肤常规消毒、铺单	配合同“颅骨成形术”
2. 切开皮肤与斜方肌之半棘头肌	递22#刀、有齿镊，切开皮肤。递头皮夹钳及头皮夹，钳夹切缘止血，递单极电凝切开枕骨粗隆以上骨膜和其下正中白线，向深层至枕大孔边缘。递骨膜分离器向两侧分离附着于枕骨的肌肉及肌腱，显露寰椎后结节和枢椎棘突。递10#刀、脑膜有齿镊及剥离子分离寰椎后弓骨膜，递骨膜分离器向外剥离枢椎棘突及两侧椎板上的肌肉。递双极电凝及骨蜡止血，用颅后窝牵开器撑开切口
3. 颅骨开窗	递颅骨钻，在一侧枕骨鳞部钻一孔。递咬骨钳将枕骨逐步咬除，咬除范围：上至横窦，侧至乙状窦，下至枕骨大孔后缘。必要时咬开寰椎后弓，也可用铣刀切开骨瓣

续表

手术步骤	手术配合
4. 切开硬脑膜	递脑膜有齿镊、脑膜剪，剪开硬脑膜。递双极电凝止血，硬脑膜Y形切开后向上及两侧悬吊牵开
5. 显露颅后窝	显露颅后窝结构
6. 缝合切口	清点器械、脑棉、缝针，递6×17圆针、1[#]丝线缝合硬脑膜（减压时不缝），放置引流管。递酒精小纱布消毒切口周围皮肤，递9×17圆针、7[#]丝线缝合帽状腱膜。递9×28角针、1[#]丝线缝合皮肤，递酒精小纱布消毒切口周围皮肤
7. 包扎切口	递敷料覆盖切口，绷带包扎

【相关解剖知识】 见图15-4-1。

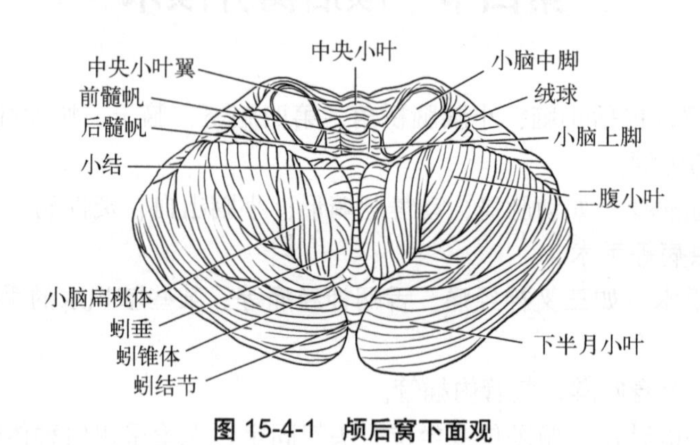

图 15-4-1 颅后窝下面观

第五节 慢性硬脑膜下血肿钻孔引流术

【适应证】 确诊为慢性硬脑膜下血肿，伴有颅内压增高或脑受压症状，血肿量在30ml以上者。

【麻醉方式】 局部麻醉或全身麻醉气管内插管。

【手术体位】 仰卧位头转向健侧，患侧肩下垫枕。

【手术切口】 在血肿最厚处，做长约4cm的纵行切口。

【手术步骤及手术配合】

手术步骤	手术配合
1. 手术野皮肤常规消毒、铺单	配合同“颅骨成形术”
2. 切开皮肤、腱膜、骨膜，钻骨孔，切开硬膜	递22[#]刀切开皮肤、皮下组织、帽状腱膜及骨膜，电凝止血，递乳突牵开器牵开，用颅骨钻钻孔。递硬膜镊及硬膜剪，切开硬膜
3. 清除血肿	递12[#]导尿管以不同方向插入血肿腔，递助洗器或注射器吸取生理盐水反复冲洗至流出液体变清亮为止
4. 留置引流管，缝合切口	递9×28角针、4[#]丝线全层缝合头皮，覆盖敷料，包扎切口

【相关解剖知识】 见图 15-5-1、图 15-5-2。

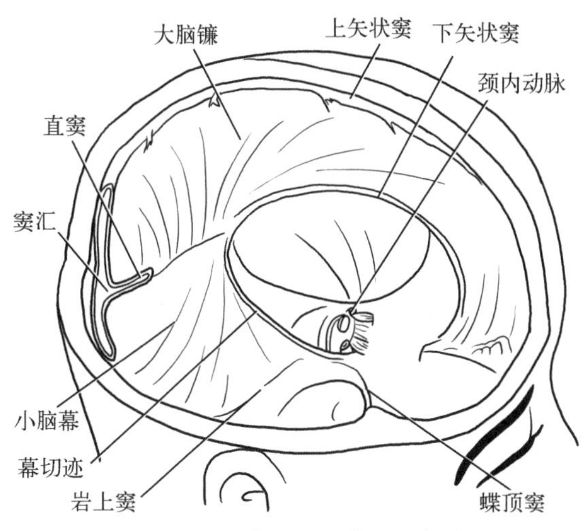

图 15-5-1 硬脑膜及硬脑膜窦（右侧面观）

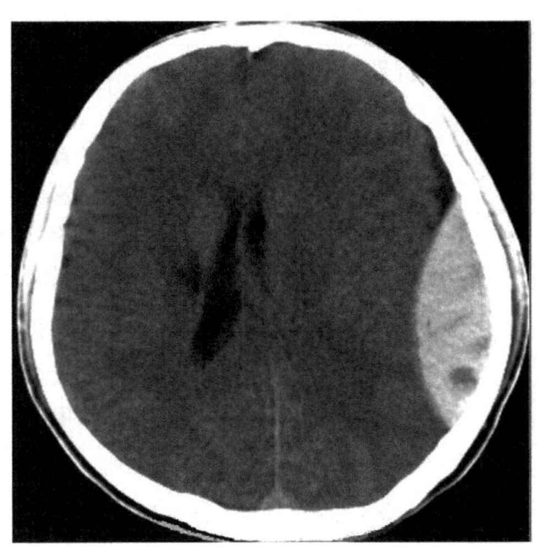

图 15-5-2 硬膜下血肿的影像学表现（左侧颞顶部颅板下梭形高密度血肿，边界清楚，脑组织受压内移）

第六节 凹陷性骨折游离骨片整复术

【适应证】

1. 位于重要功能区，凹陷深度在 1cm 以上者。
2. 骨折片刺破硬脑膜，造成出血和脑损伤者。
3. 由于凹陷骨折的压迫引起偏瘫、失语和局限性癫痫者。
4. 位于额面部影响外观者。
5. 骨折片压迫静脉窦引起颅内压增高者。

【麻醉方式】 局部麻醉或全身麻醉，气管内插管。

【手术体位】 仰卧位，头转向健侧；顶枕部者可取侧卧或俯卧位。

【手术切口】 绕凹陷骨折边缘，要据骨折部位、大小等画出适当的切口线，多为马蹄形切口。如有伤口可用原切口或根据凹陷骨折位置适当延长伤口。

【手术步骤及手术配合】

手术步骤	手术配合
1. 手术野皮肤常规消毒铺单	配合同“颅骨成形术”
2. 切开皮肤、皮下组织及帽状腱膜	切口两侧各置 1 块干纱布，递 22# 刀切开皮肤及帽状腱膜层。每切一段，递头皮夹钳钳夹头皮止血。出血部位递双极电凝止血，更换手术刀片，递 22# 刀、有齿镊游离、翻转皮瓣，递头皮拉钩牵开皮瓣，固定在托盘上，双极电凝止血，递盐水纱布覆盖保护

续表

手术步骤	手术配合
3. 取下骨折骨瓣	递骨膜剥离器剥离骨膜。递颅骨钻在凹陷骨折的周边钻 4 个骨孔，用骨刮匙扩大骨孔。小的凹陷性骨折可试用神经外科分离器，直接从颅骨钻孔处插入，撬起凹陷的骨折块以达到复位的目的。递线锯导板和线锯，在各骨孔间锯断，用骨膜分离器插入硬脑膜外与颅骨内板之间进行剥离。取下整个骨瓣，骨窗周围用骨蜡涂抹止血
4. 检查硬脑膜及脑膜下	用助洗器吸生理盐水冲洗手术野。检查脑膜是否完整，脑膜下有无血肿或脑挫裂伤。如有出血可用脑棉片压迫或明胶海绵双极电凝止血。如有骨折片刺入脑内，应摘除骨片，递吸引器及双极电凝清除积血和挫碎的脑组织。如系开放骨折，以过氧化氢溶液及生理盐水反复冲洗术野。彻底止血后，递 6×17 圆针、1# 丝线缝合硬脑膜
5. 整复骨折	递骨折复位器械，整复凹陷骨折
6. 放回骨瓣，依次缝合切口各层	清点器械、脑棉、缝针，递 6×17 圆针、1# 丝线缝合硬脑膜。放回整复好的骨瓣及皮瓣，递酒精小纱布消毒切口周围皮肤。递 9×17 圆针、4# 丝线缝合帽状腱膜及皮下组织
7. 缝合皮肤，覆盖切口	清点器械、脑棉、缝针，递酒精小纱布消毒，递有齿镊，9×28 角针、1# 丝线缝合皮肤，再次消毒皮肤，覆盖敷料，绷带包扎

【相关解剖知识】 见图 15-6-1。

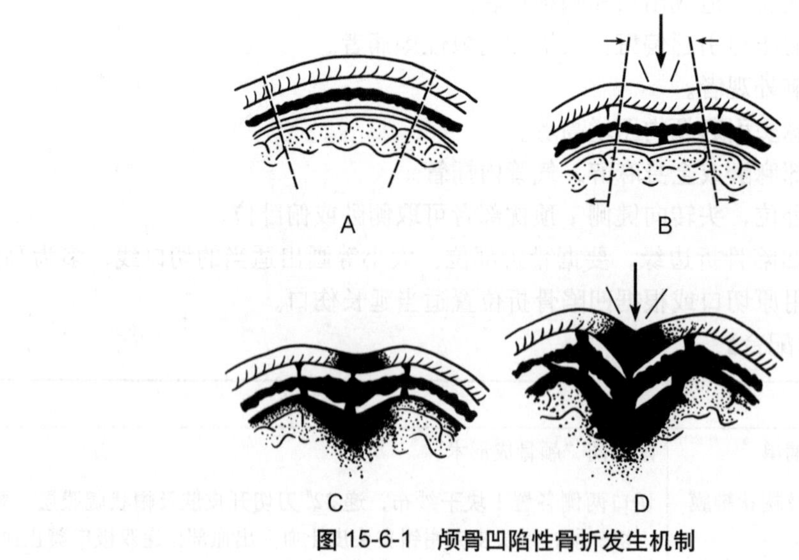

图 15-6-1 颅骨凹陷性骨折发生机制

第七节 大脑半球神经胶质瘤切除术

【适应证】 适用于星形细胞瘤、少突神经胶质瘤、多形性胶质母细胞瘤和室管膜瘤等神经胶质瘤，一经确诊，宜尽早手术治疗。

【麻醉方式】 全身麻醉，气管内插管。

【手术体位】 取仰卧位，必要时采用侧卧或侧俯卧位，头架固定。

【手术切口】 根据肿瘤部位设计皮肤切口。

【手术步骤及手术配合】

手术步骤	手术配合
1. 皮肤消毒	配合同“颅骨成形术”
2. 切开皮肤至帽状腱膜	切口两侧各置1块干纱布，递22#刀切开皮肤及帽状腱膜层。每切一段，递头皮夹钳钳夹头皮止血。出血部位递双极电凝止血
3. 游离皮瓣、剥离骨膜	更换手术刀片，递22#刀，有齿镊游离、翻转皮瓣，递头皮拉钩牵开皮瓣，固定在托盘上，双极电凝止血，递盐水纱布覆盖保护。递骨膜剥离器剥离骨膜
4. 骨瓣成形	递弓形钻或电钻钻孔，递线锯导板保护、线锯、线锯拉钩、干纱布2块，锯开颅骨，也可用铣刀直接切开骨瓣。同时递注射器冲洗。递剥离子，分离硬脑膜与颅骨，再掀开骨瓣，用生理盐水纱布包好待用，递咬骨钳咬平骨窗边缘，骨蜡止血
5. 硬膜外止血及显微镜的准备	递双极电凝止血，更换小吸引器头，备好各种规格的棉片和明胶海绵，用2块中单铺在显微镜托手架上，套无菌显微镜套
6. 剪开硬脑膜	递脑膜有齿镊、11#刀、6×17圆针、硬膜剪，剪开硬脑膜，递6×17圆针、1#丝线，将硬脑膜悬吊于骨窗边缘
7. 切除肿瘤	递双极电凝剪开蛛网膜及止血，用脑压板分开大脑皮质，直至见到肿瘤，递脑活检钳夹取肿瘤组织送快速病理检查，根据肿瘤部位、性质、范围及有关边界等情况，决定切除肿瘤方法 （1）肿瘤有包膜，递脑压板在肿瘤周围的白质水肿带内显露分离，递脑吸引器吸除破碎组织，电凝并切断遇到的肿瘤血管，将肿瘤整个切除，切下的瘤体放于盛有生理盐水的药杯内 （2）肿瘤境界不太清楚，但仍局限于1个脑叶内，可考虑将脑叶切除 （3）如肿瘤位置较深，递双极电凝及脑吸引器，脑活检钳，切开或切除一块无功能的皮质后，脑压板分开白质，朝肿瘤方向逐渐深入，见到肿瘤后分块切除 （4）肿瘤有囊变，可先穿刺放液 （5）肿瘤广泛不能全切，可行部分切除、去骨瓣减压或脑组织切除
8. 止血，关闭硬脑膜	双极电凝止血，生理盐水冲洗创面。递明胶海绵、脑棉片压迫瘤床止血，止血纱布覆盖脑组织创面，清除异物，清点脑棉、器械、缝针，递6×17圆针、1#丝线连续或间断缝合硬脑膜

续表

手术步骤	手术配合
9. 放置引流管，放回骨瓣	递 11# 刀，中弯血管钳放置引流管，递 9×28 角针、4# 丝线固定；递钛钉固定骨瓣
10. 缝合伤口	清点脑棉、器械、缝针，递 9×17 圆针、4# 丝线或 2-0# 丝线间断缝合帽状腱膜及皮下，再次清点，递酒精小纱布消毒切口周围皮肤，递 9×28 角针、1# 丝线缝合皮肤
11. 松开头架，覆盖敷料	松开头架，钉眼用酒精消毒后覆盖敷料，绷带包扎，胶布固定

【相关解剖知识】 见图 15-7-1 ～图 15-7-4。

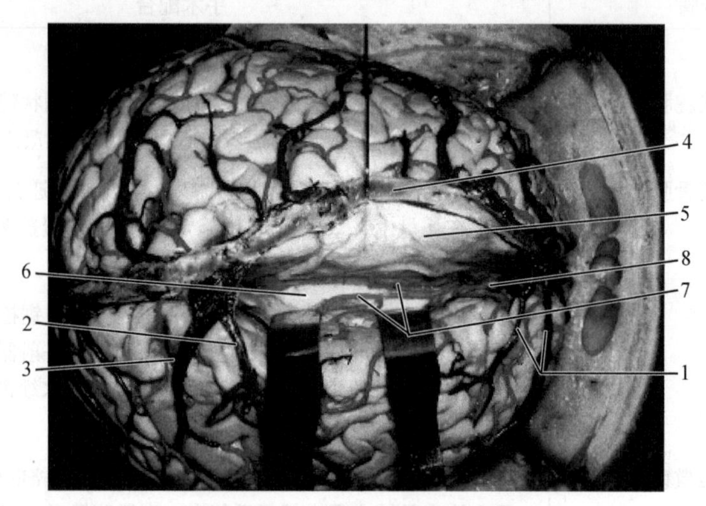

图 15-7-1 颅内主要血管分布

1. 额静脉；2. 中央前静脉；3. 中央后静脉；4. 上矢状窦；5. 大脑镰；6. 胼胝体；7. 胼周动脉；8. 胼缘动脉

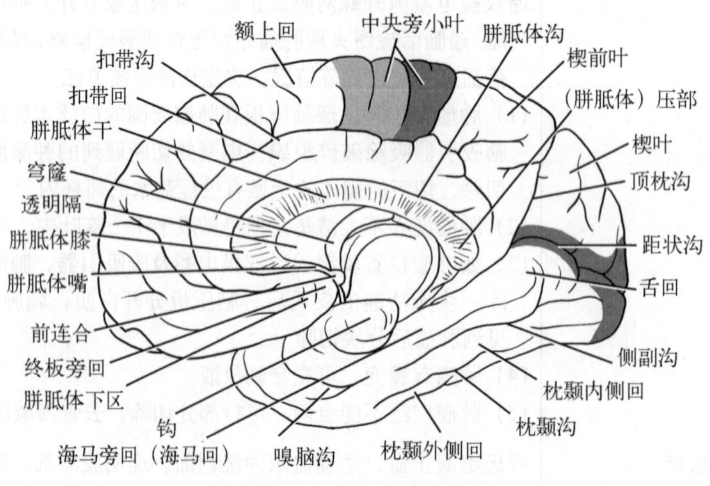

图 15-7-2 大脑半球内侧面

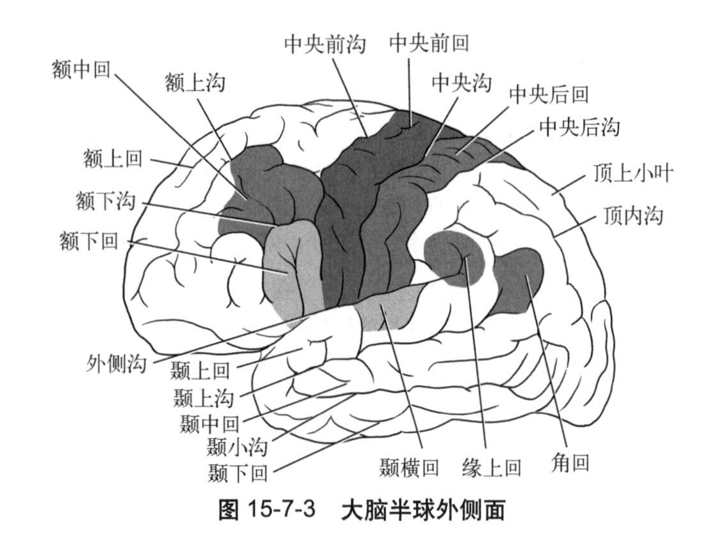

图 15-7-3　大脑半球外侧面

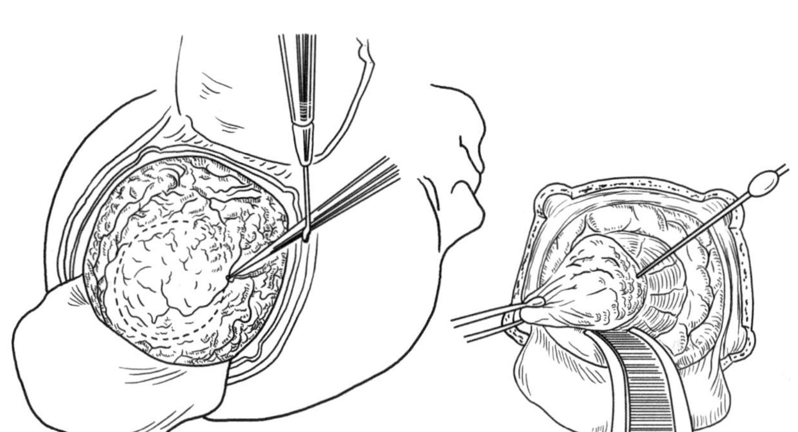

图 15-7-4　大脑胶质瘤部分切除示意图

第八节　大脑镰旁脑膜瘤切除术

【适应证】 起源于大脑镰旁的脑膜瘤，矢状窦旁脑膜瘤。

【麻醉方式】 全身麻醉，气管内插管，术中必要时行控制性低血压。

【手术体位】 体位取仰卧位，头部居中，头架固定。贴眼膜，头位高于心脏水平。

【手术切口】 根据肿瘤部位设计皮肤切口。多采用马蹄形切口。

【手术步骤及手术配合】

手术步骤	手术配合
1. 皮肤消毒及铺单	配合同“颅骨成形术”
2. 皮肤与帽状腱膜层切开	切口两侧各置 1 块干纱布，递 22# 刀切开皮肤及帽状腱膜层。每切一段，递头皮夹钳钳夹头皮止血。出血部位递双极电凝止血
3. 翻开皮瓣	更换手术刀片，递 22# 刀、有齿镊游离、翻转皮瓣，递头皮拉钩牵开皮瓣，固定在托盘上，双极电凝止血，递盐水纱布覆盖保护

续表

手术步骤	手术配合
4. 骨瓣成形	递骨膜剥离器剥离骨膜，递弓形钻或电钻钻孔，递线锯导板（保护作用）、线锯、线锯柄、干纱布2块，锯开颅骨，也可用铣刀直接切开骨瓣，递注射器冲洗。用剥离子分离硬脑膜与颅骨，掀开骨瓣，用生理盐水纱布包好待用，递咬骨钳咬平骨窗边缘，骨蜡止血
5. 硬膜外止血及显微镜的准备	打开硬脑膜之前，先止血。双极电凝功率调小，更换细吸引器头，备好各种规格的脑棉片和明胶海绵。套无菌显微镜套
6. 处理硬脑膜	翻开骨瓣后，递窄条明胶海绵加脑棉片覆盖暴露出的矢状窦边缘
7. 暴露和切除肿瘤	暴露肿瘤后，递双极电凝窄脑压板紧贴大脑镰平面，电凝分离肿瘤附着部，递活检钳分块夹除肿瘤，电凝分离，切除交替进行，直至基底面完全分离，将肿瘤完全切除。如肿瘤较大，可先用超声手术吸引器吸出肿瘤内部，再分离四周
8. 止血，关闭硬脑膜	肿瘤切除后，递明胶海绵或脑棉片压迫瘤床止血，递助洗器吸取3%过氧化氢溶液、生理盐水冲洗，清除异物，清点器械、脑棉、缝针，递6×17圆针、1[#]丝线连续或间断缝合硬脑膜
9. 置引流管，放回骨瓣	递11[#]刀、中弯血管钳放置引流管，递9×28角针、4[#]丝线固定；递钛钉固定骨瓣
10. 关闭头皮切口	清点器械、脑棉、缝针，递9×17圆针、4[#]丝线间断缝合帽状腱膜及皮下，递酒精小纱布消毒切口周围皮肤，再次清点，递9×28角针、1[#]丝线缝合皮肤
11. 松开头架，覆盖敷料	松开头架，钉眼用酒精消毒后覆盖敷料，绷带包扎，胶布固定

第九节　大脑凸面脑膜瘤切除术

【适应证】　发生于大脑半球各个部位的凸面脑膜瘤。

【麻醉方式】　全身麻醉，气管内插管。

【手术体位】　取平卧头偏向健侧，肿瘤位于枕部者可用侧俯卧。头部垫头圈，眼部贴眼膜。

【手术步骤及手术配合】

手术步骤	手术配合
1. 皮肤消毒及铺单	配合同“颅骨成形术”
2. 皮肤与帽状腱膜层切开	切口两侧各置1块干纱布，递22[#]刀切开皮肤及帽状腱膜层。每切一段，递头皮夹钳钳夹头皮止血。出血部位递双极电凝止血
3. 翻开皮瓣	更换手术刀片，递22[#]刀、有齿镊游离、翻转皮瓣，递头皮拉钩牵开皮瓣，固定在托盘上，双极电凝止血，递盐水纱布覆盖保护
4. 骨瓣成形	递骨膜剥离器剥离骨膜，递弓形钻或电钻钻孔，递线锯导板保护、线锯、线锯拉钩、干纱布2块，锯开颅骨，用剥离子分离硬脑膜与颅骨，掀开骨瓣，用生理盐水纱布包好待用，递咬骨钳咬平骨窗边缘，骨蜡止血，也可用铣刀直接切开骨瓣

续表

手术步骤	手术配合
5. 硬膜外止血及显微镜的准备	递双极电凝止血，双极电凝功率调小，更换细吸引器头，备好各种规格的脑棉片和明胶海绵，用 2 块小治疗巾铺显微镜托手架，套无菌显微镜套
6. 剪开硬脑膜	递脑膜有齿镊、11# 刀、6×17 圆针，硬膜剪，按手术要求做硬脑膜瓣，并翻向中线侧，6×17 圆针、1# 丝线将硬脑膜悬吊于骨窗边缘
7. 切除肿瘤	Ⅰ型：在显微镜下，递双极电凝电灼肿瘤边缘蛛网膜，递显微剪将蛛网膜剪开，递脑棉片或 1.5mm 的显微吸引器沿肿瘤边界在水肿带内分离，或递脑棉片显微吸引器轻轻推开肿瘤周围脑组织，双极电凝电灼或银夹夹闭肿瘤的供血血管，递显微剪剪断，递活检钳将肿瘤轻轻提起，分离肿瘤 Ⅱ型：在显微镜下分离肿瘤边界后，电凝瘤蒂，剪断后整块摘除肿瘤，若瘤体较大则递脑活检钳，先行瘤内分块切除至肿瘤体积缩小后，再行肿瘤全切 Ⅲ型：在肿瘤根部电凝后切断瘤组织，递双极电凝，分小块切除。切除受累及的硬脑膜，递组织剪分离帽状腱膜修补硬膜缺损区，或递双极电凝于硬脑膜的粗糙面予以电凝烧灼，以杀灭残留的肿瘤
8. 止血，关闭硬脑膜	肿瘤切除后，递明胶海绵或脑棉片压迫瘤床止血，清除异物，止血纱布覆盖脑组织创面，清点器械、脑棉、缝针，递 6×17 圆针、1# 丝线连续或间断缝合硬脑膜，硬膜缝合困难时，以人工硬脑膜修补
9. 置引流管，放回骨瓣	递 11# 刀、中弯血管钳放置引流管，递 9×28 角针、4# 丝线固定；递钛钉固定骨瓣
10. 关闭头皮及切口	清点器械、脑棉、缝针，递 9×17 圆针、4# 丝线或 2-0# 线间断缝合帽状腱膜及皮下，再次清点，递酒精小纱布消毒切口周围皮肤，递 9×28 角针、1# 丝线缝合皮肤
11. 松开头架，覆盖敷料	松开头架，钉眼用酒精消毒后覆盖敷料绷带包扎，胶布固定

【相关解剖知识】 见图 15-9-1。

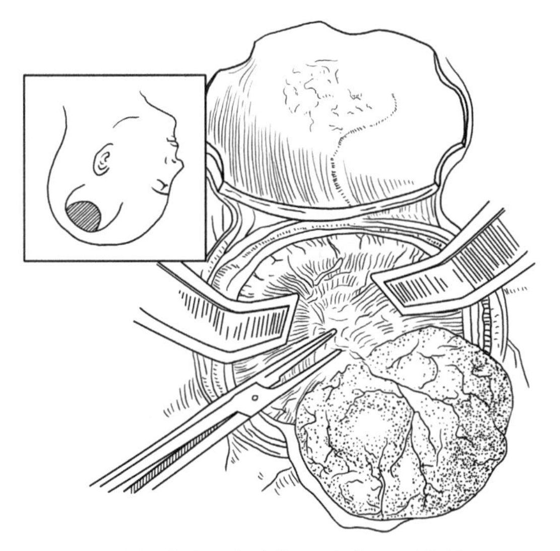

图 15-9-1　大脑凸面脑膜瘤切除术

第十节 急性硬脑膜下血肿清除术

【适应证】

1. 伤后无中间清醒期意识障碍进行性加重。
2. CT 见硬膜下新月形血肿、中线移位。
3. 脑受压明显，或有颞叶沟回疝者。

【麻醉方式】 全身麻醉，气管内插管。

【手术体位】 根据手术部位，可采用适合的卧位。

【手术切口】 按血肿部位不同，分别采取相应皮骨瓣，因额叶底和颞极的对冲伤最为多见，常采用大型额颞部皮骨瓣或双侧额颞部冠状皮骨瓣。

【手术步骤及手术配合】

手术步骤	手术配合
1. 手术野皮肤常规消毒、铺单	配合同“颅骨成形术”
2. 切开皮肤及皮下组织，钻孔减压	切口两侧各置 1 块干纱布，递 22# 刀在颞部切口线上做小切口，后用颅骨钻钻孔，递 11# 刀、脑膜有齿镊切开硬脑膜，递吸引器吸除血肿。如系两侧血肿，用同样方法处理对侧后继续扩大切口
3. 清除血肿	翻开硬脑膜后，递助洗器吸生理盐水冲洗术野及其他部位血液，递吸引管吸除术野内的血块和失活的脑组织。递双极电凝彻底止血。探查颅底挫裂伤灶并进行相应处理
4. 施行减压	视情况而定。如损伤以出血为主，脑挫伤不重，只需做颞骨鳞部适当切除。而术前脑疝、脑挫伤严重并出现急性脑膨胀者，递双极电凝和吸引器做额极和颞极的适当切除并弃去骨瓣，行颅内外减压
5. 冲洗伤口，缝合硬脑膜	递过氧化氢溶液、生理盐水冲洗；递双极电凝彻底止血；递 6×17 圆针、1# 丝线，将硬脑膜边缘缝在颞肌上。清点器械、脑棉、缝针。放回骨瓣，递 6×17 圆针、1# 丝线缝合硬膜
6. 缝合切口并包扎	清点器械、脑棉、缝针。9×17 圆针、7# 丝线缝合肌层；9×17 圆针、1# 丝线缝合腱膜及皮下组织；再次清点，9×28 角针、1# 丝线缝合皮肤 递酒精小纱布消毒切口周围的皮肤，逐层缝合切口，覆盖敷料，包扎伤口

【相关解剖知识】 见图 15-10-1、图 15-10-2。

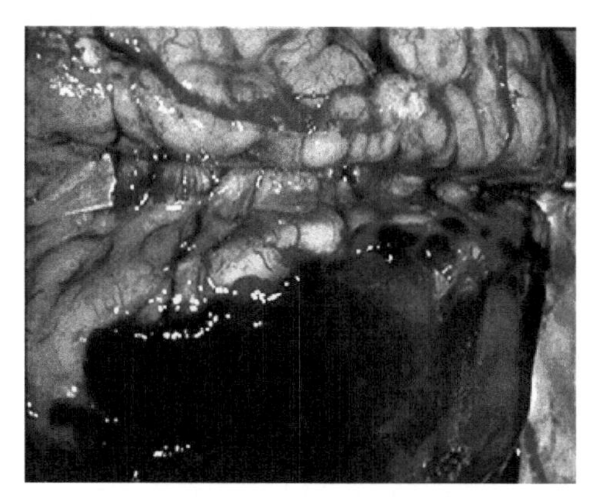

图 15-10-1 急性硬脑膜下血肿

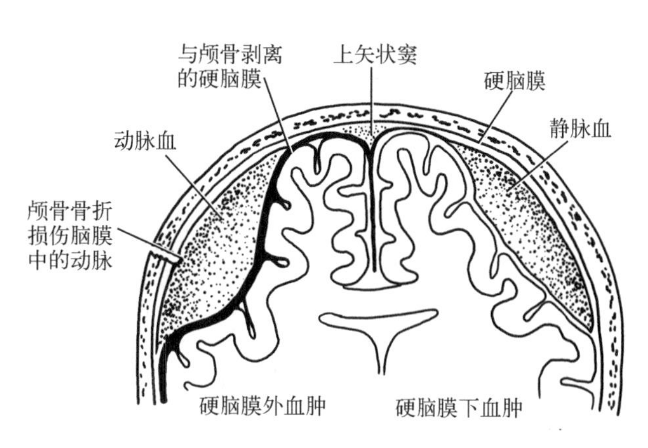

图 15-10-2 硬脑膜外血肿和硬脑膜下血肿的对比

第十一节 脊髓内肿瘤切除术

【适应证】 脊髓内肿瘤并有进行性加重的神经性功能障碍者。

【麻醉方式】 全身麻醉，气管内插管。

【手术体位】 一般采取俯卧位或侧卧位。头部垫头圈，颈段肿瘤可用坐位。

【手术切口】 以病变为中心，沿背部中线做直线切口，其长度根据脊髓造影和 MRI 显示的肿瘤长度决定。

【手术步骤及手术配合】

手术步骤	手术配合
1. 手术野皮肤常规消毒、铺单	递棉球塞住两侧外耳道后，递擦皮钳夹持小纱布，蘸 4% 碘酒、酒精消毒手术野皮肤，递中单夹层垫于头下并包裹头架，4 条治疗巾置于切口周围，将另一治疗巾压 1/4 于升降器械台边缘，放置器械托盘后，再将另 3/4 覆盖，铺上甲状腺单，贴上神经外科手术膜（60cm×45cm），托盘上铺大单
2. 切开皮肤、皮下组织，显露椎板	切口两侧各置 1 块干纱布，递 22# 刀切开皮肤及皮下组织。递电刀、骨膜剥离器切开、剥离肌肉，电凝止血，显露椎板
3. 显露，切开硬脊膜	递椎板咬钳咬除椎板，显露硬脊膜，递双极电凝彻底止血，助洗器吸取生理盐水冲洗手术野，递脑膜有齿镊提起硬脊膜，递 11# 刀切开，递硬膜剪扩大切口，递 6×17 圆针、1# 丝线悬吊硬脊膜于近旁肌肉。如脊髓与硬脊膜粘连，切开硬脊膜时，递 11# 刀先在无粘连处切开一小口，然后递显微分离器做探查，边分离边切开
4. 切除肿瘤	以室管膜瘤为例：递显微剪由一端中线纵行剪开蛛网膜及软膜，递显微手术刀在脊髓背侧做正中切开或在最接近肿瘤表面的旁正中处纵行切开。递显微分离器分离脊髓后索，显露出肿瘤表面。递显微分离器及双极电凝游离出肿瘤的一端。若肿瘤质较硬，递 6×17 小圆针、1# 丝线做数个贯穿牵引肿瘤，或递活检钳提起肿瘤，递双极电凝切断肿瘤血管，沿肿瘤边缘分离。若肿瘤质地较软，递脑吸引器与显微活检钳分块切除肿瘤。若瘤腔无较大的出血，递明胶海绵和小棉片压迫止血

续表

手术步骤	手术配合
5. 冲洗伤口，放置引流管	递生理盐水冲洗，递 11# 刀、中弯血管钳于硬脊膜外放置引流管，递 9×28 角针、4# 丝线固定引流管
6. 缝合伤口	清点器械、纱布、脑棉、缝针，递 11×24 圆针、7# 丝线缝合肌肉及深筋膜。11×24 圆针、1# 丝线缝合皮下组织，再次清点，9×28 角针、1# 丝线缝合皮肤，递酒精小纱布消毒切口后，覆盖敷料

【相关解剖知识】 见图 15-11-1。

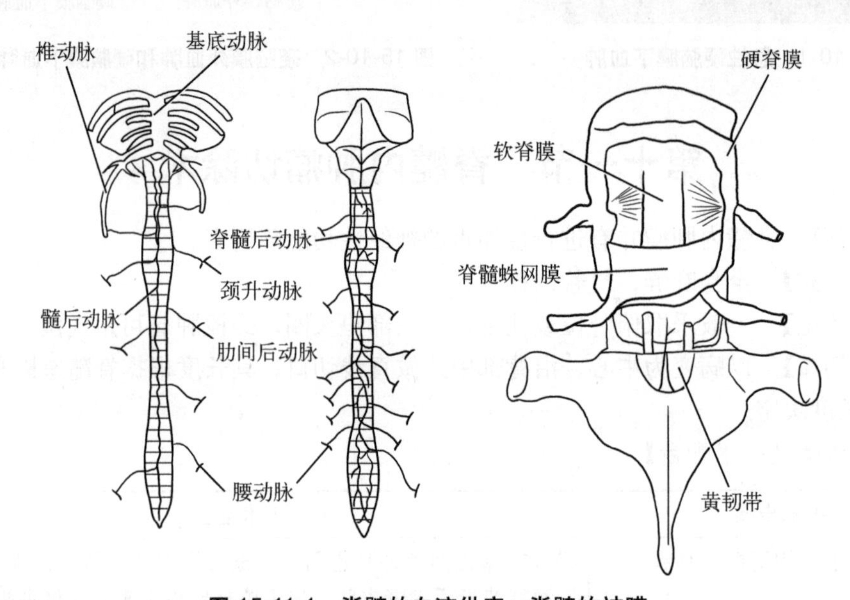

图 15-11-1 脊髓的血液供应、脊髓的被膜

第十二节 经脑垂体瘤切除术

【适应证】

1. 肿瘤已突破鞍膈向鞍上、鞍下生长者。
2. 巨型垂体瘤向鞍上发展且蝶鞍不扩大者。
3. 鞍膈上、下的瘤块呈哑铃形生长者。
4. 鞍上瘤块向前、颅中窝、颅后窝生长者。
5. 鞍上分叶状瘤块。

【麻醉方式】 全身麻醉，气管内插管。

【手术体位】 仰卧位，上身略抬高 15°～30°，经翼点入路侧偏向对侧 30°～45°，头后仰 15°，以利额叶自然下垂暴露蝶鞍部，头架固定。经额下入路时，头偏向对侧 15°～30°，头过伸 15°。

【手术切口】 出于美观的目的，主张采用发际内切口，以免在面部遗留切口瘢痕。

【手术步骤及手术配合】

手术步骤	手术配合
1. 手术野皮肤常规消毒、铺单	配合同“颅骨成形术”
2. 皮瓣形成	切口两侧各置1块干纱布，递22#刀切开皮肤及帽状腱膜层。每切一段，递头皮夹钳钳夹头皮止血。出血部位递双极电凝止血，更换手术刀片，递22#刀、有齿镊游离、翻转皮瓣，递头皮拉钩牵开皮瓣，固定在托盘上，双极电凝止血，递盐水纱布覆盖保护
3. 骨瓣形成	递22#刀和骨膜分离器剥离骨膜，递颅骨钻钻孔，递小刮匙刮除孔内内板碎片，也可用电动颅骨钻和铣刀，递线锯导板和线锯锯开颅骨，递骨膜分离器插入骨瓣下，向上翻起骨瓣，递骨蜡或脑棉片或双极电凝止血，骨瓣用盐水纱布包裹
4. 打开硬脑膜	递11#刀、脑膜有齿镊、组织剪，剪开硬脑膜，其切口与眶上缘平行，其内、外端向前后剪开2个辅助切口，成“H”形，递6×17圆针、1#丝线将切口前方的硬脑膜瓣缝吊在骨膜上
5. 进入鞍区，切除肿瘤	递脑棉保护显露的额叶眶面，递自动牵开器，脑压板轻轻牵拉脑组织，递细小的圆头吸引器、蛛网膜刀，打开颅底蛛网膜，吸除脑脊液，递双极电凝处理膨起的鞍膈，递穿刺针穿刺肿瘤，递显微剪剪开肿瘤组织，如肿瘤为囊性或瘤内有出血，应在周围垫好脑棉片，减少手术野污染，如肿瘤组织坚韧，经电凝后，递小活检钳或盘状镊、刮匙分块夹取肿瘤，残存的瘤块亦可用吸引器吸除
6. 止血，关闭硬脑膜	肿瘤切除后，递明胶海绵或脑棉片压迫瘤床止血，清除异物，止血纱布覆盖脑组织创面，清点器械、脑棉、缝针，递6×17圆针、1#丝线连续或间断缝合硬脑膜，硬膜缝合困难时，以人工硬脑膜修补
7. 冲洗伤口，放置引流管，放回骨瓣	递生理盐水冲洗，递11#刀、中弯血管钳放置引流管，递9×28角针、4#丝线固定；递钛钉固定骨瓣
8. 缝合伤口	清点器械、脑棉、缝针，递9×17圆针、4#丝线或2-0#线间断缝合帽状腱膜及皮下，再次清点，递酒精小纱布消毒切口周围皮肤，递9×28角针、1#丝线缝合皮肤。递敷料覆盖切口，绷带包扎

【相关解剖知识】 见图15-12-1～图15-12-3。

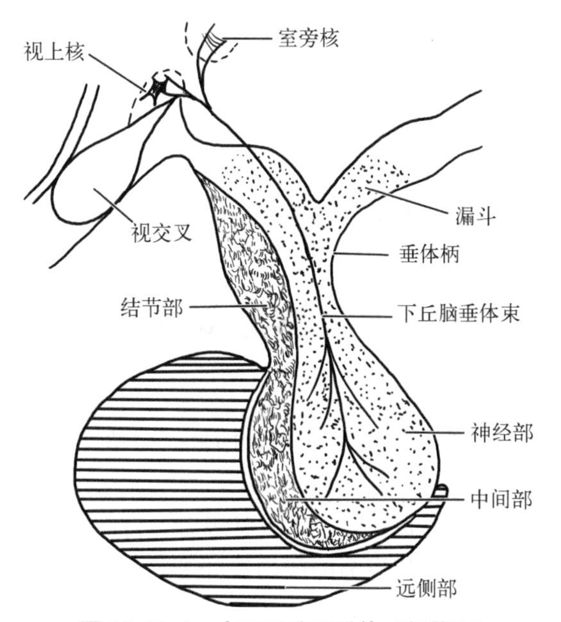

图15-12-1 人下丘脑及垂体（矢状面）

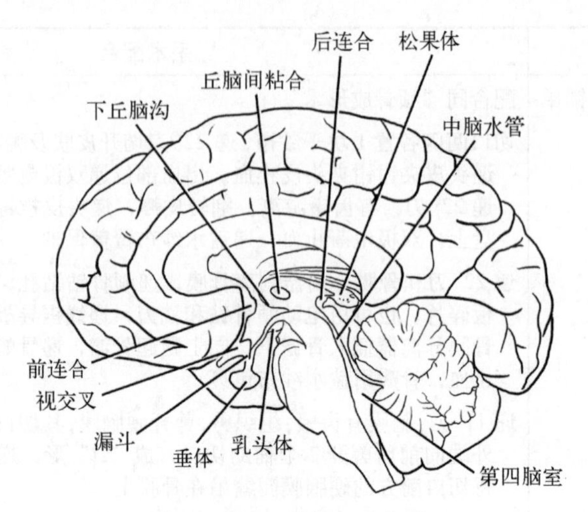

图 15-12-2 脑的正中矢状面

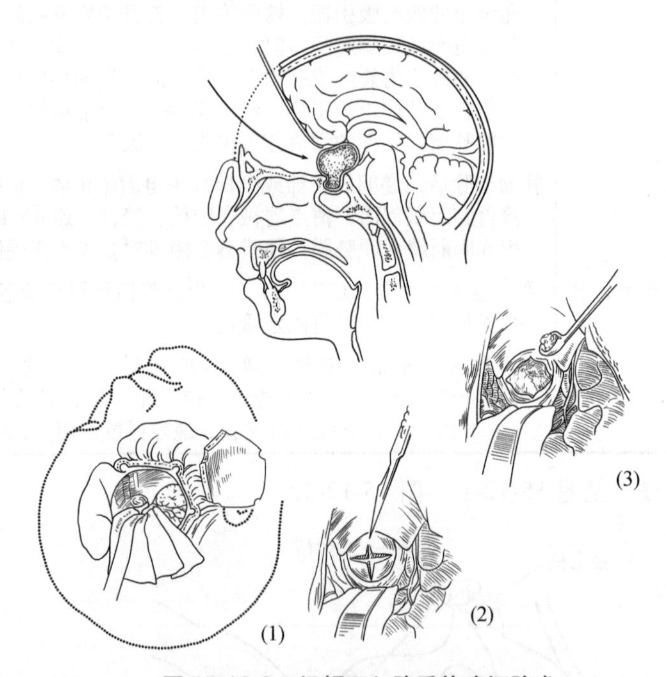

图 15-12-3 经额下入路垂体瘤切除术

（1）牵开额底显露鞍区肿瘤；（2）切开肿瘤包膜；（3）分块切除鞍上肿瘤

第十三节 经翼点入路后交通动脉瘤夹闭术

【适应证】

1. 后交通动脉瘤破裂后病情较轻，属于 Hunt-Hess 分级Ⅰ～Ⅲ级者，可在 3d 内进行手术。

2. 后交通动脉瘤破裂后病情较重，属于Ⅳ～Ⅴ级者，待病情稳定或有改善时进行手术。

3. 后交通动脉瘤破裂后发生威胁生命的颅内血肿者，应立即进行手术。

4. 偶然发现的未破裂的后交通动脉瘤。

【麻醉方式】 全身麻醉，手术开始即将血压控制在正常偏低水平，剥离动脉瘤和夹闭瘤颈时用药物将平均动脉压降到9.3～10.3kPa，对老年和有高血压者，降压不可过低，否则可致脑缺血。

【手术体位】 取仰卧位，头偏向对侧约45°，并稍下垂20°，使颧突部处于最高点，以利脑的额叶因自然重力下垂离开眶顶，减轻牵拉的力量，便于显露动脉瘤，头架固定。

【手术切口】 额颞部弧形切口，起自耳前上方1cm处，与颧弓垂直向上，越过颞嵴，弯向前方，终于矢状线旁1～2cm，切口完全隐于发际内。

【手术步骤及手术配合】

手术步骤	手术配合
1. 手术野皮肤常规消毒、铺单	配合同“颅骨成形术”
2. 切开皮肤、腱膜、骨膜，钻骨孔，切开硬脑膜	切口两侧各置1块干纱布，递22#刀、有齿镊切开，电凝止血，递骨膜剥离器剥离骨膜；递11#刀，脑膜有齿镊切开硬膜，脑膜剪扩大切口
3. 切开硬脑膜	递颅骨钻钻孔，递咬骨钳咬掉蝶骨嵴或用磨钻尽量磨去直至眶-脑膜动脉处。递脑膜有齿镊、组织剪、11#手术刀片，以蝶骨嵴为蒂，剪开硬脑膜，6×17圆针、1#丝线将其悬吊缝合于颞筋膜和骨膜上
4. 分离动脉瘤	递动脉瘤探子或显微分离器分离动脉瘤时，先从瘤颈对侧的颈内动脉分离，然后分离近侧角，最后分离远侧角，递双极电凝止血，游离动脉瘤
5. 于瘤颈处夹闭动脉瘤	递选好的动脉瘤夹
6. 冲洗伤口，关闭硬脑膜	递生理盐水冲洗，双极电凝止血，清点器械、脑棉、缝针，递6×17圆针、1#丝线缝合硬脑膜
7. 缝合伤口	清点器械、脑棉、缝针，递9×17圆针、7#丝线缝合肌肉，9×17圆针、4#丝线缝合腱膜和皮下组织，再次清点，递9×28角针、1#丝线缝合皮肤。递敷料覆盖切口，绷带包扎

【相关解剖知识】 见图15-13-1。

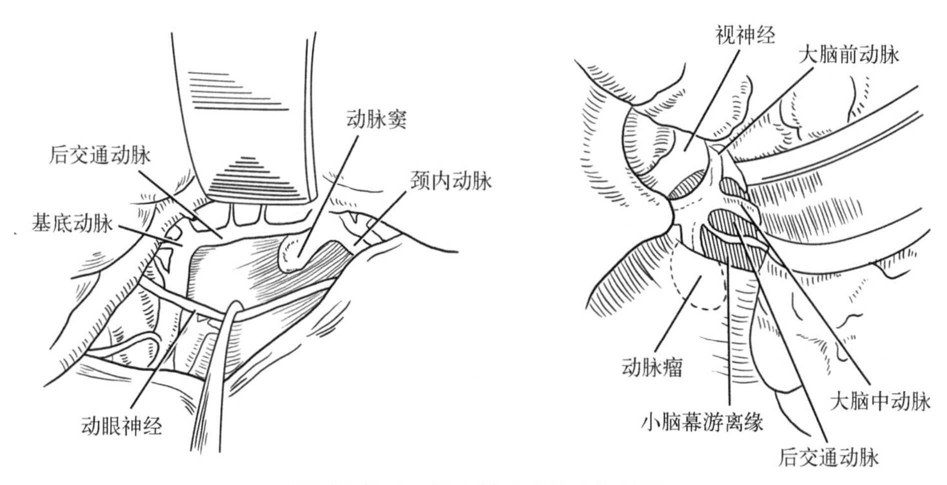

图15-13-1 后交通动脉的内部结构

第十四节 经翼点入路前交通动脉瘤夹闭术

【适应证】

1. 后交通动脉瘤破裂后病情较轻，属于Hunt分级和Hess分级Ⅰ～Ⅲ级者，可在3d内进行手术。

2. 后交通动脉瘤破裂后病情较重，属于Ⅳ～Ⅴ级者，待病情稳定或有改善时进行手术。

3. 后交通动脉瘤破裂后发生威胁生命的颅内血肿者，应立即进行手术。

4. 偶然发现的未破裂的后交通动脉瘤。

【麻醉方式】 全身麻醉，手术开始即将血压控制在正常偏低水平，剥离动脉瘤和夹闭瘤颈时用药物将平均动脉压降到9.3～10.3kPa，对老年和有高血压者，降压不可过低，否则可致脑缺血。

【手术切口】 额颞部弧形切口，起自耳前上方1cm处，与颧弓垂直向上，越过颞嵴，弯向前方，终于矢状线旁1～2cm，切口完全隐于发际内。

【手术步骤及手术配合】

手术步骤	手术配合
1. 手术野皮肤常规消毒、铺单	配合同“颅骨成形术”
2. 皮瓣形成	切口两侧各置1块干纱布，递22#刀切开皮肤及帽状腱膜层。每切一段，递头皮夹钳钳夹头皮止血。出血部位递双极电凝止血，更换手术刀片，递22#刀、有齿镊游离、翻转皮瓣，递头皮拉钩牵开皮瓣，固定在托盘上，双极电凝止血，递盐水纱布覆盖保护
3. 骨瓣形成	递22#刀和骨膜分离器剥离骨膜，递颅骨钻钻孔，递小刮匙刮除孔内内板碎片，也可用电动颅骨钻和铣刀，递线锯导板和线锯锯开颅骨，递骨膜分离器插入骨瓣下，向上翻起骨瓣，递骨蜡、脑棉片、双极电凝止血，骨瓣用盐水纱布包裹
4. 打开硬脑膜	递双极电凝止血，更换小吸引器头，备好各种规格的棉片和明胶海绵，套无菌显微镜套。递脑膜有齿镊、11#刀、组织剪，剪开硬脑膜，递6×17圆针、1#丝线，将硬脑膜悬吊于骨窗边缘
5. 寻找、分离动脉瘤	递显微剪，双极电凝
6. 夹闭动脉瘤	递选好的动脉瘤夹
7. 冲洗伤口，关闭硬脑膜	递生理盐水冲洗，双极电凝止血，递6×17圆针、1#丝线缝合硬脑膜
8. 缝合伤口	清点器械、脑棉、缝针，放置引流管，递9×17圆针、7#丝线缝合肌肉，9×17圆针、4#丝线缝合腱膜和皮下组织，再次清点，9×28角针、1#丝线缝合皮肤。递敷料覆盖切口，绷带包扎

【相关解剖知识】 见图15-14-1、图15-14-2。

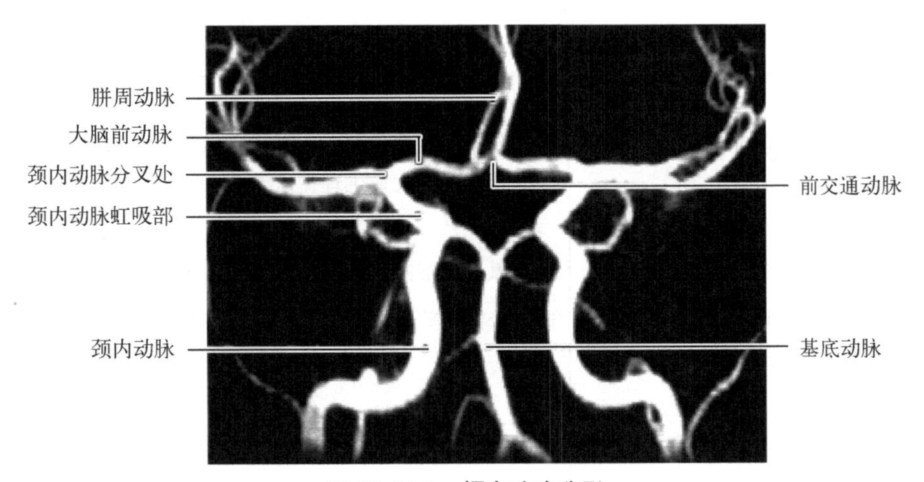

图 15-14-1 颅内动脉造影

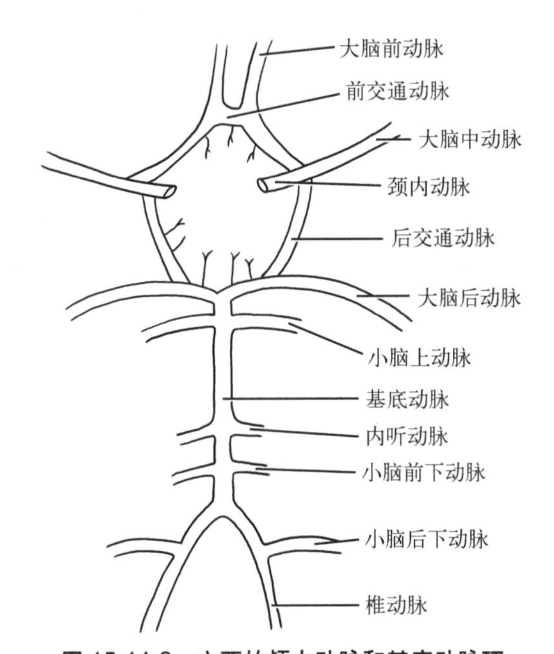

图 15-14-2 主要的颅内动脉和基底动脉环

第十五节 开放性颅脑损伤修复术

【适应证】 外伤引起的头皮、颅骨、硬脑膜缺损。

【麻醉方式】 全身麻醉。

【手术体位】 仰卧位，头略高。

【手术切口】 依据受伤部位选择。

【手术步骤及手术配合】

手术步骤	手术配合
1. 早期清创：头皮清创冲洗干净后，消毒皮肤、铺巾	递碘伏清洗头皮伤口，大量生理盐水反复清洗后用过氧化氢继续清洗，大量生理盐水清洗头皮；常规消毒皮肤，递无菌巾铺单
2. 再次冲洗术野	递过氧化氢溶液、生理盐水、庆大霉素液冲洗，纱布拭干
3. 清除颅骨创口内异物和失活组织，修整骨孔边缘，剪去失活的硬脑膜	递咬骨钳修剪骨创缘；递无齿镊，组织剪剪去失活组织
4. 修补硬脑膜缺损	
(1) 自体创周硬脑膜分层法修补	递电凝及吸收性明胶海绵止血，吸引器头吸引
(2) 转移或切取邻近部位健康的帽状腱膜、颞肌筋膜、颅骨骨膜等修复	递脑膜镊、脑膜剪分层，6×17 圆针、1# 丝线缝合修补
(3) 缺损大的可取自体大腿阔筋膜	递无齿镊，15# 刀切取，6×17 圆针、4# 丝线缝合修补
5. 硬脑膜下放置引流管	递 11# 刀、中弯血管钳放置引流管
6. 缝合硬脑膜及修复材料	开放伤口有污染可能，一般不用人工材料修补，可采用自体筋膜修补。递 6×17 小圆针、1# 丝线缝合
7. 缝合帽状腱膜及头皮（如该两层组织缺如，可视缺损情况，做双侧弧形切口或三叉形扩口减张缝合，或是转移皮瓣修复创口）	清点器械、棉片、缝针，准备钢尺、整形镊测量皮瓣，10# 刀切取皮瓣，电凝止血，9×28 角针、1# 丝线缝合头皮
8. 覆盖创口	递酒精小纱布消毒皮肤，纱布、棉垫覆盖绷带包扎

第十六节　幕上开颅术

【适应证】

1. 幕上各部位的肿瘤，包括大脑半球内或脑外的肿瘤、脑室内肿瘤及鞍区肿瘤。

2. 创伤性或幕上血管性疾病致颅内血肿（包括硬脑膜外、硬脑膜下和脑内血肿）。

3. 颅脑感染，主要为大脑半球的脑脓肿，也包括某些颅内局限性的炎性病变，如局限性硬脑膜下或硬脑膜外脓肿、颅内炎症的后遗症（局限性蛛网膜粘连等）、各种寄生虫病，上述疾病产生严重颅内压增高及局灶症状者。

4. 某些先天性疾病，如先天性脑积水、先天性颅骨缺损（脑膜脑膨出）、脑脊液漏等。

5. 功能神经外科，如各种癫痫外科治疗和锥体外科治疗，定向手术及原发性三叉神经痛为主的各种脑神经镇痛手术。

6. 血管性疾病手术，如动脉瘤的夹闭术、脑缺血性疾病的旁路手术及脑动脉畸形、海绵窦动静脉瘘等手术。

【麻醉方式】 全身麻醉，气管内插管。

【手术体位】 根据手术部位而定，有仰卧、侧卧、侧俯卧、俯卧和坐位。

【手术切口】 根据手术部位常有冠状切口、额部和额颞部切口、颞部和颞顶部切口、额顶部切口、顶枕部切口、翼点入路切口等。

【手术步骤及手术配合】

手术步骤	手术配合
1. 手术野皮肤常规消毒、铺单	配合同“颅骨成形术”
2. 切开皮肤、皮下及帽状腱膜	切口两侧各置 1 块干纱布，递 22# 刀切开皮肤及帽状腱膜层。每切一段，递头皮夹钳钳夹头皮止血。出血部位递双极电凝止血，更换手术刀片，递 22# 刀、有齿镊游离、翻转皮瓣，递头皮拉钩牵开皮瓣，固定在托盘上，双极电凝止血，递盐水纱布覆盖保护
3. 骨瓣形成	递 22# 刀和骨膜分离器剥离骨膜，递颅骨钻钻孔，递小刮匙刮除孔内内板碎片，也可用电动颅骨钻和铣刀，递线锯导板和线锯锯开颅骨，递骨膜分离器插入骨瓣下，向上翻起骨瓣，递骨蜡或脑棉片或双极电凝止血，骨瓣用盐水纱布包裹
4. 切开硬脑膜	递助洗器吸生理盐水冲洗硬脑膜，递双极电凝或明胶海绵彻底止血后，递 11# 刀、6×17 圆针在硬脑膜上切一小口，脑膜有齿镊、脑膜剪扩大切口
5. 颅内病灶处理	见各具体手术
6. 缝合硬脑膜	清点器械、脑棉、缝针，递 6×17 圆针、1# 丝线缝合硬脑膜，放置脑膜引流管于硬膜外或硬膜下
7. 缝合颅骨骨膜	放回骨瓣，以 2 孔钛片或颅骨锁固定颅骨，递 9×17 圆针、4# 丝线缝合骨膜
8. 缝合帽状腱膜及皮肤	清点器械、脑棉、缝针，递皮肤消毒剂纱布消毒切口周围皮肤，递 9×17 圆针、4# 丝线缝合帽状腱膜及皮下组织，再次清点，递 9×28 角针、1# 丝线缝合皮肤，切口再次用酒精小纱布消毒
9. 包扎伤口	递敷料覆盖切口，绷带包扎

【相关解剖知识】 见图 15-16-1。

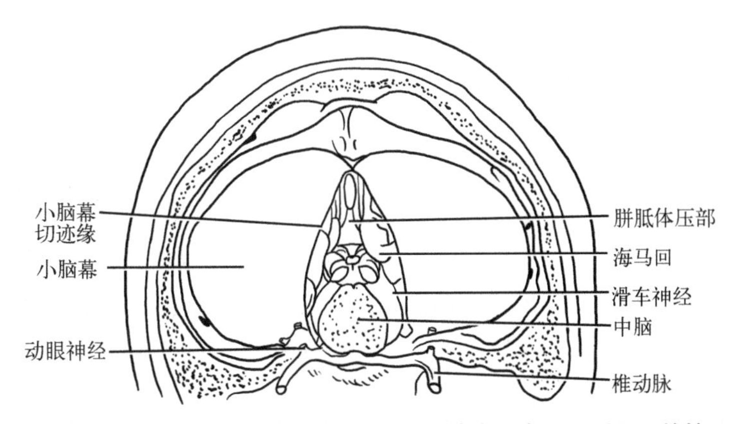

图 15-16-1　小脑幕切迹处的局部解剖关系（由幕下向上看时所见的情况）

第十七节 脑挫裂伤失活组织清除术

【适应证】

1. CT扫描未见明显的颅内血肿，但在冲击点（特别是CT扫描显示对称部位的额颞叶极部和底部有成片的脑挫裂伤的混合密度影）周围有广泛的脑水肿影，并伴有占位性效应、伤情不断恶化者。

2. 枕部着力的患者已排除颅内血肿，但意识障碍不见改善且脑压继续增高、保守疗法无效甚至出现脑疝先兆者。

3. 瞳孔已散大，脑疝症状明显，多处钻孔探查见血肿，对冲部位的钻孔发现有严重脑挫折伤者。

【麻醉方式】 全身麻醉，气管内插管。

【手术体位】 仰卧位，使头在术中能向侧移动。

【手术切口】 按脑损伤的部位不同采用双侧额瓣、扩大的额颞瓣、颞侧瓣、单侧额瓣等不同切口。

【手术步骤及手术配合】

手术步骤	手术配合
1. 手术野皮肤常规消毒、铺单	配合同“颅骨成形术”
2. 切开皮肤、皮下及帽状腱膜	切口两侧各置1块干纱布，递22#刀切开皮肤及帽状腱膜层。每切一段，递头皮夹钳钳夹头皮止血。出血部位递双极电凝止血，更换手术刀片，递22#刀、有齿镊游离、翻转皮瓣，递头皮拉钩牵开皮瓣，固定在托盘上，双极电凝止血，递盐水纱布覆盖保护
3. 骨瓣形成	递22#刀和骨膜分离器剥离骨膜，递颅骨钻钻孔，递小刮匙刮除孔内内板碎片，也可用电动颅骨钻和铣刀，递线锯导板和线锯锯开颅骨，递骨膜分离器插入骨瓣下，向上翻起骨瓣，递骨蜡、脑棉片、双极电凝止血，骨瓣用盐水纱布包裹
4. 切开硬脑膜	递助洗器吸生理盐水冲洗硬脑膜，递双极电凝或明胶海绵彻底止血后，递11#刀、6×17圆针在硬脑膜上切一小口，脑膜有齿镊、脑膜剪扩大切口
5. 清除失活脑组织	递吸引器吸除失活的脑组织，递双极电凝止血
6. 创面彻底止血	递双极电凝、明胶海绵、棉片、止血纱布等，对广泛的创面渗血彻底止血，递助洗器或注射器吸取过氧化氢溶液及生理盐水冲洗伤面
7. 缝合硬膜	清点器械、脑棉、缝针，递6×17圆针、1#丝线缝合硬脑膜，放回骨瓣，递9×17圆针、4#丝线缝合骨膜。如脑水肿严重，需去骨瓣减压甚至双侧减压
8. 缝合伤口，覆盖敷料，包扎伤口	清点器械、脑棉、缝针，递酒精小纱布消毒切口周围皮肤，递9×17圆针、4#丝线缝合帽状腱膜，再次清点，递9×28角针、1#丝线缝合皮肤，再次消毒。递敷料覆盖切口，绷带包扎

第十八节 脑干（中脑）肿瘤切除术

【适应证】

1. 脑干良性肿瘤或较局限的恶性肿瘤，尤其是延伸至脑干外者。
2. 患者有明显症状。
3. 患者全身状态良好，可耐受手术。

【麻醉方式】 全身麻醉。

【手术体位】 取侧卧位或坐位。

【手术切口】 改良翼点入路、幕下小脑上入路、经小脑幕入路等。

【手术步骤及手术配合】

手术步骤	手术配合
1. 手术野皮肤常规消毒、铺单	配合同“颅骨成形术”
2. 切开皮肤、皮下及帽状腱膜	切口两侧各置 1 块干纱布，递 22# 刀切开皮肤及帽状腱膜层。电凝止血
3. 钻骨孔	递颅骨钻钻孔，咬骨钳修整骨孔
4. 切开硬脑膜	递 11# 刀、硬膜有齿镊切开硬脑膜，翻向矢状窦侧，递脑膜有齿镊，6×17 圆针、1# 丝线悬吊硬脑膜
5. 探查，显露肿瘤	递脑压板沿直窦、小脑幕上将枕叶抬起，递双极电凝、显微剪切断桥静脉，部分切开小脑幕裂孔游离缘，显露肿瘤
6. 切除肿瘤	递双极电凝处理肿瘤表面血管，如为囊性肿瘤，递注射器、穿刺针将囊液抽出，如为实质性肿瘤，递显微剪在一无血管区剪开，进入肿瘤内，递活检钳夹取肿瘤组织，送快速病检，持明确肿瘤性质后，递脑吸引器吸除大部分瘤组织或用活检钳小块分次夹取，递明胶海绵，脑棉片压迫止血或双极电凝止血
7. 冲洗，缝合伤口	递助洗器生理盐水冲洗，清点器械、脑棉、缝针，递 6×17 圆针、1# 丝线缝合硬脑膜（需减压时不缝），放置引流管，递 9×17 圆针、7# 丝线密缝合肌肉，9×17 圆针、4# 丝线缝合筋膜和皮下组织，9×28 角针、1# 丝线缝合皮肤。递敷料覆盖切口，绷带包扎

【相关解剖知识】 见图 15-18-1。

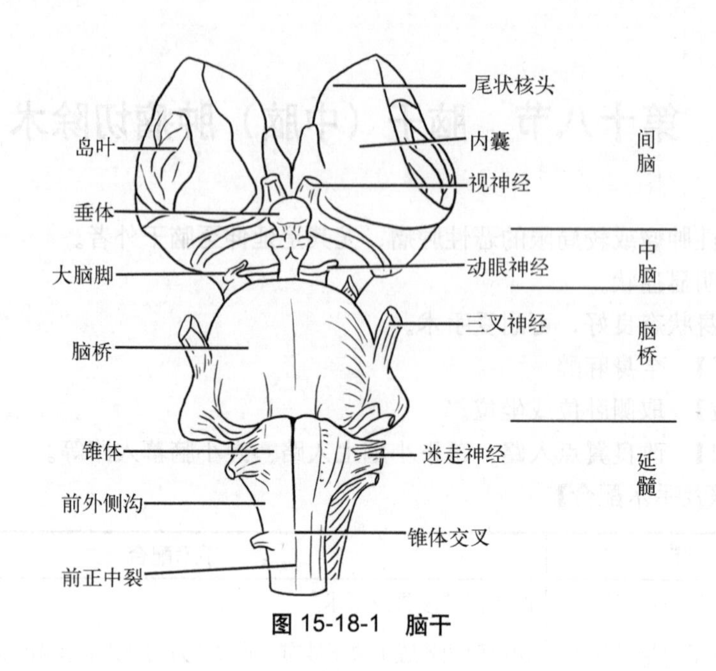

图 15-18-1 脑干

第十九节 脑积水脑室 - 腹腔分流术

【适应证】

1. 适用于多种类型脑积水患者，包括梗阻性脑积水、交通性脑积水和正常颅压脑积水。
2. 其他分流方法失败者。
3. 颅后窝占位引起脑积水，肿瘤切除后脑积水未解除者。
4. 重新放置分流管者。

【麻醉方式】 局部麻醉或全身麻醉。

【手术体位】 取仰卧位，头转向左侧，右肩下垫高暴露颈部。

【手术步骤及手术配合】

手术步骤	手术配合
1. 消毒，铺单	递擦皮钳夹小纱布，蘸 4% 碘酒、酒精消毒头部，颈部和腹部皮肤。递治疗巾、中单，铺甲状腺单，贴神经外科手术膜（60cm×45cm）
2. 头部切口	递 22# 刀，于右中线旁 3 ～ 4cm、枕外隆凸上 6 ～ 7cm 处做一直形切口，递乳突撑开器撑开
3. 颅骨钻孔，孔径大小须与储液器座相当	递颅骨钻及合适的钻头，咬骨钳修整骨孔
4. 脑室穿刺，置入导管于侧脑室前角内，放置储液器座	递 11# 刀、硬膜剪、脑膜有齿镊切开硬脑膜，递带金属导芯的脑室导管穿刺脑室，拔出导芯，剪取适当长度，接在储液器座放入颅骨钻孔内。递 6×17 圆针、1# 丝线将储液器与骨膜缝合固定
5. 分离皮下隧道，第一个切口在乳突下方，第二个切口在锁骨下，第三个在右上腹剑突下	递隧道器分段通过皮下深层分离，递 22# 刀切开皮肤及皮下组织，电凝止血。将导管近端与阀门出口相接，远端通过皮下隧道进入右上腹切口

续表

手术步骤	手术配合
6. 切开腹膜，安装、固定腹腔导管。常用位置：①肝脏膈面；②游离腹腔内	递 2 把小弯血管钳依次钳夹鞘膜和腹膜，10# 刀切开，组织剪扩大切口。递 9×17 圆针、4# 丝线固定
7. 缝合腹部切口	清点器械、纱布、缝针。递 9×28 圆针、7# 丝线缝合腹膜和鞘膜，1# 丝线缝合皮下组织，递 9×28 角针、1# 丝线缝合皮肤
8. 缝合颈、胸部切口	递 9×17 圆针、4# 丝线缝合筋膜，9×17 圆针、1# 丝线缝合皮下组织，递 9×28 角针、1# 丝线缝合皮肤
9. 缝合头部切口	递 9×17 圆针、7# 丝线缝合肌肉，递 9×17 圆针、4# 丝线缝合帽状腱膜及皮下，9×28 角针、1# 丝线缝合皮肤
10. 覆盖伤口	递酒精小纱布消毒切口周围皮肤，递敷料覆盖包扎

【相关解剖知识】 见图 15-19-1、图 15-19-2。

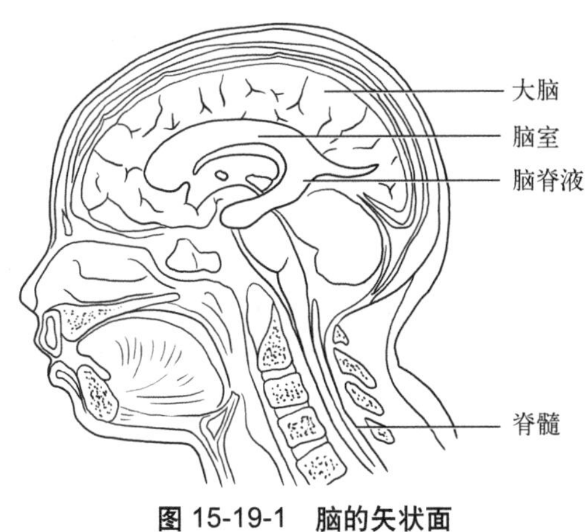

图 15-19-1　脑的矢状面

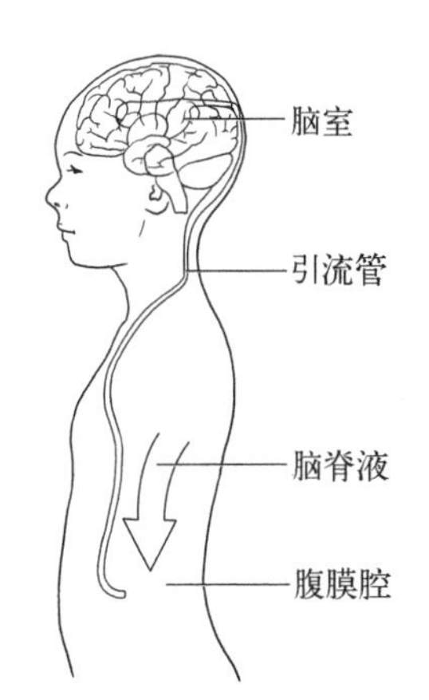

图 15-19-2　脑室 - 腹腔分流图

第二十节　脑内血肿清除术

【适应证】

1. CT 诊断明确，并有颅内压增高或局灶症状明显者。

2. 清除硬脑膜下或硬脑膜外血肿后颅内压仍高，脑向外膨出或脑皮质有局限性挫伤，触诊有波动感者。

3. 血肿位于重要功能区深部，经穿刺吸引后，血肿不见减少，颅内压增高不见改善者。

【麻醉方式】 全身麻醉。

【手术体位】 根据手术部位，采用合适的卧位。

【手术切口】 选择血肿距表面最近且避开重要功能区的骨瓣开颅。

【手术步骤及手术配合】

手术步骤	手术配合
1. 手术野皮肤常规消毒、铺单	配合同“颅骨成形术”
2. 皮瓣形成	切口两侧各置 1 块干纱布，递 22# 刀切开皮肤及帽状腱膜层。每切一段，递头皮夹钳钳夹头皮止血。出血部位递双极电凝止血，更换手术刀片，递 22# 刀、有齿镊游离、翻转皮瓣，递头皮拉钩牵开皮瓣，固定在托盘上，双极电凝止血，递盐水纱布覆盖保护
3. 骨瓣形成	递 22# 刀和骨膜分离器剥离骨膜，递颅骨钻钻孔，递小刮匙刮除孔内内板碎片，也可用电动颅骨钻和铣刀，递线锯导板和线锯锯开颅骨，递骨膜分离器插入骨瓣下，向上翻起骨瓣，递骨蜡或脑棉片或双极电凝止血，骨瓣用盐水纱布包裹
4. 检查、切开硬脑膜	递助洗器吸生理盐水冲洗硬脑膜。递双极电凝止血，递 11# 刀、6×17 圆针在硬脑膜上切一小口，脑膜有齿镊，脑膜剪扩大切口。如硬脑膜外或硬脑膜下有血肿时，应先清除
5. 清除脑内血肿	递双极电凝切开 2 ～ 3cm 的脑皮质，递脑压板和吸引器，向脑深部分离直达血肿腔内，清除血肿或软化坏死的脑组织，双极电凝止血
6. 冲洗伤口，放置引流管	递过氧化氢溶液和生理盐水冲洗伤口；递双极电凝彻底止血；递 6×17 圆针、1# 丝线，将硬脑膜边缘缝在颞肌上，递 11# 刀、小弯血管钳放置引流管于伤灶处。递 9×28 角针、1# 丝线缝合固定
7. 缝合切口	清点器械、脑棉、缝针。放回骨瓣，递钛钉固定骨瓣。清点器械、脑棉、缝针，递 9×17 圆针、4# 丝线或 2-0# 线间断缝合帽状腱膜及皮下，再次清点，递酒精小纱布消毒切口周围皮肤，递 9×28 角针、1# 丝线缝合皮肤。递敷料覆盖切口，绷带包扎

【相关解剖知识】 见图 15-20-1。

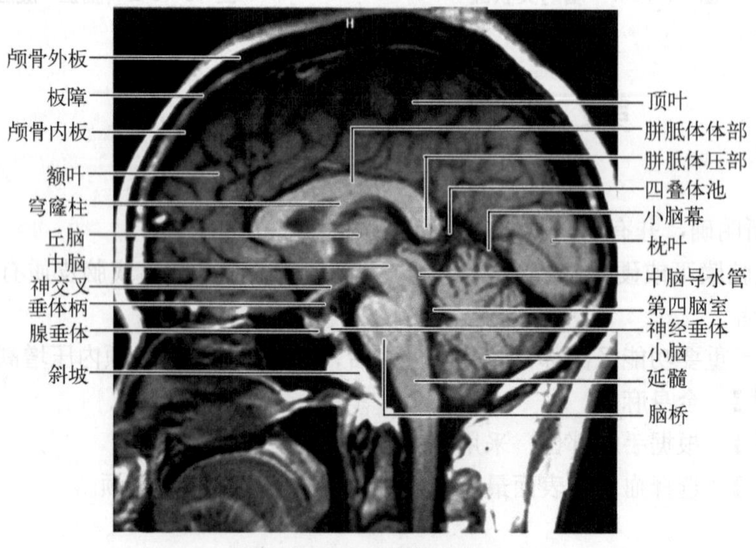

图 15-20-1 脑的矢状面

第二十一节 小脑幕下肿瘤切除术

【适应证】 小脑半球和蚓部神经胶质瘤、星形细胞瘤和髓母细胞瘤及第四脑室肿瘤。

【麻醉方式】 全身麻醉。

【手术体位】 体位一般采用俯卧位或侧卧位，个别情况下采用坐位手术，头部多保持前屈位，以增大枕下区手术野的暴露，头架固定。

【手术切口】 采用颅后窝正中直切口。

【手术步骤及手术配合】

手术步骤	手术配合
1. 手术野皮肤常规消毒、铺单	配合同“颅骨成形术”
2. 切开皮肤、肌层，分离骨膜	切口两侧各置1块干纱布，递22#刀切开皮肤及皮下组织。递头皮夹钳钳夹止血。递骨膜分离器向两侧剥离枢椎棘突及两侧椎板上肌肉。电凝止血，递颅后窝牵开器牵开
3. 颅骨开窗	递颅骨钻在一侧枕骨鳞部钻孔，递咬骨钳修整骨孔，递骨蜡止血
4. 硬脑膜切开	递11#刀、脑膜有齿镊、组织剪切开硬脑膜；递6×17圆针、1#丝线缝吊硬脑膜，递双极电凝或银夹夹闭止血
5. 显露颅后窝结构（显露小脑表面、下蚓部、扁桃体、第四脑室下部、延髓和颈髓交界处等结构）	准备显微镜，更换显微手术器械
6. 探查，切除肿瘤	递脑自动牵开器及脑压板牵开切口显露肿瘤，递双极电凝，显微剪，细吸引器头，显微剥离子分离，将肿瘤楔形整块切除或递活检钳分块切除，递双极电凝或脑棉压迫止血
7. 冲洗伤口，放置引流管	递生理盐水冲洗伤口；递双极电凝彻底止血；递11#刀、小弯血管钳放置引流管，递9×28角针、1#丝线缝合固定；清点器械、脑棉、缝针，递6×17圆针、1#丝线缝合硬脑膜
8. 缝合切口	清点器械、脑棉、缝针。递9×17圆针、7#丝线缝合肌肉，递9×17圆针、4#丝线或2-0#线缝合皮下组织，再次清点，递小弯血管钳去除头皮夹，递酒精小纱布消毒切口周围皮肤，递9×28角针、1#丝线缝合皮肤。递敷料覆盖切口，绷带包扎

【相关解剖知识】 见图15-21-1、图15-21-2。

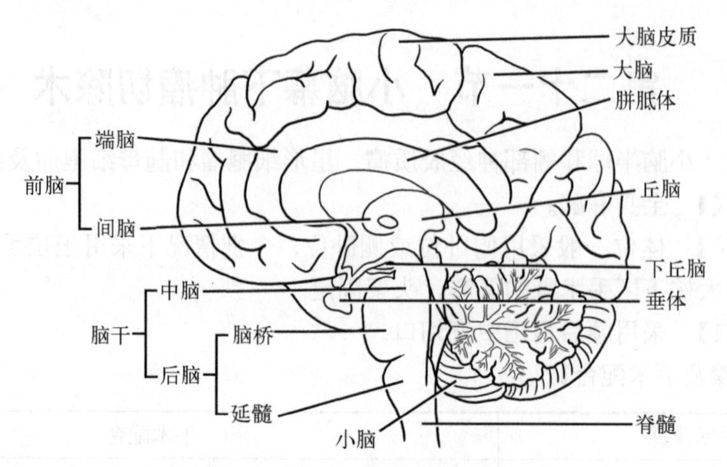

图 15-21-1 人脑正中纵剖图

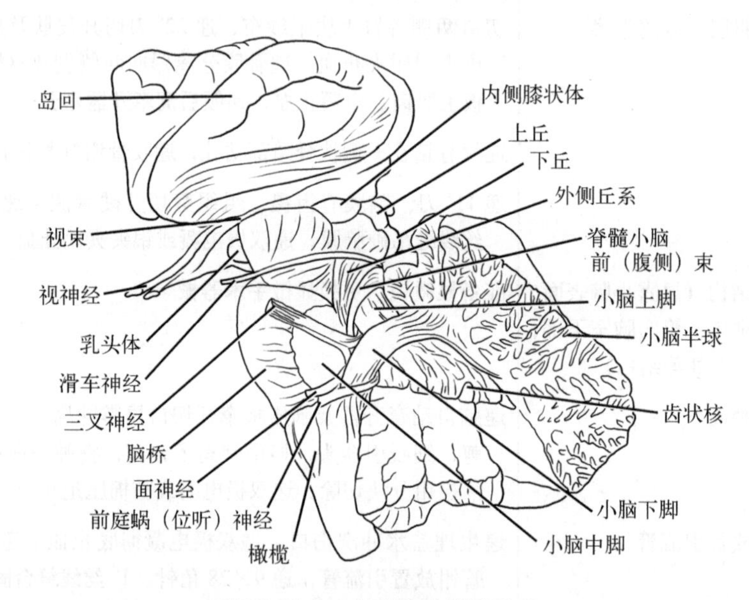

图 15-21-2 小脑脚及外侧丘系

第二十二节 嗅沟脑膜瘤切除术

【适应证】 嗅沟脑膜瘤。

【应用解剖】 主要侧重额窦和颅前窝底两个方面。

【麻醉方式】 全身麻醉，气管内插管。

【手术体位】 仰卧位，头高 20°，稍后仰，头架固定。

【手术切口】 生长于一侧的嗅沟脑膜瘤，切口近中线；若肿瘤属双侧性，则可用冠状皮肤切口。

【手术步骤及手术配合】

手术步骤	手术配合
1. 手术野皮肤常规消毒及铺单	配合同“颅骨成形术”
2. 皮瓣形成	切口两侧各置 1 块干纱布，递 22# 刀切开皮肤及帽状腱膜层。每切一段，递头皮夹钳钳夹头皮止血。出血部位递双极电凝止血，更换手术刀片，递 22# 刀、有齿镊游离、翻转皮瓣，递头皮拉钩牵开皮瓣，固定在托盘上，双极电凝止血，递盐水纱布覆盖保护
3. 骨瓣形成（对主要生长一侧的肿瘤，做患侧额部骨瓣，双侧可做双额骨瓣。如额窦开放，将额窦黏膜剥推至额窦开口处，用庆大霉素盐水浸泡过的肌块填塞，所有接触过额窦的器械予以更换）	递 22# 刀和骨膜分离器剥离骨膜，递颅骨钻钻孔，递小刮匙刮除孔内内板碎片，也可用电动颅骨钻和铣刀，递线锯导板和线锯锯开颅骨，递骨膜分离器插入骨瓣下，向上翻起骨瓣，递骨蜡或脑棉片或双极电凝止血，骨瓣用盐水纱布包裹
4. 打开硬脑膜	递 11# 刀、6×17 圆针在硬脑膜上切一小口，脑膜有齿镊、脑膜剪扩大切口，递 6×17 圆针、1# 丝线悬吊
5. 暴露和切除肿瘤	递脑压板和自动牵开器。递双极电凝、显微剪和吸引器分离肿瘤，递小活检钳或持瘤镊，夹取已切下的肿瘤放入备好的生理盐水杯中。递双极电凝电灼硬脑膜的粗糙面，以杀灭残留的肿瘤
6. 冲洗伤口，放置引流管，关闭硬脑膜	递生理盐水冲洗伤口；递双极电凝彻底止血；递 11# 刀、小弯血管钳放置引流管，递 9×28 角针、1# 丝线缝合固定；清点器械、脑棉、缝针，递 6×17 圆针、1# 丝线缝合硬脑膜
7. 关闭切口	放回骨瓣，递钛钉固定。清点器械、脑棉、缝针，递 9×17 圆针、4# 丝线间断缝合帽状腱膜及皮下组织。再次清点，递酒精小纱布消毒切口周围皮肤，递 9×28 角针、1# 丝线缝合皮肤
8. 松开头架，覆盖敷料	松开头架，钉眼用酒精消毒后覆盖敷料，绷带包扎，胶布固定

第二十三节　硬脊膜外肿瘤切除术

【适应证】 凡有脊髓压迫症状的患者，经特殊检查确诊者都应施行手术治疗。

【麻醉方式】 全身麻醉，气管内插管。

【手术体位】 侧卧位或俯卧位，侧卧位时病灶侧在上以利显露。颈段肿瘤可坐位。

【手术切口】 以病变为中心，沿背部中线做直线切口，其范围应包括病灶所在部位上下各一椎体。

【手术步骤及手术配合】

手术步骤	手术配合
1. 皮肤消毒及铺单	递消毒钳夹小纱布，蘸碘酒、酒精消毒皮肤。如为腰骶段，应用碘伏小纱布消毒骶尾部，递治疗巾、中单，然后再铺甲状腺单，贴上术前膜（60cm×45cm）

续表

手术步骤	手术配合
2. 切开皮肤、皮下组织及筋膜与肌肉	切口两侧各置1块干纱布，22#刀、有齿镊切开皮肤，电刀切开皮下组织及深筋膜至棘上韧带，电凝止血，递Cobb和骨膜分离器分离两侧椎旁肌，填入盐水纱布压迫止血。两侧均剥离后，取出纱布。递椎板牵开器牵开
3. 切除棘突及椎板	递棘突剪咬去棘突，骨蜡止血，递11#刀沿下一椎板上缘横向切开黄韧带，枪状咬骨钳咬除黄韧带及椎板，显露两侧关节突内侧缘。递双极电凝止血或棉片、明胶海绵压迫止血，如骨面出血以骨蜡止血。递助洗器吸取生理盐水反复冲洗术野，检查硬脊膜外腔
4. 切除肿瘤	根据肿瘤病理性质不同，手术操作方法亦不同
（1）包膜完整的肿瘤摘除	递显微镊，显微分离器分离瘤体包膜，双极电凝烧灼血管止血，递显微剪剪除止血后的组织，游离出完整的肿瘤或递脑肿瘤钳分块夹取肿瘤组织，双极电凝止血
（2）恶性肿瘤切除	递双极电凝将肿瘤组织分块电灼，递脑肿瘤钳夹取肿瘤组织，递枪状咬骨钳去除一侧关节突和椎弓根，使脊髓减压。累及椎骨者，递刮匙刮除病变，递电刀切除累及的椎旁肌肉
5. 冲洗伤口，止血	递过氧化氢溶液、生理盐水冲洗伤口，双极电凝止血。递11#刀，中弯血管钳于硬脊膜外放置引流管，递9×28角针、4#丝线固定，清点器械、脑棉、缝针
6. 缝合伤口	递11×24圆针、7#丝线缝合肌肉及深筋膜。递11×24圆针、4#丝线缝合皮下组织，再次清点，递酒精棉球消毒切口周围皮肤，递9×28角针、1#丝线缝合皮肤，递酒精棉球消毒切口周围皮肤，覆盖敷料

【相关解剖知识】 见图15-23-1～图15-23-4。

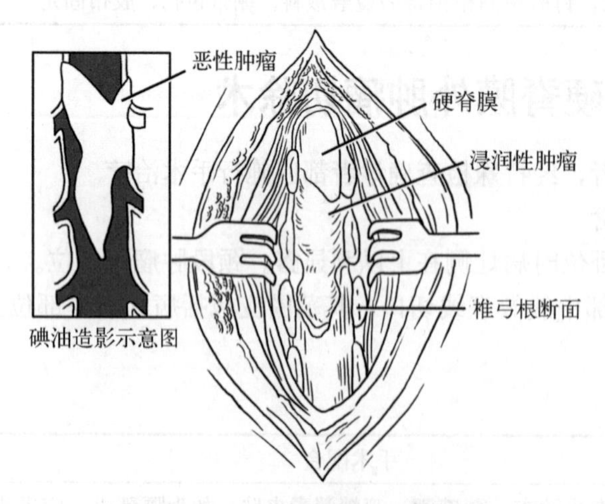

图15-23-1 椎板切除，显露肿瘤

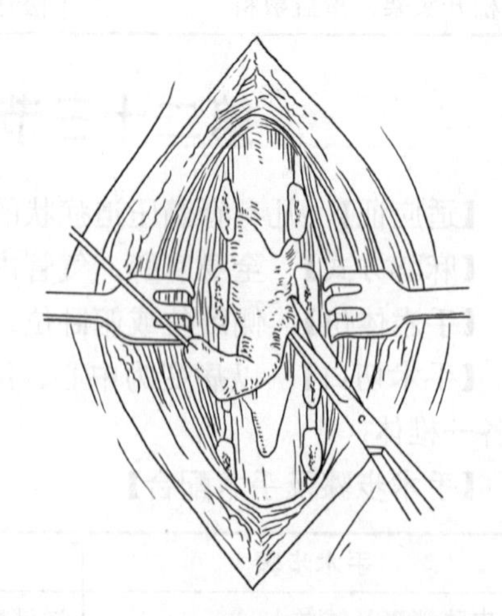

图15-23-2 切除硬脊膜外肿瘤的背侧部分

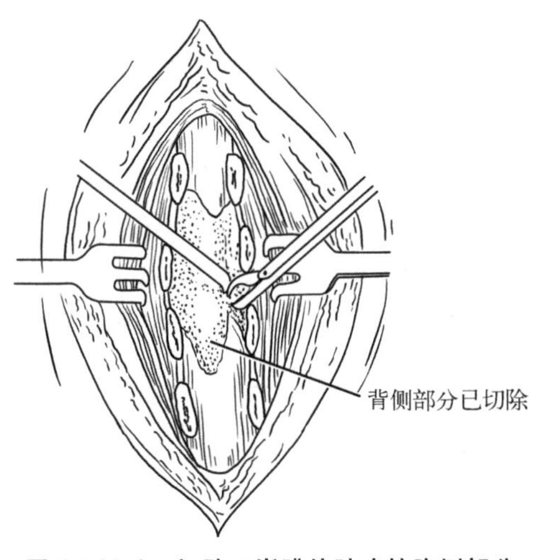

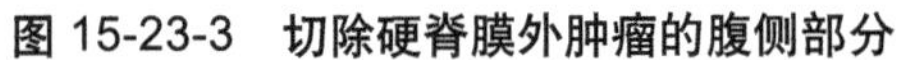
图 15-23-3　切除硬脊膜外肿瘤的腹侧部分

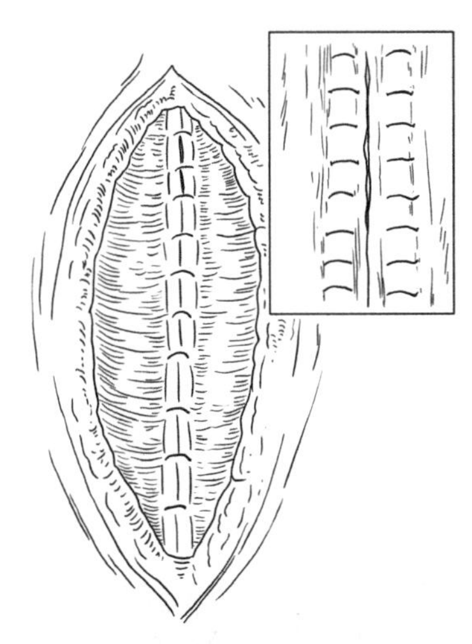
图 15-23-4　缝合肌肉

第二十四节　硬脑膜外血肿清除术

【适应证】

1. 伤后有明显的中间清醒期，有骨折线经过血管沟，并有明显脑受压症状或出现颞叶沟回疝综合征者。

2. CT 发现在硬脑膜外有一较大的梭形血肿，使中线移位者。

3. 经钻孔证实为硬膜外血肿者。

【麻醉方式】　全身麻醉。

【手术体位】　根据手术部位，可采用适合的卧位。

【手术切口】　根据血肿大小及位置而定。

【手术步骤及手术配合】

手术步骤	手术配合
1. 手术野皮肤常规消毒、铺单	配合同“颅骨成形术”
2. 皮瓣形成	切口两侧各置 1 块干纱布，递 22# 刀切开皮肤及帽状腱膜层。每切一段，递头皮夹钳钳夹头皮止血。出血部位递双极电凝止血，更换手术刀片，递 22# 刀、有齿镊游离、翻转皮瓣，递头皮拉钩牵开皮瓣，固定在托盘上，双极电凝止血，递盐水纱布覆盖保护
3. 骨瓣形成	递 22# 刀和骨膜分离器剥离骨膜，递颅骨钻钻孔，递小刮匙刮除孔内内板碎片，也可用电动颅骨钻和铣刀，递线锯导板和线锯锯开颅骨，递骨膜分离器插入骨瓣下，向上翻起骨瓣，递骨蜡或脑棉片或双极电凝止血，骨瓣用盐水纱布包裹
4. 清除血肿、彻底止血	递神经分离器或脑压板，轻轻将血肿从硬脑膜上游离下来，也可用吸引器吸出。递双极电凝止血
5. 悬吊硬脑膜，消除无效腔	递 6×17 圆针、1# 丝线悬吊缝合。如有渗血，递明胶海绵或止血纱布放置于硬脑膜与颅骨内板之间

续表

手术步骤	手术配合
6. 冲洗伤口，放置引流管	递过氧化氢溶液，生理盐水冲洗伤口；递双极电凝止血；递 11# 刀、小弯血管钳于伤灶处放置引流管。清点器械、脑棉、缝针
7. 缝合伤口	放回骨瓣，递钛钉固定。清点器械、脑棉、缝针，递 9×17 圆针、4# 丝线间断缝合帽状腱膜及皮下组织。再次清点，递酒精小纱布消毒切口周围皮肤，递 9×28 角针、1# 丝线缝合皮肤。覆盖敷料，绷带包扎

【相关解剖知识】 见图 15-24-1、图 15-24-2。

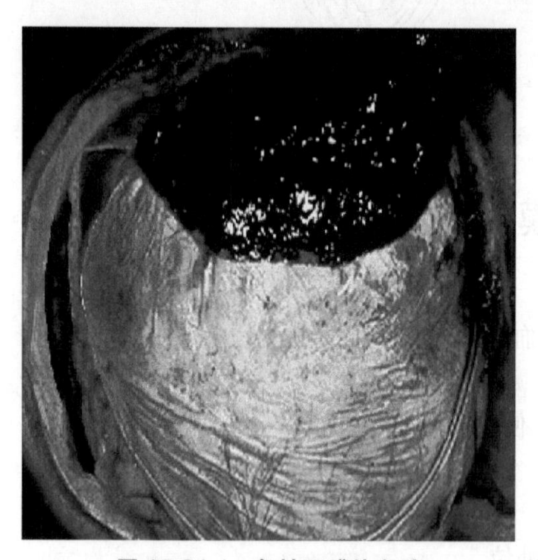

图 15-24-1 急性硬膜外血肿

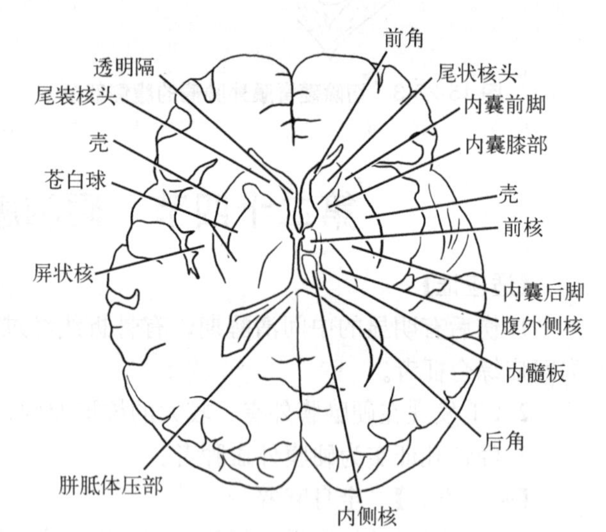

图 15-24-2 脑的水平切面

第二十五节 经脑室镜第三脑室底造瘘术

【适应证】

1. 各种原因造成的梗阻性脑积水患者，如脑出血或脑外伤导致的脑积水，先天性导水管闭锁、狭窄，第四脑室、室间孔闭锁，脑室及其周围占位性病变导致的脑积水。

2. 合并梗阻性脑积水的交通性脑积水患者。

3. 多次分流失败的梗阻性脑积水患者。

【麻醉方式】 气管插管全身麻醉。

【手术体位】 仰卧位，头圈固定头部。

【手术切口】 右侧冠状缝前、中线旁小切口。

【手术步骤及手术配合】

手术步骤	手术配合
1. 皮肤消毒铺单	递消毒钳、有皮肤消毒剂浸泡的治疗碗，消毒头部，常规铺手术单，建立手术无菌屏障

续表

手术步骤	手术配合
2. 切开头皮	递 11# 手术刀于右侧冠状缝前 2.5cm、中线旁开 2.5cm 处行纵行或弧形切开头皮，电凝止血或丝线外翻缝合止血与固定，或递乳突牵开器撑开
3. 颅骨钻孔，切开硬脑膜	递骨膜剥离器分离帽状腱膜，颅骨钻钻孔，递咬骨钳或磨钻扩大至 1.5cm，递 11# 手术刀“十”字切开硬脑膜，双极电凝止血
4. 脑室穿刺，置入穿刺套管	递双极电凝烧灼拟穿刺部位脑组织表面，递脑室穿刺针斜向中线部位穿刺，留取脑脊液 2 ～ 5ml，拔出脑室穿刺针，递内镜穿刺套管依穿刺方向穿刺，进入侧脑室
5. 第三脑室探查	递脑室镜置入套管，连接冲洗液，持续冲洗保持术野清晰，调整镜头，找到扩大的室间孔，将镜头由此进入第三脑室
6. 烧灼脉络丛	探查发现交通性脑积水时可看到红色脉络丛，递双极电凝进行烧灼
7. 造瘘	脑室镜下找到脚间窝，选择无血管区，递双极电凝烧灼，递神经剥离器分开一小口，递球囊或电凝烧灼扩大瘘口至满意大小，同时观察冲洗液流动情况，确认造瘘充分
8. 检查止血	脑室镜下检查脑室内无出血，脑室内充满冲洗液，撤出脑室镜与套管
9. 止血，关闭切口	脑表面穿刺部位用明胶海绵压迫止血，核对器械敷料无误后逐层关闭切口

第16章

耳鼻喉科

【相关解剖知识】 见图16-0-1～图16-0-4。

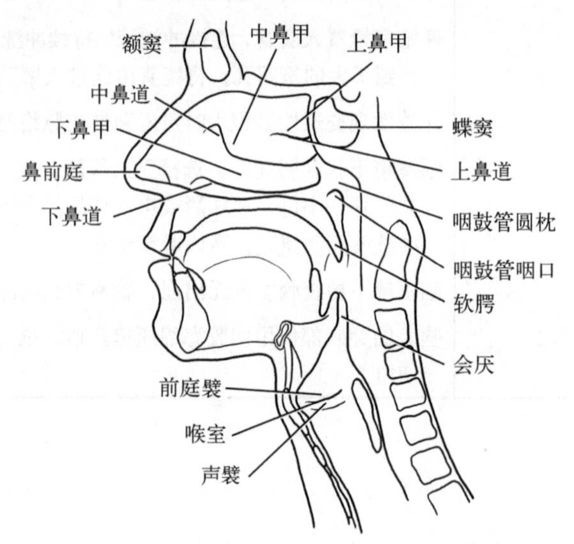

图16-0-1 鼻腔、口腔、咽和喉的正中矢状面

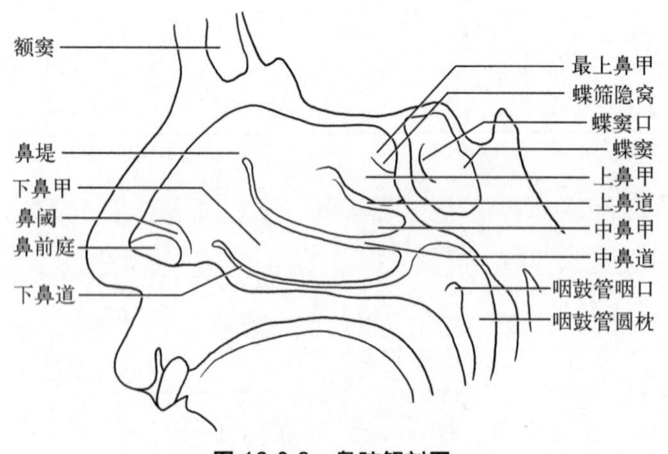

图16-0-2 鼻腔解剖图

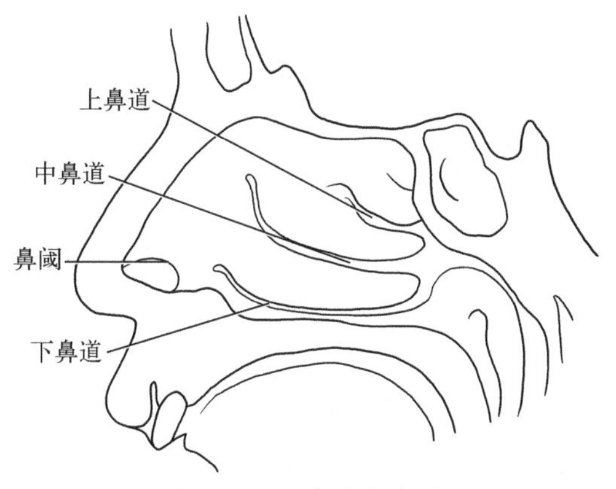

图 16-0-3　鼻甲和鼻道

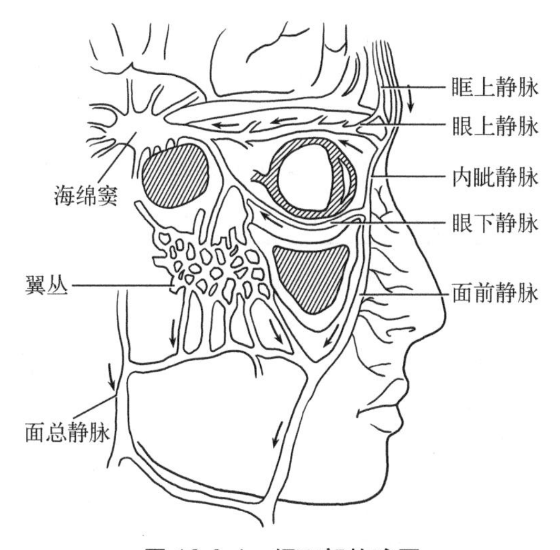

图 16-0-4　颌面部静脉图

第一节　鼻内镜下上颌窦手术

【适应证】

1. 上颌窦有病变的慢性鼻窦炎施行上颌窦根治术时。
2. 易出血性肿物内镜下鼻内鼻窦手术切除有困难时。
3. 较大肿瘤欲一次全部切除时。
4. 眶底爆裂性骨折病例，眶纸样板也有骨折出现眶内容物脱出时。
5. 其他鼻腔鼻窦疾病通过鼻内鼻窦手术治疗有困难时。

【麻醉方式】　全身麻醉。

【手术体位】　仰卧位。

【手术步骤及手术配合】

手术步骤	手术配合
1. 常规消毒	递擦皮钳，蘸酒精的纱球消毒面部，再递蘸有黏膜消毒剂纱球消毒口腔和鼻腔
2. 铺单	递 1 块中单和治疗巾包头，盖 3 条治疗巾，递布巾钳固定，盖中单于患者身上，铺耳孔单
3. 开放上颌窦	
（1）骨膜下分离犬齿状窝黏膜	递 5mm 带套管穿刺针从犬齿窝刺入上颌窦，收回穿刺针
（2）暴露上颌窦	递不同角度的内镜观察上颌窦的情况，在上颌窦前壁开窗
4. 上颌窦定位	手术时的上颌窦，眶底位于后方，窦底部在前方
5. 去除上颌窦黏膜（取出异物或摘除囊肿）	从鼻内向中鼻道方向插入探针或剥离器探触上颌窦侧并将其开放，或切开上颌窦内侧壁的后壁至底部侧的黏膜；递上颌窦钳，取出异物或摘除囊肿
6. 冲洗上颌窦	递一根扩张套管及吸有生理盐水的注射器行上颌窦冲洗
7. 止血缝合	上颌窦内填塞纱条，犬齿窝的切口 3-0 丝线缝合

【相关解剖知识】 见图 16-1-1 ～图 16-1-4。

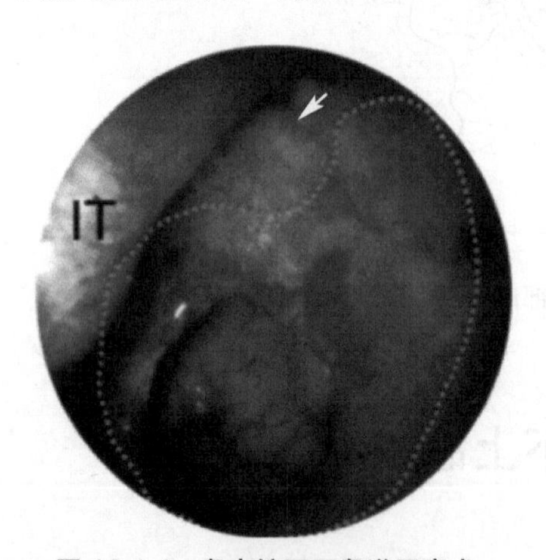

图 16-1-1 鼻内镜下下鼻道开窗术

虚线显示下鼻道上颌窦开窗范围，上方凹槽示开窗术要避开和保护鼻泪管开口（箭头所示）。IT：下鼻甲

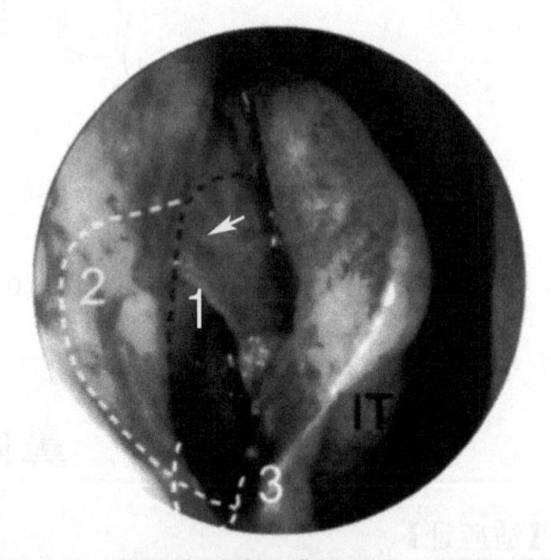

图 16-1-2 鼻腔外侧壁黏膜切开后，显露下鼻甲鼻腔外侧壁附着根部（箭头所示），作为进入上颌窦解剖参考标志

虚线 1 示常规可去除上颌窦内侧壁的范围；虚线 2 示可以向外侧除上颌窦前壁范围；虚线 3 示向前内去除骨质范围，可暴露齿槽隐窝。IT：下鼻甲

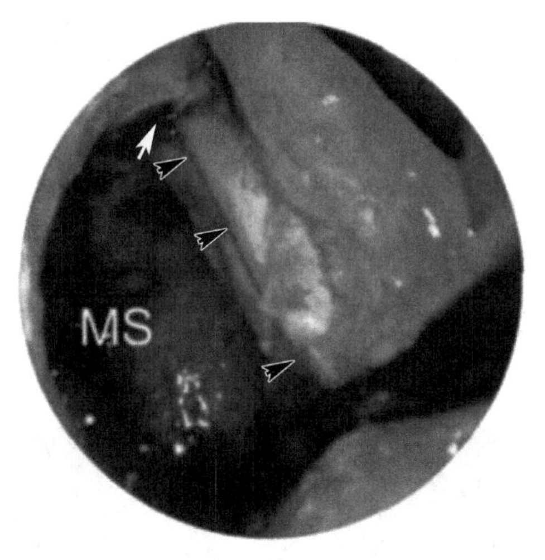

图 16-1-3　进入上颌窦

将鼻泪管 - 下鼻甲瓣（黑箭头所示）内移，清除上颌窦内壁黏膜进入上颌窦。清除窦内病灶后，0° 鼻内镜观察上颌窦后外侧壁和顶壁。MS：上颌窦；白箭头所示为平上颌窦顶壁鼻泪管根部

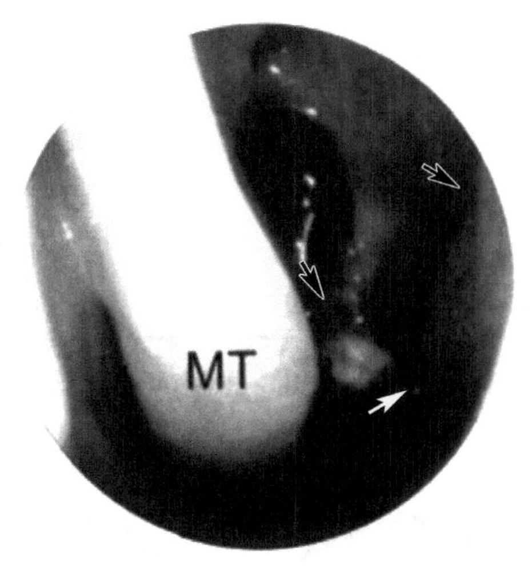

图 16-1-4　鼻内镜手术后，左侧术腔所见

筛区术腔基本上皮化，中鼻道可见自上颌窦自然口分泌物（黑箭头所示）经中鼻道上颌窦开窗口（白箭头所示）再进入上颌窦，上颌窦开窗口下缘有真菌菌丝，局部为死骨屑。MT：中鼻甲

第二节　鼻息肉摘除术

【适应证】

1. 慢性鼻窦炎并发鼻息肉。
2. 来自上颌窦的后鼻孔息肉。
3. 变应性鼻炎伴发鼻息肉。
4. 变应性鼻窦炎伴发鼻息肉。
5. 阿司匹林哮喘并发鼻息肉。
6. Kartagener 症状群并发鼻息肉等。

【麻醉方式】　全身麻醉。

【手术体位】　仰卧位。

【手术步骤及手术配合】

手术步骤	手术配合
1. 消毒面部、口腔、鼻腔	递擦皮钳，蘸有酒精的纱球消毒面部，再递蘸有黏膜消毒剂的纱球消毒口腔和鼻腔
2. 铺单	递 1 块中单和治疗巾包头，盖 3 条治疗巾，递布巾钳固定。盖中单于患者身上，铺耳孔单
3. 寻找息肉	在 0° 鼻内镜下观察息肉的原发部位
4. 确定息肉	仔细辨认息肉的蒂部，如中鼻甲息肉样变、中鼻道多发性息肉、上颌窦后鼻孔息肉、蝶窦后鼻孔息肉等

续表

手术步骤	手术配合
5. 取出息肉	递切割吸引器切除，或用黏膜钳由息肉根部切除
6. 去除多发息肉	根据息肉部位不同，切除息肉
7. 压迫止血	递枪状镊夹肾上腺素棉片压迫止血
8. 填塞鼻腔	递枪状镊夹凡士林纱条或防粘连膨胀海绵填塞鼻腔止血

【相关解剖知识】 图 16-2-1、图 16-2-2。

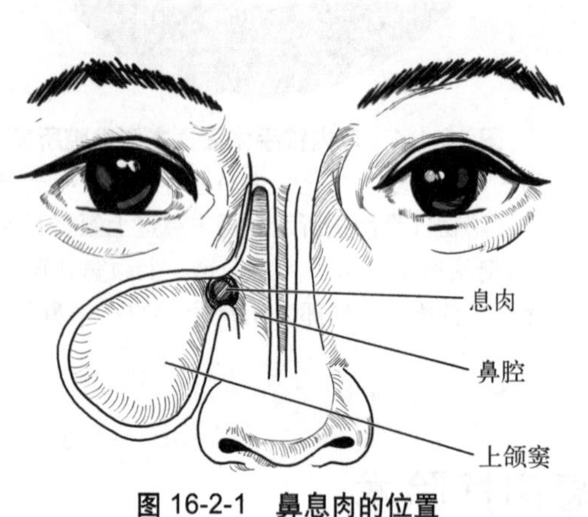

图 16-2-1 鼻息肉的位置

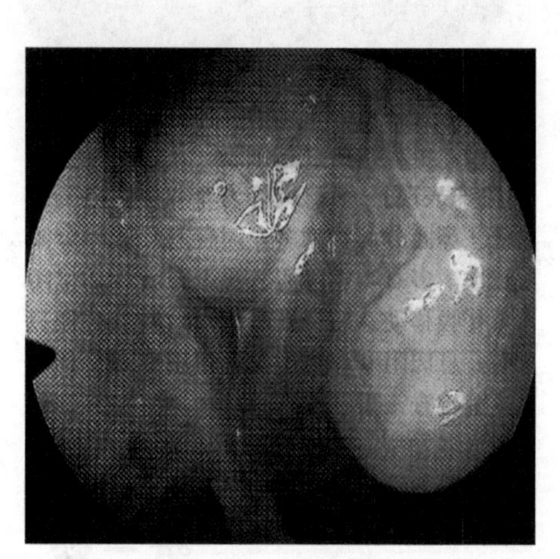
图 16-2-2 多发鼻息肉

第三节 鼻中隔矫正术

鼻中隔偏曲是造成鼻腔形态不良的最重要因素，鼻中隔矫正术既是恢复鼻内正常的组织形态，也能达到通气的目的。

【适应证】

1. 鼻中隔偏曲影响呼吸，鼻塞严重者。

2. 鼻中隔骨棘或骨嵴常致鼻出血者。

3. 鼻中隔呈 C 形偏曲，一侧下鼻甲代偿性肥大，影响咽鼓管功能者。

4. 鼻中隔偏向一侧，而另一侧下鼻甲有萎缩趋向者或代偿性肥大者。

5. 矫正鼻中隔偏曲，作为某些鼻腔、鼻窦手术的前置手术。如施行内镜鼻窦手术前，有时需先行鼻中隔矫正术。

6. 鼻中隔被鼻腔、鼻窦肿瘤或鼻息肉压迫而偏曲，在完成肿瘤或息肉切除后，同时亦应矫正鼻中隔。

7. 鼻中隔偏曲导致鼻腔通气障碍或频繁鼻出血、反射性头痛。

【麻醉方式】 全身麻醉。

【手术切口】 左侧鼻中隔前端皮肤和黏膜交界处弧形切口。

【手术体位】 仰卧位。

【手术步骤及手术配合】

手术步骤	手术配合
1. 消毒面部、口腔、鼻腔	递擦皮钳，蘸有酒精的纱球消毒面部，再递蘸有黏膜消毒剂的纱球消毒口腔和鼻腔
2. 铺单	递1块中单和治疗巾包头，盖3条治疗巾，递布巾钳固定，盖中单于患者身上，铺耳孔单
3. 做切口	递鼻镜扩张左侧鼻孔，递15# 刀，切口上起鼻中隔前端顶部切开黏膜及软骨膜，然后向前、向下切在鼻中隔软骨前方游离缘后方并切开鼻前庭皮肤及软骨膜；在继续稍向内下延向鼻腔底，切开鼻腔底的黏膜及黏-软骨和骨膜
4. 分离鼻中隔左侧面及鼻腔底面的黏-软骨膜及黏-骨膜	递黏膜刀或鼻中隔剥离器在黏-软骨膜和黏-骨膜下进行分离，剥离器应紧贴软骨膜面及骨面，均匀地向下、向上、向后进行
5. 分离鼻中隔对侧黏-软骨膜及黏-骨膜	递黏膜刀刮断鼻中隔嵴槽内的纤维结缔组织，暴露上颌窦鼻中隔嵴
6. 矫正偏曲的骨性部分	用下鼻甲剪在筛骨垂直板最高处与鼻梁平行由前向后剪断，再用鼻中隔咬骨钳分次咬除偏曲的筛骨垂直板及犁骨
7. 鼻中隔软骨的处理	对侧的鼻中隔软骨的黏-软骨膜不给予分离，软骨应尽量保留
8. 骨嵴和骨棘的处理	因嵴和棘处黏骨膜张力较大，分离时容易造成黏膜穿破，故应小心谨慎
9. 缝合切口	递6-0# 可吸收线，将切口处黏膜缝合2针，鼻腔内均匀填入凡士林纱条或防粘连膨胀海绵以压迫止血

【相关解剖知识】 见图16-3-1。

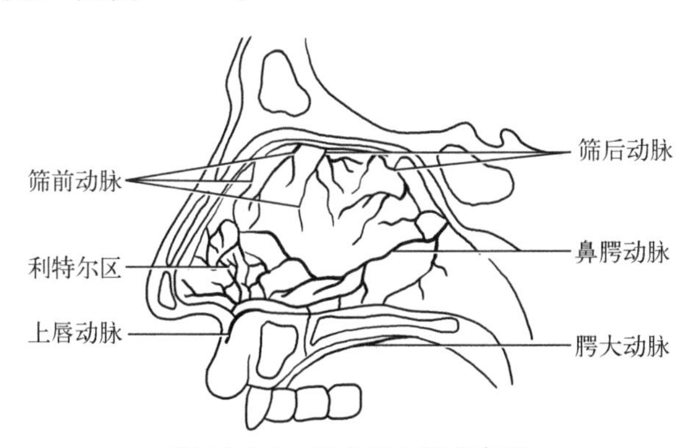

图16-3-1 鼻中隔血管分布图

第四节 内镜下鼻息肉切除术

【适应证】

1. 慢性鼻窦炎并发鼻息肉。
2. 来自上颌窦的后鼻孔息肉。
3. 变应性鼻炎伴发鼻息肉。
4. 变应性鼻窦炎伴发鼻息肉。

5. 阿司匹林哮喘并发鼻息肉。

6. Kartagener 症状群并发鼻息肉等。

【麻醉方式】 全身麻醉。

【手术体位】 仰卧位，头垫高。

【手术步骤及手术配合】

手术步骤	手术配合
1. 常规消毒	递消毒钳，蘸酒精纱球消毒面部
2. 铺单	递 1 块中单和治疗巾包头，盖 3 条治疗巾，递布巾钳固定，盖中单于患者身上，铺颈部单
3. 辨认息肉部位	递 0° 或 30° 鼻内镜观察息肉的原发部位
4. 发现鼻中隔偏曲应先处理	在嵴突、距状突处做一弧形切口，切开黏膜软骨膜和黏膜骨膜。递分离器分离黏膜软骨膜和黏膜骨膜，暴露嵴突或距状突。递直咬骨钳或小平凿去除嵴突或距状突，将黏膜复位
5. 酌情切除鼻息肉	递鼻腔息肉钳切除息肉。若为中鼻甲息肉样变连同中鼻甲部分切除或全部切除，递鼻咬骨钳常规咬除钩突，并开放鼻旁窦开口 递枪状钳，凡士林纱条或防粘连膨胀海绵填塞鼻腔

【相关解剖知识】 见图 16-4-1。

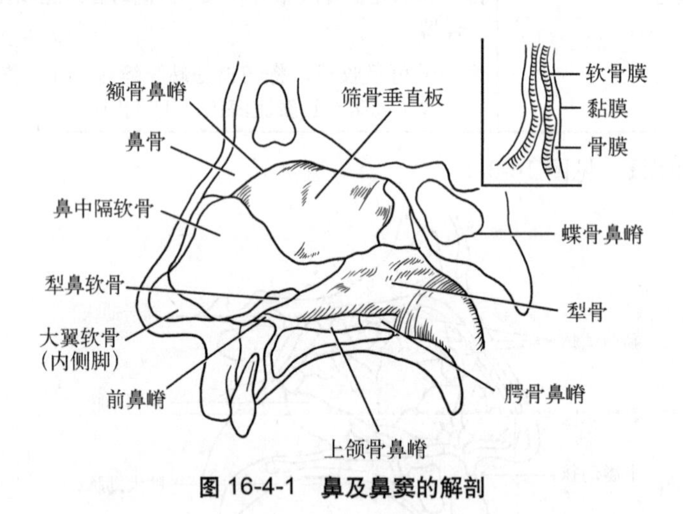

图 16-4-1　鼻及鼻窦的解剖

第五节　内镜下鼻内鼻窦手术

【适应证】

1. 慢性鼻窦炎。

2. 鼻窦支气管症状群。

3. 额窦、筛窦、蝶窦等鼻窦囊肿。

4. 术后性上颌窦囊肿，90% 以上可通过鼻内囊肿开放而得到治愈。

5. 包括上颌窦在内的鼻真菌病（毛霉菌除外）。

6. 针对视神经管骨折的视神经管开放。

7. 鼻内泪囊鼻腔吻合术（鼻腔泪囊造孔术）。
8. 眶内壁骨折复位。
9. 脑脊液鼻漏修补术。
10. 发生于鼻腔、筛窦和上颌窦内壁的乳头状瘤等良性肿瘤。
11. 垂体腺瘤（经筛窦或嗅裂内镜下操作）。

【麻醉方式】 全身麻醉。

【手术切口】 下鼻道前端U形切口。

【手术体位】 仰卧位。

【手术步骤及手术配合】

手术步骤	手术配合
1. 消毒面部、口腔、鼻腔	递擦皮钳，蘸有酒精的纱球消毒面部，再递蘸有黏膜消毒剂的纱球消毒口腔和鼻腔
2. 铺单	递1块中单和治疗巾包头，盖3条治疗巾，递布巾钳固定，盖中单于患者身上，铺颈部单
3. 鼻黏膜表面麻醉	递枪状镊夹取含有肾上腺素的1%利多卡因棉片，置于鼻腔和鼻中隔上部做黏膜表面麻醉，再递吸1%利多卡因的注射器做上牙槽神经阻滞麻醉
4. 暴露鼻腔	
（1）确认息肉部位和中鼻甲位置	递鼻镜，可从嗅裂上部确定中鼻甲的起始部
（2）去除中鼻甲、中鼻道息肉	递黏膜钳咬除中鼻甲的息肉，再咬除来自中鼻道的息肉
（3）中鼻甲的整形	递黏膜钳钳除中鼻甲黏膜，并修成正常的鼻甲形状
（4）清除前组筛窦病变	经中鼻道开放前、后组筛窦，去除钩突和筛泡
（5）开放筛窦	递咬骨钳钳除及吸引器头吸引的同时开放筛窦
（6）钳除间隙	递上方开口的咬骨钳向上、外侧钳除间隔
（7）去除间隙和病变黏膜表面	递黏膜钳咬除间隔和病变黏膜表层
（8）去除筛窦气房	筛窦内气房全部切除，尽量使其平滑，以获得术后上皮化，防止隔壁形成
（9）开放筛窦	此部位的操作要注意位于外上方的视神经隆起
（10）筛窦单一空腔化	此刻注意视神经管隆起，钳除房间隔，使筛窦成为一光滑的空腔
（11）从嗅裂侧观察	
（12）开放上颌窦膜部	用弯曲、锐利的剥离器切开膜部，用弯曲的咬钳钳除膜部的后半部，完全钳除上颌窦后壁至筛窦的间隔
（13）清除上颌窦内息肉	从下鼻道切除窦内的病变黏膜
（14）确定额窦入口部的位置	用70°或30°鼻内镜确定
（15）开放额窦入口部	递黏膜钳去除额窦入口部周围的间隔，尽量保留鼻额管周围黏膜和额隐窝
5. 填塞止血	递枪状镊夹取碘仿纱条或防粘连膨胀海绵填塞于开窗口处及下鼻道

【相关解剖知识】 见图 16-5-1。

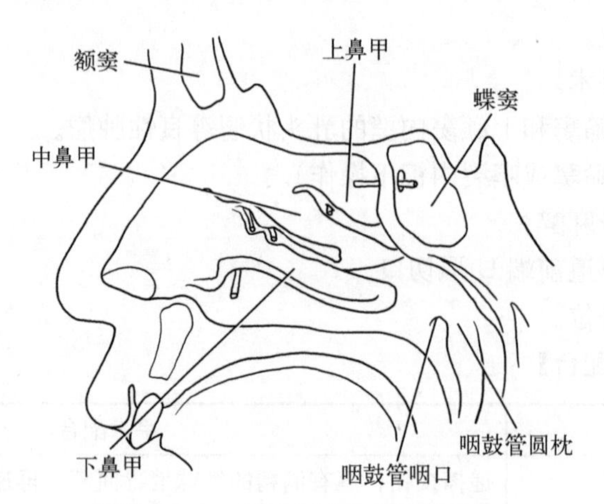

图 16-5-1　鼻腔外侧壁（内侧面观）

第六节　中鼻甲切除术

【适应证】

1. 中鼻甲肥大或息肉样变，引起鼻塞、嗅觉障碍或妨碍鼻窦通气引流者。

2. 中鼻甲肥大与鼻中隔接触或压迫鼻腔外侧壁引起反射性头痛，或中鼻甲后端肥大而刺激蝶腭神经者。

3. 作为鼻内筛窦开放术、额鼻管扩大术、蝶窦自然开口扩大术等的前置手术。

4. 中鼻甲后端肥大形成息肉样变，突向后鼻孔者。

5. 来自中鼻甲的多变性鼻息肉。

【麻醉方式】 全身麻醉。

【手术切口】 中鼻甲前 1/3 根部处切口。

【手术体位】 仰卧位。

【手术步骤及手术配合】

手术步骤	手术配合
1. 消毒面部、口腔、鼻腔	递擦皮钳，蘸有酒精的纱球消毒面部，再递蘸有黏膜消毒剂的纱球消毒口腔和鼻腔
2. 铺单	递 1 块中单和治疗巾包头，盖 3 条治疗巾，递布巾钳固定，盖中单于患者身上，铺耳孔单
3. 分中鼻甲部分切除和中鼻甲全部切除术	
(1）中鼻甲部分切除	
1）中鼻甲前端切除	用中鼻甲剪自中鼻甲根部剪开所需切除部分，用圈套器套住切除部分，边送边套紧并切除，或递切割吸引器，边切割边吸引
2）中鼻甲后端切除	较小的息肉用圈套器套住并直接从鼻腔切除，或递切割吸引器，边切割边吸引

续表

手术步骤	手术配合
3）中鼻甲骨切除	中鼻甲骨肥大者，递 $11^{\#}$ 刀于中鼻甲最突出部分做一切口，分离黏骨膜，剪除肥大鼻甲骨及部分肥厚黏膜
4）中鼻甲外侧部分切除	用中鼻甲剪纵行剪开中鼻甲，去除中鼻甲外侧面而保留中鼻甲内侧面
(2) 中鼻甲全部切除	将中鼻甲剪的两叶分置于嗅裂和中鼻道内，紧贴中鼻甲根部由前后剪断大部分中鼻甲，以鼻钳贴近根部钳住中鼻甲加以旋转，使根部骨折，然后取出
4. 检查止血	检查中鼻甲根部是否光滑，递鼻息肉钳修整后，再递明胶海绵贴在创面上止血，或递枪镊夹取凡士林纱条或防粘连膨胀海绵压迫止血

【相关解剖知识】 见图 16-6-1 ～图 16-6-6。

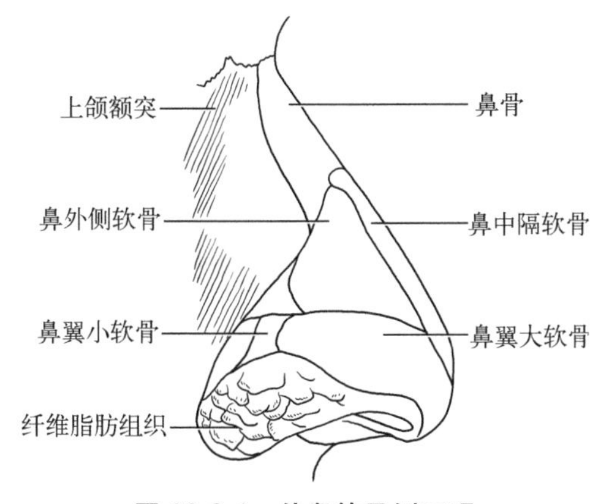

图 16-6-1 外鼻软骨侧面观

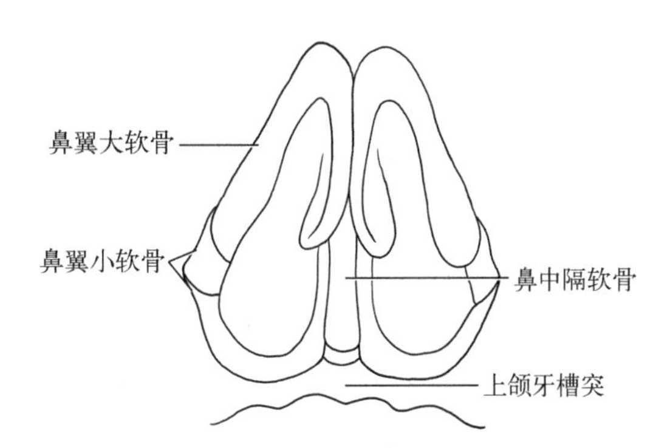

图 16-6-2 外鼻软骨下面观

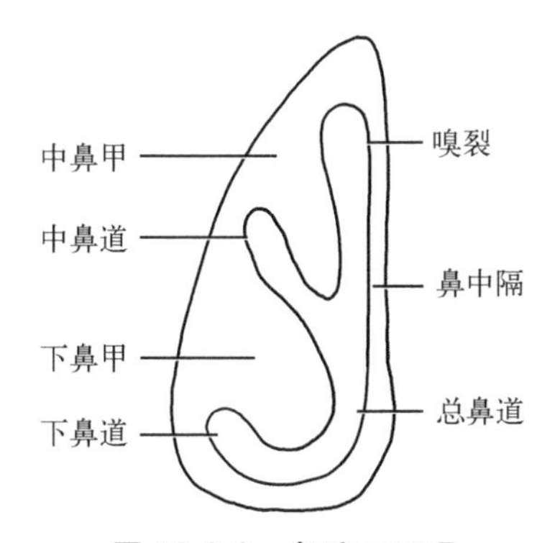

图 16-6-3 鼻腔正面观

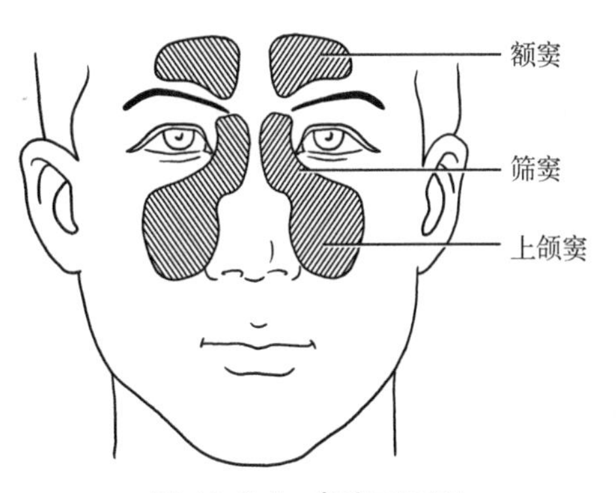

图 16-6-4 鼻窦正面观

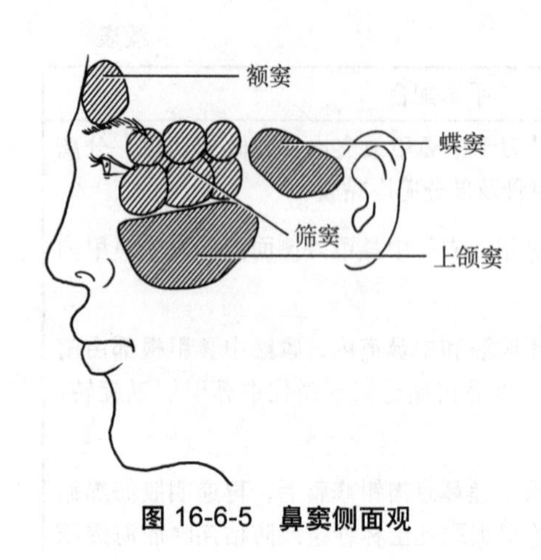

图 16-6-5 鼻窦侧面观

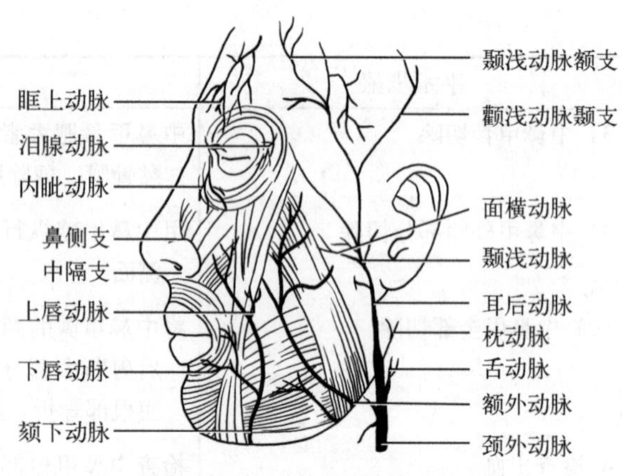

图 16-6-6 颅骨所见鼻窦位置

第七节 下鼻甲部分切除术

【适应证】

1. 慢性肥厚性鼻炎，下鼻甲肥大，影响鼻呼吸功能，经保守治疗无效者。
2. 下鼻甲骨明显肥大，影响鼻腔通气，妨碍鼻窦引流者。
3. 下鼻甲前端肥大，后端息肉样变或整个下鼻甲呈桑葚样变者。
4. 变应性鼻炎，下鼻甲持久肿胀妨碍呼吸者。
5. 鼻中隔偏曲，较宽一侧的鼻腔下鼻甲代偿性肥大者，在施行鼻中隔矫正术的同时应行该侧下鼻甲手术。

【麻醉方式】 全身麻醉。

【手术体位】 仰卧位。

【手术步骤及手术配合】

手术步骤	手术配合
1. 消毒面部、口腔、鼻腔	递擦皮钳，用蘸有酒精的纱球消毒面部
2. 铺单	递 1 块中单和治疗巾包头，盖 3 条治疗巾，递布巾钳固定，盖中单于患者身上，铺耳孔单
3. 下鼻甲部分切除	
（1）下鼻甲前端肥大	下鼻甲剪剪开前端肥厚的部分，自肥大部分下缘向上剪开与第一切口后端相汇合，取下剪除部分
（2）下鼻甲后端肥大	下鼻甲剪自下鼻甲下缘后部剪开一切口，用圈套器套除
（3）整个下鼻甲肥厚者	自下鼻甲游离下缘由前向后剪去一条
4. 下鼻甲黏骨膜下切除	
（1）切口	因下鼻甲骨的形态不同，以鼻黏膜刀或 15# 刀选择不同切口
（2）分离黏骨膜	用鼻骨膜分离器先分离下鼻甲内侧面的黏骨膜，再分离下缘，使黏膜张力减小，再分离下鼻甲外侧面黏骨膜
（3）切除鼻下甲骨	用下鼻甲剪剪下鼻甲骨，再以鼻钳将其取出
5. 止血，填塞鼻腔	递枪状镊夹取肾上腺素棉片止血，或递双极电凝烧灼创面止血。递枪状镊夹凡士林纱条或碘仿纱条填塞鼻腔

【相关解剖知识】 见图 16-7-1。

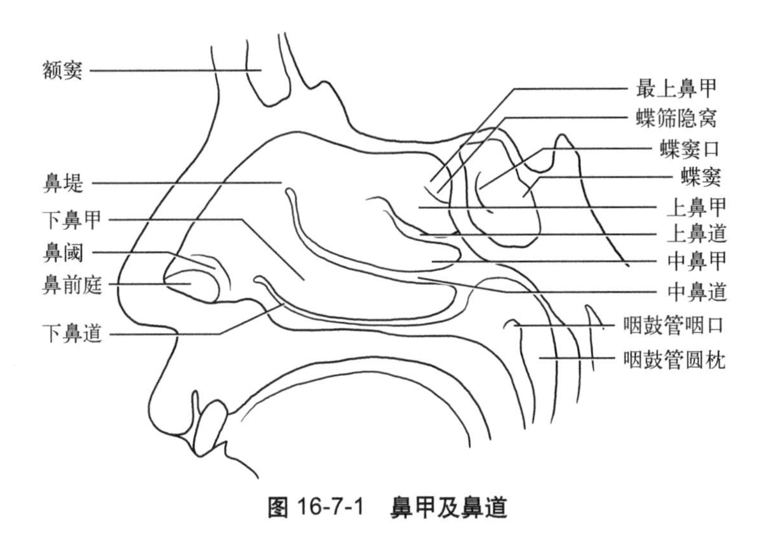

图 16-7-1　鼻甲及鼻道

第八节　扁桃体摘除术

【适应证】

1. 慢性扁桃体炎反复发作，或非反复发作但曾经引起咽旁间隙感染或扁桃体周脓肿者。

2. 扁桃体肥大影响呼吸、吞咽或发音者。

3. 慢性扁桃体炎已成为其他脏器或邻近器官病变的病灶。

4. 白喉带菌者非手术治疗无效者。

5. 扁桃体炎角化症。

6. 扁桃体良性肿瘤；对扁桃体恶性肿瘤则应慎重选择适应证和手术范围。

【禁忌证】

1. 急性扁桃体感染发作后不满 2 周者禁忌手术，但若发作频繁不能久等可考虑在急性扁桃体感染发作后数日进行手术，术前和术后必须应用抗生素。

2. 造血系统疾病及凝血功能障碍者。

3. 严重的全身疾病，如活动性肺结核、严重的高血压患者、心脏有严重疾病且代偿功能不良者。

4. 老年人及 4 岁以下小儿若无特殊情况不行手术。

5. 患者家属中免疫球蛋白缺乏或自身免疫疾病的发病率高者，白细胞计数为 3000×10^{-9}/L 以下者。

6. 月经期间和妊娠期不宜手术。

【麻醉方式】 全身麻醉。

【手术切口】 腭舌弓上端沿其游离缘外侧约 1mm 向下到达腭舌弓的最低点。

【手术体位】 仰卧位。

【手术步骤及手术配合】

手术步骤	手术配合
1. 消毒面部、口腔、鼻腔	递擦皮钳夹小纱布蘸酒精纱球消毒口周
2. 铺单	递小单和治疗巾包头，布巾钳固定，再递 2 条治疗巾铺双肩，最后铺耳孔单
3. 切口	递压舌板压舌前 2/3，以扁桃体刀切开黏膜，切口自腭舌弓上端沿其游离缘外侧约 1mm 处开始，再从切口上端转越半月襞，顺腭咽弓向下切开黏膜至扁桃体下端
4. 剥离扁桃体	递扁桃体剥离子或扁桃体剪刀沿切口掀起扁桃体周围以切开黏膜，先剥离扁桃体上端被膜，剥离腭舌弓、三角襞，再剥离腭咽弓及扁桃体外侧
5. 切除扁桃体	递圈套器通过扁桃体钳由上而下套住扁桃体，收紧圈套器截断
6. 检查伤口，止血	递压舌板压舌，检查伤口是否有出血，递棉球压迫扁桃体窝止血，取出棉球等异物

【相关解剖知识】 见图 16-8-1。

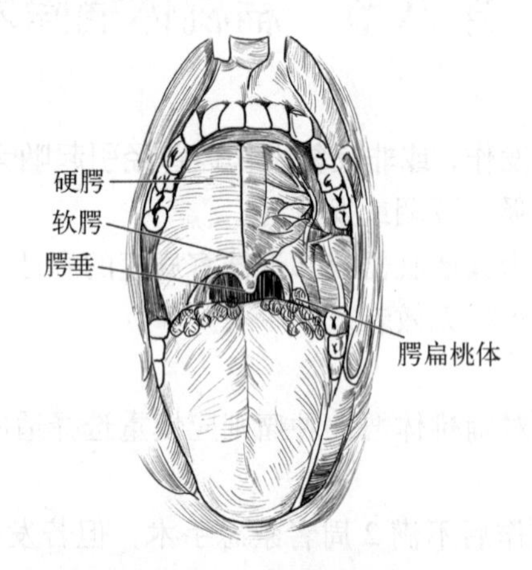

图 16-8-1 扁桃体解剖

第九节 腺样体切除术

【适应证】

1. 病态的经口呼吸、闭锁性鼻塞、哺乳困难。
2. 睡眠呼吸暂停综合征。
3. 合并分泌性中耳炎、慢性鼻炎。
4. 反复的上呼吸道感染。
5. 鼻窦支气管炎。
6. 腺样体引起的夜尿症、夜惊及注意力不集中。

【麻醉方式】 全身麻醉。

【手术切口】 咽腭部前后柱黏膜做弧形切口。

【手术部位】 颈仰伸位，肩部垫高，头向后仰。

【手术步骤及手术配合】

手术步骤	手术配合
1. 消毒口周	递酒精纱球消毒手术野
2. 放置开口器，一手持镜，另一手持切割器	递开口器
3. 腺样体刮匙深入软腭后面，于鼻咽顶部，将肥大增殖体紧紧压入刮匙的刀孔中刮除。腺样体压球压迫止血	自腺样体边缘开始切割，逐渐向正中推进。避免无规则的切割或从腺样体中央开始向周边切割的顺序
4. 一侧手术后，再从另一侧鼻腔进入，切除剩余的腺样体	纱布压迫创面止血。取出鼻腔内止血纱布，创面无血后吸净咽腔内血液及切下的腺样体

第十节 单纯乳突凿开术

【适应证】

1. 急性乳突炎。
2. 慢性中耳炎（包括胆脂瘤中耳炎）行乳突根治术或鼓室成形术时的乳突处过程。
3. 经迷路听神经瘤切除的入路。
4. 隐性中耳乳突炎。
5. 急性化脓性中耳炎反复发作，乳突 X 线示骨质破坏而未查出其他原因者。

【麻醉方式】 全身麻醉。

【手术切口】 在耳郭后沟外切口或耳郭后沟切口。

【手术部位】 仰卧位，头偏向健侧。

【手术步骤及手术配合】

手术步骤	手术配合
1. 消毒铺单	递擦皮钳夹纱球蘸碘酒、酒精消毒耳部及耳周、耳郭的两面及外耳道。 递 1 块中单和 1 块治疗巾置于患者脑后，治疗巾包头，布巾钳固定。 递 3 条治疗巾铺耳周围，3 把布巾钳固定，托盘上铺一双折中单，最后铺耳孔单
2. 切口	递 10# 刀切开皮肤、皮下，取耳郭后沟外切口或耳郭后沟切口
3. 暴露乳突	递骨膜分离器将骨膜向前，向后分离
4. 开放鼓窦	成人鼓窦距乳突表面的距离为 1.0 ～ 1.5cm，作为寻找和凿开鼓窦的标志： (1) 筛区：在骨性外耳道口后上方的乳突表面，有一呈筛状细孔的区域 (2) 外耳道上棘：是确定鼓窦位置最常用的标志 (3) 外耳道后上三角区：上边为骨性外耳道口上缘的水平切线，后边是骨性外耳道口后缘的切线，前下边则为骨性外耳道口后上缘的切线

续表

手术步骤	手术配合
5. 开放乳突气房，清除病变组织	清除病变组织，包括肉芽、坏死组织及胆脂瘤、病变黏膜，直达乳突尖部
6. 清除鼓窦入口的病变组织	磨去鼓窦入口部分骨质，扩大鼓窦入口，清除其中的病变组织，保证鼓室的引流
7. 处理术腔，缝合切口	递生理盐水冲洗术腔，放置引流，缝合切口，递敷料，绷带包扎

【相关解剖知识】 见图 16-10-1。

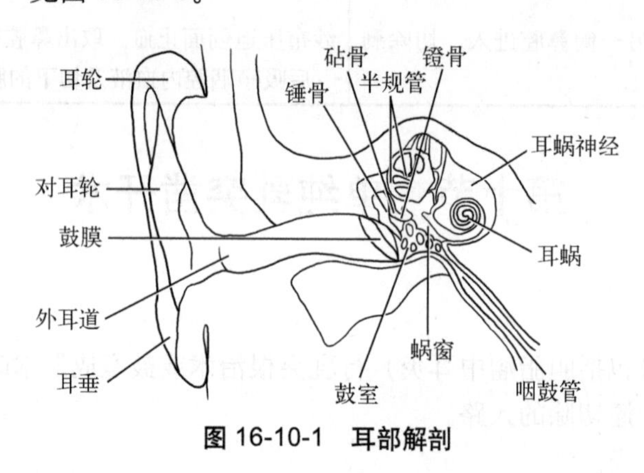

图 16-10-1　耳部解剖

第十一节　额窦根治术

【适应证】

1. 主要有急性额窦炎及慢性额窦炎急性发作，伴有持续加重的额部疼痛。
2. 额部、鼻根部皮下脓肿。
3. 颅内合并症（额部硬膜下脓肿）。
4. 眶内合并症等。
5. 额窦囊肿（黏液囊肿、脓囊肿）、穿入额窦的外伤、额窦骨瘤、骨纤维异常增殖症、额窦良恶性肿瘤（主要是活检）等。

【麻醉方式】 全身麻醉。

【手术切口】 由眉毛至内眦部弧形切开。

【手术体位】 仰卧位、头稍高。

【手术步骤及手术配合】

手术步骤	手术配合
1. 消毒面部	递消毒钳夹蘸碘伏纱球消毒面部、口腔和鼻腔
2. 铺单	递 1 块中单和治疗巾包头，盖 3 条治疗巾，递布巾钳固定，盖中单于患者身上，铺耳孔单
3. 切开皮肤及骨膜	递 10# 刀沿眉毛下缘中点，向内沿眶上缘弯向下，距内眦 5 ～ 6mm 止。于内眦约 1cm 处做切口，切开皮肤、皮下及骨膜，深达骨质

续表

手术步骤	手术配合
4. 剥离骨膜切开	递骨膜分离器自骨膜下暴露额窦骨面，分离底壁、前壁、眶内侧壁，注意勿损伤周围组织
5. 凿除额窦前壁	递小圆凿在额窦前壁向下方凿一开口，递咬骨钳咬除额窦部分前壁骨质，暴露窦内病变
6. 清除窦内病变	递刮匙和分离器将窦腔黏膜及病理组织完全清除，扩大鼻额管
7. 放置引流	递 0.6cm 粗的硅胶引流管从额窦经扩大的鼻窦管插入鼻腔至鼻前孔外 0.5cm 处，引流管上段留在额窦内部分应剪 2 个小孔以利引流
8. 分层缝合伤口	递 6×17 角针、1# 丝线缝合伤口，递敷料、绷带加压包扎

【相关解剖知识】 见图 16-11-1。

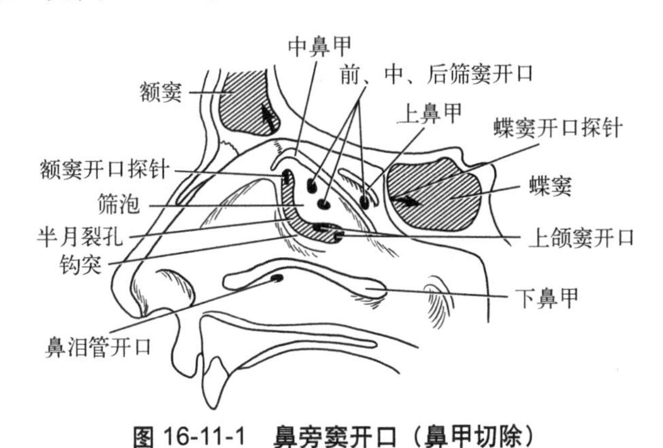

图 16-11-1　鼻旁窦开口（鼻甲切除）

第十二节　耳前瘘管摘除术

【适应证】 一般情况下，大多数患者基本无症状，没必要进行手术。但瘘孔的一端以盲端终结，有时可有奶酪样物质蓄积排出，并引起反复感染，在周围进一步形成脓肿，此时需手术治疗。

原则上，在瘘管、囊肿等化脓性病变较重的急性期不进行手术，待保守治疗后急性炎症消退、红肿减轻后再进行摘除术。

【麻醉方式】 除术前已明确为相对表浅、范围小的瘘管外，摘除术原则上应全身麻醉。

【手术切口】 以瘘口为中心与耳轮脚平行的梭形切口。

【手术体位】 仰卧位，头偏向健侧。

【手术步骤及手术配合】

手术步骤	手术配合
1. 术前瘘口注入亚甲蓝	
2. 消毒铺单	递擦皮钳夹纱球蘸碘酒、酒精消毒耳部及耳前、后、上、下方 6 ～ 8cm 范围。递 1 块中单和 1 块治疗巾置于患者脑后，治疗巾包头，布巾钳固定。递 3 条治疗巾铺耳周围，3 把布巾钳固定，托盘上铺一双折中单，最后铺耳孔单

续表

手术步骤	手术配合
3. 局部浸润麻醉	递已抽取 1% 利多卡因的注射器行局部注射
4. 切开皮肤、皮下	递 15# 刀切开皮肤、皮下
5. 切除瘘管	递剥离器沿瘘管口周围分离瘘管。递眼科剪将瘘管连同周围的结缔组织切除干净
6. 缝合伤口	递 6×17 角针、1# 丝线缝合伤口，递敷料、绷带加压包扎

【相关解剖知识】 见图 16-12-1。

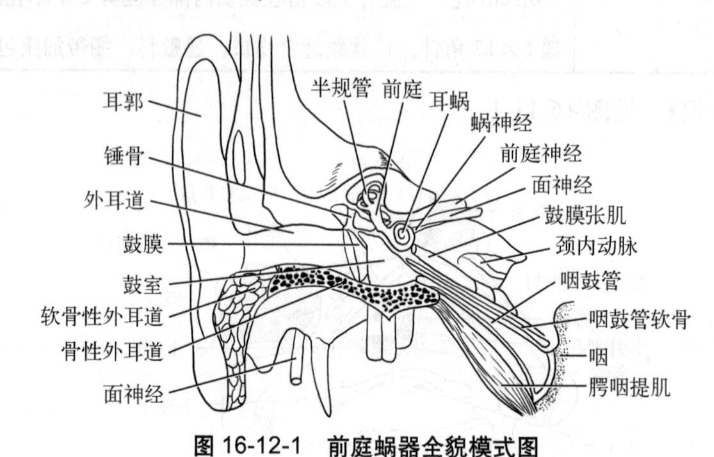

图 16-12-1 前庭蜗器全貌模式图

第十三节 鼓室成形术

【适应证】

1. 陈旧性乳突根治腔。
2. 同期手术中形成的乳突根治腔。
3. 因胆脂瘤或化脓性中耳炎病损形成的外耳道骨壁缺损。
4. 鼓室黏膜完整。
5. 咽鼓管功能正常。

【麻醉方式】 全身麻醉。

【手术切口】 陈旧性乳突根治腔者做耳郭后沟切口。

【手术步骤及手术配合】

手术步骤	手术配合
1. 消毒铺单	递擦皮钳夹纱球蘸碘酒、酒精消毒耳部及耳前、后、上、下方 6 ～ 8cm 范围。递 1 块中单和 1 块治疗巾置于患者脑后，治疗巾包头，布巾钳固定。递 3 条治疗巾铺耳周围，3 把布巾钳固定，托盘上铺一双折中单，托盘上铺一双折中单，最后铺耳孔单
2. 显露术腔周围的骨缘	递 15# 刀切开皮下组织。递剥离器分离皮瓣，扩开术腔，以暴露鼓切迹

续表

手术步骤	手术配合
3. 显露鼓室	递中耳剥离匙从鼓切迹翻起鼓膜，然后递电钻清除上鼓室病灶，尽量保留骨桥，显露鼓室
4. 重建外耳道	(1) 分别在乳突尖前方的面神经嵴和鼓室天盖前方骨板上各凿出一小鼓槽 (2) 按骨质缺损的大小和形态修剪样片，直至嵌顿于骨槽内 (3) 取乳突骨皮质或耳屏软骨，亦可用肋骨、髂骨等，按样片大小和形态雕磨成适宜的骨或软骨移植物 (4) 将骨或软骨移植物两端嵌顿于预先磨好的 2 个骨槽内，底部位于面神经嵴上，周围以生物黏合剂黏合固定 (5) 重建听骨链，修补骨膜，将多余的颞肌筋膜覆盖于外耳道内的骨或软骨移植物上，原乳突腔上皮则覆盖于裸露的骨或软骨移植物上
5. 乳突腔充填	用颞肌肌瓣或碎骨屑、生物陶瓷颗粒等充填于乳突腔内，以固定外耳道移植物
6. 外耳道填塞，切口缝合	递明胶海绵及纳吸棉填塞外耳道

【相关解剖知识】 见图 16-13-1 ～图 16-13-3。

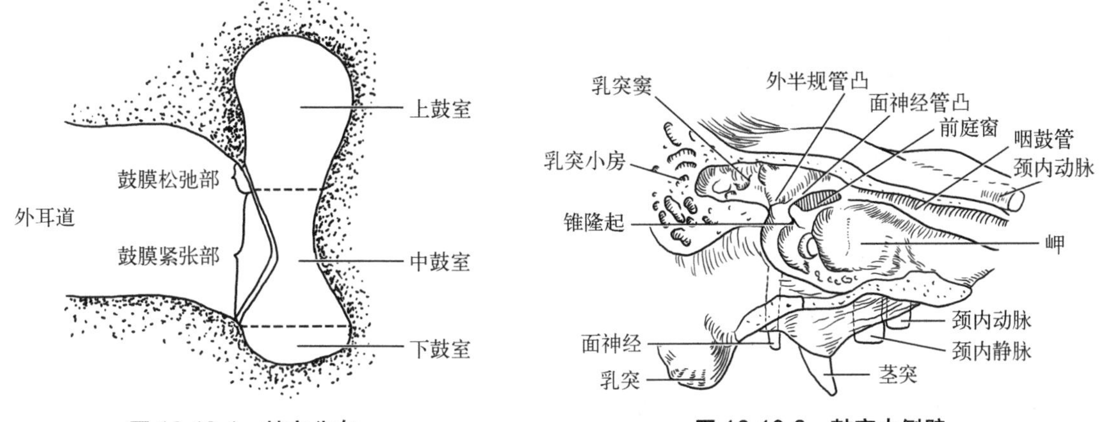

图 16-13-1 鼓室分布

图 16-13-2 鼓室内侧壁

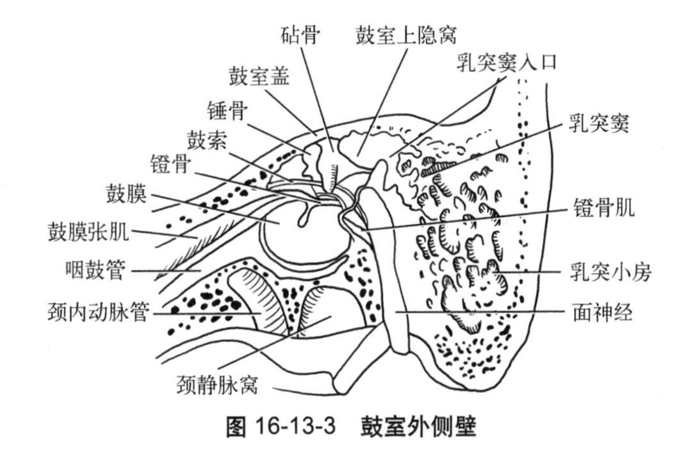

图 16-13-3 鼓室外侧壁

第十四节 鼾 症

【适应证】

1. 鼾症阻塞平面在口咽部，黏膜组织肥厚致咽腔狭小、腭垂肥大或过长、软腭过低过长，扁桃体肥大或主要阻塞部位以口咽部为主者。

2. 重度鼾症患者术前行正压通气治疗 1 ～ 2 周或气管切开术，病情改善后可手术。

3. 原发性打鼾、上气道阻力综合征患者存在口咽部阻塞。

4. 用声级计监测，鼾声响度在 60dB 以上，妨碍同室人睡眠者。

5. 睡眠期每次憋气持续 10 ～ 20s 或以上，每小时睡眠至少呼吸暂停 10 次。

6. 除鼾声过响外，晨起头胀迷糊，白天易瞌睡，经仪器检查证实存在睡眠期憋气和低氧血症。

7. 小儿鼾症除鼾声大外，还有进食缓慢，体形瘦小，发育较差，检查为扁桃体和腺样体显著肥大者。

8. 由耳鼻咽喉科医生做咽喉部检查，有典型症状，咽腔狭小，血气分析血氧饱和度小于 90%。

【绝对禁忌证】

1. 气道阻塞不在口咽平面。

2. 急性扁桃体炎或急性上呼吸道感染发作后不满 2 周。

3. 合并常规手术禁忌证、瘢痕体质。

4. 严重心、脑血管疾病。

5. 重叠综合征。

【相对禁忌证】

1. 伴有严重低氧血症的鼾症患者。

2. 对发音有特殊要求。

3. 过度肥胖者。

4. 年龄 65 岁或以上，或小于 18 岁。

【手术体位】 仰卧位，肩部略垫高，头下垫头圈。

【麻醉方式】 全身麻醉。

【手术步骤及手术配合】

手术步骤	手术配合
1. 切口	递 15# 刀沿舌腭弓外侧做弧形切开，起自扁桃体下极向上达悬雍垂根部，继而转向切开咽腭弓直至下方，除去切口范围以内的黏膜及黏膜下组织。切开软腭高度以不并发咽肌闭锁不全为原则
2. 摘除扁桃体	按扁桃体剥离术式。当一侧扁桃体上半部被剥离，随即用止血纱球填入窝上部压迫止血，等渗血停止，取扁桃体抓钳夹住已剥出的扁桃体，向前下方轻轻牵拉，第二次把局部麻醉药注入，继续按常规完整摘除扁桃体。拉开舌腭弓，必要时结扎扁桃体旁静脉，减少原发性出血的可能

续表

手术步骤	手术配合
3. 剪开咽腭弓	递 15# 刀于悬雍垂的咽腭弓内缘做楔形剪开，递黏膜钳修薄、剪齐咽腭弓，并向上、外侧翻起，用 3-0# 可吸收线将其与相应的软腭创缘和扁桃体窝肌层缝合
4. 悬雍垂部分切除	悬雍垂除尖部外，由成对的悬雍垂肌所支撑，两侧肌束平均宽 6mm、厚约 3mm，即保留悬雍垂上 1/3 段。悬雍垂切缘严格止血，递 6×17 圆针、1# 丝线将后缘黏膜与前缘黏膜密接缝合，防止形成血肿
5. 检查伤口	观看咽腔宽畅程度，有无渗血。若咽后壁仍见纵行条索状组织增厚者，在咽后壁外侧可做半圆形附加切口切除黏膜，将内侧弧形切缘向外侧移拉，使之与切缘外侧黏膜缝合，减少条索样隆起

【相关解剖知识】 见图 16-14-1 ～图 16-14-3。

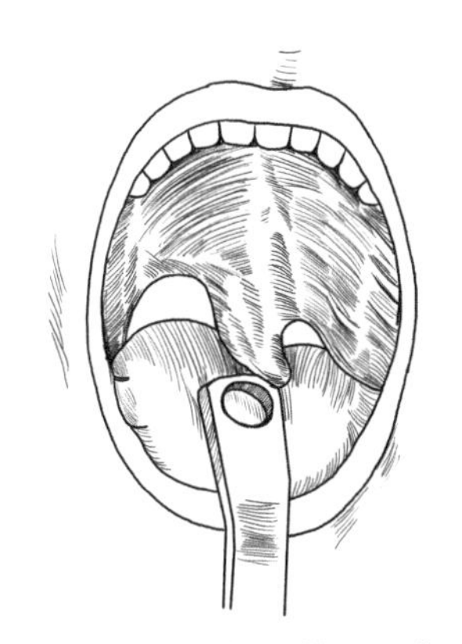

图 16-14-1　鼾症的口咽部

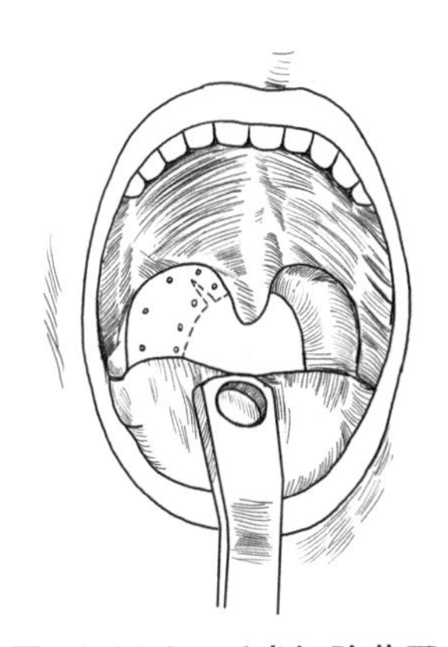

图 16-14-2　手术切除范围

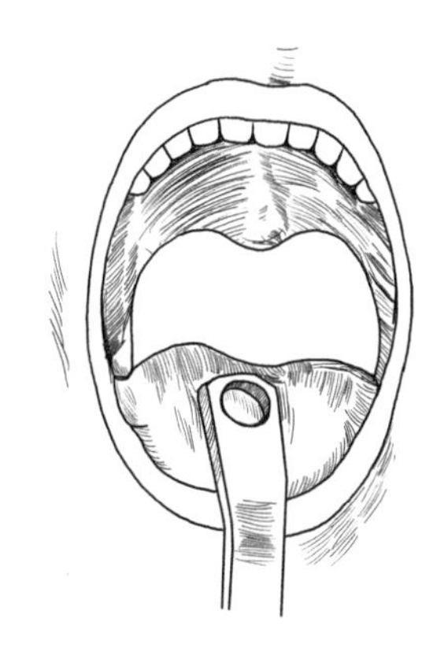

图 16-14-3　术后咽腔扩大

第十五节　下颌下腺良性肿瘤摘除术

【适应证】

1. 良性肿瘤。

2. 低度恶性肿瘤。

3. 腺体内或腺体与导管移行部结石。

4. 涎石所致慢性颌下腺炎。

【麻醉方式】 局部浸润麻醉。

【手术切口】 切口线位于下颌骨下缘下两横指，略呈弧形，如有相应的颈部皱纹，则选择皱纹处切开。

【手术体位】 仰卧位，肩稍垫高，头后仰并偏向健侧。

【手术步骤及手术配合】

手术步骤	手术配合
1. 手术野常规消毒铺单	递消毒钳蘸有消毒剂的纱球消毒皮肤，递 1 块中单和 1 块治疗巾包头，布巾钳固定，然后再递治疗巾，布巾钳固定中单，铺耳孔单

续表

手术步骤	手术配合
2. 确定面神经下颌缘支，显露颌下腺	递 $10^{\#}$ 刀，组织镊切开皮肤、皮下组织，再递血管钳、组织剪切开颈阔肌、颈深筋膜，递电刀电凝止血
3. 确定下颌下腺导管和舌神经，游离及摘除颌下腺	递血管钳、组织剪沿深筋膜深面自下往上钝性分离，显露颌下腺的浅面。在颌下腺上缘、下颌骨下缘处继续钝性分离，找出颌动脉及面前静脉。在下颌骨下缘的内侧面分别将动脉、静脉钳夹、切断，递钳带 $1^{\#}$ 丝线结扎。递血管钳继续分离颌下腺下方和后上方，钳夹止血，再递 $1^{\#}$ 丝线结扎，颌外动脉双重结扎。递血管钳、组织剪分离颌下腺深面，剪断颌下腺导管及其周围组织，递钳带 $4^{\#}$ 丝线结扎
4. 缝合及引流	递生理盐水冲洗伤口，递 6×17 圆针、$1^{\#}$ 丝线逐层缝合颈阔肌，皮下组织及皮肤，递引流管引流，最后递纱布，棉垫加压包扎

【相关解剖知识】 见图 16-15-1、图 1 6-15-2。

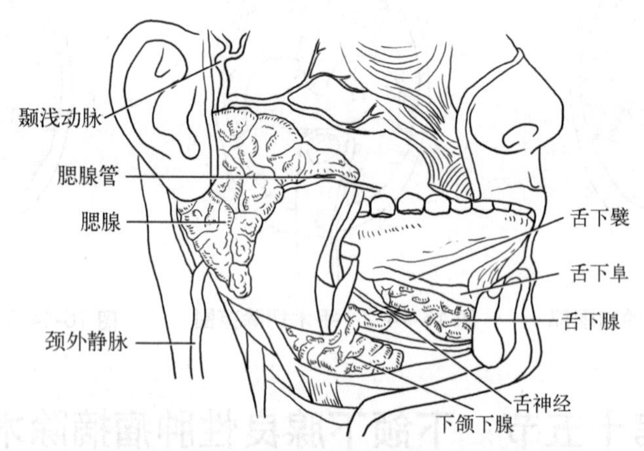

图 16-15-1 腮腺、下颌下腺、舌下腺

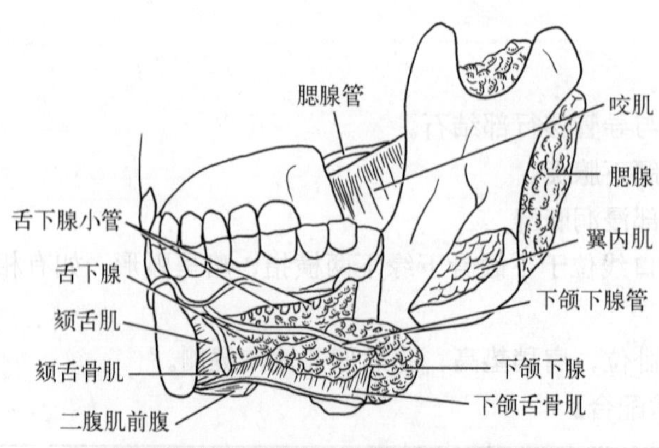

图 16-15-2 腮腺、下颌下腺、舌下腺

第十六节　气管切开术

【适应证】

1. 对气管闭塞不可能行气管插管的场合　喉外伤、喉部畸形、急性喉水肿等。

2. 对气道闭塞需较长时间保持气道时　口腔、咽喉部、气管炎症或肿瘤等引起的气管闭塞，两侧舌下神经麻痹引起气道受压。

3. 呼吸中枢麻痹导致的呼吸困难　脑外伤、呼吸肌麻痹、肺水肿、肺癌晚期等，需减少呼吸道的无效腔。

4. 下呼吸道的分泌物潴留　意识障碍引起分泌物咳出困难，乃至排泄功能低下。

5. 防止吸入性肺炎和呼吸道注入药液的疗法　由误咽较易引起的吸入性肺炎及脑出血、脑软化等。

6. 取出困难的气管、支气管异物　气管镜下取出较困难，尝试支气管镜下异物取出时。

7. 需气管插管麻醉引起的手术的关联　如上呼吸道领域的手术和气管内插管麻醉的关系。

【麻醉方式】 局部浸润麻醉或全身麻醉。

【手术切口】

1. 在环状软骨的高度，正中线纵行切开向下约 5cm，可事先做好标记。

2. 横切口时，从环状软骨的隆起下方一横指处（第 2 ～ 3 气管环的高度）切开 3 ～ 4cm，纵切比横切容易且安全。

【手术体位】 仰卧位，头向后伸，垫肩仰卧位，下颏、喉结及胸骨上切迹三点成一直线。

【手术步骤及手术配合】

手术步骤	手术配合
1. 皮肤常规消毒、铺单	递消毒钳，蘸有消毒剂的纱球消毒术野，递 4 条治疗巾铺于切口周围，布巾钳固定
2. 切开皮肤，皮下组织	递组织镊、10# 刀切开皮肤、皮下组织和颈阔肌浅筋膜，递 1# 丝线结扎止血或钳夹止血，递甲状腺拉钩拉开两侧组织，显露颈前正中白线
3. 颈前正中部（皮下、肌层）的剥离	递血管钳、组织剪沿白线向深部分离两侧颈前肌，甲状腺拉钩拉开，显露气管前壁
4. 分离颈前组织	将颈深筋膜在两侧胸骨舌骨肌之间切开，用剪刀向上、下分离至与皮肤切口等长
5. 甲状腺峡部的暴露及剥离	适当分离气管前筋膜，将甲状腺峡向上牵开，显露气管前壁
6. 切开气管	递 11# 刀切开
7. 安放气管套管	气管切开后，迅速用扩张器或弯血管钳将气管切开撑开，若有分泌物用吸引器吸出，插入合适的气管套管
8. 固定套管	将外套管与颈部皮肤缝合固定，套管两侧系以纱带缚于颈部固定

【相关解剖知识】 见图 16-16-1 ～图 16-16-5。

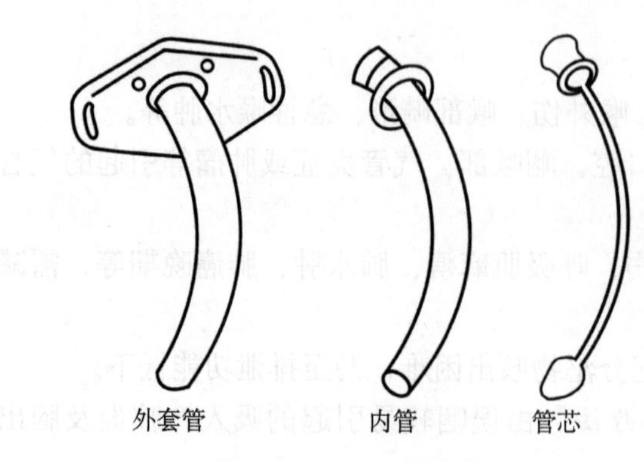

图 16-16-1　气管套管

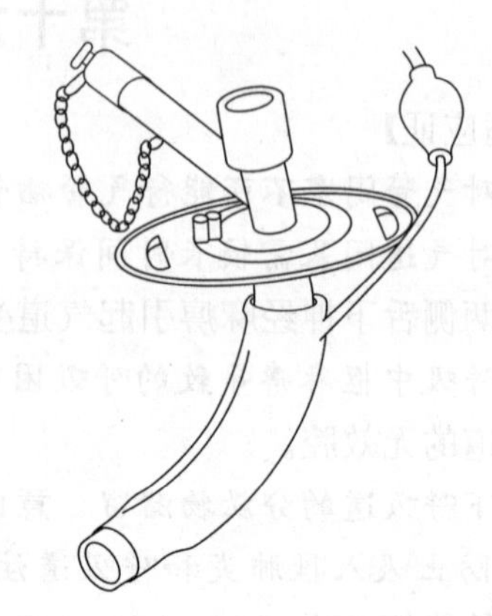

图 16-16-2　附有气囊的气管套管

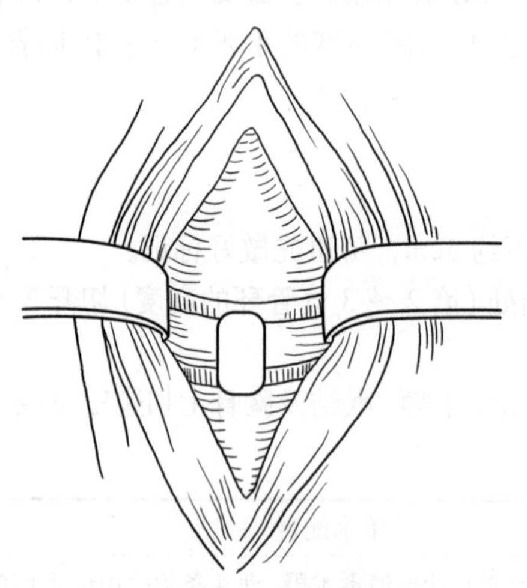

图 16-16-3　气管造孔

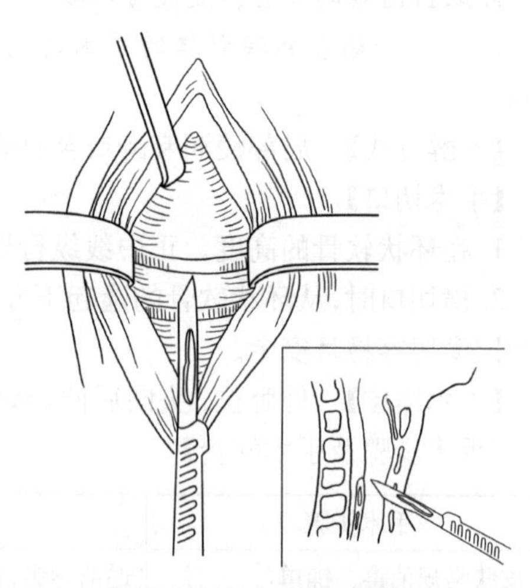

图 16-16-4　切开气管

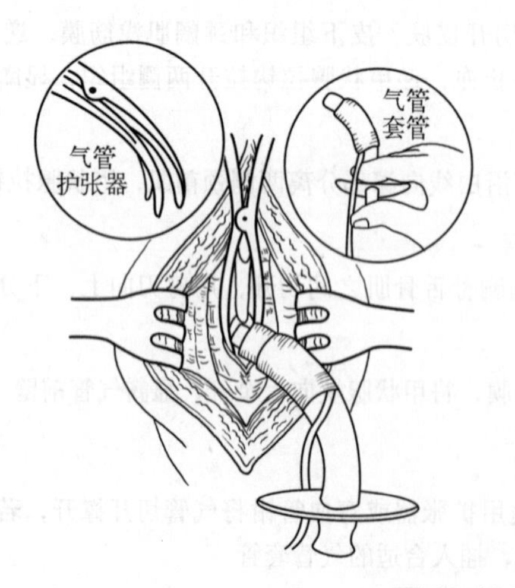

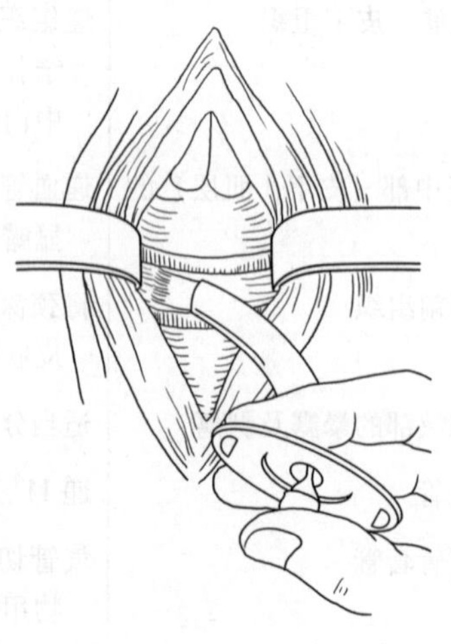

图 16-16-5　套管置入

第十七节　喉全切术

喉全切是将会厌、甲状软骨、环状软骨、气管及环后黏膜一并切除的手术方法。

【适应证】　主要是喉癌 T_3 及 T_4 病变，或喉咽癌侵犯喉部或舌根癌或甲状腺癌侵犯喉及气管。

1. 喉声门型癌累及双侧声带，侵犯声门上区或声门下区，伴一侧或双侧声带固定者。

2. 喉声门上型癌侵犯会厌、舌根或向下侵犯声带或前联合，伴一侧声带固定或侵犯甲状软骨、环状软骨者。

3. 喉声门下型癌侵犯声带且伴有一侧声带活动受限或固定者。

4. 喉癌侵犯会厌前间隙或穿破甲状软骨板及环甲膜，累及喉外软组织者。

5. 喉裂开或喉部分切除术后复发的癌肿。

6. 放疗后复发或对放疗不敏感，肿瘤继续发展者。

7. 由于肿瘤的范围或年老体弱不适宜行喉部分切除术者。

8. 喉癌放疗后有放射性骨髓炎或喉部分切除术后行喉部分切除术者。

9. 喉部其他恶性肿瘤不宜行喉部分切除术或放疗者。

10. 喉咽癌不能保留喉功能者。

【麻醉方式】　全身麻醉。

【手术切口】　有颈前正中垂直切口、U 形切口、T 形切口、I 行切口。

【手术体位】　垫肩仰卧位，一般在仰卧位的患者肩下垫 1 个长方形垫枕，使颈部适度后仰，颈部挺出。保护双眼。如果患者呼吸困难不可仰卧，也可采用坐位先行气管切开术。

【手术步骤及手术配合】

手术步骤	手术配合
1. 气管切开	
(1) 皮肤常规消毒、铺巾	递擦皮钳夹纱球蘸碘酒、酒精消毒术野，递 4 块治疗巾铺于切口周围，布巾钳固定，再铺以中单
(2) 切开皮肤、皮下组织	递组织镊、10# 刀切开皮肤、皮下组织和颈阔肌前筋膜，电凝止血，递甲状腺拉钩拉开两侧组织，显露颈前肌正中白线
(3) 显露气管	递中弯血管钳，组织剪沿白线向深部分离两侧颈前肌，上颌窦拉钩拉开，显露气管前壁
(4) 切开气管	递注射器抽取 1% 利多卡因，递 11# 刀切开第 2、3 或第 3、4 两气管环，递气管撑开器撑开切口，吸引器头吸尽分泌物，放入合适的气管套管
(5) 处理切口	递吸引器头吸尽呼吸道内血液及分泌物，递 6×17 角针、1# 丝线缝合伤口 1～2 针，递纱布垫于套管托板下，两侧带子系于颈后部，最后递 1 块湿纱布盖在气管套管口处
2. 手术野皮肤常规消毒、铺单	递擦皮钳夹纱球蘸碘酒、酒精或碘伏消毒手术野。递 1 块中单和 1 块治疗巾包头，围绕切口铺 3 条治疗巾，布巾钳固定，递中单铺于患者身上，铺甲单

续表

手术步骤	手术配合
3. 切口及分离皮瓣	递 22# 刀、有齿镊切开皮肤、皮下组织，皮下组织和颈浅筋膜及颈阔肌同时切开，与颈深筋膜浅层用电刀向上分离喉前皮瓣，电凝止血。分离皮瓣上至颏下，下达胸骨上切迹上方，外侧暴露带状肌。将皮瓣用 9×28 角针、4# 丝线与颏部皮肤暂时缝合固定，皮瓣的创面以湿盐水纱布覆盖保护
4. 切断胸骨舌骨肌、肩胛舌骨肌及甲状舌肌	递甲状腺拉钩牵开两侧组织，组织剪剪断胸骨舌骨肌，肩胛舌骨肌及甲状舌肌，递 9×28 圆针、7# 丝线缝扎
5. 切断甲状腺峡部	递血管钳、组织剪夹住并剪断甲状腺峡部，递 6×17 圆针、4# 丝线缝扎，暴露上段气管
6. 分离甲状软骨上部	递血管钳、组织剪夹住并剪断甲状软骨上的下咽缩肌，钳带 4# 丝线结扎。递小骨剪剪断甲状软骨上角，递小弯血管钳，组织剪分离出喉上神经及喉上动脉，递直角钳带 7# 丝线结扎后切断
7. 切除舌骨	递电刀分离舌骨周围组织，剥离器分离舌骨骨膜，小骨剪剪除部分或整个舌骨
8. 切开甲舌膜进入喉咽腔	递组织钳夹住喉下部，递剥离器及弯血管钳分离喉体后软组织，4# 丝线结扎出血点，组织剪剪开咽喉黏膜进入喉腔
9. 切除喉部	切除喉部前,须先分离喉后壁,可视肿瘤所在部位。递 11# 刀切断气管，再递 9×28 角针、1# 丝线将气管间断缝合于皮肤上 2 ～ 4 针
10. 闭合喉咽	要避免缝合时出现遗漏，尤其是应注意黏膜瓣的结合部。协助手术医生更换手套，递 6×17 圆针、0# 或 1# 丝线做黏膜切缘下间断缝合
11. 缝合气管	气管上方的皮肤与咽壁之间须避免形成无效腔。递 9×28 角针、1# 丝线将气管缝于皮肤上，形成气管造口
12. 缝合皮肤切口	放置鼻饲管及引流管，备液状石蜡，递 6×17 圆针、1# 丝线间断缝合食管上口前黏膜及甲状舌骨膜
13. 更换气管套管及包扎伤口	放置引流管造口，递 6×17 圆针、1# 丝线缝合皮下组织，6×17 角针、1# 丝线缝合皮肤。处置气管造口，递喉切除专用短粗气管导管，更换普通气管导管，递敷料包扎伤口

【相关解剖知识】 见图 16-17-1 ～图 16-17-3。

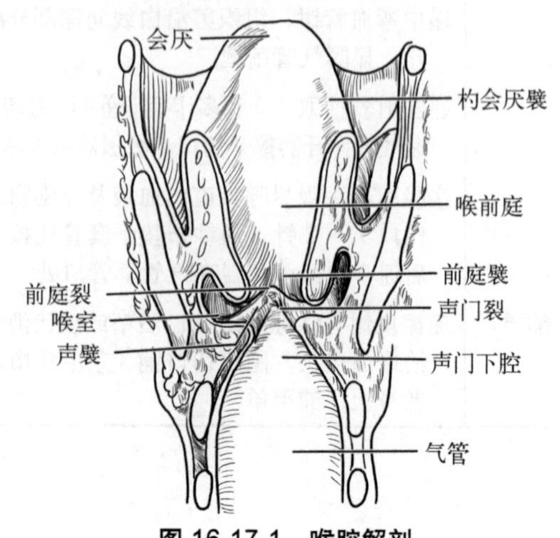

图 16-17-1 喉腔解剖

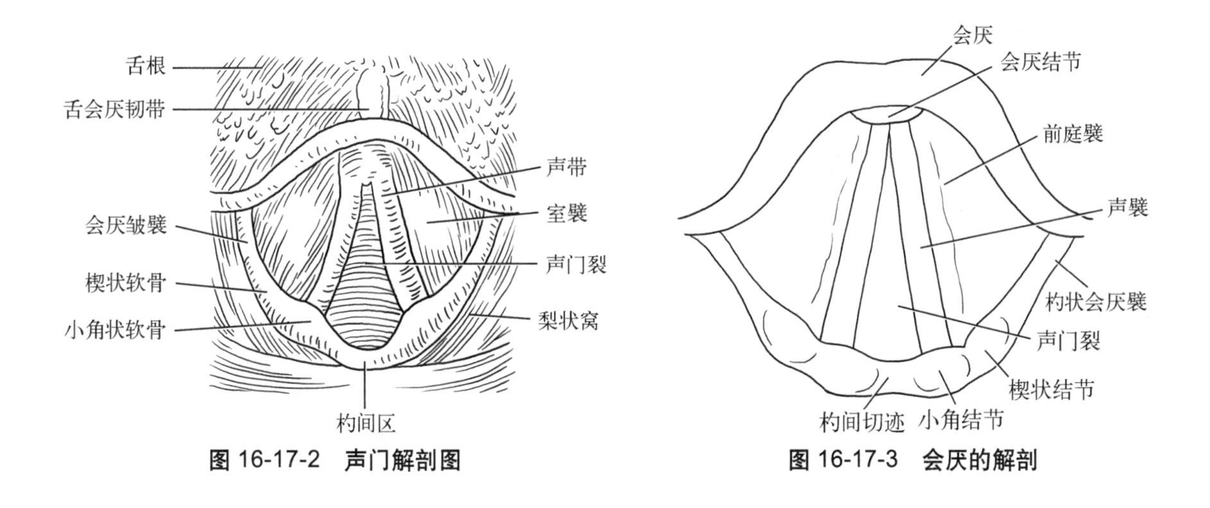

图 16-17-2 声门解剖图

图 16-17-3 会厌的解剖

第十八节 甲状舌骨囊肿、瘘管摘除术

【适应证】 甲状舌骨囊肿，瘘管。

【麻醉方式】 局部浸润麻醉或全身麻醉。

【手术切口】 颈部若无瘘孔，于舌骨下方约1cm处做横切口，长5～8cm，若颈部有瘘孔，则可在瘘孔平面做梭形横切口。

【手术步骤及手术配合】

手术步骤	手术配合
1. 常规消毒，铺单	递擦皮钳夹纱球蘸碘酒、酒精消毒术野。递4块治疗巾铺于切口周围，布巾钳固定
2. 切开皮肤、皮下组织	递10#刀、组织镊切开皮肤、皮下及颈阔肌，蚊式钳止血
3. 游离切口皮瓣	递血管钳、组织剪游离皮瓣，再递组织钳牵开上下皮瓣
4. 剥离囊肿或瘘管	递蚊式钳、组织剪分离颈部肌肉，显露囊肿或瘘管。递组织剪、无齿镊剥离瘘管，自下而上到舌骨下缘
5. 剪除部分舌骨	递组织剪、弯血管钳分离舌骨中央部分肌肉及周围组织，递咬骨钳或骨剪剪断舌骨中央部分约1cm。再递组织剪继续沿瘘管向上分离到舌骨盲孔，注意不可分离过度而进入口腔
6. 切除全部瘘管	递弯血管钳、组织剪在舌骨盲孔处剪断瘘管根部，取出瘘管及剪下的部分舌骨，递电刀电凝瘘管断端。递温生理盐水冲洗伤口，彻底止血，若舌根部被穿透与口腔相通，递6×17圆针、4#线缝合。与口腔相通的术腔有污染，可放置橡皮引流条，递敷料包扎伤口

第十九节 改良乳突根治术

【适应证】

1. 上鼓室型胆脂瘤（松弛部鼓膜内陷）听力正常或轻度下降。

2. CT 检查听小骨及中、下鼓室无异常。
3. 良性耳胆脂瘤（尤其是对侧无听力）。
【麻醉方式】 全身麻醉。
【手术切口】 耳内和耳后切口均可。
【手术体位】 仰卧位。
【手术步骤及手术配合】

手术步骤	手术配合
1. 消毒铺单	递消毒钳，蘸有皮肤消毒剂的纱球消毒耳部、耳道及耳前、后、上、下方 6 ～ 8cm 范围。递 1 块中单和 1 块治疗巾置于患者脑后，治疗巾包头，布巾钳固定，递 3 条治疗巾铺耳周围，3 把布巾钳固定，托盘上铺双折中单，铺置无菌单
2. 切开皮肤、皮下组织	递 15# 刀切开皮肤、皮下组织
3. 分离外耳道皮肤	分离深部皮肤到鼓环，胆脂瘤破坏骨质处剪开皮肤与胆脂瘤被膜交界，进一步剥离
4. 清除胆脂瘤	递骨凿取除胆脂瘤周围骨质，露出胆脂瘤全貌
5. 乳突开放	递黏膜钳钳除肥厚黏膜及肉芽组织
6. 鼓膜修补、处理乳突腔及外耳道入口	改良根治术时鼓膜紧张部应完整，如术中有破损应用筋膜内贴修补。术腔骨面用剪开的外耳道皮肤覆盖
7. 处理术腔	递枪状镊夹持浸过抗生素的明胶海绵放入乳突腔，递碘仿或抗生素纱条填塞
8. 缝合伤口	递持针钳 6×17 角针、1# 丝线缝合伤口，绷带加压包扎

第二十节　乳突根治术

【适应证】
1. 中耳胆脂瘤或经保守治疗无效的慢性中耳炎，合并全聋或接近全聋者。
2. 上述两种疾病病变广泛。
3. 慢性化脓性中耳炎引起颅内并发症或合并面瘫或合并鼓岬瘘管者。
4. 结核性中耳炎伴骨质破坏，死骨形成者。
5. 某些中耳良性肿瘤，如面神经纤维瘤、小的颈静脉（鼓室）球瘤等。
【麻醉方式】 全身麻醉。
【手术切口】
1. 耳内切口　由两个切口组成。

（1）第一切口在外耳道口耳前切迹处（耳郭软骨前内缘与外耳道软骨部交界处），从 12 点钟处向后向下至 6 点钟处做弧形切口，深达骨膜下。

（2）第二切口从第一切口上端开始经脚屏间切迹后，沿耳轮脚前缘向上延长约 2cm，切口达颞肌筋膜表面但不切开，以免切断颞浅动、静脉而出血。

2. 耳后切口　适用于颅内外并发症及中耳乳突肿瘤切除，切口上至耳郭附着处，下至乳突尖，位于耳后沟或其后方约 0.5cm 处，切口深达骨面。

【手术体位】 仰卧位，术耳向上，头偏向对侧，头下垫头圈，将非手术耳置于头圈中央空间内，以免手术期间压迫而引起不适。注意保持手术耳水平位，避免其头端和脚端高低不一。

【手术步骤及手术配合】

手术步骤	手术配合
1. 消毒铺单	递消毒钳，蘸皮肤消毒剂的纱球消毒皮肤。递 1 块中单和治疗巾包头，盖 3 条治疗巾，递布巾钳固定，盖中单于患者身上，铺耳孔单
2. 凿开骨窦	递小骨锤、小骨凿凿开
3. 凿去病变破坏腔	递小圆凿凿开，自外耳道上棘及筛区除去外层骨质，找到鼓窦扩大术腔，递刮匙清除术腔内胆脂瘤及肉芽等病变组织，递探针探明乳突、鼓窦盖、乙状窦骨壁有无破坏
4. 清除乳突粘连及病变组织，开放鼓窦	递中耳剥离子分离，乳突刮匙、中耳刮匙、中耳咬骨钳清除病变组织；耳尖镊夹持棉片止血，细耳吸引器头吸引
5. 凿低面神经嵴	递小骨凿、平凿
6. 清除上鼓室、乳突腔及中耳腔病变	递剥离子，细吸引器头吸血，中耳刮匙、咬骨钳清除病变，镊子持棉片止血
7. 清除耳咽管病变组织	递耳咽管刮匙、中耳刮匙清除
8. 必要时，取耳后或大腿皮肤行乳突腔植皮	递 22# 刀切开，有齿镊提夹皮缘，眼科弯剪切取
9. 耳道皮片复位，覆盖，填塞术腔缝合切口	碘仿纱条压迫外耳道，递持针钳 6×17 角针、1# 丝线缝合伤口，绷带加压包扎

第二十一节　腮腺及良性肿瘤摘除术

【适应证】

1. *有被膜的腮腺区肿瘤*　主要适用于良性肿瘤，亦适用于被膜浸润的早期恶性肿瘤。

2. *腮腺血管瘤、淋巴瘤*　多数情况下性腮腺次全切或全切，此时解剖面神经时应特别注意。

3. *腮腺内囊肿或慢性炎性病变*　病灶切除后有助于明确诊断。

4. *腮腺深部（咬肌、下颌骨、咽旁间隙）病变*　作为这些病灶切除的入路之一。

5. *腮腺区外伤、异物*　为了明确损伤程度及取出异物。

【麻醉方式】 局部麻醉或气管内插管全身麻醉。

【手术切口】 耳屏前起垂直向下切开皮肤，绕耳垂转向后，再呈弧状距下颌角 2cm 处转向颌下，形成 S 形切口。

【手术体位】 仰卧位，在肩部垫入薄枕，使头后倾，并转向健侧，病变区显露在术野中央。

【手术步骤及手术配合】

手术步骤	手术配合
1. 手术野常规消毒、铺单	递消毒钳，蘸皮肤消毒剂的纱球消毒皮肤，递1块中单和1块治疗巾包头，递布巾钳固定，然后再递治疗巾、中单、耳孔单并铺单
2. 沿耳屏前做纵行切开，向下绕过耳垂达下颌支后凹的上部，继而向下延伸，在下颌角下2cm处转向前方，平行下颌骨下缘向前延伸2～3cm，S形切开皮肤、皮下、颈阔肌及腮腺筋膜	递10# 刀、组织镊切开皮肤、皮下组织和颈阔肌，递弯血管钳止血，递组织剪于腮腺筋膜浅面游离皮瓣，向前翻起直至暴露腮腺的上、前、下缘
3. 游离腮腺前缘，显露腮腺组织	递弯血管钳提夹皮缘，15# 刀钝性剥离
4. 切开嚼肌筋膜	递15# 刀切开，递弯蚊式血管钳止血，3-0# 丝线结扎
5. 解剖面神经	递神经剥离子分离，眼科剪，尖细无齿镊解剖面神经
6. 结扎、切断腮腺管	递直角钳钳夹腮腺管，10# 丝线结扎，15# 刀切断
7. 剥离、切除腮腺浅支	递神经剥离子分离，15# 刀切除
8. 将面神经诸支拉开，切开腮腺组织深叶	递直血管钳钳夹皮筋末端牵引，组织剪逐步将腮腺浅叶完全分离，连同肿瘤一并整块摘除，随后循翼内肌和胸锁乳突肌，二腹肌后腹，茎突舌骨肌之间的间隙，摘除腮腺深叶组织和肿瘤
9. 冲洗切口，放置引流，缝合伤口	递生理盐水清洗创面，电凝彻底止血，递1# 丝线分别缝合皮下组织及皮肤，递橡皮条引流。递纱布、弹性绷带加压包扎伤口

【相关解剖知识】 见图16-21-1、图16-21-2。

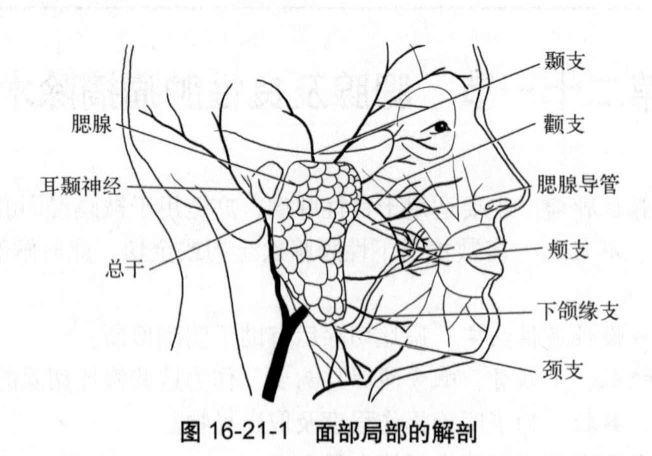

图16-21-1 面部局部的解剖

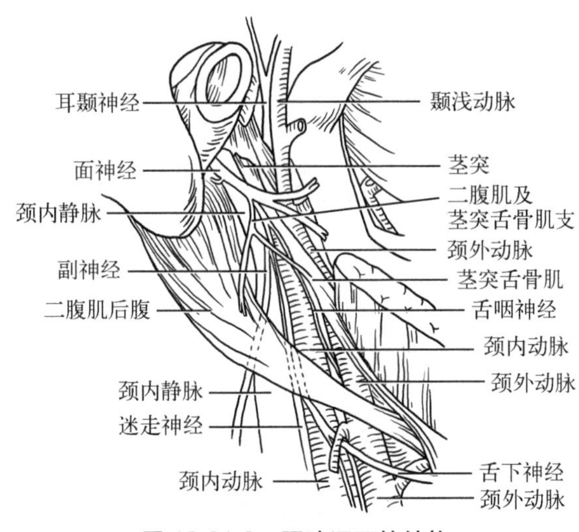

图 16-21-2　腮腺深面的结构

第二十二节　上颌窦根治术

【适应证】

1. 凡慢性化脓性上颌窦炎采用非手术疗法或上颌窦鼻内开窗术无效者，均可行上颌窦根治术。

2. 上颌窦囊肿及良性肿瘤的切除，窦腔异物的取除。

3. 上颌窦恶性可疑者的探查或活检等。

【麻醉方式】 全身麻醉。

【手术切口】 唇龈沟切口。

【手术体位】 仰卧位。

【手术步骤及手术配合】

手术步骤	手术配合
1. 消毒面部、口腔、鼻腔	递消毒钳，蘸皮肤消毒剂的纱球消毒面部，再递蘸有碘伏的纱球消毒口腔和鼻腔
2. 铺单	递 1 块中单和 1 块治疗巾包头，盖 3 条治疗巾，递布巾钳固定，盖中单于患者身上，铺颈部单
3. 切开黏膜及骨膜	递 15# 刀在唇龈沟上约 0.5cm 处自第一磨牙至侧牙间做横切口，切开黏膜骨膜，向上暴露尖牙窝
4. 凿开上颌窦前壁	递圆凿在尖牙窝处凿开上颌前壁，递上颌窦咬钳扩大凿开口约 1.5cm 大小，有出血时，递上颌窦钳止血或骨蜡封闭
5. 清除病变黏膜	递鼻中隔剥离器将窦内多处病变严重的黏膜分离，递抽吸管清除积血，递鼻息肉钳夹取剩余的病变组织，递生理盐水冲洗窦腔
6. 下鼻道开窗	递圆凿在上颌窦内侧壁下部去除凸向鼻腔的下鼻骨道，递分离器经下鼻道将开窗处的黏膜推向上颌窦腔，递 11# 刀自上颌窦内沿开窗边缘切开黏膜，做成黏膜瓣，翻填于窦腔下壁

续表

手术步骤	手术配合
7. 填塞窦腔	递抽吸管清除窦内血渍及骨片，递碘仿纱条填塞上颌窦腔
8. 缝合伤口	递 6×17 圆针、1# 丝线缝合伤口

【相关解剖知识】 见图 16-22-1。

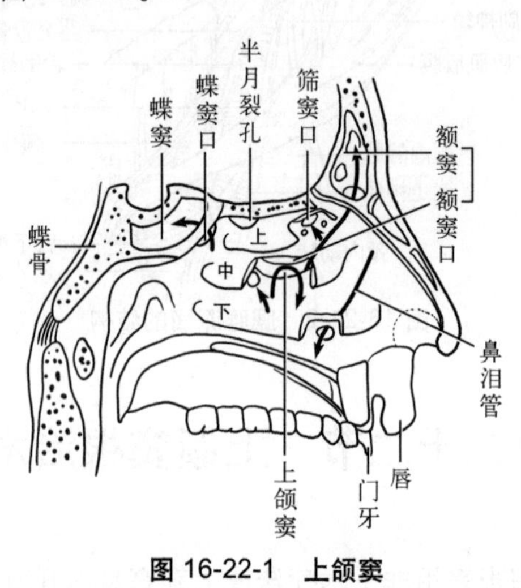

图 16-22-1　上颌窦

第二十三节　上颌骨部分切除术

【适应证】

1. 适用于原发于鼻腔侧壁或上颌窦的局限性肿瘤。

2. 组织分化类型比较好、侵袭倾向比较小的肿瘤，如鳞状细胞癌。

【麻醉方式】 采用全身麻醉，气管内插管。

【手术切口】 根据肿瘤所在的部位、切除的范围选用切口。

1. *上颌骨全切除术的切口*　适合行保留眶下壁的上颌骨部分切除术，也适用于保留硬腭的上颌骨部分切除术。

2. *单纯行患侧唇龈沟、硬腭切口*　方法为患侧上颌窦根治术切口向两侧延长，正中可过中线。患侧向后可到迟牙后方，转向内侧沿硬腭后缘做一横切口到硬腭正中转向前，沿硬腭中线稍偏患侧达第一上切牙后与唇龈沟切口相连。这种切口适合做牙槽突及硬腭切除术。

【手术体位】 仰卧位，肩下可垫小枕，头稍后仰，头两侧可用沙袋或无菌巾球固定。

【手术步骤及手术配合】

手术步骤	手术配合
1. 常规消毒、铺单	递消毒钳、蘸有皮肤消毒剂的纱球消毒皮肤及气管导管，递碘伏纱球消毒口腔。递 1 块中单和 1 块治疗巾置于患者脑后，治疗巾包头，布巾钳固定。然后再递治疗巾、中单，最后递耳孔单
2. 切开黏膜	在齿龈部切开，越过正中的上唇系带向对侧延伸约 1cm

续表

手术步骤	手术配合
3. 分离上颌骨前壁	尽量向上方剥离上颌窦前壁骨膜，到达眶下缘、梨状孔上缘附近
4. 切除上颌骨	去除上颌窦前壁，打开上颌窦
5. 去除鼻腔侧壁	术中最易出血的部分，用咬骨钳钳除骨缘，用凿子凿断
6. 分离眶骨膜和肿瘤	递锐匙或下鼻甲剪刀等钝性、锐性地将肿瘤从周围正常组织分离开，出血点用电刀或血管钳钳夹止血
7. 切除肿瘤	递咬骨钳咬除骨组织时，要钳除到硬、感到抵抗的部分，尽量保存黏膜
8. 颅底清扫	显微镜下慎重地将肿瘤从视神经、颈内动脉、硬膜等处剥离下来

【相应解剖知识】 见图 16-23-1。

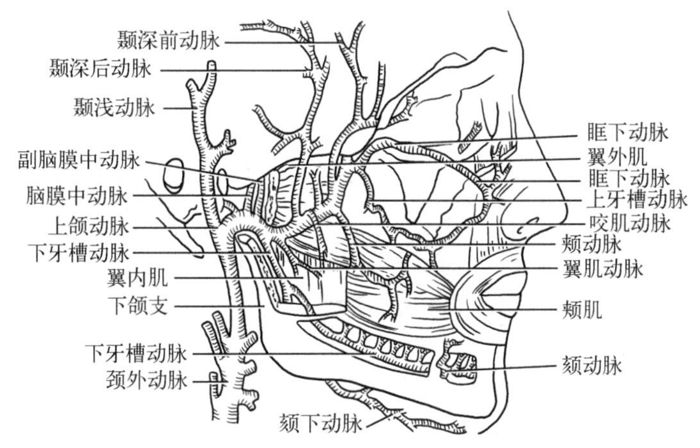

图 16-23-1　上颌动脉的行程及分支

第二十四节　下颌骨部分切除术

【适应证】

1. 侵犯下颌骨的下颌角，下颌体正中颏或下颌升支的良性肿瘤或造成釉细胞瘤。

2. 舌、龈、颊等部位软组织肿瘤侵犯下颌骨者。

【麻醉方式】 全身麻醉。

【手术体位】 仰卧位，头偏向健侧。

【手术切口】 自乳突下 2.0cm 开始，向前绕下颌角，沿下颌骨下缘 1.5cm，做一稍向上弯曲的弧形切口。

【手术步骤及手术配合】

手术步骤	手术配合
1. 消毒	递消毒钳、蘸有皮肤消毒剂的纱球消毒皮肤及气管导管，递蘸碘伏的纱球消毒口腔
2. 铺单	递 1 块中单和 1 块治疗巾置于患者脑后，治疗巾包头，布巾钳固定。然后再递治疗巾、中单，最后递耳孔单

续表

手术步骤	手术配合
3. 翻瓣	递 10# 刀切开皮肤，递血管钳、电刀切开皮下组织及颈阔肌，连同颈阔肌一起游离皮瓣，再递组织剪、血管钳分离肌肉、面神经下颌缘支、颌外动脉等，直达下颌骨下缘，递中弯血管钳带 1# 丝线结扎颌外动脉
4. 显露病变组织	递骨膜分离器沿下颌骨下缘在下颌骨内外侧骨膜上（恶性肿瘤累及者）或者骨膜下（良性肿瘤）向上剥离，直达牙龈缘，必要时递组织剪、血管钳切断嚼肌附着、颏血管、神经束等，充分显露病变组织
5. 切除下颌骨	待下颌骨要切除部分与周围软组织充分剥离后，递拔牙钳拔除截骨线上牙齿，再递电锯或者线锯分别在患区两边截断下颌骨，递骨蜡止血
6. 缝合伤口	递 3-0# 可吸收线间断缝合切开的黏膜、黏膜下层及肌层。递橡皮膜引流，递 1# 丝线分层缝合皮下组织、皮肤。递敷料加压包扎伤口

【相关解剖知识】 见图 16-24-1。

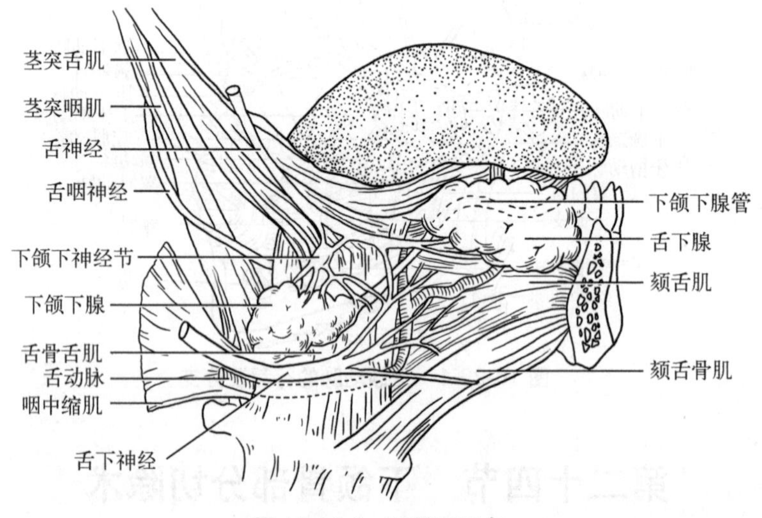

图 16-24-1　下颌下三角

第二十五节　支撑喉镜下显微手术

【适应证】

1. 声带小结，肥厚，囊肿，白斑，声带早期恶性肿瘤者。
2. 喉室外病变者。
3. 表面麻醉剂过敏，体型肥胖或颈粗声门暴露困难者。
4. 声门闭合不好者及会厌喉病变者。

【麻醉方式】 全身麻醉。

【手术体位】 仰卧位，肩下垫 1 个软枕。

【手术步骤及手术配合】

手术步骤	手术配合
1. 常规消毒铺巾	递消毒钳，蘸有黏膜消毒剂的纱球消毒颜面部、口腔，再递1块中单和1块治疗巾包头，盖3条治疗巾，递布巾钳固定，盖中单于患者身上
2. 插入喉镜	递喉镜经口腔送入，沿麻醉插管进入会厌下，挑起会厌，暴露声门后部，连接支撑架并固定在胸板上
3. 暴露声带前联合	旋紧螺旋，协助调节喉镜勿使其过浅或过深，直至全部暴露前联合
4. 显微镜下切除病变	递喉钳夹住病变组织，再递显微手术刀或显微剪沿其基底部将病变切除
5. 处理伤口	术毕，递电凝止血

【相关解剖知识】 见图16-25-1～图16-25-4。

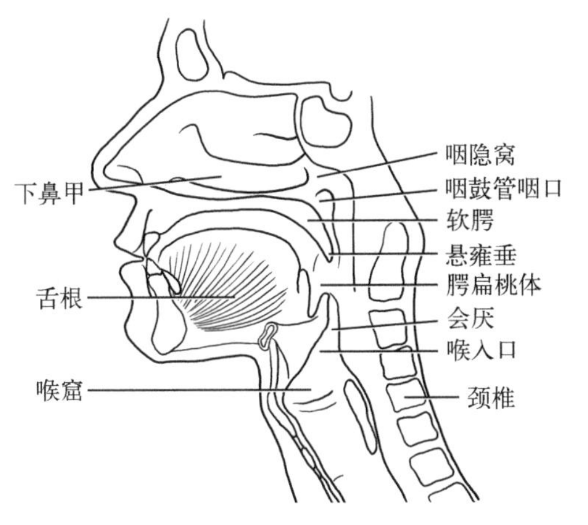

图16-25-1 咽部侧面观

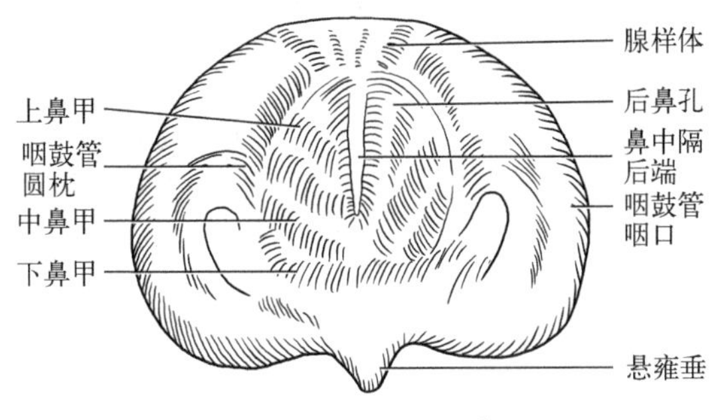

图16-25-2 鼻咽部

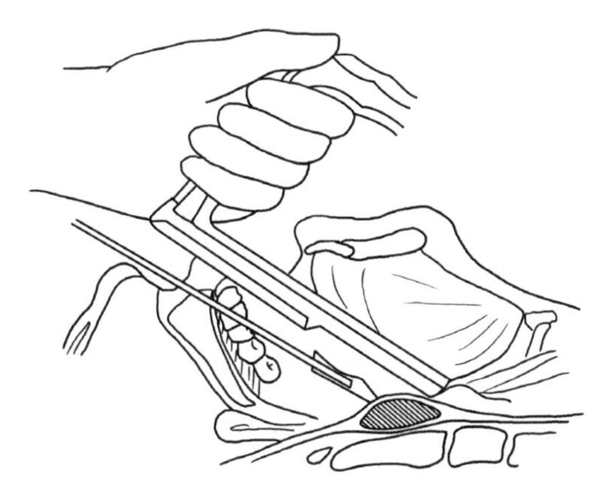

图16-25-3 直接喉镜下取气管异物

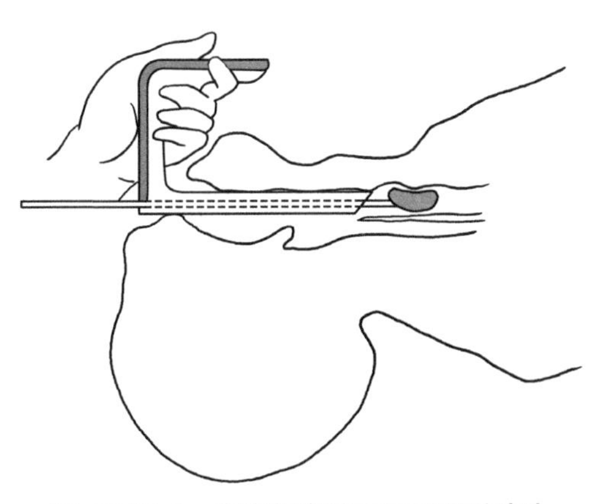

图16-25-4 在直接喉镜下切开咽后脓肿

第二十六节 改良乳突根治加鼓室成形术

改良乳突根治加鼓室成形术是根治中耳病灶和重建鼓室传音结构的手术。目的是清除病灶，并修复鼓膜及重建听骨链，以提高听力。

【适应证】 中耳胆脂瘤、伴胆脂瘤的慢性化脓性中耳炎、经保守治疗无效的化脓性中耳炎、胆固醇肉芽肿并具备鼓室成形术的基本条件者。

【禁忌证】

1. 严重感音神经性耳聋，无须做鼓室成形术。

2. 不可逆的咽鼓室功能障碍。

3. 两窗闭锁，全鼓室内壁上皮化，骨膜无任何残边。

4. 严重的糖尿病，心、肝、肾、血液等全身性疾病。而病变广泛的胆脂瘤合并高血压、心脏病者，可在疾病得到基本控制，并取得麻醉医生的同意后，在全身麻醉、心电监护下手术。

5. 急性上呼吸道感染期。

【麻醉方式】 全身麻醉。

【手术步骤及手术配合】

手术步骤	手术配合
1. 消毒、铺巾	递消毒钳、蘸有皮肤消毒剂的纱球消毒耳部、耳道及耳前、后、上、下方 6 ～ 8cm 范围
2. 切皮	递 15# 刀切开耳后皮肤及皮下，电凝止血
3. 剥离耳道皮肤及骨性耳道壁	递中耳剥离子或鼻中隔黏膜刀剥离耳道皮肤及骨性耳道壁，修薄皮片，用乳突撑开器和双关节撑开器牵开切口
4. 完成乳突“骨骼化”	递切割钻头磨去外耳道骨性后壁、底壁大部及上壁悬垂的骨质，暴露整个鼓环（或鼓沟），保留骨粉。再以金刚钻头或小切割钻扩出鼓室段和垂直段的面神经骨管，彻底消除面神经管周围的小气房及胆脂瘤、肉芽、鼓入的硬化灶等病变组织，递黏膜剥离子剥除侵入鼓室的鳞状上皮
5. 检查咽鼓管是否通畅	递直径 1.0mm 的硬膜外导管检查咽鼓管是否通畅：方法是将硬膜外导管从咽鼓管的鼓口插入，经咽口进入鼻咽部，管长需 8cm 左右，如咽鼓管狭窄，应将此管保留起扩散作用，一般在术后 3 ～ 4 周经鼻腔或口咽部拔除
6. 暴露镫骨	递息肉钳清理卵圆窗龛内的胆脂瘤和肉芽组织
7. 鼓膜重建	清除残存鼓膜的内层上皮，在耳后切口上方取颞肌筋膜，清理筋膜上的脂肪组织，将筋膜的前缘置于残存鼓膜的前部内层，中郭搁在镫骨头上，后方则贴在面神经骨管上，形成以面神经管水平段为上壁、垂直段为后壁的矮鼓室。如鼓室黏膜缺损，则递硅胶管鼓室膜置于缺损的黏膜上，防止鼓室粘连
8. 人造鼓沟	如鼓膜残边或鼓环、鼓沟缺失，递小切割钻头在鼓沟原位磨一宽为 0.1cm 的自前上至后上的半环形槽沟。将筋膜植于此沟上，以防术后鼓膜钝角形成

续表

手术步骤	手术配合
9. 镫骨加帽	如镫骨头和面神经骨管的高度相等或偏低，使植入的筋膜呈凹陷状，则应取自体或异体的锤内头作单关节加高。其方法是用微型钻头将锤骨头一侧磨成囟状小穴，使之正好能包涵镫骨头，另一侧磨平，使能将筋膜铺于其上
10. 耳甲腔成形	在外耳道口后上缘做横切口，长 2 ～ 3mm，沿切口剪开肌骨膜瓣，分离皮肤，暴露软骨，剪去部分软骨，使耳甲腔软骨呈一半月形切迹，用凡士林纱条压迫固定塞于外耳道口。递 2-0# 和 4-0# 可吸收线缝合切口，耳后切口以褥式缝合，防止皮缘内卷，减少术后瘢痕瘤形成。递敷料和绷带协助医生包头

【相关解剖知识】 见图 16-26-1、图 16-26-2。

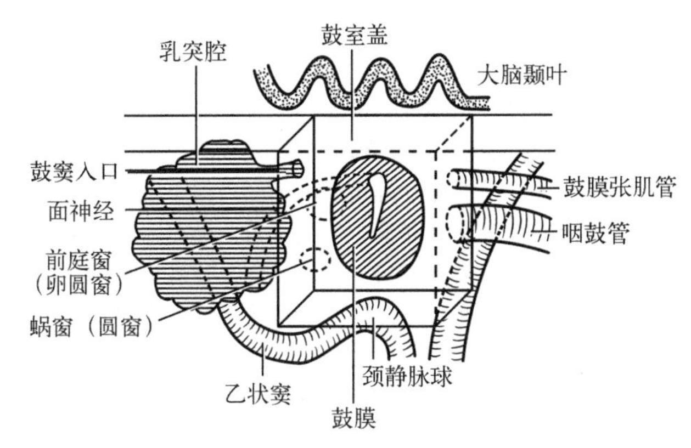

图 16-26-1　鼓室各壁

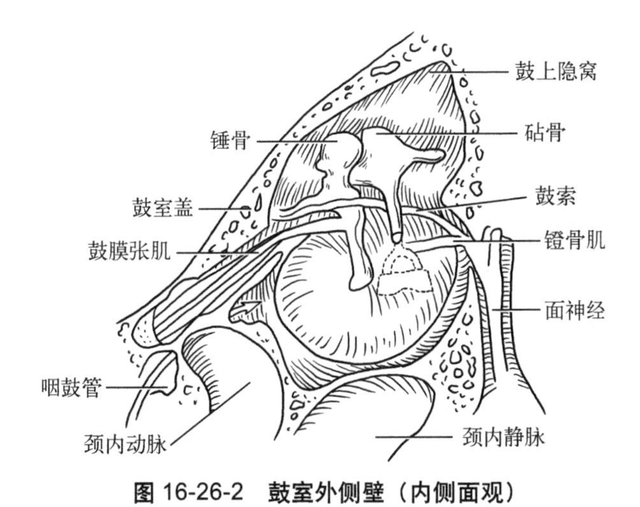

图 16-26-2　鼓室外侧壁（内侧面观）

第二十七节　中耳癌根治术

【适应证】

1. 原发性中耳癌或外耳道癌扩展到中耳，仍局限于颞骨以内者。

2. 中耳癌患者有面神经麻痹而其他脑神经未受累者。

3. 中耳癌患者无严重的头痛及颅内压增高症状者。

【麻醉方式】 全身麻醉。

【手术切口】 耳内切口。

【手术体位】 平卧位。

【手术步骤及手术配合】

手术步骤	手术配合
1. 消毒铺单	递消毒钳，蘸有皮肤消毒剂的纱球消毒耳部，耳道及耳前、后、上、下方6～8cm范围。递1块中单和1块治疗巾置于患者脑后，治疗巾包头，布巾钳固定，递3条治疗巾铺耳周围，3把布巾钳固定，托盘上铺一双折中单，最后铺颈部单
2. 切开皮肤、皮下组织	递15#刀切开皮肤、皮下组织
3. 分离骨膜暴露乳突	递骨膜分离器分离皮骨瓣
4. 根治乳突	递探针自外耳道后壁近鼓室盖深部找到鼓窦入口，递圆凿凿平鼓室盖垂直向下，逐层将外耳道骨壁削低，递咬骨钳除去骨桥，底部可见水平半规管。递骨锤、平凿将外耳道后壁削低，但不低于水平半规管嵴，递圆凿或电钻除去上鼓室外侧壁，使鼓室盖及鼓窦盖成一连续骨板。递小刮匙将乳突、鼓窦、鼓窦入口，鼓室各部及外耳道病变组织彻底清除。如外耳道皮瓣过厚，递小剪刀修薄，翻转覆盖于残留的外耳道后壁骨嵴及乳突腔
5. 切除迷路及岩骨尖	递Φ2～3cm的电钻头磨去骨质，直至完全清除肿瘤
6. 缝合切口	递持针钳6×17角针、1#丝线缝合伤口，绷带加压包扎

【相关解剖知识】 见图16-27-1～图16-27-6。

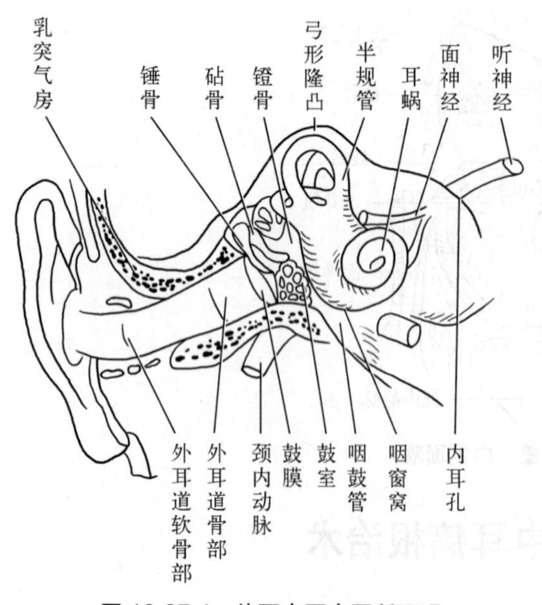

图16-27-1 外耳中耳内耳断面观

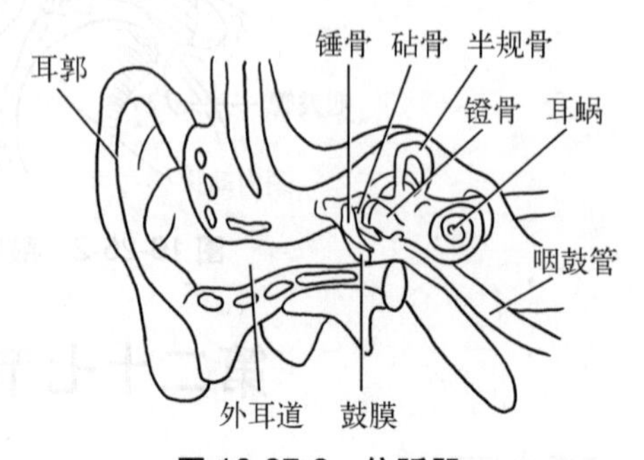

图16-27-2 位听器

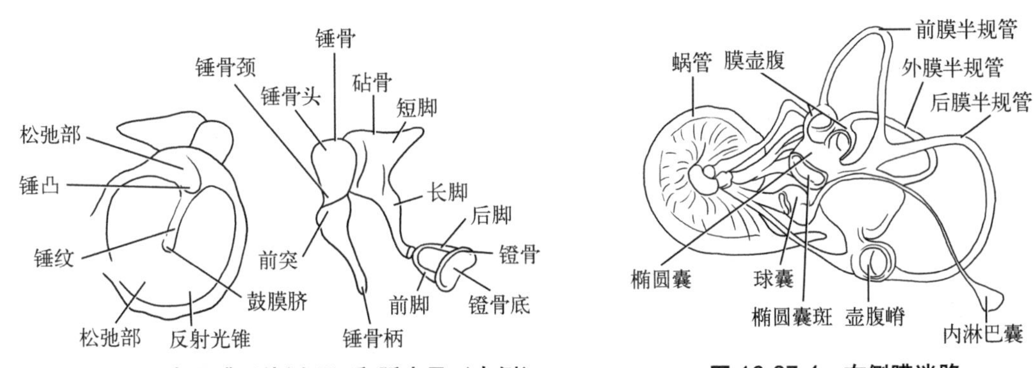

图 16-27-3　右骨膜（外侧观）和听小骨（右侧）　　图 16-27-4　右侧膜迷路

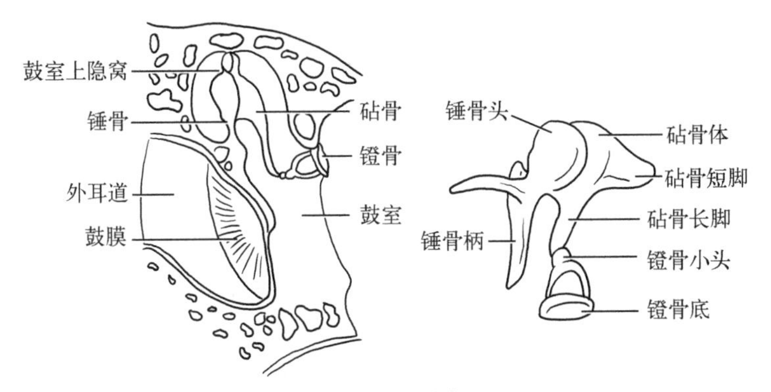

图 16-27-5　听小骨

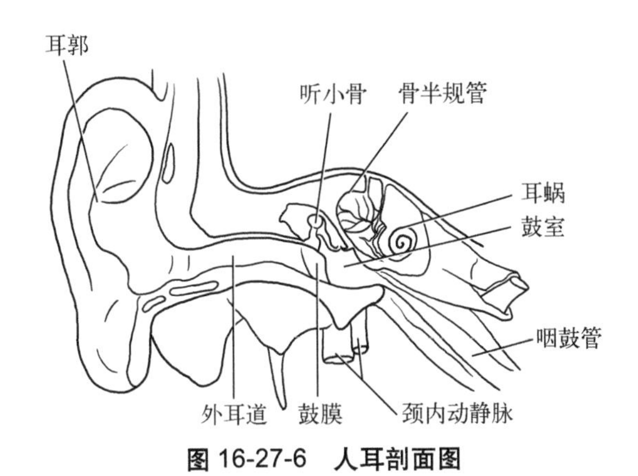

图 16-27-6　人耳剖面图

第二十八节　神经内镜下经鼻腔 - 蝶窦垂体瘤切除术

【适应证】 鞍区肿瘤；瘤体向鞍上生长且无广泛扩展的非哑铃状肿瘤；瘤体侵蚀蝶窦向下生长的垂体腺瘤；侧方生长并在一定程度上侵蚀海绵窦的肿瘤；并且患者无鼻腔及鼻窦急、慢型炎症，且蝶窦汽化良好。

【麻醉方式】 气管插管全身麻醉。

【手术体位】 仰卧位。

【手术切口】 鼻腔 - 蝶窦自然腔道。

【手术步骤及手术配合】

手术步骤	手术配合
1. 皮肤消毒铺单	递消毒钳、有皮肤消毒剂浸的治疗碗，消毒颌面部、双侧鼻腔，递无菌巾、中单包裹头部，常规铺手术单，建立手术无菌屏障
2. 鼻腔黏膜麻醉	递枪状镊及浸湿肾上腺素丁卡因溶液的脑棉片湿敷双侧鼻腔黏膜，收缩黏膜血管，减少出血，同时进行黏膜麻醉
3. 鼻腔探查	递 0° 或 30° 鼻内镜镜头探查鼻腔
4. 显露蝶窦开口	递窥鼻器撑开中鼻甲与鼻中隔，双极电凝烧灼部分鼻黏膜，必要时递鼻剥离器分离部分鼻黏膜，显露蝶窦开口
5. 显露蝶窦	递咬骨钳或磨钻去除蝶窦腹侧前臂骨质，显露蝶窦
6. 打开鞍底骨窗，显露鞍底脑膜	递磨钻或咬骨钳去除蝶窦中隔，取出骨片，暴露鞍底，递吸引头或神经剥离器探查鞍底骨质状况，递磨钻或小骨凿轻轻打开鞍底，形成骨窗，显露鞍底硬脑膜
7. 穿刺蝶鞍	递双极电凝烧灼硬脑膜，1ml 注射器接 9# 长针头穿刺蝶鞍，抽动注射器观察，排除动脉瘤和空泡蝶鞍
8. 打开硬脑膜	递枪式长柄小钩刀或针式单极电凝环形全层切开硬脑膜，双极电凝止血
9. 切除肿瘤	递可调角度的取瘤钳取出肿瘤，用环形刮和弯抽吸头分块切取肿瘤，若鞍上肿瘤切除困难，可适当增加颅内压，使肿瘤推落向下，再分块切除，至鞍膈落下并出现搏动
10. 创面止血，封闭鞍底	递明胶海绵或其他止血材料进行止血，若出现脑脊液漏则取自体脂肪填塞或人工硬脑膜修补，必要时用骨片封闭鞍底，鼻腔内结构复位
11. 填塞鼻腔	取出窥鼻器，清点器械敷料，递表面涂抹四环素眼膏的膨胀吸血海绵条填塞鼻腔，浸以生理盐水使之膨胀，达到止血作用

第 17 章

眼　　科

【眼科解剖知识】 见图 17-0-1 ～图 17-0-7。

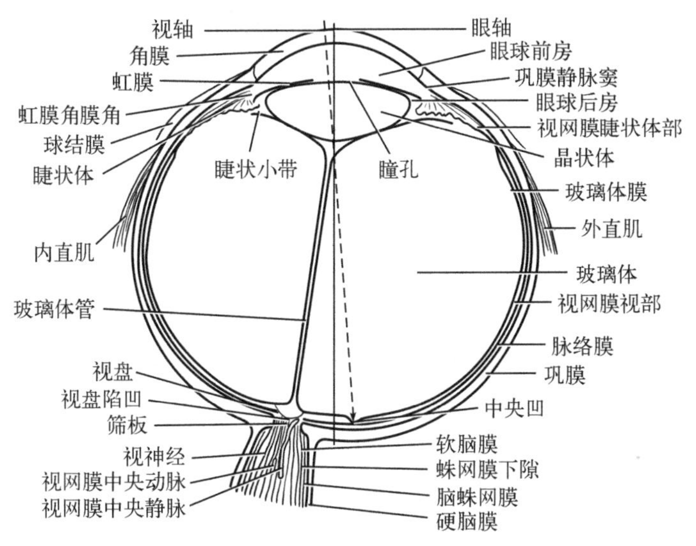

图 17-0-1　眼球水平切面

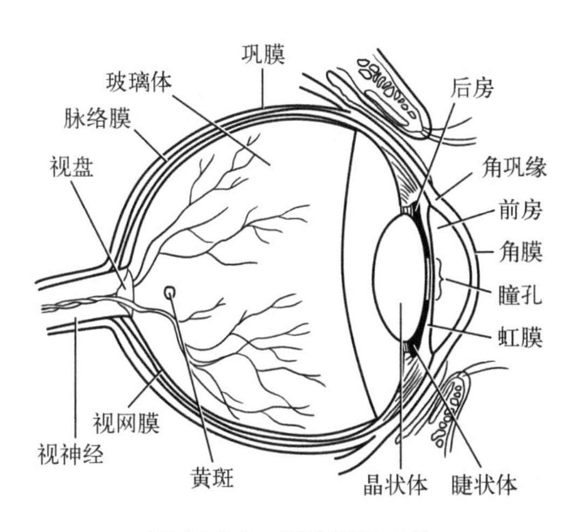

图 17-0-2　眼的解剖（1）

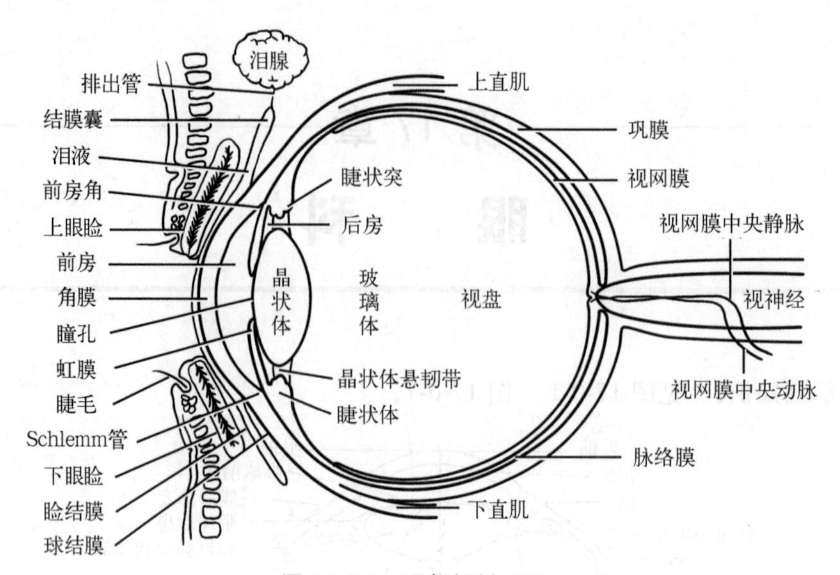

图 17-0-3 眼部解剖（2）

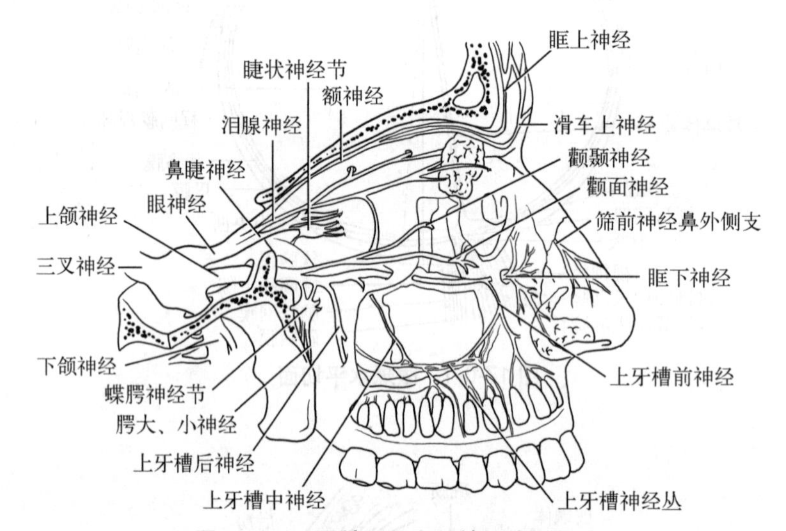

图 17-0-4 眼神经及上颌神经外侧面观

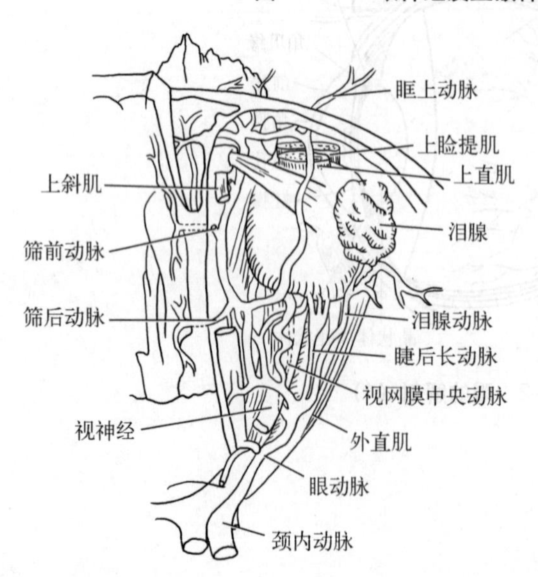

图 17-0-5 眼的动脉（右侧）

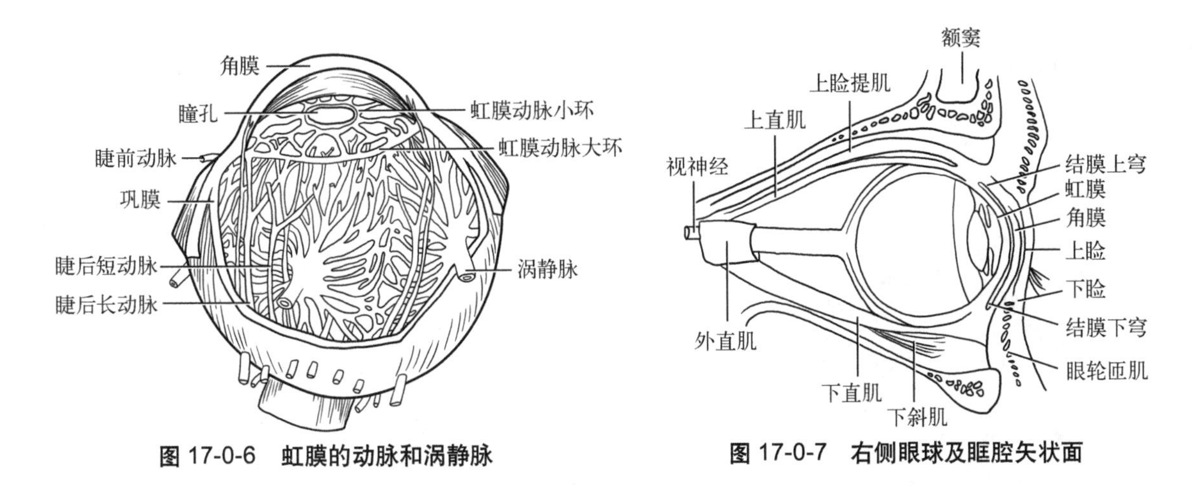

图 17-0-6 虹膜的动脉和涡静脉

图 17-0-7 右侧眼球及眶腔矢状面

第一节 白内障囊外摘除术 + 人工晶状体植入术

【适应证】

1. 单双眼不同成熟程度的老年性白内障。
2. 并发性白内障。
3. 继发性白内障。
4. 儿童先天性白内障。

【禁忌证】 角膜内皮变性、晶状体脱位、全身情况不允许手术的患者。

【麻醉方式】 球后麻醉或全身麻醉（儿童患者）。

【手术切口】 巩膜隧道切口。

【特殊用物】

1. 准备显微镜。
2. 患者术眼散瞳。
3. 植入人工晶体前协助医生核对人工晶状体。
4. 术眼内挤入适量抗生素眼膏。

【手术注意事项】

1. 冲洗液的配制方法：用 500ml 乳酸钠林格 +0.5ml 盐酸肾上腺素 +4 支地塞米松或用 500ml 乳酸钠林格原液。

2. 1ml 注射器。

【手术步骤及手术配合】

手术步骤	手术配合
1. 完成白内障囊外摘除术	刺破并撕去前囊中央部分，将晶状体核娩出，用白内障同步注吸针头吸净周边囊袋内的皮质，保留完整的晶状体后囊和周边的前囊
2. 保持前房、后房和晶状体囊袋	递黏弹剂注入前房、后房、晶状体囊内
3. 扩大或者缩小角巩膜缘切口	根据晶状体大小递显微手术刀扩大角巩膜缘切口，或者递针线，持针钳间断缝合两侧或一侧部分切口
4. 植入人工晶状体	认真核对后，晶状体入囊袋内
5. 缝合伤口，结膜注射、上眼膏、包扎	递带针的 10-0# 尼龙线、持针钳、虹膜镊间断缝合角巩膜缘切口。递电凝烧灼结膜瓣使其闭合

【相关解剖知识】 见图 17-1-1。

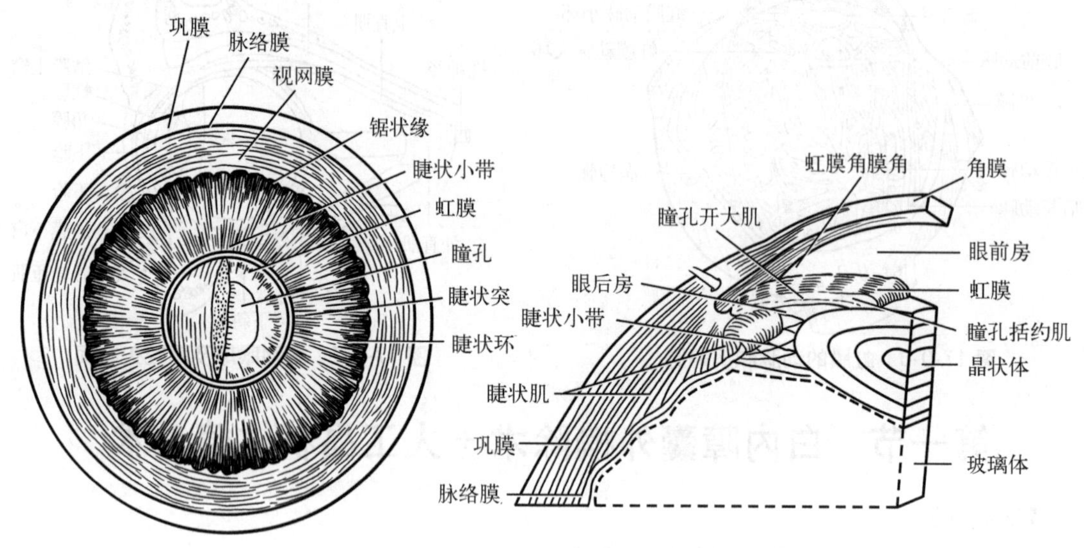

图 17-1-1 眼球前半部后面观及虹膜角膜角

第二节 玻璃体视网膜手术的配合

【适应证】

1. 孔源性视网膜脱离。
2. 玻璃体混浊。
3. 严重眼外伤。
4. 眼内炎。

【禁忌证】 高血糖、高血压等全身情况不能耐受手术的患者。

【物品准备】

1. *巡回护士* 输液用物（老年人、糖尿病患者）、显微镜、玻切机、激光机、插销板、2%利多卡因、0.75%布比卡因、复方托吡卡胺（散瞳药）、胶布、4 列绷带。

注：术前接好显微镜、玻切机及激光机，配制冲洗液（500ml 乳酸钠林格 +4ml 50%葡萄糖 +1.6ml 地塞米松 +0.5ml 盐酸肾上腺素）。

2. *刷手护士*

（1）无菌敷料：盖单、眼科敷料、眼科器械包、眼科精细包、玻切包（低温消毒）。

（2）一次性用物：1ml/2.5ml/5ml/20ml 注射器、18# 套管针软芯、输液器、7-0# 眼科缝线、无菌棉签 1～2 包。

【手术步骤及手术配合】

手术步骤	手术配合
1. 消毒铺巾	酒精消毒术眼、铺巾（头下垫中单、2 块治疗巾包头、孔巾，玻切机上铺 1 块中单使之与无菌台相连）
2. 连接调试玻切机	玻切头、光导纤维、气液交换管、输液器、三通、激光线

续表

手术步骤	手术配合
3. 局部麻醉	5ml 注射器抽 2% 利多卡因与 0.75% 布比卡因等量混合
4. 手术贴膜	递助手 20ml 注射器抽盐水冲洗用、无菌棉签
5. 开睑器开睑，剪开球结膜	开睑器、显微剪、显微镊
6. 常规玻切 PPV 三切口	PPV 穿刺刀
7. 缝置灌注头	6-0# 可吸收线、显微持针器、显微镊、灌注头
8. 缝置角膜环	角膜环、6-0# 可吸收线、显微持针器、显微镊
9. 行玻璃体切割	备平面及斜面间接镜、全视网膜镜、黏弹剂
10. 视网膜探查、剥膜、(视网膜复位、气液交换)	精细显微膜钩、膜镊、膜剪、笛针、单极电凝、(重水、惰性气体、硅油
11. 眼内光凝	接激光光纤，台下巡回调整激光能量，术者带护目镜
12. 关闭巩膜及球结膜切口	7-0# 可吸收线、显微持针器、显微镊、显微剪
13. 术眼加压包扎	抗生素眼膏、眼纱、胶布、4 列绷带

【相关解剖知识】 见图 17-2-1 ～图 17-2-3。

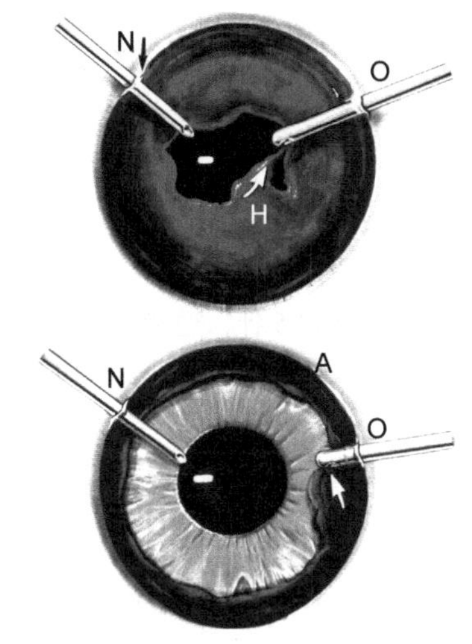

图 17-2-1　切除玻璃体积血

注：N，鼻上方透明角膜缘内；A，颞上方透明角膜缘内；O，角膜缘内

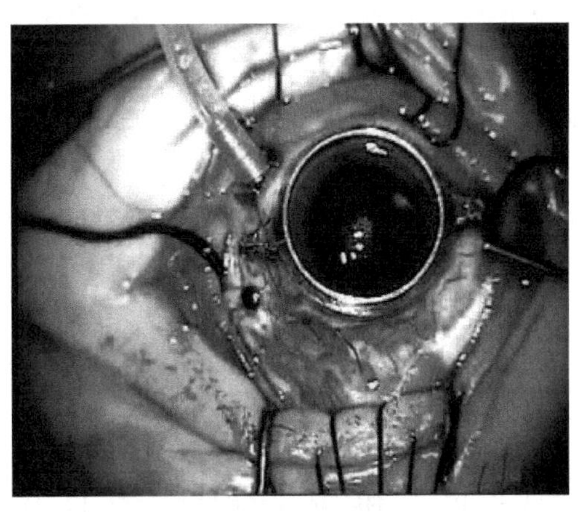

图 17-2-2　玻璃体手术切口

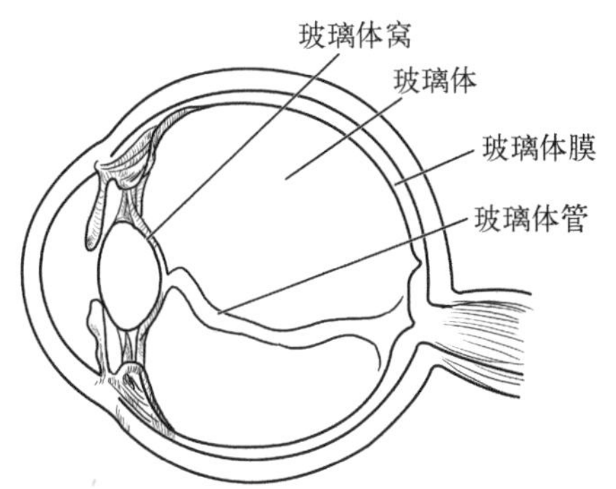

图 17-2-3　玻璃体在眼内的位置

第三节　睑内翻矫正术

【适应证】

1. 眼睑缘内卷，睫毛成排倒向角膜。
2. 眼睑内翻致明显角膜损伤或患者主诉异物感。
3. 上、下睑中央部的轻度瘢痕性睑内翻而无深在瘢痕。

【麻醉方式】　表面麻醉 + 穹窿部结膜下浸润麻醉 + 眼睑皮肤浸润麻醉。

【手术体位】　仰卧位。

【特殊用物】　睑板垫。

【手术步骤与手术配合】

手术步骤	手术配合
1. 于穹窿部放睑板垫，保护角膜	递睑板垫插入，垫起眼睑
2. 距睑缘 3mm、与睑缘平行处并延长到内、外眦角切开皮肤和皮下组织	递 11# 刀切开皮肤，生理盐水棉棒拭血
3. 剥离、显露眼轮匝肌	递结膜有齿镊提夹切缘，结膜剪做创缘内上、下剥离显露眼轮匝肌，生理盐水棉棒拭血
4. 切除一窄条眼轮匝肌纤维	递结膜有齿镊提夹眼轮匝肌纤维一侧，结膜剪剪除一窄条，生理盐水棉棒拭血
5. 削薄睑板	递结膜有齿镊提夹睑板，11# 刀将弯厚的睑板削薄至正常睑板厚度
6. 缝合皮肤	递眼科有齿镊，角针 5-0# 丝线缝合 5 针，递弯蚊式钳先结扎中央的缝线，然后在 5 针之间各加缝 1 针，扎紧，剪刀剪除缝线
7. 覆盖切口	将眼膏涂于切口，眼垫、纱布覆盖，胶布固定

第四节　晶状体超声乳化摘除术 + 人工晶状体植入术

【适应证】

1. 继发性白内障。
2. 并发性白内障。
3. 老年性白内障。

【麻醉方式】　表面麻醉或球后浸润麻醉。

【手术切口】　透明角膜切口、角巩膜切口。

【手术体位】　仰卧位。

【手术步骤及手术配合】

手术步骤	手术配合
1. 消毒铺单，开睑，固定眼球，做结膜切口	棉球消毒皮肤，再递中单和 1 块治疗巾置于患者脑后，治疗巾包头，递布巾钳固定，最后依次递治疗巾 3 块、中单 2 个并铺单
2. 切开前房	递三角刀在 2 点位角膜缘后做一个前房穿刺口，方向与虹膜平面平行，宽约 1mm，注入黏弹剂
3. 环形撕（截）囊	递截囊针呈环形截除前囊，或用撕囊镊环形撕囊，再递吸有平衡溶液的注射器水分晶状体核
4. 晶状体核乳化吸出	先递显微手术刀在 11 点钟位扩大穿刺口为 3mm，再递超声头伸入前房蚀刻核的中央部分，然后递细的虹膜恢复器，灌注针入前房将晶状体核压向后下方，递灌注针使晶状体核与皮质分离，乳化吸出核的剩余部分
5. 注吸皮质，关闭伤口，包扎患眼	换 I/A 注吸器手柄注吸皮质，关闭伤口。涂抗生素眼膏，递敷料、绷带包扎患眼

【相关解剖知识】 见图 17-4-1。

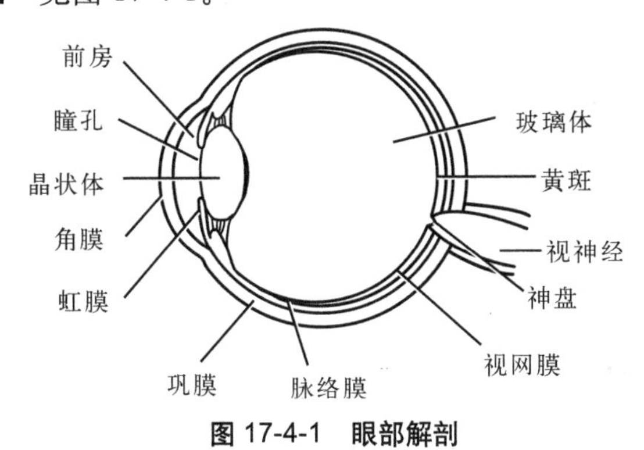

图 17-4-1 眼部解剖

第五节 泪道探通术

【适应证】 溢泪，压挤泪囊部有黏液或脓性分泌物自泪点溢出，冲洗泪道不通；新生儿泪囊炎经药物治疗泪道仍不通。

【麻醉方式】 表面麻醉。

【手术体位】 仰卧位。

【特殊用物】 泪点扩张器、泪道探针。

【手术步骤及手术配合】

手术步骤	手术配合
1. 扩大泪点	用手指把下睑推向下外方；递泪点扩张器垂直插入泪点，水平转向鼻侧扩大泪点
2. 插入探针，判断阻塞部位	递适当的探针垂直插入泪点，在泪小管内徐徐向前推进，碰到有弹性的抵抗时，提示泪小管有阻塞，如稍用力能通过则继续进针，依据进针长短判断阻塞部位
3. 留置探针，扩张泪道	一般留针 15min 左右，再拔针
4. 冲洗泪道	递 10ml 注射器抽吸生理盐水冲洗泪道，递抗生素眼液注入泪道

【相关解剖知识】 见图 17-5-1。

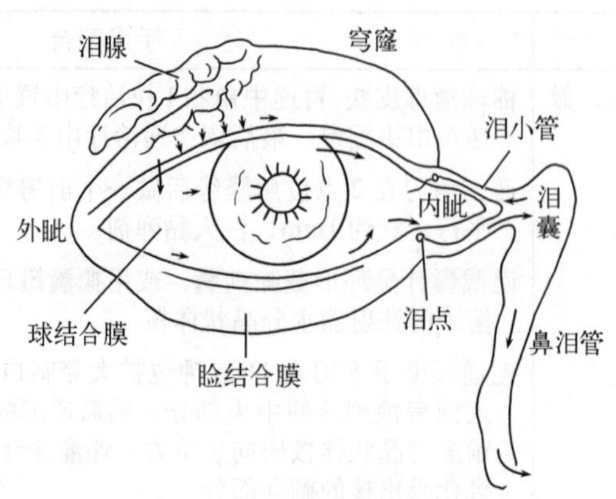

图 17-5-1 泪道及泪腺解剖图

第六节 泪囊鼻腔吻合术

【适应证】 慢性泪囊炎鼻泪管阻塞。

【禁忌证】 急性泪囊炎。

【麻醉方式】 局部浸润+神经阻滞麻醉，中鼻道和鼻甲放置麻黄碱和丁卡因浸润麻醉。

【手术体位】 仰卧位。

【特殊用物】 泪囊扩张器、骨膜剥离子、咬骨钳、泪囊探针、泪囊牵开器、骨锤、骨凿、枪状镊、二齿拉钩。3-0#、5-0#、6-0# 丝线。

【手术步骤及手术配合】

手术步骤	手术配合
1. 切开皮肤、皮下组织	递 15# 刀切开，生理盐水棉棒拭血
2. 分离、切断内眦韧带	暴露泪前嵴，递结膜有齿镊提夹切缘，弯蚊式钳分离、结膜剪剪断
3. 切开、分离骨膜，暴露泪前嵴、泪囊窝	将泪囊从泪囊窝的外侧剥离，递 11# 刀切开，骨膜剥离子剥离，生理盐水棉棒拭血
4. 于泪骨骨板做骨孔	将泪前嵴和泪骨从泪囊窝凿除，递弯蚊式钳将薄的泪骨骨板压破，造成一骨孔，小咬骨钳将孔扩大
5. I 形切开泪囊及鼻黏膜	将泪道探针从下泪点插入泪囊，在泪囊上做一垂直切口将泪囊分为两叶，递 11# 刀切开
6. 吻合泪囊及囊鼻黏膜	递结膜有齿镊、角针 5-0# 丝线做对端缝合
7. 缝合内眦韧带及皮下组织	递结膜有齿镊提夹，圆针 5-0# 丝线缝合
8. 缝合皮肤，覆盖切口	递结膜有齿镊、角针 5-0# 丝线缝合 递酒精棉棒擦拭切口，酒精纱卷压于切口处，眼垫、纱布覆盖，绷带包扎

第七节 泪囊肿物摘除及眼睑成形术

【适应证】 泪囊肿物较大，突出于泪囊窝，已涉及眼睑时，在彻底摘除肿物的同时，应施行眼睑成形术。

【禁忌证】 结膜及睑部皮肤急性炎症。

【麻醉方式】 局部浸润 + 神经阻塞麻醉，必要时采用全身麻醉。

【手术体位】 仰卧位。

【特殊用物】 骨膜剥离子、小刮、咬骨钳。

【手术步骤及手术配合】

手术步骤	手术配合
1. 外眦切口亚甲蓝定位	递无菌牙签蘸亚甲蓝液画出切除肿瘤部位的标记线
2. 切开外眦，剪断外眦韧带下支	递 11# 刀切开，递结膜有齿镊提夹切缘，结膜剪剪断
3. 距肿物 5mm 切开皮肤、皮下及眼轮匝肌至骨膜	递 11# 刀切开
4. 沿下穹窿结膜向眶下缘及外侧游离下眼睑及鼻根部皮瓣，形成眶下缘的长矩形皮瓣	递结膜有齿镊提起结膜，结膜剪游离，生理盐水棉棒拭血
5. 距下眼缘 2mm 处做一与睑缘相平行的切口，切口越过外眦部，距睑缘 4 ～ 5mm 处再做一与睑缘平行的切口	递结膜有齿镊、11# 刀切开皮肤
6. 缝合长矩形皮瓣与鼻侧皮肤	递角针 3-0# 丝线缝合
7. 覆盖切口	递抗生素眼膏涂于切口，眼垫覆盖，胶布固定

第八节 泪小管泪囊吻合术

【适应证】 泪小管中段或末段阻塞；总泪小管阻塞。

【禁忌证】 泪囊急性炎症。

【麻醉方式】 局部浸润麻醉。

【手术体位】 仰卧位。

【特殊用物】 眼科剪、眼科镊、15# 刀片、泪道探针。

【手术步骤及手术配合】

手术步骤	手术配合
1. 切开皮肤。分离肌肉后，在泪筋膜上定出 2 个切口位置	递 15# 刀切开，生理盐水棉棒拭血
2. 于内眦鼻侧、内眦韧带上方弧形切开皮肤	递眼科有齿镊，先做颞侧切口，切开内眦腱暴露泪总管阻塞部。切去阻塞部。用泪道探针自泪囊颞侧圆孔插入，探通鼻泪管
3. 分离切口缘至内眦韧带，分离薄筋膜，显露肌层	递弯蚊式钳提起切缘，结膜剪锐性分离

续表

手术步骤	手术配合
4. 剪断内眦韧带，放置泪囊扩张器	递结膜剪剪断，递泪囊扩张器置入
5. 分离眼轮匝肌纤维，掀起泪隔，显露泪囊前壁	递结膜有齿镊提夹眼轮匝肌，结膜剪锐性分离，蚊式钳掀开泪隔，递生理盐水棉棒拭血
6. 切开泪小管阻塞部	递泪道探针插入泪点，探查泪小管阻塞部。递结膜弯剪垂直剪断
7. 纵行切开泪囊前壁。若中段阻塞，切口在泪囊中部；若末段或总泪小管阻塞，切口偏鼻侧	递蚊式钳夹持泪囊，15# 刀切开
8. 吻合泪小管、泪囊	递结膜有齿镊提夹泪小管断端与泪囊下部、圆针 8-0# 丝线端端吻合，其上部做端侧吻合
9. 缝合切口，依次缝合泪隔、内眦韧带及皮肤	递结膜有齿镊提夹，角针、5-0# 丝线依次缝合
10. 覆盖切口	递抗生素眼药膏于切口上，纱布覆盖，胶布固定

【相关解剖知识】 见图 17-8-1。

泪器由泪腺和泪道组成，泪道包括泪点、泪小管、泪囊和鼻泪管（图 17-8-1）。

1. 泪腺　位于眶上壁外侧的泪腺窝内，呈扁椭圆形，有 10 余条排泄管开口于结膜上穹的外侧部。泪腺分泌泪液，借瞬目活动将之涂于眼球表面。

2. 泪小管　上、下各一，分别位于上、下睑的皮下，起自泪点，分别向上或下垂直走行，再折向内侧水平走行，开口于泪囊。

3. 泪囊　位于眶内侧壁前部的泪囊窝内，为一膜性囊，其上端为盲端，下端移行于鼻泪管。眼轮匝肌有纤维越过泪囊深面并与囊壁相连，肌收缩时可牵拉泪囊使之扩大，以利泪液流通。

4. 鼻泪管　紧贴于骨性鼻泪管的内面，为续于泪囊下端的膜性管，开口于下鼻道的外侧壁。

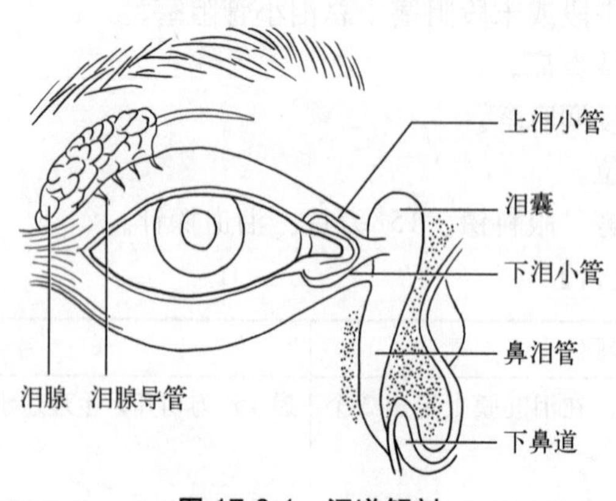

图 17-8-1　泪道解剖

第九节 小梁切除术

【适应证】

1. 原发性开角型青光眼。
2. 继发性开角型青光眼。
3. 闭角型青光眼。

【禁忌证】 眼压过高、全身情况不允许手术的患者。

【麻醉方式】 局部浸润麻醉及表面麻醉或者全身麻醉。

【手术切口】 巩膜切口。

【手术体位】 仰卧位。

【手术步骤及手术配合】

手术步骤	手术配合
1. 消毒铺单，开睑	递蘸有消毒液的棉签、棉球消毒皮肤，递中单和治疗巾置于患者脑后，治疗巾包头，递布巾钳固定，最后依次递治疗巾 3 块、中单 2 个并铺单，覆盖眼孔巾
2. 做牵引线固定眼球	递角针 5-0# 丝线、持针钳、结膜镊自结膜筋膜瓣下做上直肌牵引缝线固定眼球
3. 做结膜筋膜瓣	以角膜缘为基底或穹窿部为基底，递结膜镊提及，再递结膜剪从左眼 9 点钟处角巩膜缘开始至 12 点钟处（或者从右眼 12 点钟处角膜开始至 3 点钟处）剪开结膜，再沿巩膜面向穹窿方向分离 5 ～ 6mm
4. 制作巩膜瓣（长方形、正方形或三角形）	用沾湿的烧灼器的头部勾出轮廓线，沿着标记线切开 2/3 厚度的巩膜。递显微手术刀从鼻上方角巩膜缘做两处放射状半层切口，两切口间隔 4mm，再在两切口远心端做连接切口，然后递结膜镊，结膜剪向角巩膜方向分离巩膜瓣层达 1/2 巩膜厚度，巩膜瓣反置在角膜上
5. 切除小梁组织	递显微手术刀平行角巩膜缘做深层角膜基床约 2mm 切口，再在此切口的两端各做深半层巩膜切开，形成深层巩膜瓣，递结膜镊轻轻提及此瓣，再递结膜剪在巩膜突上方将包括 Schlemm 管小梁网的深层巩膜瓣剪除
6. 切除虹膜根部	递虹膜镊夹住虹膜根部拖出，递虹膜剪紧贴角巩膜缘剪除虹膜根部，递虹膜恢复器恢复虹膜到位
7. 周围虹膜切除	为了避免周边虹膜阻塞内引流口。递虹膜剪
8. 表层巩膜瓣缝合复位	从穿刺口注入平衡盐溶液至前房，可检测瘘管引流功能的强弱，并可发现其他裂孔或渗漏
9. 包扎伤眼	涂抗生素眼膏，递敷料、绷带，包扎伤眼

【相关解剖知识】 见图 17-9-1、图 17-9-2。

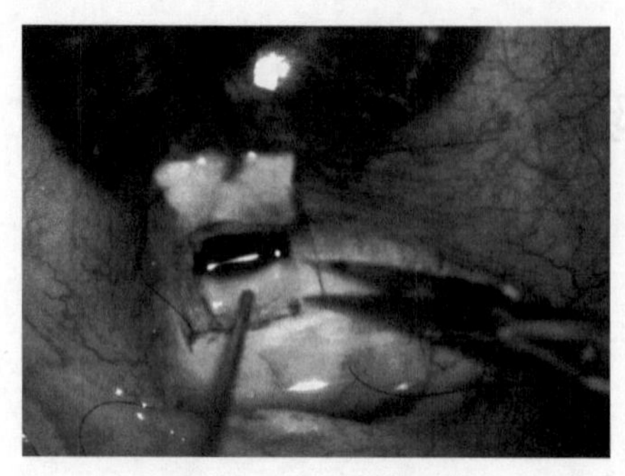
图 17-9-1 小梁切除

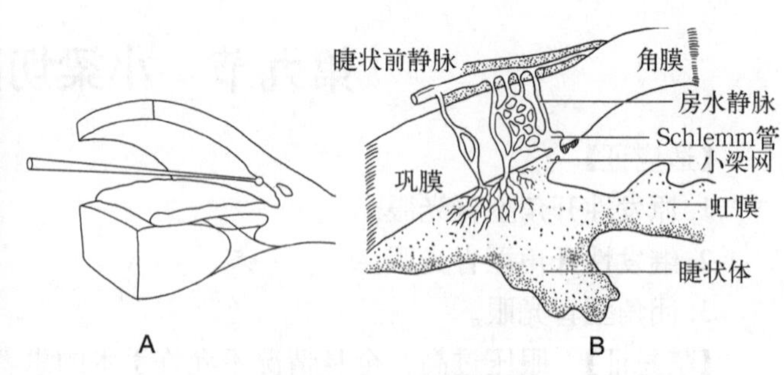

图 17-9-2 前房角结构

第十节 斜视矫正术

【适应证】 先天性斜视、斜视角恒定、非调节性斜视。

【麻醉方式】 1% 丁卡因眼球表面麻醉 +0.5% 利多卡因结膜下浸润麻醉 +2% 利多卡因球后阻滞麻醉。不能配合者，可采用全身麻醉。

【手术体位】 仰卧位。

【手术切口】 根据斜视方向的不同，选择不同的眼内切口。

【特殊用物】 斜视钩、圆规、钢尺、手电筒。

【手术步骤及手术配合】

手术步骤	手术配合
1. 开睑	递开睑器撑开下、上眼睑或递角针 4-0# 丝线各缝合 1 针，用蚊式钳固定在敷料单上
2. 在 3、6、9、12 点钟处缝合固定眼肌，暴露术野	递结膜镊夹持眼肌，4×10 圆针、4-0# 丝线缝牵引线，蚊式钳牵引
3. 切口在角膜中 1/3 外与内 1/3 交界处的结膜上，剪开结膜囊达巩膜，暴露眼肌	递眼镊，11# 刀切开结膜缘，棉棒拭血
4. 分离肌肉与前囊之间的联系，将直肌全部钩在斜视钩上，做肌肉截除术	递斜视钩拉起需要截除的肌肉，6-0# 可吸收线在肌腱远处做肌肉缝线，15# 刀切除
5. 缝合结膜囊	递眼科镊，8-0# 可吸收线缝合
6. 覆盖切口	递眼垫覆盖，绷带包扎

第十一节 眼球摘除术

【适应证】

1. 严重眼球破裂伤，视力已完全丧失，无恢复希望。
2. 球内恶性肿瘤。
3. 绝对期青光眼。
4. 严重眼球萎缩。

5. 眼内炎及全眼球炎等。

【麻醉方式】 局部麻醉或者全身麻醉。

【手术切口】 球结膜切口。

【手术体位】 仰卧位。

【手术步骤及手术配合】

手术步骤	手术配合
1. 消毒铺单	递蘸有消毒液的棉签、棉球消毒皮肤，再递中单和治疗巾置于患者脑后，治疗巾包头，递布巾钳固定，最后依次递治疗巾 3 块、中单 2 个并铺单，覆盖眼孔巾
2. 切开并分离球结膜	递眼睑撑开器牵开上下睑，递结膜镊提夹，递剪刀沿角膜缘剪开球结膜，再递蚊式钳、剪刀分离结膜下组织
3. 暴露 4 个直肌，做肌肉缝线并剪断	递斜视钩提起直肌，递结膜镊提夹，递针线、持针钳做肌肉缝线，再递剪刀剪断肌肉
4. 摘除眼球	递眼球摘除匙将眼球托出球结膜伤口外；递眼球摘除剪剪断视神经及斜肌
5. 压迫止血，检查眼球是否完整	眼球摘除后，立即用温生理盐水纱布填塞眼眶，压迫止血
6. 将 4 个直肌各做对端结扎	递结膜镊牵开球结膜，结扎肌肉缝线，递剪刀剪断线头
7. 缝合球结膜切口，涂眼药膏，加压包扎	递针线、持针器、结膜镊连接缝合球结膜。涂迪卡罗眼膏，递敷料、绷带包扎伤眼

【相关解剖知识】 见图 17-11-1。

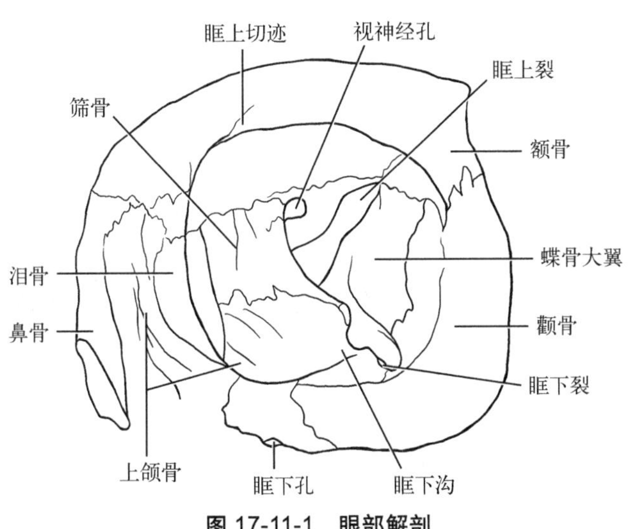

图 17-11-1　眼部解剖

第十二节　翼状胬肉切除术

【适应证】

1. 进行性翼状胬肉，胬肉部分或全部遮盖瞳孔。
2. 翼状胬肉影响眼球运动。
3. 翼状胬肉有碍美观。
4. 作为白内障或角膜移植前的先行治疗。

【麻醉方式】 表面麻醉 + 结膜下浸润麻醉。

【手术体位】 仰卧位。

【特殊用物】 安全刀片、虹膜复位器、10-0# 不可吸收线。

【手术步骤及手术配合】

手术步骤	手术配合
1. 开睑器撑开眼睑	递开睑器撑开上、下睑
2. 沿翼状胬肉头部切割至角膜前弹力层下面的实质浅层，并越过角巩缘分离至巩膜	递结膜有齿镊夹持胬肉，递直蚊式钳夹小块安全刀片切割、分离。用有齿镊子夹住胬肉头部，从其边缘外 0.5mm 处做浅层角膜切开，仔细将胬肉组织与角膜组织分离到角膜缘
3. 去除胬肉与结膜下组织	递结膜剪分离、剪除。剪开胬肉体两侧球结膜，分离角巩膜缘处的粘连，钝性分离巩膜上组织
4. 切除胬肉头颈部及部分结膜	递结膜有齿镊夹持胬肉，结膜剪剪除。分离结膜下胬肉组织的体部直达半月皱襞。切除已分离的所有胬肉组织
5. 于内直肌止端前浅层的巩膜上、距角膜缘 4mm 处缝合固定球结膜，暴露角巩膜创缘	巩膜面进行止血后，对其表面进行仔细刮切，务必使巩膜表面光滑平整。然后将切除后的结膜缘间断缝合于角巩膜缘外 2 ～ 4mm 的巩膜面，使部分巩膜面暴露。递虹膜复位器将球结膜铺平；递结膜齿镊、圆针 8-0# 丝线将其缝合固定
6. 覆盖切口	递抗生素眼膏涂于切口，眼垫、纱布覆盖术眼，绷带包扎

第十三节　经皮肤上睑提肌缩短术

【适应证】 上睑提肌肌力≥ 4mm 的上睑下垂者。

【麻醉方式】 局部麻醉。

【手术切口】 距睑缘 5 ～ 6mm 的皮肤做横切口。

【手术体位】 仰卧位。

【手术步骤及手术配合】

手术步骤	手术配合
1. 上睑皮肤皱襞处切开皮肤和眼轮匝肌，暴露睑板	递眼科手术刀切开皮肤，切除部分眼轮匝肌，显露附于睑板前方的上睑提肌腱膜
2. 分离眶隔	顺睑板向上分离眶隔，水平切开眶隔，分离眶脂肪，暴露上睑提肌

续表

手术步骤	手术配合
3. 暴露节制韧带	用弯剪伸入眶内剪断上睑提肌两侧内外角和节制韧带，使上睑提肌可以松弛地拉出眶外。递整形镊、组织剪向上剥离，静脉拉钩向下牵引睑缘，推开上睑提肌前方的眶隔、眶脂肪，双极电凝止血，暴露节制韧带
4. 剥离、切断上睑提肌腱膜	按预定地切除上睑提肌处上约 2mm，均匀做 3 针线环，并将其固定于睑板中央部，剪去多余的上睑提肌。递 11# 刀于上睑提肌内外侧各切开一小切口，剥离腱膜，沿睑板上缘将腱膜夹住、切断、下牵，递 6×17 圆针、4# 丝线于计划位置处行 3 针褥式缝合，将上睑提肌固定于睑板前方
5. 检查矫正满意度	嘱患者睁眼，查下垂是否得到满意矫正，否则重新调整，剪去多余的上睑提肌及其腱膜
6. 缝合肌肉断端，缝合伤口并包扎	皮肤切口做 3 ～ 5 针睑板固定缝合，使术后形成美观的双重睑。递 6×17 圆针、4# 丝线将肌肉断端与睑板缝合结扎，6×17 角针、3-0# 丝线或 5-0# 可吸收线间断缝合皮肤，包扎伤口

第18章 整形外科

第一节 隆 乳 术

【适应证】

1. 哺乳后乳房萎缩。
2. 乳腺残缺畸形。
3. 变形手术。
4. 乳房发育不全。

【麻醉方式】 局部麻醉、联合麻醉或全身麻醉。

【手术切口】 腋前切口、乳晕切口、乳房下皱襞切口。

【手术体位】 仰卧位。

【手术步骤及手术配合】

手术步骤	手术配合
1. 消毒、铺单	递擦皮钳夹小纱布蘸碘酒、酒精消毒皮肤，铺无菌单
2. 切皮	递 22# 刀、有齿镊切开皮肤及皮下组织，双极电凝止血，切断胸大肌内下方胸骨及肋骨止血点
3. 分离	递剥离器在胸大肌后疏松组织层潜行分离
4. 止血	递盐水纱垫在胸大肌后间隙压迫止血，有活动出血点用双极电凝止血
5. 假体植入	递拉钩牵开切口及胸大肌，暴露胸大肌后间隙，将人工乳房假体用手推入胸大肌后间隙
6. 切口缝合	递 6×17 圆针、1# 丝线间隙缝合切口皮下组织，6×17 角针、3-0# 丝线间断缝合皮肤切口
7. 覆盖伤口	递纱布、棉垫覆盖伤口，胶布固定

第二节 上、下睑松弛整形术

【适应证】 伴有眼角下移的上下睑均松弛者。

【麻醉方式】 局麻麻醉。

【手术体位】 仰卧位。

【手术步骤及手术配合】

手术步骤	手术配合
1. 标切口线	递亚甲蓝标画重睑线
2. 定点	外侧眶缘标 a 点。预上提的眼角距 a 点约 0.7cm 处标 b 点。递亚甲蓝于外眦内侧 0.5cm 处重睑线上定 c 点，连接 c、b 点形成 B 瓣
3. 定上睑预切线	嘱患者闭眼，递小镊子夹上睑重睑线上方皮肤，以无睑外翻为准，标记最高点。自重睑线内眦点最远点到 b 点的弧线即为预切线
4. 画下睑预切线	递亚甲蓝在平行下睑缘下 3mm 画线，自外眦角处上行至重睑线 a 点，形成 A 瓣，再沿鱼尾纹向下延长约 0.5cm
5. 切开皮肤、皮下组织	递 15# 刀沿标记切开皮肤、皮下组织，双极电凝止血
6. 去皮、去脂	递整形镊、弯蚊式钳、眼科小剪刀分别做上、下睑的去皮去脂术
7. 易位缝合皮瓣	将 A 瓣、B 瓣自眼轮匝肌浅层掀起，递 6×17 圆针、角针，3-0# 丝线易位缝合皮下组织、皮肤
8. 缝合睑切缘，包扎切口	递 5-0# 可吸收线间断缝合上、下睑切缘，常规包扎伤口

【相关解剖知识】 见图 18-2-1。

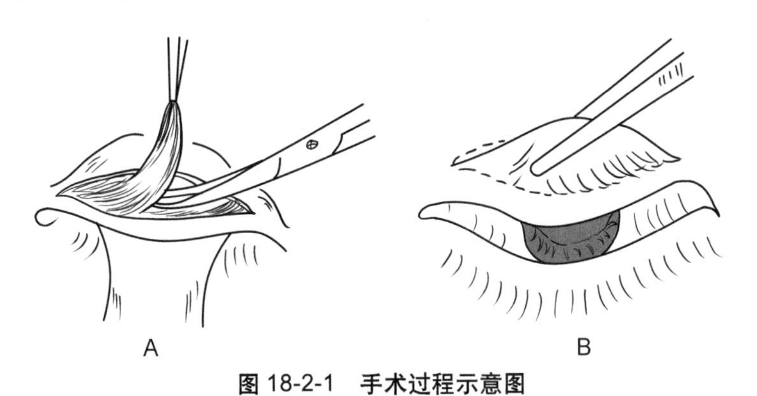

图 18-2-1 手术过程示意图

A. 用剪刀分离皮下组织，暴露睑板；B. 梭形切除多余上睑皮肤

参考文献

爱德华 (Edward V. C.). 2003. 临床骨科学 . 范清宇 , 唐农轩译 . 西安 : 世界图书出版西安公司 .
陈增海 , 张凤山 , 朱振军 . 2002. 实用骨科手术彩色图谱 . 上海 : 第二军医大学出版社 .
德卢克 (Dulucq J. L.). 2006. 腹腔镜手术技术与技巧 . 吴硕东译 . 北京 : 人民卫生出版社 .
冯艳青 , 曾秀仪 , 卢燕屏 , 等 . 2001. 手术体位对患者术中生理心理影响的观察研究 . 南方护理学报 , 8(1):7-8.
顾恺时 . 2003. 顾恺时胸心外科手术学 . 上海 : 上海科学技术出版社 .
侯树勋 . 2005. 脊柱外科学 . 北京 : 人民军医出版社 .
黄选兆 . 2007. 实用耳鼻喉头颈外科学 . 第 2 版 . 北京 : 人民卫生出版社 .
黄志强 . 1996. 肝胆外科手术学 . 北京 : 人民军医出版社 .
姜泗长 . 1996. 手术学全集 : 耳鼻咽喉科卷 . 北京 : 人民军医出版社 .
坎斯基 (Jack J. Kanski). 2006. 临床眼科学 . 徐国兴译 . 福州 : 福建科学技术出版社 .
黎介寿 , 吴孟超 , 黄志强 . 2009. 普通外科手术学 . 第 2 版 . 北京 : 人民军医出版社 .
黎介寿 . 1996. 手术学全集 : 普通外科卷 . 北京 : 人民军医出版社 .
李明芬 , 朱成敏 . 2007. 脊柱外科手术俯卧位并发症的预防与护理 . 护士进修杂志 , 22(12):1120-1121.
李彦毅 . 2008. 手术室护士配合术者合理摆放手术体位临床意义及注意事项 . 中国煤炭工业医学杂志 , 11(2):352.
梁发启 . 2002. 血管外科手术学 . 北京 : 人民卫生出版社 .
刘胜文 . 2000. 现代医院感染管理手册 . 第 2 版 . 北京 : 北京医科大学出版社 .
刘新民 . 2003. 妇产科手术学 . 第 3 版 . 北京 : 人民卫生出版社 .
罗光楠 . 2005. 妇科腹腔镜手术学图谱 . 北京 : 人民军医出版社 .
莫纳汉 (Monaghan J. M.). 2007. Bonney 妇科手术学 . 陈晓军 , 丰有吉译 . 上海 : 上海科学技术出版社 .
木原和德 . 2003. 微创内镜下泌尿外科手术 . 刘树民译 . 沈阳 : 辽宁科学出版社 .
秦小平 . 2004. 医院感染管理实用指南 . 北京 : 北京大学医学出版社 .
犬山 征夫 . 2005. 耳鼻咽喉与头颈部手术图谱 . 姜学钧译 . 西安 : 世界图书出版西安公司 .
饶书城 , 宋跃明 . 2007. 脊柱外科手术学 . 第 3 版 . 北京 : 人民卫生出版社 .
沈魁 , 何三光 . 1989. 实用普通外科手术学 . 沈阳 : 辽宁教育出版社 .
石美鑫 , 吴肇光 , 陈中伟 . 1997. 血管外科手术图谱 . 济南 : 山东科学技术出版社 .
宋烽 , 王建荣 . 2004. 手术护理管理学 . 北京 : 人民军医出版社 .
眭元庚 . 1985. 体位改变对循环呼吸的影响 . 国外医学麻醉与复苏分册 , 6(2): 107.
孙彦 , 李娜 , 杨松凯 . 2004. 耳鼻咽喉头颈外科手术技巧 . 北京 : 科学技术出版社 .
孙玉鹗 . 2004. 胸外科手术学 . 第 2 版 . 北京 : 人民军医出版社 .
覃薇君 . 2009. 内植入物感染原因分析与手术室护理对策 . 哈尔滨医药 , 29(6): 92-93.
谭鸿雁 . 2003. 现代周围血管外科手术学 . 北京 : 人民军医出版社 .
汪建平 . 2005. 胃肠外科手术学 . 北京 : 人民卫生出版社 .
王思真 . 2000. 神经外科麻醉学 . 北京 : 人民卫生出版社 .
王振军 . 2007. 机械缝合器械使用中存在的问题及其预防和处理 . 中国实用外科杂志 , 27(12): 1011-1013.
王忠诚 . 2000. 神经外科手术学 . 北京 : 科学出版社 .
魏革 , 刘苏君 . 2010. 手术室护理学 . 第 2 版 . 北京 : 人民军医出版社 .
吴阶平 , 裘法祖 . 1992. 黄家驷外科学 . 第 5 版 . 北京 : 人民卫生出版社 .
徐乐天 . 2004. 现代胸外科学 . 北京 : 科学出版社 .
叶启彬 . 2003. 脊柱侧弯外科学 . 北京 : 中国协和医学大学出版社 .
俞天麟 , 金锡御 . 1994. 手术学全集 : 泌尿外科卷 . 北京 : 人民军医出版社 .
占厚山 . 1998. 人工关节外科学 . 北京 : 科学出版社 .

中华护理学会 .2013. 中国压疮护理指导意见 . 北京 ：中华护理学会 .
中华人民共和国国务院 . 2003. 医疗废物管理条例 .
中华人民共和国卫生部 . 2004. 内镜清洗消毒技术操作规范 (2004) 的通知 .
中华人民共和国卫生部 . 2004. 医院洁净手术部建筑技术规范 .
中华人民共和国卫生部 . 2004. 医院消毒技术规范 .
中华人民共和国卫生部 . 2009. 医务人员手卫生规范 .
中华人民共和国卫生部 . 2009. 医院消毒供应中心规范 .
中华人民共和国卫生部 . 2010. 医院手术部 (室) 管理规范 (试行).
周宁新 . 2005. 肝胆胰脾外科实践 . 北京 : 科学技术文献出版社 .
朱丹 . 2008. 手术室护理学 . 北京 : 人民卫生出版社 .
朱维继 , 吴汝舟 . 1996. 实用外科手术学 . 北京 : 人民卫生出版社 .
Pokorny ME, Koldjeski D, Swanson M. 2003. Skin care intervention for patients having cardiac surgery. Am J Crit Care, 12(6):535-544.